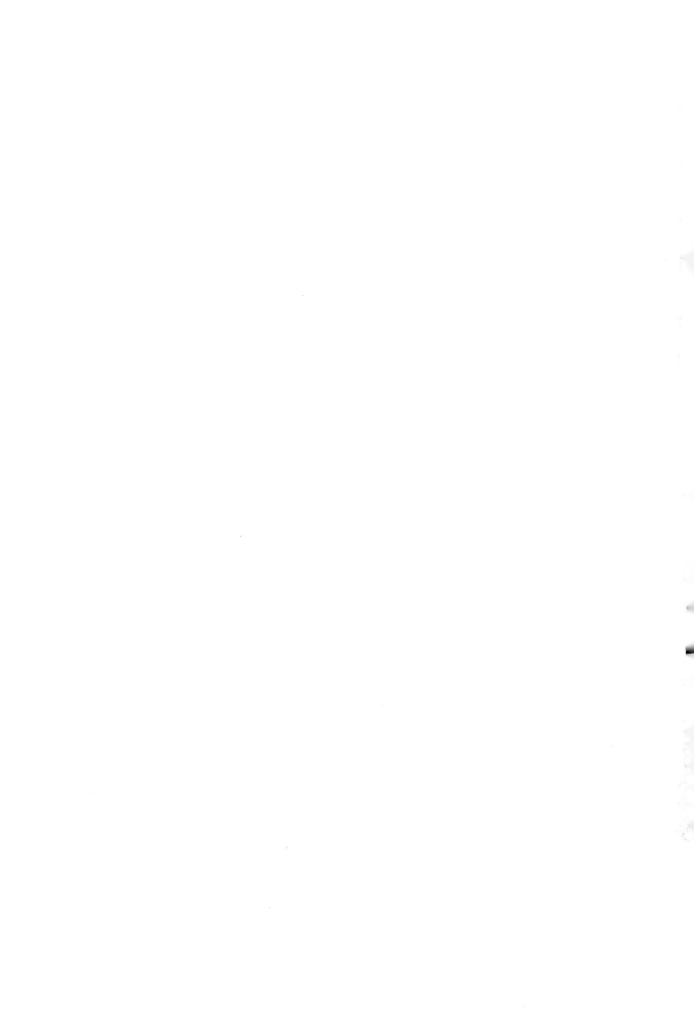

Busch / Schiffter-Weinle

PKA 26

Busch / Schiffter-Weinle

PKA 26

Das Lehrbuch für Pharmazeutisch-kaufmännische Angestellte

Herausgegeben von
Martina Busch, Stuttgart
Martina Schiffter-Weinle, Stuttgart

Mit Beiträgen von
Reinhild Berger · Annina Bergner · Martina Busch · Peter Ditzel · Thomas Müller-Bohn · Vera Naumann · Beatrice Rall · Constanze Schäfer · Martina Schiffter-Weinle · Juliane Seidel · Christiane Weber

Die Einleitungen der einzelnen Kapitel wurden erstellt von
Isabel Ehrbeck-Lahrs · Jutta Heller

26., völlig neu bearbeitete Auflage

Mit 437 Abbildungen und 76 Tabellen

Deutscher Apotheker Verlag

Zuschriften an
lektorat@dav-medien.de

Anschriften der Herausgeberinnen

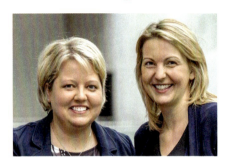

Martina Busch
Deutscher Apotheker Verlag
Birkenwaldstr. 44
70191 Stuttgart
E-Mail: mbusch@dav-medien.de

Martina Schiffter-Weinle
Deutscher Apotheker Verlag
Birkenwaldstr. 44
70191 Stuttgart
E-Mail: mschiffter@dav-medien.de

Alle Angaben in diesem Werk wurden sorgfältig geprüft. Dennoch können die Herausgeberinnen und der Verlag keine Gewähr für deren Richtigkeit übernehmen.

Ein Markenzeichen kann markenrechtlich geschützt sein, auch wenn ein Hinweis auf etwa bestehende Schutzrechte fehlt.

Bibliografische Information der Deutschen Nationalbibliothek
Die Deutsche Nationalbibliothek verzeichnet diese Publikation in der Deutschen Nationalbibliografie; detaillierte bibliografische Daten sind im Internet unter https://portal.dnb.de abrufbar.

Jede Verwertung des Werkes außerhalb der Grenzen des Urheberrechtsgesetzes ist unzulässig und strafbar. Das gilt insbesondere für Übersetzungen, Nachdrucke, Mikroverfilmungen oder vergleichbare Verfahren sowie für die Speicherung in Datenverarbeitungsanlagen.

26., völlig neu bearbeitete Auflage,
korrigierter Nachdruck 2019
ISBN 978-3-7692-6893-5 (Print)
ISBN 978-3-7692-7042-6 (E-Book, PDF)

© 2019 Deutscher Apotheker Verlag
Birkenwaldstraße 44, 70191 Stuttgart
www.deutscher-apotheker-verlag.de
Printed in Germany

Satz: primustype Hurler GmbH, Notzingen
Indexer: Walter Greulich, Publishing and more, Birkenau
Druck und Bindung: Firmengruppe APPL,
aprinta druck, Wemding
Umschlagabbildung: deblik, Berlin
Umschlaggestaltung: deblik, Berlin

Vorwort

Wer sich für eine Ausbildung zur oder zum PKA entscheidet, wählt einen vielseitigen und verantwortungsvollen Beruf. PKA haben einerseits mit Menschen zu tun, andererseits stellen sie täglich ihr Organisationstalent im Bereich des Waren- und Zahlungsverkehrs und der Arzneimittellagerung sowie im Marketing unter Beweis.

Mit diesem Buch möchten wir vor allem angehende PKA unterstützen – sowohl während der Ausbildung als auch in der Prüfungsvorbereitung. Doch auch in der Berufspraxis ist das Werk ein wertvoller Begleiter, daher wird nicht nur Basiswissen vermittelt, sondern auch ergänzendes Fachwissen für die Arbeit in der Apotheke. So ist beispielsweise der Bereich Ernährung ausführlicher dargestellt als in der Ausbildungsordnung gefordert. Auch das Kapitel 7, in dem es um die Beratung in der Apotheke geht, enthält viele nützliche Zusatzinformationen, die im Apothekenalltag für PKA hilfreich sind. Das Buch ist anhand des 2012 in die Ausbildungsordnung aufgenommenen Lernfeldkonzepts aufgebaut und passt sich optimal an die praktischen Anforderungen in der Apotheke an. So finden sich beispielsweise in hervorgehobenen Kästen immer wieder Praxis- und Kommunikationstipps sowie Hinweise auf Situationen, in denen Vorsicht geboten ist und große Infografiken, um das Geschriebene zu verdeutlichen. Auf die steigenden Anforderungen bezüglich englischer Sprachkenntnisse gehen wir anhand von vorformulierten Beratungssätzen und einer praktischen Vokabelliste im Anhang ein. Damit unterstützt das Buch nicht nur während des Unterrichts in der Berufsschule, sondern auch in der Apotheke oder zu Hause.

Zusätzlich zur neuen PKA 26 gibt es drei praktische Lerntrainer, die von Jutta Heller, Isabel Ehrbeck-Lahrs und Astrid Unthan, die auch die Texte für die Kapiteleinstiege in diesem Buch verfasst haben, erstellt wurden. Diese Arbeitsbücher können während des Berufsschulunterrichts eingesetzt werden und basieren auf den Inhalten dieses Lehrbuchs. Um die Praxisnähe noch weiter zu vervollständigen, findet sich im Buch ein Gutschein, mit dem Sie 60 Tage lang gratis die Lauer-Taxe® online testen können. An dieser Stelle herzlichen Dank an Frau Heller, Frau Ehrbeck-Lahrs und Frau Unthan sowie das Team von Lauer-Fischer für die tatkräftige Unterstützung.

Herzlich bedanken möchten wir uns auch bei Reinhild Berger, die die Vorauflagen dieses Werkes 30 Jahre lang mit viel Herzblut herausgegeben und uns so eine tolle Basis für die Neuauflage des Buches geschaffen hat. Dass sie in der vorliegenden Ausgabe als Autorin tätig ist, freut uns natürlich sehr. Neben ihr stehen Dr. Thomas Müller-Bohn, Peter Ditzel, Vera Naumann und Dr. Beatrice Rall weiterhin als Autoren zur Verfügung. Vervollständigt wird dieses Team durch Dr. Annina Bergner, Dr. Constanze Schäfer, Juliane Seidel, Christiane Weber und uns. Bei den ausgeschiedenen Autoren Dr. Nicole Chauvet, Britta Hermle-Geibel, Dr. Reinhard Herzog, Hans Willi Kies, Dr. Michael Schmidt, Sabine Stute und Dr. Anette Vasel-Biergans möchten wir uns an dieser Stelle bedanken.

Damit dieses Buch so ansprechend werden konnte, wie es ist, braucht es nicht nur ein hervorragendes Autorenteam, sondern auch Kolleginnen und Kollegen, die ein Buch erst zum Buch machen – wir danken der Programmplanung, dem Lektorat und der Abteilung Produktion im Deutschen Apotheker Verlag und somit Antje Piening, Juliane Friedle und Natascha Wenzel für ihren Einsatz und die großartige Betreuung während des Entstehungsprozesses der PKA 26.

Wer mit diesem seit Jahren erfolgreichen Standardwerk lernt, kann mit gutem Gewissen in die Abschlussprüfung gehen und hat auch nach dem Ende seiner Ausbildung ein verlässliches Nachschlagewerk, das er bei Fragen – seien sie kaufmännisch oder pharmazeutisch – immer wieder zur Hand nehmen kann.

Stuttgart, im Sommer 2017

Martina Busch

Martina Schiffter-Weinle

Hinweis: Um die Lesbarkeit dieses Buches zu verbessern, verzichten wir auf die gleichzeitige Nennung männlicher und weiblicher Sprachformen. Alle Formen schließen Männer und Frauen ein.

Inhaltsverzeichnis

Vorwort V

Abkürzungsverzeichnis XI

Lernfeld 1: Die eigene Apotheke präsentieren 2

1.1 Ursprünge der deutschen Apotheke 4
1.2 Das öffentliche Gesundheitswesen 5
1.3 Apotheke und Recht 9
1.4 Kaufmännische Aufgaben und Vorschriften 18
1.5 Von außen betrachtet 19
1.6 Eine Präsentation vorbereiten 22
1.7 QMS – Grundlagen der Qualitätswissenschaft 23

Lernfeld 2: Die eigene Rolle im Unternehmen mitgestalten ... 28

2.1 PKA und ihre Aufgaben in der Apotheke 30
2.2 Ausbildungsberuf „Pharmazeutisch-kaufmännische Angestellte" 31
2.3 Arbeitsrechtliche Bestimmungen 37
2.4 Gesetzliche Sozialversicherung 41
2.5 Wer arbeitet, zahlt Steuern 44
2.6 Datenschutz und Schweigepflicht 46
2.7 Sicherheit ist das A und O 48
2.8 Erste Hilfe und Notfallplan 60
2.9 Achten Sie auf sich! 62
2.10 Chancen für PKA 78

Lernfeld 3: Waren beschaffen 82

3.1 Das Warenlager 84
3.2 Was muss bestellt werden? – Das Sortiment der Apotheke 88
3.3 Fachrechnen 124
3.4 Einkauf und Bestellung 130
3.5 Lieferanten und Bestellwege für Apotheken 139
3.6 Warenwirtschaftssysteme 142
3.7 Optimierung des Beschaffungsprozesses 143
3.8 Datensicherung 145
3.9 QMS-Prozessbeschreibung 146

Lernfeld 4: Wareneingang 148

4.1 Grundlagen der Warenannahme 150
4.2 Besonderheiten beim Wareneingang 155
4.3 Wegräumen der Ware 170
4.4 Abschluss des Wareneingangs 172
4.5 Entsorgen der Verpackungen 186
4.6 QMS-Prozessbeschreibung: Wareneingang 186

Lernfeld 5: Waren lagern ... 188

- 5.1 Gesetzliche Vorschriften zur Lagerhaltung ... 190
- 5.2 Lagerung von Arzneimitteln ... 194
- 5.3 Lagerung von Medizinprodukten ... 196
- 5.4 Lagerung von Gefahrstoffen ... 196
- 5.5 Sonderlagerorte ... 200
- 5.6 Kommissionierung von Waren ... 203
- 5.7 Betriebswirtschaftliche Aspekte der Lagerung ... 205
- 5.8 Controlling mit Lagerkennzahlen ... 212
- 5.9 Entsorgen von Arzneimitteln, Chemikalien und Verpackungsmaterial ... 213
- 5.10 QMS-Prozessbeschreibung: Waren lagern ... 214

Lernfeld 6: Sortiment gestalten und Waren präsentieren ... 218

- 6.1 Sortiment und Produktpalette ... 220
- 6.2 Grundlagen der Sortimentsplanung ... 221
- 6.3 Rechtliche Vorgaben für die Warenpräsentation ... 222
- 6.4 Warenpräsentation in der Offizin ... 226
- 6.5 Schaufenstergestaltung ... 233
- 6.6 QMS-Prozessbeschreibung: Schaufensterdekoration ... 238

Lernfeld 7: Über apothekenübliche Waren beraten und Dienstleistungen anbieten ... 240

- 7.1 Kundengespräche führen ... 242
- 7.2 Apothekenübliche Waren ... 252
- 7.3 Gesundheitsleistungen in der Apotheke ... 333

Lernfeld 8: Liquidität sichern ... 352

- 8.1 Rechtsformen mit Haftungsbedingungen ... 354
- 8.2 Überwachung des Zahlungsverkehrs ... 355
- 8.3 Kassenabrechnung ... 359
- 8.4 Grundlagen der Buchführung ... 359
- 8.5 Jahresabschluss ... 363

Lernfeld 9: Mit heilberuflichen Verordnungen umgehen ... 368

- 9.1 Das Rezept ... 370
- 9.2 Kosten und Kostenträger ... 382
- 9.3 Arzneilieferverträge und Rabattverträge ... 390
- 9.4 Genehmigungsanträge stellen ... 392
- 9.5 Abgabe auf Rezept ... 392
- 9.6 Sprechstundenbedarf ... 396
- 9.7 Rezepte für die Abrechnung vorbereiten ... 398
- 9.8 Retaxationen bearbeiten ... 399
- 9.9 Versand verschreibungspflichtiger Arzneimittel ... 400

Lernfeld 10: Bei der Herstellung und Prüfung von Arzneimitteln mitwirken ... 402

10.1 Fachbegriffe in Labor und Rezeptur ... 404
10.2 Bücher und Datenbanken ... 406
10.3 Geräte in Labor und Rezeptur ... 408
10.4 Eichrecht ... 414
10.5 Lagerung der Arzneistoffe in Labor und Rezeptur ... 415
10.6 Gefahrstoffe in Labor und Rezeptur ... 417
10.7 Wasser in der Rezeptur ... 419
10.8 Wichtige Hygieneregeln ... 420
10.9 Herstellung von Arzneimitteln in der Apotheke ... 424
10.10 Berechnungen zur Herstellung von Arzneimitteln ... 428
10.11 Abgabebehältnisse für Arzneimittel ... 431
10.12 Kennzeichnung eines Rezepturarzneimittels ... 434
10.13 Preisberechnung in der Rezeptur ... 438
10.14 Arzneimittelrisiken melden ... 440
10.15 Das Zentrallaboratorium Deutscher Apotheker ... 442

Lernfeld 11: Schwierige und komplexe Gesprächssituationen bewältigen ... 444

11.1 Grundregeln der Kommunikation ... 446
11.2 Kundentypen erkennen und ansprechen ... 456
11.3 Konflikte austragen, Kompromisse finden ... 459
11.4 Wie sage ich es nur? ... 460
11.5 Reklamationen und Beschwerden ... 464
11.6 Diskretion und Schweigepflicht ... 468
11.7 Teambesprechungen und Personalplanung ... 469
11.8 Der Blick in den Spiegel ... 474

Lernfeld 12: Ein Marketingprojekt durchführen ... 478

12.1 Bedeutung des Marketings in der Apotheke ... 480
12.2 Den Markt analysieren ... 480
12.3 Bereiche des Marketings ... 481
12.4 Marketing-Rahmenbedingungen ... 483
12.5 Festlegung von Marketingzielen ... 485
12.6 Marketinginstrumente ... 486
12.7 Projektideen verwirklichen ... 489
12.8 Budgetierungen ... 490
12.9 Aktionspreise kalkulieren ... 491
12.10 Werbematerialien ... 491
12.11 Schaufenster- und Offizingestaltung ... 493
12.12 Durchführung einer Aktion ... 495
12.13 Messung der Kundenzufriedenheit ... 496

Lernfeld 13: Geschäftsprozesse erfassen und auswerten 502

13.1 Steuern 504
13.2 Das Konto 506
13.3 Geld und Zahlungen 507
13.4 Roh- und Reingewinn berechnen 509
13.5 Controlling 510
13.6 Aufbewahrungsfristen für Unterlagen 512

Anhang 513

Übersicht über die Lernfelder und deren Inhalte 514
Berufsausbildungsvertrag für PKA 520
Ausbildungsplan für PKA 524
Ausbildungsplan: Zeitliche Gliederung 527
Aufbewahrungsfristen für Unterlagen zur Dokumentation 535
Englisch-Vokabeln 536
Maße und Gewichte 547
Literatur und weiterführende Internetadressen 548
Bildnachweis 549
Sachregister 553
Die Herausgeberinnen 579
Die Autoren 580

Abkürzungsverzeichnis

A

ABDA	Bundesvereinigung Deutscher Apothekerverbände
ADA	Arbeitgeberverband Deutscher Apotheken
ADHS	Aufmerksamkeitsdefizit-/Hyperaktivitätsstörung
AEP | AEK | EK	Apothekeneinkaufspreis
AG	Aktiengesellschaft
AGB	Allgemeine Geschäftsbedingungen
AH | a. H.	außer Handel
AMG	Arzneimittelgesetz
AMK	Arzneimittelkommission der Deutschen Apotheker
AMPreisV	Arzneimittelpreisverordnung
AMVV	Verordnung über die Verschreibungspflicht von Arzneimitteln, Arzneimittelverschreibungsverordnung
AOK	Allgemeine Ortskrankenkassen
ApBetrO	Apothekenbetriebsordnung
ApoG	Gesetz über das Apothekenwesen, Apothekengesetz
ArbSchG	Arbeitsschutzgesetz
ArbStättV	Arbeitsstättenverordnung
ApU	Abgabepreis des pharmazeutischen Unternehmers
AV | a. V.	außer Vertrieb
AVP | AVK | VK	Brutto-Apothekenverkaufspreis

B

BAK	Bundesapothekerkammer
BBiG	Berufsbildungsgesetz
BDSG	Bundesdatenschutzgesetz
BEEG	Bundeselterngeld- und Elternzeitgesetz
BfArM	Bundesinstitut für Arzneimittel und Medizinprodukte
BfR	Bundesinstitut für Risikobewertung
BG	Berufsgenossenschaft
BGA-Nummer	Betäubungsmittel-Verkehrsnummer, auch BtM-Nummer
BGB	Bürgerliches Gesetzbuch
BIC	Bank Identifier Code
BildscharbV	Bildschirmarbeitsverordnung
BKK	Betriebskrankenkasse
BMG	Bundesministerium für Gesundheit
BMI	Body-Mass-Index
BNZ	Brutto-Nutzen-Ziffer
BOpSt	Bundesopiumstelle
BRD	Bundesrepublik Deutschland
BSNR	Betriebsstättennummer eines Arztes
BtM	Betäubungsmittel
BtMBinHV	Betäubungsmittel-Binnenhandelsverordnung
BtMG	Betäubungsmittelgesetz
BtMVV	Verordnung über das Verschreiben, die Abgabe und den Nachweis des Verbleibs von Betäubungsmitteln, Betäubungsmittel-Verschreibungsverordnung
BVG	Gesetz über die Versorgung der Opfer des Krieges, Bundesversorgungsgesetz
BVL	Bundesamt für Verbraucherschutz und Lebensmittelsicherheit
BWG	Berufsgenossenschaft für Gesundheitsdienst und Wohlfahrtspflege
BZgA	Bundeszentrale für gesundheitliche Aufklärung

C

CH	Charrière
ChemVerbotsV	Chemikalienverbotsverordnung
CI	Corporate Identity
CI	Colour-Index (in der Kosmetik)
CLP-Verordnung	Verordnung zu Classification, Labelling und Packaging = Europäisches System zum Klassifizieren, Kennzeichnen und Verpacken von Chemikalien
CMR	kanzerogen (krebserzeugend), mutagen (erbgutverändernd), reproduktionstoxisch (fortpflanzungsgefährdend)

D

DAB	Deutsches Arzneibuch
DAC	Deutscher Arzneimittel-Codex
DAK	Deutsche Angestellten-Krankenkasse
DAV	Deutscher Apothekerverband
DAZ	Deutsche Apotheker Zeitung
DC	Dünnschichtchromatographie
DDR	Deutsche Demokratische Republik
DGE	Deutsche Gesellschaft für Ernährung
DHA	Docosahexaensäure
DIMDI	Deutsches Institut für Medizinische Dokumentation und Information
DLRG	Deutsche Lebens-Rettungs-Gesellschaft

E

EAN	European Article Number = Europäische Artikelnummerierung
EDV	Elektronische Datenverarbeitung
eG	eingetragene Genossenschaft
e.K. | e.Kfr. | e.Kfm.	eingetragene/r Kauffrau/Kaufmann
EK	Ersatzkasse
EMA	European Medicines Agency = Europäische Arzneimittelagentur (London)

EPA	Eicosapentaensäure		INCI	International Nomenclature of Cosmetic Ingredients, international einheitliche Nomenklatur kosmetischer Inhaltsstoffe
EU	Europäische Union			
EuAB	Europäisches Arzneibuch			
EWR	Europäischer Wirtschaftsraum		INR-Wert	International Normalized Ratio | internationaler Wert zur Bestimmung der Blutgerinnung

F

FFP2	Filtering Facepiece = Partikel-filtrierende Atemschutzmaske		IR-Strahlung	Infrarot-Strahlung
			ISK	intermittierende Selbstkatheterisierung
			i.m.	intramuskulär

G

			i.v.	intravenös
G-BA	Gemeinsamer Bundesausschuss			
GbR	Gesellschaft bürgerlichen Rechts			

J

GD	Gesellschaft für Dermopharmazie		j	Joule
GefStoffV	Gefahrstoffverordnung			
GEK, Barmer	Gmünder Ersatzkasse, Barmer			

K

GewO	Gewerbeordnung		kbA	kontrolliert biologischer Anbau
GHS	Globally Harmonized System of Classification, Labelling an Packaging of Chemicals = Internationales System zum Klassifizieren, Kennzeichnen und Verpacken von Chemikalien		kbW	kontrolliert biologische Wildsammlung
			kcal | cal	Kilokalorien | Kalorien
			KG	Kommanditgesellschaft
			kJ | J	Kilojoule | Joule
			KKH	Kaufmännische Krankenkasse
GKV	Gesetzliche Krankenversicherung			
GmbH	Gesellschaft mit beschränkter Haftung			

L

GMP	Good Manufacturing Practice = Gute Herstellungspraxis für Arzneimittel		LAK	Landesapothekerkammer
			LANR	lebenslange Arztnummer zur Identifizierung eines Arztes
GoB	Grundsätze ordnungsmäßiger Buchführung			
GoBS	Grundsätze ordnungsmäßiger DV-gestützter Buchführungssysteme		LAV	Landesapothekerverband
			LFGB	Lebensmittel-, Bedarfsgegenstände- und Futtermittelgesetzbuch
GTIN	Global Trade Item Number = Globale Artikelidentnummer			
			LH	Luteinisierendes Hormon
GuV	Gewinn- und Verlustrechnung		LKK	Landwirtschaftliche Krankenkasse
GWB	Gesetz gegen Wettbewerbsbeschränkungen		LMIV	Lebensmittel-Informationsverordnung
			LSF	Lichtschutzfaktor

H

			LUG	Lagerumschlagsgeschwindigkeit
HAB	Homöopathisches Arzneibuch			
HAP	Herstellerabgabepreis			

M

HbA$_{1c}$	Glykohämoglobin, das Rückschlüsse auf Blutzuckerwerte über einen Zeitraum von vier Wochen zulässt		MarkenG	Markengesetz
			MBTI	Myers-Briggs-Typen-Indikator = Typologie für Menschen
			MessEG	Mess- und Eichgesetz
hCG	humanes Choriongonadotropin		MessEV	Mess- und Eichverordnung
HEK	Hanseatische (Ersatz-)Krankenkasse		MPBetreibV	Medizinprodukte-Betreiberverordnung
HGB	Handelsgesetzbuch		MPG	Medizinproduktegesetz
hkk	Handelskrankenkasse		MPSK	Medizinprodukte-Sicherheitsplanverordnung
HV-Tisch	Handverkaufstisch		MS	Multiple Sklerose
HWG	Heilmittelwerbegesetz		MwSt	Mehrwertsteuer

I

N

IBAN	International Bank Account Number			
IE	Internationale Einheit		NEM	Nahrungsergänzungsmittel
IFA	Informationsstelle für Arzneispezialitäten (Frankfurt)		NemV	Nahrungsergänzungsmittelverordnung
			NRF	Neues Rezeptur-Formularium
IHK	Industrie- und Handelskammer		NV | n. V.	nicht verkehrsfähig
IK	Institutionskennzeichen der Apotheke			
IKK	Innungskrankenkasse			

O
OHG	offene Handelsgesellschaft
OTC	over-the-counter = über den Ladentisch/Handverkaufstisch

P
PAngV	Preisangabenverordnung
PEI	Paul-Ehrlich-Institut
Ph. Eur.	Pharmacopoea Europaea = Europäisches Arzneibuch
PhiP	Pharmazeut im Praktikum
PIN	persönliche Identifizierungsnummer
PJ	praktisches Jahr
PKA	Pharmazeutisch-kaufmännische(r) Angestellte(r)
PKV	Private Krankenversicherung
POR	point of reordering = Bestellzeitpunkt	point of replacement = Zeitpunkt der Ersetzung (Wareneingang)
POS	point of sale = Verkaufsort
PTA	Pharmazeutisch-technische/r Assistent/in
PTEE	Polytetrafluorethylen
PZ	Pharmazeutische Zeitung
PZN	Pharmazentralnummer
PVC	Polyvinylchlorid

Q
QM	QMS	Qualitätsmanagement	Qualitätsmanagementsystem

R
RKI	Robert Koch-Institut

S
s.c.	subkutan
SEPA	Single Euro Payments Area = einheitlicher Euro-Zahlungsverkehrsraum
SGB	Sozialgesetzbuch
SOD	Superoxid-Dismutase
SPF	Sun-Protection-Factor = Lichtschutzfaktor
StandZV	Verordnung über Standardzulassungen von Arzneimitteln

T
TAN	Transaktionsnummer
TÄHAV	Verordnung über tierärztliche Hausapotheken
TFG	Transfusionsgesetz
TGL Nordrhein	Tarifgemeinschaft der Apothekenleiter Nordrhein
TK	Techniker Krankenkasse
TTS	Transdermales Therapeutisches System

U
UN	United Nations = Vereinte Nationen
USP	Unique Selling Proposition
USt-IdNr.	Umsatzsteuer-Identifikationsnummer
UStG	Umsatzsteuergesetz
UV-Strahlung	ultraviolette Strahlung
UWG	Gesetz gegen den unlauteren Wettbewerb

V
vdek	Verband der Ersatzkassen
VermBG, 5.	Vermögensbildungsgesetz, Fünftes

W
WWS	Warenwirtschaftssystem

Z
ZL	Zentrallaboratorium Deutscher Apotheker

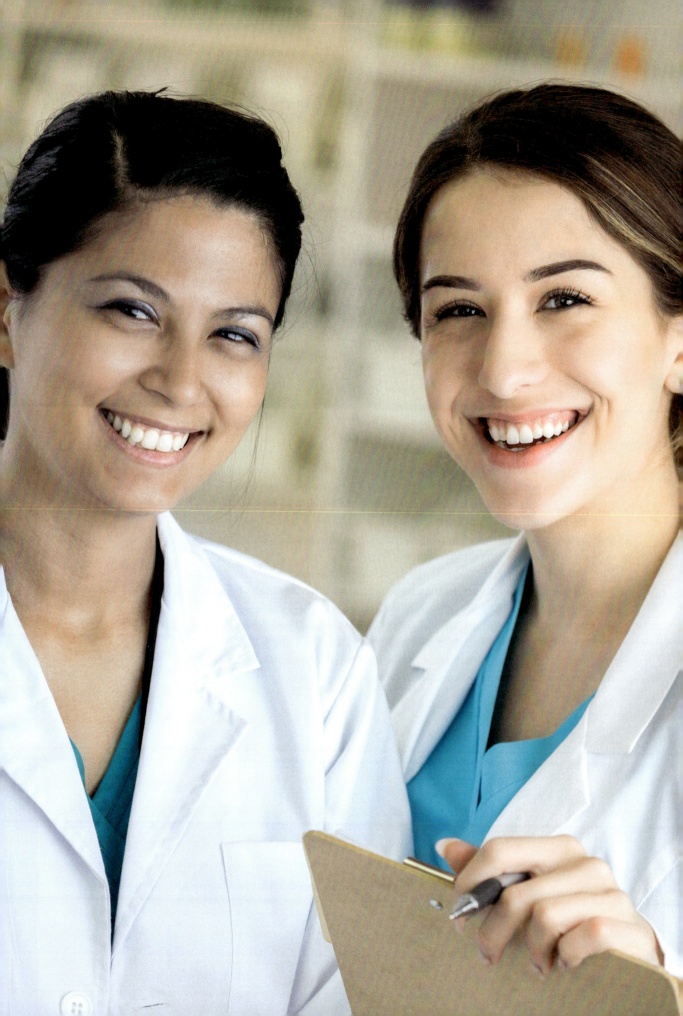

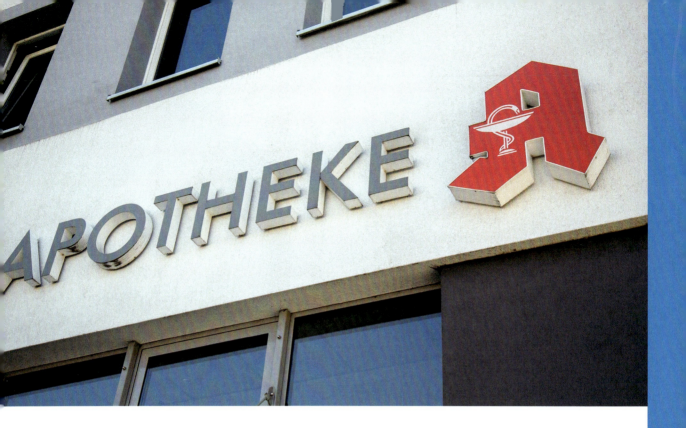

Die Lindenallee-Apotheke ist vor einem Jahr neu gegründet worden. Alle Mitglieder des Apothekenteams sind von Anfang an dabei. Bevor eine Apotheke eröffnet werden kann, sind zahlreiche Bedingungen hinsichtlich des Personals, der Räumlichkeiten und Ausstattung zu erfüllen. Diese werden vor Erteilen der sogenannten Betriebserlaubnis behördlicherseits überprüft. Eine Apotheke, so erfährt PKA-Auszubildende Elisabeth, hat den gesetzlichen Auftrag, die ordnungsgemäße Versorgung der Bevölkerung mit Arzneimitteln sicherzustellen. Arzneimittel sind Waren besonderer Art.

„So", sagt Apothekenleiter Dr. Stegmann zu Elisabeth und PTA-Praktikantin Laura, „genug Theoretisches zum Gesundheitssystem, in dem auch unsere Apotheke eine Rolle spielt. Jetzt wollen wir etwas Praktisches anpacken: In Kürze feiert die Lindenallee-Apotheke ihr einjähriges Bestehen und in der Stadthalle findet passenderweise im nächsten Monat eine Gesundheitsmesse statt. Wir möchten unsere Apotheke im Rahmen dieser Ausstellung vorstellen. Elisabeth, würden Sie dafür eine PowerPoint-Präsentation erstellen, die ganztägig am Messestand gezeigt werden kann?", fragt Dr. Stegmann gut gelaunt.

Lernfeld 1
Die eigene Apotheke präsentieren

1.1 **Ursprünge der deutschen Apotheke** 4
→ Bekannte Entdecker
→ Rezepturherstellung im Wandel der Zeit
→ Vom Privileg zur Niederlassungsfreiheit
→ Apotheken in der DDR

1.2 **Das öffentliche Gesundheitswesen** 5
→ Institutionen
→ Die Rolle der Apotheke im Gesundheitswesen
→ Standesorganisationen

1.3 **Apotheke und Recht** 9
→ Relevante Vorschriften
→ Grundlagen regelt das Apothekengesetz
→ Details regelt die Apothekenbetriebsordnung

1.4 **Kaufmännische Aufgaben und Vorschriften** 18
→ Handelsgesetzbuch

1.5 **Von außen betrachtet** 19
→ Apothekenlogo
→ Arbeitskleidung
→ Homepage und Facebook
→ Schaufenster
→ Dienstleistungen
→ Kundendienst

1.6 **Eine Präsentation vorbereiten** 22
→ Umgang mit PowerPoint

1.7 **QMS – Grundlagen der Qualitätswissenschaft** 23
→ Inhalte eines QMS
→ Arbeit mit einem QMS
→ Vorgaben von außen

Lernfeld 1: Die eigene Apotheke präsentieren

Für viele Menschen ist die Apotheke die erste Anlaufstelle in Gesundheitsfragen. Sie ist ein wichtiger Bestandteil des deutschen Gesundheitswesens. Um einen hohen Gesundheits- und Verbraucherschutz zu gewährleisten, sind die öffentlichen Apotheken in Deutschland gesetzlich streng reguliert. In diesem Kapitel stellen wir Ihnen die Apotheke als Arbeitsort genauer vor.

1.1 Ursprünge der deutschen Apotheke

Die Apotheke, wie wir sie heute kennen, kam vor allem von Italien aus durch Ärzte, Klöster und Fürstenhöfe nach Deutschland. Diese Entwicklung wurde gefördert, nachdem der Hohenstaufenkaiser Friedrich II. um das Jahr 1240 durch einen Erlass erstmals die Berufe des Arztes und des Apothekers trennte. Zunächst gab es nur wenige Apotheken. Häufig wurden sie in Städten mit besonderer wirtschaftlicher Bedeutung eröffnet. Die Städte vergaben sogenannte Privilegien zur Gründung privater Apotheken. Die Tätigkeit in der Apotheke und die Arzneivorschriften entwickelten sich im Lauf der Jahrhunderte, bedingt durch das zunehmende Wissen über die Natur.

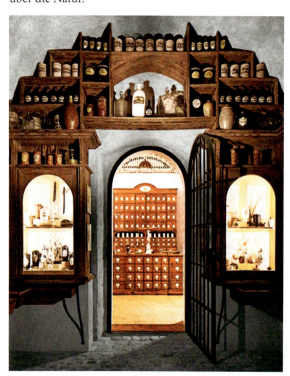

○ **Abb. 1.1** Historische Apotheke im Deutschen Apotheken-Museum in Heidelberg

1.1.1 Bekannte Entdecker

Paracelsus, ein deutscher Arzt des 16. Jahrhunderts, begann die Suche nach dem eigentlichen Wirkstoff in den Arzneimitteln. Es dauerte dann allerdings noch viele Jahrzehnte, bis der deutsche Apotheker Friedrich Wilhelm Sertürner im Jahr 1804 erstmals einen Wirkstoff aus einer Pflanze isolierte, und zwar das im Schlafmohn enthaltene Morphin. Diese Entdeckung war ein Meilenstein in der Geschichte der Pharmazie und Medizin. Viele weitere Entdecker und Forscher waren Apotheker. So zum Beispiel Johann Friedrich Böttger, der von 1682 bis 1719 lebte. Bei dem Versuch, Gold herzustellen, „erfand" er das Porzellan (die Chinesen kannten das Rezept für Porzellan allerdings schon früher). Weitere Beispiele aus dem 18. Jahrhundert: Andreas Sigismund Marggraf stellte aus der Zuckerrübe Zucker her, der bis dahin nur aus dem tropischen Zuckerrohr gewonnen werden konnte. Carl Wilhelm Scheele entdeckte unter anderem Zitronensäure, Harnsäure, Milchsäure, Oxalsäure und Weinsäure.

> **Apotheken-Museum in Heidelberg**
> Wer sich für die Arzneimittelherstellung in früheren Jahrhunderten und alte Apothekengegenstände interessiert, kann im Apotheken-Museum in Heidelberg auf eine spannende Entdeckungsreise gehen (○ Abb. 1.1). Für Gruppen werden auch Führungen veranstaltet. Sie finden das Deutsche Apotheken-Museum im Heidelberger Schloss.

1.1.2 Rezepturherstellung im Wandel der Zeit

Solange es keine Fabriken für die Arzneimittelherstellung gab, fertigten die Apotheken Arzneimittel selbst an. Diese „Rezepturen" wurden nach ärztlich verordneten „Rezepten" und nach den damals gängigen Herstellungsvorschriften hergestellt. Die Rezeptur spielte bis Anfang des 20. Jahrhunderts noch eine sehr große Rolle in der Apotheke. In der zweiten Hälfte des 19. und erst recht im 20. Jahrhundert entstanden jedoch immer mehr Arzneimittelfabriken, die Fertigwaren in die Apotheken lieferten. Die Forschung begann auf Hochtouren zu laufen. Zu Anfang des 20. Jahrhunderts entdeckte man die Vitamine, im Jahr 1928 das Penicillin.

Die pharmazeutische Industrie wuchs in der zweiten Hälfte des 20. Jahrhunderts zu einem bedeutenden Wirtschaftsfaktor heran und lieferte immer mehr Fertigarzneimittel. Diese bestimmen heute weitgehend das Warenlager der Apotheke. Damit veränderte sich auch das Berufsbild des Apothekers: Die Eigenherstellung von Arzneimitteln rückte immer mehr in den Hintergrund. Dafür trat die Information und Beratung des Patienten und Kunden über die Fertigarzneimittel in den Vordergrund.

> **Der Beruf der Apothekenhelferin**
> Bis Anfang des 20. Jahrhunderts bestand das Apothekenpersonal fast ausschließlich aus Männern. Im ersten Weltkrieg (1914–1918) wurden aus Kriegsgründen die Männer knapp. Jetzt kam die Chance der Frauen. Man lernte sie in den Apotheken als Hilfskraft für pharmazeutische und kaufmännische Arbeiten an und erfand so den Beruf der „Helferin". Zunächst wurde diese Berufsgruppe mehr oder weniger stillschweigend geduldet. Schließlich führte man eine Art „Examen" vor der Apothekerkammer ein und stellte darüber einen „Brief" aus. Erst seit 1973 ist der Beruf „Apothekenhelfer/Apothekenhelferin" mit damals zweijähriger Lehrzeit und Berufsschulunterricht staatlich anerkannt. Der Beruf der Apothekenhelferin wurde 1993 weiterentwickelt zum Beruf des/der Pharmazeutisch-kaufmännischen Angestellten.

1.1.3 Vom Privileg zur Niederlassungsfreiheit

Die Rechtsform der Apotheke entwickelte sich bereits sehr früh zum Apothekenprivileg, das ein vererbliches und veräußerliches Besitztum darstellte. Später wurden dann nur noch persönliche Betriebsrechte verliehen, sogenannte Personalkonzessionen. Einschneidend für den Apothekerstand war ein Urteil des Bundesverfassungsgerichts aus dem Jahr 1958: Dieses stellt fest, dass allein die Niederlassungsfreiheit für Apotheker dem Grundgesetz der Bundesrepublik Deutschland entspricht. Seitdem kann in Deutschland jeder Apotheker, sofern er die gesetzlichen Auflagen erfüllt, wann und wo er will eine Apotheke eröffnen. Alle Apotheken sind verkäuflich und vererblich.

1.1.4 Apotheken in der DDR

Eine andere Entwicklung lief in der 1949 gegründeten Deutschen Demokratischen Republik ab. In dem sozialistischen Wirtschaftssystem der DDR überlebten bis 1990 nur 24 privat geführte Apotheken. Alle anderen Apotheken waren staatliche Versorgungseinrichtungen. Personal und Apothekenleiter waren Angestellte des Staates. Seit der Vereinigung der deutschen Staaten am 3. Oktober 1990 gilt für das Gebiet der früheren DDR das bundesdeutsche Recht. Die staatlichen Apotheken wurden in private Apotheken umgewandelt.

1.2 Das öffentliche Gesundheitswesen

Sie wollen zum „Tag der Apotheke", der jedes Jahr stattfindet (Termine erfahren Sie unter www.bzga.de), ein Schaufenster gestalten, das verdeutlicht, wie wichtig Vor-Ort-Apotheken sind? Dazu sollten Sie unbedingt wissen, wie das deutsche Gesundheitswesen aufgebaut ist.

1.2.1 Institutionen

Haben Sie sich schon einmal Gedanken darüber gemacht, um was sich ein Staat alles kümmern muss? Um Außenpolitik, um Innenpolitik, um die Gesetzgebung, um Wirtschaft und Finanzen, um Verkehr und Straßenbau, um die Umwelt und vieles mehr. Und zusätzlich um die soziale Absicherung und um die Gesundheit der Bevölkerung. Für jede dieser wichtigen staatlichen Aufgaben gibt es am Regierungssitz ein Ministerium. Die Ministerien arbeiten in ihrem jeweiligen Fachgebiet Gesetze und Verordnungen aus, die dann dem Bundestag und Bundesrat zur Entscheidung vorgelegt werden. Weiterhin haben die Ministerien die Aufgabe, geltende Gesetze umzusetzen und deren Einhaltung zu überwachen.

Bundesministerium für Gesundheit

Das Bundesministerium für Gesundheit ist – wie der Name schon sagt – auf Bundesebene für alle Fragen des öffentlichen Gesundheitswesens zuständig. Im Bundesministerium für Gesundheit (abgekürzt BMG) werden zum Beispiel die Gesetze und Verordnungen erarbeitet, die für die Apotheke, für die Arzneimittelherstellung und für den Verkehr mit Arzneimitteln eine Rolle spielen. Weiterhin ist das Bundesministerium für Gesundheit zuständig für Gesetze und Verordnungen im Zusammenhang mit der Gesetzlichen Krankenversicherung. Im Internet finden Sie das BMG unter www.bundesgesundheitsministerium.de.

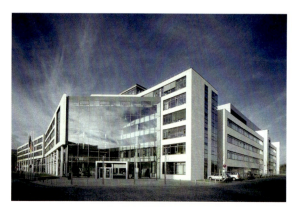

○ **Abb. 1.2** Das Bundesinstitut für Arzneimittel und Medizinprodukte hat seinen Sitz in Bonn.

→ **Definition** Der Begriff „Gesundheitswesen" umfasst alles, was sich großzügig dem Gebiet der Gesundheit zuordnen lässt. Staatliche Aufgaben bzw. die Aufgaben eines Bundeslandes oder einer Stadt nennt man auch „öffentliche" Aufgaben. Das Wort „öffentlich" signalisiert auch, dass ein Angebot bzw. eine Einrichtung für jedermann zugänglich und nutzbar ist. Als „öffentliches Gesundheitswesen" bezeichnet man daher alles, was der Gesundheit dient und öffentlich angeboten wird.

Bundesoberbehörden für Aufgaben des Bundes

Es gibt eine Reihe von Aufgaben im Gesundheitswesen, für die der Staat auf Bundesebene zuständig ist. Das Bundesministerium für Gesundheit kann natürlich nicht alles selbst erledigen. Für die Ausführung spezieller Aufgaben gibt es Einrichtungen, die als Bundesoberbehörden bezeichnet werden. Die wichtigste Rolle für den Arzneimittelbereich spielt das **Bundesinstitut für Arzneimittel und Medizinprodukte** (abgekürzt: BfArM, gesprochen „Befarm"). Das BfArM ist verantwortlich für die Zulassung von Fertigarzneimitteln und für die Erfassung und Bewertung von Arzneimittelrisiken.

Bundesoberbehörden und ihre wesentlichen Aufgaben

Bundesinstitut für Arzneimittel und Medizinprodukte (BfArM), www.bfarm.de
Zulassung von Arzneimitteln, Risikoerfassung und Risikobewertung von Arzneimitteln sowie das Treffen geeigneter Maßnahmen zur Risikoabwehr, Überwachung des Verkehrs mit Betäubungsmitteln, Risikoerfassung und Durchführung von Maßnahmen zur Risikoabwehr bei Medizinprodukten

Bundesamt für Sera und Impfstoffe (Paul-Ehrlich-Institut), www.pei.de
Zulassung und staatliche Chargenprüfung von Sera, Impfstoffen und Blutzubereitungen

Robert Koch-Institut (RKI), www.rki.de
Erkennung, Verhütung und Bekämpfung von übertragbaren und nicht übertragbaren Krankheiten, Risikoerfassung und Risikobewertung bei gentechnisch veränderten Organismen und Produkten

Bundesamt für Verbraucherschutz und Lebensmittelsicherheit (BVL), www.bvl.bund.de
Sicherung des gesundheitlichen Verbraucherschutzes, Zulassung von Tierarzneimitteln

Bundesinstitut für Risikobewertung (BfR), www.bfr.bund.de
Analyse und Bewertung von Fragen des gesundheitlichen Verbraucherschutzes

---

Landesbehörden für Aufgaben vor Ort

Verlassen wir nun die Bundesebene und wenden uns den einzelnen Bundesländern zu. So unverzichtbar Gesetzgebung, Verwaltung, Organisation und Kontrolle auf Bundesebene auch sind: Die Durchführung vieler gesundheitspolitischer Aufgaben unmittelbar vor Ort ist in der Regel Ländersache.

Die **oberste Landesgesundheitsbehörde** ist meist dem Sozialministerium zugeordnet, mitunter auch dem Innenministerium. Aufgabe der obersten Landesgesundheitsbehörde ist es, Landesgesetze und -verordnungen innerhalb des Gesundheitswesens zu erarbeiten, zum Beispiel Kammer- oder Heilberufgesetze, und die Kammern der Heilberufe (zum Beispiel die Landesapothekerkammer) zu überwachen.

Ist ein Bundesland in Regierungsbezirke unterteilt, so hat jede Bezirksregierung („Regierungspräsidium") eine Gesundheitsabteilung. Sie wird auch als **mittlere Landesgesundheitsbehörde** bezeichnet und hat zum Beispiel folgende Aufgaben:
- die Erteilung von Betriebserlaubnissen für Apotheken (Ausnahme Bayern, hier ist das Landratsamt zuständig),
- die Revision bzw. Besichtigung von Apotheken,
- die Aufsicht über pharmazeutische Betriebe und Großhandlungen im jeweiligen Bezirk.

Als **untere Landesgesundheitsbehörde** lassen sich schließlich die Gesundheitsämter einstufen. Es handelt sich um Behörden der Stadt bzw. des Landkreises. Sie überwachen zum Beispiel den Verkehr mit Arzneimitteln und Gefahrstoffen außerhalb von Apotheken. In einigen Bundesländern überwachen sie auch die öffentlichen Apotheken und Krankenhausapotheken. Leiter des Gesundheitsamtes ist ein Amtsarzt.

1.2.2 Die Rolle der Apotheke im Gesundheitswesen

Wenn Sie das vorhergehende Kapitel über den Aufbau unseres öffentlichen Gesundheitswesens gelesen haben, fragen Sie sich jetzt vielleicht: Und wo steht die Apotheke?

Sie haben gelernt, dass der Staat für die Gesundheit der Bevölkerung zuständig ist. Zur Gesunderhaltung und zur Wiederherstellung der Gesundheit brauchen Menschen unter anderem auch Arzneimittel. Damit die benötigten Arzneimittel unter Einhaltung aller wichtigen Gesetze zuverlässig und im Notfall schnell verteilt werden können, ist ein flächendeckendes Netz entsprechend qualifizierter Abgabestellen unverzichtbar. Apotheken sind dafür qualifiziert, diese Aufgabe wahrzunehmen. Der Staat hat den Apotheken die Verpflichtung übertragen, die ordnungsgemäße Arzneimittelversorgung der Bevölkerung sicherzustellen. Diese Aufgabe ist im Apothekengesetz festgelegt.

Zu der ordnungsgemäßen Arzneimittelversorgung gehören nicht nur die Verteilung bzw. der Verkauf, sondern auch die Information und Beratung über die Anwendung und Wirkung von Arzneimitteln. Dies ist eine wichtige gesundheitspolitische Aufgabe. Mit ihrer fachlichen Beratung leisten Apotheken auch einen Beitrag zur Vorbeugung von Krankheiten und damit zur Ge-

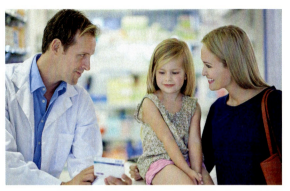

Abb. 1.4 Gesetzlicher Auftrag der Apotheke als Teil des Gesundheitssystems ist es, die ordnungsgemäße Arzneimittelversorgung der Bevölkerung sicherzustellen.

sunderhaltung der Bevölkerung. Die Apotheken nehmen also in unserer Gesellschaft eine wichtige öffentliche Aufgabe im Auftrag und im Interesse des Staates wahr. Trotzdem sind Apotheken in Deutschland keine staatlichen Einrichtungen, sondern werden privatwirtschaftlich betrieben. Wenn man also die Stellung der Apotheken innerhalb unserer Gesellschaft und unserer Wirtschaft zusammenfassend beschreiben will, so lässt sich Folgendes sagen:

> Apotheken nehmen in unserer Gesellschaft eine öffentliche Aufgabe wahr, die ihnen der Staat durch das Apothekengesetz zugewiesen hat. Innerhalb unseres Wirtschaftssystems bilden Apotheken Einzelhandelsgeschäfte, die privatwirtschaftlich geführt werden.

Daraus ergibt sich für den Apotheker und das Apothekenpersonal eine Zwitterrolle. Der Beruf des Apothekers bzw. der Apothekerin zählt einerseits zu den Heilberufen – andererseits ist der Leiter bzw. die Leiterin einer Apotheke dem Gesetz nach auch Kaufmann bzw. Kauffrau.

Die Berufsbezeichnung „Pharmazeutisch-kaufmännische Angestellte" weist auf eine ähnliche Zwitterrolle hin. Einerseits darf der/die PKA bei pharmazeutischen Arbeiten in der Apotheke mitarbeiten und damit an einer heilberuflichen Tätigkeit mitwirken, andererseits verrichtet er/sie – in der Regel sogar schwerpunktmäßig – kaufmännische Arbeiten.

1.2.3 Standesorganisationen

Apothekerkammern

Die Apotheker und Apothekerinnen in der Bundesrepublik Deutschland sind gesetzlich zur Mitgliedschaft in der Apothekerkammer verpflichtet. Auch für andere Berufe gibt es Kammern, zum Beispiel für Ärzte die Ärztekammer, für Rechtsanwälte die Rechtsanwalts-

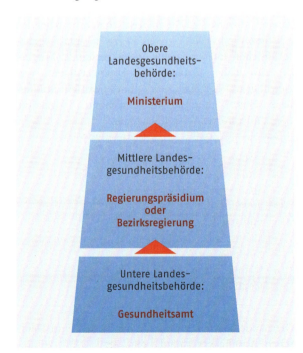

Abb. 1.3 Landesbehörden regeln das Gesundheitswesen vor Ort. An der Spitze steht in jedem Bundesland das für das Gesundheitswesen zuständige Ministerium.

kammer, für Industrie und Handel die Industrie- und Handelskammer. Der Industrie- und Handelskammer (abgekürzt: IHK) gehören alle in das Handelsregister (ein vom Amtsgericht geführtes öffentliches Register, das Kaufleute und Handelsgesellschaften unter ihrer Firma verzeichnet) eingetragenen Firmen an, darunter auch die Apotheken. Apothekenleiter sind demnach Mitglieder in zwei Kammern: der Apothekerkammer und der Industrie- und Handelskammer.

Die Apothekerkammern sind Körperschaften des öffentlichen Rechts. Was bedeutet das?

→ **Definition** Als „Körperschaft" bezeichnet man eine Gemeinschaft, Gruppe oder Vereinigung von Personen zu einem gemeinsamen Zweck.

Privatrechtliche Körperschaften sind zum Beispiel Vereine oder Genossenschaften. Daneben gibt es die Körperschaften des öffentlichen Rechts: Diese erfüllen unter Aufsicht des Staates staatliche Aufgaben und haben eine gesetzlich geregelte Selbstverwaltung. Die Selbstverwaltung hat gegenüber ihren Mitgliedern ein Weisungsrecht.

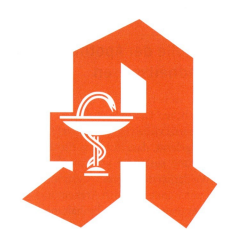

○ **Abb. 1.5** Das „Apotheken-A" ist ein großes, rotes, gotisches A auf weißem Grund. In seinem linken Schenkel befindet sich ein Arzneikelch mit einer Schlange.

Aufgaben der Apothekerkammern sind zum Beispiel:
- Vertretung des Apothekerstands in der Öffentlichkeit,
- Erlass einer Berufsordnung und Überwachung der darin festgelegten Pflichten für die Mitglieder,
- Organisation der beruflichen Fort- und Weiterbildung ihrer Mitglieder,
- Schaffung von Vorsorgeeinrichtungen (zum Beispiel Altersversorgung durch das Apothekerversorgungswerk),
- Überwachung der PKA-Ausbildung,
- Beratung von Behörden in Fragen des Apotheken- und Arzneimittelwesens.

Alle in den Apotheken beschäftigten Personen müssen bei der Apothekerkammer angemeldet werden. Formulare für die An- und Abmeldung von Apothekenpersonal finden Sie auf der Internetseite der jeweils zuständigen Apothekerkammer.

Die Kammerbereiche der einzelnen **Landesapothekerkammern** (abgekürzt: LAK) sind in der Regel deckungsgleich mit den Bundesländern. Eine Ausnahme macht das Bundesland Nordrhein-Westfalen. Hier gibt es zwei Kammerbereiche, nämlich „Nordrhein" und „Westfalen-Lippe". Die Landesapothekerkammern haben sich zur **Bundesapothekerkammer** (abgekürzt: BAK) zusammengeschlossen. Die Bundesapothekerkammer bietet den einzelnen Landesapothekerkammern ein Forum, Meinungen und Erfahrungen auszutauschen. Außerdem veranstaltet sie überregionale Fortbildungskongresse für Apotheker und Apothekerinnen.

Apothekerverbände

Der Zusammenschluss von Apothekern und Apothekerinnen in einem Apothekerverband (oder Apothekerverein) ist freiwillig. Die in Deutschland bestehenden Apothekerverbände vertreten in erster Linie die wirtschaftlichen Interessen des Apothekerstands. Mitglieder sind daher überwiegend Apothekenleiter. Vergleichbar mit den Kammern gibt es in jedem Bundesland einen **Landesapothekerverband** (abgekürzt: LAV), in Nordrhein-Westfalen zwei.

Aufgaben der Landesapothekerverbände:
- Förderung der wirtschaftlichen Belange des Apothekerstands,
- Beratung und Vertretung der Mitglieder in tarif- und arbeitsrechtlichen Fragen,
- Abschluss von Verträgen mit Krankenkassen auf Landesebene,
- Fortbildung der Mitglieder in betriebswirtschaftlichen Fragen.

Die Landesapothekerverbände haben sich zum **Deutschen Apothekerverband** (abgekürzt: DAV) zusammengeschlossen. Auch der DAV vertritt die wirtschaftlichen Interessen des Apothekerstands. Als Vertragspartner der Krankenkassen schließt er auf Bundesebene

Tab. 1.1 Beispiele für gesetzliche Vorschriften in einer Apotheke

Spezielle Vorschriften	Allgemeine Vorschriften
Apothekenbetriebsordnung	Gefahrstoffverordnung
Arzneimittelgesetz	Gesetz gegen den unlauteren Wettbewerb
Arzneimittelverschreibungsverordnung	Gesetz gegen Wettbewerbsbeschränkungen
Arzneimittelpreisverordnung	Ladenschlussgesetz
Betäubungsmittelgesetz	Mess- und Eichgesetz
Betäubungsmittelverschreibungsverordnung	Preisangabenverordnung
Heilmittelwerbegesetz	Strafgesetzbuch
Medizinproduktegesetz	Verpackungsverordnung

Arzneilieferverträge ab. Der Deutsche Apothekerverband ist Inhaber des Verbandszeichens der deutschen Apotheker, des typischen „Apotheken-A" (o Abb. 1.5). Dieses Verbandszeichen darf nur von Verbandsmitgliedern oder mit besonderer Genehmigung des DAV benutzt werden (▸ Kap. 1.5.1).

Die ABDA an der Spitze

Die ABDA ist die Bundesvereinigung Deutscher Apothekerverbände und damit die Spitzenorganisation der deutschen Apothekerschaft. Die Großbuchstaben in ihrem Namen leiten sich von der früheren Bezeichnung „Arbeitsgemeinschaft der Berufsvertretungen Deutscher Apotheker" ab. Mitglieder der ABDA sind alle Landesapothekerkammern und die Apothekerverbände der Länder.

Die ABDA nimmt folgende Aufgaben wahr:
- Sie pflegt den Meinungs- und Erfahrungsaustausch unter ihren Mitgliedsorganisationen.
- Sie pflegt Beziehungen zur wissenschaftlichen Pharmazie und vertritt die deutsche Apothekerschaft im Ausland.
- Sie verhandelt mit staatlichen Einrichtungen und anderen Berufsgruppen in allen Angelegenheiten, die für die Apothekerschaft von Bedeutung sind und die über den Bereich der einzelnen Mitgliedsorganisation hinausgehen.
- Sie führt einmal jährlich den Deutschen Apothekertag durch. In dieser Hauptversammlung der deutschen Apotheker werden aktuelle berufspolitische Themen diskutiert und Beschlüsse gefasst. Die Geschäftsstelle der ABDA befindet sich in Berlin.

Natürlich gibt es nicht nur für Apothekenleiter die Möglichkeit, sich in Verbänden zu organisieren. Wer keine eigene Apotheke betreibt, also Arbeitnehmer in einer Apotheke ist (zum Beispiel angestellte Apotheker, PTA, PKA), kann seine Interessen beispielsweise durch die Apothekengewerkschaft ADEXA vertreten lassen. Mehr dazu in ▸ Kap. 2.3.7.

1.3 Apotheke und Recht

Um die eigene Apotheke präsentieren zu können, benötigen Sie einen Überblick über die gesetzlichen Bestimmungen im Apotheken- und Arzneimittelwesen. Diesen wollen wir Ihnen an dieser Stelle verschaffen. In den nachfolgenden Kapiteln informieren wir Sie detaillierter über die jeweils relevanten Vorschriften.

1.3.1 Relevante Vorschriften

Im Geschäftsbetrieb einer Apotheke sind zahlreiche Rechtsvorschriften zu beachten (o Tab. 1.1). Verschiedene Gesetze und Verordnungen regeln einzelne Rechte und Pflichten und sollen der Sicherheit des Einzelnen und der Gesellschaft dienen. Diese Vorschriften können unterschieden werden in:
- spezielle Vorschriften für das Apotheken- und Arzneimittelwesen und
- allgemeine Vorschriften, die für jeden Bürger bzw. jeden Geschäftsbetrieb gelten.

Die speziellen Vorschriften für das Apotheken- und Arzneimittelwesen haben vor allem die Arzneimittelsicherheit zum Ziel. Gegenüber dem Patienten soll die optimale Sicherheit im Umgang, Verkehr und Gebrauch von Arzneimitteln gewährleistet sein. Es ist Aufgabe des Apothekenleiters und des pharmazeutischen Personals, die rechtlichen Bestimmungen zu kennen und einzuhalten. PKA sollten ebenfalls Kenntnisse über die wichtigsten Vorschriften haben, weil diese zum Verständnis vieler Arbeitsabläufe in der Apotheke notwendig sind.

Praxistipp Zur Übersichtlichkeit und zum besseren Verständnis ist es hilfreich, sich die im Folgenden behandelten Gesetze bzw. Verordnungen zur Hand zu nehmen. Auf der Internetseite www.gesetze-im-internet.de stellt das Bundesministerium der Justiz und für Verbraucherschutz in einem gemeinsamen Projekt mit der juris GmbH nahezu das gesamte aktuelle Bundesrecht kostenlos bereit. Dort können die Gesetze und Rechtsverordnungen in ihrer geltenden Fassung abgerufen werden.

1.3.2 Grundlagen regelt das Apothekengesetz

Das Gesetz über das Apothekenwesen (Apothekengesetz, kurz ApoG) trat im Jahr 1960 in Kraft und wurde seither mehrfach überarbeitet. Es regelt die Grundlagen für den Betrieb einer Apotheke.

Voraussetzung für den Apothekenbetrieb

Eine der wichtigsten Bestimmungen enthält das Gesetz gleich zu Beginn:

> **§ 1 Apothekengesetz**
> (1) Den Apotheken obliegt die im öffentlichen Interesse gebotene Sicherstellung einer ordnungsgemäßen Arzneimittelversorgung der Bevölkerung.
> (2) Wer eine Apotheke und bis zu drei Filialapotheken betreiben will, bedarf der Erlaubnis der zuständigen Behörde.
> (3) Die Erlaubnis gilt nur für den Apotheker, dem sie erteilt ist, und für die in der Erlaubnisurkunde bezeichneten Räume.

Das bedeutet: Der Gesetzgeber überträgt den Apotheken eine staatliche Aufgabe. Sie sollen eine funktionierende und ausreichende Arzneimittelversorgung garantieren. Weil es sich um eine staatlich übertragene Aufgabe handelt, unterliegen Apotheken der staatlichen Kontrolle. Zum Betrieb einer Apotheke ist daher zum einen die Approbation als Apothekerin bzw. Apotheker erforderlich; zum anderen muss dafür eine behördliche Erlaubnis eingeholt werden. Diese ist an die Person und die Räumlichkeiten der Apotheke gebunden.

Ein Apothekenbetrieb darf maximal aus einer Hauptapotheke und bis zu drei Filialapotheken bestehen. Trotz mehrerer Betriebsstätten ist ein solcher Filialverbund apothekenrechtlich ein Apothekenbetrieb, für den eine Erlaubnis erteilt wird.

Es können auch mehrere Apotheker einen Apothekenbetrieb führen – entweder in der Rechtsform einer Gesellschaft bürgerlichen Rechts (GbR) oder einer offenen Handelsgesellschaft (OHG) (▶ Kap. 8.1). Alle beteiligten Apotheker benötigen in diesem Fall eine Betriebserlaubnis. So soll sichergestellt werden, dass jeder Apothekenbetrieb durch persönlich verantwortliche und voll haftende Apotheker geleitet wird.

> **Weitere wichtige Merksätze**
> - Der Inhaber einer Betriebserlaubnis ist zur persönlichen Leitung seiner Apotheke in eigener Verantwortung verpflichtet. Sofern es sich um einen Filialverbund handelt, hat der Inhaber der Betriebserlaubnis für jede seiner Filialen einen verantwortlichen angestellten Apotheker zu benennen. Die maximal drei Filialen müssen dabei im näheren Umkreis der Hauptapotheke liegen. Eine erteilte Betriebserlaubnis erlischt unter anderem durch Tod, Verzicht oder Aberkennung der Approbation als Apotheker.
> - Mit einer entsprechenden behördlichen Erlaubnis darf eine Apotheke Versandhandel mit apothekenpflichtigen Arzneimitteln betreiben (ausgenommen sind Arzneimittel, die die Wirkstoffe Lenalidomid, Pomalidomid oder Thalidomid enthalten sowie Notfallkontrazeptiva mit den Wirkstoffen Levonorgestrel oder Ulipristalacetat).
> - Im Einzelfall ist eine Zustellung von Arzneimitteln durch Boten zulässig. Sofern eine Beratung in der Apotheke nicht bereits stattgefunden hat, muss sie durch das pharmazeutische Personal der Apotheke in unmittelbarem Zusammenhang mit der Auslieferung erfolgen.

Arten von Apotheken

Neben der **öffentlichen Apotheke**, die sich in Haupt- und Filialapotheken unterteilen lässt, kennt das ApoG weitere Arten von Apotheken.

Krankenhausausapotheken. Krankenhausapotheken dienen der Arzneimittelversorgung der im Krankenhaus behandelten Patienten. Arzneimittel dürfen von einer Krankenhausapotheke nur an Patienten des Krankenhauses bzw. an Personen, die durch Krankenhausärzte versorgt werden, abgegeben werden. Die Erlaubnis zum Betreiben einer Krankenhausapotheke wird den Trägern von Krankenhäusern – Landkreisen, Gemeinden oder dem Roten Kreuz – auf Antrag erteilt, wenn sie gewisse Voraussetzungen erfüllen. Insbesondere müssen ein geeigneter Apotheker angestellt und die erforderlichen Räume vorhanden sein.

Die Krankenhausapotheke ist zu unterscheiden von der **krankenhausversorgenden Apotheke**. Die krankenhausversorgende Apotheke ist eine öffentliche Apotheke, die mit einem oder mehreren Krankenhäusern einen Vertrag über die Versorgung mit Arzneimitteln geschlossen hat.

Bundeswehrapotheken. Die Arzneimittelversorgung der Angehörigen der Bundeswehr obliegt dem Bundesministerium der Verteidigung. Zu diesem Zweck hat das Ministerium unter Berücksichtigung der besonderen militärischen Gegebenheiten Bundeswehrapotheken errichtet. Sie zählen zum Sanitätsdienst der Bundeswehr.

Zweig- und Notapotheken. Kommt es in einem Gebiet zu einem Notstand in der Arzneimittelversorgung der Bevölkerung – einer Unterversorgung mit Arzneimitteln –, kann die zuständige Behörde dem Inhaber einer nahegelegenen Apotheke für einen begrenzten Zeitraum auf Antrag den Betrieb einer Zweigapotheke erteilen. Er wird dann als Verwalter der Zweigapotheke eingesetzt.

Wird innerhalb von sechs Monaten nach Bekanntmachung eines Notstands weder ein Antrag auf Betrieb einer regulären noch einer Zweigapotheke gestellt, kann die Behörde auch einer Gemeinde oder einem Gemeindeverband die Erlaubnis zum Betrieb einer Apotheke unter Leitung eines von ihr anzustellenden Apothekers erteilen (Notapotheke).

1.3.3 Details regelt die Apothekenbetriebsordnung

Die Verordnung über den Betrieb von Apotheken (Apothekenbetriebsordnung, kurz ApBetrO) trat ursprünglich im Jahr 1969 in Kraft. Die Verordnung wurde über die Jahre mehrfach überarbeitet und neu gefasst, zuletzt umfassend im Juni 2012. Sie regelt den Betrieb und die Einrichtung von Apotheken im Detail – unter anderem enthält sie Vorgaben zu Personal, Sortiment, Räumlichkeiten und Ausstattung einer Apotheke.

Apothekenleiter

Die ApBetrO schreibt vor, dass der Apothekenleiter die Apotheke persönlich leiten muss. Er ist dafür verantwortlich, dass die Apotheke unter Beachtung der geltenden Vorschriften betrieben wird. Um ordnungsgemäße Abläufe sicherzustellen, muss er ein Qualitätsmanagementsystem betreiben, das die betrieblichen Abläufe festlegt und dokumentiert. Apothekenleiter sind:
- in einer Hauptapotheke der Inhaber der Betriebserlaubnis,
- in einer Filialapotheke der benannte verantwortliche Apotheker,

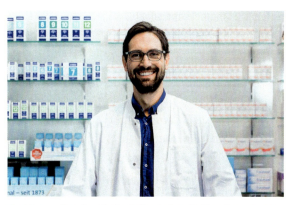

○ **Abb. 1.6** Der Apothekenleiter trägt die Verantwortung dafür, dass alle arzneimittelrechtlichen Bestimmungen eingehalten werden und der Apothekenbetrieb gemäß den gesetzlichen Vorschriften abläuft.

- in einer verpachteten Apotheke der Pächter,
- in einer verwalteten Apotheke oder Zweigapotheke der Inhaber der Genehmigung,
- in einer Notapotheke der behördlich angestellte, mit der Leitung beauftragte Apotheker.

Ist der Apothekenleiter vorübergehend an der persönlichen Leitung gehindert, etwa während eines Urlaubs oder aufgrund einer Krankheit, muss er sich durch einen anderen Apotheker vertreten lassen – allerdings ist eine solche Vertretung maximal für drei Monate im Jahr erlaubt, darüber hinaus nur bei Vorliegen eines wichtigen Grundes.

Ist die Vertretung durch einen Apotheker nicht möglich, darf auch ein Apothekerassistent oder Pharmazieingenieur die Vertretung des Apothekenleiters übernehmen, wenn er oder sie dafür geeignet ist und im Jahr vor dem Vertretungsbeginn mindestens sechs Monate hauptberuflich in einer öffentlichen Apotheke oder Krankenhausapotheke beschäftigt war. Eine solche Vertretung ist jedoch nicht für die Leitung jeder Apotheke möglich (zum Beispiel nicht für den Leiter einer krankenhausversorgenden oder den Leiter einer Hauptapotheke im Filialverbund); zudem ist sie höchstens für vier Wochen im Jahr erlaubt.

Apothekenpersonal

Das Apothekenpersonal besteht aus pharmazeutischem und nicht pharmazeutischem Personal (◘ Tab. 1.2). Die ApBetrO schreibt vor, dass das Personal einer Apotheke in ausreichender Zahl vorhanden sein muss, um einen ordnungsgemäßen Betrieb zu gewährleisten. Es darf nur entsprechend seiner Ausbildung und seinen Kenntnissen eingesetzt werden. Pharmazeutische Tätigkeiten dürfen grundsätzlich ausschließlich von pharmazeutischem Personal ausgeführt werden. Für bestimmte pharmazeutische Tätigkeiten gibt es von dieser Grund-

Tab. 1.2 Apothekenpersonal

Pharmazeutisches Personal	Nicht pharmazeutisches Personal
Apotheker	Pharmazeutisch-kaufmännische Angestellte (PKA)
Apotheker in Ausbildung (insbesondere Pharmazeuten im Praktikum, kurz PhiP)	Apothekenhelfer
Pharmazeutisch-technische Assistenten (PTA)	Apothekenfacharbeiter
PTA in Ausbildung	
Apothekerassistenten/ Vorexaminierte	
Pharmazieingenieure	
Apothekenassistenten	
Pharmazeutische Assistenten	

regel jedoch Ausnahmen – unter anderem für PKA. In jedem Fall muss das Personal die deutsche Sprache beherrschen und soweit über Kenntnisse des in Deutschland geltenden Rechts verfügen, wie es für die Ausübung der jeweiligen Tätigkeit notwendig ist.

Apotheker. Die Ausbildung zur Apothekerin bzw. zum Apotheker beinhaltet ein mindestens vierjähriges Pharmaziestudium an der Universität. Nach dem vierten Semester wird in der Regel das erste Staatsexamen abgelegt, nach weiteren vier Semestern das zweite. Anschließend folgt eine zwölfmonatige praktische Ausbildung (das sogenannte Praktische Jahr, kurz PJ), wobei mindestens sechs Monate in einer öffentlichen Apotheke abgelegt werden müssen, die restliche Zeit können PhiP auch außerhalb absolvieren. Nach dem abschließenden dritten Staatsexamen wird auf Antrag die Approbation als Apothekerin bzw. Apotheker erteilt.

> **Pharmazeutische Tätigkeiten sind:**
> 1. die Entwicklung und Herstellung von Arzneimitteln,
> 2. die Prüfung von Ausgangsstoffen oder Arzneimitteln,
> 3. die Abgabe von Arzneimitteln,
> 4. die Information und Beratung über Arzneimittel,
> 5. die Überprüfung von Arzneimitteln sowie die Beobachtung, Sammlung und Auswertung von Arzneimittelrisiken und Medikationsfehlern,
> 6. das Medikationsmanagement, mit dem die gesamte Medikation des Patienten wiederholt analysiert wird, um die Arzneimitteltherapiesicherheit und die Therapietreue zu verbessern.

Pharmazeutisch-technische Assistenten (PTA). Das Berufsbild der PTA wurde im Jahr 1968 neu geschaffen, nachdem mit einer Neuordnung der Apothekerausbildung der Assistenzberuf des Apothekerassistenten wegfiel. Die Ausbildung besteht aus einem zweijährigen theoretischen Lehrgang an einer staatlich anerkannten Lehranstalt mit abschließender Prüfung. Es folgt eine halbjährige praktische Ausbildung in einer Apotheke. Die Ausbildung schließt mit einer staatlichen Prüfung.

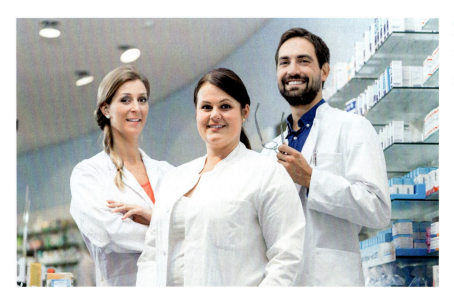

Abb. 1.7 Das Apothekenteam setzt sich aus Mitgliedern verschiedener Berufsgruppen zusammen, zum Beispiel Apothekern, PTA und PKA.

> **Pharmazeutische Tätigkeiten unter Aufsicht**
> PTA, pharmazeutische Assistenten und Apotheker bzw. PTA in Ausbildung dürfen die oben genannten pharmazeutischen Tätigkeiten ebenfalls ausführen, sofern sie vom Apothekenleiter oder einem Apotheker beaufsichtigt werden.

Apothekerassistenten/Vorexaminierte. Apothekerassistenten zählen ebenfalls zum pharmazeutischen Personal. Sie haben die pharmazeutische Vorprüfung nach früheren Prüfungsordnungen für Apotheker nach zweijähriger Lehrzeit bestanden, aber kein Pharmaziestudium abgeschlossen. Man spricht daher auch von „Vorexaminierten". Dies galt bis zum Ende der 1960er Jahre, als die PTA-Ausbildung eingeführt wurde. Seither werden keine Apothekerassistenten mehr ausgebildet. Es handelt sich um ein nicht mehr aktuelles Berufsbild.

Pharmazieingenieure, Apothekenassistenten und pharmazeutische Assistenten. Neben den vorgenannten Berufsbildern finden sich beim pharmazeutischen Personal auch solche aus der ehemaligen DDR, die seit der deutschen Wiedervereinigung im Jahr 1990 nicht mehr ausgebildet werden.

Pharmazieingenieure absolvierten ein dreijähriges Studium, das sich vor allem auf die Herstellung und Abgabe von Arzneimitteln bezog. Mit der Wiedervereinigung erlangten Pharmazieingenieure ähnliche Befugnisse wie Apothekerassistenten. Apothekenassistenten sind Vorläufer des PTA-Berufs. Sie absolvierten nach abgeschlossener Ausbildung als Apothekenfacharbeiter ein zweijähriges Studium an der Ingenieurschule. Pharmazeutische Assistenten absolvierten eine Fachschulausbildung, die eine abgeschlossene Berufsausbildung voraussetzte.

Pharmazeutisch-kaufmännische Angestellte (PKA). Der/die PKA zählt zum nicht pharmazeutischen Personal einer Apotheke. Nach dreijähriger Ausbildung in einem dualen System – Berufsschule und Apotheke – und nach Ablegen der Zwischen- und der Abschlussprüfung liegt der Tätigkeitsschwerpunkt in einer Apotheke im kaufmännisch-organisatorischen Bereich. Mehr über die Aufgaben von PKA in der Apotheke findet sich im ▶ Kap. 2.1.

Im Zusammenhang mit pharmazeutischen Tätigkeiten werden PKA ebenfalls tätig.

> **§ 3 Apothekenbetriebsordnung**
> (5a) Das Umfüllen einschließlich Abfüllen und Abpacken oder Kennzeichnen von Arzneimitteln darf unter Aufsicht eines Apothekers auch durch anderes als das pharmazeutische Personal ausgeführt werden, soweit es sich um Apothekenhelfer, Apothekenfacharbeiter, Pharmazeutisch-kaufmännische Angestellte, sowie Personen, die sich in der Ausbildung zum Beruf des Pharmazeutisch-kaufmännischen Angestellten befinden, handelt. Darüber hinaus darf sich das pharmazeutische Personal von dem in Satz 1 genannten anderen Personal der Apotheke unterstützen lassen
> 1. bei der Herstellung und Prüfung der Arzneimittel,
> 2. bei der Prüfung der Ausgangsstoffe,
> 3. durch Bedienung, Pflege und Instandhaltung der Arbeitsgeräte,
> 4. beim Abfüllen und Abpacken oder Kennzeichnen der Arzneimittel sowie
> 5. bei der Vorbereitung der Arzneimittel zur Abgabe.
>
> Das zur Herstellung nach Satz 1 oder zur Unterstützung nach Satz 2 eingesetzte Personal muss für diese Aufgaben entsprechend qualifiziert sein und über die bei den jeweiligen Tätigkeiten gebotene Sorgfalt nachweislich zu Anfang und danach fortlaufend vom pharmazeutischen Personal unterwiesen werden.

Die Herstellung und Prüfung von Arzneimitteln und Ausgangsstoffen ist grundsätzlich Aufgabe des pharmazeutischen Personals. PKA dürfen jedoch nach entsprechender Schulung unterstützend tätig sein. Deshalb ist es wichtig, dass Sie alle zur Herstellung und Prüfung verwendeten Geräte sowie die Bezeichnungen der üblichen Arbeiten kennen. Mehr dazu im ▶ Kap. 10.

Apothekenhelfer und Apothekenfacharbeiter. Beim nicht pharmazeutischen Personal einer Apotheke gibt es ebenfalls zwei ehemalige Ausbildungsberufe, die heute nicht mehr ausgebildet werden: der Apothekenfacharbeiter (ehemalige DDR) und der Apothekenhelfer (ehemalige BRD). Aus ihnen entwickelte sich das heutige Berufsbild „PKA".

Warensortiment

Zum Warensortiment einer Apotheke gehören **Arzneimittel für Menschen und Tiere, apothekenpflichtige Medizinprodukte** und **apothekenübliche Waren**. Zu den apothekenüblichen Waren zählen unter anderem nicht apothekenpflichtige Medizinprodukte, Kosmetika und Nahrungsergänzungsmittel. Die einzelnen Waren des Apothekensortiments werden in den ▶ Kap. 3 und 7 ausführlich aufgegriffen.

Viele apothekenübliche Waren sind erklärungsbedürftig. Die entsprechende Beratung sowie der Verkauf zählen in der Apotheke zu den Aufgaben der PKA – im Gegensatz zu Arzneimitteln und apothekenpflichtigen Medizinprodukten, die allein vom pharmazeutischen Personal abgegeben werden dürfen.

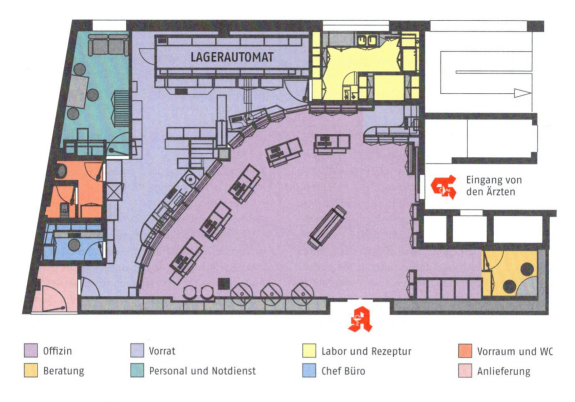

○ **Abb. 1.8** Beispielhafte Einrichtungsplanung (Apotheken-Werkstatt, Oberhausen)

Mindestsortiment. Während Apotheken ihr Wahlsortiment selbst festlegen können, müssen sie gewisse Waren ständig vorrätig halten (Mindestsortiment). Durch diese Pflicht soll die Lieferfähigkeit der Apotheken im Katastrophenfall sichergestellt werden. Arzneimittel und apothekenpflichtige Medizinprodukte, die zur Sicherstellung einer ordnungsgemäßen Arzneimittelversorgung der Bevölkerung notwendig sind, müssen deshalb in jeder öffentlichen Apotheke in einer Menge vorrätig gehalten werden, die mindestens dem durchschnittlichen Bedarf für eine Woche entspricht.

Darüber hinaus regelt die ApBetrO, dass gewisse Arzneimittel und Medizinprodukte ständig vorrätig sein müssen, andere müssen zumindest kurzfristig beschafft werden können (▶ Kap. 5.1.1).

Dienstleistungen

Apotheken dürfen auch gewisse Dienstleistungen anbieten, allerdings nur, wenn diese apothekenüblich sind, das heißt der Gesundheit von Menschen oder Tieren dienen oder diese fördern. Welche Dienstleistungen apothekenüblich sind, erfahren Sie im ▶ Kap. 7.

Räumlichkeiten

Für die Betriebsräume einer öffentlichen Apotheke gibt es klare Vorgaben. Ganz grundsätzlich müssen sie nach Art, Größe, Zahl, Lage und Einrichtung dazu geeignet sein, einen ordnungsgemäßen Apothekenbetrieb zu gewährleisten, insbesondere die einwandfreie Entwicklung, Herstellung, Prüfung, Lagerung, Verpackung sowie die ordnungsgemäße Abgabe von Arzneimitteln und von apothekenpflichtigen Medizinprodukten und die Information und Beratung über Arzneimittel oder Medizinprodukte.

Die Grundfläche einer Apotheke muss **mindestens 110 m^2** betragen. Alle Betriebsräume müssen durch Wände oder Türen von anderen gewerblich oder beruflich genutzten Räumen, zum Beispiel von einer Drogerie, sowie von öffentlichen Verkehrsflächen und Ladenstraßen abgetrennt sein und gegen einen unbefugten Zutritt geschützt werden. Sie sind in einwandfreiem, hygienischem Zustand zu halten, müssen ausreichend beleuchtet und belüftet werden und gegebenenfalls klimatisiert sein. Sie müssen so angeordnet sein, dass die Apotheke eine Raumeinheit ergibt. Das bedeutet, dass jeder Raum ohne Verlassen der Apotheke zugänglich sein muss. Dies kann auch in zwei übereinanderliegenden Etagen möglich sein. Für manche Räume sind mit behördlicher Genehmigung Ausnahmen von dem Grundsatz der Raumeinheit möglich – allerdings müssen diese in angemessener Nähe zu den übrigen Betriebsräumen liegen. Sofern in einer Apotheke wesentliche Veränderungen der Größe und Lage oder der Ausrüstung der Betriebsräume oder ihrer Nutzung vorgenommen werden sollen, müssen diese der zuständigen Behörde gemeldet werden.

Folgende Räume müssen in einer Apotheke in jedem Fall vorhanden sein.

Offizin. Die Offizin ist der Verkaufsraum einer Apotheke. Sie muss einen Zugang zu öffentlichen Verkehrsflächen haben und soll barrierefrei erreichbar sein. Sie besteht in der Regel aus einem Kundenbereich mit Handverkaufstisch und Sichtwahlbereich (hier befinden sich meist apothekenpflichtige Waren, üblicherweise in Regalen hinter dem Handverkaufstisch) sowie dem Freiwahlbereich (hier kann der Kunde selbst die Waren aus den Regalen nehmen, es handelt sich daher um freiverkäufliche Produkte). Die Offizin muss so gestaltet sein, dass der Vorrang des Arzneimittelversorgungsauftrags nicht beeinträchtigt wird und für die wesentlichen Aufgaben genügend Raum bleibt – insbesondere für die Beratung. Außerdem muss die Vertraulichkeit der Beratung gewährleistet sein, speziell bei der Abgabe von Arzneimitteln – das Mithören eines Beratungsgesprächs durch andere Kunden muss weitestgehend verhindert werden. Es empfiehlt sich daher eine Diskretionszone. Für längere, vertraulichere Gespräche ist die Einrichtung räumlich und/oder akustisch separierter Bereiche sinnvoll, ein Beratungszimmer ist jedoch nicht verpflichtend.

Laboratorium (Labor). Das Labor dient insbesondere der Prüfung von Arzneimitteln. Es muss mit einem Abzug mit Absaugvorrichtung oder mit einer entsprechenden Einrichtung, die die gleiche Funktion erfüllt, ausgestattet sein.

Lagerraum. Lagerräume dienen der übersichtlichen Vorratshaltung. Sie müssen ausreichend groß sein und eine ordnungsgemäße Lagerung der Produkte ermöglichen. Arzneimittel, Ausgangsstoffe, Medizinprodukte und apothekenübliche Waren sowie Prüfmittel sind übersichtlich und so zu lagern, dass ihre Qualität nicht nachteilig beeinflusst wird und durch gut lesbare und dauerhafte Aufschriften Verwechslungen vermieden werden.

> **Achtung** In Lagerräumen muss eine Lagerhaltung unterhalb einer Temperatur von 25 °C möglich sein. Zudem muss ein Zugriff Unbefugter ausgeschlossen werden.

Gewisse Arzneimittel müssen in einem separaten und entsprechend gekennzeichneten Lagerbereich aufbewahrt werden, zum Beispiel nicht verkehrsfähige oder gefälschte Arzneimittel. Apotheken, die Krankenhäuser mit Arzneimitteln versorgen, benötigen separate Lagerräume oder zumindest separate, gekennzeichnete Lagerbereiche.

Nachtdienstzimmer. Das Nachtdienstzimmer ist ein Raum für den Aufenthalt des diensthabenden Apothekers bzw. der diensthabenden Apothekerin während der Notdienstbereitschaft. Das Nachtdienstzimmer kann auch als Büro oder Personalaufenthaltsraum genutzt werden. Arzneimittel und apothekenübliche Waren dürfen dort allerdings nicht aufbewahrt werden.

Raum zum Stellen und Verblistern. Für das patientenindividuelle Stellen (die Portionierung von Arzneimitteln eines Patienten für einen oder mehrere Einnahmezeitpunkte) oder Verblistern (die patientenindividuelle Neuverpackung von Arzneimitteln für einen oder mehrere Einnahmezeitpunkte) ist ein separater Raum erforderlich. Er muss angemessen groß sein, um die einzelnen Arbeitsgänge in spezifisch zugeordneten Bereichen durchführen zu können. Wände, Oberflächen und Fußböden müssen leicht zu reinigen sein, damit das umgebungsbedingte Kontaminationsrisiko für Arzneimittel minimal ist. Bei der maschinellen Verblisterung sollen der Zugang zum Raum sowie das Einbringen der Materialien über eine Schleuse erfolgen.

Raum zur Herstellung von Parenteralia. Die Herstellung parenteraler Arzneimittel (sterile Zubereitungen zur Injektion, Infusion oder Implantation in den Körper) ist ebenfalls in einem separaten Raum vorzunehmen, der nicht für andere Tätigkeiten genutzt werden darf, soweit es sich nicht um die Herstellung von anderen sterilen Zubereitungen handelt. Der Zugang sowie das Einbringen von Materialien müssen auch hier über einen Zwischenraum erfolgen, der für die Aufrechterhaltung der im Herstellungsraum erforderlichen Reinraumklassen geeignet ist. Dieser Raum muss ebenfalls von angemessener Größe sein, Wände, Oberflächen und der Fußboden müssen leicht zu reinigen sein

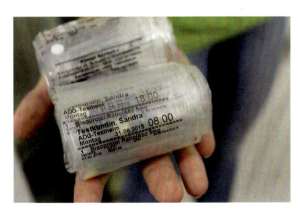

Abb. 1.9 Für das patientenindividuelle Verblistern von Arzneimitteln muss in der Apotheke ein separater Raum zur Verfügung stehen.

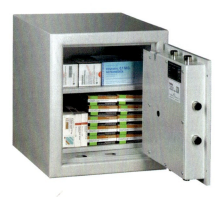

Abb. 1.10 Für die Aufbewahrung von Betäubungsmitteln benötigt die Apotheke einen Tresor.

und die Belüftung muss über Filter erfolgen. Mitarbeiter, die dort entsprechende Tätigkeiten ausüben, müssen Schutzkleidung tragen und diese mindestens arbeitstäglich wechseln.

Drogen, Rezeptur & Co. Für die Herstellung und Verarbeitung von Drogen oder Drogenmischungen ist ein gesonderter Arbeitsplatz vorzusehen.

Auch für die Herstellung von Arzneimitteln, die nicht zur parenteralen Anwendung bestimmt sind, ist ein eigener Arbeitsplatz erforderlich, die sogenannte Rezeptur. Sie muss nicht in einem eigenen Raum liegen, muss allerdings von mindestens drei Seiten raumhoch von anderen Bereichen der Apotheke abgetrennt sein, sofern sich der Arbeitsplatz nicht in einem Betriebsraum befindet, der gleichzeitig ausschließlich als Labor dient. Wände, Oberflächen und der Fußboden müssen wegen des Kontaminationsrisikos leicht zu reinigen sein. Der Arbeitsplatz kann auch für die Herstellung von Medizinprodukten oder apothekenüblichen Waren genutzt werden.

Meist gehören zu einer öffentlichen Apotheke noch weitere Räume, zum Beispiel ein Büro, ein Aufenthaltsraum für das Personal, ein Arzneikeller, ein Lagerraum für Kartonagen, Flaschen, Dekorationsmaterial sowie der Sanitärbereich.

Krankenhausapotheken müssen mindestens aus einer Offizin, zwei Laboratorien (eines davon mit einem Abzug mit Absaugvorrichtung), einem Geschäftsraum und einem Nebenraum bestehen und über ausreichenden Lagerraum verfügen. Ihre Grundfläche muss insgesamt mindestens 200 m^2 betragen. Zweigapotheken müssen mindestens aus einer Offizin, ausreichendem Lagerraum und einem Nachtdienstzimmer bestehen. Sie müssen nicht der Mindestgröße einer öffentlichen Apotheke entsprechen.

Ausstattung

Eine Apotheke muss so mit **Geräten** ausgestattet sein, dass Arzneimittel ordnungsgemäß hergestellt werden können, insbesondere in folgenden Darreichungsformen:
- Lösungen, Emulsionen, Suspensionen,
- Salben, Cremes, Gele, Pasten,
- Kapseln, Pulver,
- Drogenmischungen sowie
- Zäpfchen und Ovula.

Zudem muss in jeder Apotheke die Herstellung steriler, also keimfreier Arzneimittel möglich sein. Wasser für Injektionszwecke muss ebenfalls hergestellt werden können – oder es muss in ausreichender Menge als Fertigarzneimittel vorrätig sein.

> Ein **Kühlschrank** dient der Lagerung kühlbedürftiger Arzneimittel und ermöglicht die Aufbewahrung bei einer Betriebstemperatur im Bereich zwischen +2 und +8 °C. Auch ein Betäubungsmittel-Tresor (BtM-Tresor) zählt zur Ausstattung einer Apotheke.

Das Betäubungsmittelgesetz (BtMG) schreibt vor, dass Betäubungsmittel gesondert aufzubewahren und gegen unbefugte Entnahme zu sichern sind. Zudem gehören **wissenschaftliche und sonstige Hilfsmittel** zur Pflichtausstattung einer Apotheke und müssen auf dem aktuellen Stand gehalten werden (▸ Kap. 10.2).

Des Weiteren müssen **Geräte und Prüfmittel** vorhanden sein, die eine Prüfung der in der Apotheke hergestellten Arzneimittel und ihrer Ausgangsstoffe nach den anerkannten pharmazeutischen Regeln ermöglichen. Näheres dazu und zur Ausstattung einer Apotheke erfahren Sie in den ▸ Kap. 5 und 10.

Dienstbereitschaft

Die Dienstbereitschaft der Apotheken ist geregelt durch die Ladenöffnungsgesetze der einzelnen Bundesländer (in Bayern gilt das Bundes-Ladenschlussgesetz) und die ApBetrO. Das Ladenschlussrecht fällt in die Zuständigkeit der einzelnen Bundesländer, die durch eigene Regelungen die Ladenschlusszeiten festlegen können. An Sonn- und Feiertagen müssen Verkaufsstellen grundsätzlich geschlossen bleiben. An Werktagen bestehen in einigen Bundesländern keine Ladenschlussbeschränkungen mehr. Dort können Apotheken an Werktagen über ihre Öffnungszeiten frei entscheiden, müssen sich aber an verbindliche Mindestöffnungszeiten halten, die sich in den einzelnen Bundesländern unterscheiden.

Die Apothekenbetriebsordnung bestimmt grundsätzlich, dass Apotheken zur ständigen Dienstbereitschaft verpflichtet sind, also rund um die Uhr die Arz-

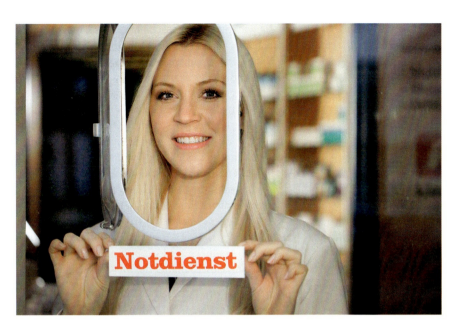

Abb. 1.11 Während der Notdienstzeiten kann die Belieferung der Kunden mit Arzneimitteln über die Notdienstklappe erfolgen.

neimittelversorgung der Bevölkerung sicherstellen müssen. Apotheken, die Krankenhäuser mit Arzneimitteln und apothekenpflichtigen Medizinprodukten versorgen, müssen mit dem Träger des Krankenhauses eine Dienstbereitschaftsregelung treffen, die die ordnungsgemäße Arzneimittelversorgung des Krankenhauses und Beratung durch einen Apotheker der Apotheke gewährleistet. Für die öffentlichen Apotheken regeln die Landesapothekerkammern die Dienstbereitschaft – insbesondere für die Abend- und Nachtzeiten sowie die Wochenenden und Feiertage. Für diese Zeiten werden öffentliche Apotheken ganz oder teilweise von der Pflicht zur Dienstbereitschaft befreit. Die Landesapothekerkammern stellen einen verbindlichen Notdienstplan auf, der die wechselseitige Dienstbereitschaft der Apotheken in diesen Zeiten regelt.

Während des Notdienstes dürfen von Apotheken nur Arznei-, Krankenpflege-, Desinfektions-, Säuglingspflege- und Säuglingsnährmittel sowie hygienische Artikel abgegeben werden. Pro Inanspruchnahme des angeordneten Notdienstes kann die notdiensthabende Apotheke einen zusätzlichen Betrag von 2,50 Euro erheben, die sogenannte Notdienstgebühr, auch Notdienstzuschlag oder Nachttaxe genannt.

> **Praxistipp** Die Apotheken, die nicht dienstbereit sind, müssen an sichtbarer Stelle stets einen deutlich lesbaren Aushang anbringen, der auf die nächstgelegenen dienstbereiten Apotheken hinweist. Meist ist er im Schaufenster bzw. einem Nachtdienstkasten zu finden. Dessen Betreuung gehört zu den Aufgaben der PKA.

Rezeptsammelstellen

Für abgelegene Orte oder Ortsteile ohne Apotheke kann einer Apotheke auf Antrag die Erlaubnis zur Einrichtung einer Rezeptsammelstelle zum Sammeln von Verschreibungen erteilt werden. Die Erlaubnis wird maximal für drei Jahre ausgestellt, kann jedoch verlängert werden. Verboten sind Rezeptsammelstellen in Gewerbebetrieben (zum Beispiel in Einzelhandelsgeschäften, Gastwirtschaften oder in Supermärkten) oder bei Angehörigen der Heilberufe (zum Beispiel in einer Arztpraxis).

Die Rezepte müssen in einem verschlossenen Behälter gesammelt werden, etwa in einem Briefkasten. Dieser muss vor dem Zugriff unberechtigter Personen geschützt sein. Auf dem Behälter müssen deutlich sichtbar Name und Anschrift der Apotheke sowie die Abholzeiten angegeben sein. Zudem muss auf oder unmittelbar neben dem Behälter ein deutlicher Hinweis angebracht sein, dass die Verschreibung mit Namen, Vornamen und Anschrift des Empfängers und mit der Angabe, ob die Bestellung in der Apotheke abgeholt oder dem Empfänger überbracht werden soll, zu versehen ist.

Ein Bote, der zum Personal der Apotheke gehört, muss den Sammelbehälter zu den angegebenen Zeiten leeren oder abholen. Die jeweiligen Arzneimittel müssen dann in der Apotheke für jeden Empfänger gesondert verpackt und jeweils mit Namen und Anschrift versehen werden. Sie müssen – sofern sie vom Kunden nicht abgeholt werden – zuverlässig beim Empfänger ausgeliefert werden.

Kontrolle der Einhaltung der Vorschriften

Da es sich beim Betrieb einer Apotheke um eine staatlich übertragene Aufgabe handelt, unterliegen Apotheken auch der staatlichen Kontrolle. Die Durchführung dieser Kontrolle ist im Gesetz über den Verkehr mit Arzneimitteln (Arzneimittelgesetz, kurz AMG) geregelt.

> Zuständig für die Überwachung der Apotheken sind in den meisten Bundesländern die Pharmazieräte der Regierungspräsidien bzw. Bezirksregierungen. Sie kontrollieren im Rahmen von Inspektionen vor allem, ob die Vorschriften über Arzneimittel, Wirkstoffe und andere zur Arzneimittelherstellung bestimmte Stoffe sowie die Vorschriften über das Apothekenwesen allgemein beachtet werden. In Nordrhein-Westfalen werden die Inspektionen, die auch Revisionen genannt werden, durch Amtsapotheker vorgenommen, die bei den Gesundheitsämtern eines Kreises oder einer kreisfreien Stadt angestellt sind.

Inspiziert werden Apotheken während der Geschäftszeiten in angemessenen Zeitabständen und in angemessenem Umfang. Sofern erforderlich, können Revisionen auch unangemeldet erfolgen und gegebenenfalls Folgemaßnahmen festgelegt werden.

1.4 Kaufmännische Aufgaben und Vorschriften

Wie bereits erwähnt, unterscheiden sich Apotheken deutlich von anderen Handelsunternehmen. Sie sind vorrangig eine Institution des Gesundheitswesens und Apotheker sind Heilberufler. Doch zugleich sind Apotheken Handelsunternehmen. Darum ist die Arbeit von PKA in Apotheken ein kaufmännischer Beruf. Apotheken dürfen zwar nicht mit beliebigen Waren handeln, sondern nur mit Arzneimitteln und apothekenüblichen Waren, aber auch der Umgang mit diesen Produkten ist ein Handelsgewerbe. Die Apotheke ist damit ein vollkaufmännisches Unternehmen mit allen Rechten und Pflichten, die dazugehören. Viele Regeln in diesem Zusammenhang ergeben sich aus dem Handelsgesetzbuch und den davon abgeleiteten Vorschriften. Weitere Regeln betreffen insbesondere das Steuerrecht.

1.4.1 Handelsgesetzbuch

Das Handelsgesetzbuch (HGB) vom 10. Mai 1897 gehört zu den grundlegenden Gesetzen, die das wirtschaftliche Leben in Deutschland prägen. Wer ein Handelsgewerbe betreibt, ist gemäß diesem Gesetz ein Vollkaufmann. Ein solches Gewerbe muss im Handelsregister angemeldet werden. Dies wird bei einem Gericht geführt und kann von jedem eingesehen werden, um die wichtigsten Eigenschaften eines Unternehmens festzustellen. Insbesondere wird dort festgehalten, wer das Unternehmen an welchem Ort in welcher Rechtsform unter welcher Firma betreibt. Die Firma ist die Bezeichnung des Unternehmens, beispielsweise Adler-Apotheke, Inhaber Peter Pille, e. K. Die Abkürzungen e. K., e. Kfm. oder e. Kfr. stehen für eingetragener Kaufmann oder eingetragene Kauffrau. Diese Rechtsform bedeutet, dass der genannte Inhaber allein für diese Apotheke verantwortlich ist und mit seinem gesamten Privatvermögen für Ansprüche gegen die Apotheke haftet. Eine andere zugelassene Rechtsform für Apotheken ist die offene Handelsgesellschaft (OHG). Darin schließen sich mehrere Apotheker zusammen und betreiben die Apotheke gemeinsam und gleichberechtigt. Sie sind dann Gesellschafter der OHG (▶ Kap. 8.1).

Handlungsvollmacht

Da die Inhaber oder Gesellschafter größerer Unternehmen nicht alle Geschäfte persönlich tätigen können, können sie Angestellten eine Handlungsvollmacht erteilen. Diese umfasst alle Geschäfte, die zu dem jeweiligen Handelsgeschäft gehören. So weitreichende Vollmachten werden in Apotheken eher selten erteilt. Für Unternehmen mit einem öffentlich zugänglichen Ladengeschäft bestimmt das HGB, dass alle dort tätigen Angestellten zu Verkäufen und zur Annahme von Lieferungen berechtigt sind. Darüber hinaus kann einem Angestellten eine Arthandlungsvollmacht für bestimmte Geschäftstätigkeiten erteilt werden. Dies geschieht üblicherweise durch den Arbeitsvertrag und kann auch PKA betreffen, die für die Apotheke Waren einkaufen. Handlungsbevollmächtigte machen ihre Rechtsstellung dadurch deutlich, dass sie bei der Unterschrift ihrem Namen den Zusatz i. V. (in Vollmacht) oder i. A. (im Auftrag) voranstellen.

Zu den wichtigsten Pflichten jedes kaufmännischen Unternehmens gehört die Bestimmung des HGB, Bücher zu führen und Bilanzen aufzustellen. Damit ist gemeint, dass alle Geschäftsvorfälle festgehalten werden müssen (Buchführung), um daraus am Ende des Geschäftsjahres eine Bilanz zu erstellen, die die wirtschaftliche Situation des Unternehmens darstellt (▶ Kap. 8.4). Dabei entsteht auch eine Gewinn- und Verlustrechnung, die das Ergebnis der Geschäftstätigkeit im dargestellten Geschäftsjahr beschreibt (▶ Kap. 8.5). Dies ist vorrangig eine handelsrechtliche Pflicht, nach der jeder Kaufmann die Ergebnisse seiner Arbeit bewerten muss. Außerdem dienen diese Unterlagen als Grundlage für die Besteuerung des Unternehmens. Denn das Unternehmen soll nach seiner Leistungsfähigkeit besteuert werden.

Für Handelsgeschäfte zwischen vollkaufmännischen Unternehmen gilt neben den allgemeinen vertragsrechtlichen Regeln des Bürgerlichen Gesetzbuches (BGB) zusätzlich das HGB. Während Endverbraucher bei Geschäften mit Handelsunternehmen einige Schutzrechte genießen, gilt dies für Kaufleute untereinander nicht. Denn bei Kaufleuten unterstellt der Gesetzgeber auf beiden Seiten professionelles Handeln. Wenn sowohl der Käufer als auch der Verkäufer bei einem Geschäft die Kaufmannseigenschaft haben, wird dies als zweiseitiger oder beiderseitiger Handelskauf bezeichnet. Dies betrifft beispielsweise Apotheken, die beim Großhandel oder bei einem Herstellerunternehmen Ware einkaufen. Beim zweiseitigen Handelskauf ist der Käufer einer Ware verpflichtet, die gelieferte Ware anzunehmen. Es gibt keine Rücktrittsrechte, sofern diese zuvor nicht ausdrücklich vereinbart wurden. Wenn ein Käufer die bestellte Ware nicht abnimmt, kann der Verkäufer sie in einem öffentlichen Lagerhaus auf Kosten des Käufers hinterlegen. Wenn allerdings vereinbart wurde, dass eine Lieferung zu einer bestimmten Zeit erfolgt und der Verkäufer diese Bedingungen nicht erfüllt, kann der Käufer von dem Vertrag zurücktreten. Im Apothekenalltag ist der zweiseitige Handelskauf insbesondere für die Gewährleistungsansprüche wichtig (▶ Kap. 3.4.8).

1.5 Von außen betrachtet

Woran erkennen Kunden „ihre" Apotheke? Da wäre zum einen das Apotheken-A, aber auch Arbeitskleidung, eine Homepage, das Schaufenster oder das Dienstleistungsangebot einer Apotheke. All diese Punkte sollen auch nach außen zeigen, worauf in der Apotheke Wert gelegt wird. Sie sorgen für Wiedererkennung und sagen außerdem viel über die Philosophie eines Unternehmens aus. Die Chance sollte man nutzen, um sich ein positives Image in der Bevölkerung aufzubauen oder zu erhalten.

1.5.1 Apothekenlogo

Das Apothekenlogo ist ein Schriftzug, eine Grafik, ein kleines Bild, das die Apotheke als unverwechselbares Markenzeichen darstellt. Mit dem Logo wird meistens die Gestaltung des Namens der Apotheke verbunden. So liegt es zum Beispiel nahe, dass eine Apotheke, die „Bären-Apotheke" heißt, ein Bild oder eine Zeichnung eines Bären als Logo auswählt. Die „Sonnen-Apotheke" wird das Symbol einer Sonne für ihr Logo verwenden. Als Mitglied eines Landesapothekerverbands ist es der Apotheke erlaubt, auch das rote Apotheken-A zu verwenden. Das Apotheken-A ist als Marke des Deutschen Apothekerverbandes beim Deutschen Patent- und Markenamt eingetragen und deshalb – inzwischen auch

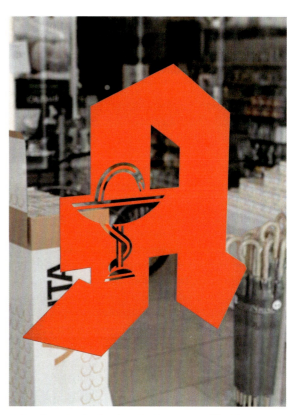

○ **Abb. 1.12** In Deutschland erkennt man öffentliche Apotheken am roten Apotheken-A.

europaweit – juristisch besonders geschützt. Es ist das bekannteste Erkennungszeichen für öffentliche Apotheken in Deutschland. Das Apotheken-A ist ein großes, rotes, gotisches A auf weißem Grund mit in weißer Ausführung eingezeichnetem Arzneikelch mit Schlange. Der Giftkelch steht symbolisch für die zahlreichen toxischen Stoffe, mit denen der Apotheker umgehen muss. Die Schlange verweist als Zeichen des antiken Heilgottes Äskulap auf Gesundheit und Heilkunde. Die Apotheken verwenden das Apotheken-A meistens in Kombination mit dem Apotheken-Logo. Das Apotheken-A ist eines der bekanntesten Markenzeichen in Deutschland.

Ein Logo trägt wesentlich zur werblichen Wiedererkennung der Apotheke bei und sollte daher zum Beispiel auch im Apothekenstempel, im Briefbogen der Apotheke, im Quittungsblock, auf Tüten und Tragetaschen, auf der Internetseite der Apotheke erscheinen, also überall dort, wo der Name der Apotheke erscheint. Wenn sich das Logo auch auf den Apothekenkitteln des Personals wiederfindet, betont dies den Teamgeist der Apotheke. Mit solchen Maßnahmen erhält die Apotheke ihre persönliche Identität. Fachleute sprechen hier von der **Corporate Identity**, abgekürzt CI. Mit dem Logo verbindet der Kunde bereits auf den ersten Blick eine bestimmte

Apotheke, daher ist das Logo ein wichtiges Marketinginstrument. Falls Ihre Apotheke noch kein Logo hat oder dies noch nicht durchgängig umgesetzt ist, sprechen Sie mit Ihrer Chefin oder Ihrem Chef darüber.

> **Definition** Corporate Identity (CI) heißt übersetzt: Unternehmensidentität. Eine einheitliche Definition für den Begriff gibt es nicht. Im Allgemeinen versteht man unter Corporate Identity die Profilierung eines Unternehmens zu einer „Unternehmensidentität" oder „Unternehmenspersönlichkeit".
> CI fasst dabei alle Aktivitäten eines Unternehmens zur Identifizierung gegenüber der Öffentlichkeit zusammen, zum Beispiel ein einheitliches Erscheinungsbild sowie den Umgang mit Mitarbeitern, Kunden und Partnern. Der Grundgedanke der Corporate Identity besteht darin, ein Unternehmen möglichst klar, einheitlich und sympathisch darzustellen und so die Bekanntheit und Beliebtheit des Unternehmens zu steigern. Eine positive Wahrnehmung der Corporate Identity trägt zum Geschäftserfolg bei.

1.5.2 Arbeitskleidung

Ein sauberes und gepflegtes Äußeres gehört zum Erscheinungsbild einer Apotheke und darf als Marketinginstrument nicht unterschätzt werden. Wenn in Ihrer Apotheke Kittel als Berufskleidung getragen werden, achten Sie darauf, stets einen sauberen Arbeitskittel zu tragen. Mittlerweile gibt es im Handel nicht nur praktische, sondern auch modische und attraktive Arbeitskleidung. Tragen alle Mitarbeiterinnen und Mitarbeiter einer Apotheke gleiche oder zumindest ähnliche Berufskittel, die beispielsweise mit dem Logo der Apotheke bestickt sind, signalisiert das dem Kunden, dass in dieser Apotheke eine gewisse Ordnung und ein Teamgeist herrschen. Falls einheitliche Kittel in Ihrer Apotheke noch nicht eingeführt wurden, fragen Sie Ihre Chefin oder Ihren Chef, was er/sie davon hält. Vielleicht findet man Ihre Idee gut. Auch das ist möglich: Statt eines Kittels tragen alle Mitarbeiterinnen und Mitarbeiter beispielsweise gleichfarbige Blusen bzw. Hemden und Röcke bzw. Hosen, die die Zugehörigkeit zu dieser Apotheke deutlich machen.

Um dem Kunden die Kontaktaufnahme mit Mitarbeiterinnen und Mitarbeitern der Apotheke zu erleichtern, sollten alle ein Namensschild mit der Berufsbezeichnung am Kittel tragen, beispielsweise „Anja Schmidt, PKA".

1.5.3 Homepage und Facebook

Für eine aktive Apotheke ist es heute ein Muss, mit einer Homepage im Internet vertreten zu sein. Sinn einer Apotheken-Homepage ist die Darstellung der Apotheke und des Teams, der Philosophie der Apotheke und ihrer besonderen Leistungen. Darüber hinaus kann die Apotheke über die Homepage die Vorbestellung von Arzneimitteln zum Abholen in der Apotheke ermöglichen. Die Apotheke kann auf ihrer Homepage auch allgemeine Gesundheitsinformationen anbieten, auf Aktionen aufmerksam machen und nicht zuletzt auch auf Sonderangebote hinweisen. Apotheken mit einer Versandhandelserlaubnis können darüber hinaus ein Shop-Modul integrieren und so Arzneimittelbestellungen abwickeln. Heute gibt es zahlreiche Verlage und Internet-Dienstleister, die die Einrichtung und Programmierung einer Apotheken-Homepage übernehmen.

Einige Apotheken nutzen bereits eine eigene Seite auf Facebook. Dies ist vor allem für Apotheken mit überwiegend jungem Kundenstamm sinnvoll, beispielsweise in Großstädten. Aber auch Landapotheken nutzen einen Facebook-Account, um sich darzustellen und einen Einblick in die Apotheke zu geben. Wichtig ist es, dass eine Apotheke, die sich in das Facebook-Netzwerk begibt, ihre Seiten pflegt und den Nutzern immer wieder interessante Informationen vermittelt. Täglich sollten mindestens ein bis zwei Posts veröffentlicht werden. Dabei erwartet der User auf einer Apotheken-Facebook-Seite nicht unbedingt nur fachliche Informationen von der Apotheke. Vor allem die alltäglichen Dinge, Emotionales sowie kleine Hinweise und Tipps zur Gesundheit kommen bei den Facebook-Nutzern gut an. In der Apotheke sollten eine oder zwei Personen, die aufgeschlossen gegenüber Facebook sind, als Verantwortliche dafür bestimmt werden, um in Abstimmung mit der Apothekenleitung diese Seiten zu betreuen.

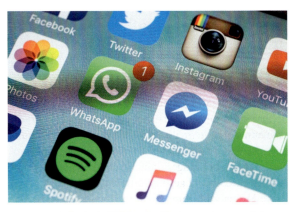

Abb. 1.13 Fortschrittliche Apotheken nutzen soziale Medien und versorgen ihre Kunden beispielsweise über Facebook oder WhatsApp mit aktuellen Informationen.

> ⚠ **Achtung** Für eine Apotheke auf Facebook ist es wichtig, die gesetzlichen Bestimmungen einzuhalten – beispielsweise muss ein Impressum bzw. ein Link auf ein Impressum vorhanden sein.

Auch über Messenger-Dienste wie WhatsApp kann man mit Kunden kommunizieren, beispielsweise für Gesundheitsinfos oder für die Vorbestellung und Abholung von Arzneimitteln.

1.5.4 Schaufenster

Auch das gehört zum Außenauftritt einer Apotheke: das Apotheken-Schaufenster. Es wird auch heute noch als „Visitenkarte" der Apotheke beschrieben, es ist das Aushängeschild einer Apotheke. Es gehört mit zum ersten Blickkontakt, den ein Kunde mit der Apotheke aufnimmt. Daher sollte auf die Gestaltung, auf das saubere und ordentliche Aussehen eines Schaufensters und auf das, was dort ausgestellt wird, größter Wert gelegt werden. Weitere Informationen zum Apotheken-Schaufenster, zum Sinn und zur Gestaltung finden Sie in den ▶ Kap. 6 und 12.

1.5.5 Dienstleistungen

Die Apothekendichte in Deutschland ist relativ hoch. Vor allem in Großstädten finden sich in manchen Straßen fünf und mehr Apotheken dicht nebeneinander, selbst in kleineren Orten und Dörfern haben sich heute mehrere Apotheken niedergelassen. Dadurch ist der Konkurrenzdruck unter den Apotheken groß geworden. Wenn der Kunde in Ihre Apotheke gehen soll und nicht in die auf der gegenüberliegenden Straßenseite, dann muss Ihre Apotheke etwas Besonderes bieten, denn: Arzneimittel bekommt er in Ihrer Apotheke, aber auch in der des Konkurrenten. Die Apotheke muss sich also überlegen, wie sie sich von den Konkurrenzapotheken unterscheiden kann. Unterscheidungsmerkmale sind beispielsweise Freundlichkeit, gut ausgebildetes Personal, hohe Lieferbereitschaft und ein gutes Warenangebot im Freiwahlbereich. Aber es gibt darüber hinaus die Möglichkeit, sich durch zusätzliche Dienstleistungen zu unterscheiden, die man den Kunden anbieten kann. Allerdings: Eine Apotheke darf nur bestimmte Dienstleistung anbieten (▶ Kap. 6.1.2).

Die Dienstleistungen sollten auf die Kunden und Kundenwünsche abgestimmt werden. Gehören viele junge Mütter zum Kundenstamm, bietet es sich an, das Freiwahlsortiment im Bereich Säuglingspflege, Baby- und Heilnahrung auszubauen und als Dienstleistung den Verleih von Babywaagen und Milchpumpen anzubieten. Gehören zahlreiche jüngere, sportlich aktive Menschen zum Kundenstamm, sind Dienstleistungen wie beispielsweise Fernreiseimpfberatung, ein großes Angebot an Bandagen, Mineral- und Energiedrinks und Vitaminpräparaten sinnvoll. Ist die Apotheke eine typische „Seniorenapotheke", überwiegt also unter den Kunden der Anteil an älteren Personen, dann sind auf jeden Fall Dienstleistungen sinnvoll wie die Messung von Blutdruck und Blutwerten (Cholesterinbestimmung, Blutzuckerbestimmung), der Verleih von Krankenpflegeartikeln und ein großes Angebot an Homecare-Artikeln. Weitere Dienstleistungsbereiche, auf die sich eine Apotheke spezialisieren kann, sind zum Beispiel die Beratung in Homöopathie und ein breites Warenlager an homöopathischen Produkten, ein großes Sortiment an Produkten aus der Apothekenkosmetik, Tierpflege- und Tierarzneimittel oder die Ernährungsberatung. Solche Spezialisierungen und Informationsangebote können der Profilierung der Apotheken dienen.

> **Beispiele für typische Dienstleistungen der Apotheke:**
> - Blutdruck messen,
> - Blutwerte bestimmen,
> - Babywaagen und Milchpumpen verleihen,
> - Fernreiseimpfberatung,
> - Homöopathieberatung,
> - Beratung zu Homecare-Artikeln,
> - Umweltuntersuchungen.

Dienstleistungen wie beispielsweise Beratungs- und Informationsangebote werden zum Teil kostenlos angeboten. Die Beratung rund um das Arzneimittel gehört ohnehin zum gesetzlichen Auftrag der Apotheke. Aber es gibt auch spezielle Beratungsangebote von Apotheken, beispielsweise eine ausführliche Ernährungsberatung oder eine Reiseimpfberatung, für die eine Bera-

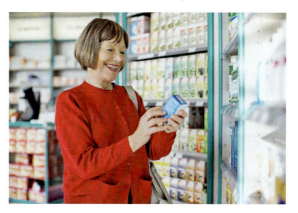

○ **Abb. 1.14** Die in der Apotheke angebotenen Dienstleistungen sollten speziell auf den vorhandenen Kundenstamm, zum Beispiel Senioren, abgestimmt werden.

tungsgebühr erhoben werden sollte. Dienstleistungen wie das Messen des Blutdrucks dürfen nur gegen eine Schutzgebühr angeboten werden.

Alle Dienstleistungsangebote dienen auch zur Imageförderung der Apotheke. Der Kunde soll wissen, dass er in dieser Apotheke besonders gut beraten und intensiv betreut wird.

Apotheken, die sich intensiver mit Dienstleistungen befassen, können als Orientierung für solche Leistungen und deren preisliche Kalkulation auf den „Leistungskatalog der Beratungs- und Serviceangebote in Apotheken", kurz LeiKa genannt, zurückgreifen. Er beschreibt solche Angebote der Apotheke und verknüpft sie mit Qualitätsanforderungen. Der LeiKa kann im Mitgliederbereich der Internetseite der Bundesvereinigung Deutscher Apothekerverbände ABDA unter www.abda.de heruntergeladen werden.

1.5.6 Kundendienst

Als Kundendienst bezeichnet man die Gesamtheit der mehr oder minder freiwillig, meist unentgeltlich erbrachten Zusatzleistungen, die ein Anbieter den Abnehmern seiner Produkte erbringt, um den Verkauf der Waren zu fördern.

> **Beispiele für einen Kundendienst:**
> - Parkplätze,
> - Fahrradständer,
> - Abgabe von Kundenzeitschriften,
> - kulantes Vorgehen bei Reklamationen,
> - Verpacken von Geschenken,
> - Botendienst in begründeten Einzelfällen.

Vom Kundendienst sind Dienstleistungen zu unterscheiden, die aus wettbewerbsrechtlichen Gründen nicht unentgeltlich erbracht werden dürfen und die häufig einen erheblichen Wert haben. Im Zusammenhang mit der Abgabe von Arzneimitteln sind außerdem die Beschränkungen des Heilmittelwerberechts zu beachten.

Zur Beratung bei der Abgabe von Arzneimitteln sind Apotheken verpflichtet. Daher ist auch dies kein freiwilliger Kundendienst, sondern ein wesentlicher Teil der Leistung.

1.6 Eine Präsentation vorbereiten

In aktiven Apotheken ist es üblich, dass die Apothekenleiterin oder der -leiter, aber auch Apothekenmitarbeiterinnen oder -mitarbeiter Vorträge für Kunden oder zur Fortbildung der Kollegen halten, Teambesprechungen leiten und Präsentationen zusammenstellen, die auf einem Bildschirm, der in der Offizin oder auch im Schaufenster steht, zur Information der Kunden ablaufen. Aufgabe einer PKA kann es daher sein, solche Vorträge, Besprechungen und Präsentationen auf- und vorzubereiten. Als Hilfsmittel hierfür werden Software-Programme, sogenannte Präsentations-Apps, eingesetzt, beispielsweise PowerPoint (von Microsoft) oder Keynote (von Apple). Es ist daher durchaus sinnvoll, wenn man Grundkenntnisse im Umgang mit diesen Apps hat.

1.6.1 Umgang mit PowerPoint

Präsentations-Apps können helfen, das Gesagte anschaulich und übersichtlich darzustellen und zu verdeutlichen. Sie tragen dazu bei, einen Vortrag oder eine Teambesprechung zu strukturieren. Präsentationen können aber auch langweilen oder auf die Nerven gehen, vor allem dann, wenn sie mit Inhalten überfrachtet werden. Daher sollte man sich vor der Erstellung einer Präsentation bewusst werden, worauf es ankommt, was man sagen und vermitteln will. Die Präsentations-Apps bieten zahlreiche graphisch und farblich gestaltete Vorlagen an, die man mit seinen Texten, Bildern und Grafiken füllen kann.

Technische Erläuterungen

Um sich mit dem Programm PowerPoint vertraut zu machen, kann es sinnvoll sein, sich ein Buch zu besorgen, in dem man die Grundlagen für PowerPoint und technische Tipps findet. Dort erfährt man, wie man mit einer PowerPoint-Präsentation beginnt, wie man Folien gestaltet, Text, Aufzählungen, Grafiken und Bilder einfügt, was eine Notizenseite bedeutet und wozu der Folienmaster wichtig ist. Auch im Internet finden sich zahlreiche Tipps und Hinweise zum Aufbau einer Folienseite, zur Gestaltung und was man bei einer PowerPoint-Präsentation beachten sollte. Besonders anschaulich sind auch Videos und Grundkurse, die man zum Beispiel in YouTube findet.

Gestaltungstipps

Hat man sich mit der Technik von PowerPoint vertraut gemacht, kann es an die Erstellung der Präsentation gehen. Die oberste Regel bei Präsentationen lautet: Weniger ist mehr. Sie lässt sich mit der englischen Abkürzung KISS umschreiben: Keep it short and simple, was für die Erstellung einer Präsentation in etwa bedeutet: Halte die Präsentation kurz und einfach.

 Praxistipp Verwenden Sie möglichst wenige Folien, damit das, was Sie sagen möchten, deutlich wird und ihr Publikum aufmerksam und interessiert bleibt.

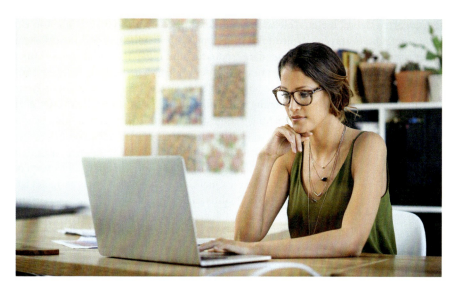

○ **Abb. 1.15** Die Vorbereitung von Präsentationen und Vorträgen ist eine anspruchsvolle Aufgabe. Präsentations-Apps können dabei helfen.

Auswahl einer PowerPoint-Vorlage. Achten Sie darauf, eine Vorlage zu wählen, die dem Charakter des Vortrags entspricht und auf der der Text gut lesbar bleibt. Der Hintergrund und das Design der Folie sollten nicht vom Inhalt der Folie ablenken.

Welche Schrift sollte man nehmen? Wählen sie eine Schriftart, die auch aus größerer Entfernung noch leicht lesbar ist. Mit einer Schrift wie Helvetica oder Arial macht man kaum etwas falsch. Achten Sie darauf, dass die Buchstabengröße ausreichend ist. Zur besseren Abschätzung: Ein Buchstabe, der auf Ihrem Computerbildschirm 2,5 cm groß ist, kann aus 3 m Entfernung gelesen werden. Ein 5 cm großer Buchstabe kann noch aus 6 m Entfernung gelesen werden.

Inhalte und Bilder einfügen. Bei der Gestaltung des Textes sollten Sie lange Sätze vermeiden. Am besten wirken ein einfacher Text und kurze Sätze oder Stichpunkte, gegliedert mit Aufzählungszeichen. Als Anhaltspunkt: Bewährt haben sich etwa maximal sieben Wörter pro Zeile und sieben Zeilen pro Folie. Veranschaulichen Sie das Gesagte mit Bildern oder Grafiken. Eine gute Mischung einer Präsentation besteht aus Bild, wenig Text und etwas Unterhaltung. Ganz wichtig: Überfordern Sie das Publikum nicht, indem Sie zu viele Informationen, Bilder oder Grafiken auf eine Folie stellen.

Rechtschreibfehler vermeiden. Wenn Sie mit der Erstellung der Präsentation fertig sind, schauen Sie noch einmal jede Folie auf Rechtschreibfehler durch und korrigieren Sie sie.

Weniger ist mehr. Die Folien sollten Sie nicht mit Informationen überfrachten. Animationseffekte, also beispielsweise die Übergänge zwischen den Folien oder Bewegungseffekte auf einer Folie, sollten nur sparsam eingesetzt werden.

Eine Folie sollte den Vortrag, das gesprochene Wort nur unterstützen. Folien dienen in der Regel nicht dazu, vorgelesen zu werden – das ist der Tod einer jeden Präsentation. Bei manchen Themen oder Gliederungspunkten kann es daher sinnvoll sein, nur ein Bild oder eine Grafik auf die Folie zu stellen und den Inhalt mündlich zu übermitteln.

Das Urheberrecht beachten. Wenn Sie Fotos oder Grafiken verwenden und einen Vortrag veröffentlichen wollen, beachten Sie unbedingt das Urheberrecht! Bei eigenen Fotos und Grafiken ist dies kein Problem. Wenn Sie jedoch fremde Fotos einbauen (zum Beispiel Fotos aus dem Internet, von Suchmaschinen wie Google), müssen Sie wissen: Jedes veröffentlichte Foto ist urheberrechtlich geschützt, es sei denn, der Urheber hat es ausdrücklich zur allgemeinen Verfügung freigegeben. Setzen Sie den Vortrag mit den Fotos allerdings nur intern in der Apotheke ein, zum Beispiel zu Schulungszwecken, stellt dies keine Veröffentlichung dar.

> **Praxistipp** Wenn Sie Fotos suchen, die frei von Urheberrechten sind, werden Sie beispielsweise auf www.pixabay.com fündig.

1.7 QMS – Grundlagen der Qualitätswissenschaft

Sie als PKA bemühen sich ebenso wie das ganze übrige Apothekenteam um die Qualität der Leistungen in der Apotheke. Dies erscheint selbstverständlich. Doch bei näherer Betrachtung ergeben sich daraus einige Fragen: Was ist überhaupt Qualität? Verstehen alle Mitglieder des Teams dasselbe darunter? Und wie können alle gemeinsam für Qualität sorgen? Antworten darauf bietet die Qualitätswissenschaft. Das wesentliche Werkzeug, um als Team für Qualität zu sorgen, ist ein Qualitätsmanagementsystem (QMS).

> → **Definition** In der Qualitätswissenschaft wird Qualität als das Erfüllen von Anforderungen an ein Produkt oder an eine Dienstleistung verstanden (Definition in Anlehnung an die ISO-9000-Normenfamilie).

Was Qualität ist, hängt also von den gestellten Anforderungen ab, die sich durchaus ändern können. In Apotheken müssen die Anforderungen des Staates und der Gesellschaft an die Sicherung der ordnungsgemäßen Arzneimittelversorgung beachtet werden, denn dies ist der gesetzliche Auftrag der Apotheken. Daneben stehen die Anforderungen der Kunden im Mittelpunkt. Dazu kommen die Anforderungen der Unternehmensführung, insbesondere hinsichtlich des Gewinns, und der Mitarbeiter, beispielsweise zu den Arbeitsbedingungen, zur Bezahlung und zum Betriebsklima.

Alle Unternehmen sind naturgemäß an der Qualität ihrer Produkte und Leistungen interessiert, um langfristig im Wettbewerb bestehen zu können. Daraus ist eine eigenständige Qualitätswissenschaft entstanden, die sich unabhängig von den unterschiedlichen Aufgabenstellungen bei den verschiedensten Arbeitsabläufen mit grundsätzlichen Maßnahmen beschäftigt. Diese Maßnahmen sollen in allen Arten von Unternehmen helfen, die Qualität der Produkte und Leistungen langfristig zu sichern und sogar zu verbessern.

Der erste Schritt auf diesem Weg ist die **Qualitätskontrolle**, bei der fehlerhafte Produkte gefunden werden, bevor sie den Verbraucher erreichen. Doch es gilt die wichtige Erkenntnis, dass man Qualität nicht in ein Produkt „hineinprüfen" kann. Dies soll ausdrücken, dass die Produkte durch die nachträgliche Prüfung nicht besser werden. Es werden nur die schlechten Produkte ausgesondert. Die weiter reichende **Qualitätssicherung** soll dafür sorgen, dass ein Produkt oder eine Leistung die gestellten Anforderungen erfüllt. Schon bei der Herstellung des Produkts oder der Erstellung der Leistung sollen geeignete Maßnahmen ergriffen werden, um im Vorhinein für gute Qualität zu sorgen. Während die Qualitätskontrolle rückwärts gerichtet ist, weist die Qualitätssicherung vorwärts.

Noch weiter geht das **Qualitätsmanagement.** Dies umfasst aufeinander abgestimmte Maßnahmen zum Steuern oder Leiten eines Unternehmens oder einer anderen Organisation hinsichtlich der Qualität (Definition in Anlehnung an die ISO 9000-Normenfamilie). Im Unterschied zur Qualitätssicherung geht es hier nicht nur um einzelne Maßnahmen, sondern viele Maßnahmen bilden gemeinsam ein Qualitätsmanagementsystem (QMS).

1.7.1 Inhalte eines QMS

Seit 2012 muss gemäß § 2a ApBetrO in Apotheken ein solches QMS „entsprechend Art und Umfang der pharmazeutischen Tätigkeiten" betrieben werden. Vorgeschrieben ist ein QMS also nur für die pharmazeutischen Tätigkeiten. Ein umfassendes und leistungsfähiges QMS im Sinne der Qualitätswissenschaft sollte sich jedoch auf alle wesentlichen Tätigkeiten im Unternehmen beziehen, zu denen in Apotheken auch einige kaufmännische Abläufe gehören. Diese können sehr wichtig sein, um die pharmazeutischen Aufgaben mit der gewünschten Qualität zu erfüllen. Viele Apotheken betreiben daher freiwillig solche umfassenden QMS.

Zu den wichtigsten Inhalten aller QMS gehören die Prozesse oder Verfahrensanweisungen. Ein **Prozess** (procedere, lateinisch: voranschreiten) oder eine **Verfahrensanweisung** ist die schriftliche Darlegung eines Arbeitsablaufs. Wesentlich dabei ist das schrittweise Vorangehen. Die Gestaltung eines Prozesses zwingt die Beteiligten dazu, eine eindeutige Reihenfolge der Handlungsschritte festzulegen und zu bestimmen, an welchen Stellen unterschiedliche Abläufe für verschiedene Fälle eingeplant werden müssen. In Prozessen und Verfahrensanweisungen können einige Arbeitsschritte sehr allgemein formuliert werden, beispielsweise kann die Benutzung eines bestimmten Geräts vorgeschrieben werden. Dann können an anderer Stelle genauere Regelungen für diesen Schritt festgelegt werden, beispielsweise können genaue Angaben zur Bedienung des Geräts gemacht werden. Solche Regelungen für Einzelheiten werden oft als Arbeitsanweisungen oder Standardar-

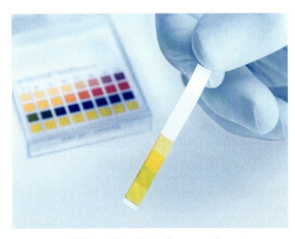

○ **Abb. 1.16** Während der Herstellung von Rezepturen kann man mit Inprozesskontrollen wie der Messung des pH-Werts die Qualität der Zwischenprodukte testen.

beitsanweisungen bezeichnet. Prozesse und Arbeitsanweisungen werden häufig in Flussdiagrammen dargestellt. Solche Regelungen dürfen nicht mit Gesetzen oder Verordnungen verwechselt werden. Von Prozessen oder Arbeitsanweisungen kann abgewichen werden, sofern es dafür im Einzelfall Gründe gibt. Es soll nur verhindert werden, dass willkürlich oder aus Nachlässigkeit vom bewährten Ablauf abgewichen wird. In einem QMS kann es erforderlich sein, Abweichungen von Prozessen und Arbeitsanweisungen zu dokumentieren.

> → **Definition** Innerhalb eines Prozesses kann eine **Inprozesskontrolle** vorgesehen sein. Dies ist eine typische Maßnahme zur Qualitätssicherung bei Herstellungsabläufen, auch bei der Herstellung von Arzneimitteln. Dabei findet innerhalb des Prozesses der Herstellung eine Überprüfung statt, ob das Zwischenprodukt eine bestimmte Anforderung erfüllt.

Günstige Ergebnisse stärken das Vertrauen in die Qualität des Endprodukts. Bei ungünstigen Ergebnissen kann möglicherweise eine Störung des Herstellungsablaufs noch rechtzeitig erkannt werden, um die Qualität des Endprodukts zu sichern.

Eine **Kalibrierung** ist ein Arbeitsgang, mit dem eine Beziehung zwischen der Anzeige eines Messgeräts und einem Bezugswert hergestellt wird. So soll ermittelt werden, wie das Messgerät richtig abgelesen werden muss. **Qualifizierung** ist das Erbringen eines Nachweises dafür, dass ein bestimmtes Gerät oder sonstige Rahmenbedingungen für einen Arbeitsablauf den zuvor festgelegten Anforderungen entsprechen. **Validierung** ist das Erbringen eines Nachweises dafür, dass durch einen bestimmten Prozess ein Produkt hergestellt wird, das den zuvor festgelegten Anforderungen entspricht. Nur wenn ein Prozess validiert ist, kann er Vertrauen in die Qualität der hergestellten Produkte schaffen.

In einem **Audit** (audire, lateinisch: hören) wird geprüft wird, ob die Arbeit in einem Unternehmen oder einer anderen Organisation so stattfindet, wie dies im QMS dargelegt ist. Ein **internes Audit** wird von einem Angehörigen des Unternehmens selbst durchgeführt. Bei der Arbeit mit einem QMS muss üblicherweise einmal jährlich mit einem solchen internen Audit überprüft werden, ob die tatsächliche Arbeit noch dem QMS entspricht. Nötige Veränderungen müssen spätestens dann auch im QMS-Handbuch dargelegt werden, falls dies zuvor übersehen wurde. Zu einem internen Audit in der Apotheke gehören die gemäß ApBetrO vorgeschriebenen Selbstinspektionen, die regelmäßig vom pharmazeutischen Personal vorgenommen werden.

Einige Aspekte der Qualität lassen sich besser durch Außenstehende überprüfen. Gemäß ApBetrO sollen Apotheken regelmäßig an solchen **externen Qualitätsüberprüfungen** teilnehmen. Dazu sind **Ringversuche** besonders geeignet. Bei Ringversuchen zur Rezepturqualität werden in der Apotheke hergestellte Arzneimittel untersucht. Auch die Ergebnisse von Blutzuckermessungen können in Ringversuchen geprüft werden. Die Qualität der Beratung wird mit sogenannten **Pseudo-Customer-Besuchen** (*customer,* englisch: Kunde) bewertet. Dabei spielt ein unbekannter Testkunde eine Beratungssituation vor, mit der die Beratungsleistung des Apothekenpersonals geprüft wird.

Ein weiteres wichtiges Instrument in einem QMS sind **Stellenbeschreibungen**. Diese werden in kleinen Unternehmen meist für jede einzelne Stelle eines Mitarbeiters erarbeitet. In großen Unternehmen gilt dagegen oft eine gemeinsame Stellenbeschreibung für viele Mitarbeiter mit gleichartigen Aufgaben. In Stellenbeschreibungen wird aufgelistet, welche Aufgaben der Mitarbeiter übernehmen kann und für die Erledigung welcher Aufgaben dieser Mitarbeiter verantwortlich ist. Außerdem wird festgehalten, wer diesen Mitarbeiter bei Abwesenheit vertritt und wen dieser Mitarbeiter vertritt. Stellenbeschreibungen gelten unabhängig von der Person eines Mitarbeiters und bleiben daher bei einem Mitarbeiterwechsel weitgehend unverändert. Dies schließt Änderungen in Einzelfällen nicht aus.

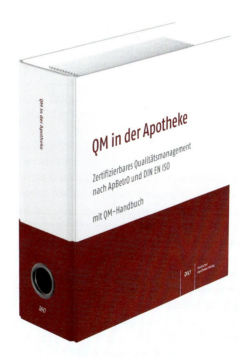

○ **Abb. 1.17** Das Musterhandbuch QM in der Apotheke bietet Informationen und Vorlagen zur Erstellung eines QMS-Handbuchs (www.deutscher-apotheker-verlag.de).

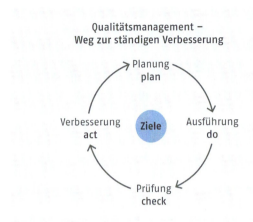

Abb. 1.18 PDCA-Zyklus. Ursprünglich formuliert von Walter A. Shewhart und W. Edwards Deming.

Alle Regelungen, die im Rahmen eines QMS getroffen und schriftlich festgehalten werden, sollen in einem **Qualitätsmanagement-Handbuch** (QMS-Handbuch) zusammengefasst werden. Nur die schriftliche Form stellt sicher, dass alle Anwender in gleicher Weise informiert sind und gemeinsam das System weiterentwickeln können. Außerdem ist ein QMS-Handbuch erforderlich, um Außenstehende von der Wirksamkeit der qualitätsorientierten Maßnahmen überzeugen zu können. Zu den typischen Inhalten von QMS-Handbüchern gehören auch Vorlagen für Formulare, die für die unterschiedlichsten Dokumentationen im laufenden Betrieb genutzt werden. In das QMS-Handbuch gehören dann allerdings nur die Vorlagen und nicht die laufenden Dokumentationen der unterschiedlichsten Prozesse. Denn das QMS-Handbuch soll grundsätzliche Vorgehensweisen darlegen, aber nicht jede einzelne Ausführung einer Handlung. So werden beispielsweise in Apotheken diverse Ordner für die verschiedensten Aspekte der apothekenrechtlich vorgeschriebenen Dokumentationen angelegt.

Im QMS-Handbuch dürfen alle Unterlagen zur Darlegung des QMS jeweils nur einmal vorhanden sein, um Verwechslungen zu vermeiden. Auf allen diesen Unterlagen müssen folgende formale Angaben verzeichnet sein:
- Datum der Erstellung,
- Nummer der Version (Fassung),
- Namenszeichen des Erstellers,
- Namenszeichen aller Personen, die den Inhalt zur Kenntnis genommen haben,
- auf jeder Seite: Seitennummer (mit Angabe der gesamten Seitenzahl, beispielsweise „Seite 2 von 4").

1.7.2 Arbeit mit einem QMS

Ein QMS schafft Klarheit über die Arbeitsabläufe in einem Unternehmen und erleichtert die Zusammenarbeit im Team. Besonders neue Mitarbeiter können so schnell Zusammenhänge erkennen. Am Aufbau des QMS und an der Arbeit mit dem QMS müssen alle Mitarbeiter beteiligt werden, weil es nur dann im Arbeitsalltag umgesetzt werden kann. Letztlich wirkt sich das QMS auf jeden Arbeitsablauf aus. Der Qualitätsmanagementbeauftragte koordiniert den Aufbau und die Weiterentwicklung des QMS.

Ein wesentliches Ziel jedes QMS ist die ständige Qualitätsverbesserung. Ein QMS ist niemals „fertig". Es ist als ein „lebendes" und „lernendes" System zu verstehen, das ständig weiter entwickelt wird, um es zu verbessern. Diese Vorgehensweise wird **PDCA-Zyklus** genannt (○ Abb. 1.18). Die Buchstaben P, D, C und A stehen als Abkürzungen für die englischen Wörter *plan, do, check* und *act*, die sinngemäß mit planen, ausführen, prüfen und verbessern übersetzt werden können. Entscheidend ist dabei, diese vier Handlungen nicht nur einmalig, sondern immer wieder auszuführen. Nach jeder Verbesserung gilt es, weiterhin aufmerksam für neue Möglichkeiten zu sein. Alle Prozesse, Arbeitsanweisungen und sonstigen Inhalte des QMS sollen daher laufend hinterfragt werden, ob sie verbessert werden können. Anlass für Veränderungen können neue Ideen für bessere Arbeitsabläufe, neue Anforderungen an das Unternehmen (beispielsweise neue Wünsche der Kunden, neue Gesetze oder Vorschriften), aber auch Fehler sein.

1.7.3 Vorgaben von außen

Leitlinien der Bundesapothekerkammer

Je mehr ein QMS vom Apothekenteam selbst gestaltet wird, umso besser wird das Team damit arbeiten können. Da sich viele Arbeitsabläufe zwischen verschiedenen Apotheken wenig unterscheiden, bietet sich jedoch an, Hilfsmittel für den Aufbau eines QMS zu nutzen. Die Bundesapothekerkammer hat für fast alle wichtigen Arbeitsabläufe, die regelmäßig im Alltag der meisten Apotheken vorkommen, Leitlinien entwickelt. Diese dienen zur Qualitätssicherung der Arbeitsabläufe. Die Leitlinien enthalten meistens folgende Angaben:
- Geltungsbereich,
- gesetzliche oder andere regulatorische Anforderungen,
- Zuständigkeiten: Angaben, welche Berufsgruppe in der Apotheke welche Schritte bei diesem Arbeitsablauf ausführen darf,
- Ablaufschema als Orientierung für die Gestaltung von Prozessen,
- Empfehlungen zur Erstellung von Standardarbeitsanweisungen.

Außerdem hat die Bundesapothekerkammer zu den Leitlinien umfangreiche Kommentare mit ausführlichen Hinweisen zur Gestaltung der Arbeitsabläufe erstellt.

Zertifizierung nach der ISO-9000-Normenreihe

Daneben gibt es branchenübergreifende Normen für die Erstellung von QMS. Besonders weit verbreitet sind die Normen der DIN EN ISO 9000-Normenfamilie (ISO: *International Standardization Organization*, Internationale Standardisierungsorganisation). Diese sind auf Unternehmen und Organisationen aller Art anwendbar und sehr allgemein formuliert. Viele Apotheken haben ihr QMS daran orientiert und sind danach zertifiziert (siehe unten). Daneben haben die Apothekerkammern Regeln für die Gestaltung von QMS in Apotheken erarbeitet. Diese Regeln orientieren sich auch an den ISO-Normen, enthalten aber zusätzlich viele weitere inhaltliche Vorgaben zur Arbeit der Apotheken. Außerdem schreiben sie vor, welche Arbeitsabläufe mindestens in Prozessen dargelegt werden müssen.

Solche Regeln müssen von Apotheken nur eingehalten werden, wenn diese ihr QMS anhand dieser Vorgaben durch eine Apothekerkammer oder eine Zertifizierungsstelle zertifizieren lassen wollen. Sie sind also von den Vorschriften der Apothekenbetriebsordnung zum QMS zu unterscheiden. Bei einer Zertifizierung bescheinigt eine neutrale Stelle, dass das QMS eines Unternehmens oder einer anderen Organisation bestimmte grundlegende Anforderungen erfüllt. Dazu werden zunächst die Inhalte des QMS-Handbuches geprüft. Anschließend überzeugt sich ein Prüfer der zertifizierenden Stelle davon, ob in dem Unternehmen tatsächlich nach den Vorgaben des Handbuches gearbeitet wird. Diese Überprüfung wird externes Audit genannt. Sie ist also ein Audit durch einen Außenstehenden, in Anlehnung an das interne Audit. Mit der Zertifizierung wird nur bescheinigt, dass das Unternehmen entsprechend den zugrunde gelegten Regeln des Qualitätsmanagements arbeitet. Dies ist keine Bewertung der hergestellten Produkte oder der erbrachten Dienstleistungen. Diese müssen nicht zwangsläufig besser als in einem Unternehmen ohne QMS sein. Doch mit einem QMS steigt das Vertrauen, dass in dem Unternehmen systematisch die Qualität verbessert wird. Die Apothekenbetriebsordnung schreibt nur die Arbeit mit einem QMS, aber keine Zertifizierung vor.

Kurzgefasst

- Seit 1958 gibt es in der Bundesrepublik Deutschland für Apotheker die Niederlassungsfreiheit. Jeder Apotheker und jede Apothekerin kann, sofern er/sie die gesetzlichen Auflagen erfüllt, eine Apotheke eröffnen.
- Auf Bundesebene ist das Bundesministerium für Gesundheit (BMG) für alle Fragen des öffentlichen Gesundheitswesens zuständig.
- Landesbehörden regeln das Gesundheitswesen vor Ort. An der Spitze steht in jedem Bundesland das für das Gesundheitswesen zuständige Ministerium.
- Ein Apotheker, der Arzneimittel abgibt, ist ein Heilberufler und gleichzeitig auch ein Kaufmann.
- Alle Apotheker müssen Mitglied in der Apothekerkammer sein.
- Der Apothekerverband vertritt die wirtschaftlichen und berufspolitischen Interessen von Apothekeninhabern.
- Die ABDA ist die Spitzenorganisation der Apothekerinnen und Apotheker.
- Das Apotheken-A ist als Marke des Deutschen Apothekerverbandes (DAV) beim Deutschen Patent- und Markenamt eingetragen.
- Die Apothekenbetriebsordnung bestimmt unter anderem, welche Waren und Dienstleistungen eine Apotheke anbieten darf.
- Der Apotheker übt in der Apotheke einen Heilberuf aus und betreibt zudem ein Handelsgewerbe.
- Die Apotheke ist ein vollkaufmännisches Unternehmen, das den handelsrechtlichen Vorschriften unterliegt.
- Qualität ist das Erfüllen von Anforderungen. Mit veränderten Anforderungen ändern sich auch die Qualitätsmaßstäbe.
- Ein QMS ermöglicht es einem Team, gemeinsam die Instrumente zur Qualitätssicherung laufend zu verbessern und an neue Anforderungen anzupassen.

Autoren

Reinhild Berger, Peter Ditzel, Thomas Müller-Bohn, Juliane Seidel

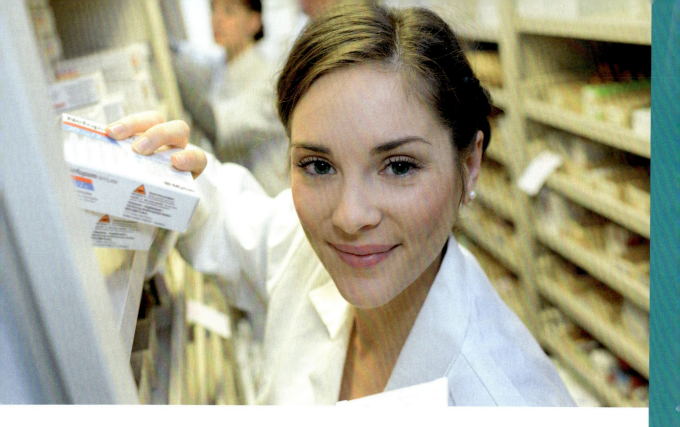

Sophie ist seit einem Jahr „fertige" PKA und hat gerade eine neue Stelle in der Forum-Apotheke angetreten. Diese moderne Apotheke hat einen jungen Chef, Herrn Becker, der einen sehr kameradschaftlichen und eher lockeren Umgangston mit seinen Mitarbeitern pflegt. Zum Apothekenteam gehören auch PTA Aylin, PTA Benjamin sowie die PKA-Auszubildende Sandra. Alle duzen sich. Die Apotheke liegt in einem gut besuchten Einkaufszentrum und hat überwiegend Laufkundschaft. Damit alle immer auf dem Laufenden bleiben, erwartet Herr Becker von seinem Team eine hohe Fortbildungsbereitschaft. Wöchentlich findet darüber hinaus eine Teamsitzung statt. Dieses Mal steht auf Sandras Wunsch hin folgendes auf der Tagesordnung: Arbeitszeiten, Urlaubsanspruch und „Was ist zu tun bei einer Schwangerschaft?" Außerdem möchte Sophie von zwei Fortbildungen berichten, die sie besucht hat. Dabei ging es um Unfallverhütung und um den Datenschutz.

Lernfeld 2
Die eigene Rolle im Unternehmen mitgestalten

2.1 **PKA und ihre Aufgaben in der Apotheke** 30
- Unterstützung bei pharmazeutischen Tätigkeiten
- Kaufmännische Tätigkeiten in der Apotheke
- Weitere Fähigkeiten

2.2 **Ausbildungsberuf „Pharmazeutisch-kaufmännische Angestellte"** 31
- Berufsbildungsgesetz und Berufsausbildungs-Verordnung
- Schulische Ausbildung
- Betriebliche Ausbildung
- Ausbildungszeit
- Ausbildende haben Pflichten
- Auch Auszubildende haben Pflichten
- Rechte der Auszubildenden
- Zwischen- und Abschlussprüfungen
- Fortbildung hält beruflich fit

2.3 **Arbeitsrechtliche Bestimmungen** 37
- Arbeitsvertrag, Arbeitsnachweis und Kündigung
- Lohnfortzahlung im Krankheitsfall
- Arbeitszeitgesetz
- Jugendarbeitsschutzgesetz für alle unter 18
- Mutterschutz und Elternzeit
- Vermögenswirksame Leistungen
- Arbeitnehmervertretungen und Tarifverträge

2.4 **Gesetzliche Sozialversicherung** 41
- Gesetzliche Rentenversicherung
- Krankenversicherung
- Pflegeversicherung
- Arbeitslosenversicherung
- Unfallversicherung

2.5 **Wer arbeitet, zahlt Steuern** 44
- Einkommensteuer
- Solidaritätszuschlag
- Kirchensteuer

2.6 **Datenschutz und Schweigepflicht** 46
- Datenschutz in der Apotheke
- Schweigepflicht in der Apotheke

2.7 **Sicherheit ist das A und O** 48
- Arbeitssicherheit und Gesundheitsschutz sind Pflicht
- Gefahren erkennen und beurteilen
- Schutzmaßnahmen festlegen
- Der Maßnahmenplan
- Mögliche Gefahren immer im Auge behalten
- Allgemeine und persönliche Hygiene
- Suchtprävention

2.8 **Erste Hilfe und Notfallplan** 60
- Was tun nach einem Unfall?
- Das Verbandbuch

2.9 **Achten Sie auf sich!** 62
- Körperliche Belastungen
- Bildschirmarbeit
- Stress und Psyche
- Führungsstile und Auswirkungen auf das Betriebsklima
- Ergonomischer Arbeitsplatz
- Bewegung
- Ernährung

2.10 **Chancen für PKA** 78

Lernfeld 2: Die eigene Rolle im Unternehmen mitgestalten

Im Kapitel 1 haben Sie gelernt, aus welchen Berufsgruppen sich ein Apothekenteam zusammensetzen kann und welche besonderen Aufgaben die Apotheken wahrnehmen. In diesem Lernfeld stehen nun Sie und Ihre Arbeit als PKA im Mittelpunkt.

2.1 PKA und ihre Aufgaben in der Apotheke

Sie haben sich für die Ausbildung zur/zum pharmazeutisch-kaufmännischen Angestellten (PKA) entschieden? Dann interessiert es Sie sicher, wie das Aufgabengebiet einer PKA in der Apotheke aussieht.

2.1.1 Unterstützung bei pharmazeutischen Tätigkeiten

Obwohl in der Berufsbezeichnung das Wort „pharmazeutisch" enthalten ist, gehören PKA nicht zum „pharmazeutischen Personal" in der Apotheke (▶ Kap. 1.3.3). Dennoch hat die Berufsbezeichnung ihre Berechtigung: Denn in der Praxis gehört es zu den Aufgaben der PKA, bei pharmazeutischen Tätigkeiten in der Apotheke unterstützend mitzuarbeiten (▶ Kap. 1.3.3). Aus diesem Grund ist es wichtig, dass Sie als PKA grundlegende Kenntnisse und Fertigkeiten im Bereich der Pharmazie erwerben. Dazu gehört beispielsweise auch, die pharmazeutische Fachsprache zu erlernen und zu verstehen.

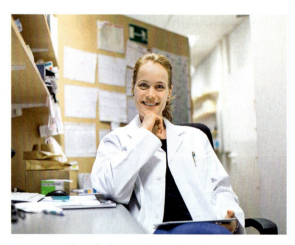

Abb. 2.1 Die Aufgaben von PKA sind vielseitig und umfangreich. Sie spielen eine wichtige Rolle für den reibungslosen Ablauf des Apothekenalltags.

2.1.2 Kaufmännische Tätigkeiten in der Apotheke

Der zweite Wortteil Ihrer Berufsbezeichnung lautet „kaufmännisch". In diesem, dem kaufmännischen Bereich, wird sicher der Schwerpunkt Ihrer Tätigkeit in der Apotheke liegen. Interesse an den Aufgaben einer Kauffrau oder eines Kaufmannes sollte also Voraussetzung bei allen sein, die den PKA-Beruf ergreifen.

Den größten Teil Ihrer Arbeit als PKA werden Sie damit verbringen, das Warenlager „Ihrer" Apotheke zu betreuen. Als PKA bestellen Sie die in der Apotheke benötigten Arzneimittel und apothekenüblichen Waren und kontrollieren sorgfältig den Wareneingang. Sie sorgen unter Beachtung apotheken- und arzneimittelrechtlicher Vorschriften für eine korrekte Lagerhaltung. Das ist eine sehr verantwortungsvolle Aufgabe, bei der Genauigkeit, Gewissenhaftigkeit und gute EDV-Kenntnisse gefragt sind. Deshalb ist es ein wichtiger Bestandteil der PKA-Ausbildung, den sicheren Umgang mit modernen Informations- und Kommunikationssystemen zu erlernen. Weitere kaufmännische Tätigkeiten sind die Büroorganisation innerhalb der Apotheke und das Rechnungswesen. Sie dürfen als PKA zum Beispiel vorbereitende Arbeiten für die Buchführung der Apotheke vornehmen. Weiterhin können Sie Rechnungen ausstellen und bei der Abwicklung des apothekenüblichen Zahlungsverkehrs mitwirken sowie die Rezeptabrechnung mit den Krankenkassen vorbereiten. Ein weiteres verantwortungsvolles Aufgabengebiet ist der Schriftverkehr im Zusammenhang mit Warenlieferungen, Rücksendungen und Reklamationen. Zu den kaufmännischen Tätigkeiten gehören auch alle Arbeiten, die den Warenverkauf in der Apotheke vorbereiten und gegebenenfalls fördern. Sicher haben Sie schon gesehen, dass es in Apotheken nicht nur die in Schubladen aufbewahrten Arzneimittel gibt, sondern eine mehr oder weniger große Freiwahlzone im Publikumsbereich. Als PKA dürfen Sie das Freiwahlsortiment der Apotheke mitgestalten und die Preise apothekenüblicher Waren kalkulieren. Sie können auch die Verkaufsräume kundenfreundlich dekorieren und die Schaufenster gestalten.

2.1.3 Weitere Fähigkeiten

In der PKA-Ausbildung werden weiterhin Fachkenntnisse über apothekenübliche Waren vermittelt, weil Sie ja diese Warengruppe später in der Apotheke verkaufen und die Kunden entsprechend beraten dürfen. Im Einzelnen handelt es sich dabei um Medizinprodukte, Verbandmittel, Gegenstände zur Kranken- und Säuglingspflege, Produkte zur Haut- und Körperpflege sowie um Diätetika und Nahrungsergänzungsmittel.

Umweltfreundlichkeit steht heutzutage hoch im Kurs. Auch die Ausbildungsverordnung für PKA berücksichtigt bei allen Tätigkeiten den Umweltaspekt. So sollten Sie als PKA mitwirken, betriebsbedingte Umweltbelastungen zu vermeiden. Dazu gehört, Energie und Material umweltgerecht einzusetzen und Materialien umweltschonend zu entsorgen. Dass man nicht nur viel wissen, sondern sein Wissen auch in verständliche Worte fassen muss, ist eigentlich klar. Dennoch hat man es viel zu lange für selbstverständlich gehalten, dass das „miteinander sprechen" schon irgendwie klappt. Inzwischen verlässt man sich nicht mehr auf „irgendwie", sondern lehrt bereits während der Ausbildung das Fachgebiet Kommunikation.

2.2 Ausbildungsberuf „Pharmazeutisch-kaufmännische Angestellte"

Die PKA-Ausbildung erfolgt nach dem dualen System. Das Wort dual ist aus der lateinischen Sprache abgeleitet und bedeutet zwei. Man spricht von einem dualen System, weil die Ausbildung an zwei Orten erfolgt: in einem Ausbildungsbetrieb und in der Berufsschule.

Der Ausbildungsbetrieb für auszubildende PKA ist die Apotheke. Dort erwirbt man unter Aufsicht des Apothekers praktische Kenntnisse und Fertigkeiten. In der Berufsschule erlernt man das nötige theoretische Fachwissen.

2.2.1 Berufsbildungsgesetz und Berufsausbildungs-Verordnung

Die „Verordnung über die Berufsausbildung zum Pharmazeutisch-kaufmännischen Angestellten/zur Pharmazeutisch-kaufmännischen Angestellten" trat am 1. August 2012 in Kraft und gilt bundesweit. Sie wurde erlassen vom Bundesministerium für Gesundheit im Einvernehmen mit dem Bundesminister für Bildung und Forschung. Die Verordnung regelt in acht Paragrafen die sachlichen Inhalte und den äußeren Rahmen für die Berufsausbildung.

Verordnung über die Berufsausbildung zum/zur PKA
- § 1 Staatliche Anerkennung des Ausbildungsberufs,
- § 2 Dauer der Berufsausbildung,
- § 3 Ausbildungsrahmenplan, Ausbildungsberufsbild,
- § 4 Durchführung der Berufsausbildung,
- § 5 Zwischenprüfung,
- § 6 Abschlussprüfung,
- § 7 Bestehende Berufsausbildungsverhältnisse,
- § 8 Inkrafttreten, Außerkrafttreten.

Der Ausbildungsberuf ist staatlich anerkannt. Für alle staatlich anerkannten Berufe gelten die Vorschriften des Berufsbildungsgesetzes (BBiG). Dieses Gesetz

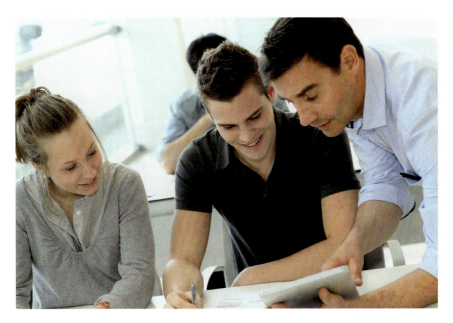

Abb. 2.2 Die PKA-Ausbildung erfolgt an zwei Orten: in der Apotheke und der Berufsschule.

schafft die Grundlage für die Ausbildung nach dem dualen System.

Im Berufsbildungsgesetz sind die Apothekerkammern als die für die PKA-Ausbildung zuständigen Stellen benannt. Die Apothekerkammern regeln und überwachen die Ausbildung, die in einer Apotheke unter Anleitung und Aufsicht eines approbierten Apothekers/einer approbierten Apothekerin und in der Berufsschule durch Fachlehrer erfolgt.

2.2.2 Schulische Ausbildung

Die schulische Ausbildung findet in einer Berufsschule statt, die Sie in der Regel im ersten Ausbildungsjahr zweimal und danach einmal wöchentlich besuchen.

Das Ausbildungsberufsbild (§ 3 Berufsausbildungs-Verordnung) regelt die Inhalte der PKA-Ausbildung. Alle aufgeführten Fertigkeiten und Kenntnisse sind während der dreijährigen Ausbildungszeit zu erwerben.

Gegenstände des Ausbildungsberufsbilds

Abschnitt A: Berufsprofilgebende Fertigkeiten, Kenntnisse und Fähigkeiten
1. Warenwirtschaft und Beschaffung,
2. kaufmännische Steuerung und Kontrolle,
3. Informations- und Kommunikationssysteme,
4. Preisbildung und Leistungsabrechnung,
5. Tätigkeiten nach Apothekenbetriebsordnung und Dokumentation,
6. Kommunikation,
7. Beratung und Verkauf,
8. apothekenübliche Dienstleistungen,
9. Marketing,
10. apothekenspezifische qualitätssichernde Maßnahmen.

Abschnitt B: Integrative Fertigkeiten, Kenntnisse und Fähigkeiten
1. Der Ausbildungsbetrieb,
2. Arbeitsorganisation und Bürowirtschaft.

Die Berufsausbildungs-Verordnung schreibt einen Ausbildungsrahmenplan vor. Dieser gibt Anweisungen für die sachliche und zeitliche Gliederung der Berufsausbildung. Anders ausgedrückt: Der Ausbildende und die Auszubildenden erhalten durch den Ausbildungsrahmenplan eine ausführliche Anleitung für den Ablauf der dreijährigen Berufsausbildung. Die im Ausbildungsberufsbild genannten Abschnitte werden in genau beschriebene Tätigkeiten und Wissensgebiete aufgeteilt. Zusätzlich wird angegeben, in welchem Zeitraum diese Themen schwerpunktmäßig zu vermitteln bzw. zu erlernen sind.

Darüber hinaus gibt es für den Berufsschulunterricht einen Rahmenlehrplan, der jedoch nicht Bestandteil der Ausbildungsordnung ist. Er ist eine Empfehlung der Ständigen Konferenz der Kultusminister der Länder und wird von den Bundesländern entweder unmittelbar übernommen oder in eigene, landesspezifische Lehrpläne umgesetzt. Der Rahmenlehrplan für den berufsbezogenen Unterricht der Berufsschule gliedert die PKA-Ausbildung in insgesamt 13 Lernfelder.

2.2.3 Betriebliche Ausbildung

Während in der Berufsschule die theoretischen Kenntnisse vermittelt werden, lernen Sie in Ihrer Ausbildungsapotheke die praktischen Fertigkeiten.

Weil jeder Arbeitsplatz seine Besonderheiten hat und eine Ausbildung immer auch eine individuelle Angelegenheit ist, schreibt die Berufsausbildungs-Verordnung die Aufstellung eines persönlichen Ausbildungsplans vor. Das bedeutet: Der Apothekenleiter muss Ihnen zu Beginn Ihrer Ausbildung einen schriftlichen Plan vorlegen, der den Ausbildungsstoff sachlich und zeitlich gliedert. Der persönliche Ausbildungsplan muss alle wesentlichen Punkte des Ausbildungsrahmenplans berücksichtigen.

Vor Beginn der Ausbildung schließt der Apothekenleiter als Ausbildender mit Ihnen als Auszubildendem einen Berufsausbildungsvertrag ab. Dieser Vertrag wird drei- bzw. vierfach ausgefertigt. Jeweils eine Ausfertigung erhält:
- der Auszubildende,
- der ausbildende Apothekenleiter,
- die zuständige Apothekerkammer,
- eventuell der Erziehungsberechtigte, wenn die oder der Auszubildende noch nicht volljährig ist.

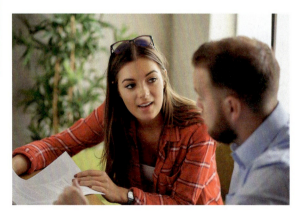

Abb. 2.3 Zu Beginn der Ausbildung muss der Apothekenleiter einen persönlichen Ausbildungsplan für den Azubi erstellen.

Der Vertrag wird rechtsgültig durch die Unterschrift von Ausbildendem und Auszubildendem bzw. dessen gesetzlichem Vertreter. Die Apothekerkammer trägt den Vertrag in ein Verzeichnis („Rolle") ein. Der Apothekenleiter meldet Sie bei der zuständigen Berufsschule an.

> **Der Ausbildungsvertrag regelt im Wesentlichen:**
> - die Dauer der Ausbildung,
> - die Pflichten des Ausbildenden,
> - die Pflichten des Auszubildenden,
> - die Ausbildungsvergütung,
> - die regelmäßige wöchentliche Ausbildungszeit,
> - die Zahl der Urlaubstage,
> - die Möglichkeiten der Kündigung,
> - die Bedingungen für eine vorzeitige Beendigung oder Verlängerung des Ausbildungsverhältnisses,
> - das Arbeitszeugnis,
> - die Weiterbeschäftigung nach Abschluss der Ausbildung,
> - die Möglichkeiten für die Beilegung von Streitigkeiten.

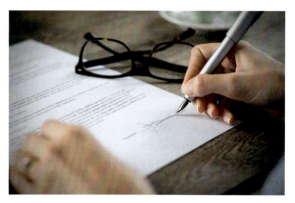

Abb. 2.4 Mit dem Abschluss des Ausbildungsvertrags gehen sowohl der Ausbildende als auch der Auszubildende Pflichten ein.

2.2.4 Ausbildungszeit

In der Regel dauert die Berufsausbildung drei Jahre. In der **Probezeit,** die laut Gesetz mindestens einen und höchstens vier Monate betragen darf, können Sie feststellen, ob der Beruf Ihren Vorstellungen entspricht. Umgekehrt kann auch der Ausbildende prüfen, ob Sie sich für den PKA-Beruf eignen. Innerhalb der Probezeit kann der Ausbildungsvertrag jederzeit ohne Kündigungsfrist von beiden Seiten gekündigt werden. Das muss natürlich schriftlich geschehen. Für die Kündigung müssen keine Gründe angegeben werden. Nach Ablauf der Probezeit kann das Ausbildungsverhältnis nur noch in besonderen Fällen aufgelöst werden. Als Azubi haben Sie Anspruch auf Kündigungsschutz nach den gültigen arbeitsrechtlichen Bestimmungen.

Nun gibt es auch den Fall, dass jemand nach der Probezeit feststellt, dass ihm die Ausbildung doch nicht liegt oder ein anderer Beruf den eigenen Interessen eher entgegenkommt. Dann besteht die Möglichkeit, den Ausbildungsvertrag mit einer Frist von vier Wochen zu kündigen. Dies muss schriftlich unter Angabe von Gründen geschehen.

2.2.5 Ausbildende haben Pflichten

Mit dem Abschluss des Ausbildungsvertrags übernimmt der ausbildende Apothekenleiter eine Reihe von Pflichten. Er verpflichtet sich, dafür zu sorgen, dass Sie als Auszubildende oder Auszubildender die Fertigkeiten und Kenntnisse vermittelt bekommen, die zum Erreichen des Ausbildungsziels erforderlich sind. Die Berufsausbildung ist so durchzuführen, dass das Ausbildungsziel in der vorgesehenen Ausbildungszeit erreicht wird.

Der Ausbildende verpflichtet sich unter anderem dazu
- selbst auszubilden oder einen fachlich und persönlich geeigneten Ausbilder damit zu beauftragen,
- den Auszubildenden kostenlos die betrieblichen Ausbildungsmittel zur Verfügung zu stellen,
- Auszubildende zum Besuch der Berufsschule sowie zum Führen eines schriftlichen Ausbildungsnachweises anzuhalten und dieses durchzusehen,
- Auszubildende rechtzeitig zu den von der Apothekerkammer angesetzten Prüfungen anzumelden.

2.2.6 Auch Auszubildende haben Pflichten

Auch Auszubildende gehen mit ihrer Unterschrift unter dem Ausbildungsvertrag eine Reihe von Pflichten ein. Sie versprechen, die Fertigkeiten und Kenntnisse zu erwerben, die zum Erreichen des Ausbildungsziels erforderlich sind. Außerdem sind Sie verpflichtet
- alle Ihnen aufgetragenen Verrichtungen im Rahmen der Berufsausbildung sorgfältig auszuführen,
- am Berufsschulunterricht und an Prüfungen teilzunehmen,
- die für die Ausbildungsstätte geltenden Vorschriften zu beachten,
- Geräte, Maschinen, Einrichtungen und sonstige Gegenstände pfleglich zu behandeln,

- über Betriebs- und Geschäftsvorgänge Stillschweigen zu wahren,
- ein Berichtsheft als schriftlichen Ausbildungsnachweis zu führen.

Arbeits- und Schulzeiten

Der Bundesrahmentarifvertrag für Apothekenangestellte regelt – neben Vergütung und Urlaubsanspruch – auch die tägliche und wöchentliche Arbeitszeit für Auszubildende, die über 18 Jahre alt sind.

Wenn Sie unter 18 sind, gelten für Sie die Vorschriften des Jugendarbeitsschutzgesetzes. Nach diesem Gesetz dürfen Auszubildende, die noch nicht 18 Jahre alt sind, höchstens acht Stunden am Tag beschäftigt werden, die wöchentliche Höchstarbeitszeit beträgt 40 Stunden. Wird an einzelnen Wochentagen die tägliche Ausbildungszeit verkürzt, kann sie an den anderen Tagen auf achteinhalb Stunden verlängert werden. Der Ausgleich muss in derselben Woche stattfinden. Ein Berufsschultag, der mindestens sechs Unterrichtseinheiten hat (6 × 45 Minuten), ist mit acht Stunden auf die wöchentliche Arbeitszeit anzurechnen.

Für unter 18-Jährige wird der zweite Berufsschultag und für über 18-Jährige werden beide Berufsschultage mit der tatsächlich in der Schule verbrachten Zeit einschließlich der Pausen angerechnet. Der Weg zwischen Berufsschule und Apotheke zählt ebenso zur Ausbildungszeit, nicht aber der Weg zwischen zu Hause und Schule oder zwischen Apothekenbetrieb und zu Hause.

Berichtsheft. Auszubildende müssen während der Ausbildungszeit einen schriftlichen Ausbildungsnachweis führen. Die Berufsausbildungs-Verordnung schreibt vor, dass sie die Gelegenheit erhalten, ihre Berichte während der Ausbildungszeit zu schreiben. Der ausbildende Apotheker ist verpflichtet, das Berichtsheft regelmäßig durchzusehen. Zur Führung des Berichtsheftes gibt es Vordrucke (zum Beispiel zum Download bei einigen Landesapothekerkammern) und einen Sammelordner.

> **Praxistipp** Das Ringbuch „Ausbildungsnachweis für Pharmazeutisch-kaufmännische Angestellte (PKA)", erschienen im Deutschen Apotheker Verlag, bietet die für den Ausbildungsnachweis notwendigen Seiten in elektronisch bearbeitbarer Form: für eine unkomplizierte Dokumentation und ein perfektes Erscheinungsbild.
> **Bezugsmöglichkeiten für den Ringordner mit Online-Plus-Angebot** online unter: www.deutscher-apotheker-verlag.de (Abb. 2.5)

Tipps zur Führung des Berichtshefts:
- Tragen Sie zunächst den Zeitraum ein, für den der Bericht gilt (mit genauer Datumsangaben).
- Dann schreiben Sie in Stichworten die praktischen Tätigkeiten auf, die Sie während dieses Zeitraums in der Apotheke erlernt und ausgeführt haben. Haben Sie eine Tätigkeit zum ersten Mal ausgeführt oder hat es ein besonderes Ereignis in der Apotheke gegeben? Dann können Sie auch einen ausführlicheren Text schreiben und vielleicht sogar etwas zeichnen oder skizzieren.
- Nicht mehr aufschreiben müssen Sie alle die Tätigkeiten, die sich laufend wiederholen.
- Tragen Sie auch in der Apotheke erlerntes Fachwissen ein.
- Denken Sie dann an den Lehrstoff im Berufsschulunterricht. Was haben Sie in welchen Fächern durchgenommen? Tragen Sie die Themen in Stichworten ein. Auch hier dürfen Besonderheiten ruhig ausführlicher sein.
- Ratschlag: Wenn Sie das Berichtsheft sorgfältig führen, haben Sie später ein gutes Nachschlagewerk.
- Nicht vergessen: Unterschreiben Sie Ihren Bericht und legen Sie ihn dem ausbildenden Apothekenleiter oder der für die Ausbildung zuständigen Person in der Apotheke zur Durchsicht und Unterschrift vor.

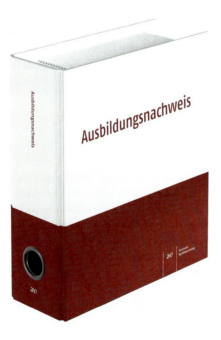

Abb. 2.5 Ausbildungsnachweis für PKA

Ausbildungsnachweis Nr. 12	
für die Zeit vom *10. Dezember 2016* bis *19. Dezember 2016*	*1.* Ausbildungsjahr

Ausgeführte Arbeiten laut Ausbildungsplan	Anzahl der Stunden
Warenlieferung vom Großhandel angenommen. Art, Menge und Preis überprüft. Waren verbucht. Waren eingeräumt.	*12*
Gelernt, welche Präparate im Kühlschrank gelagert werden. Kühlschranktemperatur überprüft.	
Sera und Impfstoffe müssen zwischen 2 und 8 °C gelagert werden.	*1*
Verschiedene Arzneiformen kennengelernt und Beispiele herausgesucht.	*4*
Mitgeholfen bei der Schaufensterdekoration.	*6*
Kosmetikregale neu dekoriert.	*3*

Unterricht in der Berufsschule	
Fachkunde: Unterschied zwischen verschreibungspflichtigen, apothekenpflichtigen und freiverkäuflichen Arzneimitteln.	

Abb. 2.6 Beispiel für das Ausfüllen eines Ausbildungsberichts (Ausschnitt).

2.2.7 Rechte der Auszubildenden

Als Auszubildende oder Auszubildender haben Sie ein Recht auf entsprechende Entlohnung Ihrer Arbeit. Außerdem steht Ihnen Urlaub zu und Sie erhalten von Ihrem Chef oder Ihrer Chefin ein Zeugnis.

Lohn

Während Ihrer Ausbildungszeit haben Sie Anspruch auf eine Ausbildungsvergütung. Die Höhe der gezahlten Vergütung richtet sich nach dem jeweils gültigen Gehaltstarifvertrag für Apothekenangestellte. Die Vergütung für den laufenden Kalendermonat ist spätestens am letzten Arbeitstag des Monats zu zahlen (§ 18 Berufsbildungsgesetz).

In der Regel erhalten Arbeitnehmerinnen und Arbeitnehmer bei Zahlung des Arbeitsentgelts für jeden Abrechnungszeitraum eine Entgeltbescheinigung (Gehaltszettel). Nach der Gewerbeordnung (GewO) ist in Deutschland jeder gewerbliche Arbeitgeber verpflichtet, dem Arbeitnehmer eine nachvollziehbare Abrechnung über die Zusammensetzung des Arbeitsentgelts auszustellen. Folgende Informationen können Sie Ihrer Entgeltbescheinigung entnehmen:

- Arbeitnehmerdaten (persönliche Angaben wie zum Beispiel Name, Anschrift und Geburtsdatum des Arbeitnehmers, Versicherungsnummer, Steuermerkmale und sozialversicherungsrechtliche Angaben),
- Arbeitgeberdaten (Name und Anschrift des Arbeitgebers),
- Abrechnungszeitraum,
- Übersicht zur Arbeits- und Urlaubszeit (Anwesenheits- und Fehlzeiten sowie Urlaubstage),
- Hinweise zur Abrechnung (zum Beispiel die wöchentliche Arbeitszeit, Kostenstelle oder Stundenlohn, eventuell Unterbrechungen bei Krankheit oder Elternzeit),
- Brutto-Bezüge (Angaben, wie sich Ihre monatlichen Bezüge zusammensetzen, zum Beispiel aus Stundenlohn, Feiertagslohn, Urlaubslohn und Urlaubsgeld. Diese Lohnbestandteile enthalten jeweils einen Hinweis zur Steuer- und Sozialversicherungspflicht.),
- Steuer/Sozialversicherung (gesetzliche Abzüge wie Lohnsteuer, Kirchensteuer und Solidaritätszuschlag),
- Netto-Bezüge/Netto-Abzüge (Beträge, die den Netto-Verdienst vermindern oder erhöhen; zum Beispiel betriebliche Altersversorgung),
- Auszahlungsbetrag (Betrag, der am Ende des aktuellen Monats ausbezahlt wird),
- Bankverbindung, auf die der Auszahlungsbetrag überwiesen wird,
- Verdienstbescheinigung (Übersicht der aufgelaufenen Brutto-Werte und gesetzlichen Abzüge aus dem derzeitigen Arbeitsverhältnis).

> **Praxistipp** Der Bundesrahmentarifvertrag und der Gehaltstarifvertrag für Apothekenmitarbeiter werden zwischen dem Arbeitgeberverband Deutscher Apotheken e. V. (ADA) und ADEXA – Die Apothekengewerkschaft abgeschlossen. Die Verträge gelten für die Mitarbeiter der öffentlichen Apotheken in den Ländern der Bundesrepublik Deutschland (Ausnahme: Sachsen). Für Nordrhein gelten Sonderregelungen.
> **Bezugsmöglichkeiten für den Bundesrahmentarifvertrag für Apothekenmitarbeiter (mit Gehaltstarifvertrag)** online unter: www.deutscher-apotheker-verlag.de

Urlaub

Wie jeder Arbeitnehmer haben auch Auszubildende Anspruch auf bezahlten Erholungsurlaub. Die Zahl der Urlaubstage wird im Ausbildungsvertrag in der Regel entsprechend den tariflichen Vereinbarungen oder dem Jugendarbeitsschutzgesetz festgelegt. Werktag ist jeder Tag, der nicht Sonn- oder Feiertag ist, also auch der Samstag. Die Auszubildenden sollen ihren Urlaub während der Schulferien nehmen. In jedem Fall ist der Urlaub mit dem Apothekenleiter abzusprechen.

Zeugnis

Nach Abschluss der Ausbildung haben Sie Anspruch auf ein Zeugnis, das der für die Ausbildung verantwortliche Apothekenleiter ausstellt. Hat der Apothekenleiter die Ausbildung nicht selbst durchgeführt, sollte das Zeugnis auch von dem tatsächlichen Ausbilder mit unterschrieben werden. Das Zeugnis muss Angaben über Art, Dauer und Ziel der Berufsausbildung sowie über die während der Ausbildung erworbenen Kenntnisse und Fertigkeiten enthalten. Auf Ihren ausdrücklichen Wunsch hin muss der Ausbildende im Zeugnis auch Angaben zu Ihrer Führung, Ihrer Leistung und Ihren besonderen fachlichen Fähigkeiten aufnehmen. Dieser Zusatz könnte für Sie besonders wichtig sein, wenn Sie davon überzeugt sind, während Ihrer Ausbildungszeit eine gute Leistung vollbracht zu haben.

2.2.8 Zwischen- und Abschlussprüfungen

Auszubildende müssen zwei Prüfungen ablegen: eine Zwischen- und eine Abschlussprüfung.

Zwischenprüfung. Die Zwischenprüfung soll nach § 5 der Berufsausbildungs-Verordnung zum Anfang des zweiten Ausbildungsjahres stattfinden. Sinn und Zweck der Zwischenprüfung ist es, ein Bild von Ihrem Ausbildungsstand zu gewinnen. Apothekenleiter, Lehrer und auch Sie selbst können so Ihr Wissen kontrollieren und werden rechtzeitig auf Lücken aufmerksam.

Abschlussprüfung. Die Abschlussprüfung findet am Ende des dritten Ausbildungsjahres statt. Nach § 6 Berufsausbildungs-Verordnung soll der Prüfling dabei nachweisen, dass er die erforderlichen beruflichen Fertigkeiten beherrscht, die notwendigen beruflichen Kenntnisse und Fähigkeiten besitzt und mit dem im Berufsschulunterricht vermittelten, für die Berufsausbildung wesentlichen Lehrstoff vertraut ist.

Die Abschlussprüfung gliedert sich in einen schriftlichen und einen praktischen/mündlichen Teil. Sie wird vor einem Prüfungsausschuss abgelegt, den die Apothekerkammer einsetzt. Laut Berufsbildungsgesetz ist es die Aufgabe der Apothekerkammern, eine für den Kammerbereich gültige Prüfungsordnung aufzustellen. Das kann dazu führen, dass sich die Prüfungsordnungen in den einzelnen Kammerbereichen, also von Bundesland zu Bundesland, unterscheiden. Alle Prüfungsteilnehmer, die die Prüfung bestanden haben, erhalten von der Landesapothekerkammer ein Zeugnis.

Nach der Abschlussprüfung. Sie haben die Abschlussprüfung bestanden? Herzlichen Glückwunsch! Gleichzeitig ist nun Ihr Ausbildungsverhältnis beendet – auch wenn noch keine drei Jahre vergangen sein sollten. Ihr Chef möchte Sie nun im Anschluss an das Ausbildungsverhältnis weiter in derselben Apotheke beschäftigen? Dann entsteht ein Arbeitsverhältnis nach den allgemeinen gesetzlichen Bestimmungen, sofern nichts anderes vereinbart ist.

2.2.9 Fortbildung hält beruflich fit

Auch wenn Sie sich jetzt erstmal eine kleine Pause vom Lernen und Abstand von der Schule wünschen: Der Erwerb neuer Fertigkeiten ist mit der Ausbildungszeit

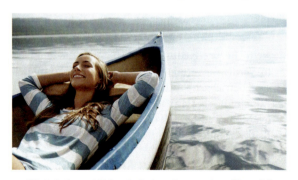

Abb. 2.7 Auszubildende haben Anspruch auf bezahlten Erholungsurlaub. Sie sollten ihn jedoch während der Schulferien nehmen.

nicht beendet. Jede Person, die im Beruf steht, sollte ihr Fachwissen ständig auffrischen und der laufenden Entwicklung anpassen. Das gilt auch für Sie als PKA. Ideal ist es, wenn der Apothekenleiter mit gutem Beispiel vorangeht und wenn er sein Personal auf berufsbezogene Fortbildungsveranstaltungen hinweist.

> **Immer auf dem Laufenden**
>
>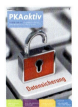
> Eine Fachzeitschrift speziell für PKA ist die PKA*aktiv*. Sie erscheint viermal im Jahr als Sonderbeilage der PTA*heute* und wendet sich an PKA, die in der Apotheke tätig sind. Neben pharmazeutischen Inhalten enthält sie auch Themen wie Marketing, Warenpräsentation, Ernährung und Kosmetik.
>
>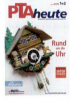
> Auch im Kombi-Abonnement der Deutschen Apotheker Zeitung (DAZ, Zielgruppe: Apotheker) mit der PTA*heute* (Zielgruppe: PTA) ist die PKA*aktiv* als Beilage kostenlos enthalten. Zudem haben Sie die Möglichkeit, die PKA*aktiv* privat beim Deutschen Apotheker Verlag zu abonnieren.
>
>

In manchen Apotheken finden auch innerbetriebliche Fortbildungsabende statt. Bei solchen Anlässen kann zum Beispiel ein Mitarbeiter seinen Kolleginnen und Kollegen von einer Fortbildungsveranstaltung berichten, die er besucht hat. Fortbildungsveranstaltungen speziell für PKA werden von den Landesapothekerkammern angeboten oder von Pharmagroßhandlungen. Termine und Themen finden Sie regelmäßig in den Veranstaltungskalendern der pharmazeutischen Fachzeitschriften. Denken Sie daran: Sie bilden sich nicht „für den Chef" fort, sondern für sich selbst. Fachliche Fitness ist Ihr ganz persönliches Kapital. Es bietet Ihnen nicht nur auf dem Arbeitsmarkt die besseren Möglichkeiten, sondern trägt auch zur Zufriedenheit im Alltag bei!

2.3 Arbeitsrechtliche Bestimmungen

Wie Sie bereits gelernt haben, beginnt ein Ausbildungsverhältnis mit dem Abschluss eines Ausbildungsvertrags. In diesem Vertrag sind Rechte und Pflichten beider Vertragspartner und eine Reihe von Bedingungen schriftlich festgelegt, damit jeder weiß, woran er ist. Dazu dienen auch die arbeitsrechtlichen Bestimmungen: Sie stecken einen Rahmen ab, der das Arbeitsverhältnis in allen wichtigen Punkten regelt und weisen Arbeitgebern und Arbeitnehmern Rechte und Pflichten zu.

2.3.1 Arbeitsvertrag, Arbeitsnachweis und Kündigung

Ihre Ausbildungszeit ist erfolgreich beendet und Sie treten nun Ihre erste Stelle an? Dann müssen Sie wissen: Es ist gesetzlich nicht vorgeschrieben, dass Arbeitgeber und Arbeitnehmer einen schriftlichen Arbeitsvertrag miteinander abschließen. Jedoch muss der Arbeitgeber spätestens einen Monat nach Beginn des Arbeitsverhältnisses einen schriftlichen **Arbeitsnachweis** ausstellen. (Ausnahme: Sie nehmen eine vorübergehende Aushilfstätigkeit an.)

> **Was im Arbeitsnachweis stehen muss**
> 1. der Name und die Anschrift der Vertragsparteien;
> 2. der Zeitpunkt des Beginns des Arbeitsverhältnisses;
> 3. bei befristeten Arbeitsverhältnissen: die vorhersehbare Dauer des Arbeitsverhältnisses;
> 4. der Arbeitsort oder, falls der Arbeitnehmer nicht nur an einem bestimmten Arbeitsort tätig sein soll, ein Hinweis darauf, dass der Arbeitnehmer an verschiedenen Orten beschäftigt werden kann;
> 5. eine kurze Charakterisierung oder Beschreibung der vom Arbeitnehmer zu leistenden Tätigkeit,
> 6. die Zusammensetzung und die Höhe des Arbeitsentgelts einschließlich der Zuschläge, Prämien und Sonderzahlungen sowie anderer Bestandteile des Arbeitsentgelts und deren Fälligkeit;
> 7. die vereinbarte Arbeitszeit;
> 8. die Dauer des jährlichen Erholungsurlaubs;
> 9. die Fristen für die Kündigung des Arbeitsverhältnisses;
> 10. ein in allgemeiner Form gehaltener Hinweis auf die Tarifverträge, Betriebs- oder Dienstvereinbarungen, die auf das Arbeitsverhältnis anzuwenden sind.
>
> Angaben laut Gesetz über den Nachweis der für ein Arbeitsverhältnis geltenden wesentlichen Bedingungen (Nachweisgesetz – NachwG) vom 20. Juli 1995, zuletzt geändert durch Gesetz vom 11. August 2014.

Jeder Arbeitsvertrag kann von beiden Vertragspartnern durch Kündigung beendet werden. Als Arbeitnehmer genießen Sie dabei unter Umständen einen besonderen Kündigungsschutz, den Sie kennen sollten.

Man unterscheidet zwischen ordentlicher und außerordentlicher Kündigung. Eine außerordentliche Kündigung ist eine fristlose Kündigung, die nur bei Vorliegen wichtiger Gründe ausgesprochen werden darf. Solch ein wichtiger Grund kann zum Beispiel ein Diebstahl oder eine andere schwere Verfehlung sein.

Zum Glück stellen fristlose Kündigungen in der Arbeitswelt eine Ausnahme dar. In der Praxis wird also die ordentliche Kündigung der Normalfall sein.

Fall 1: Sie als Arbeitnehmer kündigen Ihr Arbeitsverhältnis. Wenn Sie sich entschieden haben, Ihre Arbeitsstelle aufzugeben, müssen Sie Ihren Arbeitsvertrag kündigen. Damit Ihr Arbeitgeber die Möglichkeit hat, Ihre Arbeitsstelle mit einer neuen Arbeitskraft zu besetzen, müssen Sie eine bestimmte Frist einhalten. Wenn in Ihrem Arbeitsvertrag nichts anderes vereinbart ist, gilt für Sie als Arbeitnehmer die gesetzliche Kündigungsfrist von vier Wochen, zum 15. oder zum Ende des Monats. Hierzu ein Beispiel: Sie haben sich entschieden, ab 1. April in einer anderen Apotheke zu arbeiten, die günstiger zu Ihrer Wohnung gelegen ist und sind sich mit Ihrem neuen Chef bereits einig. Ihr letzter Arbeitstag in der bisherigen Apotheke wäre also der 31. März. Dann müssen Sie allerspätestens vier Wochen vorher, also am 3. März, ihrem bisherigen Arbeitgeber die schriftliche Kündigung aushändigen.

Fall 2: Der Arbeitgeber kündigt Ihr Arbeitsverhältnis. Auch der Arbeitgeber muss Kündigungsfristen einhalten, um Ihnen als Arbeitnehmer die Gelegenheit zu geben, rechtzeitig nach einer neuen Stelle zu suchen. Außerdem muss der Arbeitgeber die Bestimmungen des Kündigungsschutzes berücksichtigen. So dürfen Schwangere nur nach Antrag an die Aufsichtsbehörde gekündigt werden. In Apotheken, die mehr als zehn Angestellte beschäftigen (Teilzeitkräfte werden mit einem bestimmten Faktor berücksichtigt), kommt das Kündigungsschutzgesetz zur Anwendung. Das heißt: Einem Arbeitnehmer kann nur gekündigt werden, wenn bestimmte Gründe vorliegen, die das Gesetz nennt. Für den Fall, dass Schutzbestimmungen nicht greifen, muss der Arbeitgeber bei einer ordentlichen Kündigung die im Arbeitsvertrag vereinbarten Fristen einhalten.

2.3.2 Lohnfortzahlung im Krankheitsfall

Wer krank wird, muss nicht fürchten, sofort ohne Geld dazustehen. Der Gesetzgeber hat dafür gesorgt, dass Angestellte sechs Wochen lang vom Arbeitgeber ihr volles Gehalt bezahlt bekommen. Voraussetzung ist der Nachweis der Erkrankung durch eine Bescheinigung vom Arzt. Diese Regelung gilt aber erst, wenn das Arbeitsverhältnis bereits vier Wochen ohne Unterbrechung bestanden hat. Die hundertprozentige Entgeltfortzahlung im Krankheitsfall gilt auch für Apothekenangestellte.

Wer als Arbeitnehmer **länger als sechs Wochen** aufgrund derselben Erkrankung ausfällt, bekommt an Stelle seines Gehalts Krankengeld, das von der Krankenkasse ausgezahlt wird. Voraussetzung ist, dass der Arzt dies lückenlos durch Arbeitsunfähigkeitsbescheinigungen bestätigt. Das Krankengeld wird individuell berechnet und ist niedriger als das Nettoeinkommen. Innerhalb von drei Jahren gibt es höchstens eineinhalb Jahre lang Krankengeld für dieselbe Krankheit.

2.3.3 Arbeitszeitgesetz

Das Arbeitszeitgesetz regelt für alle Arbeitnehmer ab 18 Jahren die tägliche und wöchentliche Arbeitszeit. Es werden die zulässigen Höchstarbeitszeiten festgelegt, die Pausenintervalle, die Ruhezeiten sowie die Sonn- und Feiertagsruhezeiten.

2.3.4 Jugendarbeitsschutzgesetz für alle unter 18

Vom Jugendarbeitsschutzgesetz war bereits im Zusammenhang mit dem Ausbildungsvertrag die Rede. Dieses wichtige Gesetz gilt für alle Personen ab 14 Jahren bis zur Vollendung des 18. Lebensjahres. Ziel des Gesetzes ist, Jugendliche vor zu harten oder gar willkürlichen Arbeitsbedingungen zu schützen. Das Jugendarbeitsschutzgesetz regelt zum Beispiel:
- die Arbeitszeit,
- den Besuch der Berufsschule,

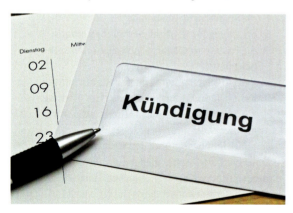

Abb. 2.8 Wenn Sie Ihre Arbeitsstelle wechseln wollen, müssen Sie sich an die im Arbeitsvertrag vereinbarte Kündigungsfrist halten.

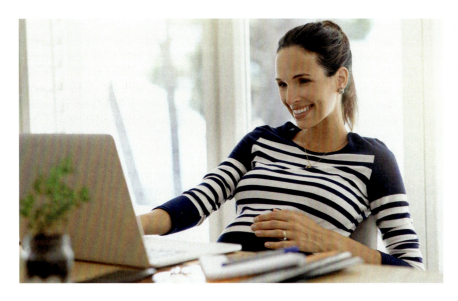

Abb. 2.9 Im Mutterschutzgesetz ist ein besonderer Kündigungsschutz für schwangere Arbeitnehmerinnen festgelegt.

- die Anrechnung der Berufsschulzeit auf die Arbeitszeit,
- die arbeitsfreie Zeit (Ruhepausen und tägliche Freizeit),
- den Urlaub.

Bevor ein Jugendlicher oder eine Jugendliche eine Beschäftigung aufnimmt, muss er/sie sich von einem Arzt seiner Wahl untersuchen lassen und dem Arbeitgeber die Bescheinigung des Arztes vorlegen. Vor Ablauf des ersten Beschäftigungsjahres muss sich der/die Jugendliche nachuntersuchen lassen und die Bescheinigung wieder dem Arbeitgeber vorlegen. Der Arbeitgeber muss die für die Untersuchung erforderliche Freizeit gewähren. Die ärztlichen Bescheinigungen sind auch der Apothekerkammer vorzulegen.

2.3.5 Mutterschutz und Elternzeit

Da Apothekenangestellte mehrheitlich (junge) Frauen sind, spielt das **Mutterschutzgesetz** mit seinen Bestimmungen häufig eine Rolle. Das Mutterschutzgesetz hat das Ziel, werdende und stillende Mütter besonders zu schützen und ihnen die Arbeit zu erleichtern. So dürfen Schwangere nicht gekündigt werden. Außerdem besteht sechs Wochen vor und acht Wochen nach der Geburt ein Beschäftigungsverbot für werdende bzw. junge Mütter. Für die sechs Wochen vor der Entbindung kann sich die Schwangere zu einer Arbeitsleistung bereiterklären, sie kann diese Erklärung aber jederzeit widerrufen.

Nach der Geburt eines Kindes hat jeder Elternteil Anspruch auf **Elternzeit** zur Betreuung und Erziehung seines Kindes. Während dieser Zeit ruht das Arbeitsverhältnis und es besteht Kündigungsschutz. Nach Ablauf der Elternzeit besteht dann ein Anspruch auf Rückkehr zur früheren Arbeitszeit. Alle Rechte und Pflichten im Zusammenhang mit der Elternzeit regelt das Bundeselterngeld- und Elternzeitgesetz (BEEG). Beide Eltern können während der Elternzeit bis zu je 30 Stunden in der Woche einer Erwerbstätigkeit nachgehen.

§ 15 Bundeselterngeld- und Elternzeitgesetz
(1) Arbeitnehmerinnen und Arbeitnehmer haben Anspruch auf Elternzeit, wenn sie
1. mit ihrem Kind (…) in einem Haushalt leben und
2. dieses Kind selbst betreuen und erziehen.

(2) Der Anspruch auf Elternzeit besteht bis zur Vollendung des dritten Lebensjahres eines Kindes. Ein Anteil von bis zu 24 Monaten kann zwischen dem dritten Geburtstag und dem vollendeten achten Lebensjahr des Kindes in Anspruch genommen werden. (…)

(4) Der Arbeitnehmer oder die Arbeitnehmerin darf während der Elternzeit nicht mehr als 30 Wochenstunden im Durchschnitt des Monats erwerbstätig sein. (…)

Unter bestimmten Bedingungen wird vom Staat **Elterngeld** gezahlt. Es soll ermöglichen, dass ein Elternteil nach der Geburt zu Hause bleiben und sich ohne größere Geldsorgen um das Baby kümmern kann. Anspruch auf Elterngeld haben Eltern, die
- ihre Kinder nach der Geburt selbst betreuen und erziehen,
- nicht mehr als 30 Stunden in der Woche erwerbstätig sind,
- mit ihren Kindern in einem Haushalt leben und
- einen Wohnsitz oder ihren gewöhnlichen Aufenthalt in Deutschland haben.

Eltern können ab der Geburt eines Kindes bis zu 14 Monate Basiselterngeld oder darüber hinaus ElterngeldPlus erhalten. Die Eltern können sich untereinander aufteilen, wer wie lange zu Hause bleiben möchte.

Die Höhe des Elterngeldes richtet sich nach dem Nettoeinkommen, das der betreuende Elternteil vor der Geburt des Kindes hatte. Grundlage der Berechnung sind die Lohn- und Gehaltsbescheinigungen der letzten zwölf Kalendermonate vor der Geburt des Kindes.

2.3.6 Vermögenswirksame Leistungen

Vermögenswirksame Leistungen sind eine staatlich geförderte Form der Vermögensbildung. Der Arbeitgeber zahlt dazu monatliche Sparbeträge für den Arbeitnehmer direkt in eine spezielle Geldanlage ein. Zur Auswahl stehen beispielsweise Banksparpläne, Investmentfonds, Bausparverträge oder Lebensversicherungen. Die Zahlung von vermögenswirksamen Leistungen wird entweder im Tarifvertrag, in einer Betriebsvereinbarung oder im Arbeitsvertrag vereinbart. In der Regel kann der Arbeitnehmer die Zahlung des Arbeitgebers durch Eigenleistung aufstocken. Gesetzliche Grundlage ist das Fünfte Vermögensbildungsgesetz (5. VermBG).

2.3.7 Arbeitnehmervertretungen und Tarifverträge

Arbeitnehmervertretungen handeln für Ihre Mitglieder Tarifverträge aus, in denen beispielsweise das Gehalt oder der Urlaubsanspruch geregelt sind.

Adexa. Vielleicht fragen Sie sich, ob es auch für die Apothekenangestellten einen Verband gibt, in dem Sie als PKA oder bereits als Auszubildende Mitglied werden können? Natürlich ist es wichtig, dass nicht nur die Apothekenleiter und die angestellten Apotheker ihre Interessen wirksam nach außen vertreten (▶ Kap. 1.2.3), sondern alle Mitarbeiterinnen und Mitarbeiter öffentlicher Apotheken. Deshalb gibt es Adexa – die Apothekengewerkschaft. Adexa ist der Tarifpartner des Arbeitgeberverbands Deutscher Apotheken (ADA). Gemeinsam handeln sie die für die öffentliche Apotheke gültigen Tarifverträge aus. Im Bereich Nordrhein vertritt die Tarifgemeinschaft der Apothekenleiter Nordrhein (TGL Nordrhein) die Interessen der Arbeitgeber. Adexa handelt mit der TGL Nordrhein einen Tarifvertrag aus, der vom bundesweiten Tarifvertrag abweichen kann. Eine Ausnahme bildet auch Sachsen. Hier kommen Tarifverträge zurzeit nicht zur Anwendung. Alle Angestellten in öffentlichen Apotheken, auch PKA und Auszubildende, können Adexa als freiwillige Mitglieder angehören und damit alle Vorteile einer Tarifgemeinschaft in Anspruch nehmen.

> **So können Sie mit Adexa in Kontakt treten**
> Adexa – Die Apothekengewerkschaft hat ihre Geschäftsstelle in Hamburg.
> Postanschrift:
> Hudtwalckerstraße 10
> 22299 Hamburg
> Telefon: 040/363829
> Internet: www.adexa-online.de

Tarifverträge. Tarifverträge sind Vereinbarungen zwischen Arbeitgeberverbänden und Arbeitnehmerverbänden. Sie regeln:
- Löhne und Gehälter,
- Arbeitszeit,
- Urlaub,
- Kündigungsfristen,
- sonstige Arbeitsbedingungen.

Zwar gibt es für alle diese wichtigen Punkte gesetzliche Regelungen, diese sind jedoch sehr allgemein halten und berücksichtigen nicht die Besonderheiten einer speziellen Branche und ihrer Arbeitsplätze. So gibt es zum Beispiel Berufe, in denen Not- und Nachtdienste eine Rolle spielen (wie auch in der Apotheke) oder in denen mit gefährlichen Stoffen gearbeitet wird. Deshalb ist es üblich, dass sich Arbeitnehmer einer bestimmten Branche in einer Interessenvertretung bzw. einer Gewerkschaft zusammenschließen, die mit der Interessenvertretung der jeweiligen Arbeitgeber spezielle Verträge und Arbeitsbedingungen aushandelt.

Eine wichtige Regelung aus dem Tarifvertrag für Auszubildende: Der Apothekenleiter hat dem Auszubildenden kostenlos die Ausbildungsmittel, die zur Berufsausbildung und zur Ablegung von Zwischen- und Abschlussprüfungen erforderlich sind, zur Verfügung zu stellen. Außerdem hat er den Auszubildenden nicht nur am Prüfungstag, sondern auch an dem Tag, der einer Prüfung vorausgeht, freizustellen.

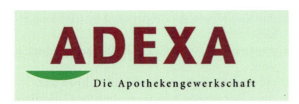

○ **Abb. 2.10** Adexa ist die Gewerkschaft für alle Berufsgruppen in der Apotheke – auch für PKA.

> **Der Tarifvertrag für die öffentliche Apotheke regelt zum Beispiel:**
> - Arbeitszeit,
> - Mehrarbeit, Sonn- und Feiertagsarbeit,
> - Vergütung von Mehrarbeit,
> - Gehaltsfortzahlung bei Krankheit,
> - Erholungsurlaub,
> - Bildungsurlaub,
> - Ausbildungsmittel,
> - Sonderzahlung,
> - Beendigung des Arbeitsverhältnisses.

Für wen gilt der Tarifvertrag? Rechtsverbindlich für ein Arbeitsverhältnis in der öffentlichen Apotheke ist der gültige Tarifvertrag nur dann, wenn sowohl Arbeitnehmer als auch Arbeitgeber Mitglied ihrer Tarifgemeinschaft sind. Dies ist nicht immer der Fall. Trotzdem gilt der Tarifvertrag in den meisten Fällen als Richtlinie für die ausgehandelten Arbeitsbedingungen sowie das Gehalt.

> **Pflicht-Aushänge**
> Apotheken, aber auch andere Betriebe, sind zum Aushang folgender Vorschriften verpflichtet:
> 1. Arbeitszeitordnung,
> 2. Jugendarbeitsschutzgesetz,
> 3. Mutterschutzgesetz,
> 4. Tarifvertrag mit Gehaltstafeln,
> 5. Unfallverhütungsvorschriften der Berufsgenossenschaft für Gesundheitsdienst und Wohlfahrtspflege.
>
> Meist sind diese Vorschriften in einer Mappe zusammengefasst. Die Mappe muss so aufbewahrt werden, dass alle in der Apotheke Beschäftigten jederzeit hineinschauen können.

2.4 Gesetzliche Sozialversicherung

Wie alle anderen Angestellten in Unternehmen jeglicher Art stellen auch Sie als PKA am Ende des Monats bei ihrer Gehaltsabrechnung fest, dass sie nicht das volle vereinbarte Bruttogehalt ausgezahlt bekommen. Stattdessen erhalten Sie einen geringeren Nettobetrag. Die Begriffe **brutto** und **netto** stehen im Zusammenhang mit der Gehaltsabrechnung für das vereinbarte Gehalt und den tatsächlich ausgezahlten Betrag. Für den Unterschied zwischen den beiden Beträgen gibt es insbesondere zwei Gründe: erstens die Steuern und zweitens die Abgaben für die Sozialversicherung. Während Steuern bei den Gehältern für PKA nur einen kleinen Teil des Gehalts ausmachen (▶ Kap. 2.5), sind die Abgaben für die Sozialversicherung für alle Mitarbeiter bedeutsam, sofern sie mehr als eine geringfügige Beschäftigung haben.

> → **Definition** Eine geringfügige Beschäftigung (Minijob) liegt vor, wenn ein Beschäftigter regelmäßig höchstens 450,- € pro Monat verdient.

Für geringfügige Beschäftigungen werden nur eingeschränkte Abgaben an die Sozialversicherung fällig. In allen anderen Fällen gelten grundsätzlich die gleichen Regeln. Doch was ist überhaupt die Gesetzliche Sozialversicherung, aus welchen Teilen besteht sie und welchen Zweck hat sie?

Die Gesetzliche Sozialversicherung mit ihren fünf Zweigen **Renten-, Kranken-, Arbeitslosen-, Pflege- und Unfallversicherung** gehört zu den wichtigsten Institutionen im sozialen und politischen Gefüge Deutschlands. Für die meisten Bewohner übernimmt sie die wichtigsten Teile der sozialen Sicherung. Die Grundidee dahinter ist, dass Menschen bei Krankheiten, Unfällen oder Arbeitslosigkeit oft mehr Geld für ihre Versorgung benötigen, als sie in gesunden Zeiten ansparen können. Außerdem sparen viele Menschen aus eigenem Antrieb weniger als möglich und nötig wäre.

Für die meisten Gesetzlichen Sozialversicherungen müssen die Arbeitnehmer einen Teil ihrer Löhne oder Gehälter als Beiträge zahlen. So ergeben sich die erwähnten Abzüge vom Bruttogehalt. Außerdem müssen die Arbeitgeber zusätzlich zu den Gehältern Beiträge entrichten. Praktisch läuft das so ab, dass die Arbeitgeber den eigenen Anteil und den Anteil der Arbeitnehmer direkt an die Versicherung abführen und die Arbeitnehmer nicht das volle Gehalt ausgezahlt bekommen.

> → **Definition** Die **Gesetzlichen Sozialversicherungen** in Deutschland sind – anders als in vielen anderen Ländern – eigenständige Institutionen. Sie erheben keine Steuern, die das Parlament aufgrund der jeweiligen Situation festlegen kann, sondern Beiträge, für die den Beitragszahlern Rechte zustehen.

Als eigenständige Institution soll die Sozialversicherung zumindest ein wenig unabhängig vom politischen Tagesgeschäft und dem jeweiligen Finanzbedarf des Staates sein. Allerdings können zusätzlich zu den Beiträgen durchaus Steuern in die Haushalte der Gesetzlichen Sozialversicherungen fließen, damit dort mehr Mittel zur Verfügung stehen.

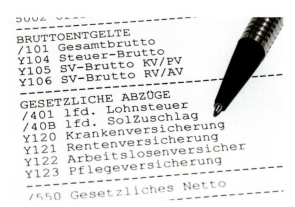

Abb. 2.11 Der Nettolohn ist der Auszahlbetrag, der vom Bruttolohn nach Abzug aller Abgaben bleibt.

Ein weiterer Unterschied zu sozialen Sicherungssystemen in einigen anderen Ländern ist, dass typischerweise nur Arbeitnehmer Pflichtmitglieder sind. In der Kranken- und Pflegeversicherung kommen Rentner hinzu, die vor dem Rentenbeginn Mitglieder waren. Nicht dabei sind dagegen Beamte, für die der Staat als Dienstherr sorgt, und viele Selbstständige.

2.4.1 Gesetzliche Rentenversicherung

In der ursprünglichen Rentenversicherung von 1891 wurden die Beiträge für die spätere Rente angespart. Mit der Rentenreform von 1957 wurde dies geändert und die Umlagefinanzierung eingeführt. Das bedeutet, dass die eingezahlten Beiträge an Rentner ausgezahlt werden und die Beitragszahler für ihr Rentenalter eine Rente zugesagt bekommen. So kann das angesparte Geld nicht langfristig durch Inflation entwertet werden. Doch bei steigender Lebenserwartung und immer weniger jungen Menschen könnte die Zahl der Beitragszahler irgendwann zu gering sein, um genügende Renten für alle Rentner zu finanzieren. Neben den Altersrenten für Versicherte werden Witwen- und Waisenrenten für Hinterbliebene sowie Renten bei Berufsunfähigkeit gezahlt.

Beitragshöhe. Wie bei den anderen gesetzlichen Sozialversicherungen wird der Beitrag zur Gesetzlichen Rentenversicherung als Prozentsatz vom Bruttogehalt ermittelt. Dieser Prozentsatz wird jeweils für ein Jahr festgelegt und gegenüber dem Vorjahr allenfalls geringfügig verändert. Im Jahr 2016 mussten 18,7 Prozent des Bruttoeinkommens an die Rentenversicherung bezahlt werden. Die Hälfte des Beitrags wird vom Lohn oder Gehalt abgezogen, die andere Hälfte trägt der Arbeitgeber. Wenn das Einkommen oberhalb der Beitragsbemessungsgrenze liegt, werden auf den über diese Grenze hinausgehenden Teil des Einkommens keine Beiträge erhoben. Im Jahr 2016 betrug die Beitragsbemessungsgrenze 74.400,- Euro pro Jahr, in den neuen Bundesländern 64.800,- Euro. Die Höhe der später ausgezahlten Rente hängt von der Höhe der Beiträge ab, die im Laufe des Lebens entrichtet wurden. Einige Zeiten ohne Beiträge werden in der Gesetzlichen Rentenversicherung allerdings so gewertet, als wären Beiträge in der sonst gezahlten Höhe entrichtet worden. Dies betrifft begrenzte Zeiträume für die Ausbildung, den Mutterschutz und die Kindererziehung.

Beitragszahler. In die Gesetzliche Rentenversicherung müssen alle Arbeitnehmer einzahlen. Abgesehen von einigen Ausnahmen für bestimmte Berufsgruppen besteht für Selbstständige keine Versicherungspflicht in der Gesetzlichen Rentenversicherung. Wer jedoch einmal Beiträge an die Gesetzliche Rentenversicherung entrichtet hat, bleibt dort Mitglied und kann später auch freiwillig Beiträge einzahlen. Für kurze Mitgliedschaften gibt es im Alter entsprechend kleinere Renten, sofern für mindestens 60 Monate im Lauf des Lebens Beiträge entrichtet wurden. Alternative Vorsorgemöglichkeiten sind private Versicherungsverträge oder der Vermögensaufbau.

Berufsständische Versorgungswerke. Einen Sonderfall bilden die Angehörigen freier Berufe, beispielsweise Apotheker. Denn die Freiberufler haben berufsständische Versorgungswerke, die die Rentenversicherung für ihre Mitglieder selbst organisieren. Freiberufler sind Pflichtmitglieder ihrer Versorgungswerke, sowohl Selbstständige als auch Angestellte. Sie werden daraufhin von der Versicherungspflicht in der Gesetzlichen Rentenversicherung befreit. Dies betrifft Apothekenleiter und angestellte Apotheker gleichermaßen. Die Mitglieder der berufsständischen Versorgungswerke zahlen dort Beiträge in gleicher Höhe wie in der Gesetzlichen Rentenversicherung.

Private Rentenversicherung. Unabhängig von den verpflichtenden Rentenversicherungen kann jeder freiwillig bei Banken oder Versicherungen Verträge zur Alterssicherung und Kapitalbildung abschließen. Besonders beliebt sind Lebensversicherungen. Dort werden über viele Jahre Beiträge eingezahlt. Am Ende der Laufzeit wird der Gesamtbetrag ausgezahlt. Wenn der Versicherte vorher stirbt, wird der Betrag an die Erben gezahlt. Dies eignet sich insbesondere als Absicherung für Angehörige. Möglich sind auch Zahlungsverläufe wie bei Rentenversicherungen, also lebenslange Auszahlphasen im Alter. Dann trägt die Versicherung das Risiko, dass der Versicherte besonders alt wird. Wenn solche privaten Rentenversicherungen bestimmte Qualitätskriterien erfüllen und die Prämien bestimmte Mindesthöhen übersteigen, können die Versicherten staatliche Zulagen zu den gezahlten Prämien beantragen. Dies wird als Riester-Rente bezeichnet, bezugnehmend auf den früheren Bundesarbeitsminister Walter

Riester, der die Pläne für diese 2002 eingeführte Förderung entwickelte. Diese Förderung gilt allerdings nur für rentenversicherungspflichtige Arbeitnehmer oder bestimmte Selbstständige, geringfügig Beschäftigte, soweit sie nicht von der Rentenversicherung befreit sind, und einige weitere Personengruppen.

2.4.2 Krankenversicherung

→ **Definition** Die Gesetzliche Krankenversicherung wurde 1883 als erste Gesetzliche Sozialversicherung eingeführt. Die Versicherten können ihren Versicherer selbst auswählen. Anfang 2016 standen dafür 118 Anbieter zur Wahl.

Beitragszahler. Zahlende Pflichtmitglieder sind alle Arbeitnehmer mit Einkommen unterhalb der Versicherungspflichtgrenze, versicherte Arbeitslose und alle Rentner, die schon vor der Rente Mitglieder waren. Versichert sind aber nicht nur diese Beitragszahler, sondern auch deren Kinder und Ehepartner ohne eigenes Arbeitseinkommen. Außerdem gibt es freiwillig Versicherte.

Solidar- und Sachleistungsprinzip. Eine Grundidee der Gesetzlichen Krankenversicherung ist das Solidarprinzip: Anders als bei der Rentenversicherung richtet sich die Leistung nicht nach der Höhe der Beiträge, sondern nach den Erfordernissen des Krankheitsfalles. Auch mit dem geringsten Beitrag erhält ein Mitglied bei Krankheit alle nötigen Leistungen. Eine weitere Grundidee ist das Sachleistungsprinzip: Die Versicherung bezahlt die Leistungserbringer, zum Beispiel Krankenhäuser, Ärzte und Apotheken, für ihre Leistungen. Die Versicherten erhalten dagegen typischerweise kein Geld, um selbst Gesundheitsleistungen erwerben zu können. Die rechtlichen Verhältnisse zwischen der Gesetzlichen Krankenversicherung und den Leistungserbringern richten sich nach dem Sozialrecht und nicht nach dem Zivilrecht.

Beitragshöhe. Im Jahr 2016 betrug der allgemeine Beitragssatz für die Gesetzliche Krankenversicherung 14,6 Prozent vom Bruttoeinkommen. Dieser Beitrag muss jeweils zur Hälfte vom Arbeitnehmer und vom Arbeitgeber an die Gesetzliche Krankenversicherung gezahlt werden. Hinzu kommt ein als Prozentsatz ausgewiesener Zusatzbeitrag, der sich zwischen den Versicherungen unterscheidet und nur vom Arbeitnehmer zu tragen ist. Dies soll den Wettbewerb zwischen den Versicherungen ankurbeln. Außerdem unterscheiden sich die Versicherungen in einigen Leistungen, die sie aufgrund ihrer Satzungen anbieten, und im Service. Die Hauptleistungen im Krankheitsfall sind jedoch bei allen Anbietern gleich. Im Jahr 2016 betrug die Beitragsbemessungsgrenze 50.850,– Euro pro Jahr. Auf darüber hinausgehende Einkommen werden keine Beiträge erhoben.

Freiwillige Krankenversicherung. Eine weitere wichtige Größe in der Gesetzlichen Krankenversicherung ist die Versicherungspflichtgrenze. Im Jahr 2016 betrug diese 56.250,– Euro pro Jahr. Wer als Angestellter mehr verdient, muss nicht Mitglied in der Gesetzlichen Krankenversicherung sein. Unabhängig vom Einkommen müssen auch Selbstständige dort nicht Mitglied sein. Wer als Mitglied nicht mehr unter diese Pflicht fällt, kann freiwillig Mitglied der Gesetzlichen Krankenversicherung bleiben. Wer ausgeschieden ist, kann in der Regel jedoch nur wieder Mitglied werden, wenn durch ein Angestelltenverhältnis eine Pflichtmitgliedschaft entsteht.

Private Krankenversicherung. Wer nicht Mitglied in einer Gesetzlichen Krankenversicherung ist, kann einen Vertrag mit einer Privaten Krankenversicherung abschließen. Dabei sind verschiedene Vertragsinhalte möglich, für die unterschiedliche Beiträge zu zahlen sind. Der Umfang der Leistungen kann dabei größer sein als bei der Gesetzlichen Krankenversicherung. Im Gegensatz zur Gesetzlichen Krankenversicherung hängen die Beiträge nicht vom Einkommen, sondern vom individuellen Krankheitsrisiko und damit auch vom Lebensalter bei Abschluss des Vertrages ab. Die Beiträge werden so kalkuliert, dass in jungen Jahren Geld für höhere Ausgaben im Alter angespart wird. Dennoch steigen die Beiträge im Laufe des Lebens. Anders als bei der Gesetzlichen Krankenversicherung zahlen die Versicherten der Privaten Krankenversicherungen ihre Rechnungen bei Krankenhäusern, Ärzten und anderen Leistungserbringern zunächst selbst und erhalten das

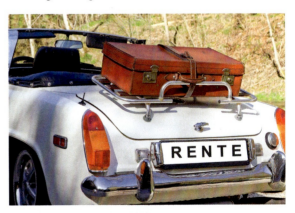

◦ **Abb. 2.12** Wer sich für den Ruhestand finanziell absichern möchte, kann zusätzlich zur staatlichen Altersvorsorge auch eine private Rentenversicherung abschließen.

Geld später von der Versicherung erstattet. Darum sind privat Versicherte üblicherweise auch in Apotheken Selbstzahler.

2.4.3 Pflegeversicherung

Die Gesetzliche Pflegeversicherung wurde 1995 als eigenständige Institution geschaffen, weil die Finanzierung der Pflege für immer mehr ältere Menschen zu einer gesellschaftlichen Herausforderung geworden ist. Allerdings ist die Pflegeversicherung weiterhin **an die Gesetzliche Krankenversicherung gekoppelt**. Sie betrifft dieselben Mitglieder und wird von denselben Versicherern angeboten.

Beitragshöhe. Im Jahr 2016 betrug der Beitragssatz 2,35 Prozent, die sich je zur Hälfte auf Arbeitnehmer und Arbeitgeber verteilen (mit einer Ausnahme in Sachsen). Kinderlose Versicherte im Alter ab 23 Jahren müssen 0,25 Prozent Zusatzbeitrag zahlen.

Einteilung in Pflegegrade. Um die Leistungen zu bestimmen, wird die Pflegebedürftigkeit in die Pflegegrade 1 bis 5 eingeteilt. Die Pflegegrade wurden mit der Pflegestufen-Reform 2017 als Ersatz für die zuvor verwendeten Pflegestufen eingeführt. Mit der Reform wurden die Anforderungen von Demenzkranken stärker berücksichtigt. Der Pflegebedürftige kann zwischen Sachleistungen bei der Versorgung in einem Heim oder durch einen Dienstleister und Geldleistungen wählen.

> **Achtung** Privat Krankenversicherte sind zum Abschluss einer Pflegeversicherung im Umfang der gesetzlichen Mindestabsicherung verpflichtet.

Neben der verpflichtenden Pflegeversicherung können zusätzliche Versicherungen für den Pflegefall abgeschlossen werden, deren Prämien sich nach dem Risiko richten.

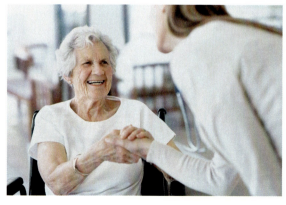

○ **Abb. 2.13** Die Pflegeversicherung tritt für Kosten ein, die durch eine Pflegebedürftigkeit entstehen.

2.4.4 Arbeitslosenversicherung

Die Gesetzliche Arbeitslosenversicherung wurde 1927 eingeführt. **Pflichtversichert sind nur Arbeitnehmer.** Sie erhalten bei Arbeitslosigkeit Leistungen zur Arbeitsförderung und für ein Jahr Arbeitslosengeld. Im Gegensatz zu Sozialleistungen bei längerer Arbeitslosigkeit besteht auf diese Leistungen ein Anspruch aufgrund der Beitragszahlung unabhängig von der persönlichen Bedürftigkeit, also unabhängig vom vorhandenen Vermögen oder von der Versorgung durch Angehörige.

Beitragshöhe. Im Jahr 2016 betrug der Beitrag drei Prozent vom Einkommen, jeweils zur Hälfte vom Arbeitnehmer und vom Arbeitgeber.

2.4.5 Unfallversicherung

Die Gesetzliche Unfallversicherung wurde 1884 als zweite Gesetzliche Sozialversicherung eingeführt. Die Absicherung für Unfälle war eine wesentliche Motivation für die Sozialversicherung. Die heutige Gesetzliche Unfallversicherung zahlt Behandlungen bei Arbeitsunfällen und Berufskrankheiten sowie Berufsunfähigkeitsrenten in solchen Fällen. Bei Berufsunfällen sind also die Kranken- und Rentenversicherung nicht zuständig. Die Leistungen der Unfallversicherung sind umfangreicher als in der Kranken- und Rentenversicherung bei nicht berufsbedingten Fällen.

Beitragszahler. Die Finanzierung der Unfallversicherung bildet einen Sonderfall, denn Beiträge zahlen hier nur die Arbeitgeber an den jeweils für sie zuständigen Träger der Gesetzlichen Unfallversicherung. Dies sind insbesondere die Berufsgenossenschaften und die Unfallkassen der Länder und einiger staatlicher Institutionen. Für Apotheken ist die Berufsgenossenschaft für Gesundheitsdienst und Wohlfahrtspflege (BGW) zuständig.

Beitragshöhe. Die Höhe der Beiträge hängt von den Gefahren der jeweiligen Tätigkeiten ab. Auch Selbstständige können sich freiwillig in der Gesetzlichen Unfallversicherung absichern. Schüler und Studenten sind beim Besuch der Schule oder Hochschule ebenfalls über die Unfallversicherung abgesichert.

2.5 Wer arbeitet, zahlt Steuern

Die Unterschiede zwischen dem vereinbarten Bruttogehalt eines Arbeitnehmers und dem tatsächlich ausgezahlten Nettobetrag erklären sich teilweise durch die oben erwähnten Sozialabgaben. Ein anderer Teil des Unterschiedes ergibt sich aus den Steuern. Solange Sie noch PKA-Auszubildende/-Auszubildender sind, fallen auf Ihr geringes Gehalt meistens keine Steuern an, aber spätestens nach dem Ende der Ausbildung müssen PKA auf ihr Gehalt Steuern zahlen. Dies sind die **Einkommensteuer**, der **Solidaritätszuschlag** und die **Kirchensteuer**, sofern der Steuerpflichtige einer Religionsgemeinschaft angehört, die sich über die Kirchensteuer finanziert. Diese Steuern betreffen alle in Deutschland steuerpflichtigen Personen, die ein Einkommen erzielen, das einen gewissen Mindestbetrag übersteigt. Dies ist unabhängig davon, ob das Einkommen aus Arbeit, aus Vermietung oder Verpachtung, aus Kapitalvermögen oder auf andere Weise erzielt wird. Für Einkünfte aus Angestelltentätigkeit gilt allerdings die Besonderheit, dass die Steuern bereits bei der Gehaltsabrechnung abgezogen und vom Arbeitgeber an das Finanzamt abgeführt werden. In anderen Fällen ergibt sich die zu zahlende Steuer erst aus der Einkommensteuererklärung, die der Steuerpflichtige im folgenden Jahr abgibt.

> **Definition** Ebenso wie natürliche Personen müssen auch Unternehmen Steuern bezahlen. Die Steuer auf das Einkommen von Unternehmen mit eigener Rechtspersönlichkeit heißt **Körperschaftssteuer**.

Bei Personengesellschaften oder Einzelunternehmen wie Apotheken sind jedoch nicht die Unternehmen, sondern deren Inhaber steuerpflichtig und zahlen Einkommensteuer, Solidaritätszuschlag und Kirchensteuer wie Angestellte.

Für Gewerbebetriebe muss, unabhängig von der Rechtsform, Gewerbesteuer bezahlt werden (▶ Kap. 13.1.2). Dies betrifft auch Apotheken, weil der Handel mit Arzneimitteln und anderen Waren ein Handelsgewerbe ist.

Neben diesen Steuern, die auf Einkommen erhoben werden, gibt es viele andere Steuern, die beim An- oder Verkauf von Waren fällig werden. Die wichtigste dieser Steuern ist die Mehrwertsteuer (▶ Kap. 13.1.1). Hinzu kommen Steuern auf bestimmte Güter wie Mineralölsteuer, Branntweinsteuer oder Tabaksteuer. In diesem Kapitel werden jedoch nur die Steuern auf das Einkommen von Personen näher betrachtet.

2.5.1 Einkommensteuer

Die Einkommensteuer wird auf das Einkommen natürlicher Personen erhoben. Dazu werden die Einkommen aller Art zusammengezählt. Dies sind insbesondere Einkünfte aus selbstständiger oder unselbstständiger Arbeit, aus einem Gewerbebetrieb (beispielsweise einer Apotheke), aus Vermietung und Verpachtung oder aus Kapitalvermögen. Von der Summe können verschiedene Freibeträge, Sonderausgaben und andere Belastungen abgezogen werden. Dafür gibt es zahlreiche Detailregelungen, die immer wieder geändert werden. Daraus ergibt sich das **zu versteuernde Einkommen**. Auf dieses Einkommen wird der Einkommensteuertarif angewendet.

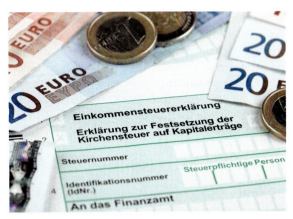

○ **Abb. 2.14** Steuern sind die wichtigste Einnahmequelle des Staates.

Steuerhöhe. Bis zum Grundfreibetrag muss keine Steuer bezahlt werden. Für die darüber hinaus gehenden Beträge müssen immer höhere Prozentsätze als Steuer entrichtet werden. Auf höhere Einkommen müssen daher bis zu einer gewissen Grenze nicht nur (absolut) mehr Steuern, sondern auch (relativ) höhere Steuersätze gezahlt werden. Zur Berechnung der Einkommensteuer muss der Steuerpflichtige im Folgejahr eine **Einkommensteuererklärung** abgeben. Daraufhin erlässt das Finanzamt einen **Einkommensteuerbescheid**, aus dem die zu zahlende Steuer hervorgeht. Da die Steuer so nur mit erheblicher Verzögerung ermittelt werden kann, müssen Vorauszahlungen auf die zu erwartende Steuerschuld geleistet werden.

Eine Ausnahme von der beschriebenen Vorgehensweise bilden **Kapitalerträge**. Für diese muss sofort eine Abgeltungssteuer gezahlt werden, mit der die Steuerschuld dann allerdings unabhängig von der Höhe des sonstigen Einkommens erfüllt („abgegolten") ist.

Lohnsteuer. Eine weitere Ausnahme bildet die Lohnsteuer. Diese wird auf die Einkommen von Arbeitnehmern aus ihrer unselbstständigen Arbeit abgeführt. Dies ist keine eigenständige Steuer, sondern nur eine Erhebungsform für die Einkommensteuer. Dabei führt der Arbeitgeber die fällige Steuer des Arbeitnehmers an das Finanzamt ab, sodass der Arbeitnehmer nur den versteuerten Betrag ausgezahlt bekommt. Hierfür werden die grundlegenden steuerrelevanten Tatsachen berücksichtigt. Dies sind insbesondere der Familienstand, die Zahl der Kinder, die Religionszugehörigkeit und vorhersehbare steuermindernde Kosten, beispielsweise

Kosten für die Fahrt zur Arbeit. Auf diese Weise kann die zu zahlende Steuer allerdings nur vorläufig ermittelt werden. Weitere steuerrelevante Tatsachen, die sich möglicherweise erst später ergeben, werden nach dem Jahresende im **Lohnsteuerjahresausgleich** berücksichtigt. Wenn der Steuerpflichtige neben dem Gehalt auch andere Einkünfte hat, muss eine Einkommensteuererklärung abgegeben werden.

2.5.2 Solidaritätszuschlag

Der Solidaritätszuschlag ist eine Ergänzungsabgabe, die als Prozentsatz auf die Einkommensteuer erhoben wird. Bei Angestellten wird er gemeinsam mit der Lohnsteuer abgeführt.

2.5.3 Kirchensteuer

Die großen Religionsgemeinschaften in Deutschland finanzieren sich über die Kirchensteuer. Sie wird als Prozentsatz auf die Einkommensteuer erhoben. Obwohl der Steuersatz für alle Kirchenmitglieder gleich hoch ist, ist damit auf höhere Einkommen eine (absolut und relativ) höhere Steuer zu zahlen. Denn dies ergibt sich aus der Höhe der Einkommensteuer. Die Kirchensteuer muss nur von Mitgliedern der jeweiligen Religionsgemeinschaft gezahlt werden.

2.6 Datenschutz und Schweigepflicht

In jeder Apotheke fallen Tag für Tag verschiedene persönliche Daten an, die geschützt werden müssen. Der Datenschutz wird insbesondere durch die allgemeinen Bestimmungen des **Bundesdatenschutzgesetzes** (BDSG) geregelt. Zudem drohen strafrechtliche Sanktionen bei Verletzung der **Schweigepflicht**. Grundsätzliches zum Datenschutz und der Schweigepflicht erfahren Sie im folgenden Abschnitt.

2.6.1 Datenschutz in der Apotheke

→ **Definition** Der Datenschutz hat in erster Linie das Ziel, personenbezogene Daten vor dem Zugriff Unbefugter zu schützen. Dahinter steht der Gedanke, dass jeder Mensch selbst über die Erhebung und Verarbeitung seiner persönlichen Daten bestimmen darf.

In der Apotheke gehört der Umgang mit personenbezogenen Daten zum Alltag – und damit auch der Daten-

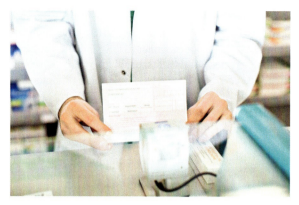

○ **Abb. 2.15** Rezepte enthalten sensible Daten, die nicht in die Hände Unbefugter gelangen dürfen.

schutz. Denken Sie allein an Rezepte: Sie enthalten den Namen, das Geburtsdatum, die Anschrift, den Versicherungsträger und natürlich die verschriebenen Medikamente, wobei letztere wiederum Rückschlüsse auf mögliche Krankheiten zulassen. Bei der Versorgung von Heim- und Krankenhauspatienten, der Erstellung von jährlichen Zuzahlungsbelegen, der Nutzung von Kundenkarten oder Bonuspunkt-Systemen sowie bei der Verwendung von Gesundheitskarten mit Speicherchips – immer geht es um personenbezogene Daten. Nicht gemeint sind dagegen rein statistische Datensammlungen, die etwa durch Anonymisierung keinen Rückschluss auf einzelne Personen zulassen.

Den Schutz der personenbezogenen Daten will der Gesetzgeber durch die Regelungen zum Datenschutz sicherstellen. Dabei spielt es im Übrigen keine Rolle, in welchem Verhältnis die betroffene Person zum jeweiligen Unternehmen steht: Personenbezogene Daten von Kunden sind ebenso von diesem Schutz erfasst wie die Daten der Mitarbeiter.

Das Bundesdatenschutzgesetz regelt den Datenschutz für sogenannte nicht-öffentliche Stellen, soweit sie personenbezogene Daten verarbeiten, nutzen oder erheben. Zu ihnen zählen auch Apotheken, die beispielsweise beim Verkauf von Arzneimitteln oder anderen Waren mithilfe eines Kassensystems derartige Daten verarbeiten. Darüber hinaus finden sich datenschutzrechtliche Regelungen in weiteren Gesetzen, die für ihren jeweiligen Anwendungsbereich speziellere Regelungen enthalten.

Bundesdatenschutzgesetz

Das BDSG untersagt es grundsätzlich, personenbezogene Daten zu erheben, zu verarbeiten oder zu nutzen. Erlaubt ist dies nur in den Fällen, die im BDSG oder einer anderen Rechtsvorschrift ausdrücklich genannt sind. Sofern es eine solche staatliche Erlaubnis nicht gibt, dürfen personenbezogene Daten nur dann genutzt werden, wenn der Betroffene freiwillig und ausdrücklich – in der

Regel schriftlich – zur konkreten Verwendung eingewilligt hat. Diese Einwilligung ist jederzeit widerrufbar.

Datenschutzbeauftragter. Apotheken, die personenbezogene Daten automatisiert – das heißt, unter Einsatz von Datenverarbeitungsanlagen, also EDV-gestützt – in einem Maß, das über die reguläre Rezeptabrechnung hinausgeht, erheben, verarbeiten oder nutzen, müssen einen **Beauftragten für den Datenschutz** benennen. Das gilt nur für Apotheken, in denen mehr als neun Personen ständig mit der automatisierten Datenverarbeitung beschäftigt sind (Teilzeitbeschäftigte werden voll mitgezählt). Wenn die Datenverarbeitung nicht automatisiert, sondern auf andere Weise erfolgt und damit in der Regel mindestens 20 Personen beschäftigt sind, muss ebenfalls ein Datenschutzbeauftragter benannt werden.

Für die Funktion des Datenschutzbeauftragten kommt sowohl ein Mitarbeiter der Apotheke als auch ein externer Dienstleister in Betracht. Der Datenschutzbeauftragte hat darüber zu wachen, dass die Daten nur bestimmungsgemäß verwendet und Maßnahmen zu ihrer sicheren Verwahrung getroffen werden.

Apothekenspezifische Bestimmungen

Dokumentationspflicht. Für Apotheken sind außerdem spezielle Bestimmungen zum Datenschutz relevant. Die Apothekenbetriebsordnung etwa verlangt im Fall des Erwerbs und der Abgabe von Blutzubereitungen, Sera aus menschlichem Blut, Zubereitungen aus anderen Stoffen menschlicher Herkunft und gentechnisch hergestellten Plasmaproteinen zur Behandlung von Hämostasestörungen sowie von Arzneimitteln mit den Wirkstoffen Lenalidomid, Pomalidomid oder Thalidomid zum Zwecke der Rückverfolgung explizit die Aufzeichnung bestimmter Daten (unter anderem Angaben zum Patienten, dem Lieferanten und dem verschreibenden Arzt).

Die Berufsordnungen für Apotheker und Apothekerinnen enthalten ebenfalls einen Abschnitt zum Datenschutz. Überwiegend handelt es sich um den Hinweis, dass die Erhebung, Speicherung und Nutzung patientenbezogener Daten sowie die Weitergabe derselben an Dritte der vorherigen schriftlichen Einwilligung des Betroffenen bedarf, sofern dies nicht laut BDSG oder anderen Ermächtigungsgrundlagen zulässig ist oder von gesetzlichen Bestimmungen gefordert wird.

Maßnahmen in der Apotheke

In der Apotheke sollten diese Grundregeln des Datenschutzes in allen Bereichen des Betriebs beachtet und gegebenenfalls erforderliche technisch-organisatorische Maßnahmen – in der Regel vom Datenschutzbeauftragten – ergriffen werden.

> **Mögliche Datenschutz-Maßnahmen:**
> - Diskretionszonen einrichten (Empfangs-, Warte-, Bedienungsbereich),
> - Mithörmöglichkeit anderer Patienten verhindern (Beratung, Telefon),
> - Telefax und Bildschirme blickgeschützt aufstellen bzw. Blickschutz anbringen,
> - Computer mit einem Passwort sichern,
> - Unterlagen nicht offen herumliegen lassen und sicher aufbewahren,
> - korrekte Unterlagenvernichtung sicherstellen,
> - Kunden, deren Daten gespeichert werden sollen, Einwilligung unterschreiben lassen.

Eine wichtige Vorsichtsmaßnahme betrifft den **Schutz vor Datenverlust bzw. deren unbefugte Einsichtnahme** über das Internet: Würmer (Programme, die sich vor allem über Anhänge von E-Mails einschleichen und zum Beispiel das Adressbuch des befallenen Rechners abgreifen), Viren (Störprogramme aller Art, die man sich häufig durch das Herunterladen von Programmen, infizierte Datenträger oder über einen E-Mail-Anhang einfängt), Trojaner (Programme, die scheinbar nützlich

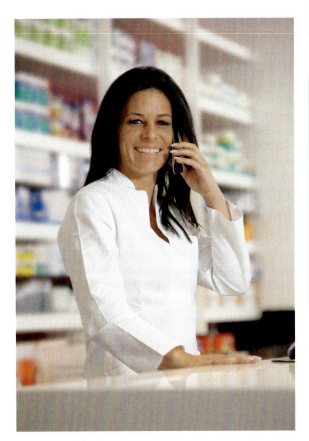

Abb. 2.16 Bei Telefonaten sollte man darauf achten, dass andere Patienten nicht mithören können.

sein sollen, im Hintergrund aber eine andere Funktion erfüllen) und Spyware (Programme, die Daten, Passwörter und Zugangscodes ausspähen) stellen eine nicht zu unterschätzende Gefahr dar. Die Apotheken-EDV muss daher durch entsprechende Software, die stets auf dem aktuellen Stand zu halten ist, vor einem unberechtigten Zugriff von außen abgesichert werden. Eine **Firewall** verhindert einen unerwünschten Netzwerkzugriff. **Virenschutzprogramme** erkennen, blockieren und beseitigen schädliche Software.

2.6.2 Schweigepflicht in der Apotheke

Apothekenleiter und Apothekenpersonal sind zur Verschwiegenheit über das, was ihnen in Ausübung ihres Berufs bekanntgeworden ist, verpflichtet. Das **Strafgesetzbuch** (StGB) enthält einen eigenen Paragrafen „Verletzung von Privatgeheimnissen", der die unbefugte Offenbarung eines anvertrauten oder bekanntgewordenen persönlichen oder Betriebs- oder Geschäftsgeheimnisses unter Strafe stellt.

> **Achtung** Auch PKA haben **Stillschweigen über alle Geschäftsvorgänge** in der Apotheke zu wahren – gegenüber jedermann.

Das betrifft einerseits Informationen über Kunden der Apotheke, beispielsweise deren Erkrankungen oder eingenommenen Arzneimittel. Andererseits unterliegen auch Kenntnisse zum Betrieb selbst dieser Verschwiegenheitspflicht, etwa über die Höhe des Apothekenumsatzes, über Schulden, Löhne und über Gehälter der Apothekenmitarbeiter.

Der Paragraf „Verletzung des **Briefgeheimnisses**" untersagt zudem, ohne Erlaubnis einen verschlossenen Brief oder ein verschlossenes Schriftstück, das für jemand anderen bestimmt ist, zu öffnen. Sowohl die Verletzung der Schweigepflicht als auch die Verletzung des Briefgeheimnisses sind nur dann strafbar, wenn sie vorsätzlich begangen werden.

Auch die **Berufsordnungen der Landesapothekerkammern** enthalten einen Abschnitt zur Verschwiegenheit. Zumeist wird darin auf das StGB verwiesen und untersagt, unbefugt das Geheimnis eines anderen zu offenbaren. Zudem werden Apothekerinnen und Apotheker häufig verpflichtet, alle unter ihrer Leitung tätigen Personen, die nicht der apothekerlichen Berufsordnung unterliegen, über die gesetzliche Pflicht zur Verschwiegenheit zu belehren und dies schriftlich festzuhalten. Teilweise erfolgt diese Belehrung im Arbeitsvertrag.

Ausnahmesituationen. Es gibt jedoch auch Fälle, in denen die Verschwiegenheit gebrochen werden kann, etwa im Fall eines rechtfertigenden Notstands: Wenn ein höherwertiges Rechtsgut akut gefährdet ist. Das ist dann der Fall, wenn die Verletzung der Schweigepflicht geeignet und angemessen ist, eine drohende Gefahr abzuwenden, und das zu schützende Rechtsgut den damit verbundenen Vertrauensbruch deutlich überwiegt. Bricht beispielsweise eine langjährige Patientin in der Apotheke zusammen, darf das Apothekenpersonal den herbeigerufenen Notarzt unter Umständen über den zu hohen Blutdruck, die Dauermedikation bzw. den der Apotheke bekannten Allergiestatus der Kundin informieren.

2.7 Sicherheit ist das A und O

Bei der Arbeit in der Apotheke ist es wichtig, umsichtig zu handeln und so nicht nur auf sich selbst, sondern auch auf den Schutz anderer zu achten. Dabei spielen Themen wie Arbeitssicherheit und der Schutz vor Gefahren eine wichtige Rolle.

2.7.1 Arbeitssicherheit und Gesundheitsschutz sind Pflicht

An jedem Arbeitsplatz, auch in der Apotheke, kann es zu Unfällen oder Gefährdungen der Gesundheit kommen. Der Arbeitgeber ist gesetzlich verpflichtet, Arbeitsplätze und Arbeitsabläufe so sicher wie möglich zu gestalten, um die Gesundheit seiner Mitarbeiter zu schützen. Die Grundpflichten des Arbeitgebers sind im Arbeitsschutzgesetz festgelegt. Arbeitssicherheit und Gesundheitsschutz ist im **Sozialgesetzbuch Sieben – Gesetzliche Unfallversicherung (SGB VII)** festgeschrieben. Im SGB VII befindet sich auch die gesetzliche Grundlage für die Berufsgenossenschaften. Jedes Unternehmen muss Mitglied in der für es zuständigen Berufsgenossenschaft sein. Durch diese Mitgliedschaft sind alle Beschäftigten des Unternehmens im Schadensfall versichert.

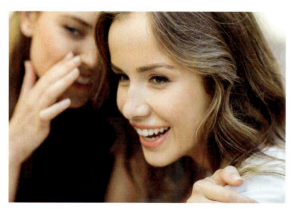

Abb. 2.17 Apothekenmitarbeiter dürfen nicht über patientenbezogene Daten sprechen – auch nicht mit Familienmitgliedern und Freunden.

Für Apotheken zuständig ist die **Berufsgenossenschaft für Gesundheitsdienst und Wohlfahrtspflege**, kurz BGW. Die BGW ist als gewerbliche Berufsgenossenschaft ein Bestandteil der gesetzlichen Unfallversicherung. Als Körperschaft des öffentlichen Rechts führt sie die ihr gesetzlich übertragenen Aufgaben in eigener Verantwortung unter staatlicher Aufsicht durch. Die vorrangige Aufgabe der BGW ist die Verhütung (=Prävention) von Arbeitsunfällen, Berufskrankheiten und arbeitsbedingten Gesundheitsgefahren. Im Schadensfall gewährleistet die BGW optimale medizinische Behandlung sowie angemessene Entschädigung und sorgt dafür, dass ihre Versicherten wieder am beruflichen und gesellschaftlichen Leben teilhaben können.

Die BGW ist für knapp acht Millionen Versicherte in rund 630.000 Unternehmen zuständig und gehört damit zu Deutschlands größten Berufsgenossenschaften. Seit 1947 ist der Sitz der BGW in Hamburg.

> **Praxistipp** Informationen zur BGW finden Sie im Internet unter www.bgw-online.de. Sie können auf der Homepage der BGW im „Branchenportal" die „Pharmazie" auswählen und dort Broschüren und Informationen herunterladen, die sich speziell mit dem Gesundheitsschutz in der Apotheke beschäftigen.

2.7.2 Gefahren erkennen und beurteilen

Auch für kleine Betriebe hat es sich bewährt, sich über mögliche Gefahren am Arbeitsplatz Gedanken zu machen. Eine sorgfältige **Gefährdungsbeurteilung** bietet eine gute Möglichkeit, zur Qualitätssicherung in der Apotheke beizutragen, Arbeitsabläufe zu verbessern und dadurch wirtschaftlich zu arbeiten.

Grundsätzlich sind der Arbeitsschutz und das Ergreifen von Maßnahmen zum Gesundheitsschutz in einem Betrieb Chefsache. Allerdings sind die Mitarbeiter eines Betriebes verpflichtet, sich aktiv am Arbeits- und Gesundheitsschutz zu beteiligen. Der Apothekenleiter kann einzelne Aufgaben durchaus an zuverlässige und fachkundige Mitarbeiter der Apotheke delegieren. Er muss seinen Auftrag schriftlich erteilen und die Verantwortungsbereiche genau definieren.

Gefährdungen feststellen

Wie werden nun Gefährdungen von Sicherheit und Gesundheit am Arbeitsplatz festgestellt? Die Berufsgenossenschaft BGW hält eine Broschüre mit dem Namen „BGWcheck – Gefährdungsbeurteilung in Apotheken" bereit, die man sich im Internet herunterladen kann (www.bgw-online.de). Diese enthält praktische Arbeitsblätter, die auf die Apotheke abgestimmt sind. Die nachfolgend beschriebene Vorgehensweise für die Apotheke ist in der genannten Broschüre ausführlich und mit Beispielen dargestellt.

Zunächst listet man die einzelnen **Arbeitsbereiche** auf, zum Beispiel Offizin, PKA-Arbeitsplatz, Rezepturbereich, Labor, Vorratsraum. Dann benennt man die **typischen Tätigkeiten**, die in den einzelnen Arbeitsbereichen erfolgen, zum Beispiel in der Offizin Beratung und Verkauf, im Rezepturbereich die Herstellung von Rezepturen und Defekturen, im Labor die Untersuchung von Ausgangsstoffen, im Vorratsraum das Befüllen von Regalen.

Nun geht es darum, mögliche Gefährdungen zu erkennen. Am besten geht man dazu in die einzelnen Arbeitsbereiche hinein und befragt die dort tätigen Mitarbeiter, welche Belastungen und Gefährdungen bei ihrer Tätigkeit auftreten können. Der Apothekenleiter ist verpflichtet, an jeder Stelle genau hinzuschauen und nachzuhaken, ob es Mängel gibt, Ursache für einen Arbeitsunfall sein können.

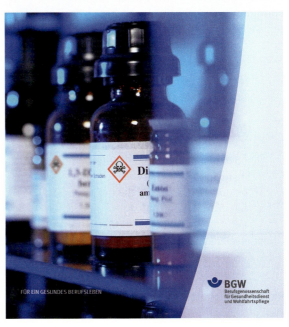

○ **Abb. 2.18** Die Broschüre „BGWcheck – Gefährdungsbeurteilung in Apotheken" kann man kostenlos auf der Internetseite der Berufsgenossenschaft BGW herunterladen.

Jeder Unternehmer kann sich bei allen Fragen rund um die Gefährdungsbeurteilung und die Unfallverhütung von einer Fachkraft für Arbeitssicherheit beraten lassen. Anlaufstellen sind die Berufsgenossenschaft und andere staatliche Aufsichtsstellen zum Beispiel das Amt für Arbeitsschutz. Die Broschüre „BGWcheck – Gefährdungsbeurteilung in Apotheken" hält eine Adressenliste bereit.

> **Praxistipp** In jeder Apotheke gibt es Unterlagen, die man nutzen kann, um Gefährdungen und Belastungen für die Gesundheit vorausschauend zu ermitteln.
> Zu diesen Unterlagen gehören:
> - Betriebsanweisungen von Geräten,
> - Dokumentationen zum Qualitätsmanagement,
> - Dokumentationen von Geräteprüfungen,
> - Gefahrstoffverzeichnisse,
> - aktuelle Sicherheitsdatenblätter,
> - Hygienepläne.

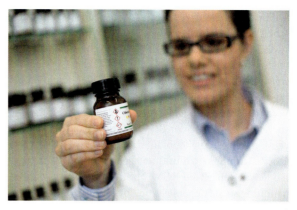

Abb. 2.19 Beim Umgang mit Gefahrstoffen ist besondere Vorsicht geboten. Deshalb müssen in der Apotheke Schutzmaßnahmen festgelegt werden.

Risiken abschätzen

Hat man mögliche Gefährdungen festgestellt und aufgelistet, muss der Apothekenleiter eine Risikoabschätzung vornehmen. Zwei Fragen sind zu beantworten: Wie wahrscheinlich ist es, dass ein Unfall passiert? Und wie gravierend wären die Folgen? Für jedes Risiko muss dann ein Ziel gesetzt und schriftlich formuliert werden. Die Einstufung erfolgt in **drei Risikoklassen**:
- Nicht akzeptable Risiken – Risikoklasse 3
- Langfristig nicht tolerable Risiken – Risikoklasse 2
- Akzeptable allgemeine Lebensrisiken – Risikoklasse 1

Beispiele für Risikoklasse 3. Im Umgang mit Blut kann man sich mit HIV oder Hepatitis infizieren, beschädigte elektrische Geräte oder eine aus der Wand hängende Steckdose können zu Stromunfällen führen.

Beispiele für Risikoklasse 2. Inhaltsstoffe von Reinigungs- und Desinfektionsmitteln können die Haut schädigen und sensibilisieren, ungünstige Lichtverhältnisse in der Offizin können die Augen belasten, Reflexionen und Spiegelungen erschweren die Arbeit am Bildschirm.

Beispiele für Risikoklasse 1 (aber im Einzelfall zu prüfen!). Das Raumklima kann die Atemwege schädigen, bei der Arbeit in Beratung und Verkauf kann man seine Haut schädigen oder sich mit Erkältungsviren anstecken. Auch wenn keine Stolperfallen bestehen, kann man auf jedem Fußboden ausrutschen und stürzen.

Für jedes nicht akzeptable bzw. langfristig nicht tolerable Risiko muss anschließend ein Ziel gesetzt werden: Wie viel Sicherheit soll erreicht werden – und bis wann? Ziele und Termine sind schriftlich festzuhalten. Die Zielvorstellung sollte realistisch und für alle Beteiligten akzeptabel sein.

Gefahrstoffe

Der Umgang mit giftigen, ätzenden, krebserzeugenden oder auch explosiven und entzündbaren Stoffen und Zubereitungen gehört für Apothekenmitarbeiter zur täglichen Arbeit. Die Folgen eines nachlässigen Umgangs mit diesen Substanzen können gesundheitsschädigend, zum Teil sogar tödlich sein. Um sowohl die Arbeitnehmer als auch die Umwelt bei Tätigkeiten mit Gefahrstoffen vor Schädigungen zu schützen, wurde die Verordnung zum Schutz vor Gefahrstoffen (Gefahrstoffverordnung, GefStoffV) erlassen.

Gefährdungsbeurteilung und Schutzmaßnahmen. Die GefStoffV verpflichtet den Apothekenleiter beispielsweise, eine Gefährdungsbeurteilung vorzunehmen und Schutzmaßnahmen festzulegen, um die Mitarbeiter bei Tätigkeiten mit Gefahrstoffen zu schützen. Die Anforderungen an eine Gefährdungsbeurteilung werden in § 6 GefStoffV beschrieben.

> **§ 6 Gefahrstoffverordnung**
>
> Informationsermittlung und Gefährdungsbeurteilung
> (1) Im Rahmen einer Gefährdungsbeurteilung als Bestandteil der Beurteilung der Arbeitsbedingungen nach § 5 des Arbeitsschutzgesetzes hat der Arbeitgeber festzustellen, ob die Beschäftigten Tätigkeiten mit Gefahrstoffen ausüben oder ob bei Tätigkeiten Gefahrstoffe entstehen oder freigesetzt werden können. Ist dies der Fall, so hat er alle hiervon ausgehen-

den Gefährdungen der Gesundheit und Sicherheit der Beschäftigten unter folgenden Gesichtspunkten zu beurteilen:
1. gefährliche Eigenschaften der Stoffe oder Gemische, einschließlich ihrer physikalisch-chemischen Wirkungen,
2. Informationen des Lieferanten zum Gesundheitsschutz und zur Sicherheit insbesondere im Sicherheitsdatenblatt,
3. Art und Ausmaß der Exposition unter Berücksichtigung aller Expositionswege; dabei sind die Ergebnisse der Messungen und Ermittlungen nach § 7 Absatz 8 zu berücksichtigen,
4. Möglichkeiten einer Substitution,
5. Arbeitsbedingungen und Verfahren, einschließlich der Arbeitsmittel und der Gefahrstoffmenge,
6. Arbeitsplatzgrenzwerte und biologische Grenzwerte,
7. Wirksamkeit der ergriffenen oder zu ergreifenden Schutzmaßnahmen,
8. Erkenntnisse aus arbeitsmedizinischen Vorsorgeuntersuchungen nach der Verordnung zur arbeitsmedizinischen Vorsorge.

Welche Gefährdung von Arzneistoffen, Laborchemikalien und brennbaren Flüssigkeiten ausgeht, steht in den zugehörigen Sicherheitsdatenblättern, die zu jedem Gefahrstoff in der aktuellen Version in der Apotheke (als Papierausdruck oder elektronisch) vorliegen müssen. Dort findet man auch alle Angaben über notwendige Schutzmaßnahmen bei Lagerung, Handhabung und Transport.

Eine solche Gefährdungsbeurteilung muss unbedingt dokumentiert werden, bevor ein Apothekenmitarbeiter die Tätigkeit zum ersten Mal aufnimmt. Dabei sind anzugeben:
- die mögliche Gefährdung am Arbeitsplatz (inhalative, dermale und physikalisch-chemische Gefahr),
- Ergebnis der Substitutionsprüfung,
- durchzuführende Schutzmaßnahmen,
- Ermittlungsergebnisse über die Einhaltung der Arbeitsplatzgrenzwerte.

Die Gefährdungsbeurteilung darf nur von fachkundigen Personen durchgeführt werden. Sie ist regelmäßig zu überprüfen und bei Bedarf zu aktualisieren. Abhängig von den ermittelten Gefährdungen und deren Beurteilung müssen gegebenenfalls zusätzliche Schutzmaßnahmen festgelegt werden, an die sich alle Mitarbeiter halten müssen (▶ Kap. 2.7.3).

Gefahrstoffverzeichnis. Des Weiteren muss der Arbeitgeber gemäß § 6 Abs. 12 GefStoffV ein Gefahrstoffverzeichnis erstellen, in dem alle potenziell gefährlichen Arbeitsstoffe erfasst werden, die im Betrieb vorhanden sind.

> **§ 6 Gefahrstoffverordnung**
> (12) Der Arbeitgeber hat nach Satz 2 ein Verzeichnis der im Betrieb verwendeten Gefahrstoffe zu führen, in dem auf die entsprechenden Sicherheitsdatenblätter verwiesen wird. Das Verzeichnis muss mindestens folgende Angaben enthalten:
> 1. Bezeichnung des Gefahrstoffs,
> 2. Einstufung des Gefahrstoffs oder Angaben zu den gefährlichen Eigenschaften,
> 3. Angaben zu den im Betrieb verwendeten Mengenbereichen,
> 4. Bezeichnung der Arbeitsbereiche, in denen Beschäftigte dem Gefahrstoff ausgesetzt sein können.

Das Gefahrstoffverzeichnis sowie die Sicherheitsdatenblätter müssen allen Mitarbeitern zugänglich sein.

Betriebsanweisung. Auf Grundlage der Gefährdungsbeurteilungen muss der Apotheker Betriebsanweisungen erstellen, die arbeitsplatz-, arbeitsbereichs- oder tätigkeitsbezogen sind. Sie sollen die Mitarbeiter über die Gefahrstoffe, die potenziellen Gefahren, die bei Tätigkeiten mit den Gefahrstoffen auftreten können, und über angemessene Vorsichts- und Schutzmaßnahmen informieren.

Unterweisung. Alle Mitarbeiter müssen bei der Einstellung und später mindestens einmal jährlich anhand der Betriebsanweisungen über den Umgang mit Gefahrstoffen belehrt werden. Über diese Unterweisung muss ein Protokoll angefertigt werden, aus dem die Teilnahme der Mitarbeiter (Unterschrift) und die wichtigsten Inhalte der Schulung hervorgehen. Diese Unterlagen sind fünf Jahre aufzubewahren.

Kennzeichnung. Laut Gefahrstoffverordnung hat jeder Arbeitgeber sicherzustellen, dass alle verwendeten Stoffe und Zubereitungen eindeutig identifizierbar sind und insbesondere gefährliche Stoffe und Zubereitungen innerbetrieblich mit einer Kennzeichnung versehen sind, die ausreichende Informationen über die Einstufung, die Gefahren bei der Handhabung und die zu beachtenden Sicherheitsmaßnahmen enthält.

Weitere Informationen zum Umgang mit Gefahrstoffen finden Sie in ▶ Kap. 4, 5 und 10.

Stolperfallen

Folgen von Stolper- und Sturzunfällen sind laut BGW die häufigsten Gesundheitsschäden, die in Apotheken auftreten. Arm- und Beinbrüche, Kopf- und innere Verletzungen können die Betroffenen schwer beeinträchtigen. Umso wichtiger ist es, die Unfallgefahr im Alltag durch Stolpern, Rutschen und Stürzen immer wieder im Auge zu haben und zu beseitigen.

Diese Maßnahmen können das Verletzungsrisiko senken:
- Der Apothekenleiter sollte alle Arbeits- und Verkaufsräume mit rutschsicheren Bodenbelägen, Fußmatten und Läufern ausstatten.
- Alle Arbeitsbereiche und Treppen müssen gut ausgeleuchtet sein.
- Für Offizin und Lager muss es geeignete und sichere Leitern und Tritte geben.
- Arbeitswege und Gänge müssen frei sein und dürfen nicht als Abstellplatz benutzt werden.
- Gegeneinander laufende Schubladen sollten keine Durchgangswege einengen.
- Regale und Schränke müssen sicher stehen.
- Schubläden müssen richtig schließen.
- Schwere oder sperrige Gegenstände sollten immer unten im Regal liegen, auch wenn sie nicht häufig gebraucht werden. Die oberen Regalböden sollten für leichtere Waren genutzt werden.
- Alle Mitarbeiter in der Apotheke sollten Schuhe tragen, die guten Halt geben und eine griffige, rutschfeste Sohle haben.

 Praxistipp Hinweise zur Vermeidung von Sturz- und Stolperunfällen gibt die Broschüre „Vorsicht Stufe", herausgegeben von der BGW (Download unter www.bgw-online.de, Branche: Pharmazie).

Virusinfektionen vermeiden

Durch Kontakt mit dem Blut anderer Menschen können gefährliche Krankheitserreger übertragen werden. Schon ein ganz winziger Spritzer Blut genügt, um sich mit Hepatitis- oder HI-Viren zu infizieren. Entsprechende Impfungen können teilweise schützen, trotzdem sind umfassende Hygiene und der Einsatz sicherer Instrumente zwingend, wenn man beruflich mit Blut und Blutprodukten zu tun hat.

Als PKA ist es nicht Ihre Aufgabe, bei Apothekenkunden Blut zu entnehmen. Trotzdem sollten Sie wissen, dass bei der Blutentnahme zur Bestimmung von zum Beispiel Blutzucker- oder Cholesterinwerten wichtige Vorsichtsmaßnahmen zu treffen sind. Die Blutabnahme sollte möglichst in einem abgetrennten Untersuchungsraum durchgeführt werden, in dem sich der zuständige Mitarbeiter ungestört auf seine Arbeit konzentrieren kann. Der Raum muss hygienisch sauber sein, genügend Bewegungsfreiheit erlauben und gut beleuchtet sein. Beim Umgang mit Blut oder Körperflüssigkeiten besteht Handschuhpflicht. Ebenso sollten zu allen Reinigungs- und Desinfektionsarbeiten in entsprechenden Bereichen der Apotheke Haushaltshandschuhe getragen werden, auch beim Entleeren der Abfalleimer! Das Reinigungspersonal muss entsprechend angewiesen werden.

 Achtung Gebrauchte Lanzetten, mit denen Blut entnommen wurde, dürfen nur in gekennzeichneten, sicher verschlossenen und durchstichsicheren Behältern entsorgt werden. Das gilt auch für Abfälle wie Teststreifen, Tupfer und Schutzhandschuhe.

Sollte es trotz aller Vorsichtsmaßnahmen zu einer Stich- oder Schnittverletzung kommen, müssen sofort infektionsvorbeugende Maßnahmen eingeleitet werden. Die Verletzung ist im Verbandbuch festzuhalten.

Hände- und Hautschutz

Handschuhe sind der beste Schutz für die Hände. Bei allen hautgefährdenden Tätigkeiten müssen Handschuhe getragen werden. Es gibt unterschiedliche Schutzhandschuhe für verschiedene Zwecke.

Medizinische Einmalhandschuhe bieten ein gutes Tastgefühl und trotzdem Schutz vor Viren und Bakterien. Sie eigenen sich für Labortätigkeiten, Blutwertbestimmungen und bei der Anwendung von Desinfektionsmitteln auf Arbeitsflächen, die mit Krankheitserregern verunreinigt sein könnten.

Dickwandige, chemisch beständige **Haushaltshandschuhe** aus Nitril kommen für Reinigungs- und Desinfektionsarbeiten zum Einsatz. Die Stulpen sollten nach außen umgeschlagen sein, damit keine Putzflüssigkeit über die Unterarme laufen kann.

Schutzhandschuhe sollten nur so lange wie unbedingt notwendig getragen werden. Sind die Handschu-

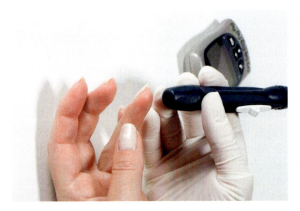

Abb. 2.20 Beim Diabetes-Test muss die Person, die den Test am Patienten ausführt, unbedingt Handschuhe tragen.

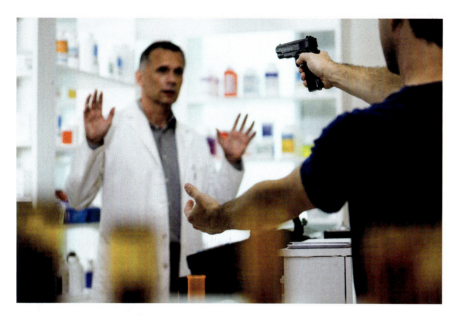

Abb. 2.21 Kommt es zu einem Überfall, ist es wichtig, zunächst Ruhe zu bewahren und den Anweisungen des Täters zu folgen.

he innen feucht, müssen sie sofort gewechselt werden. Für wiederverwendbare Reinigungshandschuhe gibt es geeignete Trockner.

Zur vorbeugenden Hautpflege gehört auch eine hautschonende Reinigung und Desinfektion, sorgfältiges Abtrocknen und Eincremen. Die BGW hat einen Hautschutz- und Händehygieneplan speziell für die Apotheke erstellt, den man gut sichtbar am Handwaschbecken aushängen kann. Er bietet eine Übersicht über alle hautgefährdenden Tätigkeiten und informiert über entsprechende Schutzmaßnahmen (Download unter www.bgw-online.de, Branche: Pharmazie). Bei chronischen Hautproblemen ist der Hautarzt aufzusuchen.

Ein Überfall in der Apotheke

Extrem psychisch belastend kann ein Einbruch oder Überfall in der Apotheke sein. Das kommt zwar zum Glück nur selten vor, doch der Apothekenleiter sollte dafür sorgen, dass sich die Mitarbeiter sicher fühlen. Es gibt spezielle Überwachungs- und Alarmsysteme für Apotheken und auch Notrufanlagen für den Verkaufsraum. Experten der Polizei bieten in dieser Hinsicht Beratung an.

Oberstes Gebot bei einem Raubüberfall: Ruhe bewahren und besonnen reagieren. Nervosität und Hektik können sich auch auf den Täter übertragen. Daher sollten Opfer versuchen, zumindest äußerlich ruhig und gefasst zu wirken. Grundregel Nummer zwei: Niemals unüberlegte Gegenwehr leisten, mit der man sich selbst in Gefahr bringt, oder sich den Anweisungen des Täters wiedersetzen. Die eigene Gesundheit und Unversehrtheit haben unbedingten Vorrang. Nur wenn keine unmittelbare Bedrohung besteht, sollte stiller Alarm ausgelöst und die Polizei verständigt werden. Wichtig für die spätere polizeiliche Ermittlung ist eine möglichst genaue Personenbeschreibung des Täters. Daher sollte man sich möglichst viele Details einprägen.

Achtung Feuer!

Brände und Explosionen können zu Verletzungen und Unfällen führen. Pro Jahr werden den Berufsgenossenschaften rund 3.500 Arbeitsunfälle gemeldet, deren Ursache auf Brände oder Explosionen zurückzuführen sind. Dem vorbeugenden Brandschutz kommt daher immer mehr Bedeutung zu. Maßnahmen zur Verhinderung von Bränden und Explosionen liegen im Verantwortungsbereich des Unternehmers. Größere Unternehmen haben einen Fachmann für die Brandbekämpfung. In kleineren Unternehmen ist jeder Mitarbeiter aufgefordert, sich mit dem Thema Brandbekämpfung auseinanderzusetzen, damit er weiß, was im Notfall zu tun ist.

Vorbeugender Brandschutz. Jeder Unternehmer, auch der Apothekenleiter, ist verpflichtet, dafür zu sorgen, dass ausreichend **Feuerlöscher** vorhanden sind und diese sich in einem ordnungsgemäßen Zustand befinden. Die Handhabung sollte mit den Mitarbeitern geübt werden.

Rettungswege und **Notausgänge** müssen gekennzeichnet sein und dürfen nicht zugestellt werden. Notausgänge müssen von innen ohne Schlüssel zu öffnen sein. Feuer- und explosionsgefährdete Bereiche müssen gekennzeichnet sein. Es versteht sich von selbst, dass hier nicht geraucht werden darf. Brennbare Stoffe dürfen nur in den für den Arbeitsprozess notwendigen Mengen an den Arbeitsplätzen bereitstehen. Alle brennbaren Flüssigkeiten müssen in geeigneten und verschlossenen Behältern aufbewahrt werden. Brennbare Abfälle, Reste und Putzmaterialien müssen umgehend aus dem Arbeitsbereich entfernt werden.

Vorräte an brennbaren Flüssigkeiten dürfen nur in **Vorrats- oder Lagerräumen** aufbewahrt werden. Sie müssen auf jeden Fall getrennt von Kartonagen und Papier gelagert werden. Ganz wichtig: **Rauchen verboten!**

> **Achtung** An folgenden Orten ist die Aufbewahrung brennbarer Flüssigkeiten verboten:
> - Durchgänge und Durchfahrten,
> - Treppenräume und allgemein zugängliche Flure,
> - Arbeitsräume (außer in Mengen, die für den laufenden Arbeitsprozess benötigt werden).

Das Um- bzw. Abfüllen brennbarer Flüssigkeiten in Vorratsräumen ist nicht erlaubt. Arbeiten, bei denen kleine Gefäße eingesetzt werden, müssen im laufenden Laborabzug durchgeführt werden. Sind die Behälter für das Arbeiten im Abzug zu groß, so muss das Ab- und Umfüllen im gut belüfteten Labor erfolgen. Vorher ist sicherzustellen, dass sich keine offenen Flammen oder unkontrollierte Zündquellen im Raum befinden.

An Arbeitsplätzen, an den mit brennbaren Flüssigkeiten gearbeitet wird, ist ein **Aushang „Umgang mit brennbaren Flüssigkeiten"** gut sichtbar anzubringen. Dieser Aushang kann über die BGW bezogen werden.

Verhalten im Brandfall.
Panik und Fehlhandlungen verschlimmern die Situation im Notfall. Deshalb ist es sinnvoll, sich gedanklich mit einem Brandfall zu beschäftigen und das notwendige Verhalten zu üben.

> **Achtung** Das oberste Gebot im Brandfall ist: Menschenrettung geht vor Brandbekämpfung. Sachwerte sind zu ersetzen, auch wenn sie noch so wertvoll erscheinen.

Kann ein Feuer nicht durch den Einsatz betrieblicher Mittel (Feuerlöscher) in kurzer Zeit gelöscht werden, ist so früh wie möglich die Feuerwehr zu alarmieren. Bei der telefonischen Brandmeldung ist der genaue Brandort anzugeben: Straße, Hausnummer, Gebäudeteil, Stockwerk, gegebenenfalls Raumnummer. Elektrische Geräte oder Gashähne möglichst abschalten bzw. schließen.

Der Vorgesetzte bzw. die verantwortliche Person (Fachkraft für Sicherheit, Brandschutzbeauftragter) muss die Lage beurteilen und Entscheidungen treffen. Alle anderen Personen müssen den Anordnungen Folge leisten. An erster Stelle steht: **Aufregung und Panik vermeiden!** Dann muss organisiert werden, dass alle Menschen den gefährdeten Bereich rasch und geordnet verlassen und sich auf einem **Sammelplatz** einfinden.

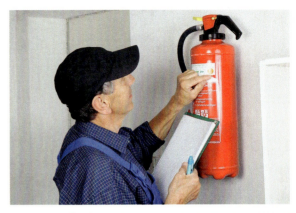

○ **Abb. 2.22** Ein Feuerlöscher muss in der Regel vor Ablauf von zwei Jahren auf seine Funktion überprüft werden.

Es ist zu überprüfen, ob alle Personen, die im Brandbereich waren, auf dem Sammelplatz anwesend sind.

Es ist wichtig, alle Personen innerhalb eines Gebäudes zu alarmieren. Älteren Personen, Behinderten und Ängstlichen sollte man Hilfestellung geben. Muss man durch verqualmte Räume gehen, so am besten in gebückter Haltung, weil in Bodennähe die Luft und Sicht häufig noch besser sind.

Man sollte niemals mit brennender Kleidung weglaufen. Besser ist es, sich auf den Boden zu legen und zu versuchen, durch Herumwälzen die Flammen zu ersticken. Menschen in brennenden Kleidern kann man auch mit Feuerlöschern ablöschen oder in Löschdecken, Wolldecken, Mäntel hüllen, auf den Boden legen, notfalls hin- und herwälzen.

Lösch-, Rettungs- und Bergungsmaßnahmen dürfen nicht behindert, sondern sollten, wenn möglich, unterstützt werden.

Feuerlöscher.
Auch im kleinsten Unternehmen muss **mindestens ein Feuerlöscher** vorhanden sein. Feuerlöscher dienen zur Bekämpfung von Entstehungsbränden. Sie müssen typgeprüft und amtlich zugelassen sein. Außerdem müssen sie regelmäßig gewartet werden. Die rote Lackierung dient dazu, dass der Feuerlöscher gut sichtbar und leicht zu finden ist.

Im Ernstfall kommt es vor allem auf Schnelligkeit und die richtige Anwendung an. Es ist sinnvoll, sich mit der Gebrauchsanleitung, die auf jedem Feuerlöscher angegeben ist, vertraut zu machen. Einmal eingesetzte Feuerlöscher müssen neu befüllt werden.

2.7.3 Schutzmaßnahmen festlegen

Wie Sie bereits gelernt haben, müssen in der Gefährdungsbeurteilung nicht nur Gefährdungen erkannt und beurteilt, sondern auch geeignete Schutzmaßnahmen festgelegt werden. Arbeitsschutzexperten haben als praktischen Leitfaden eine Rangfolge von Maßnahmen und Lösungen abgeleitet. Sie sprechen von einem T-O-P-Leitfaden. Gemeint sind: Technische Maßnahmen (T), organisatorische Maßnahmen (O) und personenbezogene Maßnahmen (P).

Gefahrenquellen beseitigen. Am besten ist es immer, wenn sich eine Gefahrenquelle beseitigen lässt. Dies kann geschehen, indem ein Gegenstand oder ein Verfahren, von dem Gefahr ausgeht, durch eine ungefährlichere Version ersetzt wird.

Beispiele: Ein beschädigter Bodenbelag, der Stolpergefahren birgt, wird erneuert. Ein defektes Gerät wird umgehend durch ein neuwertiges ersetzt. Bei der Identitätsprüfung von Ausgangssubstanzen mit Zertifikat werden chemische Prüfungsmethoden weitgehend durch physikalische Prüfungsmethoden ersetzt.

Technische Maßnahmen

Technische Maßnahmen setzen an der Gefährdungsquelle an. Dabei werden bestehende Gefährdungen durch technische Vorrichtungen oder bauliche Maßnahmen entschärft.

Beispiel: Für die Lagerung kleinerer Mengen an brennbaren Stoffen im Labor wird ein Sicherheitsschrank angeschafft.

Technische Lösungen müssen immer dem jeweiligen Stand der Technik entsprechen. Neue technische Entwicklungen können dazu führen, dass eine Gefährdungsbeurteilung aktualisiert werden muss. Der Arbeitgeber hat hier einen gewissen Entscheidungsspielraum, den er verantwortlich nutzen sollte. Aus Kostengründen lässt sich nicht jede technische Sicherheitslösung umsetzen. Rat erteilt auf Anfrage die Fachkraft für Arbeitssicherheit (siehe Adressenliste in der Broschüre „BGW-check – Gefährdungsbeurteilung in Apotheken").

Organisatorische Maßnahmen

Organisatorische Maßnahmen betreffen die Organisation der Arbeit. Arbeitsabläufe in der Apotheke müssen so gestaltet sein, dass Gefährdungen vermieden werden.

Beispiel: Zur Verhinderung von Brand und Explosion wird das Rauchen verboten.

Zum Schutz der Gesundheit kann es auch erforderlich sein, die anfallenden Tätigkeiten in der Apotheke so zu organisieren, dass die Mitarbeiter zwischen stehenden und sitzenden Tätigkeiten abwechseln können.

Personenbezogene Maßnahmen

Wenn Gefahrenquellen nicht beseitigt werden können oder Gefährdungen sich nicht vermeiden lassen, sollten betroffene Personen eine Schutzausrüstung tragen.

Beispiele: Beim Kontakt mit Blut Schutzhandschuhe tragen, bei Laborarbeiten Schutzbrille tragen.

 Praxistipp Gegenstände zur persönlichen Schutzausrüstung müssen in allen benötigten Größen vorhanden sein und sollten griffbereit dort liegen, wo sie gebraucht werden.

2.7.4 Der Maßnahmenplan

Geplante Maßnahmen sollten – getrennt nach den Bereichen technisch, organisatorisch, personenbezogen – formuliert und in einem Arbeitsblatt erfasst werden. Auf dieser Grundlage kann ein klarer Arbeitsauftrag erteilt werden. Es wird festgelegt, wer was bis wann macht und wann die Wirksamkeit der Maßnahme überprüft werden soll.

2.7.5 Mögliche Gefahren immer im Auge behalten

Gefahren hören nicht dadurch auf, dass man sie feststellt, beschreibt und Maßnahmen ergreift. Täglich können neue Gefahrenquellen auftauchen, an die man bisher nicht gedacht hat. Deshalb sollte man in jedem Betrieb, auch in der Apotheke, immer ein waches Auge haben. Jeder neue Arbeitsablauf, jedes neu angeschaffte Gerät, jeder neue Arbeits- oder Gefahrstoff kann es erforderlich machen, Gefährdungen neu zu beurteilen. Besonders wachsam sollte man sein, wenn Beinahe-Unfälle passieren oder ein Verdacht auf eine beruflich bedingte Erkrankung neu auftritt.

Gesundheitsschutz in der Apotheke ist ein Prozess, der sich durch neue Erkenntnisse immer weiter verbessern lässt. Das ist auch im Sinne eines systematischen Qualitätsmanagements. Themen zum Arbeits- und Gesundheitsschutz sollten auch regelmäßig in Mitarbeiterbesprechungen einfließen. Es ist Aufgabe des Apothekenleiters, in dieser Richtung aktiv zu sein.

 Praxistipp Die BGW hält eine speziell auf die Arbeit in der Apotheke zugeschnittene Broschüre bereit: „Unternehmer Pharmazie, BGW kompakt, Angebote – Informationen – Leistungen" (Download im Internet unter www.bgw-online.de, Branche „Pharmazie").

2.7.6 Allgemeine und persönliche Hygiene

Das Wort Hygiene stammt aus dem Griechischen, es ist abgeleitet von Hygiéia, der griechischen Göttin der Gesundheit. In der Umgangssprache spricht man – etwas

Arbeitsblatt 3

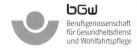

Datum: 06.04.2017

Arbeitsbereich: *Offizin*			Einzeltätigkeit: *Beratung und Verkauf*	Beschäftigte: *alle*			
Gefährdungen ermitteln	Gefährdungen beurteilen		Maßnahmen festlegen/ Bemerkungen	Maßnahmen durchführen		Wirksamkeit überprüfen	
	Risiko-klasse	Schutzziele		Wer?	Bis wann?	Wann?	Ziel erreicht?
1. *Unfallgefahr: Stürze, beim Entnehmen oder Einsortieren von Ware in bzw. aus Regalen*	4	- *Standfeste Regale* - *Verkaufsräume mit sicheren Leitern und Tritten ausstatten* - *Alle Mitarbeiter im Verkauf tragen sichere, rutschfeste Schuhe* - *Sperrige und schwere Waren nur in den unteren Regalbereichen verstauen*	*Technisch:* - *In den nächsten drei Monaten werden im Verkaufsraum Regalleitern installiert* - *Bis Ende des Monats werden Elefantenfüße in ausreichender Anzahl angeschafft* *Organisatorisch:* - *Wartung der Regale und Leitern in regelmäßigen Abständen (erste Wartung bis spätestens 30.04.17 erfolgt)* - *Unterweisung der Mitarbeiter einmal jährlich* *Personenbezogen:* - *Ab sofort tragen alle Mitarbeiter im Verkaufsraum sichere und rutschfeste Schuhe*	*Chef pers.* *Chef pers.* *Herr Meier* *Chef pers.*	*Innerhalb von drei Monaten* *Ende des Monats* *Sofort* *Sofort*	*Monatsende* *In drei Monaten* *Ende der Woche* *Ende der Woche*	

○ **Abb. 2.23** Maßnahmenplan der Berufsgenossenschaft für Gesundheitsdienst und Wohlfahrtspflege (BGW).

ungenau – von Hygiene, wenn man eigentlich Sauberkeit meint. Fachleute fassen unter dem Begriff Hygiene alle Maßnahmen zur Vorbeugung von Infektionskrankheiten zusammen, insbesondere Reinigung, Desinfektion und Sterilisation. Desinfizieren heißt: die Anzahl von krankheitserregenden Keimen wird deutlich vermindert. Beim Sterilisieren ist das Ziel eine weitgehende Keimfreiheit.

Hygienemanagement

Ein strukturiertes Hygienemanagement in der Apotheke ist gesetzlich vorgegeben und stellt ein Höchstmaß an Patienten- und Mitarbeiterschutz sicher. Es sollte schriftlich fixiert sein und das gesamte Apothekenteam einbeziehen. Hygiene muss im Alltag praktisch gelebt werden und selbstverständlich sein. Um das Bewusstsein immer wieder zu schärfen, sollten regelmäßig interne Hygieneschulungen stattfinden – mindestens einmal pro Jahr.

Die Bundesapothekerkammer hat eine Leitlinie zur Qualitätssicherung herausgegeben, in der Planung und Durchführung der Maßnahmen zur Einhaltung der Hygieneanforderungen für alle Bereiche der Apotheke beschrieben sind. Der Apothekenleiter ist für die Erstellung und Ausführung des Hygienekonzepts verantwortlich. Zur Durchführung und Kontrolle kann auch ein Mitarbeiter als Hygienebeauftragter ernannt werden.

> **Ein auf die Apotheke zugeschnittenes Hygienekonzept enthält:**
> - Reinigungs- und Desinfektionspläne getrennt nach Räumen und Funktion,
> - Personalhygieneplan,
> - Gerätehygieneplan,
> - Abfallentsorgungsplan,
> - Hygienevorschriften für die Herstellung bestimmter pharmazeutischer Zubereitungen.

Aus diesen Plänen und Vorschriften werden schriftliche Hygieneanweisungen erstellt, in denen die durchzuführenden Maßnahmen beschrieben werden. Es ist eine verantwortliche Person festzulegen und die Vertretung dieser Person bei Abwesenheit zu regeln.

Raumhygiene

Bei der Raumhygiene hat es sich bewährt, abgestufte Zonen festzulegen. Im Kundenbereich sowie im Personalbereich sind Fußböden, Türgriffe, Lichtschalter, Toiletten, Waschbecken, Fensterbänke und Stühle in regelmäßigen Abständen (täglich, wöchentlich) zu reinigen. Die Art der Reinigung „feucht/trocken wischen, desinfizieren" und das Mittel „Wasser mit Reinigungsmittel,

Desinfiziens" sowie die ausführende Person sind schriftlich zu benennen.

In Rezeptur und Labor sind Arbeitsplatte, Rezeptur- und Analysenwaagen (außen und innen), Heizungsabdeckungen, Standgefäße und Wasserbad regelmäßig feucht oder trocken zu wischen, wobei hier neben der Reinigungskraft auch das pharmazeutische Personal gefordert ist. Im besonders kritischen Bereich der unmittelbaren Arzneimittelherstellung sind Arbeitsflächen und Geräte, mit denen das Produkt berührt wird, vom pharmazeutischen Personal vor jedem Herstellungsbeginn zu desinfizieren, gegebenenfalls zu sterilisieren.

Personalhygiene

Besonders strenge Anforderungen gelten für Personen, die in der Herstellung von Arzneimitteln tätig sind. Hygiene- bzw. Schutzkleidung besteht aus geschlossenen Arbeitskitteln mit anliegenden Ärmelbündchen. Die Arbeitskittel sind getrennt von der üblichen Kleidung aufzubewahren und regelmäßig zu wechseln. Für Mund und Nase gibt es den sogenannten Einmalmundschutz, der dem Produktschutz dient. Das heißt: Auch winzigste Speichel- oder Schleimtröpfchen aus Mund und Nase werden abgefangen, um das Produkt nicht zu verunreinigen. Eine wichtige Rolle spielen auch Schutzhandschuhe in verschiedenen Versionen.

Lange Haare sollten zusammengebunden bzw. hochgesteckt werden, in kritischen Hygienezonen ist eine Kopfhaube zu tragen. Auch Schmuck sollte besser abgelegt werden. Künstliche Nägel sind zu vermeiden.

Mitarbeiter mit ansteckenden Krankheiten oder offenen Verletzungen dürfen nicht im Herstellungsbereich der Apotheke arbeiten. Vor Herstellungsbeginn, nach Unterbrechung sowie nach Verschmutzung sind die Hände sorgfältig zu reinigen. Es gibt Poster und Anleitungen, auf denen genau gezeigt wird, wie die Hände zu waschen und zu desinfizieren sind. Ein offenes Produkt darf nicht mit bloßen Händen berührt werden. Niesen, Husten und Sprechen sind zu vermeiden. Vorratsgefäße dürfen nicht länger als nötig offen stehen. Abfallbehälter dürfen während der Herstellung nicht mit den Händen berührt werden.

2.7.7 Suchtprävention

Druck und Stress im Job, ständige Erreichbarkeit und das immer schneller werdende Tempo der Gesellschaft gehen an jedem von uns nicht spurlos vorbei. Immer mehr Menschen greifen zu Suchtmitteln, um mit der täglichen Belastung fertigzuwerden. Dabei werden Alkohol und Tabak nach wie vor am häufigsten konsumiert. Auch Cannabis ist mittlerweile in allen Gesellschaftsschichten verbreitet. Daneben greifen viele Betroffene zu aufputschenden oder beruhigenden Medikamenten, zum Beispiel, um stressbedingte Schlafstörungen zu kurieren. Wer Suchtmittel gebraucht, kann abhängig werden und die Übergänge zwischen regelmäßigem Gebrauch und einer Abhängigkeit sind fließend.

Der Konsum von Suchtmitteln hat unmittelbare Folgen für die Arbeitswelt. Ernste Probleme für betroffene Mitarbeiter und Arbeitgeber entstehen nicht erst dann, wenn eine Abhängigkeitserkrankung bereits vorliegt. Auch riskanter und gesundheitsgefährdender Konsum wirkt sich auf Verhalten, Leistungsfähigkeit und Betriebsklima aus.

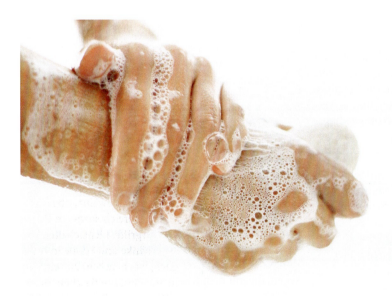

Abb. 2.24 Vor der Herstellung einer Rezeptur müssen die Hände sorgfältig gereinigt werden.

Alkohol. Alkoholkonsum ist in Deutschland weit verbreitet und in der Gesellschaft allgemein akzeptiert. Dass Alkohol abhängig machen kann, ist Ihnen sicherlich nicht neu. Alkoholkonsum ist jedoch auch mit weiteren Risiken – gesundheitlicher und sozialer Art –verbunden. Er führt beispielsweise zu Schädigungen der Leber und des Gehirns. Zudem steigt die Gefahr, an Krebs zu erkranken. Jede dritte Gewalttat wird unter Alkoholeinfluss verübt und leider passieren immer wieder Unfälle im Straßenverkehr, an denen Personen beteiligt sind, die aufgrund von Alkoholkonsum nicht mehr fahrtüchtig sind. In der Alkoholprävention geht es daher nicht nur um die Verhinderung einer Abhängigkeit, sondern auch um die Reduzierung des riskanten Alkoholkonsums mit seinen Gefährdungen für die Gesundheit und für unbeteiligte Dritte – oftmals auch Menschen, die selbst gar keinen Alkohol konsumiert haben.

> **Achtung** Ab circa 0,2 Promille verändern sich subjektives Erleben und persönliches Verhalten. Man fühlt sich zwangloser und freier. Der Widerstand gegen weiteren Alkoholkonsum sinkt. Sehfähigkeit, Konzentrationsvermögen und Bewegungskoordination lassen bereits jetzt nach.
> - Unter Alkoholeinfluss steigt die Unfallgefahr in allen Lebensbereichen stark an.
> - Alkohol und Medikamente beeinflussen einander in unberechenbarer und manchmal gefährlicher Weise. Daher sollte bei der Einnahme von Medikamenten generell auf den Konsum von Alkohol verzichtet werden.
> - Eine schwere Alkoholvergiftung kann zum Tod durch Atemlähmung führen.

Eine Alkoholsucht entwickelt sich oft schleichend und unbemerkt. Ein kritischer Punkt ist erreicht, wenn ein wiederholter starker Drang nach Alkohol auftritt und die Kontrolle über den eigenen Konsum langsam entgleitet oder wenn wichtige Aktivitäten und alltägliche Verpflichtungen zugunsten des Alkoholtrinkens vernachlässigt werden. Kritisch sind auch alkoholbedingte körperliche Veränderungen.

> **Alkoholbedingte körperliche Veränderungen:**
> - Entzugssymptome, zum Beispiel Händezittern, Schwitzen, wenn kein Alkohol getrunken wird,
> - Schlafstörungen,
> - Magenschmerzen, Übelkeit und Schwäche,
> - Gewöhnung an Trinkmengen, bei denen früher bereits eine Wirkung verspürt wurde.

Wer eine Sucht entwickelt oder einen Angehörigen, Freund oder Arbeitskollegen hat, der alkoholabhängig ist, der kann sich beispielsweise an eine Drogen- und Suchtberatungsstelle (www.suchthilfeverzeichnis.de) oder die Sucht- und Drogen-Hotline (www.sucht-und-drogen-hotline.de) wenden. Auch im Internet stehen zahlreiche Informationen und Materialien zur Verfügung.

> **Praxistipp** Auf diesen Internetseiten finden Sie Informationsmaterialien zum Thema Sucht:
> - **Deutsche Hauptstelle für Suchtfragen e. V. (DHS):** www.dhs.de
> - **Bundeszentrale für gesundheitliche Aufklärung (BZgA):** www.bzga.de
> - **Drugcom** (ein Projekt der Bundeszentrale für gesundheitliche Aufklärung (BZgA), das sich speziell an Jugendliche und junge Erwachsene richtet): www.drugcom.de

Nikotin. Der Genuss von Nikotin ist legal und ebenfalls weit verbreitet. Nikotin wirkt auf das zentrale Nervensystem anregend und gleichzeitig beruhigend auf das vegetative Nervensystem, das man selbst nicht willentlich steuern kann. Es entwickelt sich sehr schnell eine körperliche Abhängigkeit, der eine psychische Abhängigkeit folgt. Zeichen einer Überdosierung sind Übelkeit, Schwäche, Schweißausbrüche und Herzklopfen.

Rauchen schädigt auf lange Sicht nahezu jedes Organ im Körper. Besonders stark betroffen sind die Atemwege und das Herz-Kreislauf-System.

> **Mögliche Langzeitfolgen durch Rauchen:**
> - Schädigung des Herz-Kreislauf-Systems durch Gefäßverengung,
> - Herzinfarkt,
> - Schlaganfall,
> - Gewebezerfall (Raucherbein),
> - Schädigung der Atmungsorgane,
> - chronische Bronchitis,
> - Lungenblähung,
> - Lungen-, Kehlkopf- und Mundhöhlenkrebs,
> - Nachlassen der Sehkraft,
> - Abnahme der Potenz und Fruchtbarkeit.

Ein Rauchstopp wirkt sich sofort positiv auf die Gesundheit aus und reduziert langfristig das Risiko für die durch das Rauchen verursachten Erkrankungen. Menschen, die mit dem Rauchen aufhören möchten, stehen eine Vielzahl unterschiedlicher Beratungsangebote und

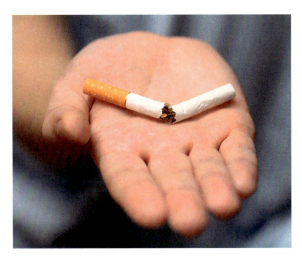

o **Abb. 2.25** Rauchen ist der mit Abstand wichtigste Risikofaktor für einige ernsthafte Krankheiten. Ein Rauchstopp wirkt sich sofort positiv auf die Gesundheit aus.

Auch rezeptfrei erhältliche Medikamente werden teilweise in zu hohen Dosen oder zu lange eingenommen und können Schaden anrichten, zum Beispiel Kopfschmerzmittel, insbesondere wenn der schmerzstillende Wirkstoff, Acetylsalicylsäure (ASS) oder Paracetamol, mit anregendem Coffein kombiniert ist, Abführmittel und Schnupfensprays.

So können Sie einer Medikamentenabhängigkeit vorbeugen
- keine dauerhafte Selbstmedikation,
- Beipackzettel lesen (Nebenwirkungen),
- offene Fragen im Gespräch mit dem Arzt oder Apotheker klären,
- Einnahme nach Vorschrift.

Entwöhnungshilfen zur Verfügung. Ein großer Teil der Angebote orientiert sich am Ansatz der kognitiven Verhaltenstherapie. Bei einer starken körperlichen Abhängigkeit kann eine Nikotinersatztherapie dabei helfen, die körperlichen Entzugssymptome in der ersten Zeit nach einem Rauchstopp zu mildern. Neben Nikotinersatzpräparaten gibt es auch Medikamente, die die Entzugserscheinungen und das Rauchverlangen nach einem Rauchstopp abmildern können. Einige Menschen greifen lieber auf Akupunktur oder Hypnose zurück.

Illegale Drogen. Als illegale Drogen bezeichnet man jene Drogen, deren Besitz, Konsum oder Handel im Betäubungsmittelgesetz (BtMG) geregelt sind. Zu ihnen gehören sowohl Substanzen, die prinzipiell verboten sind, beispielsweise Haschisch oder Heroin, als auch solche, die medizinisch genutzt und bei entsprechender Indikation verschrieben werden dürfen. Beispiele hierfür sind Morphin oder Amphetamine. Die meisten illegalen Drogen haben ein sehr hohes Sucht- und Missbrauchspotenzial. Eine Überdosierung endet oft tödlich.

Strafbar sind unter anderem der Erwerb, der Besitz, der Umgang und die Herstellung illegaler Drogen. Je nach Tatbestand drohen Geld- oder Freiheitsstrafen. Unter bestimmten Bedingungen kann die Strafe auch zugunsten einer Therapie zurückgestellt werden.

Medikamente. Etwa vier bis fünf Prozent aller häufig verordneten Arzneimittel haben ein eigenes Suchtpotenzial. Dazu gehören viele Schlaf- und Beruhigungsmittel (zum Beispiel Benzodiazepine), opiathaltige Arzneimittel/Opioide (zum Beispiel Morphium, Methadon und Codein) und sogenannte Stimulanzien, die den Organismus anregen („Aufputschmittel").

Alkohol, Drogen und Medikamente am Arbeitsplatz

Der Konsum von Suchtmitteln wirkt sich nicht nur auf die betroffene Person selbst, sondern auch auf Kollegen und den Arbeitgeber aus. Alkohol- oder suchtkranke Mitarbeiter sind weniger leistungsfähig und haben höhere Ausfallzeiten. Und sie sind eine Gefahr für die Arbeitssicherheit. Geschieht ein Unfall und der Verursacher ist alkoholisiert, kann das für ihn unangenehme arbeits-, straf- und zivilrechtliche Konsequenzen haben.

Der Arbeitgeber ist gesetzlich zur Fürsorge gegenüber seinen Arbeitnehmern verpflichtet. Wenn ein Arbeitgeber einen Beschäftigten wissentlich „berauscht" arbeiten lässt, verstoßen beide gegen das Arbeitsschutzgesetz. Denn der Arbeitgeber hat alle notwendigen Maßnahmen zur Prävention von Unfällen zu treffen und der Beschäftigte hat ihn dabei zu unterstützen. Konkretisiert wird diese Vorgabe in der Unfallverhütungsvorschrift des Spitzenverbands Deutsche gesetzliche Unfallversicherung (DgUV).

Unfallverhütungsvorschrift

§ 7 Befähigung für Tätigkeiten
(2) Der Unternehmer darf Versicherte, die erkennbar nicht in der Lage sind, eine Arbeit ohne Gefahr für sich oder andere auszuführen, mit dieser Arbeit nicht beschäftigen.

§ 15 Allgemeine Unterstützungspflichten und Verhalten
(2) Versicherte dürfen sich durch den Konsum von Alkohol, Drogen oder anderen berauschenden Mitteln nicht in einen Zustand versetzen, durch den sie sich selbst oder andere gefährden können.
(3) Absatz 2 gilt auch für die Einnahme von Medikamenten.

Im konkreten Fall bedeutet dies: Besteht der Verdacht auf eine Alkoholisierung, muss der Mitarbeiter von seinem Arbeitsplatz verwiesen werden. Ein Alkoholtest ist nicht erforderlich und darf ohne die Zustimmung des Betroffenen auch nicht durchgeführt werden. Die Fürsorgepflicht des Arbeitgebers besteht auch nach dem Verweis. So darf die alkoholisierte Person auf keinen Fall sich selbst überlassen werden und womöglich mit dem eigenen Auto nach Hause fahren. Je nach Zustand sollte der Mitarbeiter nach Hause gebracht, im Betrieb betreut oder an ein Krankenhaus übergeben werden.

2.8 Erste Hilfe und Notfallplan

Der Apothekenleiter ist verpflichtet, seine Mitarbeiter über Maßnahmen der Ersten Hilfe zu informieren, Erste-Hilfe-Material bereitzustellen und einen ausgebildeten Ersthelfer zu benennen. In jeder Apotheke muss mindestens ein ausgebildeter Ersthelfer benannt werden. In Apotheken mit mehr als zwanzig anwesenden Mitarbeitern ist ein Ersthelfer-Anteil von fünf Prozent vorgeschrieben. Um Erste Hilfe im Betrieb jederzeit sicherzustellen, auch wenn der Ersthelfer wegen Urlaub oder Krankheit ausfällt, empfiehlt die BGW jeder Apotheke, mindestens zwei Ersthelfer ausbilden zu lassen. Die Kosten für die Ausbildung bei einem zugelassenen Träger werden von der BGW übernommen. Für Erste-Hilfe-Kurse gibt es mehrere zugelassene Anbieter. Aktuelle Informationen dazu finden Sie unter www.bgw-online.de unter dem Menüpunkt „Leistungen und Beitrag → Prävention → Erste Hilfe".

 Achtung In jeder Apotheke sollte ein Notfallplan gut sichtbar ausgehängt sein. Hier sind schriftlich festzuhalten:
- **Notrufnummern,**
- **Telefonnummer des Durchgangsarztes bzw. Unfallarztes** (für ärztliche Versorgung nach einem Arbeitsunfall),
- **Telefonnummer des zuständigen Krankenhauses,**
- **Aufbewahrungsort für Erste-Hilfe-Material,**
- **Namen der ausgebildeten Ersthelfer.**

Der Notfallplan muss regelmäßig überprüft und bei Bedarf aktualisiert werden. Mindestens einmal im Jahr sollte in einer Apotheke ein Notfall geprobt werden.

Das Erste-Hilfe-Material sollte griffbereit dort liegen, wo es zu Arbeitsunfällen kommen kann. Das heißt: im Lager, im Labor, in der Offizin. Das Erste-Hilfe-Material muss regelmäßig überprüft werden, verbrauchtes oder altes Material muss ersetzt bzw. erneuert werden.

2.8.1 Was tun nach einem Unfall?

Die Ersthelfer-Ausbildung geht inhaltlich über den Erste-Hilfe-Kurs für Führerscheinbewerber hinaus. Alle zwei Jahre ist ein Wiederholungs-/Fortbildungskurs vorgeschrieben. Die Aufgabe des Ersthelfers besteht darin, in seinem Arbeitsbereich Erste Hilfe bei verletzten Kollegen durchzuführen. Weiterhin ist der Ersthelfer für das Nachfüllen des Erste-Hilfe-Kastens verantwortlich.

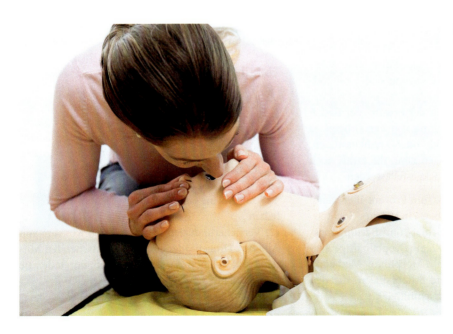

Abb. 2.26 In einem Erste-Hilfe-Kurs lernen Sie, wie Sie sich in Notfallsituationen verhalten sollen. Dieses Wissen sollte regelmäßig aufgefrischt werden.

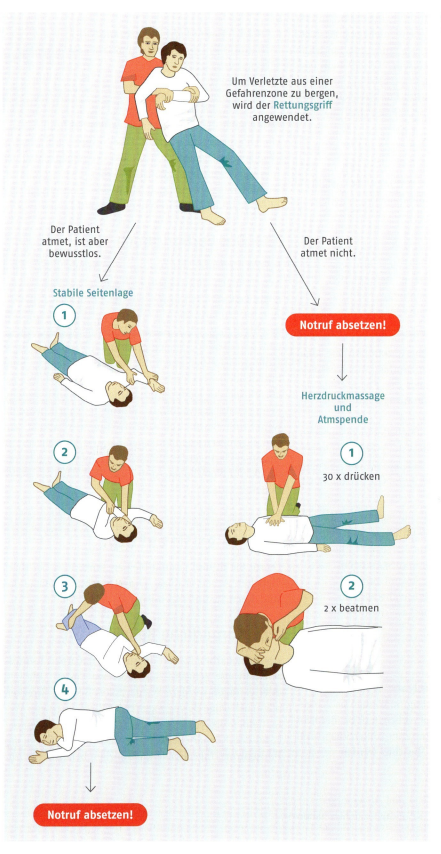

Abb. 2.27 Erste Hilfe im Notfall

Erste Hilfe leisten. Die Aus- und Fortbildung in Erster Hilfe erfolgt durch die von den Unfallversicherungsträgern ermächtigten Stellen. Das sind unter anderem Arbeiter-Samariter-Bund, Deutsche Lebens-Rettungs-Gesellschaft (DLRG), Deutsches Rotes Kreuz, Johanniter Unfall Hilfe, Malteser Hilfsdienst. Die Berufsgenossenschaften und Unfallkassen übernehmen für ihre Mitgliedsbetriebe die Kosten.

> **Verhalten im Notfall**
> Zu den Aufgaben eines Ersthelfers im Notfall gehört es, lebensrettende Sofortmaßnahmen zu ergreifen. Dazu gehören:
> - Absichern des Unfallorts,
> - Absetzen eines Notrufs,
> - Notfallpatient in stabile Seitenlage bringen,
> - Herzdruckmassage, Beatmung, Defibrillation,
> - Blutstillung, Schockbekämpfung,
> - Trost, Zuversicht, Ermutigung geben.

Ziel ist es, lebenswichtige Körperfunktionen, die sogenannten Vitalfunktionen, beim Notfallpatienten zu erhalten. Wichtig ist jedoch auch der Eigenschutz des Ersthelfers. Es darf keine Gefahr für Leib und Leben des Ersthelfers bestehen.

Angst vor Fehlern brauchen Ersthelfer nicht zu haben. Selbst wenn ihnen bei der Hilfeleistung Fehler unterlaufen, können sie dafür nicht belangt werden. Strafbar macht sich hingegen, wer die Hilfe vorsätzlich unterlässt.

 Praxistipp Die BGW hält ein Plakat „Anleitung zur Ersten Hilfe bei Unfällen" und eine Broschüre „Anleitung zur Ersten Hilfe" bereit, die von Mitgliedern der Berufsgenossenschaft bezogen werden kann. Sowohl auf dem Plakat als auch in der Broschüre wird das Vorgehen im Notfall anschaulich mit vielen Bildern beschrieben.

Der Notruf. Die genaue Notfall- bzw. Unfallmeldung ist für die Rettungskräfte sehr wichtig. So können sie sich genau auf den Notfall bzw. Unfall vorbereiten. Bei der telefonischen Notfall- bzw. Unfallmeldung sollten knapp und präzise die folgenden „fünf W" beachtet werden:
- Wo ist der Notfall/Unfall?
- Was ist geschehen?
- Wie viele Verletzte/Betroffene sind zu versorgen?
- Welche Verletzungen oder Krankheitszeichen haben die Betroffenen?
- Warten Sie immer auf Rückfragen der Rettungsleitstelle!

> **Notrufnummern in Deutschland**
> Notruf: 112 (europaweit einheitlich und kostenlos)
> Feuerwehr: 112
> Polizei: 110

Einen Arbeitsunfall bei der BGW anzeigen. Wenn ein Mitarbeiter nach einem Arbeitsunfall mehr als drei Tage lang arbeitsunfähig ist, muss der Arbeitsunfall der Berufsgenossenschaft gemeldet werden. Dafür gibt es ein Unfallanzeige-Formular, das auf der Internetseite der BGW zu finden und direkt am PC auszufüllen ist.

2.8.2 Das Verbandbuch

In das Verbandbuch werden alle Arbeitsunfälle und Verletzungen eingetragen, auch scheinbare Bagatellverletzungen wie Stiche oder Schnitte. Es müssen Zeit, Ort, Art und Umfang der Verletzung oder Erkrankung aufgeschrieben werden. Es ist zu dokumentieren, wie es zum Unfall oder Schaden gekommen ist und wer Erste Hilfe geleistet hat. Auch die Namen von Zeugen sind festzuhalten. Das Verbandbuch muss mindestens fünf Jahre nach der letzten Eintragung aufbewahrt werden, denn es kann zur wichtigen Informationsquelle werden, wenn zum Beispiel eine Berufskrankheit auftritt, ein Unfall schwerwiegende Folgen hat und Versicherungsfragen geklärt werden müssen. Verbandbuch und Vordrucke für Notfallpläne können kostenlos bei der BGW bestellt werden.

2.9 Achten Sie auf sich!

Damit Sie fit und gesund bleiben, sollten Sie bei Ihrer täglichen Arbeit ein paar Dinge beachten. Welche das sind, lesen Sie im Folgenden.

2.9.1 Körperliche Belastungen

Apothekenarbeit fordert durchaus den Körper: Es müssen teilweise schwere oder sperrige Lasten gehoben oder getragen werden. Wiederholtes Bücken, Strecken oder ruckartige Bewegungen beim Einräumen von Ware können die Wirbelsäule belasten. Langes Stehen belastet den Körper ebenso wie stundenlanges Sitzen am Bildschirm. Ungeeignete Lichtquellen belasten die Augen.

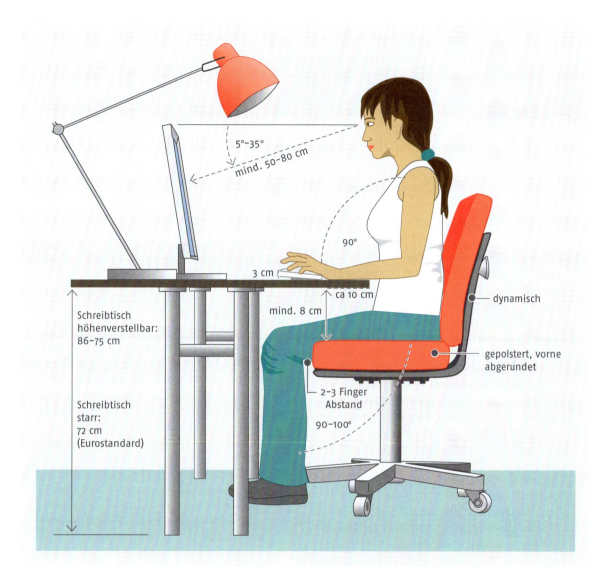

o **Abb. 2.28** So sieht die gesundheitlich ideale Sitzposition am Schreibtisch vor dem Computer aus.

 Praxistipp Transportieren Sie schwere Lasten – zum Beispiel Medikamentenkisten – möglichst mit Hilfsmitteln wie einer Sackkarre oder einem Rollwagen.
- Heben und tragen Sie Dinge möglichst körpernah.
- Zum Heben nutzen Sie die Kraft der Beine: Gehen Sie breitbeinig in die Knie und drücken Sie sich aus den Beinen heraus mit geradem Rücken und angespannten Rumpfmuskeln hoch.
- Verteilen Sie das Gewicht gleichmäßig auf beide Arme. Setzen Sie die Last zwischendurch ab.
- Tragen Sie nicht zu viel auf einmal – gehen Sie stattdessen mehrmals.
- Lagern Sie schwere Gegenstände, die Sie häufig benötigen, gut erreichbar im Schrank oder Regal.

2.9.2 Bildschirmarbeit

Langandauernde Bildschirmarbeit birgt durchaus Gesundheitsrisiken wie Kopfschmerzen, Augenschäden oder orthopädische Probleme (Verspannungen, Haltungsschäden). Zwar spielt dies nur eine Rolle, wenn Sie mehrere Stunden täglich am Rechner verbringen, dennoch sollten Sie auf einige, elementare Regeln achten, die im Übrigen in verschiedenen Empfehlungen und Normen der Berufsgenossenschaften, Krankenkassen und DIN-Normenausschüsse niedergelegt sind.

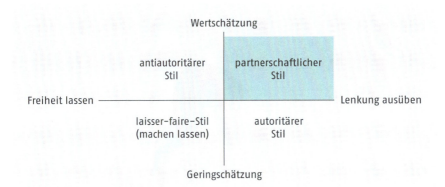

Abb. 2.29 Führungsstile

 Praxistipp Passen Sie die Position der Geräte an die Sitzposition an. Achten Sie auf eine entspannte Sitzhaltung.
- Halten Sie einen ausreichenden Abstand zum Bildschirm (mind. 30 cm).
- Machen Sie sich das Leben leichter, indem Sie größere Zeichensätze oder andere Farbschemata der Programme auswählen (die meisten Programme gestatten solche Anpassungen).
- Achten Sie auf eine kontrastreiche Darstellung der Zeichen! Stellen Sie Helligkeit und Kontrast am Bildschirm entsprechend ein!
- Vermeiden Sie, einen Bildschirm gegen das Licht (quasi mit Gegenlicht) aufzustellen und vermeiden Sie weitere Blendungen und Reflexionen!
- Schauen Sie nicht ununterbrochen auf den Schirm, sondern gönnen Sie den Augen immer wieder eine kurze Abwechslung.
- Lassen Sie von Zeit zu Zeit Ihr Sehvermögen überprüfen (dies gilt allgemein, auch im Hinblick zum Beispiel auf die Fahrtüchtigkeit. Vermindertes Sehvermögen kann unter Umständen auch auf Krankheiten wie Diabetes oder Bluthochdruck hindeuten).

2.9.3 Stress und Psyche

Fast ein Drittel aller Arbeitnehmer leidet heutzutage unter Beschwerden, die durch seelischen Druck ausgelöst oder verstärkt werden. So haben zum Beispiel Bluthochdruck, Schlaflosigkeit, Magen-Darm-Beschwerden oder Erschöpfung häufig ihre Ursache in Stress oder starker seelischer Belastung. Auch der Beruf kann eine Quelle für Stress sein: Ständiges Arbeiten unter Zeitdruck, Konflikte mit Kollegen, Vorgesetzten oder Kunden, zu viel Verantwortung, aber auch Unterforderung können auf Dauer krank machen. Es kann sehr hilfreich sein, wenn der Vorgesetzte oder auch das gesamte Team sich Gedanken macht, wie sich beruflicher Stress vermindern lässt.

 Praxistipp
Motivation ist wichtig! Bringen Sie Ihre Fähigkeiten und Kenntnisse ein. Die Arbeitszufriedenheit ist bei vielen Menschen am größten, wenn sich Routinearbeiten und anspruchsvolle größere Aufgaben abwechseln.
- Reden Sie miteinander! Gute Kommunikation und Information sorgt für Klarheit im Team und gibt Sicherheit im Arbeitsalltag.
- Machen Sie erholsame Pausen – das fördert die Konzentration und Leistungsfähigkeit. In vielen Apotheken gibt es inzwischen einen Sozialraum, der die Möglichkeit zum Ausruhen und zum Einnehmen einer Mahlzeit bietet.
- Die BGW hält eine Broschüre mit Anti-Stress-Tipps bereit. Es gibt auch Seminare „Arbeits- und Gesundheitsschutz durch Stressmanagement".

2.9.4 Führungsstile und Auswirkungen auf das Betriebsklima

Auch wenn Ihnen der Job noch so viel Spaß macht – wenn Sie einen Vorgesetzten haben, der keine Führungskompetenz aufweist, kann allein der Gedanke an die Arbeit ein banges Gefühl auslösen.

Der **zeitgemäße Führungsstil** ist partnerschaftlich. Er ist geprägt von Wertschätzung und maßvoller Lenkung der Mitarbeiter durch klare und ausführbare Anweisungen. Ein freundlicher, höflicher Umgangston der Vorgesetzten mit den Mitarbeitern macht auch auf Kunden einen guten Eindruck. Die Führungskräfte sind wichtige Vorbilder in ihren Umgangsformen.

Der **autoritäre Stil**, bei dem sich alle vor dem Chef „ducken", ist heute nicht mehr angemessen. Choleriker richten großen Schaden bei der Motivation ihrer Mitarbeiter an.

Der **laissez-faire-Stil** verzichtet auf das Eingreifen des Vorgesetzten in die Arbeitsabläufe. Er ist wirtschaftlich nicht sinnvoll. So verhalten sich Führungskräfte, die einen Mitarbeiter eigentlich schon aufgegeben haben. Das demotiviert das gesamte Team. So kann Mobbing beginnen.

Ein **antiautoritärer Stil** funktioniert, wenn die Mitarbeiter gut ausgebildet und motiviert sind. Gute Mitarbeiter fühlen sich durch einen wohl bemessenen Freiraum belohnt.

Autorität gewinnt man als Führungskraft nicht dadurch, dass man sich autoritär verhält, indem man andere geringschätzig behandelt, sie unter Druck setzt oder ihnen gar Angst macht. Autorität und vor allem auch Respekt gewinnt man so:

- Vorbild sein: selbst die Regeln einhalten, die man für andere setzt.
- Führen: Ziele setzen, Wege aufzeigen, Fragen klären, Menschen mit der eigenen Begeisterung anstecken.
- Auch unter Druck das Niveau halten: Nicht „ausrasten", sondern erst mal das Gemüt abkühlen lassen; keine Rache, sondern vernünftig miteinander reden.
- Kontrolle, Konsequenzen und Sanktionen: Die Mitarbeiter sollen wissen, welche Folgen es hat, wenn sie sich nicht an Vorgaben halten (zum Beispiel Arbeitssicherheit vernachlässigen). Diese Konsequenzen sollen angemessen und allen bekannt sein, und sie sollen auch umgesetzt werden.
- Erfolge feiern, Zusammengehörigkeit erleben: Mitarbeiter sollen spüren, dass die Zusammenarbeit ein Geben und Nehmen auf beiden Seiten ist, und dass man füreinander einsteht.

2.9.5 Ergonomischer Arbeitsplatz

Das Wort Ergonomie stammt aus dem Griechischen und setzt sich zusammen aus den Begriffen „ergon", gleichbedeutend mit dem Begriff Arbeit, und „nomos", was mit Gesetz oder Regel übersetzt werden kann. Daraus folgt, dass die Ergonomie die Lehre der Gesetzmäßigkeit der Arbeit ist. Ziel der Ergonomie am Arbeitsplatz ist, Arbeit an die Fähigkeiten und Eigenschaften des Menschen bei der Arbeit anzupassen. Dies geschieht durch die Optimierung des Arbeitsplatzes und der Arbeitsmittel, wodurch bessere Bedingungen für den Arbeitenden geschaffen werden. Das Arbeiten sollte als körperlich angenehm empfunden werden und keinerlei gesundheitliche Gefahren mit sich bringen.

In der Praxis ist dabei nicht nur entscheidend, dass die einzelnen Arbeitsmittel (zum Beispiel der Schreibtisch oder der Bildschirm) richtig angeordnet sind. Es geht im weiteren Sinne um die gesamte Atmosphäre am Arbeitsplatz. Dabei spielen beispielsweise auch die richtige Beleuchtung, das Raumklima und die Arbeitsorganisation eine entscheidende Rolle.

Der ergonomisch ausgestatte Arbeitsplatz ist in jedem Unternehmen Pflicht. Dazu gibt es eine Vielzahl an Verordnungen und Gesetze, welche die Details vorschreiben, zum Beispiel das Arbeitsschutzgesetz (ArbSchG), die Bildschirmarbeitsverordnung (BildscharbV) und die Arbeitsstättenverordnung (ArbStättV).

> **Praxistipp** Darauf sollten Sie bei Ihrer Tätigkeit in der Apotheke achten:
> - Rückengerechte Stühle schützen die Wirbelsäule. Sie reagieren zum Beispiel federnd auf Bewegungen und unterstützen variable Sitzhaltungen. Stellen Sie den Arbeitsstuhl immer auf Ihre Arbeitshöhe und Körpermaße ein!
> - Sorgen Sie – falls möglich – für eine gesunde Mischung aus Sitz- und Steharbeiten.
> - Machen Sie rückenfreundliche Pausen, in denen Sie die Beine hochlegen oder ein paar gymnastische Übungen machen.
> - Tragen Sie bei der Arbeit bequeme Schuhe, die Halt geben und einen sicheren Stand garantieren.
> - Achten Sie darauf, dass der Raum, in dem Sie arbeiten, gleichmäßig ausgeleuchtet ist und ein angenehmes Raumklima hat. Die Luftfeuchtigkeit sollte etwa 40 bis 60 Prozent betragen.

2.9.6 Bewegung

Wer viel im Büro sitzt, sollte darauf achten, genügend Bewegung in seinen Alltag zu integrieren. Regelmäßige Bewegung kann vor Herz-Kreislauf-Erkrankungen, Osteoporose, Knochenbrüchen und sogar vor Krebserkrankungen schützen. Dabei ist es nicht nötig, jeden Tag stundenlang im Fitnessstudio zu trainieren oder joggen zu gehen. Schon kleine Dinge, die jedoch konsequent umgesetzt werden sollten, machen einen Unterschied.

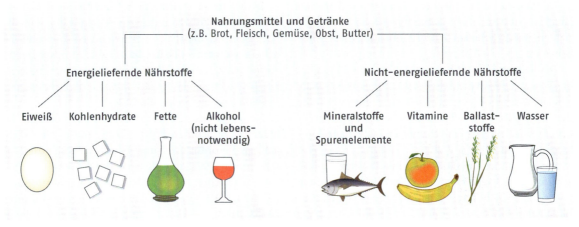

Abb. 2.30 Energieliefernde und nicht-energieliefernde Nährstoffe unserer Nahrungsmittel.

Bringen Sie Bewegung in den Alltag!
- Recken und strecken Sie sich nach dem Aufwachen und spannen Sie alle Muskeln an – so kommt ihr Kreislauf in Schwung.
- Putzen Sie Ihre Zähne jeweils eine Minute auf einem Bein stehend.
- Legen Sie den Weg zur Arbeit mit dem Fahrrad zurück oder laufen Sie, wenn es die Strecke zulässt.
- Wenn Sie öffentliche Verkehrsmittel nutzen, steigen Sie eine Station eher aus und legen den restlichen Weg zu Fuß zurück.
- Parken Sie nicht immer direkt vor der Tür, sondern laufen Sie lieber ein Stück.
- Nutzen Sie immer die Treppe statt des Aufzugs.
- Gehen Sie nach dem Mittagessen etwa fünf Minuten spazieren.
- Gestalten Sie Ihren Arbeitsplatz so um, dass Sie möglichst immer wieder aufstehen müssen: Abfalleimer und Ihre Ablage möglichst weiter weg ansiedeln, ebenso wie den Drucker – das ist sowieso gesünder.
- Telefonieren Sie im Stehen statt im Sitzen.
- Verabreden Sie sich mit Freunden oder Kollegen zu sportlichen Aktivitäten oder treten Sie einem Sportverein bei – gemeinsam macht Bewegung noch mehr Spaß.

2.9.7 Ernährung

Die Ernährung, das heißt die Nahrungsaufnahme durch Essen und Trinken, stellt neben der Atmung die grundlegende Basis für alle Lebensvorgänge dar. Gesundheit, Entwicklung, Leistungsfähigkeit und Wohlbefinden hängen von der richtigen Menge und Auswahl der Lebensmittel ab, die der Mensch täglich aufnimmt. Ein Zuviel kann dabei genauso schädlich sein wie ein Zuwenig oder eine unausgewogene Zusammensetzung. Denn im Zuge der Verdauung werden aus der Nahrung Nährstoffe freigesetzt, die für Wachstum und Entwicklung, Leistung und Regeneration unentbehrlich sind. Man unterscheidet dabei zwischen den energieliefernden Nährstoffen, durch die der Organismus unter anderem Energie für seine Lebensvorgänge bezieht, und den nicht-energieliefernden Nährstoffen. Hierzu zählen Wasser, Vitamine, Mineralstoffe und Ballaststoffe. Über diese Nährstoffe hinaus enthält die Nahrung noch Farb- und Aromastoffe. Sie haben auf den Nährwert keinen direkten Einfluss, sind aber für die Förderung des Appetits und zur Bildung der Verdauungssäfte von Bedeutung.

Der Weg der Nahrung durch den Körper

Der Weg, den die Nahrung durch den Körper zurücklegt, beginnt im Mund und endet bei den Ausscheidungsorganen. Der Prozess der Nahrungsaufnahme, der Weiterverarbeitung in den Verdauungsorganen, des Transports der in der Nahrung enthaltenen Nährstoffe ins Blut und der Ausscheidung der nicht verdaulichen Bestandteile, wird unter dem Begriff der Verdauung zusammengefasst.

Verdauung im Mund. Erste Verdauungsstation ist der Mund. Durch Kauen wird aufgenommene Nahrung mechanisch zerkleinert und mit Speichel versetzt. Für die Speichelproduktion sind vor allem drei Speicheldrüsen zuständig: die Ohrspeicheldrüse, die Unterzungendrüse und die Unterkieferspeicheldrüse. Sie produzieren täglich zwischen einem und 1,5 Liter Speichel. Dieser hat mehrere Funktionen: Zum einen sorgt er dafür, dass der Speisebrei durchfeuchtet und damit für den weiteren Transport gleitfähig wird. Zum anderen löst er in der Nahrung enthaltene Aromastoffe, sodass diese geschmeckt werden können.

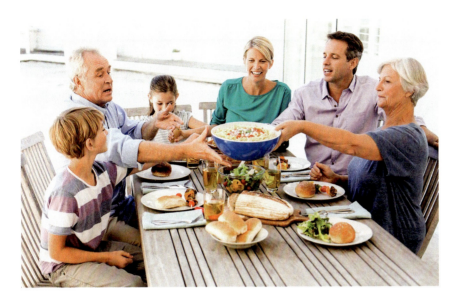

Abb. 2.31 Ohne zu essen, können wir nicht überleben. Der Weg, den die Nahrung dabei zurücklegt, beginnt im Mund und endet bei den Ausscheidungsorganen.

Der Speichel unterzieht Kohlenhydrate außerdem einer ersten Aufspaltung.

Verdauung in der Speiseröhre. Ist der Kauvorgang abgeschlossen, wird der Speisebrei durch Schlucken in die Speiseröhre befördert. Sie beginnt unmittelbar hinter dem Kehlkopf und mündet unter dem Zwerchfell im Magen. In der Speiseröhre finden keine Verdauungsschritte statt, sie dient lediglich dem Nahrungstransport. Mithilfe von wellenförmigen Muskelbewegungen wird der Speisebrei in den Magen gepresst.

Verdauung im Magen. Im Magen wird die Nahrung zwischengespeichert. Auch ist er für die Proteinverdauung wichtig. Speisebrei wird im Magen gesammelt, hin- und herbewegt und dabei mit Magensaft durchmischt. Dieser Saft wird von der Magenschleimhaut gebildet, die den Magen auskleidet.

Verdauung im Dünndarm. Der mit Magensaft versetzte Speisebrei wird aus dem Magen portionsweise in den Dünndarm abgegeben, wo der größte Teil der Verdauung und der Nährstoffresorption stattfindet. Am Anfang des Dünndarms wird die Nahrung noch weiter gespalten. Im unteren Teil des Dünndarms überwiegt dann die Nährstoffresorption. Die Nährstoffe gelangen dabei entweder direkt oder über den Umweg Leber ins Blut und von dort an ihre Zielzellen.

Verdauung im Dickdarm. Im Dünndarm nicht resorbierte Nahrungsbestandteile gelangen in den Dickdarm. Er dient vor allem dazu, dem noch verbliebenen Darminhalt Wasser zu entziehen und ihn dadurch für die spätere Ausscheidung einzudicken. Daneben ist er für die Immunabwehr von Bedeutung. Er ist hierfür mit einer hohen Zahl an Darmkeimen besiedelt (Darmflora).

Verdauungszeiten

Die Verdauung einer Mahlzeit dauert durchschnittlich 24 Stunden. Vier Stunden bleibt die Mahlzeit im Magen, sechs Stunden benötigt sie für ihren Weg durch den Dünndarm und in sechs bis sieben Stunden passiert sie den Dickdarm. Nach einer etwa ebenso langen „Zwischenlagerung" im Mastdarm werden die unverdaulichen Nahrungsreste ausgeschieden. Unterschiede bei den Verdauungszeiten ergeben sich vor allem aus der Zusammensetzung einer Mahlzeit: Am schnellsten werden Kohlehydrate verdaut, am langsamsten Fette.

Energieliefernde und nicht-energieliefernde Nährstoffe

Um funktionieren zu können, benötigt der menschliche Körper Energie. Er nimmt diese aus der Nahrung auf und setzt sie für die Erzeugung von Wärme, für Bewegung, Wachstum und den Erhalt seiner Substanz um. Zu den energieliefernden Nährstoffen gehören Kohlenhydrate, Proteine und Fette (sowie Alkohol).

Die internationale Maßeinheit der Energie ist das Joule (J). Das ist auch für Deutschland verbindlich. Bis zur Einführung des Joule in den 1970er-Jahren wurde in Deutschland allerdings die Kalorie (kcal) als Maßeinheit für die Energie verwendet. Und da sich das Joule im deutschen Sprachgebrauch noch immer nicht richtig durchgesetzt hat, findet man bis heute meist beide Angaben parallel. Für die Umrechnung gilt: 1 cal = 4,186 Joule.

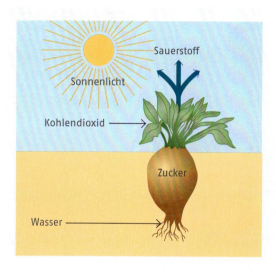

Abb. 2.32 Fotosynthese – die existenzielle Grundlage für alle Lebewesen.

> **Definition** Ein Joule ist die Energiemenge, die benötigt wird, um über eine Strecke von einem Meter die Kraft von einem Newton aufzubringen (Newtonmeter), bzw. um für die Dauer einer Sekunde die Leistung von einem Watt aufzubringen (Wattsekunde).
> Eine Kalorie ist die Wärmemenge, die benötigt wird, um 1 g Wasser von 14,5 °C auf 15,5 °C zu erwärmen.
> 1 g Eiweiß = 4,1 kcal ≈ 17 kJ
> 1 g Fett = 9,3 kcal ≈ 39 kJ
> 1 g Kohlenhydrate = 4,1 kcal ≈ 17 kJ
> 1 g Alkohol = 7,2 kcal ≈ 30 kJ

Für die Berechnung des täglichen Energiebedarfs eines Menschen gibt es Formeln. Wer nicht rechnen möchte, kann sich jedoch der Referenzwerte bedienen, die die Deutsche Gesellschaft für Ernährung (DGE) für die tägliche Energiezufuhr ermittelt hat (DGE 2015). Danach sollte eine erwachsene Frau zwischen 1.800 und 2.500 kcal pro Tag zu sich nehmen, ein erwachsener Mann circa 2.200 bis 3.300 kcal.

Kohlenhydrate. Unter den Begriff Kohlenhydrate fällt eine Vielzahl organischer Verbindungen, die überwiegend von Pflanzen (zu einem kleinen Teil auch von Mikroorganismen) mithilfe des Sonnenlichtes aus Wasser und Kohlendioxid gebildet werden (Fotosynthese). Dabei nimmt die Pflanze über die Spaltöffnungen ihrer Blätter Kohlendioxid aus der Luft auf und zieht durch ihre Wurzeln Wasser aus dem Boden. Mithilfe des Sonnenlichts wird dann in den Chloroplasten der Blätter aus Kohlendioxid und Wasser Glucose als einfachstes

Tab. 2.1 Welche Kohlenhydrate sind empfehlenswert?

Empfehlenswert	Weniger empfehlenswert
Obst, Gemüse Vollkornprodukte wie Brot, Müsli, Getreideflocken, Kartoffeln, Vollkornnudeln, ungeschälter Reis, Hülsenfrüchte, Nüsse, Samen	Zucker, Süßigkeiten, zuckerhaltige Speisen und Getränke, reine Stärke (zum Beispiel Weißmehl), feine Weißmehlprodukte wie Brötchen, Weißbrot, Kuchen, Nudeln

Kohlenhydrat hergestellt. Der bei diesem Prozess freiwerdende Sauerstoff wird über die Blätter abgegeben und bildet unter anderem die Lebensgrundlage für Tier und Mensch.

Kohlenhydrate können recht unterschiedlich aufgebaut sein, lediglich ihre Grundbausteine (**Monosaccharide** = Einfachzucker) sind gleich oder ähnlich. Durch verschiedenartige Kombination und Verknüpfung dieser Bausteine entsteht die Vielzahl an unterschiedlichen Kohlenhydraten. Sie werden in den Speicherorganen der Pflanzen gelagert, zum Beispiel als Stärke in Getreidekörnern und Kartoffeln, oder als Fruchtzucker in Früchten oder der Rübenwurzel. Die bedeutendsten Monosaccharide (Einfachzucker) sind Glucose und **Fructose**. Die **Glucose** wird auch als Traubenzucker, die Fructose als Fruchtzucker bezeichnet. Daneben gibt es noch den Einfachzucker **Galactose** (Schleimzucker).

Durch chemische Verbindung von Einfachzuckern entstehen sogenannte **Mehrfachzucker**, wobei die Verbindung von zwei Einfachzuckern als **Disaccharid** (zum Beispiel Saccharose = Haushaltszucker, Lactose = Milchzucker), die mehrerer als **Oligosaccharid** und die vieler Einzelbausteine als **Polysaccharid** (zum Beispiel Stärke, Cellulose) bezeichnet wird. Polysaccharide nennt man wegen ihrer Größe auch **komplexe Kohlenhydrate**. Aufgrund ihrer Zusammensetzung und Ket-

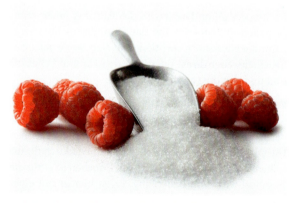

Abb. 2.33 Fruchtzucker wird in den Speicherorganen von Pflanzen gelagert, beispielsweise in den Früchten.

tenlänge unterscheiden sich Kohlenhydrate zum Teil erheblich in ihren Eigenschaften. Je komplexer die Kohlenhydrate werden, desto weniger schmeckt man, dass sie eigentlich aus Zuckern aufgebaut sind. Während Einfach- und Zweifachzucker tatsächlich süß schmecken und als „Zucker" Verwendung finden, merkt man den Polysacchariden **Stärke** (zum Beispiel in Getreide, Reis, Kartoffeln) und **Cellulose** geschmacklich ihre Zuckerbausteine nicht an. Erst im Zuge der Kohlenhydratverdauung werden die einzelnen Zuckerbausteine wieder freigesetzt und resorbiert.

Als Endprodukte der Kohlenhydratverdauung gelangen im Wesentlichen die Monosaccharide Glucose, Fructose und Galactose in den Blutkreislauf und werden zur Weiterverwendung in die Leber oder andere Orte des Bedarfs (Muskeln, Gehirn) geleitet. Neben der raschen „Verbrennung" zu Energie kann der Körper Kohlenhydrate in Form von **Glykogen** (tierische Stärke) auch in gewissem Umfang speichern – ein Prozess, der für Sport und körperliche Leistungsfähigkeit sehr wichtig ist. Anders verhält es sich bei der **Cellulose**: Diese ist vom menschlichen Organismus nicht spaltbar, wird also chemisch unverändert wieder ausgeschieden und bringt uns dabei verdauungsfördernde Vorteile als **Ballaststoff**.

Um die Körperfunktionen im erforderlichen Maße aufrechtzuerhalten, sollte die tägliche **Kohlenhydrataufnahme** beim Gesunden etwa 50 bis 60 % der Tagesenergiezufuhr ausmachen. Eine gesunde, ausgewogene Kost sollte täglich etwa 275 bis 350 g Kohlenhydrate enthalten, wobei Kohlenhydraten aus Gemüse, Obst, Vollkornprodukten und Kartoffeln der Vorzug gegeben werden sollte. Der Vorteil der empfehlenswerten Kohlenhydratträger liegt neben ihrer langsameren energetischen Verwertbarkeit und damit einer gleichmäßigen Energielieferung auch darin, dass sie den Organismus gleichzeitig mit Vitaminen, Mineralstoffen und Ballaststoffen versorgen. Diese wertvollen Begleitnährstoffe fehlen den überwiegend zuckerhaltigen Nahrungsmitteln fast ganz, man bezeichnet sie deshalb auch gern als „Träger leerer Kalorien". Leider liegt ihr Anteil in unserer heutigen „modernen" Ernährung sehr (zu) hoch, sodass man sicher einen Zusammenhang mit Überernährung und Adipositas feststellen kann. Auch wegen der Kariesgefahr ist vor ihrem übermäßigen Verzehr zu warnen.

Eiweiße. Ohne Eiweißstoffe, auch Proteine genannt, ist ein Leben in der uns bekannten Form nicht denkbar. Proteine sind aus etwa 20 verschiedenen Aminosäuren aufgebaut. Für den Menschen gelten acht davon – Isoleucin, Leucin, Lysin, Methionin, Phenylalanin, Threonin, Tryptophan und Valin – als essenzielle Aminosäuren. Arginin und Histidin müssen nur in bestimmten Situationen wie beim Heranwachsen oder während der Genesung mit der Nahrung aufgenommen werden und

Tab. 2.2 Einteilung der Aminosäuren

Essenzielle Aminosäuren	Nichtessenzielle Aminosäuren
Arginin* (Arg, R**)	Alanin (Ala, A)
Isoleucin (Ile, I)	Asparagin (Asn, N)
Leucin (Leu, L)	Asparaginsäure (Asp, D)
Lysin (Lys, K)	Cystein (Cys, C)
Methionin (Met, M)	Glutamin (Gln, Q)
Phenylalanin (Phe, F)	Glutaminsäure (Glu, E)
Threonin (Thr, T)	Glycin (Gly, G)
Tryptophan (Trp, W)	Prolin (Pro, P)
Valin (Val, V)	Serin (Ser, S)
Histidin* (His, H)	Tyrosin (Tyr, Y)

*Histidin ist für den Säugling essenziell, Arginin bei Heranwachsenden
**in Klammern sind die 3-Buchstabencodes sowie die 1-Buchstabencodes für die Aminosäuren enthalten

werden daher als semi-essenziell bezeichnet. Eine gute Hilfe, um sich die essenziellen Aminosäuren zu merken, ist der Satz: Leider fehlen wichtige Moleküle im Körper vieler Tiere. Die jeweiligen Anfangsbuchstaben der einzelnen Wörter liefern die Einbuchstabencodes der jeweiligen Aminosäuren (L F W M I K V T = Leu Phe Trp Met Ile Lys Val Thr) (◘ Tab. 2.2).

Eiweiß ist das eigentliche Baumaterial des lebenden Organismus. Die Muskeln, das Blut und die Organe bestehen, wenn man vom Wasseranteil absieht, in der Hauptsache aus Eiweiß. Proteine sind außerdem Bestandteile vieler wichtiger Regelstoffe (Hormone, Enzyme, Immunglobuline) und daher unentbehrlich für den Körper. Da das Körpereiweiß einem ständigen Auf-, Um- und Abbau unterliegt und im Körper nur zu einem ganz geringen Teil gespeichert werden kann, ist eine regelmäßige Zufuhr von außen durch die Nahrung notwendig. Im Zuge des Verdauungsprozesses wird das Nahrungseiweiß in seine Aminosäuren zerlegt. Diese stehen dem Körper nach der Resorption zur Verfügung. Er baut daraus dann seine eigenen, speziellen Proteine aufgabengerecht zusammen.

Von besonderer Bedeutung bei diesem Aufbauprozess sind die essenziellen Aminosäuren, die unser Körper nicht selbst herstellen kann, aber zu seiner eigenen Eiweißsynthese benötigt. Fehlen essenzielle Aminosäuren in der Nahrung, so kommt es zu teilweise drastischen Störungen im Proteinhaushalt. Es ist also wichtig, dass unsere Nahrung ausreichend essenzielle Aminosäuren enthält.

Der Eiweißgehalt von Nahrungsmitteln ist verschieden. Besonders reiche und hochwertige Eiweißquellen

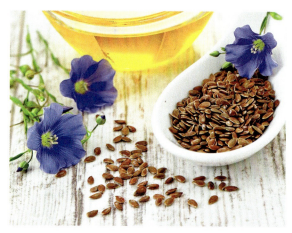

Abb. 2.34 Leinöl ist besonders reich an alpha-Linolensäure.

(hoher Anteil an essenziellen Aminosäuren) sind Fleisch, Fisch, Eier, Milcherzeugnisse, Hülsenfrüchte, Kartoffeln, Gemüse, Vollkorn und Nüsse. Durch eine abwechslungsreiche Ernährung mit tierischen und pflanzlichen Nahrungsmitteln wird der Eiweißbedarf am besten gedeckt, denn so ergänzt sich die Aminosäurezusammensetzung sehr gut. Der tägliche Eiweißbedarf hängt in erster Linie vom Alter des Menschen ab. So empfiehlt die Deutsche Gesellschaft für Ernährung, dass Erwachsene etwa 10 bis 15 Prozent der Tageskalorien in Form von Eiweiß aufnehmen sollten. Kinder und Jugendliche haben – bezogen auf ihr Körpergewicht – einen wesentlich höheren Eiweißbedarf als Erwachsene, da ihr Körper intensive Wachstums- und Entwicklungsprozesse bewerkstelligen muss. So benötigt ein zehn Monate alter Säugling täglich etwa 2 g Eiweiß pro kg Körpergewicht. Auch Schwangere und stillende Frauen benötigen eine besondere Eiweißzulage, ähnlich wie körperliche Schwerarbeiter und Kraftsportler. Nach schweren Operationen und in der Rekonvaleszenz (Genesungsphase) kann der Eiweißbedarf ebenfalls erhöht sein.

Fette. Unter dem Begriff Fett wird eine Vielzahl von recht unterschiedlichen Verbindungen zusammengefasst, die sich chemisch gesehen aber in ihrer Grundstruktur gleichen, nämlich aus **Glycerin** und **Fettsäuren** zusammengesetzt sind. Dabei sind an ein Teil Glycerin jeweils drei Fettsäuren angelagert (**Triglycerid**). Durch unterschiedliche Fettsäuren entstehen dabei unterschiedliche Fette: zum Beispiel Butter, Öl, Tran, Speck, Talg oder Schmalz. Es gibt kurz- und langkettige Fettsäuren sowie chemisch gesättigte (das heißt nur Einfachbindungen zwischen den Kohlenstoffatomen) und ungesättigte (mit einer oder mehreren Doppelbindungen).

Die meisten Fettsäuren können vom Körper selbst aufgebaut werden. Einige Fettsäuren können von unserem Organismus jedoch nicht selbst synthetisiert werden (ihre Zufuhr über die Nahrung ist deshalb essenziell), zum Beispiel die zweifach ungesättigte Linolsäure und die dreifach ungesättigte alpha-Linolensäure. Aus diesen Fettsäuren können im gesunden Körper ebenfalls notwendige Derivate (Abkömmlinge) gebildet werden, die als semi-essenziell (semi = halb) bezeichnet werden. So kann aus der Linolsäure zum Beispiel die gamma-Linolensäure und die Arachidonsäure gebildet werden. Die alpha-Linolensäure ist Ausgangssubstrat für die Eicosapentaensäure und die Docosahexaensäure, die zu den Omega-Fettsäuren gehören. Diese Fettsäuren (und ihre Abkömmlinge) sind lebensnotwendig für den Zellaufbau, die Blutgerinnung und die Herstellung bestimmter Gewebshormone (Prostaglandine) und müssen daher in ausreichendem Maß in der Nahrung vorhanden sein. Mit einer abwechslungsreichen, vollwertigen Mischkost ist die ausreichende Aufnahme essenzieller Fettsäuren kein Problem. Die Linolsäure beispielsweise ist in vielen Nahrungsmitteln pflanzlicher Herkunft enthalten (Nüsse, Samen, Keime), auch hochwertige Pflanzenöle und -margarinen (Sonnenblumen-, Soja-, Maiskeim- oder Distelöl) sind reich an essenziellen Fettsäuren. Ebenfalls ist Linolsäure in Milch, Fleisch, Gemüse und Hülsenfrüchten, wenn auch in geringerer Menge, enthalten. Die alpha-Linolensäure führen wir hauptsächlich über hochwertige Pflanzenöle zu, besonders reich ist Leinöl. Durch den Verzehr von frischem Seefisch (Makrele, Lachs, Hering) werden zwei weitere mehrfach ungesättigte Fettsäuren aufgenommen, die Eicosapentaensäure (EPA) und die Docosahexaensäure (DHA), denen eine gesundheitsfördernde Wirkung (bei Herz-Kreislauf-Erkrankungen, entzündlichen und immunologischen Krankheitsprozessen sowie für die kindliche Entwicklung) zugesprochen wird.

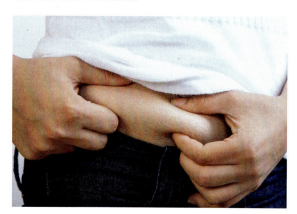

Abb. 2.35 Überschüssiges Fett lagern Menschen vor allem an den Hüften, dem Bauch und den Oberschenkeln an.

> **Lieferanten von Fett**
> Pflanzliche Fette sind beispielsweise in Olivenöl, Sojaöl, Sonnenblumenöl, Nüssen oder in Avocado enthalten. Tierische Fette finden sich hingegen in Butter, Sahne, Milch oder Fleisch.

Fett erfüllt im Körper eine Vielzahl von wichtigen Aufgaben. Als Organ- und als Unterhautfett dient es als Polsterung bzw. als mechanischer Schutz sowie als Isolierschicht für die empfindlichen Innenorgane. So liegen zum Beispiel die Nieren in einem Bett aus Depotfett, um sie vor Kälte oder Stößen von außen zu schützen. Während der Schwangerschaft wird das ungeborene Kind im Bauch der Mutter durch ihre Fettdepots vor Stößen oder Druck bewahrt.

Der tierische und menschliche Organismus ist in der Lage, überschüssige Nahrung als Fett zu speichern. In Zeiten der ausreichenden Versorgung oder sogar des Überangebots an Nahrungsenergie werden Fettdepots angelegt, von denen der Körper bei Mangelversorgung zehren kann. Alles, was dem Körper an Energie zugeführt wird, die er nicht sofort verbraucht, wird in Fett umgewandelt und „gelagert", vorzugsweise an Hüften, Bauch und Oberschenkeln. Ein Kilo Körperfett enthält etwa 7.000 kcal. Selbst der schlankste Mensch hat noch etwa 7 kg Fett an seinem Körper, bei Übergewichtigen können es 50 kg und mehr sein.

Fette sind darüber hinaus Träger lebenswichtiger Vitamine. Einige davon, die Vitamine A, D, E und K, die sogenannten fettlöslichen Vitamine, kommen nur in Begleitung von Fett in der Nahrung vor und können vom Körper auch nur dann aufgenommen und verwertet werden, wenn gleichzeitig Fett in der Nahrung enthalten ist.

Da der menschliche Körper Fett auch aus Eiweiß, Kohlenhydraten und Alkohol aufbauen kann, kann man eigentlich von keinem echten Fettbedarf sprechen, abgesehen natürlich von dem Bedarf an essenziellen Fettsäuren und der Notwendigkeit der Fette zur Resorption fettlöslicher Vitamine. Etwa 0,8 bis 0,9 g Fett pro kg Körpergewicht wären für die Aufrechterhaltung der Körperfunktionen eines erwachsenen Menschen ausreichend, das entspricht einer Menge von circa 30 Prozent der Gesamtkalorienzufuhr oder in Gramm ausgedrückt circa 60 bis 80 g Fett pro Tag. Die tatsächliche Aufnahme liegt im Durchschnitt jedoch bei etwa 130 g, wozu im besonderen Maße die in Nahrungsmitteln versteckten Fette beitragen.

Alkohol. Der Alkohol nimmt eine Sonderstellung ein, da er zwar zu den energieliefernden Nährstoffen gehört, aber kein lebensnotwendiger Bestandteil unserer Ernährung ist. Abgesehen vom Suchtaspekt und seiner toxischen (= giftigen) Wirkung ist vor allem sein Energiegehalt zu bedenken: 1 g Alkohol liefert 7,2 kcal = 30 kJ, also mehr als Eiweiß und Kohlenhydrate. Vor allem zuckerhaltige alkoholische Getränke und konzentrierte Spirituosen tragen deshalb in unserer Gesellschaft erheblich zur überreichlichen Energieaufnahme bei.

Neben den energieliefernden Nährstoffen benötigt der menschliche Körper noch eine Reihe weiterer Nährstoffe. Dazu gehören Wasser, Vitamine, Mineralstoffe und Ballaststoffe.

Wasser. Wasser ist in unserer Ernährung sehr wichtig und unverzichtbar: Ohne Wasser gibt es kein Leben! Der Körper eines Erwachsenen besteht etwa zu 60 Prozent aus Wasser. Neben seiner Funktion als Transport- und Lösungsmittel ist Wasser auch an der Regulierung der Körpertemperatur beteiligt: So schwitzt man im Fieberzustand, bei starker körperlicher Anstrengung oder sportlicher Leistung. Dabei wird durch die Haut vermehrt Wasser ausgeschieden und durch Verdunstungskälte eine Abkühlung des Körpers erreicht. Die Wasserbilanz des menschlichen Körpers ist, Durstzu-

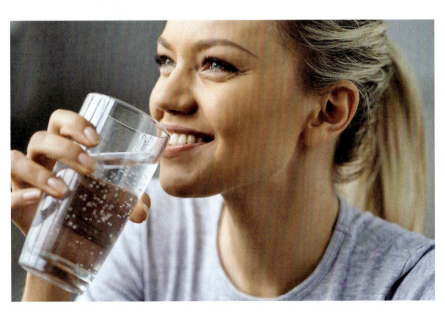

Abb. 2.36 Wasser ist für unsere Ernährung unverzichtbar, ohne Wasser gäbe es kein Leben.

stände ausgenommen, in der Regel ausgeglichen. Aufnahme und Abgabe von Wasser halten sich die Waage.

Erwachsene benötigen täglich circa drei Liter Flüssigkeit. Ein Teil davon wird durch die Nahrungsaufnahme (zum Beispiel aus Obst, Suppe, Joghurt) gedeckt, aber etwa 1,5 Liter müssen wir täglich trinken – vorzugsweise Getränke, die keine oder nur wenig Energie zuführen wie Wasser, Früchte- oder Kräutertee sowie Saftschorle. Die Trinkmenge erhöht sich durch starkes Schwitzen oder bei Durchfall. Während einer Reduktionsdiät soll man mindestens 1,5 bis zwei Liter täglich trinken, bei Nulldiäten mindestens drei Liter. Ältere Menschen müssen häufig zum Trinken angeregt werden, da das Durstgefühl im Alter abnimmt, der Flüssigkeitsbedarf jedoch bestehen bleibt. Wasser ist kurzfristig der lebensnotwendigste Nährstoff überhaupt, denn eine innere Austrocknung führt nach relativ kurzer Zeit unweigerlich zum Tod.

Vitamine. Mit dem Begriff Vitamine werden lebensnotwendige organische Verbindungen bezeichnet, die für das Wachstum und die Aufrechterhaltung bestimmter Körperfunktionen benötigt werden. Die Vitamine werden in zwei Gruppen eingeteilt, in fettlösliche und wasserlösliche. Die Vitamine A, D, E und K sind wie schon erwähnt, fettlöslich, die anderen Vitamine – Vitamin B_1, B_2, B_6, B_{12}, Niacin, Folsäure, Pantothensäure, Biotin und Vitamin C – sind wasserlöslich. Die wasserlöslichen Vitamine, mit Ausnahme von Vitamin C, werden häufig auch unter dem Begriff Vitamin-B-Komplex oder Vitamine der B-Gruppe zusammengefasst. Im Körper werden die einzelnen Vitamine als unersetzbare Partner bei verschiedenen Stoffwechselreaktionen benötigt. Sie sind nur in sehr geringen Gewichtsmengen (millionstel beziehungsweise tausendstel Gramm) pro Tag erforderlich. Allerdings können Vitamine im Körper nicht oder nur unzureichend gebildet werden. Auch vermag der Körper nur für die fettlöslichen Vitamine und für Vitamin B_{12} relativ große Speicher anzulegen. Die Speicher für die übrigen wasserlöslichen Vitamine sind dagegen so klein, dass sie den Bedarf nur für kurze Zeit (Tage bis wenige Wochen) decken können. Aus diesem Grund müssen die Vitamine dem Körper regelmäßig zugeführt werden. Eine ausreichende Vitaminzufuhr wird am sinnvollsten durch eine ausgewogene und abwechslungsreiche gemischte Kost erreicht. So können die empfohlenen Vitaminzufuhrmengen sichergestellt und Überdosierungen verhindert werden.

Zusätzliche Vitamingaben erübrigen sich unter diesen Voraussetzungen beim gesunden Erwachsenen. Bei bestimmten Zuständen kann allerdings ein Mehrbedarf an Vitaminen bestehen, zum Beispiel während der Schwangerschaft und Stillzeit, im Alter sowie bei Stress, bei bestimmten Erkrankungen oder auch infolge einer Arzneimitteltherapie. In der Apotheke sind Vitamine sowohl als Einzelsubstanzen als auch als Kombinationspräparate (Multivitamine, oft auch in Kombination mit Mineralstoffen) für die Substitutionstherapie bei einem Vitaminmehrbedarf bzw. zum Ausgleich eines Vitamindefizits erhältlich.

Einen Überblick über die Vitamine, ihr Vorkommen in der Nahrung, ihre Wirkungsweise im Organismus, Mangelerscheinungen und die empfohlene Zufuhr pro Tag für Erwachsene bietet ◘ Tab. 2.3.

Mineralstoffe. Der menschliche Organismus baut sich aus organischem Material auf. Daneben spielen bestimmte anorganische Salze, die wir als Mineralstoffe bezeichnen, eine bedeutende Rolle. Sie finden sich als Ionen in allen Zellen und Körperflüssigkeiten gelöst und werden in dieser Form auch Elektrolyte genannt.

Eine Vielzahl von Mineralstoffen ist für die Aufrechterhaltung der Körperfunktionen unentbehrlich. Sie müssen daher mit der Nahrung zugeführt werden. Entsprechend der Mineralstoffkonzentration im Körper und der benötigten Zufuhrmenge unterscheidet man zwischen Mengen- und Spurenelementen. Die Mengenelemente kommen im Körper in Konzentrationen von über 50 mg pro Kilogramm Körpergewicht vor. Zu den Mengenelementen zählen Natrium, Kalium, Calcium, Phosphor, Magnesium und Chlor. Spurenelemente kommen im Körper in Konzentrationen unter 50 mg pro Kilogramm Körpergewicht vor. Zu den Spurenelementen zählen Eisen, Jod, Fluor, Mangan, Kupfer, Zink, Kobalt, Chrom, Selen, Molybdän und Vanadium.

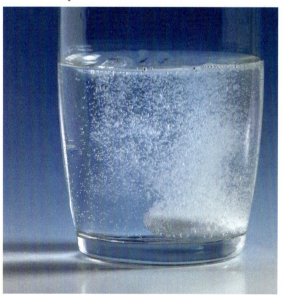

◘ **Abb. 2.37** Ein Mineralstoffmangel kann durch die Einnahme eines entsprechenden Supplements ausgeglichen werden – hier stehen in der Apotheke zahlreiche Produkte zur Verfügung.

Tab. 2.3 Vitamine im Überblick

Vitamin	Vorkommen in der Nahrung	Wirkungen im Organismus	Mangelerscheinungen
Fettlösliche Vitamine			
Vitamin A (Retinol)	Leber, Milchprodukte, Eigelb, Karotten, Spinat	Beteiligt am Sehvorgang, Schutz von Haut und Schleimhaut	Nachtblindheit, Austrocknung und Verhornung von Haut und Schleimhäuten
Vitamin D (Calciferol)	Leber, Lebertran, Heringe, Makrelen, Milchprodukte, Eigelb	Fördert die Resorption von Calcium und dessen Einlagerung in Knochen und Zähne	Beim Säugling Rachitis, beim Erwachsenen Knochenweiche und -brüchigkeit
Vitamin E (Tocopherol)	Pflanzliche Öle (Weizenkeim-, Sonnenblumen- und Sojaöl), Nüsse, Pflanzenmargarine	Schützt vor der Zerstörung durch freie Radikale	Müdigkeit, Leistungsschwäche, Reizbarkeit, erhöhte Entzündungsneigung
Vitamin K (Phyllochinon, Menadion)	Leber, Gemüse- und Kohlarten	Regulierung der Blutgerinnung	Verzögerung der Blutgerinnung, erhöhte Blutungsneigung
Wasserlösliche Vitamine			
Vitamin B_1 (Thiamin)	Hefe, Vollkornprodukte, Reis, Leber, Schweinefleisch, Nüsse	Bestandteil von Enzymen des Kohlenhydratstoffwechsels, wichtig für den Stoffwechsel von Neurotransmittern im Gehirn	Wachstumsstörungen, Nervenstörungen, Gedächtnisschwäche, Beri-Beri
Vitamin B_2 (Riboflavin)	Hefe, Vollkornprodukte, Leber, Fleisch, Milchprodukte	Bestandteil von Enzymen, wirksam im Kohlenhydrat-, Fett- und Eiweißstoffwechsel	Wachstumsstörungen, Mundwinkelrhagaden, Rötung und Schuppung der Haut, Entzündung der Schleimhäute
Vitamin B_6 (Pyridoxin)	Hefe, Getreide, Leber	Bestandteil von Enzymen des Eiweißstoffwechsels	Haut- und Nervenschädigung
Vitamin B_{12} (Cyanocobalamin)	Leber, Eier, Fisch, Milch, Käse	Bildung der roten Blutkörperchen, Wachstum, wichtig für den Folsäure-Stoffwechsel	Gestörte Blutbildung (Blutarmut), neurologische Ausfallserscheinungen, Stimmungsveränderungen
Niacin (Nicotinsäure + Nicotinamid)	Leber, Fleisch, Fisch, Vollkorn	Bestandteil wasserstoffübertragender Enzyme	Haut- und Schleimhautveränderungen, Durchfälle, Nervenschäden (Pellagra)
Pantothensäure	Hefe, Kleie, Leber, Niere, Eigelb, Gemüse	Bestandteil von Enzymen des Kohlenhydrat-, Fett- und Eiweißstoffwechsels	Leistungsabfall, Gelenkschmerzen, Schlafstörungen sowie Haut- und Haarveränderungen, ein reiner Pantothensäuremangel ist allerdings selten
Folsäure	Hefe, Weizenkeime, Leber, dunkelgrüne Gemüse	Wachstum, Bildung roter Blutkörperchen, wichtig für die Immunabwehr	Störung der Blutbildung, Schleimhautveränderungen, Durchfall, Wachstumsstörungen, verminderte Immunabwehr
Biotin	Leber, Hefe, Ei	Am Energiestoffwechsel beteiligt, wichtig für Haut, Haare und Nägel	Hautveränderungen, Haarverlust
Vitamin C (Ascorbinsäure)	Südfrüchte, Beeren, Paprika, Kohlarten, Leber, Kartoffeln	fördert den Aufbau von Binde- und Stützgewebe, wichtig bei Wundheilung, Eisenresorption und Infektabwehr	Müdigkeit, Muskelschwäche, Knochenschmerz, Blutungsneigung, Lockerwerden der Zähne (Skorbut), allgemeine Resistenzschwäche

Tab. 2.4 Mineralstoffe im Überblick

Mineralstoff	Vorkommen in der Nahrung	Wirkungen im Organismus	Mangelerscheinungen
Mengenelemente			
Natrium (Na)	Kochsalz, Käse, Wurst, Konserven, Fertiggerichte	Wasserhaushalt, Gewebespannung, Muskelreizung, Muskelspannung	Gestörter Wasserhaushalt, Muskelkrämpfe
Chlorid (Cl)	Kochsalz, Käse, Wurst, Konserven, Fertiggerichte	Als Natriumchlorid Regelung des Wasserhaushalts, Magensäurebildung	Wie Natrium; Säuremangel im Magen: Verdauungsstörungen
Kalium (K)	Gemüse, Hülsenfrüchte, Salat, Obst, Pilze, Nüsse, Bananen	Beteiligt an Flüssigkeitshaushalt, Muskel- und Nervenfunktion, Enzymaktivierung, Energiefreisetzung	Herzrhythmusstörungen, Muskelkrämpfe und -schwäche, Nieren- und Lungenversagen
Calcium (Ca)	Milchprodukte, Käse, Nüsse, Hülsenfrüchte	Knochen- u. Zahnbaustein, Nervenerregung, Muskelkontraktion, Blutgerinnung	Knochenwachstumsstörungen, Knochenentkalkung, Muskellähmung, spontane Blutungen
Magnesium (Mg)	Grünes Gemüse, Hülsenfrüchte, Nüsse, Gemüse, Milch, Hefe	Knochenstoffwechsel Enzymaktivierung, Nervenimpulsleitung, Energiestoffwechsel Eiweißaufbau, Kälteanpassung	Muskelschwäche, Krämpfe, Herzrhythmusstörungen, Zittern, Schlaflosigkeit
Phosphor (P)	Milchprodukte, Vollkorn, Weizenkeime, Nüsse, Fisch, Fleisch	Stoffwechsel von Knochen und Zähnen, Energiehaushalt, Säure-Basen-Haushalt	Knochenstoffwechselstörungen, Schwäche, Gliederschmerzen
Spurenelemente			
Eisen (Fe)*	Fleisch, Weizenkeime, Vollkorn, grünes Gemüse	Aufbau der roten Blutkörperchen, Sauerstofftransport, Bestandteil von Enzymen	Anämie, Blässe, Müdigkeit, Kurzatmigkeit, Schwäche, Sauerstoffmangel
Jod (J)	Seefisch, Meerestiere, jodiertes Speisesalz, Milch	Bestandteil von Schilddrüsenhormonen, Stoffwechsel	Kropf, Schilddrüsenstörungen, Kretinismus, bei Säuglingen Wachstumsstörung
Fluor (F)	Fisch, Muscheln, Fleisch	Aufbau von Zähnen und Knochen	Karies
Zink (Z)	Fleisch, Fisch, Vollkornprodukte, Nüsse	Wachstum, Zellstoffwechsel, Speicherung und Transport von Insulin, Immunabwehr	Appetitlosigkeit, gestörte Glucosetoleranz, erhöhte Infektanfälligkeit, verzögerte Wundheilung
Selen (Se)	Fisch, Fleisch und Innereien, Hülsenfrüchte, Nüsse	Bekämpfung von schädlichen Sauerstoffradikalen, Beteiligung am Schilddrüsenstoffwechsel	Myopathie, Nagelveränderung (weiße Flecken), dünne Haare, erhöhte Infektanfälligkeit

*= während Schwangerschaft und Stillzeit erhöhter Bedarf

Die Aufgaben der Mineralstoffe im Körper sind vielfältig. Sie reichen von ihrer Bedeutung als „Baumaterial" der Knochen, Knorpel und Zähne und ihrer wichtigen Rolle bei der Reizübertragung in Nerven- und Muskelzellen bis hin zur Aktivierung zahlreicher Stoffwechselreaktionen.

Durch Sekrete und Ausscheidungen (Harn, Schweiß, Kot) gehen dem Körper Mineralstoffe verloren. Diese müssen durch die Nahrung wieder ergänzt werden. Schweißverluste, wie sie bei längerer körperlicher Anstrengung, aber auch bei Leistungssportlern (insbesondere bei den verschiedenen Ausdauersportarten) vorkommen, ziehen erhöhte Mineralsalzverluste nach sich. Auch bei Durchfällen verliert der Körper Mineralsalze, welche bei Bedarf durch das Trinken sogenannter Elektrolytgetränke ausgeglichen werden. Die Ergänzung der Magnesium- und Kaliumreserven ist dabei besonders wichtig.

Einen Überblick über die wichtigsten Mineralstoffe und Spurenelemente bietet ▫ Tab. 2.4.

Ballaststoffe. Als Ballaststoffe werden solche Bestandteile unserer Nahrung bezeichnet, die von den Verdauungsenzymen des Körpers nicht angegriffen werden und – sofern sie nicht von den Darmbakterien abgebaut werden – ungenutzt den Organismus als Bestandteil des Kots wieder verlassen. Ballaststoffe spielen zwar im Energiestoffwechsel keine Rolle, ihr Vorhandensein gewährleistet jedoch erst eine ausreichende Füllung des Darms. Sie halten durch ihre Fähigkeit, in Gegenwart von Flüssigkeit stark aufzuquellen, die Darmbewegung in Gang und wirken einer Darmverstopfung entgegen. Die täglich empfohlene Menge an Ballaststoffen liegt bei 30 g. Allerdings enthält unsere „zivilisierte Kost" oft nur Bruchteile davon. Manchen Ballaststoffen, insbesondere solchen mit stark quellenden Eigenschaften, wird zusätzlich eine Dämpfung des Hungergefühls nachgesagt. Deshalb werden Ballaststoffpräparate in der Apotheke nicht nur als Mittel zur milden Förderung des Stuhlgangs, sondern auch als Mittel zur Gewichtsabnahme angeboten. Reichlich Ballaststoffe sind in Vollkornprodukten, Gemüse, Salat und Obst enthalten.

Grundzüge einer gesunden Ernährung

Die lebensnotwendigen Nährstoffe nehmen wir täglich über Speisen und Getränke zu uns. Da aber kein Nahrungsmittel alle Nährstoffe gleichzeitig und exakt im benötigten Verhältnis enthält, müssen wir durch Kombination vieler Nahrungsmittel für eine Ergänzung der Nährstoffe sorgen. Deshalb steht der Abwechslungsreichtum auf dem Speiseplan im Vordergrund einer gesunden, vollwertigen Ernährung.

Die Deutsche Gesellschaft für Ernährung formuliert ihre Grundsätze für eine abwechslungsreiche Ernährung wie im Folgenden aufgeführt:

Vielseitig essen. Genießen Sie die Lebensmittelvielfalt. Merkmale einer ausgewogenen Ernährung sind abwechslungsreiche Auswahl, geeignete Kombination und angemessene Menge nährstoffreicher und energiearmer Lebensmittel.

Reichlich Getreideprodukte und Kartoffeln. Brot, Nudeln, Reis, Getreideflocken, am besten aus Vollkorn, sowie Kartoffeln enthalten kaum Fett, aber reichlich Vitamine, Mineralstoffe sowie Ballaststoffe und sekundäre Pflanzenstoffe. Verzehren Sie diese Lebensmittel mit möglichst fettarmen Zutaten.

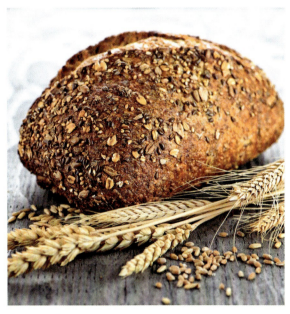

○ **Abb. 2.38** Ballaststoffe finden sich beispielsweise auch in Vollkornprodukten.

Gemüse und Obst – Nimm 5 am Tag. Genießen Sie fünf Portionen Gemüse und Obst am Tag, möglichst frisch, nur kurz gegart, oder auch eine Portion als Saft – idealerweise zu jeder Hauptmahlzeit und auch als Zwischenmahlzeit. Damit werden Sie reichlich mit Vitaminen, Mineralstoffen sowie Ballaststoffen und sekundären Pflanzenstoffen (zum Beispiel Carotinoiden, Flavonoiden) versorgt. Das Beste, was Sie für Ihre Gesundheit tun können.

Ausgewogen essen. Täglich Milch und Milchprodukte, Fisch ein- bis zweimal in der Woche, Fleisch, Wurstwaren sowie Eier in Maßen. Diese Lebensmittel enthalten wertvolle Nährstoffe, zum Beispiel Calcium in Milch, Jod, Selen und Omega-3-Fettsäuren in Seefisch. Fleisch ist wegen des hohen Beitrags an verfügbarem Eisen und an den Vitaminen B_1, B_6 und B_{12} vorteilhaft. Mengen von 300 bis 600 g Fleisch und Wurst pro Woche reichen hierfür aus. Bevorzugen Sie fettarme Produkte, vor allem bei Fleischerzeugnissen und Milchprodukten.

Wenig Fett und fettreiche Lebensmittel. Fett liefert lebensnotwendige (essenzielle) Fettsäuren und fetthaltige Lebensmittel enthalten auch fettlösliche Vitamine. Es ist aber auch besonders energiereich, daher kann zu viel Nahrungsfett Übergewicht fördern, möglicherweise auch Krebs. Zu viele gesättigte Fettsäuren fördern langfristig die Entstehung von Herz-Kreislauf-Krankheiten. Bevorzugen Sie pflanzliche Öle und Fette (zum Beispiel Raps- und Sojaöl und daraus hergestellte Streichfette). Achten Sie auf unsichtbares Fett, das in Fleischerzeugnissen, Milchprodukten, Gebäck und Süßwaren sowie in Fast Food und Fertigprodukten meist enthalten ist. Insgesamt 70 bis 90 g Fett pro Tag reichen aus.

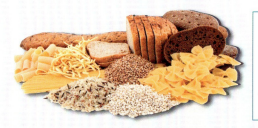

Base meals on potatoes, bread, rice, pasta or other starchy carbohydrates. Choose wholegrain products where possible. Starchy foods are a good source of energy and the main source of a range of nutrients in our diet.

Basieren Sie die Mahlzeiten auf Kartoffeln, anderen stärkehaltigen Kohlenhydraten. Wählen Sie wenn möglich Vollkornprodukte. Stärkehaltige Lebensmittel sind gute Energiequellen und die Hauptquelle einer Reihe von Nährstoffen in unserer Ernährung.

Eat some beans, pulses, fish, eggs, meat and other protein. Aim for at least two portions of fish every week – one of which should be oily, such as salmon or mackerel. These foods are good sources of protein, vitamins and minerals.

Essen Sie Bohnen, Hülsenfrüchte, Fisch, Eier, Fleisch und andere Proteine. Streben Sie mindestens zwei Portionen Fisch pro Woche an – einer davon sollte ölig sein, wie Lachs oder Makrele. Diese Lebensmittel sind gute Quellen für Proteine, Vitamine und Mineralstoffe.

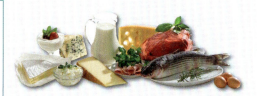

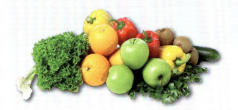

Eat at least five portions of fruit and vegetables a day. Fruit and vegetables are a good source of vitamins, minerals and fibre.

Essen Sie mindestens fünf Portionen Obst und Gemüse am Tag. Obst und Gemüse sind eine gute Quelle für Vitamine, Mineral- und Ballaststoffe.

Have some dairy or dairy alternatives (such as soya drinks and yoghurts). Choose lower-fat and lower-sugar options. Milk, cheese, yoghurt and fromage frais are good sources of protein and some vitamins, and they're also an important source of calcium, which helps to keep our bones strong.

Nehmen Sie Milch oder Milchalternativen (wie Sojagetränke und -joghurt) zu sich. Wählen Sie Varianten, die fett- und zuckerarm sind. Milch, Käse, Joghurt und Quark sind gute Quellen für Proteine und einige Vitamine, und sie sind ebenso eine wichtige Quelle für Calcium, was hilft, die Knochen stark zu halten.

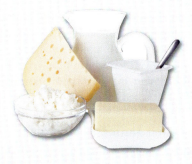

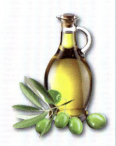

Choose unsaturated oils and spreads and eat in small amounts. Unsaturated fats are healthier fats and include vegetable, rapeseed, olive and sunflower oils.

Wählen Sie ungesättigte Öle und Brotaufstriche und essen Sie nur geringe Mengen davon. Ungesättigte Fette sind gesündere Fette. Dazu gehören pflanzliches Öl, Raps-, Oliven- und Sonnenblumenöl.

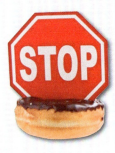

Eat foods high in fat, salt and sugar less often and in small amounts. These foods include chocolate, cakes, biscuits, sugary soft drinks, butter, ghee and ice cream.

Essen Sie Lebensmittel mit einem hohen Fett-, Salz und Zuckergehalt nur gelegentlich und in kleinen Mengen. Zu diesen Lebensmitteln gehören Schokolade, Kuchen, Kekse, zuckerhaltige Softdrinks, Butter, Butterschmalz und Eiscreme.

Drink plenty of fluids (six to eight glasses/cups a day). Water, lower-fat milk and lower-sugar or sugar-free drinks including tea and coffee all count. Fruit juice and smoothies also count towards your fluid consumption but they contain sugar that can damage your teeth, so limit these drinks to a combined total of 150 ml per day.

Trinken Sie viel Flüssigkeit (sechs bis acht Gläser/Tassen am Tag). Dazu zählen Wasser, fettarme Milch und Getränke mit wenig oder ohne Zucker, auch Tee und Kaffee. Fruchtsäfte und Smoothies zählen auch zum Flüssigkeitsverzehr dazu, aber sie enthalten Zucker, der ihre Zähne angreifen kann. Deshalb sollten Sie diese Getränke auf ein Maximum von insgesamt 150 ml täglich reduzieren.

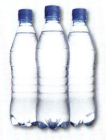

○ **Abb. 2.39** Ernährungsregeln auf Englisch

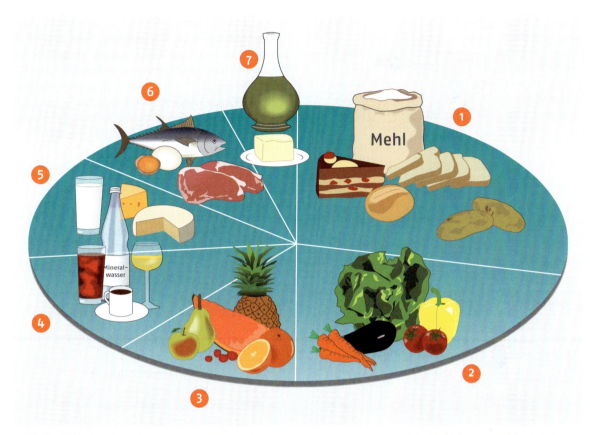

Abb. 2.40 Der Ernährungskreis. Die Größe des Feldes, das jeder Nahrungsgruppe zugeteilt ist, entspricht dem prozentualen Anteil an der täglichen Ernährung. Das heißt: Die Gruppen 1 und 2 sollen insgesamt die Hälfte unserer täglichen Nahrung abdecken.

Zucker und Salz in Maßen. Verzehren Sie Zucker und Lebensmittel, bzw. Getränke, die mit verschiedenen Zuckerarten (zum Beispiel Glucosesirup) hergestellt wurden, nur gelegentlich. Würzen Sie kreativ mit Kräutern und Gewürzen und wenig Salz. Bevorzugen Sie jodiertes Speisesalz.

Reichlich Flüssigkeit. Wasser ist absolut lebensnotwendig. Trinken Sie rund 1,5 Liter Flüssigkeit jeden Tag. Bevorzugen Sie Wasser – ohne oder mit Kohlensäure – und andere kalorienarme Getränke. Alkoholische Getränke sollten nur gelegentlich und nur in kleinen Mengen konsumiert werden.

Schmackhaft und schonend zubereiten. Garen Sie die jeweiligen Speisen bei möglichst niedrigen Temperaturen, soweit es geht kurz, mit wenig Wasser und wenig Fett – das erhält den natürlichen Geschmack, schont die Nährstoffe und verhindert die Bildung schädlicher Verbindungen.

Nehmen Sie sich Zeit, genießen Sie Ihr Essen. Bewusstes Essen hilft, richtig zu essen. Auch das Auge isst mit. Lassen Sie sich Zeit beim Essen. Das macht Spaß, regt an vielseitig zuzugreifen und fördert das Sättigungsempfinden.

Achten Sie auf Ihr Gewicht und bleiben Sie in Bewegung. Ausgewogene Ernährung, viel körperliche Bewegung und Sport (30 bis 60 Minuten pro Tag) gehören zusammen. Mit dem richtigen Körpergewicht fühlen Sie sich wohl und fördern Ihre Gesundheit.

Die **Nahrungsmittelauswahl** sollte konkret aus sieben Gruppen erfolgen, die im Ernährungskreis dargestellt sind (o Abb. 2.40).

Bevorzugt sollte aus den Gruppen 1 bis 5 ausgewählt werden, auf Frische und Abwechslung ist zu achten. Von den Lebensmitteln aus Gruppe 6 und 7 sollte weniger gegessen werden, die Nahrungsmittel aus Gruppe 6 sollten konsequent abgewechselt werden. Seefisch ist zu bevorzugen.

Das richtige Körpergewicht

Beim Erwachsenen wird zur Beurteilung des richtigen Körpergewichts vorzugsweise der Body-Mass-Index (BMI) verwendet. Man berechnet ihn nach der Formel:

$$\mathrm{BMI} = \frac{\text{Körpergewicht in Kilogramm}}{(\text{Körpergröße in Meter})^2}$$

Beispiel: Eine Frau wiegt 72 kg und ist 1,72 m groß. Der BMI berechnet sich dann wie folgt:

$$\frac{72}{1{,}72 \times 1{,}72} = \mathrm{BMI}\ 24{,}3$$

Tab. 2.5 Normalgewicht – BMI-Empfehlung in Abhängigkeit vom Alter

Alter	Optimaler BMI
19–24	19–24
25–34	20–25
35–44	21–26
45–54	22–27
55–64	23–28
über 64	24–29

Tab. 2.6 Definition Unter-, Normal- und Übergewicht sowie Adipositas anhand des Body-Mass-Index (BMI)

Kategorie	BMI für Frauen	BMI für Männer
Untergewicht	Unter 19	Unter 20
Normalgewicht	19–24	20–25
Übergewicht	25–30	26–30
Adipositas	Über 30	Über 30

Der Gewichtsbereich mit der höchsten Lebenserwartung liegt bei Männern bei einem BMI zwischen 20 und 25, bei Frauen bei einem BMI zwischen 19 und 24 (Sollgewicht) (Tab. 2.5). Mit zunehmendem Alter verschieben sich die Empfehlungen zu einem etwas höheren BMI (Tab. 2.6).

Von Untergewicht spricht man bei Männern bei einem BMI unter 20, bei Frauen bei einem BMI unter 19. Liegt der BMI über dem Sollgewicht, so spricht man von Übergewicht (Männer: 25–30, Frauen 24–30) bzw. Adipositas (Fettleibigkeit, BMI > 30).

2.10 Chancen für PKA

PKA können in der Apotheke vielseitig eingesetzt werden und haben diverse Möglichkeiten, sich zu spezialisieren und zu einem für das Apothekenteam unverzichtbaren Mitglied zu werden. Im Folgenden erfahren Sie mehr über Aufgabengebiete, in denen Sie sich profilieren können.

Mitarbeit in der Offizin. Lieben Sie den direkten Kundenkontakt und möchten Sie sich gern im Verkaufsraum der Apotheke betätigen? Wie Sie bereits erfahren haben, dürfen PKA keine Arzneimittel abgeben und auch nicht zu Arzneimitteln beraten. Dennoch gibt es zahlreiche Aufgaben, die PKA in der Offizin übernehmen können. Eine Weiterbildung, zum Beispiel zu den Themen Hautpflege und Kosmetik, Hilfsmittel für Mutter und Baby oder Inkontinenzprodukte, kann Sie zum Experten und ersten Ansprechpartner machen, wenn ein Kunde diesbezüglich Rat sucht. Im nachfolgenden Informationskasten finden Sie einige Beispiele, zu welchen Produkten und Dienstleistungen Sie in der Apotheke beraten dürfen.

> **Mögliche Aufgabenbereiche von PKA in der Offizin**
>
> **Verkauf und Beratung apothekenüblicher Waren**
> - Beratung und Verkauf von Kosmetik,
> - Anmessen von Kompressionsstrümpfen,
> - Ernährungsberatung,
> - Beratung und Verkauf von Inkontinenzprodukten,
> - Beratung und Verkauf von Diabetiker-Hilfsmitteln,
> - Verleih von Inhalatoren und Milchpumpen.
>
> **Apothekenübliche Dienstleistungen**
> - Durchführung einfacher Gesundheitstest,
> - Beratung zu Vorsorgemaßnahmen,
> - Check von Messgeräten,
> - Anpassen von Bandagen.

Unterstützung beim Qualitätsmanagement. Qualitätssicherung und Qualitätsmanagement spielen in der Apotheke eine wichtige Rolle (▶ Kap. 1.7). Die Umsetzung eines Qualitätsmanagementsystems (QMS) ist mit einem hohen Arbeits- und Dokumentationsaufwand verbunden. Auch in diesem Bereich können Sie als PKA dem Apotheker unterstützend zur Seite stehen.

> **Mitarbeit beim QM**
> - Pflege des QM-Handbuchs,
> - Planung und Terminierung von Audits, Schulungen, To-do-Listen,
> - Durchführen von Audits (ausgenommen pharmazeutische Prozesse),
> - Durchführung von Befragungen, Aufbereitung von Daten für den Management Review,
> - Dokumentation der durchgeführten Maßnahmen.

Eine wichtige Komponente der Qualitätssicherung ist das Hygienemanagement. Es müssen Hygienepläne erstellt und umgesetzt werden, zudem müssen die aufgestellten Hygieneanforderungen kontrolliert werden.

PKA können beim Aufbau des Hygienemanagements eine tragende Rolle spielen, Schulungen und Audits durchführen und auch die Dokumentation übernehmen.

Lagerhaltung. Ob Einkauf, Analyse des Warenlagers oder Sicherstellung einer sachgerechten Lagerhaltung: PKA, die mitdenken und Verantwortung übernehmen, sind für die Apotheke Gold wert. Denn wenn das Warenlager gut betreut wird, kann der Apothekenleiter viel Geld sparen.

> **Betreuung des Warenlagers durch PKA**
> - Optimierung der Lagerhaltung, zum Beispiel durch eigenständige, regelmäßige Verfalldatenkontrolle, Langsamdreheranalyse, die Erstellung einer Ladenhüterliste, Retourenvorschläge bei Langsamdrehern oder Schnelldreheranalyse,
> - kreative Warenbeschaffung,
> - Erkennen von Preisänderungen,
> - Analyse der Fernseh-/Zeitschriftenwerbung (Wonach könnten Kunden aktuell fragen?).

Backoffice. Das Backoffice ist das Haupteinsatzgebiet von PKA. Sie kümmern sich um die Warenannahme, um Retouren, das Telefon und räumen die Regale ein. Auch dieser Arbeitsbereich der PKA ist mit viel Verantwortung verbunden und nur mit einem gut funktionierenden Backoffice kann der Apothekenbetrieb reibungslos funktionieren.

> **Wichtige Backoffice-Aufgaben**
> - Korrektur von Rezepten,
> - Analyse der Konditionen,
> - Bearbeitung des Posteingangs,
> - Bearbeitung spezieller Anfragen,
> - Erfassung der Kundendaten,
> - Erstellen von Kundenrechnungen,
> - Kontrolle des Zahlungseingangs,
> - Zahlungserinnerung,
> - Umgang mit nicht abgeholten Nachlieferungen,
> - Suche nach bestellten Waren bei Abholung ohne Nummer,
> - Erstellung einer wöchentlichen Infomappe,
> - offene Aufträge checken,
> - Büroorganisation,
> - schnelle und freundliche Beantwortung des Telefons (keine Beratung).

Betreuung des Botendienstes. Viele Apotheken bieten ihren Kunden einen Botendienst an und liefern

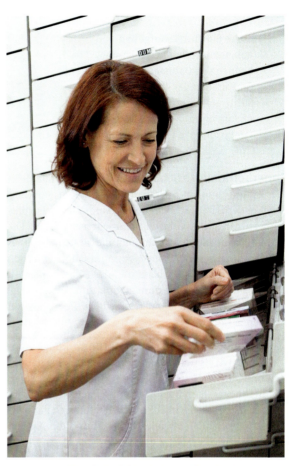

Abb. 2.41 PKA sind oft für die Lagerpflege in Apotheken zuständig – eine verantwortungsvolle Aufgabe, die dem Apotheker viel Geld sparen kann.

bestellte Medikamente kostenlos nach Hause – die Regie des Botendienstes können PKA übernehmen.

> **Organisation des Botendienstes durch PKA**
> - Beschaffung der Waren,
> - Info über Lieferverzögerungen,
> - Zusammenstellung der Touren,
> - prüfen, was zu kassieren ist,
> - Organisation der Zweitzustellung,
> - Dokumentation der Botendienste.

Einkauf und Verkauf. Der wirtschaftliche Erfolg einer Apotheke hängt maßgeblich von einem gewinnbringenden Einkauf ab. Gut geschulte PKA, die neben einem gewissen Verhandlungsgeschick auch ausreichend Kenntnisse über Direkteinkauf und Großhandelsbezug besitzen, können dem Chef die wichtige Aufgabe des Einkaufs abnehmen.

> **Typische Einkäufer-Aufgaben**
> - Kommunikation mit Lieferanten,
> - Kennen und Optimieren der Konditionen,
> - Organisation der Werbemaßnahmen,
> - Sichtwahlbestückung,
> - Aktionstag vorbereiten,
> - Erfolgskontrolle der Werbemaßnahmen.

Innerbetriebliche Schulungen. Um die Abläufe in der Apotheke zu optimieren und die Qualität, zum Beispiel in der Beratung, zu erhöhen, sind interne Fortbildungen für alle Apothekenmitarbeiter ein Muss. Die Organisation umfasst nicht nur die Erstellung eines Weiterbildungsplanes, die Kommunikation mit den Referenten und die Vorbereitung der Schulung selbst, sondern auch deren Dokumentation und Auswertung. Alle diese Aufgaben können von PKA übernommen werden.

Heimversorgung und Verblisterung. Einige Apotheken bieten als besondere Dienstleistung eine patientenindividuelle Neuverblisterung von Medikamenten an. Besonders wenn man Alten- und Pflegeheime beliefert, ist dies ein sinnvoller Service, denn durch ihn wird das Pflegepersonal erheblich entlastet und die Arzneimittelsicherheit erhöht.

> **PKA-Tätigkeiten bei der Verblisterung und Heimversorgung**
> - Entblisterung der Medikamente,
> - Stellen und Verblistern unter Aufsicht,
> - Durchführung von Videokontrollen,
> - Konfektionierung der Aufträge,
> - Einkauf von Blistermaterialien,
> - Koordinierung der Wartung von Maschinen.

Berufliche Weiterentwicklung. Egal, in welcher Richtung Sie sich spezialisieren wollen: Um sich beruflich weiter zu entwickeln, müssen Sie Fort- und Weiterbildungsangebote wahrnehmen, die beispielsweise von den Landesapothekerkammern angeboten werden. Weitere Informationen finden Sie hier:

- Verwaltungs- und Wirtschafts-Akademie (www.vwa.de),
- Verzeichnis der Fernlehrgänge (www.zfu.de),
- Verzeichnis der Fernschulen (www.fernschule.me/fernstudium),
- Bildungsakademie der Handwerkskammer,
- IHK-Bildungshaus der Industrie-und Handelskammer.

> **Kurzgefasst**
> - Die Gesetzliche Sozialversicherung ist ein wesentliches Instrument der sozialen Sicherung in Deutschland. Zu ihr gehören die Gesetzliche Rentenversicherung, die Gesetzliche Krankenversicherung, die Gesetzliche Pflegeversicherung, die Arbeitslosenversicherung und die Unfallversicherung.
> - Das Einkommen natürlicher Personen wird mit der Einkommensteuer besteuert. An die Einkommensteuer sind der Solidaritätszuschlag und die Kirchensteuer gekoppelt.
> - Personenbezogene Daten dürfen grundsätzlich nur mit Einwilligung der betroffenen Person gespeichert, verarbeitet und an Dritte weitergegeben werden.
> - In Unternehmen – also auch Apotheken –, in denen mehr als neun Personen ständig mit der automatisierten Datenverarbeitung beschäftigt sind, ist ein Datenschutzbeauftragter zu benennen.
> - Die Vertraulichkeit ist sowohl in den Räumen der Apotheke als auch am Computer zu gewährleisten.
> - Apotheker wie Mitarbeiter der Apotheke unterliegen der Verschwiegenheitspflicht.
> - PKA unterstützen das pharmazeutische Personal
>   - bei der Herstellung und Prüfung der Arzneimittel,
>   - bei der Prüfung der Ausgangsstoffe,
>   - durch Bedienung, Pflege und Instandhaltung der Arbeitsgeräte,
>   - beim Abfüllen und Abpacken oder Kennzeichnen der Arzneimittel,
>   - bei der Vorbereitung der Arzneimittel zur Abgabe.
> - PKA sind für die Betreuung des Warenlagers in der Apotheke zuständig. Dabei werden sie von EDV-Systemen unterstützt.
> - PKA führen apothekenübliche kaufmännische Tätigkeiten aus und wirken bei der Rechnungsstellung, Rezeptabrechnung und im Schriftverkehr mit Lieferanten mit.
> - PKA unterstützen Apothekenleiter bei Tätigkeiten der Verkaufsvorbereitung und bei Werbemaßnahmen.
> - Der Ausbildungsberuf PKA ist staatlich anerkannt. Die Ausbildung erfolgt in der Berufsschule und der Apotheke (duales System) und dauert drei Jahre.

- Der Ausbildungsvertrag zwischen Apothekenleiter und Auszubildendem erlegt beiden gewisse Rechte und Pflichten auf.

- Nach Ablauf der Probezeit hat die/der Auszubildende Anspruch auf Kündigungsschutz nach geltendem Arbeitsrecht.

- Jugendliche müssen sich ärztlich untersuchen lassen, bevor sie eine Beschäftigung aufnehmen. Die ärztliche Bescheinigung ist dem Arbeitgeber vorzulegen.

- Der Tarifvertrag für die öffentliche Apotheke regelt unter anderem Löhne und Gehälter, Arbeitszeit und Urlaub.

- Der Arbeitgeber ist gesetzlich verpflichtet, Arbeitsplätze und Arbeitsabläufe so sicher wie möglich zu gestalten, um die Gesundheit seiner Mitarbeiter zu schützen.

- Zum Arbeitsschutz gehören die Erstellung von Gefährdungsbeurteilungen, Risikoabschätzungen und das Festlegen von Schutzmaßnahmen.

- In jeder Apotheke muss mindestens ein ausgebildeter Ersthelfer benannt werden und für Erste-Hilfe-Leistungen zur Verfügung stehen.

- Die Ernährung stellt neben der Atmung die grundlegende Basis für alle Lebensvorgänge dar. Der Weg, den die Nahrung dabei durch den Körper zurücklegt, beginnt im Mund und endet bei den Ausscheidungsorganen.

- Um funktionieren zu können, benötigt der menschliche Körper Energie. Er nimmt diese aus der Nahrung auf und setzt sie für die Erzeugung von Wärme, für Bewegung, Wachstum und den Erhalt seiner Substanz um. Zu den energieliefernden Nährstoffen gehören Kohlenhydrate, Proteine und Fette (sowie Alkohol). Zu den nicht energieliefernden Nährstoffen gehören Wasser, Vitamine, Mineralstoffe und Ballaststoffe.

Autoren

Reinhild Berger, Thomas Müller-Bohn, Beatrice Rall, Martina Schiffter-Weinle, Juliane Seidel

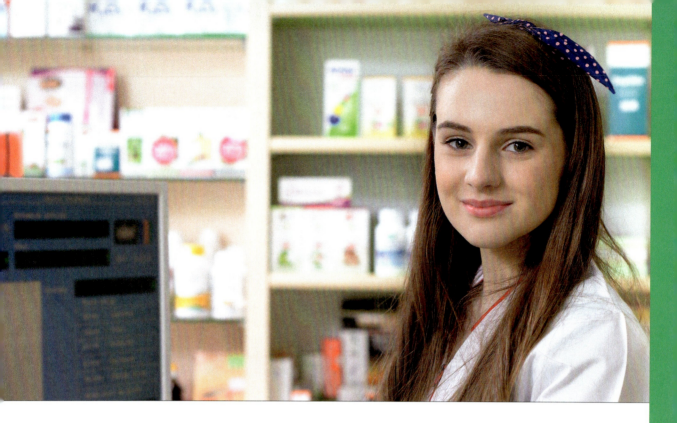

Layla ist PKA im zweiten Ausbildungsjahr in der Bahnhof-Apotheke. Die Leiterin dieser lebhaften Filiale der City-Apotheke ist Apothekerin Frau Dr. Schneider. Zum Mitarbeiterteam gehört außerdem noch die berufserfahrene PTA Elisabeth.
Es ist Montagmorgen. Auf Laylas Schreibtisch liegt ein Zettel mit Rezeptursubstanzen, die bestellt werden müssen. Außerdem soll Layla für eine Stammkundin ein in Deutschland nicht verfügbares Medikament aus England besorgen. Und in der vergangenen Woche sind zahlreiche Angebote von Firmen per E-Mail und Telefax eingegangen. Firmenvertreter haben sich avisiert. „Es ist wieder Zeit für die Saisonbevorratung", sagt Frau Dr. Schneider zu Layla und Elisabeth. Und fügt hinzu: „Schauen Sie, was wir bestellen könnten – Altbewährtes und Neues! Wir besprechen dann alles heute Abend in unserer Teamsitzung!"
„Wird erledigt", meint Layla und fügt hinzu: „aber zuerst kümmere ich mich noch um die Bestellung beim Großhandel."

Lernfeld 3
Waren beschaffen

3.1 Das Warenlager 84
- Besonderheiten des Handelsunternehmens Apotheke
- Alles hat eine PZN
- Verschiedene Codes

3.2 Was muss bestellt werden? – Das Sortiment der Apotheke 88
- Pharmazeutische Fachsprache
- Arzneimittel
- Darreichungsformen der Arzneimittel
- Ausgangsstoffe und Chemikalien
- Teedrogen
- Medizinprodukte
- Apothekenübliche und sonstige Waren

3.3 Fachrechnen 124
- Dreisatz
- Prozentrechnen
- Verteilungsrechnen

3.4 Einkauf und Bestellung 130
- Was gehört zum Einkauf?
- Einholung und Prüfung von Angeboten
- Bestellung und Kaufvertrag
- Liefer- und Zahlungsbedingungen
- Rabatte
- Skonto und Bonus
- Nebenkosten der Lieferung
- Gewährleistungsansprüche
- Retouren

3.5 Lieferanten und Bestellwege für Apotheken 139
- Pharmazeutischer Großhandel
- Hersteller
- Re- oder Parallelimporteure
- (Einzel-)Importeure

3.6 Warenwirtschaftssysteme 142
- Varianten der Warenwirtschaftssysteme

3.7 Optimierung des Beschaffungsprozesses 143

3.8 Datensicherung 145
- Festplatte spiegeln
- Externe Speicher
- Speichern in der Cloud

3.9 QMS-Prozessbeschreibung 146

Lernfeld 3: Waren beschaffen

Zu den Aufgaben von PKA gehören der Umgang mit und das Beschaffen von Waren. Um hier korrekt zu arbeiten, sollten Sie daher nicht nur mit der Organisation des Warenlagers, sondern auch mit gesetzlichen Vorschriften, der pharmazeutischen Fachsprache und dem Fachrechnen vertraut sein. Außerdem müssen Sie die mit der Warenbeschaffung im Zusammenhang stehenden kaufmännischen Abläufe kennen und mit dem Warenwirtschaftssystem in der Apotheke arbeiten können.

3.1 Das Warenlager

Apotheken sind inhabergeführte Einzelhandelsunternehmen, die den gesetzlichen Auftrag zur Versorgung der Bevölkerung mit Arzneimitteln und apothekenpflichtigen Medizinprodukten haben.

> **§ 1 Apothekengesetz**
> (1) Den Apotheken obliegt die im öffentlichen Interesse gebotene Sicherstellung einer ordnungsgemäßen Arzneimittelversorgung der Bevölkerung.

Um diesen Auftrag zu erfüllen, ist der Handel mit Waren unverzichtbar. Arzneimittel sind trotz ihrer besonderen Bedeutung letztlich auch Waren. Diese werden von Apotheken eingekauft und mit der nötigen Beratung an die Kunden und Patienten abgegeben. Der größte Teil dieser Arzneimittel sind Fertigarzneimittel, die von der pharmazeutischen Industrie in abgabefertigen Packungen hergestellt werden. Hinzu kommen Arzneistoffe und Arzneidrogen, die in der Apotheke abgepackt oder zu Arzneimitteln weiterverarbeitet werden. Außerdem können Apotheken viele weitere apothekenübliche Waren anbieten. Dabei handelt es sich insbesondere um nicht apothekenpflichtige Medizinprodukte, Krankenpflegeartikel, Verbandmittel, Mittel zur Körperpflege und Kosmetika (nicht rein dekorative), Nahrungsergänzungsmittel und andere Lebensmittel mit Gesundheitsbezug, Chemikalien, Laborbedarf sowie Bücher und andere Informationsmittel zur Gesundheit. Auch diese Produkte gehören zum Warenlager.

3.1.1 Besonderheiten des Handelsunternehmens Apotheke

Da Apotheken in erheblichem Umfang mit Waren handeln, sind sie im Sinne des § 1 des Handelsgesetzbuches (HGB) vollkaufmännische Unternehmen – der Apothekeninhaber betreibt ein Handelsgewerbe. Doch im Gegensatz zu den meisten anderen Unternehmen unterliegen sie auch dem Arzneimittel-, dem Apotheken- und dem Sozialrecht.

Das Arzneimittelgesetz (AMG) schreibt vor, dass Arzneimittel im Regelfall nur in Apotheken abgegeben werden dürfen. Als zusätzliche Sicherheitsmaßnahme sind viele Medikamente zudem verschreibungspflichtig. Diese Arzneimittel dürfen nur aufgrund einer ärztlichen, zahnärztlichen oder tierärztlichen Verordnung abgegeben werden. Für verschreibungspflichtige Arzneimittel gelten deutschlandweit einheitliche Preise (▶ Kap. 4.4.3).

Die Apothekenbetriebsordnung (ApBetrO) regelt die Arbeit in Apotheken in vielfacher Hinsicht. Bezüglich des Warenlagers sind insbesondere folgende Vorschriften wichtig:
- Für viele wichtige Arzneimittelgruppen muss mindestens der Bedarf einer Woche vorrätig gehalten werden.
- Einige selten benötigte Arzneimittel müssen für Notfälle vorrätig sein (▶ Kap. 5.1.1).
- Arzneimittel müssen kühl gelagert werden können.
- Die Lagerbedingungen dürfen die Qualität der Arzneimittel nicht beeinträchtigen.
- Apothekenpflichtige Arzneimittel dürfen nicht in der Selbstbedienung angeboten werden.
- Arzneimittel dürfen nur in Verbindung mit der nötigen Beratung durch pharmazeutisches Personal abgegeben werden.

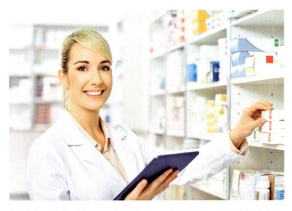

Abb. 3.1 Fertigarzneimittel machen einen Großteil der in Apotheken abgegebenen Waren aus.

- Fertigarzneimittel müssen stichprobenweise geprüft werden.
- Die Qualität von Ausgangsstoffen muss vor der Verwendung überprüft werden.

Das Sozialrecht ist für Apotheken bedeutsam, weil viele Patienten in Apotheken Rezepte, die zulasten der Gesetzlichen Krankenversicherung (GKV) abgerechnet werden, vorlegen. In diesem Fall zahlt die GKV den Kaufpreis unter Berücksichtigung der sozialrechtlichen Bestimmungen. Daher muss die Apotheke oft eine Selbstbeteiligung der Patienten vom Kunden einziehen. Der zahlende Vertragspartner der Apotheke ist aber jeweils die Krankenversicherung. Daher ist dieser Fall kein Verkauf an den Patienten im rechtlichen Sinne. Da derartige Vorgänge dem Sozialrecht unterliegen, ist eine ungeheure Vielzahl detaillierter Bestimmungen für die Auswahl, Abgabe und Abrechnung der Arzneimittel und sonstigen verordneten Produkte zu beachten (▶ Kap. 9). Wenn Patienten jedoch im Rahmen der Selbstmedikation oder mit einem Privatrezept Arzneimittel erwerben, sind sie selbst zahlende Kunden der Apotheke. Unabhängig von der kaufmännischen Betrachtung sind alle diese Fälle im Sinne des Apothekenrechts jeweils eine Abgabe von Arzneimitteln.

Neben den rechtlichen Besonderheiten unterscheiden sich Apotheken aus kaufmännischer Sicht von den meisten anderen Handelsunternehmen. Besonders deutlich wird dies an folgenden Aspekten des Warenverkehrs:

- Breites Warenlager: Eine durchschnittliche Apotheke hat etwa 8.000 bis 10.000 verschiedene Arzneimittel vorrätig. Andere Einzelhandelsbetriebe vergleichbarer Größe haben oft deutlich weniger Produkte am Lager.
- Rückgriff auf den Großhandel: Insgesamt sind über 300.000 Artikel für Apotheken verfügbar, eine einzelne Großhandelsniederlassung verfügt oft über etwa 100.000 Artikel. Das Zusammenwirken mit dem Großhandel ermöglicht es, dass die allermeisten Verordnungen oder Kundenwünsche noch am selben Tag oder spätestens bis zum nächsten Morgen erfüllt werden können. Nur in Einzelfällen müssen Produkte direkt beim Hersteller bestellt werden.
- Geringe Stückzahlen: Die meisten Artikel werden in der Apotheke in sehr geringen Mengen (oft nur eine Packung) vorrätig gehalten. Dies ist mühsam und kostenintensiv.
- Fremdbestimmte Nachfrage und Lagerhaltung: Da sehr viele Arzneimittel aufgrund ärztlicher Verschreibungen und unter Berücksichtigung von Verträgen der GKV abgegeben werden, können die Apotheken die Produktauswahl vielfach nicht beeinflussen. Daraus folgt ein Warenlager mit zahlreichen verschiedenen Artikeln.

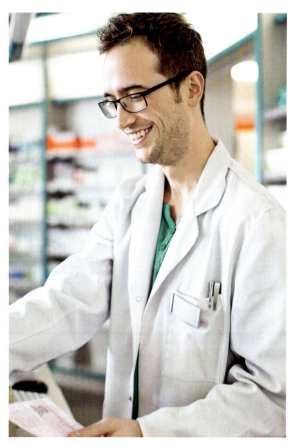

Abb. 3.2 Bei der Belieferung von Kassenrezepten müssen auch sozialrechtliche Vorschriften beachtet werden.

- Qualitätsvorschriften: Der Umgang mit Arzneimitteln erfordert mehr Sorgfalt und speziellere Lagerbedingungen als viele andere Produkte.
- Marktveränderungen: Das Warenlager verändert sich durch neue Produkte und verändertes Verordnungsverhalten von Ärzten schnell.

Aufgrund dieser Besonderheiten haben PKA – oft in Zusammenarbeit mit dem pharmazeutischen Personal – bei der Pflege des Lagers viele Aufgaben zu erfüllen (▶ Kap. 4 und ▶ Kap. 5), insbesondere:

- Warenbestellungen (Disposition) in Abhängigkeit von Dringlichkeit und Preiskonditionen,
- Bearbeitung und Kontrolle des Wareneingangs,
- Bestandskontrolle,
- Kontrolle der Verfalldaten,
- Rechnungsprüfung,
- Ein- und Umräumen,
- Bearbeitung von Lieferungen an Kunden,
- Sortimentspflege,
- Marketingmaßnahmen,
- Aktualisierung von Daten,
- Datenaufbereitung und -auswertung.

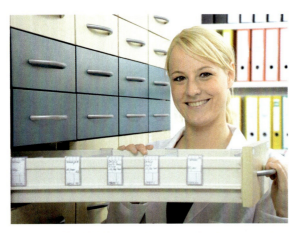

Abb. 3.3 Die ABDA-Doppellochkarte dient mittlerweile hauptsächlich als Standortkärtchen.

3.1.2 Alles hat eine PZN

> **Definition** Angesichts der großen Zahl von Artikeln wurde schon vor Jahrzehnten ein einheitliches Artikelnummernsystem für alle apothekenüblichen Waren entwickelt, das in ganz Deutschland gilt: die **Pharmazentralnummer (PZN)**.

Die PZN wird von der Informationsstelle für Arzneimittel GmbH in Frankfurt (IfA) vergeben. Dafür stellt der Hersteller einen Antrag zur Erteilung einer PZN für sein Arzneimittel oder sonstiges Produkt. Jede Darreichungsform, Stärke, Packungsgröße oder sonstige Version erhält eine eigene Nummer. Die IfA gibt diese Daten an den ABDATA Pharma-Daten-Service weiter. Dort werden die Daten verarbeitet und an die Softwareanbieter weitergeleitet, die die Apotheken mit ihrer Software versorgen. Diese Software enthält unter anderem den ABDA-Artikelstammdatensatz, auch Lauer-Taxe oder große deutsche Spezialitätentaxe genannt (▶ Kap. 3.6).

Seit vielen Jahren drucken so gut wie alle Hersteller die Pharmazentralnummern auf ihre Packungen, sowohl in Form der Ziffernfolge als auch kodiert in einem maschinenlesbaren Balkencode (Code 39). Auf den Kassenrezepten der gesetzlichen Krankenkassen muss in der Apotheke bereits seit 1995 die PZN aufgebracht werden.

Ursprünglich hatte die PZN sieben Stellen. Da der Nummernvorrat damit jedoch langfristig nicht ausreichte, wurden im Jahr 2013 achtstellige PZN eingeführt. Den bis dahin geltenden PZN wurde jeweils eine Null vorangestellt. So können alte und neue PZN parallel verarbeitet werden. Später vergebene PZN können an der ersten Stelle auch eine andere Ziffer als die Null haben.

Sowohl bei der sieben- als auch bei der achtstelligen Version der PZN ist die jeweils letzte Ziffer eine Prüfziffer, die sich aus den übrigen Ziffern errechnen lässt. Solche Prüfziffern werden häufig eingesetzt, um Fehler bei der Erfassung der Daten zu erkennen (beispielsweise „Zahlendreher"). Dabei wird nach einer bestimmten Vorschrift eine Zahl errechnet, die als Prüfziffer an die eigentliche Artikelnummer angehängt ist. Meist wird jede einzelne Ziffer mit einer bestimmten Zahl multipliziert. Anschließend bildet man die Summe der Produkte und teilt diese durch einen bestimmten Modulus, der dem Verfahren oft den Namen gibt. Der Divisionsrest kann dann als Prüfziffer verwendet werden. Manchmal wird allerdings nicht der Rest direkt, sondern die Differenz zum Modulus als Prüfziffer verwendet (▶ Kap. 3.1.3, EAN-Code).

Die Prüfziffer der PZN wird nach dem verbreiteten Modulus-11-Verfahren (auch Modulo-11-Verfahren genannt) errechnet. Hierbei wird die erste Ziffer mit zwei, die zweite Ziffer mit drei, die dritte Ziffer mit vier und so weiter multipliziert. Die Ergebnisse werden addiert und die Summe durch 11 geteilt. Der verbleibende Rest ist die Prüfziffer. Beim Divisionsrest 10 wird die Prüfziffer 0 verwendet. Ergibt sich kein Rest, ist die Prüfziffer ebenfalls 0.

> **Die ABDA-Doppellochkarten**
> In den Frühzeiten der EDV war die ABDA-Doppellochkarte ein in Apotheken weit verbreitetes Informationsmedium (○ Abb. 3.3). Dies ist eine Plastikkarte, die im oberen Teil viele lesbare Informationen enthält. Im unteren Teil ist die PZN mit einem maschinenlesbaren Lochcode versehen. Ursprünglich diente eine Karte als Standortkarte zur Kennzeichnung des Lagerortes und die andere Karte (mit denselben Informationen, aber in anderer Farbe) als Bestellkarte zur Auslösung des Bestellvorganges. Zur Bestellung konnten die Karten in Lochkartenleser eingegeben werden. Auf der Rückseite der Karten ist Raum für eine Einkaufsstatistik, die eine grobe Optimierung der Bestellmengen ermöglicht. Mit moderner EDV hat sich dies in den meisten Apotheken erübrigt, aber die Standortkarten werden teilweise noch immer genutzt. Mit der Einführung der achtstelligen PZN reicht der Platz für die Lochung nicht mehr aus, sodass die Bedeutung der Lochkarten weiter zurückgehen wird. Umso wichtiger sind Codes, die bereits vom Hersteller direkt auf den Packungen angebracht werden.

3.1.3 Verschiedene Codes

Ein heute unverzichtbar gewordener Datenträger ist der Strichcode (Barcode, Balkencode). Damit kann auch die PZN maschinenlesbar dargestellt werden. Der Strichcode kann direkt auf der Packung oder auf einem Etikett aufgebracht sein. Er besteht aus einer Serie von parallelen, dunklen Strichen mit unterschiedlichem Abstand auf hellem Hintergrund. In Apotheken sind drei Strichcodetypen verbreitet: der EAN-13-Code (EAN = European Article Number = Europäische Artikelnummer), der Code 39 (39-stellig) und der Code 2/5 interleaved (überlappend). Der EAN-8-Code ist eine selten genutzte verkürzte Version des EAN-13-Codes. Noch mehr Information ist auf zweidimensionalen Codes (2-D-Codes) abzubilden.

Strichcodes können direkt auf der Packung oder auf einem Etikett aufgebracht werden. Dies beschleunigt das Scannen beim Warenein- und -ausgang. Zusätzlich können in den Strichcode weitere Informationen eingebunden werden.

EAN-13-Code

Der EAN-Code gehört zu den Handelsstrichcodes und ist der wichtigste Code im Lebensmittelbereich. Der EAN-13-Code, auch globale Artikelidentnummer (GTIN) genannt, besteht aus dem eigentlichen Strichcode und der zusätzlich in Klarschrift angegebenen, 13-stelligen Artikelnummer. Jede Ziffer wird durch zwei Striche und zwei Lücken kodiert. Die 13 Zahlen teilen sich so auf:

- Die Basisnummer ist sieben- oder neunstellig. Die ersten drei Ziffern sind ein Länderkennzeichen, die restlichen Ziffern sind die Betriebsnummer. Die Basisnummern werden durch eine zentrale Stelle, die GS 1 Germany (früher: Centrale für Coorganisation CCG in Köln), vergeben.
- Insgesamt umfasst der EAN-13 namensgemäß 13 Stellen; sieben bis neun davon sind durch die Basisnummer belegt, eine wird für die Prüfziffer am Ende benötigt. Die restlichen Ziffern (3 oder 5) stehen für die jeweilige Artikelnummer zur Verfügung und werden vom Hersteller vergeben.
- Die letzte Ziffer ist eine Prüfziffer. Sie wird – ähnlich wie bei der PZN – nach dem Modulus-10-Verfahren berechnet. Die Prüfsumme wird also durch zehn dividiert.
- Der Strichcode wird durch ein Trennzeichen in der Mitte in zwei Hälften aufgeteilt. Je ein Randzeichen links und rechts schließen den Strichcode ab. Diese Randzeichen bestehen aus zwei Strichen und einer Lücke. Die erste Ziffer des Länderkennzeichens steht außerhalb des Strichcodefeldes.

Code 39

Mit dem Code 39, einem älteren, alphanumerischen Code, können die Ziffern 0 bis 9, 26 Großbuchstaben und sieben Sonderzeichen, also insgesamt 43 Zeichen, dargestellt werden. Im erweiterten Code 39 sind zusätzlich Kleinbuchstaben und weitere Zeichen möglich. Ein Zeichen wird im Code 39 aus fünf Strichen und vier Lücken, also insgesamt neun Elementen, gebildet. Den

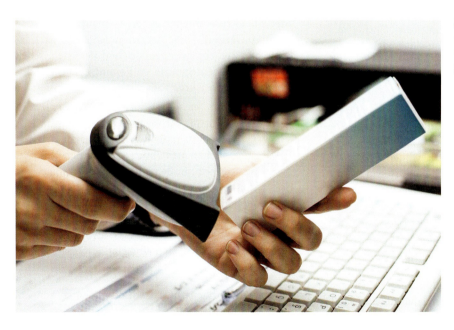

Abb. 3.4 In den Strichcodes auf Arzneimittelverpackungen finden sich zahlreiche Informationen.

Code 39 findet man auf fast allen Fertigarzneimittelpackungen. Er arbeitet mit recht großen Toleranzen und ist daher leicht zu drucken. Im Code 39 ist die PZN als Strichcode dargestellt. Dabei bilden die Randzeichen das Start- und das Stoppzeichen. Dazwischen befindet sich die Nutzinformation. Der eigentlichen PZN ist immer ein Bindestrich als Erkennungszeichen vorgestellt. Der neuere Code 128 erlaubt die Darstellung ganzer Zeichensätze.

Code 2/5 interleaved

Der Code 2/5 interleaved (interleaved = überlappend) gehört zur sogenannten Code 2/5-Familie. Damit können nur Zahlen dargestellt werden (0 bis 9), er ist dafür aber sehr platzsparend. Er stellt ebenfalls die PZN als Strichcode dar.

2 D-Code

Mit einem 2-D-Code können wesentlich mehr Informationen verschlüsselt werden, je nach Größe des Codefeldes sogar mehrere tausend Zeichen. Solche Codes werden insbesondere als QR-Codes genutzt, um mit Smartphones eine Internetseite aufsuchen zu können. Dementsprechend können auch sehr viele Informationen über Arzneimittel in einem solchen Code untergebracht werden. Neben der PZN können das die Chargenbezeichnung, das Verfalldatum und sogar eine individuelle Identifikationsnummer für jede einzelne Arzneimittelpackung sein.

> **Das Securpharm-Verfahren**
>
> Das Arzneimittelversorgungssystem aus pharmazeutischen Unternehmen, Großhandel und Apotheken hat sich stets als sehr sicher erwiesen. Obwohl im illegalen internationalen Handel sehr viele Arzneimittelfälschungen kursieren, wurden in der legalen Vertriebskette in Deutschland bisher nur in sehr seltenen Einzelfällen Arzneimittelfälschungen gefunden. Damit dieses System so sicher bleibt, hat die Europäische Union zusätzliche Maßnahmen zur Sicherung beschlossen. In Deutschland soll daraufhin im Februar 2019 das Securpharm-Verfahren eingeführt werden. Dabei erhalten fast alle Packungen verschreibungspflichtiger Fertigarzneimittel und einige wenige nicht verschreibungspflichtige Fertigarzneimittel jeweils eine Seriennummer, die immer nur für eine Packung vergeben wird (Abb. 3.5). Bei der Abgabe des Arzneimittels kann die Apotheke prüfen, ob die Packung echt ist. Dabei bucht sie die Packung zugleich aus dem Server aus und verhindert so, dass die individuelle Seriennummer dieser Packung künftig missbräuchlich genutzt wird. Weitere Informationen zum Securpharm-Verfahren in ▶ Kap. 4.2.1.

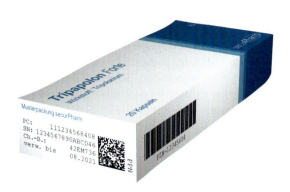

Abb. 3.5 Beim Securpharm-Verfahren erhalten Fertigarzneimittel eine Seriennummer, die immer nur für eine Packung vergeben wird.

3.2 Was muss bestellt werden? – Das Sortiment der Apotheke

Zu den Bestellungen, die man als PKA in der Apotheke täglich bei Großhandlungen oder anderen Lieferanten aufgibt, zählen vor allem Arzneimittel. Doch auch Ausgangsstoffe für Rezepturen, Substanzen fürs Labor und Teedrogen zählen zu den Produkten, ebenso wie Medizinprodukte und sonstige apothekenübliche Waren.

3.2.1 Pharmazeutische Fachsprache

Für Ihre tägliche Arbeit ist es unerlässlich, die pharmazeutische Fachsprache zu beherrschen. Daher an dieser Stelle ein kleiner Exkurs. Die Aufschriften auf den Gefäßen in Rezeptur und Labor der Apotheke bestehen aus einem Eigennamen (zum Beispiel Alumen, Alcohol) oder einem zusammengesetzten Namen (zum Beispiel Oleum olivarum). Diese Bezeichnungen sind nach lateinischen Sprachregeln gebildet und der lateinischen oder griechischen Sprache entnommen. Die griechischen Ausdrücke wurden allerdings meist latinisiert.

> **Praxistipp** Die **Fachbegriffe** für die meisten Ausgangsstoffe und Drogen findet man im Europäischen Arzneibuch oder auch im Synonymverzeichnis. Beide Nachschlagewerke sind in der Apotheke zu finden. Auch in Ihrem Warenwirtschaftssystem wird man auf der Suche nach Fachbegriffen fündig, ebenso wie in der Roten Liste, die es sowohl in Buchform als auch online gibt.

Um die Aufschriften zunächst richtig lesen zu können, müssen einige Regeln zur Aussprache im Lateinischen beachtet werden. Grundsätzlich entsprechen die lateinischen Buchstaben den deutschen und werden auch so benannt.

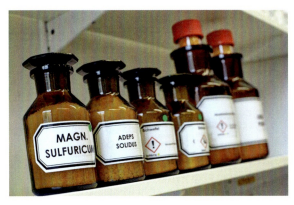

○ **Abb. 3.6** Standgefäße in der Apothekenrezeptur werden in der Regel in pharmazeutischer Fachsprache gekennzeichnet.

In der Medizin und Pharmazie gelten unter anderem folgende Aussprachregeln:
- c vor e, ae, oe, i, y, eu wie z: Acetum, Acidum, Cysteinum,
- c vor anderen Lauten wie k: Calcium, Crocus, Cuprum, Ipecacuanha,
- i vor Vokalen wie j: Iodum,
- ae, oe und ue werden in der Regel wie ä, ö und ü ausgesprochen,
- ch wird vor a, o wie k gesprochen: Chamomilla, Cholesterolum,
- ti wird vor Vokalen wie zi gesprochen: Gentiana, Laxantia, Essentia,
- ngu vor einem Vokal = ngw: Unguentum,
- qu wie kw: Aqua.

Zweisilbige Wörter werden auf der ersten Silbe betont (pater, mater). Bei Wörtern mit mehr als zwei Silben wird die vorletzte Silbe betont, wenn der Vokal lang ist (Crataegus) oder hinter einem Vokal zwei Konsonanten stehen (Genista), sonst wird die drittletzte Silbe betont (patria).

Im Lateinischen gibt es wie im Deutschen drei Geschlechter: männlich (masculinum), weiblich (femininum) und sächlich (neutrum). Es gibt keine Artikel, man kann aber das Geschlecht an der Endung des Wortes erkennen. Das Abwandeln eines Hauptwortes nennt man deklinieren (beugen). ▫ Tab. 3.1 zeigt eine Über-

▫ **Tab. 3.1** Wichtige Begriffe zu den Arzneiformen in der pharmazeutischen Fachsprache

Deutsche Bezeichnung	Singular	Plural	Geschlecht
Verdünnung	Dilutio	Dilutiones	Femininum
Extrakt	Extractum	Extracta	Neutrum
Tropfen	Gutta	Guttae	Femininum
Flüssigkeit	Liquor	Liquores	Masculinum
Mischung	Mixtura	Mixturae	Femininum
Pulver	Pulvis	Pulveres	Masculinum
Schachtel	Scatula	Scatulae	Femininum
Sirup	Sirupus	Sirupi	Masculinum
Lösung	Solutio	Solutiones	Femininum
Teemischung	Species	Species	Femininum
Alkoholhaltige Flüssigkeit	Spiritus	Spiritus	Masculinum
Saft	Succus	Succi	Masculinum
Zäpfchen	Suppositorium	Suppositoria	Neutrum
Tablette	Tabuletta	Tabulettae	Femininum
Tinktur	Tinctura	Tincturae	Femininum
Verreibung	Trituratio	Triturationes	Femininum
Salbe	Unguentum	Unguenta	Neutrum
Glas	Vitrum	Vitra	Neutrum

sicht über lateinische Bezeichnungen zu Arzneiformen in Ein- und Mehrzahl.

3.2.2 Arzneimittel

Arzneimittel machen einen Großteil des Warenbestandes in Apotheken aus. Daher ist es wichtig, die Wirkung und Anwendung gängiger Präparate zu kennen und sich mit den verschiedenen Arzneiformen auseinanderzusetzen. Außerdem hilft es im Umgang mit Arzneimitteln, die pharmazeutische Fachsprache zu beherrschen.

Definitionen im Arzneimittelgesetz

Die heutige Fassung des Gesetzes über den Verkehr mit Arzneimitteln (Arzneimittelgesetz, kurz AMG) trat am 1. Januar 1978 in Kraft. Zahlreiche Novellierungen sorgten seither für zeitgemäße Änderungen bzw. Ergänzungen. Das AMG regelt insbesondere die Herstellung, das Inverkehrbringen, die Prüfung und Verschreibung von Arzneimitteln sowie die Aufklärung über und die Abgabe von Arzneimitteln. Sein Ziel ist es, im Interesse einer ordnungsgemäßen Arzneimittelversorgung für Sicherheit im Arzneimittelverkehr sowie für Qualität, Wirksamkeit und Unbedenklichkeit von Arzneimitteln zu sorgen.

Arzneimittel. Arzneimittel werden insbesondere durch eine Definition im AMG von anderen teilweise ähnlichen Produkten, für die andere Vorschriften gelten, abgegrenzt.

§ 2 Arzneimittelgesetz

(1) Arzneimittel sind Stoffe oder Zubereitungen aus Stoffen,
1. die zur Anwendung im oder am menschlichen oder tierischen Körper bestimmt sind und als Mittel mit Eigenschaften zur Heilung oder Linderung oder zur Verhütung menschlicher oder tierischer Krankheiten oder krankhafter Beschwerden bestimmt sind oder
2. die im oder am menschlichen oder tierischen Körper angewendet oder einem Menschen oder einem Tier verabreicht werden können, um entweder
   a) die physiologischen Funktionen durch eine pharmakologische, immunologische oder metabolische Wirkung wiederherzustellen, zu korrigieren oder zu beeinflussen oder
   b) eine medizinische Diagnose zu erstellen.

Beispiele für Nr. 1 sind Analgetika, Antibiotika und Hautdesinfektionsmittel für Nr. 2a) sind es Verdauungsenzyme und hormonelle Verhütungsmittel und für Nr. 2b) Glucose-Belastungstests.

Tierarzneimittel. Für Arzneimittel, die zur Anwendung beim Tier bestimmt sind, existieren Sondervorschriften. Tierarzneimittel werden in Apotheken meist nur in geringem Umfang vorrätig gehalten, da Tierärzte in Deutschland das Dispensierrecht haben, also für die Anwendung der von ihnen behandelten Tiere selbst Tierarzneimittel vorrätig halten und abgeben dürfen. Zu diesem Zweck betreiben sie tierärztliche Hausapotheken, für die die Vorgaben der Verordnung über tierärztliche Hausapotheken (TÄHAV) zu beachten sind.

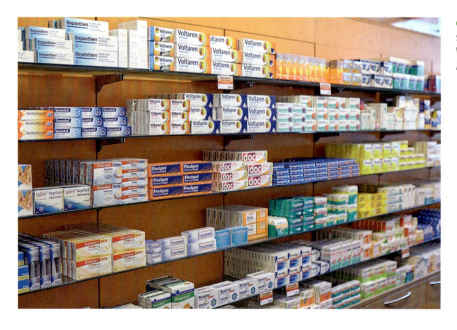

Abb. 3.7 Arzneimittel sind die größte Gruppe der Waren, die täglich in der Apotheke bestellt werden.

Apotheken müssen sich an die Vorgaben der Apothekenbetriebsordnung halten: Sie schreibt vor, dass über den Erwerb und die Abgabe von verschreibungspflichtigen Tierarzneimitteln Nachweise zu führen sind (Lieferscheine, Rechnungen oder Warenbegleitscheine bzw. ein Doppel oder eine Ablichtung der Verschreibung).

> ⚠ **Achtung** Die Abgabe von verschreibungspflichtigen Arzneimitteln zur Anwendung bei Tieren, die der Gewinnung von Lebensmitteln dienen, muss dokumentiert werden.

Verschreibungspflichtige Arzneimittel, die zur Anwendung bei Tieren bestimmt sind, die der Gewinnung von Lebensmitteln dienen, dürfen Apotheken nur dann abgeben, wenn die Verschreibung in zweifacher Ausfertigung vorgelegt wird. Das Original der Verschreibung erhält der Tierhalter, die Durchschrift bleibt in der Apotheke. Mehr über Tierarznei- und Tierpflegemittel erfahren Sie in ▸ Kap. 3.2.1 sowie ▸ Kap. 4.2.1.

→ **Definition** im Arzneimittelgesetz
- **Nebenwirkungen** sind bei Arzneimitteln, die zur Anwendung bei Menschen bestimmt sind, schädliche und unbeabsichtigte Reaktionen auf das Arzneimittel.
- **Herstellen** ist das Gewinnen, Anfertigen, Zubereiten, Be- oder Verarbeiten, Umfüllen einschließlich Abfüllen, das Abpacken, Kennzeichnen und die Freigabe von Arzneimitteln.
- **Qualität** ist die Beschaffenheit eines Arzneimittels, die nach Identität, Gehalt, Reinheit, sonstigen chemischen, physikalischen, biologischen Eigenschaften oder durch das Herstellungsverfahren bestimmt wird.
- **Charge** bezeichnet die jeweils aus derselben Ausgangsmenge in einem einheitlichen Herstellungsvorgang oder bei einem kontinuierlichen Herstellungsverfahren in einem bestimmten Zeitraum erzeugte Menge eines Arzneimittels.
- **Inverkehrbringen** ist die Vorratshaltung zum Verkauf oder zur sonstigen Abgabe, das Feilhalten, das Feilbieten und die Abgabe an andere.
- **Pharmazeutischer Unternehmer** ist der Inhaber der Zulassung oder Registrierung und derjenige, der Arzneimittel unter seinem Namen in den Verkehr bringt.
- **Wirkstoffe** sind Stoffe, die dazu bestimmt sind, bei der Herstellung von Arzneimitteln als arzneilich wirksame Bestandteile verwendet zu werden oder bei ihrer Verwendung in der Arzneimittelherstellung zu arzneilich wirksamen Bestandteilen der Arzneimittel zu werden.

Rezepturarzneimittel und Fertigarzneimittel. Rezepturarzneimittel werden in der Apotheke individuell für einen bestimmten Patienten aus den auf der ärztlichen Verordnung angegebenen Ausgangsstoffen hergestellt (▸ Kap. 10). Fertigarzneimittel dagegen werden in einem industriellen Verfahren in großen Mengen hergestellt und bereits in einer zur Abgabe an den Verbraucher bestimmten Packung in den Verkehr gebracht.

Zulassung von Arzneimitteln. Voraussetzung für das Inverkehrbringen eines Fertigarzneimittels ist eine behördliche Genehmigung – die Zulassung. Sie ist seit Inkrafttreten des aktuellen AMG Pflicht. Zuvor mussten neue Arzneimittel lediglich registriert werden. Arzneimittel, die vor Einführung der Zulassungspflicht registriert wurden, mussten ein Nachzulassungsverfahren durchlaufen. Neben dem Arzneimittel selbst umfasst die Zulassung auch die Gebrauchs- und Fachinformationen, Kennzeichnungstexte und die Angaben zu den Packungsgrößen.

> Arzneimittel, die ausschließlich in einem Land auf den Markt gebracht werden sollen, müssen ein nationales Zulassungsverfahren durchlaufen.

In Deutschland ist bei Arzneimitteln für Menschen das Bundesinstitut für Arzneimittel und Medizinprodukt (BfArM) dafür zuständig, die Angaben des Herstellers zu Qualität, Wirksamkeit und Unbedenklichkeit zu überprüfen. Im Falle von Sera, Impfstoffen, Testallergenen, -sera und -antigenen sowie Blutzubereitungen ist

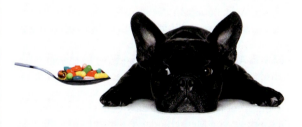

○ **Abb. 3.8** Die Abgabe und der Erwerb verschreibungspflichtiger Tierarzneimittel müssen dokumentiert werden.

das Paul-Ehrlich-Institut (PEI) zuständig, für Tierarzneimittel das Bundesamt für Verbraucherschutz und Lebensmittelsicherheit (BVL). Sofern alle Kriterien erfüllt sind, werden die Zulassung und eine Zulassungsnummer erteilt.

Für eine Zulassung im europäischen Wirtschaftsraum (EWR), zu dem neben den Mitgliedsstaaten der Europäischen Union (EU) auch Island, Liechtenstein und Norwegen gehören, ist ein zentrales Zulassungsverfahren erforderlich, für das keine nationale Zulassungsbehörde, sondern die EU-Kommission in Brüssel zuständig ist. Durchgeführt wird dieses Verfahren, an dem Wissenschaftler des BfArM und der anderen Zulassungsbehörden der EU-Mitgliedsstaaten beteiligt sind, von der Europäischen Arzneimittelagentur (EMA) in London.

Für **homöopathische Arzneimittel** sieht das AMG Sonderregelungen vor. Sie bedürfen keiner Zulassung, sondern werden beim BfArM in ein Register eingetragen. Für sie muss kein Wirksamkeitsnachweis erbracht werden, sofern keine Angaben über die Wirksamkeit gemacht werden. Es wird lediglich geprüft, ob das homöopathische Arzneimittel nach dem im Arzneibuch beschriebenen homöopathischen Zubereitungsverfahren hergestellt wird und ob der Hersteller die Qualität und Unbedenklichkeit nachweisen kann. Sobald ein homöopathisches Arzneimittel jedoch mit einer bestimmten Wirkung beschrieben wird, reicht eine bloße Registrierung nicht mehr aus – dann ist ein Zulassungsverfahren erforderlich.

Auch **pflanzliche Arzneimittel**, sogenannte Naturheilmittel oder Phytopharmaka, müssen nicht zugelassen werden, sondern werden registriert – als traditionelle pflanzliche Arzneimittel. Für sie gibt es ebenfalls ein erleichtertes Verfahren, bei dem die Qualität und Unbedenklichkeit nachgewiesen werden muss. Der Nachweis der Wirksamkeit kann dadurch erbracht werden, dass das betreffende oder ein entsprechendes Arzneimittel zum Zeitpunkt der Antragstellung tatsächlich seit mindestens 30 Jahren, davon mindestens 15 Jahre in der EU, medizinisch oder tiermedizinisch verwendet wurde und unter den angegebenen Anwendungsbedingungen unschädlich ist.

Eine Ausnahme von der grundsätzlichen Pflicht einer Einzelzulassung bilden die **Standardzulassungen**. Bestimmte, in der Verordnung über Standardzulassungen von Arzneimitteln (kurz StandZV) festgelegte Arzneimittel, Arzneimittelgruppen und Arzneimittel in bestimmten Abgabeformen bedürfen keiner Einzelzulassung. Voraussetzung ist, dass eine Gefährdung der Gesundheit von Mensch oder Tier nicht zu befürchten ist, weil die Anforderungen an Qualität, Wirksamkeit und Unbedenklichkeit anderweitig erwiesen sind. Dieser Nachweis wird in den Monografien des Arzneibuchs

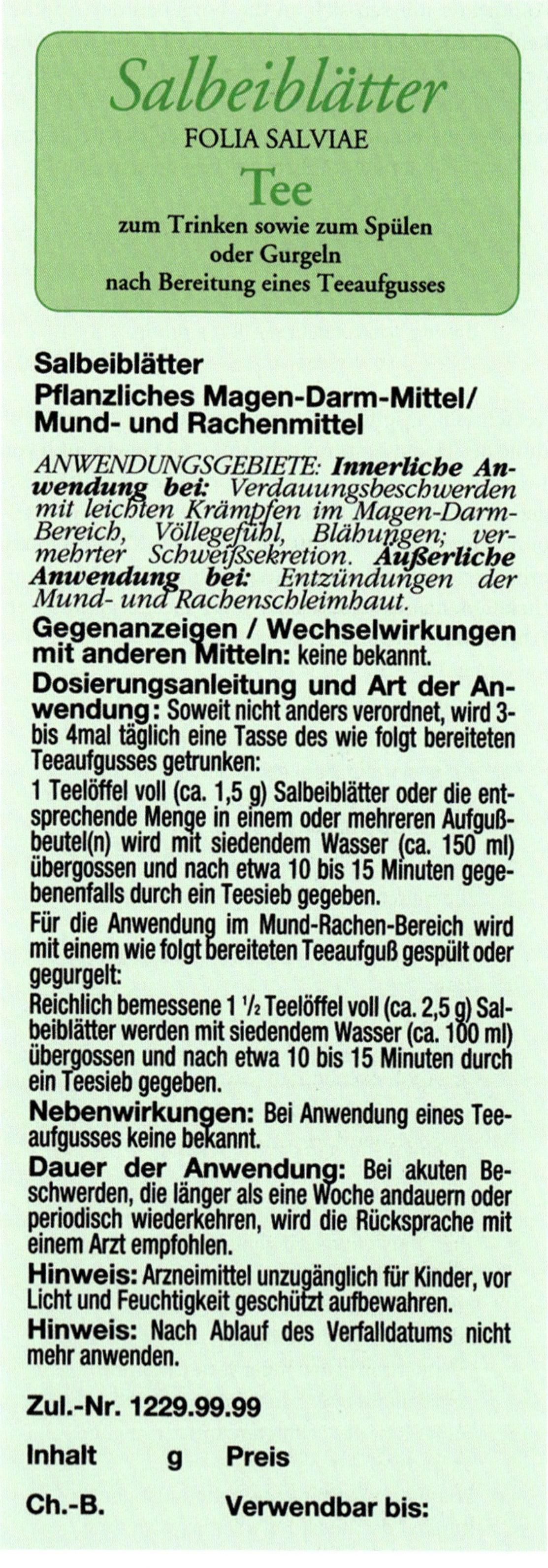

Salbeiblätter
FOLIA SALVIAE
Tee
zum Trinken sowie zum Spülen oder Gurgeln nach Bereitung eines Teeaufgusses

Salbeiblätter
Pflanzliches Magen-Darm-Mittel/ Mund- und Rachenmittel

ANWENDUNGSGEBIETE: *Innerliche Anwendung bei:* Verdauungsbeschwerden mit leichten Krämpfen im Magen-Darm-Bereich, Völlegefühl, Blähungen; vermehrter Schweißsekretion. *Äußerliche Anwendung bei:* Entzündungen der Mund- und Rachenschleimhaut.

Gegenanzeigen / Wechselwirkungen mit anderen Mitteln: keine bekannt.

Dosierungsanleitung und Art der Anwendung: Soweit nicht anders verordnet, wird 3- bis 4mal täglich eine Tasse des wie folgt bereiteten Teeaufgusses getrunken:

1 Teelöffel voll (ca. 1,5 g) Salbeiblätter oder die entsprechende Menge in einem oder mehreren Aufgußbeutel(n) wird mit siedendem Wasser (ca. 150 ml) übergossen und nach etwa 10 bis 15 Minuten gegebenenfalls durch ein Teesieb gegeben.

Für die Anwendung im Mund-Rachen-Bereich wird mit einem wie folgt bereiteten Teeaufguß gespült oder gegurgelt:

Reichlich bemessene 1 ½ Teelöffel voll (ca. 2,5 g) Salbeiblätter werden mit siedendem Wasser (ca. 100 ml) übergossen und nach etwa 10 bis 15 Minuten durch ein Teesieb gegeben.

Nebenwirkungen: Bei Anwendung eines Teeaufgusses keine bekannt.

Dauer der Anwendung: Bei akuten Beschwerden, die länger als eine Woche andauern oder periodisch wiederkehren, wird die Rücksprache mit einem Arzt empfohlen.

Hinweis: Arzneimittel unzugänglich für Kinder, vor Licht und Feuchtigkeit geschützt aufbewahren.

Hinweis: Nach Ablauf des Verfalldatums nicht mehr anwenden.

Zul.-Nr. 1229.99.99

Inhalt   g   Preis

Ch.-B.   Verwendbar bis:

○ **Abb. 3.9** Aufklebeetikett für eine Standardzulassung

erbracht. Auf Grundlage dieser Monografien dürfen Apotheken die genannten Arzneimittel – beispielsweise

Baldriantinktur, diverse Teespezialitäten oder Zinksalbe – herstellen. Standardzulassungen haben stets eine Zulassungsnummer, die sie jeweils eindeutig kennzeichnet. Die Nutzung einer Standardzulassung muss dem BfArM formlos angezeigt werden. Für registrierte homöopathische Arzneimittel gibt es dementsprechende Standardregistrierungen.

> **Praxistipp** Eine Liste der aktuell gültigen Monografien für **Standardzulassungen** ist auf der Internetseite des BfArM zu finden: Startseite > Arzneimittel > Arzneimittelzulassung > Zulassungsrelevante Themen > Standardzulassung und -registrierung.

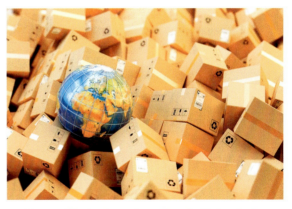

○ **Abb. 3.10** Für den Import von Arzneimitteln, die in Deutschland nicht zugelassen sind, wird ein Rezept benötigt.

Generika sind Arzneimittel, die die gleiche qualitative und quantitative Zusammensetzung aus Wirkstoffen und die gleiche Darreichungsform wie ihr Referenzarzneimittel, das Original, aufweisen. Sie müssen grundsätzlich das gleiche Zulassungsverfahren wie das Originalarzneimittel durchlaufen. Allerdings darf dabei teilweise auf die Unterlagen des Referenzarzneimittels Bezug genommen werden, sofern das Original seit mindestens acht Jahren zugelassen ist.

Die Zulassung spielt auch im Zusammenhang mit **Importarzneimitteln** eine Rolle. Apotheken dürfen Fertigarzneimittel, die in Deutschland keine Zulassung besitzen, nur im Einzelfall aus dem Ausland bestellen und abgeben (Einzelimport) – wenn:
- ein entsprechendes Rezept vorliegt,
- das importierte Arzneimittel in geringer Menge bestellt wird,
- das importierte Arzneimittel im Rahmen der bestehenden Apothekenbetriebserlaubnis abgegeben wird,
- das importierte Arzneimittel in dem Staat, aus dem es importiert wird, rechtmäßig in Verkehr gebracht werden darf,
- hinsichtlich des Wirkstoffs identische und hinsichtlich der Wirkstärke vergleichbare Arzneimittel für das betreffende Anwendungsgebiet in Deutschland nicht zur Verfügung stehen.

Reimporte werden Arzneimittel genannt, die in Deutschland für den ausländischen Markt produziert und in andere EU-Länder exportiert werden, um dort zu einem günstigeren Preis eingekauft und wieder nach Deutschland reimportiert zu werden. Das Reimport-Unternehmen kann das gleiche Arzneimittel auf diese Weise in Deutschland zu einem Preis anbieten, der unter dem des in der Bundesrepublik direkt vertriebenen liegt. Da das Original in Deutschland eine Zulassung hat, ist für reimportierte Arzneimittel lediglich die Durchführung eines vereinfachten Zulassungsverfahrens notwendig.

Parallelimporte werden Arzneimittel genannt, die in einem anderen EU-Land produziert und von deutschen Arzneimittelimporteuren günstiger eingekauft und – parallel zum deutschen Originalhersteller – hierzulande in Verkehr gebracht werden. Damit sie in Deutschland in Verkehr gebracht werden dürfen, benötigen sie hier eine nationale Zulassung, für die ebenfalls ein vereinfachtes Zulassungsverfahren vorgesehen ist.

Verschreibungspflichtig versus rezeptfrei. Das Arzneimittelgesetz unterscheidet zwischen freiverkäuflichen und apothekenpflichtigen Arzneimitteln:

- Freiverkäufliche Arzneimittel dürfen sowohl in als auch außerhalb von Apotheken – etwa in Drogeriemärkten – abgegeben werden.
- Apothekenpflichtige Arzneimittel dürfen ausschließlich in Apotheken abgegeben werden. Sie gliedern sich in nicht verschreibungspflichtige (rezeptfreie bzw. OTC-) und verschreibungspflichtige (rezeptpflichtige bzw. Rx-) Arzneimittel.

> → **Definition** Bei **Rx-Arzneimitteln** handelt es sich um verschreibungspflichtige Präparate. Dabei steht die Abkürzung „Rx" für das lateinische Wort „recipe" – zu Deutsch „nimm".

Verschreibungspflichtig sind Arzneimittel, wenn sie die Gesundheit auch bei bestimmungsgemäßem Gebrauch gefährden können, sollten sie ohne ärztliche Verschreibung angewendet werden. Auch wenn sie Stoffe oder Zubereitungen von Stoffen enthalten, deren Wirkungen in der medizinischen Wissenschaft nicht allgemein bekannt sind, oder wenn sie die Gesundheit von Mensch oder Tier gefährden, indem sie häufig sowie in erheblichem Umfang nicht bestimmungsgemäß gebraucht werden, sind Arzneimittel verschreibungspflichtig. Rx-Arzneimittel sind immer apothekenpflichtig.

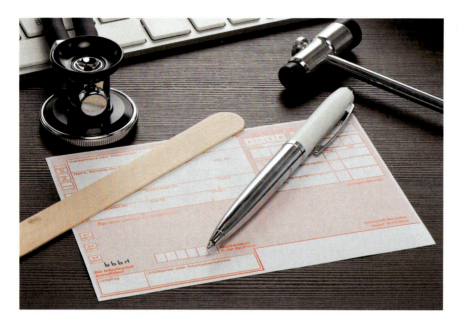

Abb. 3.11 Arzneimittel sind verschreibungspflichtig, wenn sie die Gesundheit auch bei bestimmungsgemäßem Gebrauch gefährden können.

Die Verordnung über die Verschreibungspflicht von Arzneimitteln (Arzneimittelverschreibungsverordnung, kurz AMVV) listet in einer Anlage die Stoffe und Zubereitungen auf, die der Verschreibungspflicht unterliegen. Welcher Stoff der Verschreibungspflicht unterstellt wird, entscheidet der Gesetzgeber. Er lässt sich dabei vom Sachverständigenausschuss für Verschreibungspflicht beim BfArM beraten.

> **Praxistipp** Die Anlage der AMVV enthält lediglich die der **Verschreibungspflicht** unterliegenden Stoffe und Zubereitungen, nicht aber die Fertigarzneimittel, in denen sie enthalten sind. Zusammenstellungen, in denen neben den verschreibungspflichtigen Stoffen und Zubereitungen auch die Fertigarzneimittel aufgeführt sind, enthält unter anderem die Scribas-Tabelle (o Abb. 3.13) der verschreibungspflichtigen Arzneimittel und Medizinprodukte nach bundesrechtlichen Vorschriften. In den Spezialitätentaxen sind verschreibungspflichtige Arzneimittel durch Symbole gekennzeichnet.

Pflichtangaben auf Fertigarzneimittelpackungen. Die Verpackung von Fertigarzneimitteln muss zahlreiche Angaben enthalten, um den Verbraucher über das von ihm angewandte Arzneimittel zu informieren. Die Schrift auf der Umhüllung muss gut lesbar, der Text muss allgemeinverständlich und in deutscher Sprache angegeben sein. Grundsätzlich müssen insbesondere folgende Informationen aufgeführt werden, wobei die Verwendung üblicher Abkürzungen erlaubt ist:

- Name oder Firma und Anschrift des pharmazeutischen Unternehmers,
- Bezeichnung des Arzneimittels (bei Humanarzneimitteln zusätzlich in Blindenschrift), Angabe der Stärke und der Darreichungsform, gegebenenfalls der Hinweis, dass es zur Anwendung für Säuglinge, Kinder oder Erwachsene bestimmt ist,
- Zulassungsnummer mit der Abkürzung „Zul.-Nr.",
- Chargenbezeichnung mit der Abkürzung „Ch.-B." bzw. das Herstellungsdatum,
- Darreichungsform,
- Inhalt nach Gewicht, Rauminhalt oder Stückzahl,
- Art der Anwendung,
- Wirkstoffe nach Art und Menge und sonstige Bestandteile,
- Verfalldatum mit Monat und Jahr sowie der Hinweis „verwendbar bis",
- bei verschreibungspflichtigen Arzneimitteln der Hinweis „Verschreibungspflichtig", bei apothekenpflichtigen Arzneimitteln der Hinweis „Apothekenpflichtig",
- bei Mustern der Hinweis „Unverkäufliches Muster",
- Hinweis, dass Arzneimittel unzugänglich für Kinder aufbewahrt werden sollen (ausgenommen Heilwässer),
- Verwendungszweck bei nicht verschreibungspflichtigen Arzneimitteln.

Für gewisse Arzneimittel gibt es spezielle Kennzeichnungsvorschriften, etwa für homöopathische Arzneimittel. Bei ihnen muss auf der Verpackung unter anderem die Registrierungsnummer, die Angabe „Registriertes homöopathisches Arzneimittel, daher ohne Angabe einer therapeutischen Indikation" und der Hinweis angegeben sein, dass in dem Fall, dass während der

Anwendung des Arzneimittels fortdauernde Krankheitssymptome auftreten, medizinischer Rat einzuholen ist.

> Bei traditionellen pflanzlichen Arzneimitteln ist die Angabe beispielsweise des Hinweises, dass bei fortdauernden Krankheitssymptomen oder beim Auftreten anderer als der in der Packungsbeilage erwähnten Nebenwirkungen ein Arzt oder eine andere in einem Heilberuf tätige qualifizierte Person konsultiert werden sollte, Pflicht.

Der Beipackzettel. Zur weiteren Information des Verbrauchers muss die Verpackung eines Fertigarzneimittels eine Packungsbeilage enthalten – den sogenannten Beipackzettel. Dieser muss die Überschrift „Gebrauchsinformation" tragen und folgende Angaben allgemein verständlich in deutscher Sprache und in gut lesbarer Schrift enthalten:

- Bezeichnung des Arzneimittels,
- Anwendungsgebiete,
- Aufzählung von Informationen, die vor der Einnahme des Arzneimittels bekannt sein müssen (Gegenanzeigen, Vorsichtsmaßnahmen für die Anwendung, Wechselwirkungen, Warnhinweise),
- für eine ordnungsgemäße Anwendung erforderliche Anleitungen über Dosierung, Art der Anwendung, Häufigkeit und gegebenenfalls Zeitpunkt der Verabreichung, Dauer der Behandlung, Hinweise für den Fall der Überdosierung, der unterlassenen Einnahme oder Hinweise auf die Gefahr von unerwünschten Folgen des Absetzens und ausdrückliche Empfehlung, bei Fragen zur Klärung der Anwendung den Arzt oder Apotheker zu befragen,
- Beschreibung der Nebenwirkungen und bei Nebenwirkungen zu ergreifende Gegenmaßnahmen; Aufforderung bei Humanarzneimitteln, jeden Verdachtsfall einer Nebenwirkung zu melden,
- Hinweis auf das auf der Verpackung angegebene Verfalldatum sowie
    - die Warnung davor, das Arzneimittel nach Ablauf dieses Datums anzuwenden,
    - gegebenenfalls besondere Vorsichtsmaßnahmen für die Aufbewahrung und die Angabe der Haltbarkeit nach Öffnung des Behältnisses oder nach Herstellung der gebrauchsfertigen Zubereitung durch den Anwender,
    - gegebenenfalls die Warnung vor bestimmten sichtbaren Anzeichen dafür, dass das Arzneimittel nicht mehr zu verwenden ist,
    - die vollständige Zusammensetzung nach Wirkstoffen und sonstigen Bestandteilen,

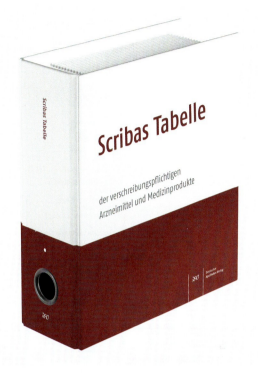

○ **Abb. 3.12** Die Scribas-Tabelle enthält eine Auflistung verschreibungspflichtiger Arzneimittel und Medizinprodukte.

- die Darreichungsform und Inhalt nach Gewicht, Rauminhalt oder Stückzahl,
- Namen und Anschrift des pharmazeutischen Unternehmers,
- Namen und Anschrift des Herstellers oder des Einführers, der das Fertigarzneimittel für das Inverkehrbringen freigegeben hat,
- bei einem Arzneimittel, das unter anderen Bezeichnungen in anderen EU-Mitgliedstaaten für das Inverkehrbringen genehmigt ist, ein Verzeichnis der in den einzelnen Mitgliedstaaten genehmigten Bezeichnungen,
- Datum der letzten Überarbeitung der Packungsbeilage.

Sofern die vorgeschriebenen Angaben bereits auf dem Behältnis oder auf der äußeren Umhüllung stehen, ist eine Packungsbeilage entbehrlich. Bei einigen Arzneimitteln, beispielsweise gentechnologisch gewonnenen Arzneimitteln, Frischplasmazubereitungen und Zubereitungen aus Blutzellen oder Gewebezubereitungen, sind die Kennzeichnungsvorgaben abweichend.

Packungsgrößen. Es gibt unterschiedliche Mengeninhalte von Fertigarzneimittelpackungen. Alle Packungen sind mit einem Packungsgrößenkennzeichen entsprechend der Dauer der Therapie, für die sie vorge-

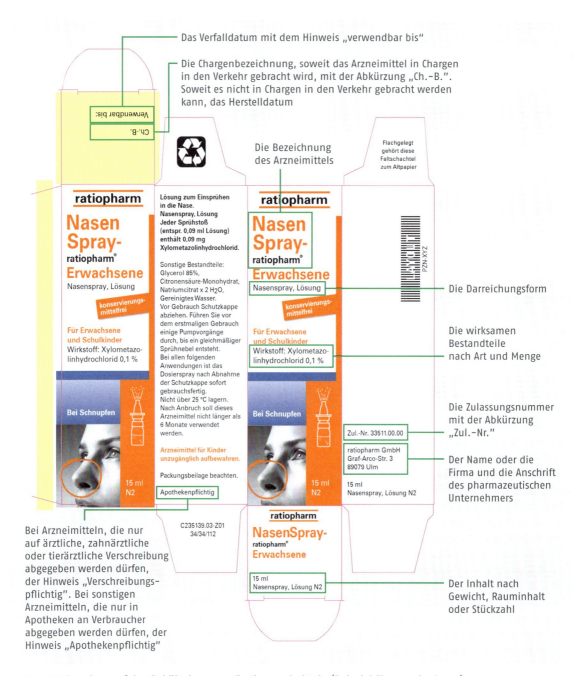

○ **Abb. 3.13** Angaben auf den Behältnissen von Fertigarzneimitteln (Beispiel Firma ratiopharm).

sehen sind, gekennzeichnet. Das Packungsgrößenkennzeichen wird bestimmt nach der Anzahl der einzelnen Anwendungseinheiten, die in der Packung enthalten sind:
- N1 (kleine Packungsgröße): Packungen für die Akuttherapie oder zur Therapieeinstellung für eine Behandlungsdauer von zehn Tagen (+/- 20 %),
- N2 (mittlere Packungsgröße): Packungen für die Dauertherapie, die einer besonderen ärztlichen Begleitung bedarf, für eine Behandlungsdauer von 30 Tagen (+/- 10 %),
- N3 (große Packungsgröße): Packungen für die Dauertherapie für eine Behandlungsdauer von 100 Tagen (-5 %).

Wirkung und Anwendung eines Arzneimittels

Arzneimittel können auf die Körperoberfläche aufgebracht werden und wirken dann unmittelbar an der Auftragungsstelle. Man spricht in diesem Zusammenhang von einer lokalen Wirkung. Eine solche Art der Applikation spielt vor allem bei Erkrankungen der Haut und der Schleimhäute eine Rolle, aber auch Einreibe-

◘ Tab. 3.2 Anwendung von Arzneimitteln

Anwendung (= Applikation)	Beispiele
Oral (= durch den Mund)	Tabletten, Dragees, Kapseln, Lösungen, Suspensionen, Emulsionen
Bukkal (= in der Backentasche zergehen lassen)	Lutschtabletten, Pastillen
Sublingual (= unter die Zunge gelegt)	Sublingualtabletten
Topisch (= äußerlich) Kutan (= auf der Haut)	Salben, Cremes, Gele
Nasal (= durch die Nasenschleimhaut)	Nasentropfen, Nasensalben
Rektal (= durch den Mastdarm)	Suppositorien, Salben, Rektalkapseln
Vaginal (= durch Einführen in die Scheide)	Vaginalkugeln, Salben, Vaginaltabletten
Werden Arzneimittel unter Umgehung des Magen-Darm-Trakts appliziert, so spricht man von einer parenteralen Anwendung.	
Intravenös (= in die Vene hinein, i. v.)	Infusionen, Injektionen
Intramuskulär (= in den Muskel hinein, i. m.)	Injektionen
Subkutan (= unter die Haut, s. c.)	Injektionen, Implantate
Perkutan (= durch die Haut hindurch)	Salben, Transdermale Therapeutische Systeme (TTS)

mittel zur Steigerung der Durchblutung und verschiedene Lokalanästhetika (Mittel zur örtlichen Betäubung) wirken auf diese Art und Weise. Häufiger gelangen Arzneimittel allerdings über das Blut an den Ort ihrer Wirkung, sie wirken dann an einem von der Anwendung entfernten Ort. Dazu können Arzneimittel peroral (= durch den Mund) verabreicht oder parenteral (= durch Injektion) angewendet werden.

→ **Definition** Das Wort **Indikation** stammt aus dem Lateinischen und bedeutet übersetzt „anzeigen". Eine Indikation ist also der Grund für eine Therapie oder eine Untersuchung. **Kontraindikationen** hingegen sind Gegenanzeigen, das heißt sie geben an, wann ein Medikament nicht angewendet werden darf.

Grundsätzlich gibt es also verschiedene Möglichkeiten, einen Arzneistoff dem Körper zuzuführen (◘ Tab. 3.2).

Dosierung eines Arzneimittels

Grundsätzlich hängt die Wirkung eines Arzneimittels von seiner Dosierung ab. Darunter versteht man die Menge an Arzneistoff, die dem Patienten verabreicht wird. Dabei kann man folgende Begriffe unterscheiden:
- Gebrauchsdosis (= Normdosis),
- Höchstgabe (= maximale Dosis),
- toxische Dosis (= bewirkt Vergiftungserscheinungen),
- letale Dosis (= tödliche Dosis).

→ **Definition** Unter der Normdosis versteht man die in der Literatur genannte, in der Praxis allgemein anerkannte durchschnittliche Dosierung für bestimmte Indikationen. Normdosen sind nicht „amtlich" festgesetzt.

Häufig tragen Arzneimittelnamen Zusätze wie forte, mite, comp oder mono. ◘ Tab. 3.3 listet die Bedeutung dieser Begriffe.

Verschiedene Arzneimittelgruppen

Arzneimittel lassen sich nach verschiedenen Gesichtspunkten einteilen – eine übliche Gruppierung ist die nach der Indikation. Dabei wird geschaut, bei welchen Erkrankungen und Beschwerden welche Mittel eingesetzt werden.

Adstringenzien sind „zusammenziehende Mittel". Innerlich setzt man diese Mittel gegen Durchfall ein, äußerlich in Form von Umschlägen oder Bädern bei verschiedenen Hautkrankheiten und übermäßigem Schwitzen.

Amara oder Bittermittel fördern den Appetit.

Analgetika sind Schmerzmittel.

Tab. 3.3 Gängige Zusätze auf Fertigarzneimittelpackungen und ihre Bedeutung

Begriff	Bedeutung
forte	Der Wirkstoffgehalt ist höher als der des gleichen Arzneimittels ohne diese Zusatzbezeichnung.
mite	Der Wirkstoffgehalt ist niedriger als der des gleichen Arzneimittels ohne diese Zusatzbezeichnung.
comp	Ein Arzneimittel besteht aus miteinander kombinierten Wirkstoffen.
mono	Dieses Arzneimittel enthält nur einen Wirkstoff.
retard/depot	Der in diesem Medikament enthaltene Wirkstoff wird verzögert freigesetzt.
SL	Der Wirkstoff in diesem Arzneimittel wird zum Teil schnell und zum Teil langsam freigesetzt. Das wird bewerkstelligt, indem einzelne Wirkstoffpartikel unterschiedlich umhüllt werden, was dazu führt, dass er unterschiedlich schnell in Blut aufgenommen wird.
mups	Multiple-unit Pellet-System; Hier befindet sich der Wirkstoff in kleinen Pellets, die zum Beispiel magensaftresistent überzogen sind. Diese werden zusammen mit Tablettenhilfsstoffen zu einer Tablette verpresst. Nach Zerfall der Tablette im Magen und Freigabe der Pellets, erfolgt die Wirkstofffreisetzung erst im Darm.
ZOK	Zero order Kinetic; innerhalb einer bestimmten Zeit wird konstant die gleiche Wirkstoffmenge abgegeben
NT	Neue Technologie
uno/RR	Der in dem Arzneimittel enthaltene Wirkstoff wird erst langsam und dann, wenn sich die Tablette ein Stück weit aufgelöst hat und sich in tieferen Darmabschnitten befindet, schnell freigesetzt.
resinat	Der Wirkstoff wird im sauren Milieu des Magens freigesetzt.

Antazida binden überschüssige Magensäure. Sie werden auch als Säureblocker bezeichnet.
Anthelminthika befreien den Körper von Würmern.
Antiallergika wirken bei allergischen Reaktionen, zum Beispiel auf tierische und pflanzliche Eiweiße, Pollen oder Metalle.
Antianämika werden zur Behandlung von Anämien, einen Mangel an Blut oder Blutbestandteilen, eingesetzt.
Antiarrhythmika stabilisieren die Schlagfolge des Herzens und dienen der Behandlung von Rhythmusstörungen.

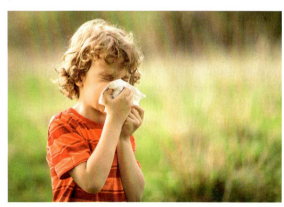

Abb. 3.14 Zur Behandlung von Heuschnupfen werden Antiallergika eingesetzt.

Antibiotika haben entwicklungshemmende oder abtötende Wirkungen auf Bakterien (Einzahl: Antibiotikum).
Antidepressiva werden zur Behandlung von Depressionen eingesetzt.
Antidiabetika senken den krankhaft erhöhten Blutzucker bei Diabetes mellitus.
Antidiarrhoika stoppen Durchfall.
Antidote sind Gegenmittel zur Behandlung von Vergiftungen.
Antiemetika helfen gegen Übelkeit und Erbrechen.
Antiepileptika werden zur Vorbeugung und Behandlung epileptischer Anfälle eingesetzt.
Antihistaminika werden beispielsweise bei Allergien, Übelkeit, Schlaflosigkeit oder Magenbeschwerden eingesetzt. Ihr vielfältiger Einsatz erklärt sich dadurch, dass das Gewebshormon Histamin an zahlreichen Vorgängen im menschlichen Körper beteiligt ist. Durch die Aufhebung der Histaminwirkung durch verschiedene Antihistaminika lassen sich Überempfindlichkeitsreaktionen unterdrücken oder abschwächen.
Antihypertonika senken krankhaft erhöhte Blutdruckwerte (Hypertonie). Ein ständig zu niedriger Blutdruck, die Hypotonie, erfordert den Einsatz von Antihypotonika.
Antihypoglykämika sind Präparate zur Behandlung einer Unterzuckerung, die beispielsweise bei Diabetikern auftreten kann.

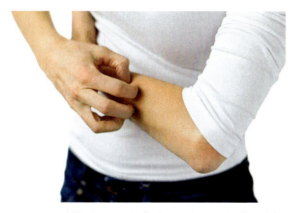

Abb. 3.15 Mittel gegen Juckreiz werden als Antipruriginosa bezeichnet.

Antikoagulanzien vermindern die Gerinnungsfähigkeit des Blutes. Sie werden beispielsweise nach einer Thrombose, einer Lungenembolie, einem Schlaganfall oder einem Herzinfarkt eingesetzt, um das Blut des Patienten zu verdünnen.
Antikonvulsiva sind krampflösende Mittel, die in der Behandlung von Epileptikern benötigt werden.
Antimykotika enthalten Wirkstoffe mit pilzwachstumshemmender oder pilzabtötender (= fungizider) Wirkung. Ihr Einsatz erfolgt lokal oder systemisch (= innerlich).
Antineuralgika gehören in die Gruppe der schmerzstillenden Mittel (Analgetika). Neuralgien sind Nervenschmerzen.
Antiparasitika sind Präparate gegen Milben, die Krätze verursachen, Läuse und Flöhe.
Antiphlogistika sind entzündungshemmende Mittel. Die meisten Analgetika verfügen über diese Wirkung.
Antipruriginosa stillen Juckreiz.
Antipyretika sind fiebersenkende Mittel. Die meisten Analgetika besitzen neben schmerzstillenden und entzündungshemmenden Eigenschaften auch eine fiebersenkende Wirkung.
Antirheumatika werden zur Behandlung rheumatischer Erkrankungen eingesetzt. Dazu zählen unter anderem Nerven-, Gelenk- und Muskelschmerzen.
Antiseptika bezwecken die Abtötung von Infektionserregern. Im Gegensatz zu Antibiotika erfolgt ihr Einsatz äußerlich, zum Beispiel zur Wunddesinfektion.
Antitussiva stillen den Hustenreiz.
Antivarikosa oder Krampfadermittel dienen der Behandlung von Venenleiden.
Antivertiginosa wirken gegen Schwindel.
Aphrodisiaka werden auch als Sexualtonika oder Potenzmittel bezeichnet und steigern den Geschlechtstrieb.
Arteriosklerosemittel sind Mittel zur Behandlung der Arteriosklerose, einer Ablagerung von Blutfetten und anderen Blutbestandteilen an den Wänden der Blutgefäße.

Ataraktika sind Mittel zur Beseitigung von krankhafter Unruhe und Furcht.
Balneotherapeutika sind Bademittel. Sie werden beispielsweise bei Hauterkrankungen eingesetzt.
Betäubungsmittel sind eine Reihe von Wirkstoffen, die aufgrund ihrer besonders starken und teilweise auch suchterzeugenden Wirkung besonderen rechtlichen Vorschriften in Bezug auf Erwerb und Abgabe unterliegen (▶ Kap. 4.2.1 und ▶ Kap. 9.1.3).
Biologicals werden in gentechnisch veränderten Organismen hergestellt. Sie werden beispielsweise in der Rheumatherapie oder bei Nierenerkrankungen angewendet.
Blutzubereitungen sind Arzneimittel, die aus Blut gewonnene Blut-, Plasma- oder Serumkonserven, Blutbestandteile oder Zubereitungen aus Blutbestandteilen sind oder enthalten.
Chemotherapeutika fassen als Oberbegriff alle Wirkstoffe zusammen, die Krankheitserreger oder neoplastische (sich neubildende) Zellen, zum Beispiel Krebszellen, möglichst selektiv im Wachstum hemmen (zum Beispiel Bakteriostatika, Zytostatika) oder abtöten (zum Beispiel Bakterizide, Fungizide).

> **Praxistipp** Zu der Gruppe der Chemotherapeutika gehören die Antibiotika, die Sulfonamide, Tuberkulosemittel, Präparate gegen Tropeninfektionen und bestimmte Krebserkrankungen sowie virushemmende Mittel (Virustatika).

Cholagoga werden auch als **Choleretika** bezeichnet und fördern die Entleerung von Galle, einer fettverdauungsfördernden Flüssigkeit, aus den Leberzellen.
Depurativa ist ein heute selten gebrauchter Ausdruck für „blutreinigende Mittel".
Dermatika werden auch als Dermatotherapeutika bezeichnet und umfassen alle Mittel zur Behandlung von Hauterkrankungen.
Desinfektionsmittel oder auch **Desinfizienta** besitzen eine bakterienabtötende (bakterizide) Wirkung und dienen zur Desinfektion von Räumen, ärztlichen Instrumenten, Wäschestücken, Händen, Wunden, Ausscheidungen des menschlichen Körpers, ferner zur Keimabtötung im Operationsfeld sowie im Mund- und Rachenbereich. Je nach Zweckbestimmung handelt es sich um Arzneimittel, Medizinprodukte oder Biozide.
Diuretika fördern die Harnausscheidung.
Emetika lösen Erbrechen aus. Sie werden beispielsweise zur Behandlung von Vergiftungen eingesetzt.
Enzyme heißen auch **Fermente** und sind zum Beispiel für das Aufspalten von Nährstoffen und bei verschiedenen Stoffwechselvorgängen von entscheidender Bedeutung.

Expektoranzien oder **Expectorantia** verflüssigen zähen Schleim in den Atemwegen und fördern das Abhusten.

Fibrinolytika oder **Thrombolytika** lösen lebensbedrohliche Blutgerinnsel, zum Beispiel nach einem Herzinfarkt, auf und machen die Blutbahn wieder frei.

Geriatrika sind Mittel zur Vorbeugung und Behandlung von Alterserscheinungen.

Glaukommittel sind Arzneimittel gegen eine bestimmte Augenerkrankung, den grünen Star. Sie senken den Augeninnendruck.

Gynäkologika sind alle Arzneimittel der Frauenheilkunde (Gynäkologie) und Geburtshilfe, zum Beispiel Mittel gegen Regelstörungen (**Antidysmenorrhoika**), Präparate zur Empfängnisverhütungsmittel oder Mittel gegen vorzeitige Wehen.

Hämostyptika sind Mittel zur Blutstillung, die die Blutgerinnung fördern.

Hepatika werden zur Behandlung von Lebererkrankungen eingesetzt.

Hormonpräparate begegnen uns in der Apothekenpraxis häufig. Sie sind beispielsweise in den Mitteln zur Empfängnisverhütung, in Präparaten zur Behandlung von Schilddrüsenerkrankungen oder in Insulinzubereitungen gegen Diabetes mellitus enthalten.

Hypnotika sind Schlafmittel. Man unterscheidet kurz wirksame Einschlafmittel und länger wirkende Durchschlafmittel.

Immunmodulatoren beeinflussen das Immunsystem. Zu ihnen zählen zum einen **Immunstimulanzien**, die die körpereigenen Abwehrkräfte anregen sollen, zum Beispiel in Erkältungszeiten oder bei Neigung zu Rückfällen. **Immunsuppressiva** zum anderen dämpfen das Immunsystem. Ihr Einsatz erfolgt beispielsweise zur Vermeidung der Abstoßung transplantierter Organe sowie bei Erkrankungen, die mit Zerstörungen durch das gegen den eigenen Körper gerichtete Abwehrsystem einhergehen.

Impfstoffe werden verabreicht, um den Organismus vor verschiedenen Infektionskrankheiten zu schützen. Man unterscheidet zwischen Totimpfstoffen, die nur abgetötete Krankheitserreger oder Bestandteile der Erreger enthalten, und Lebendimpfstoffen, in denen geringe Mengen vermehrungsfähiger Krankheitserreger enthalten sind, die so abgeschwächt wurden, dass sie die Erkrankung selbst nicht auslösen. Durch die Impfstoffgabe wird der Körper zur Bildung spezifischer Abwehr- und Schutzstoffe (Antikörper) gegen diese Krankheiten angeregt.

Kardiaka oder Herzmittel sind herzstärkende Mittel, die sehr genau dosiert eingesetzt werden müssen.

Karminativa oder blähungstreibende Mittel wirken krampflösend und beruhigend auf die Muskulatur des Verdauungstrakts.

Kontrazeptiva oder **Antikonzeptiva** dienen der Empfängnisverhütung.

Laxanzien oder **Laxantia** sind Abführmittel. Sie lassen sich einteilen in solche, die die Darmbewegungen anregen, in Füllmittel und in Gleitmittel.

Lipidsenker werden zur Behandlung von Fettstoffwechselstörungen eingesetzt.

Lokalanästhetika wirken örtlich schmerzbetäubend. Sie kommen beispielsweise bei kleineren Eingriffen durch einen Arzt oder Zahnarzt oder auch bei Halsschmerzen zum Einsatz.

Mineralstoffe haben für Aufbau und Funktion des menschlichen Körpers ähnlich große Bedeutung wie die Vitamine. Mangelt es an Mineralstoffen wie Kalium, Magnesium oder Calcium, entstehen Mangelkrankheiten.

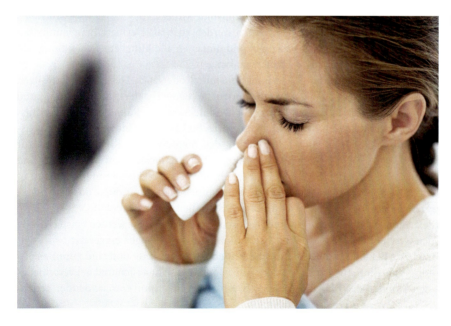

Abb. 3.16 Nasensprays zählen zu den Rhinologika und werden häufig eingesetzt, um die Nasenschleimhäute abschwellen zu lassen.

Muskelrelaxanzien entspannen die Muskeln, was man sich zum Beispiel bei Verspannungen im Nacken- und Rückenbereich zunutze macht.

Mydriatika sind pupillenerweiternde Mittel, die in der Augenheilkunde verwendet werden, beispielsweise zur Vorbereitung auf Untersuchungen am Auge.

Myotika sind pupillenverengende Mittel, die ebenfalls in der Augenheilkunde Verwendung finden.

Narkotika wirken betäubend und schmerzstillend, ohne die Tätigkeit des Atem- und Kreislaufzentrums und der anderen Organe zu beeinflussen. Die Bezeichnung erfasst sowohl Narkosemittel im Operationssaal wie auch starke Schmerzmittel.

Nootropika sind Arzneimittel gegen Erkrankungen wie Morbus Alzheimer oder Demenz. Sie werden auch als **Antidementiva** bezeichnet.

Ophthalmika sind Arzneimittel, die in der Augenheilkunde angewendet werden.

Otologika sind Mittel gegen Erkrankungen des Ohrs. Hierzu zählen Ohrentropfen bei Schmerzen oder Spülungen zur Entfernung von Ohrschmalzpfropfen.

Psychopharmaka umfassen neben Sedativa und Hypnotika auch Antidepressiva, Tranquilizer und Ataraktika.

Repellents sind insektenvertreibende Mittel.

Rhinologika dienen der Behandlung von Erkrankungen der Nase und der Nasennebenhöhlen. Der Dauergebrauch gefäßzusammenziehender Nasentropfen, -gele oder -sprays kann zu schweren Schleimhautschäden führen.

Roboranzien oder Aufbaumittel (**Tonika**) dienen der Behebung von Schwächezuständen nach geistigen oder körperlichen Überlastungen oder fieberhaften Erkrankungen.

Sedativa sind Beruhigungsmittel, die das übererregte Nervensystem dämpfen, ohne einschläfernd zu wirken. Allerdings ist die Grenze zwischen Sedativa und Hypnotika fließend und abhängig von der Dosierung.

Sera enthalten fertige, aus Blut, Organen oder Organteilen vorbehandelter Lebewesen gewonnene Antikörper.

> **Praxistipp** Sera (Einzahl: Serum) werden beispielsweise in der Behandlung von Bluterkrankungen eingesetzt.

Spasmolytika lösen Krampfzustände, zum Beispiel im Bereich von Magen und Darm, in den Atem-, Harn- und Gallenwegen.

Spurenelemente wie Kupfer, Zink, Fluor oder Iod kommen im Körper nur in geringen Konzentrationen vor. Sie erfüllen aber wichtige biochemische Funktionen und ihre regelmäßige und ausreichende Zufuhr ist für die Gesundheit des Menschen unentbehrlich.

Tranquilizer sind angstlösende und entspannende Arzneimittel.

Urologika dienen der Behandlung von Erkrankungen des Urogenitaltrakts – also von Nieren, Blase, Harnleiter und äußeren Geschlechtsorganen.

Virustatika hemmen die Ausbreitung von Viren im menschlichen Körper.

Vitamine sind lebensnotwendige Substanzen mit großer Bedeutung für die Entwicklung und viele Stoffwechselvorgänge des menschlichen Organismus.

Zytostatika werden zur medikamentösen Tumorbehandlung eingesetzt. Man bezeichnet diese Mittel auch als Chemotherapeutika gegen Krebs.

Naturheilkundliche Präparate

Neben pflanzlichen Arzneimitteln, den Phytopharmaka, gibt es weitere naturheilkundliche Präparate, die Ihnen in der Apotheke begegnen werden. Dazu zählen neben den Produkten der klassischen Homöopathie auch Nosoden, Schüßler-Salze oder Mittel der Anthroposophischen Pharmazie.

Klassische Homöopathie.
Die Homöopathie ist eine alte Heilmethode. Schon vor über 200 Jahren entdeckte der deutsche Arzt Dr. Christian Friedrich Samuel Hahnemann (1755 bis 1843), der als Begründer der Homöopathie gilt, dass bestimmte Mittel aus der Natur, wie beispielsweise Tiere, Pflanzen oder Mineralien, bei Gesunden Krankheitssymptome auslösen können. Wurden diese Stoffe nun einen Erkrankten verabreicht, ließen sich dadurch solche Beschwerden, wie sie nach der Gabe beim Gesunden auftraten, lindern.

> → **Definition** Similia smilibus curentur, Ähnliches möge durch Ähnliches geheilt werden, lautet somit der Grundsatz der Homöopathie.

Eines der bekanntesten Beispiele für diese Theorie ist die Küchenzwiebel. Beim Schneiden von Zwiebeln dauert es nicht lange, dann tränen die Augen und die Nase läuft – Symptome, die an einen Schnupfen erinnern. Und genau deshalb wird die Küchenzwiebel, Allium cepa, in der Homöopathie zur Linderung von Schnupfensymptomen eingesetzt.

Die Homöopathie gilt als sogenannte Reiz- und Regulationstherapie, bei der die Selbstheilungskräfte des Körpers mithilfe von „Energie" angeregt werden sollen. Die genaue Wirkweise ist noch nicht vollständig geklärt.

Nachdem Hahnemann seine Mittel anfangs unverdünnt einsetzte, er aber teilweise auch mit giftigen Substanzen wie Quecksilber oder Arsen arbeitete, begann er schnell, die von ihm verwendeten Produkte zu ver-

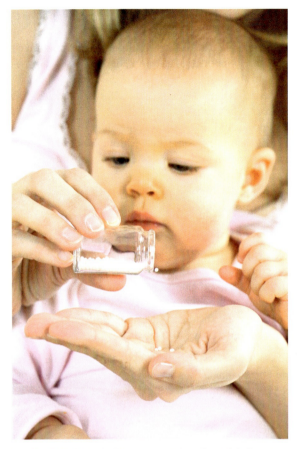

○ **Abb. 3.17** Globuli zählen zu den homöopathisch verwendeten Arzneiformen und werden häufig auch schon Babys, beispielsweise bei Bauchschmerzen oder Zahnungsbeschwerden, verabreicht.

differenzieren (Lateinisch: Causa für Ursache) und mit den sogenannten Leitsymptomen eines Homöopathikums abzugleichen. Das Mittel, dessen Leitsymptome am besten mit der Causa des Patienten übereinstimmt, wird ausgewählt.

In sehr akuten Zuständen werden homöopathische Mittel halbstündlich verabreicht – jedoch nicht häufiger als zwölfmal täglich. Bei weniger akuten Beschwerden reicht es aus, zwei bis dreimal täglich eine Gabe, die fünf Globuli (Streukügelchen), fünf Tropfen oder einer Tablette entspricht, einzunehmen. Auf Verordnungen wird die Anzahl der Tropfen häufig mit „gtt." abgekürzt. Das bedeutet im Lateinischen „guttae" – zu Deutsch Tropfen.

Neben Globuli, Tropfen oder Tabletten kommen auch Injektionslösungen, Augentropfen, Nasensprays, Salben, Cremes und Zäpfchen zum Einsatz.

Homöopathische Arzneimittel werden nur registriert und erhalten nicht wie andere Arzneimittel eine Zulassungsnummer. Das liegt daran, dass ein Nachweis der Wirkung nicht erbracht werden kann.

→ **Definition** Unter dem Begriff **homöopathische Komplexmittel** werden Mischungen aus homöopathischen Einzelmitteln zusammengefasst. Dabei erfolgt die Auswahl der Mittel in der Regel symptombezogen, das heißt, verschiedene Einzelmittel, die beispielsweise gegen Schwindel oder Erkältungen wirken, werden in einem Präparat zusammengefasst. Besonders für Patienten, deren Beschwerden sich nicht nur einem homöopathischen Mittel zuordnen lassen, sind derartige Präparate geeignet.

dünnen. Dabei stellte er fest, dass die Mittel umso stärker wirkten, je mehr er sie verdünnte und schüttelte. Dieser Vorgang wird bis heute als Potenzieren bezeichnet.

Beim Potenzieren dienen die sogenannte Urtinktur (Ø) oder die Verreibung (Trituration) als Ausgangsstoff. Diese werden dann schrittweise verdünnt – beispielsweise mithilfe eines Ethanol-Wasser-Gemischs oder mit Milchzucker.

Zur Herstellung eines Homöopathikums in der Potenz D1 nimmt man einen Teil Urtinktur und neun Teile der Verdünnungssubstanz. Dann wird die gesamte Menge zehnmal geschüttelt. Dieses Produkt dient wiederum als Ausgangssubstanz zur Herstellung der Potenz D2. Die D-Potenzen bestehen also aus einer Verdünnung 1:10, C-Potenzen aus 1:100 und LM- oder Q-Potenzen werden 1:50000 verdünnt. Das genaue Herstellungsverfahren wird auch im Homöopathischen Arzneibuch, dem HAB, beschrieben.

Um das richtige Mittel auszuwählen ist es wichtig, den Menschen im gesamten zu betrachten. Dabei versucht man, die Beschwerden eines Patienten genau zu

Nosoden. Es handelt sich um spezielle homöopathische Zubereitungen, die aus Krankheitsprodukten wie beispielsweise Eiter oder Erbrochenem hergestellt, sterilisiert und potenziert werden. Bekannt sind vor allem Eigenblutnosoden, bei denen einem Patienten Blut entnommen und dann homöopathisch potenziert wieder verabreicht wird. Bei den Eigenblutnosoden handelt es sich jedoch strenggenommen um Sarkoden, ebenso wie bei sogenannten Plazenta-Globuli, die nach einer Geburt aus dem Mutterkuchen gewonnenen und dem Baby bei verschiedenen Erkrankungen verabreicht werden. Sarkoden werden im Gegensatz zu Nosoden aus körpereigenem Material gewonnen.

Schüßler-Salze. Der Oldenburger Arzt Dr. Wilhelm Heinrich Schüßler (1821 bis 1898) arbeitete nach den Erkenntnissen Samuel Hahnemanns, wollte diese aber vereinfachen. So entwickelte er die nach ihm benannten Schüßler-Salze: potenzierte Mineralstoffzubereitungen,

▫ **Tab. 3.4** Die zwölf Schüßler-Salze und ihre Bezeichnungen

Nummer des Salzes	Bezeichnung
1	Calcium fluoratum
2	Calcium phosphoricum
3	Ferrum phosphoricum
4	Kalium chloratum
5	Kalium phosphoricum
6	Kalium sulfuricum
7	Magnesium phosphoricum
8	Natrium chloratum
9	Natrium phosphoricum
10	Natrium sulfuricum
11	Silicea
12	Calcium sulfuricum

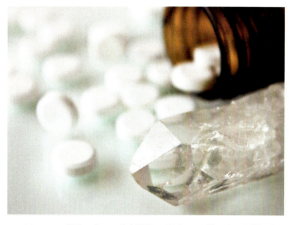

○ **Abb. 3.18** Mit seinen Schüßler-Salze wollte Dr. Wilhelm Heinrich Schüßler die Theorien Samuel Hahnemanns vereinfachen.

welche in den Potenzen D3, D6 und D12 angewendet werden. Insgesamt gibt es zwölf dieser Mineralsalze (▫ Tab. 3.4). Nach Schüßlers Tod kamen weitere sogenannte Ergänzungssalze hinzu. Auch die Schüßler-Salze werden nach den Vorgaben des Homöopathischen Arzneibuches hergestellt.

Laut den Angaben Schüßlers ist es so, dass ein Mangel an bestimmten Mineralstoffen in den Körperzellen verschiedene Krankheiten verursacht. Durch den Einsatz potenzierter Mineralsalze soll dieser Mangel behoben und die Erkrankungen therapiert werden. Dabei reichen kleinste Mengen an Mineralstoffen, eben homöopathische Dosen, aus, um eine bessere Verteilung und Verwertung des fehlenden Mineralstoffes zu gewährleisten, so Schüßler. Man spricht von einem regulierenden Einfluss der Schüßler-Salze auf den Mineralstoffhaushalt des Körpers.

Anthroposophische Mittel. Rudolf Steiner gilt als Begründer der Anthroposophie („Wissen vom Menschen") und lebte von 1861 bis 1925. Er leitete den Einsatz mineralischer, pflanzlicher und tierischer Substanzen nach theoretisch-geisteswissenschaftlichen Erkenntnissen ab, was ihn von den Homöopathen unterschied, die ihre Mittel an Menschen testeten. Auch die Mittel der Anthroposophischen Pharmazie werden potenziert. Zudem kommen Maßnahmen wie Veraschung und Verkohlung zum Einsatz. Außerdem werden bei der Herstellung rhythmische Prozesse wie der Einfluss von Sonne und Mond, verschiedene Wärmestufen oder die Düngung mit bestimmten Mineralsalzen eingesetzt.

Tierarznei- und Tierpflegemittel

Einige Apotheken führen auch Tierarznei- und Tierpflegemittel. Bei der Anwendung von Arzneimitteln bei lebensmittelliefernden Tieren gibt es dabei einige Punkte, die beachtet werden müssen. So dürfen Tiere beispielsweise eine bestimmte Zeit nach der Einnahme von Medikamenten nicht geschlachtet werden. Oder der Honig, den Bienen nach der Gabe von Arzneimitteln produziert haben, muss für einen vorgegebenen Zeitraum verworfen werden. Mehr zur Dokumentation von Bestellung und Abgabe verschreibungspflichtiger Tierarzneimittel in ▶ Kap. 4.2.1. Da Tierärzte ein sogenanntes Dispensierrecht haben, kommt es allerdings recht selten vor, dass in Apotheken rezeptpflichtige Tierarzneimittel abgegeben werden. Eine Ausnahme stellen allerdings Wurmmittel dar. Diese werden regelmäßig verordnet. Sie werden nach Körpergewicht do-

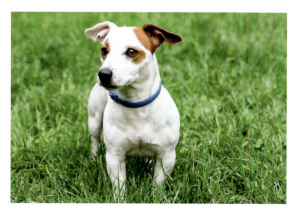

○ **Abb. 3.19** Hundehalsbänder zur Vorbeugung von Floh- und Zeckenbefall werden in vielen Apotheken vorrätig gehalten.

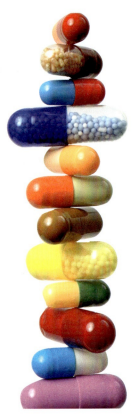

o **Abb. 3.20** Kapseln lassen sich nach der Art des Hüllmaterials in Stärke-, Hartgelatine- und Weichgelatinekapseln einteilen.

→ **Definition** Der Begriff **Galenik** geht auf den griechischen Arzt Galenus von Pergamon, der im zweiten Jahrhundert n.Chr. lebte, zurück und bezeichnete ursprünglich die Lehre und Zubereitung von Arzneimitteln. Heute wird die Zubereitungsform von Arzneimitteln als Galenik eines Präparats bezeichnet.

Feste Arzneiformen

Pulver. Pulver sind Zubereitungen, die aus festen, losen, trockenen und mehr oder weniger feinen Teilchen bestehen. Sie enthalten einen oder mehrere Wirkstoffe mit oder ohne Hilfsstoffe und können sowohl innerlich (zum Beispiel Durchfallpulver) als auch äußerlich in Form von Puder zur Anwendung kommen.

Granulate. Granulate bestehen aus festen trockenen Körnern, wobei jedes einzelne Korn aus zusammengekitteten Pulverteilchen besteht. Als eigenständige Darreichungsform sind Granulate zur oralen Anwendung bestimmt, meistens stellen sie aber ein Zwischenprodukt bei der Herstellung von Tabletten oder Kapseln dar.

Kapseln. Kapseln (lateinisch: Capsulae) enthalten in einem löslichen oder verdaulichen Hohlkörper eine Pulvermischung, ein Granulat, eine Flüssigkeit oder eine halbfeste Zubereitung als Einzeldosis. Mithilfe dieser Arzneiform können auch feuchtigkeitsempfindliche Stoffe verarbeitet werden. Kapseln besitzen zudem eine hohe Dosierungsgenauigkeit und können leicht vom Patienten eingenommen werden. Nach der Art des Hüllmaterials können Kapseln in Stärke-, Hartgelatine- und Weichgelatinekapseln eingeteilt werden.

- Stärke- oder Oblatenkapseln bestehen aus Weizenstärke und Weizenmehl. Da sie abrieb- und feuchtigkeitsempfindlich sind, werden sie zunehmend von den Gelatinekapseln verdrängt.
- Hartgelatinekapseln oder Steckkapseln bestehen aus zwei ineinandersteckbaren Kapselhälften, die in verschiedenen Farben und Größen erhältlich sind. Diese Steckkapseln können im Rezepturbetrieb mit Pulvern oder Granulaten gefüllt werden.
- Weichgelatinekapseln spielen in der Apotheke nur als Fertigarzneimittel eine Rolle. Gegenüber den Steckkapseln besitzen sie eine dickere, aber weichere Hülle. Weichgelatinekapseln sind bevorzugt mit flüssigen oder halbfesten Zubereitungen gefüllt.
- Mikrokapseln sind rieselfähige Pulver und werden hauptsächlich als Zwischenprodukte bei der Herstellung anderer Arzneiformen eingesetzt.

siert und dem Tier oral mithilfe einer Spritze ohne Nadel direkt ins Maul gegeben.

Auch Mittel zur Vorbeugung von Floh- und Zeckenbefall sind in vielen Apotheken vorrätig. Diese werden in Form von Halsbändern, Pudern, Sprays oder auch als Shampoo angeboten. Dabei ist zu beachten, dass sich nicht alle Produkte für jedes Tier eignen.

3.2.3 Darreichungsformen der Arzneimittel

Ein Arzneistoff alleine macht noch kein Medikament, er muss zunächst in eine applizierbare Form (Arzneiform, Darreichungsform) gebracht werden. Zur Herstellung eines Arzneimittels wird daher der Wirkstoff mit sogenannten Hilfsstoffen verarbeitet. Diese Hilfsstoffe haben keine eigene pharmakologische Wirkung und werden nur zur Überführung eines Wirkstoffes in eine Arzneiform zugesetzt. In der Apotheke begegnen uns zahlreiche verschiedene Arzneiformen.

Tabletten. Tabletten (lateinisch: Compressi) enthalten eine Dosis eines oder mehrerer Wirkstoffe und werden durch Pressen von Pulverteilchen oder Granulaten hergestellt. Die meisten Tabletten werden über den Mund appliziert und daher als Peroraltabletten bezeichnet. Die Tablette ist heute die am meisten gebrauchte Arzneiform überhaupt und kann in folgende Gruppen eingeteilt werden:
- nicht überzogene Tabletten,
- überzogene Tabletten (Filmtabletten oder Dragees),
- Brausetabletten,
- magensaftresistent überzogene Tabletten – diese geben den Wirkstoff erst im Dünndarm frei,
- Tabletten mit modifizierter Wirkstofffreisetzung (Depot- oder Retardtabletten) – durch spezielle Maßnahmen während der Herstellung lässt sich so eine verzögerte Wirkstoff-Freigabe erzielen,
- Lutschtabletten,
- Schmelztabletten,
- Kautabletten.

Daneben begegnen uns auch Tabletten zur Herstellung einer Lösung oder Suspension, zur Implantation (zum Einlegen in die Haut oder andere Organe) sowie Vaginaltabletten.

Die Herstellung von Tabletten aus einer pulverförmigen oder granulierten Feststoffzubereitung wird als Tablettierung bezeichnet und erfolgt normalerweise im industriellen Maßstab mithilfe spezieller Tablettenpressen. Dabei wird eine bestimmte Menge des Tablettiergutes durch Druck verpresst und in eine feste Form überführt. Durch geeignete Hilfsstoffe können die meisten Arzneistoffe in eine tablettierbare Zubereitung gebracht werden.

Dragees und Filmtabletten. Dragees und Filmtabletten sind mit einer oder mehreren Schichten verschiedener Substanzen überzogen. Dragees besitzen aufgrund der Dicke ihrer Hülle eine gegenüber dem Kern abgerundete Form. Das Auftragen der Hülle wird dabei als Dragieren bezeichnet.

> **Praxistipp** Die Drageehülle verdeckt einen unangenehmen Geruch und Geschmack der Wirkstoffe im Drageekern und schützt diese vor Licht, Luft und Feuchtigkeit.

Bei Filmtabletten ist der Überzug wesentlich dünner und macht weniger als ein Zehntel der Gesamtmasse aus – Prägungen und Bruchkerben der Tabletten bleiben daher erhalten. Besonders häufig wird die Filmdragierung zur Herstellung magensaftresistenter, dünndarmlöslicher Überzüge benutzt.

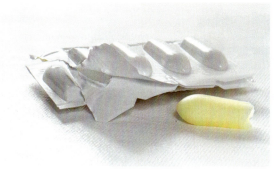

○ **Abb. 3.21** Zäpfchen werden zur lokalen Therapie, beispielsweise von Hämorrhoiden oder Verstopfung eingesetzt, aber auch Schmerz- und Beruhigungsmittel können als Suppositorien verabreicht werden.

Pillen. Pillen sind kugelförmige, einzeldosierte perorale Arzneiformen. Vor der Einführung moderner einzeldosierter Arzneiformen wie Tabletten oder Kapseln wurden Pillen sehr häufig rezepturmäßig hergestellt. Heute gelten sie allerdings als veraltete (obsolete) Arzneiform, die den Anforderungen an ein modernes Arzneimittel bezüglich der Freisetzung des Wirkstoffes und der Hygiene nicht mehr gerecht werden kann.

Zäpfchen. Die pharmazeutisch als Suppositorien bezeichneten Zäpfchen werden in das Rektum, also den letzten Dickdarmabschnitt, eingeführt. Dort rufen sie eine lokale oder systemische Wirkung hervor. Die lokale Therapie spielt vor allem bei Hämorrhoiden oder bei Obstipation (Verstopfung) eine Rolle. Aber auch viele Analgetika (Schmerzmittel) und Sedativa (Beruhigungsmittel) lassen sich in Form von Zäpfchen verabreichen. Die Wirkstoffe werden dabei im Dickdarm aufgenommen und im Körper verteilt. Vor allem für Säuglinge und Kleinkinder, die noch nicht in der Lage sind, perorale Arzneiformen einzunehmen, sind Suppositorien eine geeignete Alternative. Aber auch bei Erwachsenen muss beispielsweise bei Erbrechen oder Bewusstlosigkeit auf eine orale Applikation verzichtet werden.

Flüssige Arzneiformen

Lösungen. Bei echten Lösungen handelt es sich um flüssige Darreichungsformen, bei denen Feststoffe in einem Lösungsmittel völlig aufgelöst sind.

Sirupe. Flüssige Zubereitungen, die aus konzentrierten Zuckerlösungen bestehen und Arzneizusätze oder Pflanzenauszüge enthalten, werden als Sirupe bezeichnet. Von Bedeutung ist dabei vor allem der Zuckersirup (Sirupus simplex), der einen Zuckeranteil von 64 % aufweist. Er wird beispielsweise zur Zubereitung von Hustensäften eingesetzt.

Suspensionen. Verteilungen von Feststoffen in einer flüssigen Phase werden als Suspension bezeichnet. Die

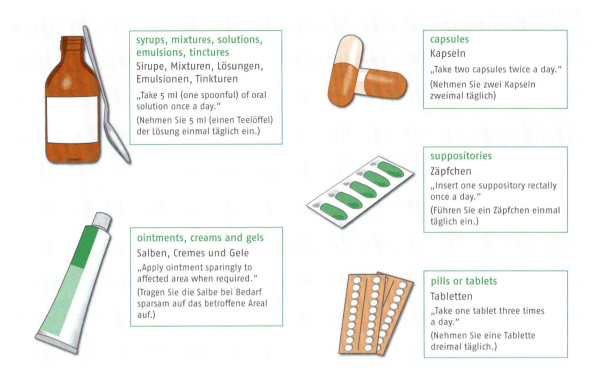

Abb. 3.22 Fachbegriffe auf Englisch: Dosage forms (Darreichungsform) and instructions (Anweisungen).

Feststoffe zeigen dabei keine Löslichkeit und liegen ungelöst vor. Sie können innerlich oder äußerlich angewendet werden. Suspensionen zum äußerlichen Gebrauch werden häufig als Lotionen bezeichnet. Grundsätzlich müssen Suspensionen vom Patienten vor dem Gebrauch geschüttelt werden.

Trockensäfte. Sie sind eine besondere Darreichungsform, die häufig in Form eines Antibiotikums bei Kindern verordnet wird. Weil diese Zubereitungen, sobald sie gebrauchsfertig sind, nicht lange haltbar sind, werden sie frisch hergestellt. Dazu wird das Pulver in der Flasche bis zu einer auf dem Gefäß angegebenen Markierung mit Leitungswasser aufgefüllt. Nach der Herstellung muss ein Trockensaft im Kühlschrank gelagert und vor jeder Anwendung kräftig geschüttelt werden.

Emulsionen. Eine Emulsion besteht aus zwei nicht mischbaren, flüssigen Phasen (Fett- und Wasserphase). Zur Herstellung stabiler Emulsionen kommen spezielle Hilfsstoffe (Emulgatoren) sowie geeignete Herstellungstechniken, die eine gute Verteilung und kleine Tröpfchengröße bewirken, zum Einsatz. Bei sogenannten Öl-in-Wasser-Emulsionen (O/W-Emulsion) bildet Wasser die äußere Phase aus, die einzelnen Fetttröpfchen liegen also im Wasser verteilt vor. Bei Wasser-in-Öl-Emulsionen (W/O-Emulsion) liegen die Verhältnisse umgekehrt vor (Abb. 3.23).

Drogenauszüge. Drogenauszüge gehören zu den ältesten Arzneiformen und werden durch Extraktion von Drogen mit Flüssigkeiten hergestellt. Als Extraktionsflüssigkeit kommen dabei Wasser oder Ethanol zum Einsatz.

Wässrige Drogenauszüge werden aus zerkleinerten Pflanzenteilen zubereitet und sind meist stark getrübt. Sofern kein anderes Ansatzverhältnis angegeben ist, werden wässrige Drogenauszüge in der Regel aus einem Teil Droge und zehn Teilen Wasser hergestellt.

> ⚠ **Achtung** Für Keime ist das wässrige Milieu ein idealer Nährboden, daher ist die Haltbarkeit wässriger Auszüge ohne Konservierung gering.

Bei der Herstellung wässriger Teezubereitungen aus Drogen kommen vor allem folgende drei Methoden zum Einsatz:

- Abkochungen (Decocta) werden immer dann hergestellt, wenn die pflanzlichen Arzneistoffe durch längeres Kochen aus der Droge extrahiert werden können. Dies ist meist bei harten Hölzern, Rinden oder Wurzeln der Fall. Dazu werden die Drogen mit kaltem Wasser angesetzt und zum Sieden erhitzt. Dann wird das Ganze fünf bis zehn Minuten stehen gelassen und schließlich durch ein Sieb abgegossen.

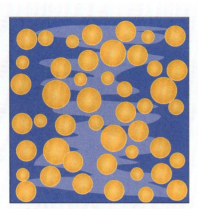
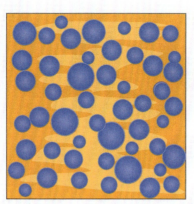

○ **Abb. 3.23** O/W- und W/O-Emulsionen im Vergleich.

In Öl-in-Wasser-Emulsionen (O/W) bildet Öl die innere und Wasser die äußere Phase.

In Wasser-in-Öl-Emulsionen (W/O) bildet Wasser die innere und Öl die äußere Phase.

- Aufgüsse (Infusa) werden in der Regel bei weichen Drogenbestandteilen wie beispielsweise Blättern oder Kräutern mit gut löslichen Wirkstoffen bereitet. Dabei wird die Droge mit kochendem Wasser übergossen. Der Aufguss muss dann fünf bis 15 Minuten lang ziehen. Danach wird er durch ein Sieb abgegossen.
- Kaltmazerate sind Auszüge aus Schleimdrogen. Schleimstoffe sind in der Kälte leicht löslich und können somit auch gut kalt extrahiert werden. Dazu werden die Drogen mit kaltem Wasser übergossen, anschließend bleibt das Gemisch mehrere Stunden bei Raumtemperatur stehen. Gelegentlich wird leicht umgerührt und am Ende wird das Ganze durch ein Sieb abgegossen. Wässrige Auszüge aus Leinsamen oder Eibischwurzeln müssen beispielsweise auf diese Art gewonnen werden.

Bei **alkoholischen Drogenauszügen** wird als Extraktionsflüssigkeit Ethanol verwendet, welcher dem Wasser gegenüber einige Vorteile hat. Er kann schneller in das Drogenmaterial eindringen und es lassen sich auch wasserunlösliche Wirkstoffe gut aus den Drogen extrahieren. Zudem wird die Haltbarkeit der Zubereitung durch die Wachstumshemmung von Keimen deutlich erhöht.

Unter **Tinkturen** versteht man flüssige Zubereitungen, die üblicherweise aus getrockneten pflanzlichen Drogen hergestellt werden. Als Extraktionsflüssigkeit kommt dabei eine Ethanol-Wasser-Mischung verschiedener Konzentrationen zum Einsatz.

Im Gegensatz zu Tinkturen sind **Extrakte** konzentrierte Zubereitungen von flüssiger, fester oder zähflüssiger Beschaffenheit, die üblicherweise aus vorgetrocknetem pflanzlichem Material hergestellt werden.

Halbfeste Arzneiformen

Halbfeste Zubereitungen zur kutanen Anwendung sind nach Europäischem Arzneibuch (Ph.Eur., EuAB) zur Anwendung auf der Haut oder den Schleimhäuten bestimmt und sollen eine lokale Wirkung ausüben, Wirkstoffe perkutan zur Resorption bringen (das heißt, sie sollen über die Haut aufgenommen werden) oder eine erweichende oder schützende Wirkung auf die Haut ausüben.

Salben. Salben (lateinisch: Unguentum, Plural: Unguenta) bestehen aus einer einheitlichen Grundlage, in der feste oder flüssige Substanzen gelöst oder dispergiert (verteilt) sein können. Zubereitungen ohne Wirkstoffe werden dagegen als Salbengrundlagen bezeichnet. Sie können neben den eigentlichen Hilfsstoffen zur Konsistenzgebung zusätzlich Emulgatoren enthalten. Salbengrundlagen werden in der Apotheke normalerweise vorgefertigt bezogen und können wie in ◘ Tab. 3.5 aufgeführt eingeteilt werden.

◘ **Tab. 3.5** Einteilung der Salbengrundlagen

Grundlagentyp	Beispiele
Hydrophobe Salben (können nur kleine Wassermengen aufnehmen)	Weißes oder Gelbes Vaselin, Paraffine
Wasseraufnehmende Salben (können größere Mengen Wasser unter Emulsionsbildung aufnehmen)	Wollwachsalkoholsalbe DAB, Hydrophile Salbe DAB, Unguentum Cordes®
Hydrophile Salben (Salbengrundlage mit Wasser mischbar)	Macrogolsalbe DAC

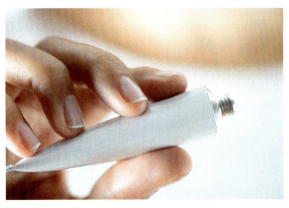

○ **Abb. 3.24** Salben, Cremes, Gele und Pasten zählen zu den halbfesten Arzneiformen.

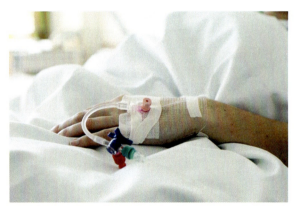

○ **Abb. 3.25** Infusionen werden direkt ins Blut appliziert, wodurch so verabreichte Arzneimittel besonders schnell wirken.

Cremes. Cremes bestehen aus einer lipophilen und einer wässrigen Phase. Lipophile Cremes oder W/O-Cremes enthalten dabei W/O-Emulgatoren und besitzen eine äußere lipophile und eine innere wässrige Phase. Häufig in Rezepturen verwendete Beispiele für lipophile Cremes sind die Wollwachsalkoholcreme DAB oder die Kühlcreme DAB. In hydrophilen oder O/W-Cremes stellt Wasser dagegen die äußere Phase dar. Ein wichtiger Vertreter einer hydrophilen Creme ist dabei die Basiscreme DAC oder die Anionische hydrophile Creme DAB.

Gele. Gele bestehen aus mithilfe geeigneter Quellmittel gelierten Flüssigkeiten. Durch Quellung und Verteilung des Gelbildners in der meistens wässrigen Phase entstehen halbfeste Systeme.

> → **Definition** Als **hydrophil** oder lipophob werden Stoffe bezeichnet, die sich in Wasser lösen. Hydrophobe oder **lipophile** Substanzen hingegen lösen sich in fetthaltigen Flüssigkeiten.

Pasten. Zu den halbfesten Zubereitungen gehören auch die sogenannten Pasten. Diese enthalten in einer Salbengrundlage große Anteile von fein dispergierten Pulvern. Die Konzentration des Feststoffes bei dieser Arzneiform liegt dabei zwischen 30 und 70 %.

Sterile Arzneiformen

Arzneiformen, die direkt mit dem Blut in Berührung kommen oder auf empfindliche Schleimhäute wie das Auge aufgebracht werden, müssen besonderen Reinheitsanforderungen entsprechen.

Augentropfen. Arzneimittel zur Anwendung am Auge sind sterile Zubereitungen, die im üblichen Apothekenbetrieb hergestellt werden können. Am häufigsten kommen dabei konservierte wässrige Augentropfen in einer 10-ml-Augentropfenflasche als Mehrdosenbehältnis vor. Einzeldosenbehältnisse werden in der Rezeptur in der Regel nicht eingesetzt, als Fertigarzneimittel werden diese Ihnen allerdings regelmäßig begegnen. Die Herstellung von Augentropfen erfordert besondere Sorgfalt.

Augensalben. Ebenso wie bei den Augentropfen erfordert die Herstellung von Salben zur Anwendung am Auge besondere Sorgfalt bei der Herstellung. Da sie im Bindehautsack oder an den Lidrändern angewendet werden, müssen sie steril und von weicher Beschaffenheit sein.

Infusionen und Injektionen. Diese beiden Arzneiformen zählen zur Gruppe der Parenteralia, also zu den sterilen Zubereitungen, die zur Infusion oder Injektion in den menschlichen Körper bestimmt sind. Sie stehen damit im Gegensatz zu den enteralen Zubereitungen, die dem Organismus über den Magen-Darm-Trakt zugeführt werden.

> Infusionen und Injektionen wirken sofort, weil der Wirkstoff direkt ins Blut oder Gewebe appliziert wird.

Das Arzneibuch fordert von Parenteralia, dass sie steril, frei von fiebererzeugenden Stoffen (Pyrogenen) und schwebstofffrei sein müssen. Zur Herstellung wird grundsätzlich Wasser für Injektionszwecke verwendet, abgefüllt wird in Glasbehältnisse von besonders hoher Qualität. Infusionen werden mittels Infusionsbesteck in größeren Mengen intravenös appliziert. Sie kommen beispielsweise bei der Gabe von Zytostatika, der künstlichen Ernährung oder auch als Blutersatz zur Anwendung. Injektionen werden dagegen in Mengen von wenigen Millilitern durch Injektion ins Blut oder Gewebe verabreicht. Die häufigsten Anwendungsformen sind dabei die intravenöse (i. v.), die intramuskuläre (i. m.) und die subkutane (s. c.) Injektion.

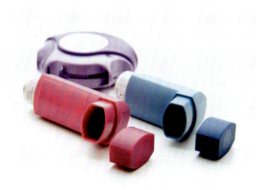

○ **Abb. 3.26** Sprays und Aerosole werden häufig zur Behandlung asthmatischer Erkrankungen eingesetzt.

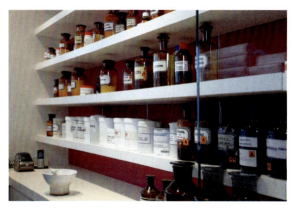

○ **Abb. 3.27** Stoffe, die zur Herstellung von Arzneimitteln verwendet werden, werden als Ausgangsstoffe bezeichnet.

Spezielle Systeme

Sprays und Aerosole. Durch die Verwendung von Zerstäubern oder Verneblern ist eine feine Verteilung von Flüssigkeiten und Feststoffen in Luft möglich. Die so entstandenen Systeme werden meist als Aerosole bezeichnet. Bei grobdispersen Verteilungen in der gasförmigen Phase wird aber auch die Bezeichnung Spray verwendet.

Klistiere. Klistiere, auch Klysmen genannt, enthalten Lösungen oder Suspensionen. Man unterscheidet Mikroklistiere mit nur wenigen Millilitern Inhalt von Makroklistieren, die mehrere hundert Milliliter oder sogar mehr als einen Liter Fassungsvermögen haben. Das Kunststoffmaterial, aus dem Klistiere hergestellt werden, ist in der Regel sehr weich und auch die angesetzte Spitze ist sehr biegsam, damit es beim Patienten nicht zu Verletzungen kommt. Derartige Arzneiformen werden beispielsweise bei einer Verstopfung bei Kindern eingesetzt. Ein Hinweis, den Patienten unbedingt erhalten sollten, ist, dass das Klistier nach der Anwendung zusammengedrückt aus dem Enddarm entfernt werden muss – sonst saugt sich das Behältnis wieder voll.

Therapeutische Systeme. Therapeutische Systeme gehören zu den modernsten Arzneiformen überhaupt. Am häufigsten begegnen uns in der Apotheke dabei die sogenannten Transdermalen Therapeutischen Systeme (TTS). Diese Spezialpflaster enthalten einen oder mehrere Wirkstoffe. Sie werden auf die unverletzte Haut geklebt und setzen den Wirkstoff, der über die Haut resorbiert (aufgenommen) wird, kontrolliert frei.

→ **Definition** Ein Placebo ist ein Präparat – beispielsweise eine Tablette oder eine Kapsel – ohne Wirkstoff. Es kann also keine arzneiliche Wirkung im Körper auslösen und die Einnahme eines Placebos kann nicht zu Nebenwirkungen führen.

3.2.4 Ausgangsstoffe und Chemikalien

Neben Arzneimitteln spielen in der Apotheke eine Reihe weiterer Stoffe eine Rolle. Werden diese Stoffe im Rahmen der Herstellung von Arzneimitteln verwendet, bezeichnet man sie als Ausgangsstoffe.

 Praxistipp Wirk- bzw. Hilfsstoffe werden vom Hersteller normalerweise mit einem gültigen Prüfzertifikat geliefert.

Da zur Herstellung von Arzneimitteln grundsätzlich nur solche Stoffe verwendet werden dürfen, deren ordnungsgemäße pharmazeutische Qualität festgestellt ist, müssen die Zertifikate in der Apotheke auf Gültigkeit, Plausibilität und Vollständigkeit geprüft werden. Bei Vorhandensein eines ordnungsgemäßen Prüfzertifikates braucht die Apotheke bei der Eingangsprüfung nur noch die Identität der Substanz feststellen.

Weiterhin kommen im Labor der Apotheke chemische Reagenzien zum Einsatz. Diese Stoffe werden für analytische Zwecke wie beispielsweise die Feststellung der Identität oder die Kontrolle der Reinheit einer Substanz verwendet. Im Folgenden wollen wir uns daher auch näher mit der Chemie beschäftigen, einer Wissenschaft über die Zusammensetzung, den Aufbau und die Veränderung von Stoffen. Mehr zum Umgang mit diesen Stoffen erfahren Sie unter ▶ Kap. 4.3.3, ▶ Kap. 5.4 und ▶ Kap. 10.6.

Was sagt das Arzneimittelgesetz?

Regelungen zu Ausgangsstoffen finden sich im AMG. Zur Herstellung eines Rezepturarzneimittels – Arzneimittel, die für einen bestimmten Patienten hergestellt werden, in der Regel auf ärztliche Verordnung – werden in der Apotheke die entsprechenden Stoffe benötigt. Diese werden in § 3 AMG definiert.

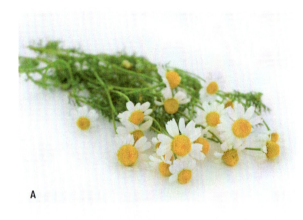

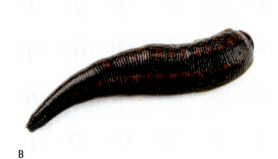

○ **Abb. 3.28** Beispiele für Stoffe im Sinne des Arzneimittelgesetzes: **A** Kamillenblüten und **B** Blutegel.

§ 3 Arzneimittelgesetz
Stoffe im Sinne dieses Gesetzes sind
1. chemische Elemente und chemische Verbindungen sowie deren natürlich vorkommende Gemische und Lösungen,
2. Pflanzen, Pflanzenteile, Pflanzenbestandteile, Algen, Pilze und Flechten in bearbeitetem oder unbearbeitetem Zustand,
3. Tierkörper, auch lebender Tiere, sowie Körperteile, -bestandteile und Stoffwechselprodukte von Mensch oder Tier in bearbeitetem oder unbearbeitetem Zustand,
4. Mikroorganismen einschließlich Viren sowie deren Bestandteile oder Stoffwechselprodukte.

→ **Definition** Abgesehen vom Verpackungsmaterial werden Stoffe oder Zubereitungen aus Stoffen, die bei der Herstellung eines Arzneimittels verwendet werden, Ausgangsstoffe genannt (Wirkstoffe und Hilfsstoffe).

Damit sie in der Apotheke zur Arzneimittelherstellung verwendet werden können, muss – so schreibt es die Apothekenbetriebsordnung vor – zuvor ihre ordnungsgemäße Qualität festgestellt werden.

Bei der Herstellung von Arzneimitteln dürfen nach den Vorgaben des AMG nur solche Stoffe und – soweit sie mit den Arzneimitteln in Berührung kommen – Behältnisse und Umhüllungen verwendet werden und auch nur solche Darreichungsformen angefertigt werden, die den anerkannten pharmazeutischen Regeln entsprechen. Die Prüfung der Stoffe sowie die Herstellung der Arzneimittel müssen daher den Vorgaben des Arzneibuchs entsprechen.

Das hergestellte Arzneimittel muss den Vorgaben auf der Verschreibung entsprechen. Andere als die in der Verschreibung genannten Ausgangsstoffe dürfen laut ApBetrO ohne Zustimmung des Verschreibenden nicht verwendet werden. Das gilt nicht für Ausgangsstoffe, die keine eigene arzneiliche Wirkung haben und die arzneiliche Wirkung nicht nachteilig beeinflussen können (Hilfsstoffe).

Was versteht man unter einem Stoff?
Stoffe können zunächst einmal durch Reaktion chemischer Elemente miteinander entstehen. Elemente sind dabei Grundstoffe, die durch chemische Vorgänge nicht weiter zerlegt werden können. Sauerstoff, Wasserstoff oder Schwefel sind beispielsweise Elemente. Zurzeit kennt man 118 Elemente. Davon kommen allerdings nicht alle in der Natur vor. Gerade die in den letzten Jahren entdeckten chemischen Elemente wurden allesamt in Labors künstlich erzeugt. Der kleinste Teil eines Elements ist im Übrigen das Atom, das aus einem Atomkern und verschiedenen Elektronen besteht. Der Atomkern enthält neben den positiv geladenen Protonen immer auch die neutralen Neutronen. Um den Atomkern bewegen sich in verschiedenen Energiefeldern die negativ geladenen Elektronen. Als Atommasse bezeichnet man die Masse von Atomen chemischer Elemente. Das leichteste Atom ist dabei das Wasserstoffatom. Es dient als Bezugsmasse und hat willkürlich den Wert 1 bekommen. Kohlenstoff mit einer Atommasse von 12 ist demnach zwölfmal schwerer, Sauerstoff mit einer Atommasse von 16 folglich 16-mal so schwer wie Wasserstoff.

Eine chemische Verbindung ist ein reiner Stoff, der aus zwei oder mehr Elementen in einem bestimmten Mengenverhältnis zusammengesetzt ist. So eine Verbindung hat ganz andere chemische und physikalische Eigenschaften als die einzelnen Elemente, aus denen sie zusammengesetzt ist und kann chemisch auch wieder in diese Elemente gespalten werden. Beispielsweise kann Wasser als Verbindung (chemische Kurzbezeichnung H_2O) in die beiden Gase Wasserstoff und Sauerstoff zerlegt werden. Salzsäure (HCl) kann wiederum in Wasserstoff und Chlor überführt werden. Solche chemischen Verbindungen, die nach außen aus elektrisch neutralen Teilchen bestehen und aus mindestens zwei Atomen aufgebaut sind, werden in der Chemie auch als

◻ **Tab. 3.6** Wichtige chemische Symbole und ihre Bezeichnung

Symbol	Lateinische Bezeichnung	Deutsche Bezeichnung
C	Carbon	Kohlenstoff
Ca	Calcium	Calcium
Fe	Ferrum	Eisen
H	Hydrogenium	Wasserstoff
N	Nitrogenium	Stickstoff
O	Oxygenium	Sauerstoff

Moleküle bezeichnet. Die Herstellung einer Verbindung wird auch als Synthese bezeichnet, die genaue Untersuchung und Zerlegung dagegen als Analyse.

→ **Definition** Die **Chemie** ist eine Naturwissenschaft, die sich mit Stoffen beschäftigt und dabei deren Veränderungen untersucht. Der Chemiker führt dazu Experimente durch und beobachtet Eigenschaften oder Veränderungen von Stoffen unter genau festgelegten Bedingungen. Für die Herstellung von Arzneimitteln und die Entdeckung neuer Arzneistoffe hat dies eine große Bedeutung.

Um chemische Formeln und Reaktionen einfach ausdrücken zu können, existieren für die einzelnen Elemente sogenannte Symbole. Sie können meist aus den Anfangsbuchstaben der lateinischen oder griechischen Namen des Elements gebildet werden und bestehen aus einem oder zwei Buchstaben (◻ Tab. 3.6).

Periodensystem der Elemente. Als wichtiges Ordnungsprinzip in der Chemie gilt das Periodensystem der Elemente (PSE), das bereits im Jahre 1869 von dem russischen Chemiker Dimitri Iwanowitsch Mendelejew in seiner noch heute gültigen Form aufgestellt wurde. Alle bekannten Elemente sind dort übersichtlich zusammengestellt. Sie sind dabei nach ihrer Kernladungszahl geordnet, als auch nach ihrer Anzahl an Protonen. Bestimmte Eigenschaften wiederholen sich „periodisch", Elemente mit ähnlichen chemischen Eigenschaften stehen senkrecht untereinander und sind so in Gruppen angeordnet. Es gibt im Periodensystem acht Hauptgruppen, die in Metalle, Nichtmetalle und Edelgase eingeteilt werden können (◉ Abb. 3.29).

Römische Zahlen

Vor der Einführung der heute genutzten „arabischen" Ziffern 0 bis 9 wurden zum Rechnen die „römischen Zahlen" verwendet. Sie haben ihren Ursprung in der römischen Antike und werden zum Teil auch heute noch verwendet. So werden zum Beispiel Jahreszahlen an älteren Häusern oder Denkmälern oft in römischen Zahlen angegeben und auch auf Ziffernblättern von Uhren kann man sie manchmal noch finden (◉ Abb. 3.37).
Die Römischen Zahlen bestehen aus sieben verschiedenen Zeichen, welche der Größe nach geordnet sind: I, V, X, L, C, D und M:

I	V	X	L	C	D	M
1	5	10	50	100	500	1.000

Römische Zahlen umrechnen ist sehr leicht. Die Zahlen **werden von links nach rechts gelesen und addiert**, wobei der Wert der Zahlzeichen von links nach rechts abnimmt („Additionsregel"):
XVIII = 10+5+1+1+1 = 18
XXXVIII = 10+10+10+5+1+1+1 = 38
CXXV = 100+10+10+5 = 125
MLXI = 1000+50+10+1 = 1061
Wenn arabische in römische Zahlen umgerechnet werden, gilt es zu beachten, dass **maximal drei gleiche Zeichen** hintereinander stehen können (III, XXX, CCC oder MMM). Die Zahlen V, L, D stehen nie mehrfach (denn VV wäre ja X).
Steht ein kleines Zahlzeichen (wie I) vor einem größeren (wie V), so **wird es abgezogen** (Subtraktionsregel)! Eine Vier wäre also IV (1 vor 5). Es darf immer nur ein Zeichen vorangestellt werden (erlaubt sind I, X und C):
XLIX =(50 weniger 10) + (10 weniger 1) = 49
MCMLXXXIV =1000 + (1000 weniger 100)+50+10+10+10+(5 weniger 1) = 1984
Bei der Subtraktion ist eine bestimmte **Reihenfolge** einzuhalten:
- I darf nur von V und X abgezogen werden (also IV und IX)
- X darf nur von L und C abgezogen werden (also XL und XC)
- C darf nur von D und M abgezogen werden (also CD und CM)

Nachfolgend finden Sie die römischen Zahlen 1 bis 10:

I	II	III	IV	V	VI	VII	VIII	IX	X
1	2	3	4	5	6	7	8	9	10

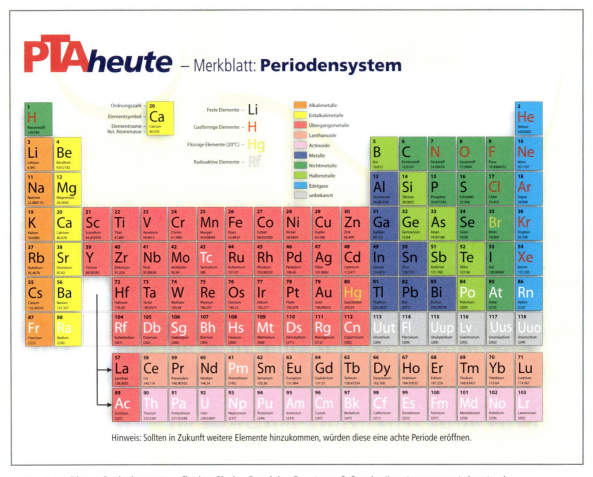

○ **Abb. 3.29** Dieses Periodensystem finden Sie im Bereich „Beratung & Service" unter www.ptaheute.de.

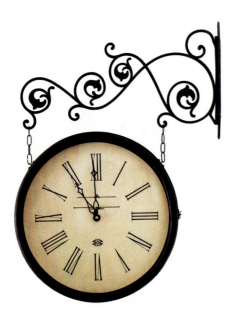

○ **Abb. 3.30** Römische Zahlen begegnen uns auch heute noch im täglichen Leben.

Metalle und Nichtmetalle. Elemente mit Metallcharakter stehen im Periodensystem der Elemente auf der linken Seite in den Gruppen I, II und III. Metalle können mit dem Element Sauerstoff Oxide bilden, welche dann mit Wasser zu sogenannten Laugen (auch Basen oder Alkalien genannt) reagieren können.

Laugen haben ganz charakteristische chemische Eigenschaften:
- Lösungen starker Laugen sind ätzend.
- Sie färben rotes Lackmuspapier (ein bestimmter Indikator) blau.
- Sie leiten den elektrischen Strom.
- Sie bilden mit Säuren Salze.

Zu den Laugen gehören beispielsweise Natronlauge und Ammoniak.

Chemische Elemente mit Nichtmetallcharakter sind im Periodensystem auf der rechten Seite hauptsächlich in den Gruppen VI und VII zu finden. Nichtmetalle bilden mit Sauerstoff ebenfalls Oxide. Bei der Reaktion dieser Nichtmetalloxide mit Wasser entstehen Säuren.

Tab. 3.7 Wichtige Säuren und ihre Salze

Säure	Salze
Citronensäure	Citrate
Essigsäure	Acetate
Kohlensäure	Carbonate
Milchsäure	Lactate
Phosphorsäure	Phosphate
Salpetersäure	Nitrate
Salzsäure	Chloride
Schwefelsäure	Sulfate
Weinsäure	Tartrate

> ⚠ **Achtung** Beim **Verdünnen einer starken Säure** mit Wasser gilt immer: „Erst das Wasser dann die Säure, sonst passiert das Ungeheure". Im umgekehrten Fall kann es nämlich zu einer heftigen Reaktion kommen, bei der die Mischung sich stark erhitzt und spritzt.

Wie die oben besprochenen Laugen zeigen auch die Säuren ganz typische chemische Eigenschaften:
- Lösungen starker Säuren sind ebenfalls ätzend.
- Sie färben blaues Lackmuspapier rot.
- Sie leiten den elektrischen Strom.
- Sie bilden mit Laugen unter Bildung von Wasser Salze.

Wichtige Beispiele für Säuren sind Schwefelsäure und Salzsäure.

Salze. Unter Salzen versteht man in der Chemie das Neutralisationsprodukt aus der Reaktion von Laugen mit Säuren (Tab. 3.7). So entsteht beispielsweise aus Natronlauge und Schwefelsäure das Salz Natriumsulfat und Wasser.

Ionen. Werden Salze in Wasser gelöst, so zerfallen sie in positiv und negativ geladene Teilchen. Diese Teilchen werden als Ionen bezeichnet und bestehen aus einem elektrisch geladenen Atom oder Molekül. Positiv geladene Ionen werden als Kationen bezeichnet, negativ geladene dagegen als Anionen.

Kationen werden gebildet, wenn Atome negativ geladene Elektronen abgeben. Dadurch entsteht ein Überschuss an positiv geladenen Protonen. Es überwiegen also die positiven Ladungen, das Ion ist daher positiv geladen. Metallionen sind in der Regel positiv geladen, beispielsweise Natriumionen (Na^+) oder Magnesiumionen (Mg^{2+}).

Anionen entstehen, wenn Atome Elektronen aufnehmen. Dadurch bildet sich ein relativer Überschuss an negativer Ladung, das Ion ist also negativ geladen. Normalerweise sind Nichtmetallionen negativ geladen, beispielsweise Chloridionen (Cl^-) oder Sulfidionen (S^{2-}).

Edelgase. Im Periodensystem der Elemente stehen die Edelgase ganz rechts in der Gruppe VIII. Da sie außerordentlich stabil sind, gehen sie mit anderen Elementen praktisch keine Verbindungen ein.

Ausgangsstoffe in Labor und Rezeptur

In den folgenden Tabellen finden Sie eine Auswahl an Feststoffen, Flüssigkeiten und Salbengrundlagen, die im Apothekenalltag eine wichtige Rolle spielen. Die Stoffe sind dabei gemäß dem Arzneibuch alphabetisch nach ihrer deutschen Bezeichnung sortiert.

Tab. 3.8 Feststoffe

Deutsche Bezeichnung	Lateinische Bezeichnung	Beschreibung	Verwendung
Acetylsalicylsäure	Acidum acetylosalicylicum	Weißes, kristallines Pulver, fast geruchlos	Analgetikum, Antipyretikum, Thrombozytenaggregationshemmer
Aluminiumkaliumsulfat, Alaun	Alumen	Farblose Kristalle bzw. weißes kristallines Pulver	Häufig in Deodorants, zur Blutstillung und zur Herstellung von Knete
Ammoniumcarbonat, Hirschhornsalz	Ammonium carbonicum	Weißes, kristallines, wasserlösliches Pulver, riecht stark nach Ammoniak	Backtriebmittel für Lebkuchen
Ammoniumchlorid, Salmiak	Ammonium chloratum	Weißes, kristallines Pulver	Hustenlinderndes Mittel, z. B. in Salmiakpastillen
Ascorbinsäure, Vitamin C	Acidum ascorbinicum	Weißes kristallines Pulver mit stark saurem Geschmack	Zur Steigerung der Abwehrkraft

◘ Tab. 3.8 Feststoffe (Fortsetzung)

Deutsche Bezeichnung	Lateinische Bezeichnung	Beschreibung	Verwendung
Calciumcarbonat, Kreide	Calcium carbonicum	Weißes, geschmackloses Pulver	Natürliches Vorkommen in Marmor, Kreide und Kalkstein; Grundlage für Zahnpasta
Calciumsulfat-Dihydrat, Gips	Calcium sulfuricum ustum	Weißes feines Pulver, das in Wasser angerührt erstarrt und zu einer festen Masse wird	Zur Herstellung von Gipsverbänden
Campher	Camphora	Weißes, kristallines Pulver mit intensivem Geruch	Äußerliche Anwendung in Einreibungen, z. B. Franzbranntwein
Wasserfreie Citronensäure	Acidum citricum anhydricum	Weißes kristallines Pulver mit saurem Geschmack	Zur Herstellung von Brausetabletten; als Entkalkungsmittel für Haushaltsgeräte
Fructose, Fruchtzucker	Fructosum	Weißes, kristallines Pulver mit süßem Geschmack	Als Süßungsmittel
Glucose-Monohydrat, Traubenzucker, Dextrose	Saccharum amylaceum	Weißes, kristallines Pulver mit süßem Geschmack	Zur Behandlung einer Unterzuckerung; als Süßungsmittel; in oralen Rehydratationslösungen bei Durchfall
Harnstoff	Urea pura	Weißliches, kristallines Pulver	Wasserbindende Substanz zur Hautpflege bei trockener Haut; in hohen Konzentrationen zur Auflösung von Hornhaut und Nägeln
Hartfett	Adeps solidus	Weiße, geruchlose Plättchen	Als Grundmasse zur Herstellung von Zäpfchen
Iod	Jodum	Metallisch glänzende graue Plättchen; verdampfen bereits bei Raumtemperatur	Zur Desinfektion
Kaliumcarbonat, Pottasche	Kalium carbonicum	Weiße, körnige, wasseranziehende Substanz	Als Backpulver
Kaliumpermanganat	Kalium permanganicum	Dunkelviolette, metallisch glänzende Kristalle	Als Desinfiziens für Waschungen und Bäder in entsprechender Verdünnung
Medizinische Kohle	Carbo medicinalis	Schwarzes geruch- und geschmackloses Pulver	Bei Durchfall und Vergiftungen
Lactose-Monohydrat, Milchzucker	Saccharum lactis	Weißes, kristallines, geruchloses Pulver	Als mildes Abführmittel
Magnesiumsulfat-Heptahydrat, Bittersalz	Magnesium sulfuricum	Weiße Kristalle mit bitterem Geschmack	Als Abführmittel (5 bis 20 g auf ein Glas Wasser)
Mannitol	Mannitolum	Weißes kristallines Pulver; in Wasser löslich; süßlicher Geschmack	Als Zuckeraustauschstoff (wirkt leicht abführend), Füllmittel zur Kapselherstellung
Menthol	Mentholum	Farblose, spitze Kristallnadeln mit typischem Geruch	In Nasensalben oder als Inhalierstift
Natriumcarbonat-Decahydrat, Soda	Natrium carbonicum	Farblose Kristalle	Medizinisch für hauterweichende Bäder; technische Verwendung in der Glasindustrie

◻ Tab. 3.8 Feststoffe (Fortsetzung)

Deutsche Bezeichnung	Lateinische Bezeichnung	Beschreibung	Verwendung
Natriumchlorid, Kochsalz	Natrium chloratum	Weiße Kristalle mit typischem Salzgeschmack	Zur Herstellung physiologischer Kochsalzlösung (0,9 %) für Nasentropfen, Inhalations- und Infusionslösungen
Natriumhydrogencarbonat, Natron	Natrium bicarbonicum	Weißes Pulver mit leicht säuerlichem Geschmack	Bestandteil von Backpulver und Brausepulvern; häufig gelöst in Mineralwässern
Natriumhydroxid, Ätznatron	Natrium hydroxidatum	Weiße Plätzchenform, zerfließen leicht an der Luft, stark ätzend	Zur Herstellung von Natronlauge (10 %); in der Brezelbäckerei wird eine 3 %ige bis 5 %ige Lösung verwendet
Natriumsulfat-Decahydrat, Glaubersalz	Natrium sulfuricum	Stark wasseranziehende, farblose Kristalle; gut wasserlöslich	Als Abführmittel
Saccharose, Haushaltszucker	Saccharum	Kristallines, weißes Pulver, gewonnen aus Zuckerrüben oder Zuckerrohr	Süßungsmittel; Saccharose lässt sich in Glucose und Fructose zerlegen
Salicylsäure	Acidum salicylicum	Leichte weiße Kristalle	Als hornhauterweichender Wirkstoff in Salben und Lösungen
Silbernitrat, Höllenstein	Argentum nitricum	Farblose Kristalle, die sich unter Lichteinwirkung dunkel färben	Als Ätzstift bei Warzen
Hochdisperses Siliciumdioxid, Aerosil®	Silica colloidalis anhydrica	Weißes, geruchloses Pulver mit großer spezifischer Oberfläche	Fließregulierungsmittel für pulverförmige Stoffe; zur Trockenhaltung hygroskopischer Substanzen
Talkum	Talcum	Feines, weißes Pulver, das sich fettig anfühlt; unlöslich in Wasser	Grundlage für Puder und Pasten; bei der Tablettenherstellung als Gleitmittel
Weinsäure	Acidum tartaricum	Farblose Kristalle mit saurem Geschmack	Zur Herstellung von Brausetabletten; zur Konservierung von Lebensmitteln
Zinkoxid	Zincum oxidatum	Weißes feines Pulver	Pudergrundlage; zur Herstellung von Zinksalben und -schüttelmixturen

◻ Tab. 3.9 Flüssigkeiten

Deutsche Bezeichnung	Lateinische Bezeichnung	Beschreibung	Verwendung
Aluminiumacetat-tartrat-Lösung, essigsaure Tonerde-Lösung	Liquor Aluminii acetico-tartarici	Klare, farblose bis schwach gelbliche Flüssigkeit, die nach Essigsäure riecht	Äußerlich als Umschläge 1:10 verdünnt bei Insektenstichen und stumpfen Verletzungen wie Zerrungen oder Prellungen
Arnikatinktur	Tinctura Arnicae	Aus Arnikablüten mittels Ethanol 70 % gewonnene gelbe Flüssigkeit mit typischem Geruch	Äußerlich als Umschläge 1:3 verdünnt bei stumpfen Verletzungen wie Zerrungen oder Prellungen
Baldriantinktur	Tinctura Valerianae	Aus Baldrianwurzel mittels einem Ethanol-Wasser-Gemisch gewonnene braune Flüssigkeit mit typischem Geruch	Bei leichten Schlafstörungen und nervöser Unruhe

◻ Tab. 3.9 Flüssigkeiten (Fortsetzung)

Deutsche Bezeichnung	Lateinische Bezeichnung	Beschreibung	Verwendung
Benzin, Wundbenzin	Benzinum	Farblose, leicht verdunstende Flüssigkeit mit typischem Geruch; nicht mit Wasser mischbar und leichtentzündlich	Als Lösungsmittel für Fette und Öle; zur Wundreinigung
Raffiniertes Erdnussöl	Oleum Arachidis raffinatum	Klare, gelblich-ölige Flüssigkeit	Als Grundlage in Rezepturen
Essigsäure 99 %, Eisessig	Acidum aceticum	Stechend riechende, ätzende Flüssigkeit; erstarrt bei 16 °C	Zur Bereitung von Essig (6%ig); äußerlich als Umschläge bei entzündlichen Erkrankungen (5 bis 6 %)
Ethanol 96 %	Aethanolum 96 %	Klare farblose, leichtentzündliche Flüssigkeit	Als Ethanol-Wasser-Gemisch, z. B. 70 % (Spiritus dilutus); zur Herstellung von Extrakten und Tinkturen
Eukalyptusöl	Oleum Eucalypti	Klare Flüssigkeit mit charakteristischem Geruch	Zur Inhalation in Salben oder Lösungen
Franzbranntwein	Spiritus Vini gallici	Besteht aus Ethanol und Zusätzen wie Campher und Fichtennadelöl; Flüssigkeit von typischem Geruch	Als Einreibemittel zur Förderung der Durchblutung
Glycerol 85 %	Glycerinum	Farblose, sirupartige Flüssigkeit mit süßem Geschmack; mit Wasser mischbar	Als leichtes Abführmittel in Form von Zäpfchen; Bestandteil von Salben und Cremes
Isopropanol, 2-Propanol	Alcohol isopropylicus	Klare farblose, leichtentzündliche Flüssigkeit; typischer Geruch	Als 2-Propanol-Wasser-Gemisch zur Desinfektion (meist 70%ig), zur Herstellung äußerlich anzuwendender Lösungen
Lebertran	Oleum Jecoris	Hell- bis goldgelbe Flüssigkeit mit typischem Geruch	Aus Fischleber gewonnenes Öl, das die Vitamine A und D enthält
Mandelöl	Oleum Amygdalarum	Gelbe, klare Flüssigkeit	Als Grundlage in Rezepturen und zur Hautpflege
Myrrhentinktur	Tinctura Myrrhae	Hell- bis dunkelbraune Flüssigkeit, riecht alkoholartig/aromatisch	Bei Entzündungen und Druckstellen im Mund
Olivenöl	Oleum Olivarum	Klare, gelbe bis grünlich gelbe, durchscheinende Flüssigkeit	Als Grundlage in Rezepturen
Dickflüssiges Paraffin	Paraffinum liquidum	Klare, geruchlose Flüssigkeit	Bestandteil von Salben
Dünnflüssiges Paraffin	Paraffinum perliquidum		
Rizinusöl	Oleum Ricini	Klare, fast farblose bis schwach gelbe, viskose, hygroskopische Flüssigkeit	Als Grundlage in Rezepturen
Salzsäure	Acidum hydrochloricum	Wässrige Lösung von Chlorwasserstoff; stark ätzende Flüssigkeit	Natürliches Vorkommen im Magensaft; konzentrierte Salzsäure als Reinigungsmittel
Schwefelsäure	Acidum sulfuricum	Farblose, ölige Flüssigkeit, schwerer als Wasser; stark ätzend	Im Labor als Reagenz

Tab. 3.9 Flüssigkeiten (Fortsetzung)

Deutsche Bezeichnung	Lateinische Bezeichnung	Beschreibung	Verwendung
Gereinigtes Wasser	Aqua purificata	Gewinnung aus Trinkwasser durch Ionenaustausch oder Destillation	Zur Herstellung von Rezepturen muss Aqua purificata stets frisch abgekocht werden; Aqua ad iniectabilia (Aqua pro injectione) ist steril und muss zur Herstellung von Augentropfen verwendet werden
Wasser für Injektionszwecke	Aqua pro injectione		
Wasserstoffperoxid-Lösung 3 %	Hydrogenium peroxydatum solutum	Farblose, fast geruchlose Flüssigkeit	Für desinfizierende Spülungen; wird aus der 30%igen Wasserstoffperoxid-Lösung (Hydrogenium peroxidatum solutum concetratum) gewonnen

Tab. 3.10 Salbengrundlagen

Deutsche Bezeichnung	Lateinische Bezeichnung	Beschreibung	Verwendung
Basiscreme DAC	Cremor Basalis/ Unguentum basalis	Weiße O/W-Creme	Als hautfreundliche Salbengrundlage mit 40 % Wasseranteil
Hydrophile Salbe DAB	Unguentum emulsificans	Besteht aus Vaseline, dickflüssigem Paraffin und einem Emulgator; beim Einarbeiten von Wasser entsteht Anionische hydrophile Creme DAB (Unguentum emulsificans aquosum)	Halbfertigware zur Herstellung der Anionischen hydrophilen Creme DAB
Kühlcreme DAB	Unguentum leniens	Leicht gelbe, bei Raumtemperatur weiche W/O-Creme von schwachem Geruch nach Bienenwachs	Zur Kühlung, denn beim Auftragen auf die Haut kommt es durch Freigabe von Wasser zu einer Kühlwirkung
Lanolin DAB	Lanolinum	Gelbliche, salbenartige W/O-Creme mit schwachem Geruch	Als nichtionische Salbengrundlage
Gelbes Vaselin	Vaselinum flavum	Gelbe durchscheinende wasserfreie Masse bzw. durch Bleichen aus gelber Vaseline hergestellte weiße schimmernde Salbe	Als wasserfreie Salbengrundlagen
Weißes Vaselin	Vaselinum album		
Gelbes Wachs	Cera flava	Gelbe bis hellbraune Stücke oder kleine Platten	Verarbeitung in Salben
Weiche Salbe	Unguentum molle	Besteht zu gleichen Teilen aus gelber Vaseline und Lanolin	Weiche, fettige Salbengrundlage
Weiche Zinkpaste	Pasta Zinci mollis	Weiße Paste aus Zinkoxid, Lanolin und Vaseline	In Rezepturen, beispielsweise zur Behandlung einer Windeldermatitis bei Babys
Wollwachs	Adeps lanae anhydricus	Gelbe, feste, fettige Masse	Verarbeitung in Salben
Wollwachsalkoholsalbe DAB, Eucerinum® anhydricum	Lanae alcoholum unguentum	Gelbliche Salbengrundlage; beim Einarbeiten von Wasser entsteht Wollwachsalkoholcreme DAB	Halbfertigware zur Herstellung der Wollwachsalkoholcreme DAB (Eucerinum® cum Aqua, Lanae alcoholum unguentum aquosum)
Zinkoxidschüttelmixtur DAC, Lotio alba aquosa	Lotio Zinci (aquosa)	Hydrophile Suspension bestehend aus den Feststoffen Zinkoxid und Talkum sowie den Flüssigkeiten Glycerol 85 % und Wasser	Anwendung bei fettiger Haut und bei nässenden Hauterkrankungen

3.2.5 Teedrogen

Mit dem Wort Droge werden in der Apotheke getrocknete Pflanzen- und Pflanzenteile beschrieben, ebenso wie trockene pflanzliche Ausscheidungen, zu denen Harze, frische oder getrocknete Tiere (zum Beispiel Blutegel oder spanische Fliegen) und tierische Ausscheidungen wie Bienenwachs zählen.

Zu den in der Apotheke am häufigsten vorkommenden Drogen zählen die Teedrogen. Sie werden beispielsweise bei Erkältungsbeschwerden, Blasenentzündungen oder zur Beruhigung eingesetzt.

Pflanzenkunde

Die o Abb. 3.31 zeigt den schematischen Aufbau einer Pflanze. Die pharmazeutisch verwendeten Inhaltsstoffe werden dabei aus den verschiedensten Pflanzenteilen gewonnen.

Verwendung und Inhaltsstoffe von Teedrogen

Teedrogen setzen sich aus mehreren Inhaltsstoffen zusammen. Allerdings gibt es einige Hauptwirkstoffe, die in vielen Drogen vorkommen.

Tollkirschenblätter, Chinarinde oder Schöllkraut enthalten **Alkaloide**. Diese werden jedoch in Teezubereitungen in der Regel nicht eingesetzt, da sie schon in geringen Mengen hoch wirksam sind. Sie wirken auf das zentrale Nervensystem.

Ätherische Öle sind sehr aromatisch und wirken schleimlösend, krampflösend und entzündungshemmend. Sie sind beispielsweise in Pfefferminzblättern, Kamillenblüten oder im Kümmel enthalten.

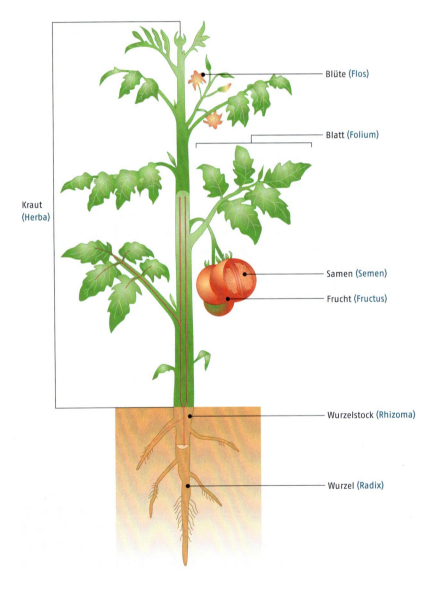

o **Abb. 3.31** Schematische Darstellung einer Pflanze.

Bitterstoffe wirken appetitanregend und verdauungsfördernd. Sie schmecken bitter und sind in beispielsweise in der Enzianwurzel enthalten.

Fette Öle sind unter anderem in Leinsamen enthalten. Sie werden durch das Auspressen von Pflanzenteilen gewonnen.

Holunderblüten und Weißdornblätter mit Blüten enthalten **Flavonoide**. Diese kommen in fast allen Blütenpflanzen vor und sind an der Färbung von Blüten, Blättern und Früchten beteiligt. Die Wirkung der Flavonoide ist vielfältig, sie wirken beispielsweise entzündungshemmend, harntreibend oder venentonisierend.

Gerbstoffe wirken adstringierend („zusammenziehend") und entzündungshemmend. Sie werden unter anderem bei Durchfall angewendet und sind in der Eichenrinde oder in getrockneten Heidelbeeren enthalten.

Glykoside teilen sich in verschiedene Untergruppen, zum Beispiel in Anthrachinonglykoside, die in Sennesblättern enthalten sind und abführend wirken oder in Herzglykoside, welche auf das Herz wirken. Auch die **Saponine** zählen zu den Glykosiden. Sie verflüssigen zähen Schleim und wirken expektorierend, das heißt sie fördern den Hustenauswurf.

Schleimstoffe quellen im Wasser auf und wirken dadurch schleimhautschützend. Dies macht man sich bei Husten und Magenschleimhautentzündungen zunutze. Drogen, die Schleimstoffe enthalten, sind zum Beispiel Leinsamen oder die Eibischwurzel.

Es gibt Teedrogen, die nicht aufgrund ihrer Inhaltsstoffe, sondern wegen ihres Aussehens oder ihres Geschmacks in einer Teemischung enthalten sind. Diese werden als **Schmuckdrogen** oder **Geschmackskorrigenzien** bezeichnet.

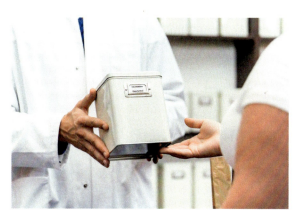

Abb. 3.32 In solchen Horodosen werden Teedrogen trocken und vor Licht geschützt gelagert.

> ### Zerkleinerungsgrade von Teedrogen
> Teedrogen werden in unterschiedlichen Zerkleinerungsgraden angeboten. So sind Blatt-, Blüten- oder Krautdrogen in der Regel grob bis mittelfein zerkleinert, was bedeutet, dass ihre Teilchengröße bei etwa 4 mm liegt. Holz-, Rinden- und Wurzeldrogen hingegen sind üblicherweise geschnitten bis grob gepulvert (gross. pulv. oder grossus pulveratus) und sind dadurch etwas kleiner als die Blatt-, Blüten- und Krautdrogen. Frucht- und Samendrogen sind oft grob gepulvert oder werden kurz vor dem Gebrauch in einem Mörser angestoßen, damit das ätherische Öl besser austreten kann. Steht hinter einer Droge das lateinische Wort totus oder tot. bedeutetet das, es handelt sich um eine Ganzdroge. Ist sie hingegen geschnitten, wird dies auch mit concis oder conc. gekennzeichnet und pulverisierte Drogen tragen den Zusatz pulvis oder pulv. Angestoßene Drogen werden mit cont. für contusus ausgezeichnet.

Teedrogen in der Apotheke

Teedrogen werden in der Apotheke meist in speziellen Teedosen, auch Horodosen genannt, gelagert. Das ist wichtig, denn die Drogen müssen vor Licht und Wärme geschützt an einem trockenen Ort aufbewahrt werden. Für Kunden werden Teedrogen in sogenannte Bodenbeutel abgefasst. Diese sind lichtundurchlässig, schützen die Droge vor Feuchtigkeit und sorgen dafür, dass möglicherweise in der Teedroge enthaltene ätherische Öle nicht verfliegen. In Tab. 3.12 finden Sie gängige Teedrogen, ihre lateinische Bezeichnung sowie Angaben zu Inhaltsstoffen und zur Verwendung.

Tab. 3.11 Wichtige Begriffe zu den Teedrogen in der pharmazeutischen Fachsprache

Deutsche Bezeichnung	Singular	Plural
Blüte	Flos	Flores
Blatt	Folium	Folia
Kraut (= alle oberirdischen Teile einer Pflanze)	Herba	Herbae
Frucht	Fructus	Fructus
Fruchthülle (äußerer Teil)	Pericarpium	Pericarpia
Rhizom (= Wurzelstock)	Rhizoma	Rhizomata
Rinde	Cortex	Cortices
Samen	Semen	Semina
Stängel	Stipes	Stipites
Wurzel	Radix	Radices

Tab. 3.12 Pflanzliche Drogen und ihre Verwendung. Bilder aus Wichtl 2016

Dt./Lat. Bezeichnung	Inhaltsstoffe und Verwendung	Droge
Anis Fructus Anisi	Ätherisches Öl; bei Völlegefühl und Blähungen sowie Katarrhen der Atemwege	
Arnikablüten Flores Arnicae	Flavonoide; äußerlich bei Zerrungen, Prellungen und Verstauchungen	
Baldrianwurzel Radix Valerianae	Ätherisches Öl; bei nervösen Unruhezuständen und Einschlafstörungen	
Bärentraubenblätter Folia Uvae ursi	Arbutin (ein Glykosid); bei Entzündungen der ableitenden Harnwege (nicht über längere Zeit anwenden)	
Birkenblätter Folia Betulae	Flavonoide, Gerbstoffe; zur Durchspülungstherapie	
Bitterer Fenchel Fructus Foeniculi	Ätherisches Öl; bei Völlegefühl und Blähungen sowie Katarrhen der Atemwege	
Brennnesselblätter Folia Urticae	Flavonoide, Mineralsalze, Kieselsäure; zur Durchspülungstherapie	
Eibischwurzel Radix Althaeae	Schleimstoffe; Katarrhe der Atemwege, trockener Reizhusten	
Eichenrinde Cortex Quercus	Gerbstoffe, Flavonoide; innerlich bei Durchfall, äußerlich in Form von Bädern bei entzündlichen Hauterkrankungen	
Enzianwurzel Radix Gentianae	Bitterstoffe; bei Appetitlosigkeit, Völlegefühl, Blähungen	
Flohsamen Semen Psyllii	Schleimstoffe; bei Verstopfung	

◘ Tab. 3.12 Pflanzliche Drogen und ihre Verwendung. Bilder aus Wichtl 2016 (Fortsetzung)

Dt./Lat. Bezeichnung	Inhaltsstoffe und Verwendung	Droge
Gewürznelken Flores Caryophylli	Ätherisches Öl; traditionell bei Zahnschmerzen	
Getrocknete Heidelbeeren Fructus Myrtilli	Gerbstoffe, Flavonoide; bei Durchfall	
Himbeerblätter Folia Rubi Idaei	Gerbstoffe; in Schwangerschaftstees zur Erleichterung der Geburt	
Holunderblüten Flores Sambuci	Flavonoide; bei Katarrhen der Atemwege, schweißtreibend	
Hopfenzapfen Flores Humuli Lupuli	Bitterstoffe; bei Unruhe, Einschlafstörungen, Spannungszuständen	
Johanniskraut Herba Hyperici	Hypericin, Flavonoide, ätherisches Öl, Gerbstoffe; innerlich bei leichten depressiven Verstimmungen, äußerlich zur Wundheilung	
Kamillenblüten Flores Chamomillae	Ätherisches Öl; innerlich bei Magen-Darm-Beschwerden, zur Inhalation bei Katarrhen der Atemwege und äußerlich bei Haut- und Schleimhautentzündungen	
Königskerzenblüten, Wollblumenblüten Flores Verbasci	Saponine, Schleimstoffe; bei Katarrhen der Atemwege	
Kümmel Fructus Carvi	Ätherisches Öl; bei Völlegefühl und Blähungen	
Lavendelblüten Flores Lavandulae	Ätherisches Öl, Gerbstoffe; innerlich bei Unruhezuständen und Einschlafstörungen, äußerlich in Entspannungsbädern	

◻ Tab. 3.12 Pflanzliche Drogen und ihre Verwendung. Bilder aus Wichtl 2016 (Fortsetzung)

Dt./Lat. Bezeichnung	Inhaltsstoffe und Verwendung	Droge
Leinsamen Semen Lini	Schleimstoffe, Ballaststoffe, fettes Öl; bei Verstopfung	
Lindenblüten Flores Tiliae	Flavonoide, Gerbstoffe, Schleimstoffe; bei Katarrhen der Atemwege, schweißtreibend	
Melissenblätter Folia Melissae	Ätherisches Öl, Gerbstoffe; als Magenmittel, bei Lippenherpes in Form von Salben oder Cremes	
Pfefferminzblätter Folia Menthae piperitae	Ätherisches Öl, Gerbstoffe; krampflösend bei Magen-Darm-Galle-Beschwerden sowie als Geschmackskorrigens	
Ringelblumenblüten Flores Calendulae sine Calycibus	Glykoside, Carotinoide, ätherisches Öl; äußerlich bei Wunden und Entzündungen	
Salbeiblätter Folia Salviae	Ätherisches Öl, Gerbstoffe, Bitterstoffe; gegen übermäßiges Schwitzen, zum Abstillen und zum Gurgeln bei Halsentzündungen	
Schachtelhalmkraut, Zinnkraut Herba Equiseti	Kieselsäure, Flavonoide; zur Durchspülungstherapie	
Schafgarbenkraut Herba Millefolii	Ätherisches Öl, Bitterstoffe, Flavonoide; verdauungsfördernd	
Sennesblätter Folia Sennae	Anthrachinone; als Abführmittel	
Süßholzwurzel Radix Liquiritiae	Saponine, Flavonoide; schleimhautschützende Wirkung im Magen-Darm-Trakt, bei Katarrhen der Atemwege	

◘ **Tab. 3.12** Pflanzliche Drogen und ihre Verwendung. Bilder aus Wichtl 2016 (Fortsetzung)

Dt./Lat. Bezeichnung	Inhaltsstoffe und Verwendung	Droge
Thymian Herba Thymi	Ätherisches Öl, Phenole; bei Katarrhen der Atemwege	
Weißdornblätter mit Blüten Folia Crataegi cum Floribus	Flavonoide, Procyanidine, biogene Amine; als herzkräftigendes Mittel	

3.2.6 Medizinprodukte

Medizinprodukte finden sich sowohl in der Apotheke als auch in diesem Buch immer wieder. So erfährt man beispielsweise in ▸ Kap. 4.2.1 einiges über die Dokumentation von Medizinprodukten und in ▸ Kap. 7 darüber, wie verschiedene Medizinprodukte angewendet werden oder was beim Verleih zu beachten ist.

Medizinprodukte werden im § 3 des Medizinproduktegesetzes (MPG) definiert.

§ 3 Medizinproduktegesetz
(1) Medizinprodukte sind alle einzeln oder miteinander verbunden verwendeten Instrumente, Apparate, Vorrichtungen, Software, Stoffe und Zubereitungen aus Stoffen oder andere Gegenstände einschließlich der vom Hersteller speziell zur Anwendung für diagnostische oder therapeutische Zwecke bestimmten und für ein einwandfreies Funktionieren des Medizinprodukts eingesetzten Software, die vom Hersteller zur Anwendung für Menschen mittels ihrer Funktionen zum Zwecke
a) der Erkennung, Verhütung, Überwachung, Behandlung oder Linderung von Krankheiten,
b) der Erkennung, Überwachung, Behandlung, Linderung oder Kompensierung von Verletzungen oder Behinderungen,
c) der Untersuchung, der Ersetzung oder der Veränderung des anatomischen Aufbaus oder eines physiologischen Vorgangs oder
d) der Empfängnisregelung
zu dienen bestimmt sind und deren bestimmungsgemäße Hauptwirkung im oder am menschlichen Körper weder durch pharmakologisch oder immunologisch wirkende Mittel noch durch Metabolismus erreicht wird, deren Wirkungsweise aber durch solche Mittel unterstützt werden kann.

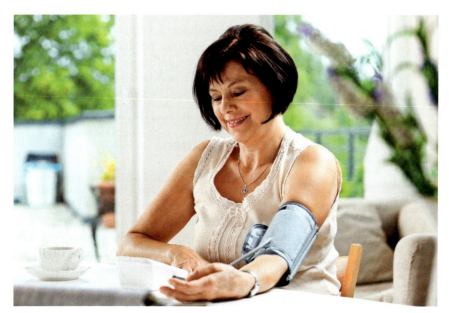

○ **Abb. 3.33** Blutdruckmessgeräte sind Medizinprodukte.

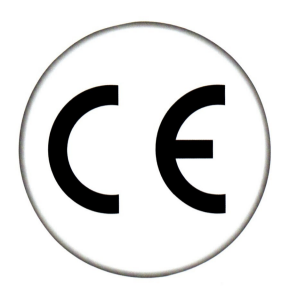

Abb. 3.34 Das CE-Kennzeichen befindet sich auf verkehrsfähigen Medizinprodukten.

Üblicherweise erfolgt die Einteilung in der Praxis jedoch in
- aktive implantierbare Medizinprodukte wie Herzschrittmacher oder Insulinpumpen,
- aktive nicht implantierbare Medizinprodukte wie Röntgengeräte,
- nicht aktive Medizinprodukte wie Inhalationsgeräte, Spritzen und Kanülen oder Mullbinden,
- Labordiagnostika wie Schwangerschaftstests.

Das sogenannte CE-Konformitätskennzeichen belegt, dass die Qualität eines Medizinprodukts nachgewiesen wurde und dass es allen gesetzlichen Anforderungen entspricht (o Abb. 3.34). Mit diesem Kennzeichen ist ein Medizinprodukt im gesamten Europäischen Wirtschaftsraum verkehrsfähig. Mehr dazu in ▶ Kap. 7.

Die meisten Medizinprodukte können über den pharmazeutischen Großhandel oder direkt bei den Herstellern bezogen werden. Seit Anfang 2017 benötigen Apotheken mit über 20 Mitarbeitern einen Beauftragten für die Medizinproduktesicherheit.

3.2.7 Apothekenübliche und sonstige Waren

Zu den Produkten, die man in der Apotheke regelmäßig über den pharmazeutischen Großhandel oder direkt beim Hersteller bestellt, zählen auch die sogenannten apothekenüblichen Waren. Ein Blick in die Apothekenbetriebsordnung gibt Aufschluss darüber, was genau eigentlich apothekenübliche Waren sind.

→ **Definition** Apothekenübliche Waren sind Medizinprodukte, die nicht der Apothekenpflicht unterliegen, Mittel sowie Gegenstände und Informationsträger, die der Gesundheit von Menschen und Tieren unmittelbar dienen oder diese fördern – dazu zählen auch die Arzneimittel – sowie Mittel zur Körperpflege, Prüfmittel, Chemikalien, Reagenzien, Laborbedarf, Schädlingsbekämpfungs- und Pflanzenschutzmittel als auch Mittel zur Aufzucht von Tieren.

Anhand dieser Aufzählung wird schnell klar, wie viele der Produkte, die sich tagtäglich in Ihren Bestellungen bei Lieferanten befinden, apothekenüblich sind.

Immer mehr Großhandlungen bieten ihren Kunden auch an, dass sie ihre Büromaterialien über sie beziehen können. Außerdem kommt es vor, dass PKA damit beauftragt werden, einen neuen Drucker oder ein Kopiergerät, Verpackungsmaterial oder einfach nur eine größere Menge Kopierpapier oder Kugelschreiber zu ordern. Hier lohnt sich oft der Vergleich: Man holt bei verschiedenen Anbietern Angebote (▶ Kap. 3.4.2) ein und vergleichen Sie diese. Bei der Bestellung von kleinen Kundenpräsenten, die beispielsweise zu Weihnachten abgegeben werden, sollte man ebenso vorgehen und zuerst einmal ein Angebot einholen.

3.3 Fachrechnen

Um in der Apotheke Angebote und Preise oder auch Nebenkosten und Statistiken durchrechnen und miteinander vergleichen zu können, muss man das kaufmännische Rechnen sicher beherrschen. Denn Fehler in der Kalkulation können für die Apotheke einen Geldverlust bedeuten. Für zahlreiche Vorgänge, bei denen kaufmännisches Rechnen unverzichtbar ist, gibt es grundlegende Rechenwege wie zum Beispiel den einfachen Dreisatz, das Prozentrechnen oder die Verteilungsrechnung. Diese Rechenarten stellen wir Ihnen im Folgenden vor.

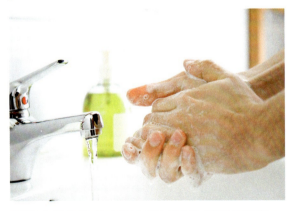

Abb. 3.35 Seifen gehören, wie andere Mittel zur Körperpflege, zu den apothekenüblichen Waren.

3.3.1 Dreisatz

Die Fähigkeit, einen Dreisatz berechnen zu können, ist eine der wichtigsten im Leben eines Kaufmanns. Bei einem Dreisatz ermittelt man einen unbekannten Wert aus drei gegebenen Werten bzw. man löst ihn in drei Sätzen. Dabei müssen sich die Bezugsgrößen proportional (gerader Dreisatz) oder indirekt proportional (ungerader Dreisatz) zueinander verhalten.

Einfacher Dreisatz mit geradem Verhältnis

Der gerade Dreisatz, auch proportionaler Dreisatz genannt, wird verwendet, wenn sich die Bezugsgrößen proportional zueinander verhalten. Das heißt, wenn die Ausgangsgröße A erhöht wird, wird auch die Bezugsgröße B größer – und zwar im selben Verhältnis: wird A, verdoppelt sich auch B. Die Berechnung des Dreisatzes erfolgt in mehreren Schritten.

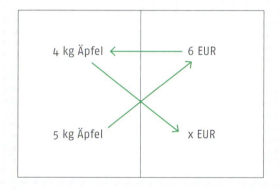

Aufgabe mit Dreisatz lösen:
1. **Verhältnis aufstellen**:
   Zuerst schreibt man aus den gegebenen Größen einen Bedingungssatz auf, und zwar so, dass die gefragte Größe am Ende des Satzes steht.
2. **Unbekannten Wert ins Verhältnis setzen**:
   Den Fragesatz schreibt man darunter. Es ist darauf zu achten, dass gleiche Bezeichnungen (zum Beispiel kg, EUR, m usw.) immer untereinander stehen.
3. **Gesamte Gleichung aufstellen und lösen**:
   Daraus wird der Bruchsatz in drei Schritten (Sätzen) erstellt. Es ist von dem gegebenen Wert auszugehen. Dieser ist immer auf den Wert einer Einheit zurückzuführen und anschließend ist der Wert für die gesuchte Mehrheit zu berechnen.

> **Beispiel**
> 5 Packungen Gesichtscreme kosten 24,95 EUR. Wie viel kosten 7 Packungen der Gesichtscreme?

1. **Verhältnis aufstellen**:
   5 Packungen kosten 24,95 EUR   ← Bedingungssatz
2. **Unbekannten Wert ins Verhältnis setzen**:
   7 Packungen kosten x EUR   ← Fragesatz
3. **Gesamte Gleichung aufstellen und lösen**:
   Die Erstellung des Bruchsatzes erfolgt über die folgenden drei Sätze:
   1. Satz: 5 Packungen kosten 24,95 EUR
   2. Satz: 1 Packung kostet $\frac{24,95}{5}$ EUR
   3. Satz: 7 Packungen kosten $\frac{24,95 \times 7}{5}$ EUR
   Der Bruchsatz lautet also:
   x = $\frac{24,95 \times 7}{5}$ EUR = 34,93 EUR
   Ergebnis: 7 Packungen Gesichtscreme kosten 34,95 EUR.

Einfacher Dreisatz mit ungeradem Verhältnis

Der ungerade Dreisatz, auch antiproportionaler Dreisatz genannt, wird verwendet, wenn sich die Bezugsgrößen indirekt proportional zueinander verhalten. Das heißt: wenn die Ausgangsgröße A erhöht wird, verkleinert sich die Bezugsgröße B.

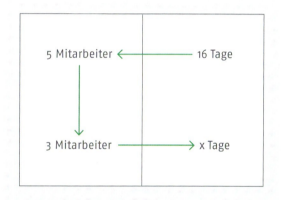

> **Beispiel**
> Der Vorrat an Hustensaft reicht bei einem täglichen Verkauf von 5 Flaschen noch 15 Tage. Wie viele Tage reicht der Vorrat, wenn pro Tag nur 3 Flaschen verkauft werden?

1. **Verhältnis aufstellen**:
   5 Flaschen täglicher Verkauf
   → Verbrauchszeit 15 Tage   ← Bedingungssatz
2. **Unbekannten Wert ins Verhältnis setzen**:
   3 Flaschen täglicher Verkauf
   → Verbrauchszeit x Tage   ← Fragesatz
3. **Gesamte Gleichung aufstellen und lösen**:
   Die Erstellung des Bruchsatzes erfolgt über die folgenden drei Sätze:

1. Satz: Bei einem täglichen Verkauf von 5 Flaschen beträgt die Verbrauchszeit 15 Tage.
2. Satz: Wird täglich nur 1 Flasche verkauft, reicht der Vorrat 5 × 15 Tage.
3. Satz: Werden täglich 3 Flaschen verkauft, reicht der Vorrat $\frac{5 \times 15}{53}$ Tage.

Der Bruchsatz lautet also: $\frac{5 \times 15}{53}$ Tage = 25 Tage

Ergebnis: Bei einem täglichen Verkauf von 3 Flaschen reicht der Vorrat an Hustensaft 25 Tage.

Den **Unterschied** zwischen dem Dreisatz mit geradem Verhältnis und dem Dreisatz mit ungeradem Verhältnis zeigt die Gegenüberstellung in ◘ Tab. 3.13.

Zusammengesetzter Dreisatz (Vielsatz)

Ein zusammengesetzter Dreisatz besteht aus mindestens zwei Dreisätzen (mit geradem oder ungeradem Verhältnis), die nacheinander oder in einem Rechenvorgang gelöst werden. Man löst den Vielsatz mit den gleichen Überlegungen und in der gleichen Darstellungsweise wie einzelne Dreisätze.

> **Beispiel**
> Die Sonnenapotheke beliefert das benachbarte Pflegeheim einmal im Monat mit neuverblisterten Medikamenten. Bei der Herstellung der patientenindividuellen Blister kümmern zwei PKA um die Entblisterung der Arzneimittel aus den Originalverpackungen. Sie brauchen für 30 Blister 15 Minuten. Wie lange brauchen drei PKA für 60 Blister?

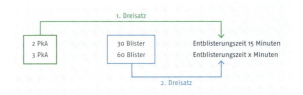

Verhältnis aufstellen:
2 PKA brauchen für 30 Blister
15 Minuten   ← Bedingungssatz

4. **Unbekannten Wert ins Verhältnis setzen**:
3 PKA brauchen für 60 Blister
× Minuten   ← Fragesatz

5. **Gleichungen aufstellen und lösen**:
Der vorliegende Vielsatz ist aus zwei Dreisätzen zusammengesetzt. Um den Vielsatz zu lösen, kann man diesen in die einzelnen Dreisätze auflösen. Dabei ist zu untersuchen, ob ein gerades oder ein ungerades Verhältnis vorliegt.

1. **Dreisatz**:
   1. 2 PKA benötigen für 30 Blister 15 Minuten.
   2. 1 PKA benötigt für 30 Blister 2 × 15 = 30 Minuten (ungerades Verhältnis: je weniger PKA, desto mehr Zeit).
   3. 3 PKA benötigt für 30 Blister $\frac{2 \times 15}{3}$ = 10 Minuten (ungerades Verhältnis: je mehr PKA, desto weniger Zeit).

2. **Dreisatz**: Hier wird die Lösung des 1. Dreisatzes gleich eingesetzt.
   1. 30 Blister werden von 3 PKA in 10 Minuten entblistert.
   2. 1 Blister wird von 3 PKA in $\frac{10}{30} = \frac{1}{3}$ Minute entblistert (gerades Verhältnis: je weniger Blister, desto weniger Zeit).
   3. 60 Blister werden von 3 PKA in $\frac{10 \times 60}{30}$ Minuten = 20 Minuten entblistert (gerades Verhältnis: je mehr Blister, desto mehr Zeit).

◘ **Tab. 3.13** Dreisätze mit geradem und ungeradem Verhältnis

Gerades Verhältnis	Ungerades Verhältnis
Beispiel: 20 g Salbe kosten 24,00 EUR; 5 g Salbe kosten 6,00 EUR	**Beispiel:** 5 Angestellte benötigen für eine Arbeit 8 Tage; 2 Angestellte benötigen 20 Tage
Allgemein: **Weniger** Salbeneinkauf, **weniger** Geld; **mehr** Salbeneinkauf, **mehr** Geld	**Allgemein:** **Weniger** Angestellte, **mehr** Tage; **mehr** Angestellte, **weniger** Tage
Die **Größen** (eingekaufte Salbe und Geld) verändern sich **gleichgerichtet**.	Die **Größen** (Angestellte und Tage) verändern sich **entgegengerichtet**.
Das Zurückführen auf eine Einheit (1 g Salbe) erfordert eine **Division**.	Das Zurückführen auf eine Einheit (1 Angestellte) erfordert eine **Multiplikation**.
Der Schluss von der Einheit auf die gesuchte Mehrheit erfordert eine **Multiplikation**.	Der Schluss von der Einheit auf die gesuchte Mehrheit erfordert eine **Division**.

4. **Lösung:** 3 PKA brauchen für 60 Blister 20 Minuten.
5. Natürlich kann man die Lösungen der einzelnen Dreisätze auch auf einen Bruchstrich schreiben und sie dann in einem Rechenvorgang lösen:
6. $x = \frac{2 \times 15 \times 60}{3 \times 30} = 20$ Minuten

3.3.2 Prozentrechnen

Die Prozentrechnung ist dazu geeignet, Zahlenverhältnisse besser zu durchschauen und vergleichen zu können. Zum Vergleich benötigt man einen einheitlichen Vergleichsmaßstab. Beim Prozentrechnen ist es die Zahl 100.

→ **Definition** Das Wort „Prozent" kommt aus dem Lateinischen („pro centum") und lässt sich wie folgt übersetzen:
- „pro" = für/von
- „centum" = hundert

Den Begriff „Prozent" kann man sich also als „je Hundert" merken. Prozente sind somit ein Anteil von 100. Als 100 ist jeweils eine Gesamtmenge zu bezeichnen. Hat man zum Beispiel eine Gesamtmenge von 10 Litern, so sind diese 10 Liter 100 Prozent. Die Prozentrechnung befasst sich nun mit Anteilen von diesen Gesamtmengen (in diesem Fall: mit Anteilen von 10 Litern). In Texten und Formeln werden Prozentangaben häufig mit dem Prozentzeichen (%) angegeben (statt 100 Prozent schreibt man kurz 100 %).

⚠ **Achtung** Prozent bedeutet stets: bezogen auf 100!
- Die Gesamtmenge ist 100 %.
- Die Hälfte der Gesamtmenge ist 50 %.
- Besitzt man keinen Anteil an der Gesamtmenge, so hat man 0 %. Also nichts.

Grundbegriffe der Prozentrechnung

Bei der Prozentrechnung unterscheidet man drei Grundbegriffe:
1. **Grundwert G** ist der Ausgangswert, der das Ganze betrifft (Gesamtmenge, zum Beispiel Gesamt-Rechnungssumme). In Prozenten ausgedrückt, muss er immer 100 % betragen.
2. **Prozentsatz p** gibt an, wie viele Teile vergleichsweise auf 100 entfallen (Anzahl der Hundertstel, zum Beispiel x % der Gesamt-Rechnungssumme).
3. **Prozentwert W** ist der wertmäßige (absolute) Betrag (EUR, kg, Liter, usw.), der dem Prozentsatz entspricht (zum Beispiel Teilbetrag in EUR von der Gesamt-Rechnungssumme).

Die Prozentrechnung ist eine angewandte Dreisatzrechnung (▶ Kap. 3.3.1). Von den drei Größen Prozentwert, Grundwert und Prozentsatz müssen stets zwei Größen in der Aufgabe gegeben sein, damit man die dritte Größe mithilfe des Dreisatzes errechnen kann. Es gilt:

$$\frac{G}{100} = \frac{W}{p} \quad \text{Gleichung 3.1}$$

Berechnung des Prozentsatzes

Um den Prozentsatz zu berechnen, kann man die Formel in Gleichung 3.1 nach dem gesuchten Wert p (Prozentsatz) umstellen. Es ergibt sich:

$$\text{Prozentsatz } p = \frac{100 \times \text{Prozentwert W}}{\text{Grundwert G}} \quad \text{Gleichung 3.2}$$

Verkürzt kann man die Gleichung auch so darstellen:

$$\text{Prozentsatz } p = \frac{\text{Prozentwert W}}{1\,\%\text{ des Grundwerts}} \quad \text{Gleichung 3.3}$$

> **Beispiel**
> Der Apotheke wird auf einen Rechnungsbetrag von 1.200,00 EUR ein Rabatt von 240,00 EUR gewährt. Welchem Prozentsatz entspricht das?

Gegeben: Grundwert G = 1200,00 EUR und Prozentwert W = 240,00 EUR
Gesucht: Prozentsatz p = x %
Bedingungssatz: 1.200,00 EUR ≙ 100 %
Fragesatz: 240,00 EUR ≙ x %
Bruchsatz: $x = \frac{100\,\% \times 240{,}00\text{ EUR}}{1.200{,}00\text{ EUR}} = 20\,\%$
Ergebnis: Der Apotheke wird ein Rabatt von 20 % gewährt.

Berechnung des Prozentwerts

Die Berechnung des Prozentwerts kann ebenfalls mit der Formel aus ○ Gleichung 3.1. In diesem Fall stellt man sie nach dem gesuchten Wert W um.

$$\text{Prozentwert W} = \frac{\text{Grundwert G} \times \text{Prozentsatz p}}{100} \quad \text{Gleichung 3.4}$$

Verkürzt kann man die Gleichung auch so darstellen:

$$\text{Prozentwert W} = 1\,\%\text{ des Grundwerts} \times \text{Prozentsatz} \quad \text{Gleichung 3.5}$$

> **Beispiel**
> Auf eine Lieferantenrechnung über 1.600,00 EUR erhält ein Apotheker 3 % Skonto. Wie hoch ist der Skontobetrag in Euro?

Gegeben:	Grundwert G = 1.600,00 EUR und Prozentsatz p = 3 %
Gesucht:	Prozentwert W = x EUR
Bedingungssatz:	100 % ≙ 1.600,00 EUR
Fragesatz:	3 % ≙ x EUR
Bruchsatz:	$x = \frac{1.600,00 \text{ EUR} \times 3\%}{100\%} = 48,00$ EUR
Ergebnis:	Der Apotheke erhält 48,– Euro Skonto.

Berechnung des Grundwerts

Will man den Grundwert berechnen, kann man die Formel aus ○ Gleichung 3.1 nach G umstellen:

$$\text{Grundwert G} = \frac{\text{Prozentwert W} \times 100}{\text{Prozentsatz p}} \qquad \text{Gleichung 3.6}$$

> **Beispiel**
> Auf eine Lieferung von 20 Packungen einer Creme gewährt der Großhändler einen Mengenrabatt von 10 %. Das macht einen Betrag von 16,00 EUR aus. Wie viel Euro beträgt der normale Nettoeinkaufspreis für eine Packung Creme?

Gegeben:	Prozentwert W = 16,00 EUR und Prozentsatz p = 10 %
Gesucht:	Grundwert G (100 %) = x EUR
Bedingungssatz:	10 % ≙ 16,00 EUR
Fragesatz:	100 % ≙ x EUR
Bruchsatz:	$x = \frac{16,00 \text{ EUR} \times 100\%}{10\%} = 160,00$ EUR
Ergebnis:	Für 20 Packungen zahlt man normal 160,00 EUR, das entspricht einem Nettoeinkaufspreis von 8,00 EUR pro Packung ($\frac{160,00 \text{ EUR}}{20}$).

> **Gut einprägsame Prozentsätze**
> Hier einige Prozentsätze, die sich einfach als Bruch schreiben lassen:
> 50 % = ½
> 33,333.. % = ⅓
> 25 % = ¼
> 75 % = ¾
> 12,5 % = ⅛
> 10 % = ¹⁄₁₀

3.3.3 Verteilungsrechnen

Unter einer Verteilungsrechnung versteht man ganz allgemein die Darstellung, wie ein bestimmter Wert verteilt wird.

Mithilfe des Verteilungsrechnens werden im kaufmännischen Rechnen Gewinne, Kosten, Spesen, Lohnsummen, aber auch Warenmengen nach bestimmten Verteilungsschlüsseln aufgeteilt. Das Verteilungsrechnen spielt besonders bei der Verteilung von Gewinnausschüttungen von Gesellschaftsunternehmungen (Gesellschaftsrechnung) und bei der Aufteilung von Kosten eine wichtige Rolle. So können beispielsweise Aufwendungen wie Frachtkosten oder Kosten für Lager und Verwaltung umgelegt und somit bei der Preiskalkulation berücksichtigt werden. Als Schlüssel für die Verteilung können Verhältniszahlen, Brüche, Kapitalanteile bei der Gewinnverteilung, Warenwerte, Gewichte, Arbeitsaufwand bei der Lohnverteilung und ähnliches dienen.

Verteilung im Verhältnis ganzer Zahlen

> **Beispiel**
> Drei PKA spielen mit unterschiedlichen Einsätzen gemeinsam Lotto. Laura zahlt 7,00 EUR, Julia 5,00 EUR und Johanna 2,00 EUR. Sie vereinbaren, dass sie den Gewinn im Verhältnis der getätigten Einsätze verteilen. Tatsächlich haben sie Glück und gewinnen 15.400 EUR. Wie hoch ist der Gewinnanteil der einzelnen PKA?

Lösungsansatz:

1. **Darstellung aller Zahlenangaben und Fragegrößen in einer Tabelle**:
   Zuerst stellt man eine Tabelle auf, in der der Aufteilungsgrund (hier die beteiligten Parteien), der Verteilungsschlüssel und die Anteile (Verteilungsergebnis) jeweils eine Spalte erhalten. Dann werden die in der Aufgabe gegebenen Werte in das Rechenschema eingetragen. Bei den Anteilen handelt es sich um die zu berechnenden, unbekannten Größen. Unter dem Abschlussstrich wird in dieser Spalte die in der Aufgabe gegebene Verteilungssumme eingetragen.
   Die Zahlen des Verteilungsschlüssels werden so weit wie möglich gekürzt. Anschließend addiert man die einzelnen Teile und schreibt die Summe der Teile unter den Abschlussstrich der Spalte „Verteilungsschlüssel".

Aufteilungsgrund	Verteilungsschlüssel	Anteile
↓	↓	↓
Angestellte	Einsätze in EUR	Gewinnanteile
A	7	
B	5	
C	2	
	Summe der Teile	Verteilungssumme
	14 Teile	15.400 EUR

2. **Ermittlung des Werts für eine Einheit der gefragten Größen**:
   Berechnet wird der Wert, der auf einen Teil entfällt, indem man die Verteilungssumme durch die Summe der Teile dividiert.

Angestellte	Einsätze in EUR	Gewinnanteile
A	7	
B	5	
C	2	
	14 Teile entsprechen (≙)	15.400 EUR
	1 Teil entspricht (≙)	15.400 EUR : 14 = 1.100 EUR

3. **Verteilung nach vorgegebenem Verteilungsschlüssel**:
   Im letzten Schritt berechnet man den Wert, der auf jeden Einzelnen entfällt, indem man die einzelnen Verteilungsschlüssel mit dem berechneten Wert für einen Teil multipliziert.

Angestellte	Einsätze in EUR	Gewinnanteile	
A	7	7.700	7 x 1.100 EUR
B	5	5.500	5 x 1.100 EUR
C	2	2.200	2 x 1.100 EUR
	14 Teile ≙	15.400 EUR	
	1 Teil ≙	15.400 EUR : 14 x 1.100,00 EUR	

Tipp: Machen Sie die Probe, indem Sie feststellen, ob die Summe der einzelnen Verteilungsergebnisse mit der Verteilungssumme übereinstimmt!

In unserem Beispiel ergibt die Summe der einzelnen Gewinnanteile (7.700 EUR + 5.500 EUR + 2.200 EUR) die gegebene Verteilungssumme von 15.400 EUR.

Verteilung nach Bruchteilen

In manchen Fällen dienen keine ganzen Zahlen, sondern Brüche als Verteilungsschlüssel.

> **Beispiel**
> Ein Apotheker möchte die Heizungskosten des vergangenen Jahres in einer Gesamthöhe von 9.240,00 EUR auf die verschiedenen genutzten Bereiche des Hauses verteilen: Dem Verkaufsraum sollen ¼ dem Büroraum ⅙, dem Lager ⅛ und der Wohnung der Rest zugerechnet werden. Welcher Heizkostenanteil entfällt auf die einzelnen Bereiche?

Da der Verteilungsschlüssel hier in Brüchen mit unterschiedlichem Nenner angegeben wurde (¼, ⅙, ⅛ und Rest), müssen die Brüche zunächst über den Hauptnenner vergleichbar gemacht werden. Der Hauptnenner ist in diesem Fall 24. Da es nicht auf die absoluten Werte, sondern auf die Zahlenverhältnisse ankommt, die allein durch den Zähler ausgedrückt werden, kann man zur Bestimmung der Teile den Nenner weglassen (allerdings erst, wenn alle Brüche den gleichen Nenner haben!).

Der Anteil, der auf die Wohnung entfällt, ergibt sich dadurch, dass man feststellt, wie viel noch an $^{24}/_{24}$ fehlen, denn insgesamt wird ja der ganze Kostenblock verteilt (1 Ganzes ≙ $^{24}/_{24}$).

Bereiche	Verteilungsschlüssel	Vergleichbarmachung	Teile	Heizkostenanteile
Verkaufsraum	1/4	→ 6/24	6	
Büroraum	1/6	→ 4/24	4	
Lagerräume	1/8	→ 3/24	3	
Wohnraum	Rest	→ 11/24	11	
			24 Teile ≙	9.240,00 EUR
			1 Teil ≙	385,00 EUR

Der weitere Rechenweg erfolgt dann wie bei der Verteilung im Verhältnis ganzer Zahlen.

Bereiche	Verteilungsschlüssel	Vergleichbarmachung	Teile	Heizkostenanteile	
Verkaufsraum	1/4	6/24	6	2310,00 EUR	6 x 385
Büroraum	1/6	4/24	4	1540,00 EUR	4 x 385
Lagerräume	1/8	3/24	3	1155,00 EUR	3 x 385
Wohnraum	Rest	11/24	11	4235,00 EUR	11 x 385
			24 Teile ≙	92.110,00 EUR	
			1 Teil ≙	385,00 EUR	

Verteilung unter Einbeziehung von Sonderzuwendungen

Im Rahmen der Verteilung sind auch Fälle denkbar, in denen eine bereits geleistete Vorauszahlung (eine sogenannte Vorleistung) berücksichtigt werden muss.

> **Beispiel**
> Der Vater von PKA Sebastian ist verstorben. Das Barvermögen in Höhe von 255.000 EUR wird zu gleichen Teilen an Sebastian und seine zwei Brüder Konstantin und Maximilian verteilt. Konstantin hatte für eine Weltreise bereits 12.000 EUR und Maximilian zur Finanzierung seines Studiums 36.000 EUR vorweg erhalten. Welche Summe erhält jeder Erbe unter Berücksichtigung der Vorleistungen ausbezahlt?

In diesem Fall haben Konstantin und Maximilian bereits vor der Verteilung des Erbschaftsbarvermögens Gelder (Anteile ihres Vermögens) erhalten. Da diese Vorauszahlungen eigentlich zu dem Gesamtvermögen zählen, müssen sie dem zu verteilenden Vermögen zunächst hinzugerechnet werden. Wären nämlich die

Zahlungen nicht erfolgt, wäre das Vermögen um die ausgezahlten Beträge größer.

Erbe	Teile	Vorleistung	Auszahlungsbetrag		
Sebastian	1				
Konstantin	1	−12.000 EUR			
Maximilian	1	−36.000 EUR			
	3	−48.000 EUR	≙	255.000 EUR	/+ 48.000 EUR
			≙	303.000 EUR	/: 3
		1 Teil	≙	101.000 EUR	

Bei der Berechnung der einzelnen Auszahlungsbeträge sind die bisherigen Zahlungen (Vorauszahlungen) an Konstantin und Maximilian abzuziehen, da sie diesen Teil der ihnen zustehenden Beträge ja schon erhalten haben.

Erbe	Teile	Vorleistungen	Auszahlungsbetrag		
Sebastian	1		101.000 EUR	←	1 x 101.000 EUR
Konstantin	1	−12.000 EUR	89.000 EUR	←	1 x 101.000 EUR − 12.000 EUR
Maximilian	1	−36.000 EUR	65.000 EUR	←	1 x 101.000 EUR − 36.000 EUR
	3	−48.000 EUR	≙ 255.000 EUR		
		3 Teile	≙ 303.000 EUR		
		1 Teil	≙ 101.000 EUR		

3.4 Einkauf und Bestellung

Während PKA selbst keine Arzneimittel, sondern nur andere apothekenübliche Waren verkaufen dürfen, stehen die Bestellung und der Einkauf aller Waren in Apotheken im Mittelpunkt ihrer täglichen Arbeit. Hier erfährt man, wie der Einkauf von Waren abläuft und was dabei aus kaufmännischer Sicht zu beachten ist. Dabei geht es um die grundlegenden Schritte des Einkaufsvorganges, die sich auch aus rechtlichen Gründen ergeben. Dies betrifft den Einkauf in Apotheken genauso wie in allen anderen Unternehmen, die Waren einkaufen und verkaufen.

Bei der alltäglichen Arbeit in der Apotheke sind die dargestellten Einzelschritte meist nicht so deutlich zu erkennen. Oft ergeben sich auch technische Besonderheiten. So läuft die Warenbeschaffung beim pharmazeutischen Großhandel meist nach einem strengen Schema ab, das durch die Bestellung per Datenfernübertragung und die Tourenplanung der Auslieferungsfahrten bestimmt ist. Bei solchen langfristig bestehenden Geschäftsbeziehungen mit einem Großhändler wird auch vieles einfacher als hier beschrieben. Dann wird beispielsweise nicht jede Lieferung einzeln bezahlt. Stattdessen gibt es meist ein, zwei oder drei Zahlungstermine im Monat. Außerdem werden die Liefer- und Zahlungsbedingungen nicht bei jeder Lieferung erneut vereinbart, sondern einmal ausgehandelt.

Die grundsätzlichen Schritte des Einkaufs, wie sie hier beschrieben werden, haben aber auch im Apothekenalltag ihre Bedeutung. Sie sind besonders dann wichtig, wenn bei einem bestimmten Lieferanten nur einmal oder gelegentlich bestellt wird. Beispiele sind der Einkauf von Arzneimitteln direkt beim Herstellerunternehmen und der Einkauf von Verbrauchsartikeln für die Apotheke (beispielsweise Verpackungsmaterial, Schreibwaren oder Werbekalender).

Vor der eigentlichen Bestellung wird eine Liste mit Bestellvorschlägen erstellt (o Abb.3.37). Allerdings erfolgt dies bei den heute in Apotheken üblichen POS-Systemen (▶ Kap. 3.6.1) automatisch als Folge des

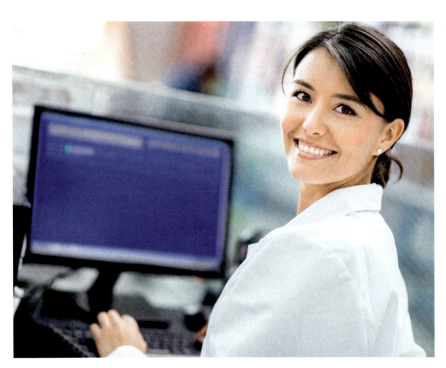

o **Abb. 3.36** Der Einkauf und die Bestellung aller Waren in Apotheken stehen im Mittelpunkt Ihrer Arbeit als PKA.

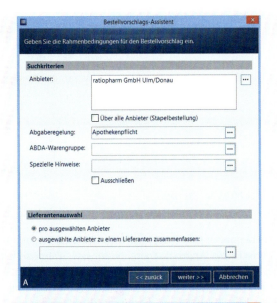

Abb. 3.37 Vor der eigentlichen Bestellung wird eine Liste mit Bestellvorschlägen erstellt. Dabei werden Anbieter ausgewählt (A), Mindestbestellmengen bestimmt (B) und Lagerzeiträume geprüft (C).

Abscannens der Ware beim Verkauf. Die PKA muss diese Liste überprüfen, bevor der Großhandel die Daten elektronisch abruft. Die Bestellvorschlagsliste enthält meist folgende Angaben:

- Lieferant,
- Anzahl der Bestellpositionen,
- für jede einzelne Position:
  - PZN,
  - Artikelbezeichnung mit Mengeneinheit und Darreichungsform,
  - vorgeschlagene Bestellmenge,
  - Einkaufspreis pro Packung,
  - Einkaufspreis für die gesamte Bestellzeile.

Als PKA kann man entscheiden, ob die vorgeschlagenen Bestellmengen übernommen oder geändert werden sollen. Dazu können weitere Daten wie Verkaufsstatistiken der letzten Monate, die durchschnittliche monatliche Verkaufsmenge, das letzte Bestelldatum oder besondere Konditionen der Lieferanten abgerufen werden (▶ Kap. 5.7). Wichtig für die Entscheidung sind insbesondere bei größeren Mengen die Lieferkonditionen. Komfortable POS-Systeme erkennen, wann es vorteilhaft ist, diesen Artikel direkt beim Hersteller zu bestellen und ob für diesen Artikel bereits Direktbestellungen vorliegen oder vorgelegen haben. Auch ist zu entscheiden, bei welchem Großhandel die Bestellung unter Berücksichtigung der Konditionen und des Lieferzeitpunkts aufgegeben wird. Häufig bestehen ein Hauptlieferant (mit besseren Rabatten) und ein Nebenlieferant. Manche Artikel werden vom Großhandel als spezielle Angebote ausgelobt, sodass auch die Bestellung bei Nebenlieferanten vorteilhaft sein kann. Das Warenwirtschaftssystem verwaltet alle Bestellungen.

Die bearbeitete Bestellvorschlagsliste kann vom Großhandel abgerufen werden. Anschließend meldet der Computer meist die Anzahl der Positionen, die Gesamtzahl der bestellten Packungseinheiten, den Einkaufswert des Gesamtauftrages sowie Datum und Uhrzeit der Sendung. Außerdem wird die Defektliste angezeigt (○ Abb. 3.38). Sie zeigt die Artikel, die derzeit bei diesem Großhändler nicht lieferbar („defekt") sind.

> **Praxistipp** Die Defekte können unmittelbar in die Bestelldatei eines anderen Großhändlers übertragen werden.

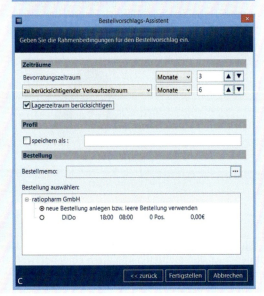

Abb. 3.38 Die Defektliste zeigt an, welche Waren ein Großhandel nicht liefern kann.

3.4.1 Was gehört zum Einkauf?

Der Einkauf ist die Beschaffung von Waren durch Kauf. Im weiteren Sinne kann die Beschaffung auch unabhängig von den späteren Eigentumsverhältnissen gesehen werden. Dann gehört auch die Beschaffung von Waren dazu, die gemietet oder durch Leasing finanziert werden. Die grundlegenden Schritte des Einkaufs sind:

- Einholung von Angeboten,
- Prüfung von Angeboten,
- Bestellung,
- Wareneingangskontrolle,
- Rechnungsprüfung,
- Bezahlung.

3.4.2 Einholung und Prüfung von Angeboten

Vor dem Kauf einer Ware wird bei einem oder mehreren Lieferanten ein Angebot eingeholt. Ein Angebot ist eine an eine bestimmte Person gerichtete Willenserklärung, Waren oder Dienstleistungen zu den angegebenen Bedingungen zu liefern. Die wichtigsten Bedingungen sind:

- Art der Ware,
- genauere Angaben zur Beschaffenheit der Ware, soweit diese erforderlich sind,
- Menge (nach Stückzahl oder in einer gängigen Maßeinheit),
- Preis,
- Lieferungs- und Zahlungsbedingungen,
- Erfüllungsort,
- Gerichtsstand,
- möglicherweise weitere Bedingungen, beispielsweise Gewährleistungsansprüche oder Rückgabemöglichkeiten.

Wer gegenüber einer bestimmten Person oder Firma ein Angebot ohne Einschränkungen abgibt, ist an dieses Angebot gebunden. Er muss daher zu diesen Bedingungen liefern, wenn das Angebot angenommen wird. Alle diese Überlegungen gelten natürlich auch, wenn die Apotheke ihrerseits ein Angebot abgibt, bestimmte Waren zu liefern. Im Apothekenalltag kann das eine wichtige Rolle bei der Lieferung von Hilfsmitteln spielen, für die ein Angebot an eine Krankenversicherung geschickt werden muss.

> **Praxistipp** Wer ein **Angebot einholt**, muss zuerst einmal eine **Anfrage stellen**. Dabei erkundigt man sich bei einem Anbieter unverbindlich nach Waren, Preisen und Liefer- und Zahlungsbedingungen. Das geht persönlich, per Telefon oder Fax, aber auch in Form einer E-Mail.

Eingehende Angebote sind daraufhin zu prüfen, ob alle wichtigen Angaben vollständig und etwaige Berechnungen richtig sind. Bei vielen Warenbeschaffungen im Apothekenalltag werden allerdings keine individuellen Angebote eingeholt. Stattdessen werden die Daten für die Entscheidung über Bestellungen aus Katalogen, dem Warenwirtschaftssystem oder dem Internet entnommen. Dabei ist das Gültigkeitsdatum der Angebote zu beachten. Auch ist zu prüfen, ob alle nötigen Informationen vorhanden sind.

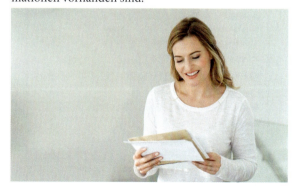

Abb. 3.39 Angebote müssen nicht nur von einem, sie können auch von mehreren Anbietern eingeholt werden. Dann entscheidet man in der Apotheke, welches dieser Angebote das Beste ist.

◘ Tab. 3.14 Angebotsprüfung

Merkmal	Was ist zu prüfen?
Ware	Stimmen gewünschte und angebotene Ware überein? Entspricht die Qualität den Anforderungen?
Menge	Stimmen angebotene Stückzahl und Eigenschaften mit dem Bedarf überein?
Preis	Wie hoch ist der Einstandspreis? Angebotspreis − Rabatt = Zieleinkaufspreis − Skonto − Bonus + Mindermengenzuschlag = Bareinkaufspreis + Verpackung + Fracht + Versicherung = Einstandspreis
Liefertermin	Stimmen vorgegebener und angebotener Liefertermin überein?
Kaufvertrag	Eigene Einkaufsbedingungen? Geschäftsbedingungen des Lieferanten? Welche Lieferungs- und Zahlungsbedingungen werden angeboten?
Service	Garantie? Schnelle Nachbestellung möglich?

Wenn alle Daten vorliegen, können die Bedingungen unterschiedlicher Angebote verglichen werden, um das Angebot auszuwählen, das aus der Sicht des Bestellers die günstigsten Bedingungen bietet. Die größte Bedeutung haben dabei die Art und Beschaffenheit der Ware. Sind die Waren gleichartig oder zumindest gleichwertig, richtet sich das Augenmerk auf den Preis. Doch nicht immer ist das Angebot mit dem geringsten Preis das Beste. Auch die weiteren Bedingungen müssen berücksichtigt werden (◘ Tab. 3.14).

3.4.3 Bestellung und Kaufvertrag

Die Bestellung ist eine Willenserklärung des Käufers, eine bestimmte Ware zu den angegebenen Bedingungen zu kaufen. Dabei ist der Besteller an seine Bestellung gebunden, so wie der Anbietende an sein Angebot. Die Bindung wird erst wirksam, wenn die Bestellung dem Empfänger zugegangen ist.

Privatpersonen genießen im Geschäftsverkehr besondere Rücktrittsrechte bei Versandgeschäften. Dies gilt aber nicht für den zweiseitigen Handelskauf vollkaufmännischer Unternehmen (▶ Kap. 1.4.1). Hier gibt es keine spätere Rücktrittsmöglichkeit mehr.

Ein Kaufvertrag kommt zustande durch
- Angebot des Verkäufers und Bestellung des Käufers oder
- Bestellung des Käufers und Auftragsbestätigung des Verkäufers oder
- Bestellung des Käufers und Lieferung der Ware durch den Verkäufer.

 Achtung Aus einem Kaufvertrag ergeben sich Pflichten für beide Vertragspartner (◘ Tab. 3.15). Der Lieferant muss die Ware übergeben, die Eigentumsrechte an der Ware übertragen und die Zahlung des Kaufpreises annehmen. Der Besteller ist verpflichtet, die Ware anzunehmen und den Kaufpreis zu zahlen.

◘ Tab. 3.15 Pflichten der Verkaufspartner eines Kaufvertrags

Pflichten des Bestellers	Pflichten des Lieferanten
▪ Annahme des Kaufgegenstands ▪ Zahlung des Kaufpreises	▪ Übergabe des Kaufgegenstands ▪ Eigentumsübertragung ▪ Annahme des Kaufpreises

Arten des Kaufs

Nach den Rückgabebedingungen und den Lieferungs- und Zahlungsbedingungen lassen sich verschiedene Arten des Kaufs unterscheiden.

- Kauf auf Probe: Kauf mit Rückgaberecht innerhalb einer vereinbarten oder angemessenen Frist, falls der Gegenstand nicht den Erwartungen des Käufers entspricht.
- Kauf zur Probe: Der Käufer behält sich vor, weitere Bestellungen aufzugeben, wenn ihm die Ware gefällt.
- Kauf nach Probe: Der Verkäufer ist verpflichtet, Ware entsprechend der angebotenen Probe zu liefern.
- Kauf auf Ziel: Die Zahlung ist erst einige Zeit nach der Lieferung zu leisten. Das Datum der Fälligkeit wird Zahlungsziel genannt.
- Kauf auf Abruf: Der Käufer verpflichtet sich, eine bestimmte Warenmenge innerhalb einer bestimmten Zeit in Teilmengen abzunehmen („Abschluss").
- Ratenkauf: Die Zahlung erfolgt in Teilbeträgen zu verschiedenen Zeitpunkten vor, bei oder nach der Lieferung.

3.4.4 Liefer- und Zahlungsbedingungen

Die Lieferungs- und Zahlungsbedingungen sind Bestandteil des Kaufvertrages und regeln die Einzelheiten der Lieferung und Zahlung.

Zu den Lieferungsbedingungen gehören:
- Ort und Zeit der Warenübergabe (Lieferung),
- Art der Warenzustellung,
- Serviceleistungen des Verkäufers nach dem Kauf,
- Übernahme der Kosten für Verpackung und Transport,
- Übernahme der Beschädigungs- und Verlustgefahr beim Transport,
- Umtausch-, Rückgabe- und Gewährleistungsrechte des Käufers,
- Bestimmungen für den Streitfall.

Zu den Zahlungsbedingungen gehören:
- Zeitpunkt der Zahlung,
- Zahlungsweise (beispielsweise per Überweisung auf ein bestimmtes Konto, per Lastschrift oder per Scheck),
- Rabatte, Boni, Skonti und Nebenkosten der Lieferung.

Doch nicht bei jedem Kaufvertrag werden alle diese Einzelheiten ausdrücklich festgelegt. Insbesondere große Unternehmen verweisen bei ihren Lieferungen oft auf ihre allgemeinen Geschäftsbedingungen (AGB), in denen diese Einzelheiten beschrieben sind. Abweichungen von diesen allgemeinen Geschäftsbedingungen müssen schriftlich vereinbart werden.

3.4.5 Rabatte

Rabatte sind Einkaufsvergünstigungen. Sie werden meist aufgrund einer besonders umfangreichen Bestellung oder einer langen Geschäftsbeziehung mit vielen Bestellungen gewährt. Zu unterscheiden sind Barrabatte und zusätzlich gelieferte, nicht berechnete Waren

Tab. 3.16 Checkliste für den Einkauf

Sie haben die Aufgabe, eine Ware zu beschaffen.
■ Klären Sie genau, um welche Ware bzw. welches Arzneimittel es sich handelt (Bezeichnung, Packungsgröße, Stärke, Darreichungsform).
■ Stellen Sie den Bedarf fest: Welche Mengen werden von welcher Packungsgröße benötigt?
■ Prüfen Sie die Lieferzeit: Bis wann brauchen Sie die Ware?
■ Prüfen Sie nach, bei welchem Lieferanten die Ware bisher immer bestellt wurde.
■ Klären Sie, ob weitere Lieferanten für die Neubestellung in Frage kommen.
■ Holen Sie ggf. die Angebote dieser Lieferanten ein (telefonisch, schriftlich, mündlich?).
Sie haben das Angebot mehrerer Lieferanten erhalten.
■ Wie unterscheiden sich die Angebote?
■ Wie sind die Zahlungsbedingungen?
■ Brauchen Sie noch weitere Informationen?
Sie haben sich für ein Angebot entschieden.
■ Gibt es Fragen zu klären, bevor Sie die Bestellung aufgeben?
■ Mit welchen Personen in der Apotheke besprechen Sie die Bestellung?
■ Welche Person kontrolliert das Angebot und die Bestellung? Wie wird kontrolliert?
■ Wer unterschreibt die Bestellung?
■ Wie bestellen Sie (telefonisch, schriftlich, über elektronische Medien mit oder ohne Verschlüsselung)?

(Naturalrabatte). Rabatte für apothekenpflichtige und besonders für verschreibungspflichtige Arzneimittel unterliegen den Beschränkungen durch das Heilmittelwerbegesetz (HWG). Naturalrabatte sind für alle apothekenpflichtigen Arzneimittel unzulässig.

Rabatte und andere Einkaufsvergünstigungen beziehen sich üblicherweise auf den Listenpreis, der in der Apotheken-EDV oder in Preislisten der Anbieter ausgewiesen ist. Der tatsächlich unter Berücksichtigung der Einkaufsvergünstigungen vom Käufer gezahlte Preis ist der Einstandspreis.

> **Rabatte auf Arzneimittel?**
> Rabatte betreffen nicht nur den Geschäftsverkehr zwischen Apotheken und ihren Lieferanten, sondern können auch im Einzelhandel vorkommen. Seit dem Wegfall des Rabattgesetzes können Kunden in Einzelhandelsgeschäften Rabatte erhalten, in Apotheken aber nicht für verschreibungspflichtige Arzneimittel. Denn diese unterliegen der Preisbindung aufgrund des Arzneimittelgesetzes (AMG) und der Arzneimittelpreisverordnung (AMPreisV).

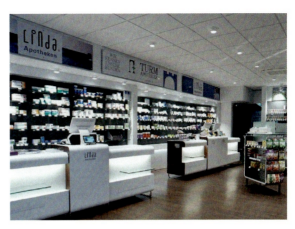

○ **Abb. 3.40** Apotheken, die Mitglied in einer Apothekenkooperation wie beispielsweise Linda, Guten Tag oder gesundleben sind, haben häufig besondere Rabattkonditionen mit ihren Lieferanten vereinbart.

Einkaufsvorteile (Rabatte) werden im Wettbewerb der Hersteller und des Großhandels an den Einzelhandel gegeben, um die eigenen Absatzchancen zu erhöhen. Auch bei Arzneimitteln findet ein solcher Wettbewerb um die Apotheken statt. Im Rahmen einer umfangreichen Geschäftsbeziehung zwischen einem Großhandel und einer Apotheke werden meist Pauschalrabatte vereinbart. Diese sind häufig an das Erreichen bestimmter Mindestumsätze in einem Monat oder in einem Jahr gekoppelt. Außerdem können bestimmte Artikel von diesem pauschalen Rabatt ausgenommen werden, weil sie beim Großhandel mehr Aufwand als andere Artikel verursachen. Solche Ausnahmen betreffen meistens kühl zu lagernde Artikel, besonders teure Artikel („Hochpreiser"), Betäubungsmittel und andere Arzneimittel, die eine gesonderte Dokumentation erfordern, sowie Produkte, für die der Großhandel bereits einen speziellen Angebotspreis kalkuliert hat. Darüber hinaus können Großhändler solche Apotheken mit Rabatten honorieren, die besonders viel einkaufen, ihre Einkäufe in wenige Bestellungen bündeln, wenige Retouren senden oder wenige Sonderbestellungen veranlassen. So können Großhändler versuchen, mit ihren Rabattangeboten das Verhalten der Apotheken zu beeinflussen, um letztlich eine betriebswirtschaftlich vorteilhafte Bestellweise zu fördern.

Zwischen Herstellern und Apotheken interessieren dagegen eher Rabatte für einzelne Produkte oder Sortimente. Gründe für solche Rabatte können insbesondere große Bestellmengen, die Neueinführung von Produkten oder besondere Marketingmaßnahmen sein. Anders als bei der Beziehung zum Großhandel stehen hier die einzelnen Produkte im Vordergrund.

Für Apotheken, die Mitglied in einer Apothekenkooperation sind, können durch diese Kooperation besondere Rabattbedingungen bei einem bestimmten Großhandel oder bei bestimmten Herstellern vereinbart sein. Solche Bedingungen können an bestimmte Mindestabnahmemengen gekoppelt sein.

Barrabatt

Die wichtigste Form der Rabattgewährung ist der Barrabatt. Dabei gewährt der Verkäufer einen Preisnachlass, der meistens in Prozent vom Rechnungsbetrag festgelegt wird.

> **Beispiel**
> Die Apotheke kauft 50 Packungen eines Arzneimittels zu einem Einkaufspreis von 3,– € ein und erhält einen Rabatt von 10 % auf den Rechnungsbetrag. Die Rechnung lautet also auf 150,– € abzüglich 10 % = 135,– €. Der Einstandspreis beträgt so statt 3,– € nur 2,70 € pro Packung.

Allgemein kann der **Einstandspreis** bei einem Barrabatt anhand folgender Formel errechnet werden:

$$\text{Einstandspreis} = \frac{\text{Einkaufspreis} \times (100\ \% - \text{Rabatt in \%})}{100\ \%}$$

Gleichung 3.7

Oft werden solche Rabattangebote gestaffelt. Zusätzlich zu einem Pauschalrabatt werden dann weitere Rabatte für größere Bestellmengen eines einzelnen Artikels gewährt, beispielsweise für 5er- oder 10er-Positionen. Dabei muss beachtet werden, ob sich die zweite Rabattstufe auf den ursprünglichen Rechnungsbetrag bezieht oder ob zunächst der Pauschalrabatt abgezogen und dann erst die zweite Rabattstufe berücksichtigt wird. Der zweite Fall ist ungünstiger für die Apotheke. In der Praxis bedeutsamer ist allerdings, auf die vielfältigen Ausnahmen von solchen Rabatten zu achten.

Naturalrabatt

Naturalrabatte sind aufgrund des Heilmittelwerbegesetzes für apothekenpflichtige Arzneimittel verboten. Sie kommen daher in Apotheken nur bei freiverkäuflichen Arzneimitteln und Nicht-Arzneimitteln vor. Bei dieser Form der Rabattgewährung erhält die Apotheke einen Vorteil in Form von „Naturalien", also Ware ohne Berechnung.

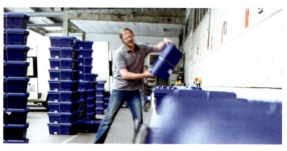

Abb. 3.41 Bei größeren Bestellungen, beispielsweise Sommer- oder Winterbevorratungen, gibt es häufig entsprechende Rabatte.

> **Beispiel**
> 50 Packungen eines Nahrungsergänzungsmittels zu 3,– € werden mit 10 % Naturalrabatt
> (= 5 Packungen) zum Preis von 150,– € geliefert. Zum diesem Preis werden also 55 Packungen geliefert. Der Preis von 150,– € dividiert durch die gelieferte Zahl der Packungen (55) ergibt einen Einstandspreis von 2,73 € pro Packung.

Allgemein kann der **Einstandspreis** bei einem **Naturalrabatt** anhand folgender Formel errechnet werden:

$$\text{Einstandspreis} = \frac{\text{Einkaufspreis} \times \text{berechnete Menge}}{\text{gelieferte Menge}}$$

Gleichung 3.8

Vergleiche von Rabatten

Um Natural- und Barrabatte miteinander vergleichbar zu machen, sollte man den Naturalrabatt mit folgender Formel in den gleichwertigen **Barrabatt** umrechnen:

$$\text{Barrabatt} = \frac{\text{zusätzlich gelieferte Menge} \times 100\,\%}{\text{gesamte gelieferte Menge}}$$

Gleichung 3.9

> **Beispiel**
> Der Großhandel bietet bei Bestellung von 10 Packungen die Kondition 10 + 1. Der entsprechende Barrabatt beträgt jedoch keineswegs 10 %, wie das Einsetzen in die Formel zeigt.

$$\text{Barrabatt} = \frac{1 \times 100\,\%}{11} = 9{,}09\,\%$$

Naturalrabatte können auf den ersten Blick höher als Barrabatte erscheinen. Insbesondere bei hohen Prozentsätzen kann dies sehr täuschen. Außerdem sollte beachtet werden, dass größere Warenmengen die Zeit bis zum vollständigen Abverkauf erhöhen. Hohe Einkaufsmengen sind nicht mehr günstig, wenn die Ware sehr lange Zeit auf Lager liegt, da Kapital und Lagerplatz gebunden werden.

Die Berechnung wird noch komplizierter, wenn Barrabatte und Naturalrabatte miteinander kombiniert werden. Außerdem können Skonti, Boni und diverse Einkaufsvergünstigungen mit Fantasiebezeichnungen hinzukommen. Die verschiedenen Einkaufsvergünstigungen werden manchmal so miteinander vermischt, dass Bewertungen und Vergleiche schwerfallen.

3.4.6 Skonto und Bonus

> **Definition** Ein **Skonto** (Mehrzahl: Skonti) ist eine Einkaufsvergünstigung, die gewährt wird, wenn der Käufer innerhalb einer bestimmten Frist (Skontofrist) bezahlt.

Das Skonto wird zumeist als Prozentsatz ausgedrückt, um den sich der Zahlungsbetrag vermindert. Die Skontofrist muss vom Zahlungsziel unterschieden werden. Als Zahlungsziel wird der Termin bezeichnet, zu dem die Zahlung ohne Abzug von Skonto fällig wird, das heißt gezahlt werden muss. Oft endet die Skontofrist ein bis drei Monate vor dem Zahlungsziel und es werden ein bis drei Prozent Skonto gewährt. Meistens ist es für den Zahlungspflichtigen vorteilhaft, innerhalb der Skontofrist zu bezahlen und die Rechnung um das Skonto zu kürzen. Denn die Finanzierung des Betrags über eine Bank ist in der Regel günstiger, als auf den Skontoabzug zu verzichten.

→ **Definition** Ein **Bonus** (Mehrzahl: Boni) ist eine Einkaufsvergünstigung, die typischerweise nachträglich oder aus einem bestimmten Anlass gewährt wird.

Dies kann ein Firmenjubiläum oder das Erreichen eines besonders hohen Umsatzes sein. Ein Bonus kann ein fester Betrag oder ein prozentualer Abschlag auf den Einkaufspreis sein. Während Rabatte und Skonti bei laufenden Geschäftsbeziehungen häufig langfristig gewährt werden, geschieht dies bei Boni oft nur einmalig oder selten, beispielsweise am Jahresende.

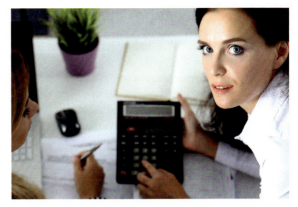

Abb. 3.42 Wer seine Rechnungen schnell bezahlt, darf häufig Skonto ziehen.

3.4.7 Nebenkosten der Lieferung

Als Gegensatz zu Einkaufsvergünstigungen wie Rabatten und Boni kann der Lieferant zusätzlich zum Kaufpreis Nebenkosten der Lieferung in Rechnung stellen, wenn durch die Lieferung besondere Kosten anfallen. Solche Nebenkosten der Lieferung können sich auf ein bestimmtes Produkt beziehen, beispielsweise bei einer sehr geringen Bestellmenge (Mindermengenzuschlag). Solche Nebenkosten können sich aber auch auf eine ganze Lieferung beziehen (Verpackung, Transportversicherung). Auch pharmazeutische Großhändler berechnen verschiedene Nebenkosten, für die sie sehr unterschiedliche Bezeichnungen verwenden. Dabei werden Nebenkosten für jede einzelne Belieferung oder auch nur für zusätzliche Belieferungen außerhalb der vereinbarten Touren erhoben. Andere Nebenkosten beziehen sich nur auf bestimmte Artikel, beispielsweise Kühlware oder Arzneimittel mit besonderer Dokumentation.

> **Praxistipp** Um verschiedene **Rabatte, Skonti, Boni und Nebenkosten** der Lieferung bei unterschiedlichen Liefermengen und Preisen zu **vergleichen**, sollte ermittelt werden, wie viel eine Packung durchschnittlich kostet. Dazu wird der gesamte Rechnungsbetrag für diese Rechnungsposition unter Berücksichtigung aller Einkaufsvergünstigungen und Nebenkosten der Lieferung ermittelt und durch die Anzahl der Packungen dieser Position dividiert. Das Ergebnis ist der Einstandspreis.
> Eine solche Rechnung ist jedoch nur möglich, wenn die Einkaufsvergünstigungen und Nebenkosten der Lieferung jeweils eindeutig einer Rechnungsposition zugeordnet werden können. Wenn dies nicht möglich ist, kann sich der Vergleich nur auf solche Vergünstigungen oder Nebenkosten beziehen, die eindeutig zuzuordnen sind. Dann kann zwar kein Einstandspreis berechnet werden, aber es ist immerhin ein Vergleich möglich.

→ **Definition** Als **Handlungskosten** werden Kosten bezeichnet, die bei Unternehmen anfallen, um Handelsleistungen zu erbringen. Das sind beispielsweise die Kosten für Personal und Räumlichkeiten. Die Handlungskosten errechnen sich aus der Differenz zwischen Einstandspreis und Selbstkostenpreis.

Wenn vom ausgewiesenen (Listen-)Einkaufspreis alle Einkaufsvergünstigungen abgezogen werden und alle Nebenkosten der Lieferung hinzuaddiert werden, ergibt sich der Einstandspreis der Ware. Dies ist der Preis, der tatsächlich für die eingekaufte Ware gezahlt werden muss.

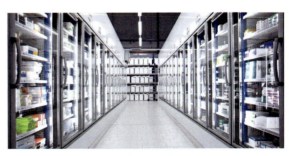

Abb. 3.43 Kühlware in riesigen Kühlschränken zu lagern ist auch für Großhändler sehr aufwändig. Daher stellen sie derartige Nebenkosten den Apotheken manchmal in Rechnung.

3.4.8 Gewährleistungsansprüche

Beim Verkauf einer Ware haftet der Verkäufer dafür, dass die Ware zum Zeitpunkt des sogenannten Gefahrenübergangs frei von Mängeln ist. Falls zu diesem Zeitpunkt bereits ein Mangel besteht, der den Wert oder die Tauglichkeit der Ware für den bestimmungsgemäßen Gebrauch vermindert, muss der Verkäufer die Ware nachbessern. Wenn dies nicht gelingt oder nicht möglich ist, hat der Käufer das Recht, den Kauf rückgängig zu machen oder eine Minderung des Kaufpreises zu verlangen. In manchen Fällen kann der Verkäufer sogar verpflichtet sein, dem Käufer den Schaden zu ersetzen, der durch das Fehlen der gewünschten Ware entsteht. Oft werden in den allgemeinen Geschäftsbedingungen oder in einzeln ausgehandelten Kaufverträgen genauere oder sogar abweichende Bestimmungen vereinbart.

Für den Käufer ist es in der Praxis meistens entscheidend, nachweisen zu können, dass die Ware bereits bei der Lieferung einen Mangel hatte. Besonders wichtig ist dies beim zweiseitigen Handelskauf, wenn also sowohl der Verkäufer als auch der Käufer Kaufleute sind. Für diesen Fall bestimmt das Handelsgesetzbuch, dass der Käufer die Ware unverzüglich nach Ablieferung durch den Verkäufer untersuchen und gegenüber dem Verkäufer erklären muss, falls dabei ein Mangel festgestellt wird. Meldet sich der Käufer nicht unverzüglich, gilt die Ware als genehmigt. Dies ist ein deutlicher Unterschied zu den umfangreicheren Gewährleistungsansprüchen von privaten Kunden gegenüber Handelsunternehmen.

Dies bedeutet in der Apotheke, dass alle gelieferten Waren möglichst schnell geprüft werden müssen. Bei Lieferungen durch Paketdienste muss sofort geprüft werden, ob die Kartons äußerlich erkennbare Schäden haben. Dies muss dann auf den Lieferformularen ausdrücklich vermerkt werden. Kartons sollten ausgepackt und überprüft werden, sobald die Zeit dies erlaubt.

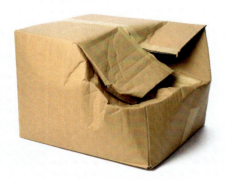

Abb. 3.44 Wenn Ware beschädigt bei Ihnen in der Apotheke eintrifft, muss der Verkäufer darüber umgehend informiert werden.

Wenn Mängel erst beim Auspacken zu erkennen sind, muss der Verkäufer danach unverzüglich darüber informiert werden. Im laufenden Geschäftsbetrieb mit einem Großhandel ist dafür meistens kein Telefonanruf erforderlich, sondern die Ware wird bei der nächsten Lieferung dem Fahrer des Großhandels mit einem dafür vorgesehenen Formular mitgegeben.

3.4.9 Retouren

→ **Definition** Retouren sind ein Sammelbegriff für alle Rücksendungen an Lieferanten. In der Apotheke werden insbesondere Retouren an den Großhandel und an Hersteller unterschieden.

Bei Retouren an Großhändler sind folgende Fälle zu unterscheiden:
- Die Ware wird wegen eines Mangels unmittelbar nach der Lieferung zurückgeschickt. Die Apotheke nimmt damit ihr Gewährleistungsrecht in Anspruch. Ein Grund kann die irrtümliche Lieferung der falschen Ware sein, auch wenn diese selbst keinen Mangel hat. Weitere Gründe können Beschädigungen der Ware beim Transport oder eine zu kurze Laufzeit bis zum Verfalldatum sein.
- Die Ware wird innerhalb einer vereinbarten Retourenfrist zurückgeschickt. Dies ergibt sich meistens, wenn ein Kunde ein bestelltes Arzneimittel nicht abholt. Dazu handeln Großhandel und Apotheke ein besonderes Rückgaberecht aus, das nicht gesetzlich verankert ist. Dieses Recht ist zeitlich befristet und kann auch in der Anzahl oder im Wert der betroffenen Artikel begrenzt sein.

Ein weiterer wichtiger Fall für Retouren in Apotheken sind Rückrufe von möglicherweise fehlerbehafteten Produkten oder Arzneimitteln, die aus arzneimittelrechtlichen Gründen kurzfristig aus dem Verkehr genommen werden (▶ Kap. 10.14). Solche Rückrufe werden vom Hersteller veranlasst. Die Retouren gehen an diesen zurück. Allerdings wird dies meistens vom Großhandel organisiert. Dafür werden diese Waren zusammen mit speziellen Rückrufformularen an einen Großhändler geschickt, der sie sammelt und an den Hersteller weiterleitet. Bei solchen Rückrufaktionen dürfen nur die jeweils genannten Artikel zurückgeschickt werden.

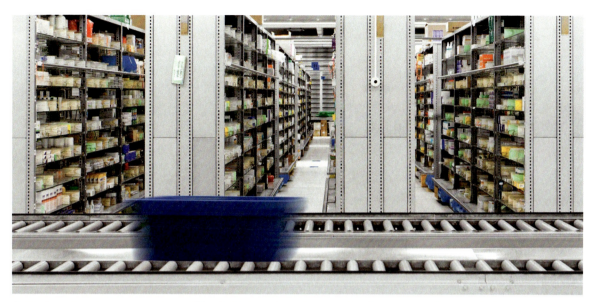

◦ **Abb. 3.45** Der pharmazeutische Großhandel liefert die weitaus meisten Produkte zu Ihnen in die Apotheke.

3.5 Lieferanten und Bestellwege für Apotheken

Bei Bestellungen und beim Einkauf in Apotheken haben PKA mit vielen verschiedenen Lieferanten für Fertigarzneimittel und andere apothekenübliche Waren zu tun. Die meisten Lieferanten der Apotheken in Deutschland lassen sich drei Gruppen zuordnen:
- pharmazeutische Großhändler,
- Hersteller von Arzneimitteln oder anderen apothekenüblichen Waren,
- Re- oder Parallelimporteure für Arzneimittel.

Als Sonderfall kommen einzeln importierte Arzneimittel von speziellen Importeuren hinzu.

3.5.1 Pharmazeutischer Großhandel

Die weitaus meisten Produkte liefert der pharmazeutische Großhandel. Damit sind die Unternehmen des vollversorgenden Großhandels gemeint, die das komplette Apothekensortiment anbieten und die einen eigenen gesetzlichen Versorgungsauftrag haben. Mehrere pharmazeutische Großhändler, die im Wettbewerb untereinander stehen, liefern bundesweit über ein flächendeckendes Netz von Niederlassungen aus. Einige weitere Großhändler sind nur in bestimmten Regionen tätig.

Das Versorgungssystem mit Arzneimitteln funktioniert nur durch die besondere Zusammenarbeit zwischen Großhandel und Apotheken. Einzelbestellungen innerhalb von wenigen Stunden auszuführen ist dabei eine Selbstverständlichkeit. Apotheken werden üblicherweise mehrmals täglich beliefert. Hersteller und Apotheken allein könnten ohne den Großhandel nicht die in Deutschland übliche Versorgung bieten. In vielen anderen europäischen Ländern ist dies nicht üblich, weil dort teilweise sehr viel weniger verschiedene Arzneimittel im Handel sind.

Die meisten Apotheken lassen sich von mehr als einem Großhändler beliefern, wobei ein Hauptgroßhändler oft den weitaus größten Teil der Bestellungen erhält. Die Auswahl eines Großhändlers hängt insbesondere von der räumlichen Entfernung zur Großhandelsniederlassung und den angebotenen individuellen Vertragsbedingungen ab. Die Auswahl des Großhandels und das Aushandeln der Vertragskonditionen gehören zu den wichtigsten unternehmerischen Aufgaben eines Apothekenleiters. Dabei geht es oft um jahrzehntelange Vertrauensbeziehungen. Dies gehört daher üblicherweise nicht in den Zuständigkeitsbereich von PKA. Dennoch muss die PKA die meisten Vereinbarungen mit dem Großhandel kennen, um sie bei ihrer alltäglichen Arbeit berücksichtigen zu können. Dies gilt insbesondere für die Voraussetzungen für die Rabattierung und für Rückgabefristen.

3.5.2 Hersteller

Als Abgrenzung zu Großhandelslieferungen werden Lieferungen bei Herstellern im Sprachgebrauch in Apotheken als „Direktbestellungen" bezeichnet. Hersteller von Arzneimitteln werden im arzneimittelrechtlichen Sprachgebrauch als pharmazeutische Unternehmer bezeichnet. Im Zusammenhang mit Warenbestellungen geht es jedoch nicht nur um Arzneimittelhersteller, sondern auch um die Hersteller apothekenüblicher Wa-

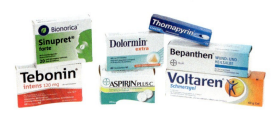

Abb. 3.46 Präparate wie diese, die in den meisten Apotheken häufig abgegeben werden, können auch in größeren Mengen direkt beim Hersteller bezogen werden.

ren wie Kosmetika oder Nahrungsergänzungsmittel. Eine Direktbestellung kommt immer dann in Betracht, wenn der Hersteller deutlich bessere Einkaufskonditionen als der Großhandel bietet. Dies ist meist an größere Bestellmengen gebunden. Dann müssen die Apotheken die Ware längere Zeit lagern und haben beim Eintreffen der Lieferung einen größeren Bearbeitungsaufwand. Außerdem tragen die Apotheken bei derartigen Bestellungen ein höheres Risiko, die Ware nicht absetzen zu können. Dagegen können allerdings großzügige Rückgaberechte vereinbart werden. Die Lieferzeit bei Direktbestellungen ist meist deutlich länger als bei der Lieferung durch einen Großhandel. Direktbestellungen werden üblicherweise über Speditionen oder Paketdienste ausgeliefert.

Zwischen Großhandelslieferungen und Direktbestellungen gibt es Mischformen, insbesondere die sogenannten Überweisungsaufträge. Dabei bestellt die Apotheke beim Hersteller, aber der Großhandel liefert die Ware mit seinen Fahrzeugen aus und stellt auch die Rechnung an die Apotheke. Übernimmt der Großhandel im Auftrag der Apotheke die Beschaffung eines Artikels beim Hersteller, handelt es sich um einen sogenannten Dispo-Auftrag. Weitere Sonderformen der Bestellung können zwischen Apothekenkooperationen und Herstellern oder Großhändlern vereinbart werden. Dabei ist es möglich, dass beim Großhandel bestimmte Warenkontingente abgerufen werden können, sodass die Lagerhaltung in der Apotheke begrenzt wird.

Anders als Verhandlungen mit dem Großhandel fallen Verhandlungen mit Vertretern der Herstelleraußendienste häufig in den Zuständigkeitsbereich von PKA. Dabei geht es auch um Einkaufskonditionen, aber oft mehr um neue Produkte und Marketingmaßnahmen der Hersteller, die auch der Apotheke nutzen können.

> **Kommunikationstipp** Wenn Firmenvertreter ihren Besuch ankündigen, kann die PKA das Gespräch vorbereiten. Man liest den Avis des Firmenvertreters: Welche Informationen werden gebraucht? Außerdem sind die Bestände durchzugehen und die Retouren zu prüfen. Auch der Bedarf sollte vorab ermittelt werden, um sich Vorschläge und Fragen notieren zu können und auf Fragen vorbereitet zu sein. Ist der Außendienstmitarbeiter dann in der Apotheke, kann man ihn alles fragen, was einem rund um Beratung und Verkauf, Produkte und Betriebswirtschaft einfällt. Mehr zu diesem Thema in ▶ Kap. 11.4.2.

In Einzelfällen können Bestellungen beim Hersteller notwendig sein, weil bestimmte Waren ausnahmsweise nicht über den Großhandel erhältlich sind. Dann werden möglicherweise auch kleine Mengen beim Hersteller bestellt. Dies kann auch notwendig sein, wenn Hersteller wegen Lieferengpässen zeitweilig nicht an Großhändler liefern. Manchmal betrifft dies auch ausgefallene oder regionale Produkte des Ergänzungssortiments.

> **Praxistipp** In der Praxis stellt sich oft die Frage, ob Ware „direkt" beim Hersteller oder beim Großhandel bezogen werden soll. Der Vergleich der Einkaufsbedingungen ist dafür eine wichtige Grundlage. Dafür muss der Einstandspreis unter Berücksichtigung aller Einkaufsvorteile und Nebenkosten der Lieferung verglichen werden. Doch insbesondere bei geringen Unterschieden zählen auch andere Argumente: Große Lieferungen von Herstellern verursachen oft große Mühe bei der Bearbeitung, aber Hersteller bieten vielfach besondere Unterstützungen für das Marketing.

3.5.3 Re- oder Parallelimporteure

Re- oder Parallelimporte (▶ Kap. 3.2.2 und ▶ Kap. 4.2.1) können sowohl über den pharmazeutischen Großhandel als auch direkt beim Hersteller bezogen werden. Der regelmäßige Bezug dieser Produkte ist wichtig, denn diese Produkte sind oft billiger als vergleichbare deutsche Arzneimittel, weil ihre Preise im Ausland aufgrund dortiger Vorschriften geringer sind. Daher besteht eine Mindestquote für die Abgabe von Importarzneimitteln zulasten gesetzlicher Krankenversicherun-

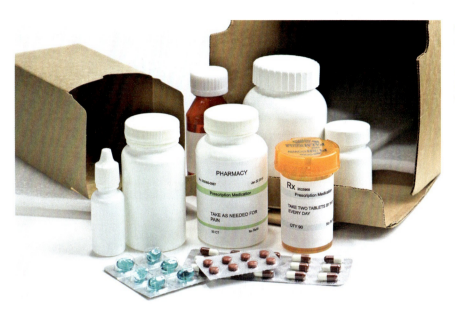

○ **Abb. 3.47** Aus dem Ausland importierte Arzneimittel, die es in Deutschland nicht gibt, dürfen nur einzeln eingeführt werden.

gen. Außerdem bevorzugen manche Selbstzahler solche Importarzneimittel, weil sie preisgünstiger als die Originalarzneimittel sind. Solche Importarzneimittel sind teilweise nur bei Re- oder Parallelimporteuren erhältlich oder sie werden dort günstiger als beim Großhandel verkauft.

→ **Definition** Apotheken sind den gesetzlichen Krankenkassen gegenüber verpflichtet, einen bestimmten Anteil an re- oder parallelimportierten Arzneimitteln pro Quartal an ihre Versicherten abzugeben, um Kosten zu sparen. Diese **Importquote** liegt derzeit bei 5 % des Fertigarzneimittelumsatzes einer Apotheke mit der jeweiligen Krankenkasse (Stand: 2017).

Re- oder parallelimportierte Arzneimittel haben jeweils eine deutsche PZN. Sie sind auf der Grundlage europäischer Zulassungen im Handel, die auch in Deutschland gelten. Sie sind arzneimittelrechtlich nicht anders als die Originalarzneimittel einzustufen.

3.5.4 (Einzel-)Importeure

Von den Re- oder Parallelimporten müssen einzeln importierte Arzneimittel ohne in Deutschland gültige Zulassung unterschieden werden. Solche Arzneimittel dürfen nur einzeln für jeweils einen Patienten eingeführt und nicht in deutschen Apotheken vorrätig gehalten werden. Die Einfuhr muss jeweils dokumentiert werden (▶ Kap. 4.2.1). Apotheken können solche Importe (nicht: Re- oder Parallelimporte) bei speziellen Importeuren, insbesondere sogenannten internationalen Apotheken einzeln bestellen.

💬 **Kommunikationstipp Verhalten im Umgang mit Lieferanten:** Lieferanten sind wichtige Geschäftspartner. Sie liefern nicht nur Waren, sondern auch wertvolle Informationen, Verkaufshilfen, Abrechnungsgrundlagen und Verkaufsstatistiken. Der Umgang miteinander sollte also partnerschaftlich sein. PKA tragen dabei zu einem guten Verhältnis bei: Bestellungen und Retouren sollten gut vorbereitet sein, sodass klare Angaben gemacht werden können. Routinefragen kann man oft am Telefon klären. Sobald es jedoch um kompliziertere Vorgänge geht und Team oder Führungskraft informiert werden müssen, sollten wichtige Informationen schriftlich festhalten werden. Lieferanten können gebeten werden, eine mündliche Zusage oder Erklärung noch schriftlich nachzuliefern: „Bitte schicken Sie mir dazu noch eine E-Mail, damit wir das dokumentieren können."
Auch in den besten Partnerschaften gibt es manchmal Ärger. Lieferengpässe, Reklamationen oder Unstimmigkeiten bei der Abrechnung verursachen zusätzliche Arbeit. Manchmal versucht einer, die Schuld auf den anderen zu schieben. Es ist wichtig, besonnen zu reagieren und solche Probleme nicht persönlich zu nehmen.

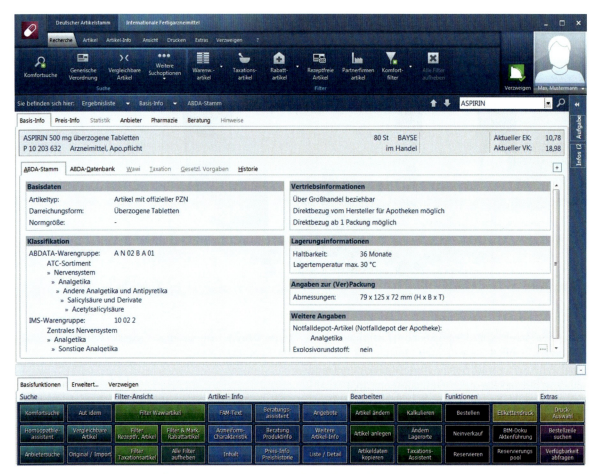

Abb. 3.48 Im sogenannten ABDA-Datenstamm der Apothekensoftware findet man neben der Pharmazentralnummer beispielsweise auch Informationen zur Lagerung oder zur Indikation eines Präparats.

3.6 Warenwirtschaftssysteme

Zu den wichtigsten technischen Hilfsmitteln einer PKA in der Apotheke gehört der Apothekencomputer mit dem Warenwirtschaftssystem. Der Begriff Warenwirtschaft (oder Warenbewirtschaftung) umfasst die Beschaffung, den Transport, die Kontrolle, die Lagerung und den Verkauf von Waren sowie das Sammeln und Auswerten der dabei anfallenden Daten. Als wichtigstes Hilfsmittel dafür dient ein Warenwirtschaftssystem (WWS), das einen wesentlichen Teil der Apotheken-EDV bildet. Vor der Einführung leistungsfähiger Computer wurden dazu Karteikarten und besonders die ABDA-Doppellochkarten (▶ Kap. 3.1.2) verwendet. Die EDV ermöglicht jedoch viel mehr Funktionen bei der Bestellung von Waren und der Auswertung von Daten. Nur so ergibt sich ein geschlossener Datenkreislauf, das heißt Ein- und Verkäufe werden vollständig erfasst und diese Daten werden wiederum zur Optimierung der Bestellungen herangezogen.

Eine wichtige Voraussetzung für die Arbeit der WWS ist ein in allen Apotheken einheitlicher Stammdatensatz für alle Arzneimittel und die weitaus meisten anderen apothekenüblichen Waren. Stammdaten sind die allgemein gültigen Daten eines Artikels wie Name, Darreichungsform, Packungsgröße, Hersteller, Listenpreis und insbesondere die PZN (▶ Kap. 3.1.2). Nur wenn alle Apotheken mit denselben Stammdaten für die Artikel arbeiten, können sie ihre Bestellungen beim Großhandel eindeutig formulieren und die Informationen über die Artikel können einheitlich verarbeitet werden. Die in Apotheken verwendeten Stammdaten sind der ABDA-Stammdatensatz und die Lauer-Taxe (Große Deutsche Spezialitätentaxe), die sich nur unerheblich voneinander unterscheiden.

Von den Stammdaten müssen die apothekenindividuellen Daten abgegrenzt werden, die sich zwischen den Apotheken unterscheiden (○ Abb. 3.48). Dies sind insbesondere die Termine und Mengen der Bestellungen und Verkäufe, der jeweils aktuelle Bestand, die Verfalldaten der gelagerten Packungen, der letzte Lieferant und möglicherweise Angaben zu individuellen Wünschen von Kunden der Apotheke. Diese Daten können für die Optimierung des Bestellverhaltens, die Lagerpflege und betriebswirtschaftliche Auswertungen zum Warenlager genutzt werden. Zu den wichtigsten Aufgaben moderner WWS in Apotheken gehört die Entwicklung von Bestellvorschlägen (▶ Kap. 3.7). Zusätzliche Nutzungsmöglichkeiten für WWS ergeben sich bei der Vernetzung mehrerer Apotheken eines Filialverbundes. So kann von jeder dieser Apotheken überprüft werden, ob ein Produkt innerhalb des Verbundes vorrätig ist.

3.6.1 Varianten der Warenwirtschaftssysteme

Theoretisch lassen sich drei Varianten von Warenwirtschaftssystemen unterscheiden, die nur Bestelldaten, nur Wareneingangsdaten oder alle Daten über Warenbewegungen (einschließlich Verkäufen) nutzen, um Bestellvorschläge zu erstellen. Da die Bestellungen in Apotheken meist in sehr kurzer Zeit zu Wareneingängen führen, erübrigt sich diese Unterscheidung bei Apotheken. Daher werden dort nur zwei Systeme unterschieden. Ein POR-System beruht auf den Bestell- oder Wareneingangsdaten. POR kann als Abkürzung für „point of reordering" (Bestellzeitpunkt) oder „point of replacement" (Zeitpunkt der Ersetzung, also Wareneingang) stehen. Ein POS-System nutzt zusätzlich die Verkaufsdaten. POS bedeutet „point of sale" (Zeitpunkt des Verkaufs). Weitere Informationen in ▶ Kap. 5.7.

POR-Systeme

Beim POR-System müssen alle Bestellungen „von Hand" ausgelöst werden, sobald ein Artikel eine bestimmte Mindestlagermenge erreicht hat. Daher muss das pharmazeutische Personal bei der Abgabe von Produkten auf diese Mindestlagermenge achten, die am Lagerort erkennbar sein sollte, vorzugsweise auf einer ABDA-Doppellochkarte. Wenn eine Bestellung ausgelöst wird, kann die EDV aufgrund der früheren Bestelldaten eine wirtschaftlich sinnvolle Bestellmenge vorschlagen. Bei einem POR-System ist die jeweils aktuelle Lagermenge nicht in der EDV abzurufen.

POS-Systeme

Die weitaus meisten Apotheken arbeiten mit POS-Systemen. Dabei erfasst die EDV jede Bestellung, jeden Wareneingang und jeden Warenverkauf. Die Warenverkäufe werden vorzugsweise über das Einlesen des Strichcodes an einer Scannerkasse eingegeben. Damit stehen mehr Informationen zur Verfügung, um sinnvolle Bestellvorschläge zu erarbeiten. Dem WWS muss nicht mehr mitgeteilt werden, dass ein Artikel seine Mindestlagermenge erreicht hat, sondern das System erkennt dies selbst und entwickelt dann einen Bestellvorschlag. Theoretisch sollte in der EDV immer die In-

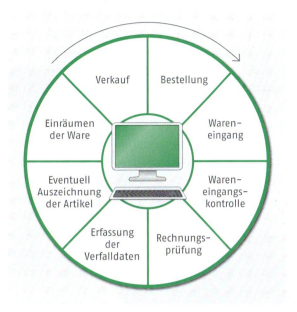

Abb. 3.49 Geschlossenes EDV-gestütztes Warenwirtschaftssystem („Warenkreislauf").

formation über die Lagermenge jedes Artikels abrufbar sein. Nur wenn diese Angabe zutrifft, kann das System richtig funktionieren. Doch im Alltag sind Fehler möglich. Packungen können verloren gehen oder bei irgendwelchen Eingaben können Daten falsch oder gar nicht erfasst werden.

> **Praxistipp** Die Daten müssen regelmäßig überprüft und Fehler korrigiert werden. Dies geschieht üblicherweise im Rahmen der Inventur (▶ Kap. 8.5.3), weil das Handelsrecht dann ohnehin eine Erfassung der Bestände vorschreibt.

3.7 Optimierung des Beschaffungsprozesses

Die große Bedeutung, die der Umgang mit Waren und besonders der Einkauf für Ihre Arbeit als PKA hat, ist in diesem Kapitel schon vielfach angesprochen worden. Die wichtigste Frage, die sich bei der Beschaffung immer wieder stellt, ist: Zu welchem Zeitpunkt soll welche Menge einer bestimmten Ware bei welchem Lieferanten bestellt werden? Diese Frage ergibt sich in Apotheken viel häufiger als in anderen Einzelhandelsunternehmen vergleichbarer Größe, weil Apotheken typischerweise sehr viele verschiedene Artikel vorrätig haben und dort sehr viele Bestellungen sehr schnell ausgeführt werden. Eine weitere Besonderheit in Apotheken ist, dass die meisten Arzneimittel und anderen

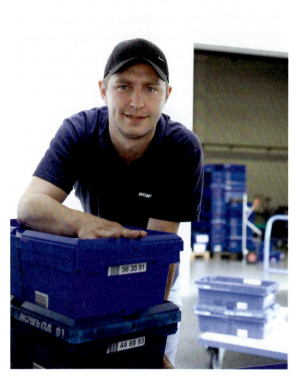

Abb. 3.50 Apotheken werden in der Regel mehrmals täglich von ihren Lieferanten mit Ware versorgt. NOWEDA

apothekenüblichen Waren nicht oder fast nicht gegeneinander ausgetauscht werden können. Eine ärztliche Verordnung muss genau nach dem ärztlichen Willen und den sozialrechtlichen Vorschriften beliefert werden. Sie kann allenfalls in seltenen Ausnahmefällen geändert werden, wenn Produkte nicht lieferbar sind.

Die Festlegung einer wirtschaftlich sinnvollen Bestellmenge ist meistens ein Kompromiss. Abgestufte Rabatte für unterschiedliche Bestellmengen, der Aufwand im Wareneingang und der Wunsch nach guter Lieferfähigkeit sprechen für eher höhere Bestellmengen. Die gute Lieferfähigkeit ist häufig ein besonders wichtiges Argument, denn ein Rezept, das nicht beliefert werden kann, bietet der Apotheke keinen Ertrag und zudem wird der Kunde möglicherweise so verärgert, dass er nicht wieder in diese Apotheke kommt. Dennoch muss die Zahl der gelagerten Artikel begrenzt werden. Für weniger Artikel im Lager und für eher geringe Bestellmengen sprechen das Risiko, dass die Ware bis zum Verfalldatum nicht verkauft werden kann und die Bindung des Kapitals im Lager. Diese beiden Argumente fallen umso stärker ins Gewicht, je teurer ein Artikel ist. Daher ist der Preis des Artikels eine weitere wichtige Einflussgröße für die Bestelloptimierung. Um überhaupt lieferfähig zu sein, das Lager aber nicht ausufern zu lassen, wird in Apotheken von sehr vielen Artikeln nur jeweils eine Packung gelagert. Da der Großhandel die Bestellungen meistens innerhalb weniger Stunden ausführt, ergeben sich daraus selten Probleme. Bei Artikeln, die nur einmal im Monat oder noch seltener benötigt werden, ist es eher unwahrscheinlich, dass dies innerhalb von wenigen Stunden zweimal geschieht. Bei den Bestellungen solcher „Einer" geht es „nur" um die Frage, ob sie überhaupt auf Lager gehalten werden sollen. Die Artikel mit größeren Bestellmengen müssen näher betrachtet werden.

Neben den bereits genannten Kriterien müssen bei der Bestelloptimierung die verschiedenen Einkaufskonditionen unterschiedlicher Großhändler und deren Lieferzeitpunkte berücksichtigt werden. Die Programme in den WWS können viele, aber nicht alle relevanten Kriterien für die Bestelloptimierung berücksichtigen. Aus den früheren Bestelldaten und (bei POS-Systemen) aus Verkaufsdaten ermitteln sie Bestellmengen, die wirtschaftlich sinnvoll erscheinen. Die Programme können jedoch nicht erkennen, ob aktuelle Besonderheiten abweichende Bestellmengen erfordern, beispielsweise Kundenwünsche, saisonale Effekte oder ein bevorstehender Notdienst der Apotheke. Darum sollten solche Bestellvorschläge geprüft werden.

Die meisten Großhandelsbestellungen laufen jedoch mit leistungsfähigen WWS weitgehend automatisiert ab und es wird nur wenig in die Bestellvorschläge eingegriffen. Anders ist dies bei den selteneren, aber meistens umfangreicheren Bestellungen bei Arzneimittelherstellern. Für die meist großen Bestellmengen bekommt die Frage nach der Bindung des Kapitals im Lager ein größeres Gewicht. Auch der verfügbare Lagerplatz und der Umgang mit größeren Bestellungen im Wareneingang werden dann bedeutsam. Andererseits bieten manche Hersteller Einkaufsvergünstigungen, die beim Großhandel nicht zu erreichen sind. Hinzu kommen Unterstützungen im Marketing durch die Hersteller. Eine solche Großbestellung erfordert daher eine gute Vorbereitung, bei der die Daten aus dem WWS die zentrale Rolle einnehmen (▶ Kap. 5.7).

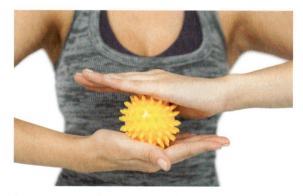

Abb. 3.51 Manche Hersteller bieten ihren Kunden bei Direktbestellungen Marketingunterstützung an, beispielsweise ein Massageball als Zugabe bei Schmerzgelen.

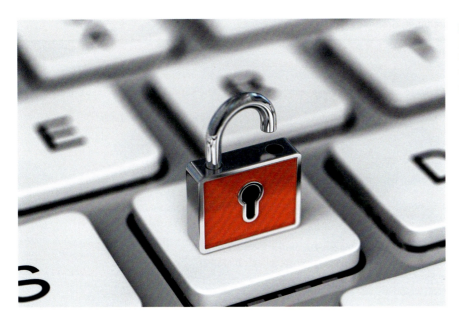

Abb. 3.52 Da in der Apothekensoftware viele wichtige Daten gespeichert sind, ist es wichtig, diese täglich zu sichern.

3.8 Datensicherung

Bei vielen Arbeiten in der Apotheke entstehen Daten, die später dringend benötigt werden oder die aufgrund von Vorschriften gespeichert werden müssen.

> **Praxistipp** Die Apotheken-EDV enthält viele Informationen, die für die künftige Arbeit wichtig und wertvoll sind und die, im Gegensatz zu Artikelstammdaten, nicht aus einer anderen Quelle bezogen werden können. Darum dürfen die Daten der Apotheke auch bei technischen Störungen oder anderen Schäden nicht verlorengehen. Dazu dienen Datensicherungen.

Technische Störungen der EDV-Anlage, der Diebstahl des Datenspeichers oder seine Zerstörung durch Wasser, Feuer oder Vandalismus können zu einem großen Problem für die Apotheke werden. Daher müssen insbesondere die apothekenindividuellen Daten gesichert werden. Als Minimallösung für dieses Problem kann täglich vor dem Herunterfahren eine Sicherheitskopie der apothekenindividuellen Daten auf einem externen Speichermedium erfolgen, das anschließend an einem sicheren Ort aufbewahrt wird. Bei einer technischen Störung im laufenden Betrieb stünde dann jedoch keine Kopie der Daten des jeweiligen Tages zur Verfügung. Sinnvoller erscheint daher die aufwändigere Lösung, bei der alle Daten der Apotheken-EDV auf einer weiteren EDV-Anlage während des laufenden Betriebs gespiegelt werden. Es existiert dann eine laufend aktualisierte Kopie aller Daten.

3.8.1 Festplatte spiegeln

Eine Datenspiegelung erfolgt mithilfe einer zweiten Festplatte, die ständig eine identische Kopie der ersten Festplatte darstellt. Dieser Vorgang wird als Spiegeln der Festplatte oder als Anlegen eines Spiegelrechners bezeichnet. Denn wie in einem Spiegel ist so jederzeit ein identisches Abbild vorhanden. So werden alle Daten auf der Festplatte gesichert, also nicht nur die apothekenindividuellen Informationen, sondern auch die ersetzbaren Stammdaten. Dass dafür viel Speicherplatz nötig ist, spielt angesichts der mittlerweile niedrigen Preise für Festplatten keine große Rolle mehr. Ein Nachteil ist jedoch, dass auch zusätzliche Festplatten durch Überspannungen beschädigt werden können.

3.8.2 Externe Speicher

Alternativen bieten andere Speichermedien, die in einer einzelnen Einheit jedoch oft weit weniger Daten als eine Festplatte aufnehmen. Dazu gehören die früher üblichen Magnetbänder und optische Speicher wie DVDs sowie die heute verbreiteten USB-Sticks. Sie alle werden als externe Speicher bezeichnet, weil sie vom Rechner getrennt und außerhalb des Rechners gelagert werden können. Dazu zählen auch externe Festplatten. Externe Speicher bieten den großen Vorteil, dass sie in einem Tresor oder außerhalb der Apotheke aufbewahrt werden können. Das bietet Schutz vor Schäden durch Einbruch, Feuer oder Wasser.

Tab. 3.17 QMS-Prozessbeschreibung: Großhandelsbestellung

Prozessparameter	Beschreibung der Vorgänge
Was?	Bestellen von Arzneimitteln und anderen apothekenüblichen Waren beim pharmazeutischen Großhandel.
Warum?	Fall 1: Bestellen von Bestandsartikeln nach Abverkauf oder bei Neuaufnahme in das Lager. Fall 2: Bestellen für einen bestimmten Kunden.
Wer?	PKA
Wo?	PKA-Arbeitsplatz mit Nutzung der Apotheken-EDV
Wann?	Mindestens 15 Minuten vor dem geplanten Datenabruf durch den Großhandel. Im Fall 2 bei eiligem Bedarf jederzeit.
Wie?	- Bestellvorschläge in der Apotheken-EDV prüfen. - Termine für eilige Bestellungen planen (insbesondere für Fall 2). - Großhändler gemäß Einkaufskonditionen auswählen. - Anbieter für Ausgangsstoffe auswählen. - Plausibilität der Bestellmengen prüfen, Rabattschwellen berücksichtigen. - Bestellungen aufgrund von Schnittstellen zum Prozess ergänzen (siehe Schnittstellen). - Bei Über-Nacht-Lieferungen auf Kühlware prüfen. - Daten für den Abruf durch den Großhandel frei schalten. - Antwortdaten des Großhandels bearbeiten, Defekte umbuchen oder Alternativen auswählen. - Spezielle Vorgehensweise bei Artikeln, die nicht vom Großhandel geliefert werden. - Alternative Option für Fall 2: Gezielt beim Großhandel nachfragen und Termin für die Lieferung planen.
Schnittstellen	- Abgabe von Arzneimitteln und anderen apothekenüblichen Waren - Individuelle Bestellungen - Lagerpflege - Lagerhaltung für Notdienst oder andere Sondersituationen - Arzneimittelherstellung (Rezeptur und Defektur)
Sonstiges	- BAK-Leitlinie: Beschaffung und Wareneingang der Ausgangsstoffe und Primärpackmittel - ApBetrO - Apothekenindividuelle Vereinbarungen mit den pharmazeutischen Großhändlern insbesondere über Einkaufskonditionen sowie Bestell- und Liefertermine - Aktuelle Angebote der pharmazeutischen Großhändler

3.8.3 Speichern in der Cloud

Eine moderne Alternative mit praktisch unbegrenztem Speicherplatz bietet eine Datensicherung, bei der die Daten in eine Cloud hochgeladen werden. Sie werden dann in einem Netzwerk außerhalb der Apotheke gespeichert. Dabei ist zu klären, wie oft welche Daten hochgeladen werden sollen. Die wichtigste Frage ist hier allerdings die Datensicherheit. Der Betreiber einer solchen Technik muss sicherstellen können, dass Unbefugte keinen Zugang zu den Daten erhalten. Dabei geht es nicht nur um die Geschäftsgeheimnisse der Apotheke, sondern auch um die persönlichen Gesundheitsdaten der Kunden. Allerdings braucht die Apotheke dafür ohnehin einen guten Schutz gegen Angriffe auf ihren Computer über das Internet.

3.9 QMS-Prozessbeschreibung

Tab. 3.17 zeigt eine Übersicht, welche Punkte im QM-Handbuch für die Prozessbeschreibung „Großhandelsbestellung" berücksichtigt werden sollten. Die Übersicht dient lediglich der Orientierung und muss für den jeweiligen Apothekenbetrieb individuell ausformuliert und angepasst werden.

Kurzgefasst

- Bei Entscheidungen über das Warenlager in Apotheken müssen apothekenrechtliche Vorschriften beachtet werden.

- Alle Arzneimittel und anderen apothekenüblichen Waren haben eine Pharmazentralnummer, die das Produkt eindeutig nach Hersteller, Inhalt, Darreichungsform und Wirkstoffgehalt bezeichnet.

- Die pharmazeutische Fachsprache ist meist nach lateinischen Sprachregeln gebildet.

- Das AMG regelt die Herstellung, das Inverkehrbringen, die Prüfung und die Verschreibung von Arzneimitteln, die Beratung über Arzneimittel und die Abgabe von Arzneimitteln, um für Sicherheit im Arzneimittelverkehr sowie für Qualität, Wirksamkeit und Unbedenklichkeit von Arzneimitteln zu sorgen.

- Arzneimittel werden unterschieden in freiverkäufliche und apothekenpflichtige, wobei letztere entweder verschreibungspflichtig oder nicht verschreibungspflichtig sind.

- Fertigarzneimittel bedürfen einer Zulassung und dürfen nur zusammen mit einer Gebrauchsinformation in Verkehr gebracht werden. Rezepturarzneimittel müssen nach den Vorgaben des Arzneibuchs hergestellt werden. Sowohl Fertig- als auch Rezepturarzneimittel müssen nach den jeweiligen Vorgaben gekennzeichnet werden, um den Anwender ausreichend zu informieren.

- Es gibt zahlreiche Darreichungsformen, die dafür sorgen, dass dem Körper Arzneistoffe zugeführt werden können. Sie lassen sich in feste, flüssige, halbfeste Systeme einteilen. Auch die Anwendungsgebiete der Arzneimittel sind vielfältig.

- Zu den naturheilkundlichen Präparten zählen unter anderem Homöopathika, Nosoden, Schüßler-Salze und die Mittel der Anthroposophischen Pharmazie.

- Tierarzneimittel können in der Apotheke abgegeben werden. Sofern sie aber verschreibungspflichtig sind, müssen Erwerb und Abgabe dokumentiert werden.

- Neben Arzneimitteln spielen in der Apotheke eine Reihe weiterer Stoffe eine Rolle. Werden diese Stoffe im Rahmen der Herstellung von Arzneimitteln verwendet, bezeichnet man sie als Ausgangsstoffe. Aber auch Teedrogen, Medizinprodukte sowie apothekenübliche Waren werden tagtäglich bei verschiedenen Lieferanten bestellt.

- Für zahlreiche Vorgänge, bei denen kaufmännisches Rechnen unverzichtbar ist, gibt es grundlegende Rechenwege wie zum Beispiel den einfachen Dreisatz, das Prozentrechnen oder die Verteilungsrechnung.

- Die Prozentrechnung ist eine Vergleichsrechnung. Verschiedene Werte werden vergleichbar gemacht, indem man sie auf die Vergleichszahl 100 bezieht.

- Bei Entscheidungen über den Einkauf von Waren müssen die Einstandspreise verglichen und die Zahlungs- und Lieferbedingungen beachtet werden.

- Von gelisteten Einkaufspreisen müssen vielfältige Einkaufsvergünstigungen abgezogen werden und Nebenkosten der Lieferung müssen hinzugerechnet werden, um die Einstandspreise zu ermitteln.

- Skonto ist eine Einkaufsvergünstigung als Gegenleistung für eine schnelle Bezahlung.

- Typische Lieferanten für Apotheken sind die pharmazeutischen Großhändler, die Hersteller von Arzneimitteln und apothekenüblichen Waren sowie Importeure.

- Warenwirtschaftssysteme in der Apotheken-EDV sind das wichtigste Hilfsmittel zur Verwaltung des Lagers in Apotheken und für die Abwicklung von Bestellungen.

- In POS-Systemen werden jeder Wareneingang und jeder Verkauf beziehungsweise jede Abgabe packungsgenau erfasst.

Autoren

Annina Bergner, Martina Busch, Thomas Müller-Bohn, Vera Naumann, Martina Schiffter-Weinle, Juliane Seidel

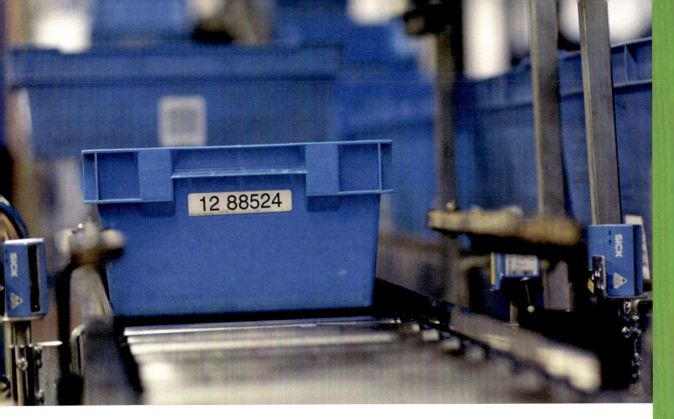

Die PKA-Auszubildende der Schönborn-Apotheke Miriam Mayer öffnet die vom pharmazeutischen Großhandel Pharmadepot gerade gelieferten Wannen, entnimmt Lieferscheine und Rechnungen und beginnt, die Warensendung zu bearbeiten. Eine Wanne enthält 1 kg Brennnesselkraut und 250 g Wollwachsalkoholsalbe, die Ausgangsstoffe für die Anfertigung einer Teemischung und die Herstellung einer Salbe. Der Bote hat außerdem ein „Extra-Päckchen" mit einer Betäubungsmittellieferung und eine Styroporbox mit Kühlartikeln abgegeben. Der Apotheker Stefan Stojan fordert Miriam auf, neben den üblichen Bearbeitungsschritten heute die stichprobenweise Kontrolle von Fertigarzneimitteln und die beiden Rezepturen soweit wie möglich vorzubereiten. „Ach ja", sagt Herr Stojan, „das BtM ist ja auch noch da. Machen Sie dafür die Dokumentation auch soweit fertig, damit ich nur noch unterschreiben brauche."
„Ich glaube, da wird gerade unsere Direktbestellung bei der Firma Ökoderm geliefert", ruft PTA Selma von der Offizin aus nach hinten. „Puh!", sagt Miriam, „ganz schön viel auf einmal! Und Preise berechnen muss ich auch noch ..."

Lernfeld 4
Wareneingang

4.1 Grundlagen der Warenannahme 150
→ Formale Kriterien zur Wareneingangskontrolle
→ Kontrolle nach der Warenannahme

4.2 Besonderheiten beim Wareneingang 155
→ Arzneimittel und apothekenpflichtige Medizinprodukte
→ Dokumentation beim Wareneingang auf einen Blick

4.3 Wegräumen der Ware 170
→ Arzneimittel
→ Medizinprodukte
→ Ausgangsstoffe für die Rezeptur
→ Randsortiment
→ Nachlieferungen/Botendienst

4.4 Abschluss des Wareneingangs 172
→ Die Rechnung
→ Zahlungsbedingungen
→ Preisbildung und -kalkulation in der Apotheke

4.5 Entsorgen der Verpackungen 186

4.6 QMS-Prozessbeschreibung: Wareneingang 186

Lernfeld 4: Wareneingang

Mehrfach täglich beliefern Großhandlungen die Apotheken. Daneben treffen auch Direktlieferungen, oft zur saisonalen Bevorratung, von verschiedenen Herstellern ein. Importierte Arzneimittel oder Sonderanfertigungen für einzelne Patienten sind weitere typische Wareneingänge. Der Wareneingang umfasst eine Reihe von Arbeitsschritten. So führen Sie als PKA neben der kaufmännischen Kontrolle von Lieferungen und Rechnungen auch die erste Qualitätskontrolle durch. Damit tragen Sie nicht nur zum wirtschaftlichen Erfolg der Apotheke bei, sondern auch zur Arzneimittelsicherheit. Der Abschluss der Bearbeitung des Wareneingangs ist das Verbuchen der Ware, verbunden mit der Rechnungsprüfung, der Verfalldateneingabe und, soweit erforderlich, mit der Preisetikettierung. Dabei nutzen Sie das computergestützte Datenverarbeitungsprogramm in Ihrer Apotheke. Am Ende müssen Sie noch die angefallenen Verpackungen entsorgen oder sie für die Rückgabe vorbereiten.

4.1 Grundlagen der Warenannahme

Die Warenannahme ist ein kaufmännischer Prozess. Nachdem Sie die Ware bei einem Lieferanten zu zuvor vertraglich festgelegten Bedingungen bestellt haben, erfolgt die Anlieferung in die Apotheke. Dort muss die Ware zunächst kontrolliert und danach der Zugang im Warenwirtschaftssystem verbucht werden. Mit dem Wareneingang verbunden müssen auch einige Dokumentationen vorgenommen werden.

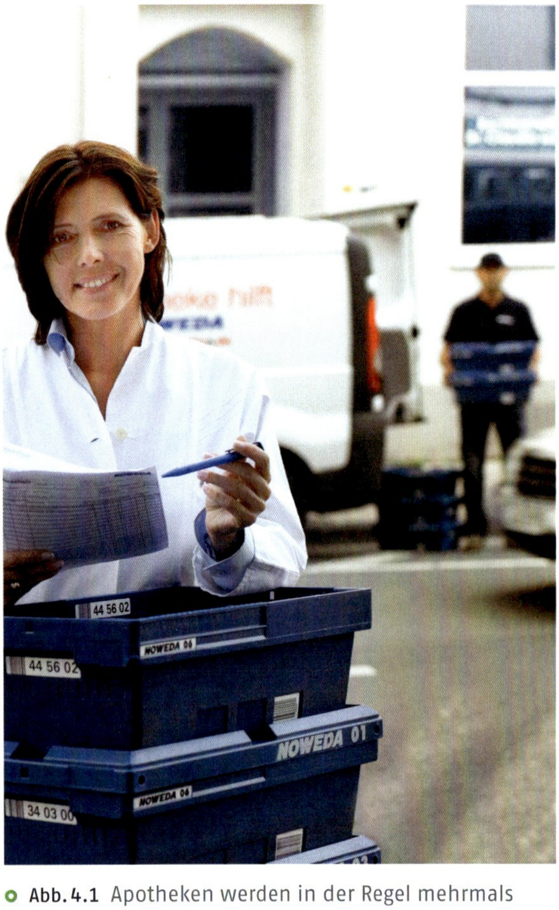

4.1.1 Formale Kriterien zur Wareneingangskontrolle

Das Handelsgesetzbuch (HGB) schreibt in § 377 vor, dass ein Käufer verpflichtet ist, sich unverzüglich nach Lieferung der Ware von ihrer Qualität zu überzeugen. Falls die Ware offensichtliche Mängel (▶ Kap. 4.1.2) hat, zum Beispiel zerdrückte Packungen, zerbrochene Flaschen, geplatzte Beutel oder ähnliches, müssen Sie das dem Lieferanten sofort melden oder sogar die Annahme der Ware ablehnen. Gelegentlich kommen auch Fehllieferungen vor. Das kann bedeuten, Sie erhalten Ware, die für einen anderen Kunden bestimmt ist. Aufgrund der rechtlichen Regelungen im HGB sind Sie verpflichtet, folgende formale Punkte zu prüfen.

Ist die Lieferadresse korrekt?

Normalerweise wird der Empfang der Ware beim Mitarbeiter des Lieferdienstes, zum Beispiel DHL, trans-o-flex, UPS oder Hermes, quittiert. Bei Lieferungen durch den Großhandel erfolgt dies in der Regel nicht. Dennoch sollten Sie möglichst noch im Beisein des Mitarbeiters des Großhandels überprüfen, ob die Sendung für Ihre Apotheke bestimmt ist. Ist dies nicht der Fall, sollten Sie kritisch prüfen, ob der Lieferschein zu der gelieferten Sendung gehört und eventuell der Lieferant nur die Pakete verwechselt hat. Sollte es sich tatsächlich um eine Fehllieferung handeln, verweigern Sie die Annahme.

○ **Abb. 4.1** Apotheken werden in der Regel mehrmals täglich von Großhandlungen beliefert. NOWEDA

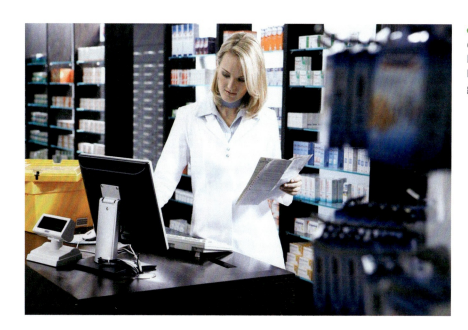

○ **Abb. 4.2** Beim Wareneingang ist es wichtig zu kontrollieren, ob die bestellte Ware komplett geliefert wurde.

Ist eine Bestellung offen?

Auch hier sollten Sie kurz überprüfen, ob die gelieferte Ware von Ihrer Apotheke bestellt wurde (Lieferberechtigungsprüfung). Ist dies der Fall, sind Sie zunächst zur Annahme der Waren verpflichtet, um keinen Annahmeverzug (§ 373 HGB) auszulösen. Bestellte Ware darf nämlich nur unter bestimmten Umständen nicht angenommen werden. Dazu gehören Fehllieferung, Mängel an der Ware oder massiver Terminverzug seitens des Lieferanten, Händlers oder Herstellers (▶ Kap. 4.1.2). Diese Gründe müssen dann auf dem Lieferschein vermerkt und vom Lieferanten quittiert werden.

Stimmt die Anzahl an Paketen?

Im Logistikbereich werden Pakete häufig auch Colli genannt, das ist die italienische Übersetzung. Neben Paketen sind auch sogenannte Liefereinheiten zu zählen, zum Beispiel die Anzahl der Großhandelswannen. Möglicherweise auftretende Differenzen werden ebenfalls auf dem Lieferschein vermerkt und müssen durch den Lieferanten quittiert werden. Bei einer Teillieferung, die nicht zuvor abgestimmt war, kann die Annahme verweigert werden.

Sind die Pakete äußerlich unversehrt?

Wird die Ware unverpackt angeliefert, dann wird die Packung selbst geprüft. Falls Sie eine größere Sendung erhalten (in Krankenhausapotheken nicht selten) oder beispielsweise ein Gerät für Ihre Apotheke angeliefert wird, kann eine Sichtkontrolle der Ware auch am Lieferwagen oder auf der Palette erfolgen. Typische Schäden sind, neben aufgerissenen oder zerdrückten Verpackungen, auch durchnässte Packungen oder grobe Verschmutzung der Ware. Ebenfalls sollten Sie bei Kühlware auf eventuell vorhandene Temperaturkontrollgeräte achten. Einige Lieferanten drucken dafür ein Protokoll der Temperaturführung während der Auslieferung im LKW aus. Teilweise benutzen Hersteller und Händler aber auch spezielle Temperaturanzeiger, die auf die Ware aufgeklebt werden können.

Alle Unregelmäßigkeiten müssen auf dem Lieferschein vermerkt und durch den Lieferanten quittiert werden. Sind die Mängel an der Ware jedoch nicht offensichtlich, so können diese auch später reklamiert werden (▶ Kap. 4.1.2).

Ist der Liefertermin korrekt?

Bei einer zu frühen Anlieferung kann die Annahme verweigert und eine Zustellung zum vereinbarten Lieferdatum eingefordert werden. Erfolgt die Lieferung jedoch zu spät, ist der Lieferverzug auf den Lieferpapieren zu vermerken und durch den Lieferanten zu quittieren.

→ **Definition** Von Lieferverzug spricht man immer dann, wenn der vereinbarte Liefertermin überschritten wurde und der Grund für die nicht termingerechte Lieferung durch den Verkäufer (oder Lieferanten) verschuldet ist.

4.1.2 Kontrolle nach der Warenannahme

Am häufigsten wird die öffentliche Apotheke durch den Großhandel mit Arzneimitteln, Medizinprodukten und apothekenüblichen Waren beliefert. Hierbei wird die Annahme der Ware in der Regel nicht quittiert. Eine Ausnahme ist die Belieferung mit Betäubungsmitteln. Oft wird Ware vom Großhandel auch über Nacht oder während der Mittagspause über eine Schleuse geliefert.

> **Lieferung über die Schleuse**
> Bei Lieferungen des Großhandels ist eine Anlieferung in eine Warenschleuse während der Mittagspause oder nachts möglich. Das geht aber nur, wenn die Schleuse nicht für Dritte zugänglich ist. Bei Arzneimitteln, die kühlkettenpflichtig oder kühl zu lagern sind (▶ Kap. 4.2.1), muss bei der Anlieferung über die Schleuse gewährleistet sein, dass die Kühlung auch bei hohen Außentemperaturen sichergestellt ist. Dieser Aspekt leitet sich aus § 4 der Apothekenbetriebsordnung (ApBetrO) her. Sowohl die Lagertemperaturen als auch der Zugriff Unbefugter müssen ausgeschlossen sein. Sonst müssen Sie – wie auch bei Betäubungsmitteln (▶ Kap. 4.2.1) – die Ware so bestellen, dass sie während der Öffnungszeiten der Apotheke angeliefert wird.

Die Prüfung der Artikel erfolgt hinsichtlich:
- Identität → Ist die richtige/bestellte Ware geliefert?
- Menge → Ist die gewünschte Menge geliefert?
- Qualität → Entspricht die gelieferte Ware der gewünschten Qualität?
- Haltbarkeit → Ist die ausgewiesene Haltbarkeit akzeptabel?

Zunächst überprüfen Sie, ob die Ware komplett und richtig geliefert wurde. Der Abgleich erfolgt dabei einerseits mit dem Lieferschein und andererseits mit Ihrer Bestellung. Durch das Warenwirtschaftssystem können die Arbeitsschritte ideal miteinander verknüpft werden, da anhand der Bestellung die Ware sozusagen

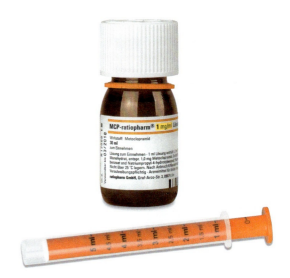

Abb. 4.3 Häufig gibt es Wirkstoffe von verschiedenen Herstellern in unterschiedlichen Darreichungsformen und/oder Wirkstärken – beim Wareneingang ist daher darauf zu achten, dass auch wirklich die bestellte Ware geliefert wurde.

Zeile für Zeile überprüft werden kann und Abweichungen sofort eingetragen werden. Falls Sie eine Lieferung direkt vom Hersteller erhalten, kann es sein, dass der Lieferung kein Lieferschein, sondern nur eine Rechnung beiliegt. Dann prüfen Sie die entsprechenden Punkte anhand der Rechnung. Großhandel oder regelmäßige Lieferanten erstellen in der Regel Sammelrechnungen. Damit entfällt der tägliche Aufwand mit diesen Rechnungen in der Apotheke.

Insbesondere bei Arzneimitteln müssen Sie – um Verwechslungen zu vermeiden – sehr genau auf die **exakten Bezeichnungen** achten. In ◘ Tab. 4.1 sind einige Beispiele aufgeführt.

Auch die **Liefermenge** muss übereinstimmen. Falls Sie eine größere Menge bestellt haben, kann es durchaus sein, dass Sie zwei Teillieferungen erhalten – dies

◘ **Tab. 4.1** Wichtige Prüfmerkmale für die Identität

Merkmal	Beschreibung	Beispiel
Bezeichnung des Arzneimittels	Alle Namensbestandteile sind von Bedeutung, zum Beispiel forte	Haloperidol neuraxpharm® Lösung, Haloperidol forte neuraxpharm® Lösung
	Wirkstärken sind oft Bestandteil der Bezeichnung	Bisoprolol 10 1A Pharma® Filmtabletten, Bisoprolol plus 10/25 1A Pharma® Filmtabletten
Arzneiform	Tabletten, Brausetabletten	Aspirin®, Aspirin plus C®
	Saft, Tropfen	Monapax® Saft, Monapax® Tropfen
Packungsgröße	Normgrößen-Bezeichnung	N1, N2 oder N3
	Bündelpackungen	Hinweis „Teil einer Bündelpackung"

muss aus dem Lieferschein erkennbar sein. Ebenso sollte der Lieferschein die sogenannten Defekte ausweisen. Darunter versteht man beim Großhandel bestellte, aber aktuell nicht lieferbare Produkte.

Praxistipp Wenn ein bestelltes Arzneimittel nicht lieferbar ist, überprüfen Sie, ob das Arzneimittel dringend für einen Patienten benötigt wird. Versuchen Sie herauszufinden, ob das Arzneimittel bei einem anderen Großhändler oder Lieferanten verfügbar ist oder ob eventuell andere Packungsgrößen verfügbar sind und sprechen Sie dann den verantwortlichen Apotheker an, wann und in welcher Form das Arzneimittel zur Verfügung stehen kann.

Handelt es sich um ein nicht lieferbares Rabatt-Arzneimittel, kann der Apotheker grundsätzlich auf ein Nicht-Rabatt-Präparat ausweichen. Allerdings muss er nachweisen, dass ein rabattbegünstigtes Arzneimittel zum Zeitpunkt der Vorlage der Verordnung vom pharmazeutischen Unternehmer nicht geliefert werden konnte, und auf dem Rezept das entsprechende Sonderkennzeichen für Nichtverfügbarkeit vermerken. Sie können dem Apotheker diese wichtigen Informationen zur Verfügung stellen und somit helfen, eine Retaxation zu vermeiden.

Praxistipp Über längerfristige **Defekte** informieren Sie ebenfalls umgehend Ihre Kollegen, damit bei Nachfragen oder Verordnungen zeitnah reagiert und zum Beispiel mit Ärzten Rücksprache gehalten werden kann.

Bei der Qualitätskontrolle der Ware überprüfen Sie, ob die Angaben auf dem Lieferschein mit der Lieferung übereinstimmen und ob Mängel an der Ware festzustellen sind, die auf den ersten Blick nicht sichtbar waren. Bei Großhandelssendungen treten im Apothekenalltag manchmal **Sachmängel** auf. In diesem Fall entspricht die Ware nicht der vereinbarten Beschaffenheit. Davon abzugrenzen ist der **Rechtsmangel:** Die Ware gehört einem Dritten und der Verkäufer ist nicht berechtigt, das Eigentumsrecht durch den Verkauf an den Käufer zu übertragen. Das kommt in der Apotheke aber sehr selten vor.

Bei der **Mängelprüfung** unterscheiden Juristen, ob zwei Kaufleute – zum Beispiel Hersteller oder Großhändler und Apotheker – einen Kaufvertrag miteinander geschlossen haben oder ein Kaufmann und ein Nichtkaufmann – Apotheker mit Patient. Die soge-nannten versteckten Mängel müssen im Fall, dass zwei Kaufleute den Vertrag geschlossen haben, wegen des Anspruchs der Gewährleistungspflicht unverzüglich nach Erkennen an den Verkäufer gemeldet werden und nicht wie bei einem Vertrag zwischen Kaufmann und Nichtkaufmann lediglich innerhalb der Gewährleistungsfrist; bei dieser Mängelmeldung spricht man von der Rügepflicht des Käufers. Die Gewährleistungspflicht und die damit verbundenen Gewährleistungsfristen für den Käufer beziehungsweise Verjährungsfristen für den Verkäufer sind im § 438 des Bürgerlichen Gesetzbuchs (BGB) geregelt und gelten verbindlich immer dann, wenn mindestens einer der Geschäftspartner eine Privatperson ist. Sind beide Geschäftspartner Kaufleute, können sie vertraglich eine Verkürzung der Gewährleistungsfrist vereinbaren. Auch im Fall von arglistig verschwiegenen Mängeln muss der Käufer das Entdecken unverzüglich anzeigen. Ein solcher Mangel kann unabhängig der Gewährleistungsfristen innerhalb von drei Jahren geltend gemacht werden. Um rechtlich auf der sicheren Seite zu sein, sollten Sie Mängelrügen am besten schriftlich anzeigen.

Bei mangelhafter Warenlieferung hat der Käufer folgende Rechtsansprüche:
- Vorrangiges Recht – dazu zählen Nacherfüllung (Nachbesserung oder Neulieferung) und Schadensersatz.
- Nachrangiges Recht – dies greift erst, wenn zum Beispiel der Verkäufer eine Nacherfüllung ablehnt oder zwei Nacherfüllungsversuche gescheitert sind. Dies können Schadensersatz, Minderung des Kaufpreises oder der Rücktritt vom Vertrag sein.

Am häufigsten werden Sie in der Apotheke eine **Reklamation** gegenüber dem Großhandel bearbeiten. Im Regelfall erhalten Sie mit dem Lieferschein auch einen Retourenbeleg, auf dem Sie die Gründe für die Reklamation direkt während der Wareneingangsbearbeitung händisch eintragen können. Sollten Sie zu einem späteren Zeitpunkt eine Retoure vornehmen wollen, können Sie das Retourenprogramm Ihres Warenwirtschaftssystems nutzen. Hierbei sollten Sie sich allerdings im Vorfeld informieren, wie die Konditionen der Retourenbearbeitung Ihres Großhandels sind. Während Retouren im Zusammenhang der Wareneingangsbearbeitung ohne Abzüge durch den Großhandel möglich sind, werden bei einer späteren Retournierung unter Umständen nur Teilbeträge des Warenwertes erstattet.

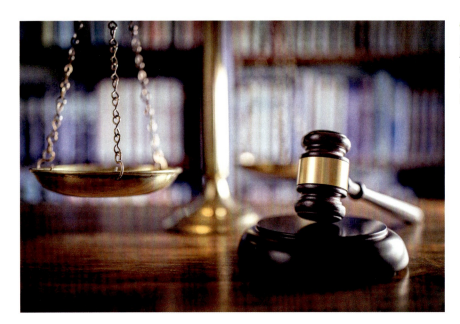

Abb. 4.4 Bei der Mängelrüge unterscheiden Juristen, ob Verträge zwischen Kaufleuten oder Nicht-Kaufleuten geschlossen wurden.

> **Mängelrüge gegenüber dem Großhandel**
> Wenn bei der Kontrolle der Warenlieferung des Großhandels Mängel auffallen, so werden diese einfach auf dem Lieferscheindoppel oder dem sogenannten Retourenbeleg (Retourenschein) eingetragen. Dabei werden häufig Abkürzungen verwendet wie zum Beispiel:
> A: Aufnahmefehler
> D: Preisdifferenz
> G: Geliefert, aber nicht berechnet, Ware zurück
> P: Packungen beschädigt
> V: Verfalldatum
> B: Bestellfehler
> F: Fehlender, aber berechneter Artikel
> L: Lagerfehler
> R: Rückruf vom Hersteller
> Außerdem muss der Beleg unterschrieben und mit einem Datum ausgezeichnet werden.
> Bei der nächsten Anlieferung durch den Großhandel geben Sie dem Lieferanten den Retourenbeleg und eventuell die dazugehörige Ware in einer verschlossenen Wanne mit. Lassen Sie sich die Rücknahme vom Boten quittieren. Achten Sie darauf, dass der Retourenbeleg, ähnlich wie bei der Anlieferung durch den Großhandel der Lieferschein, aus der Wanne hängt. Damit erleichtern Sie den Mitarbeitern des Großhandels die Bearbeitung.

Sollten Sie eine **Retoure** vorgenommen haben, denken Sie daran, den entsprechenden Artikel bei der nächsten Bestellung erneut zu berücksichtigen. In vielen Warenwirtschaftsprogrammen ist die Übernahme retournierter und deshalb nicht verbuchter Artikel in den nächsten Bestellkorb bereits automatisiert.

Die Überprüfung der ausreichenden **Haltbarkeit** der Ware ist ein weiteres Prüfkriterium. In der Regel sind Arzneimittel drei bis fünf Jahre nach Herstellung haltbar. Der Hersteller kennzeichnet sein Produkt mit einem Verfalldatum. Das heißt, der Hersteller garantiert die volle Wirksamkeit seiner Arzneimittel bei korrekter Lagerung bis zum Ablauf dieser Frist. Das ist eine sehr sinnvolle Regelung, da der Verbraucher bei vielen Wirkstoffen nicht feststellen kann, ob er sich zum Beispiel zersetzt hat, wenn das Arzneimittel über seine Frist hinaus längere Zeit gelagert wurde.

> **Verfalldatum und Mindesthaltbarkeitsdatum**
> Arzneimittel und Medizinprodukte werden mit einem **Verfalldatum** gekennzeichnet, weil die Überprüfung der Qualität nicht mit den fünf Sinnen zu erfassen ist. Bei Lebensmitteln hingegen gibt es ein **Mindesthaltbarkeitsdatum.** Das bedeutet, dass die Produkte am besten bis zu diesem Datum verzehrt werden sollen. Verbraucher können jedoch ohne spezielle Kenntnisse durch Anschauen (verschimmeltes Obst), Riechen oder Schmecken (saure Milch) eine Verschlechterung der Qualität gut abschätzen.

Aber es gibt auch Ausnahmen hinsichtlich der durchschnittlichen Haltbarkeitsdauer, beispielsweise bei Impfstoffen, die nur eine relativ kurze Laufzeit – häufig 12 bis 18 Monate – haben. Der Hersteller ist durch das Arzneimittelgesetz (AMG) verpflichtet, alle seine Arzneimittel mit einem Verfalldatum zu kennzeichnen. Die Abgabe von abgelaufenen Arzneimitteln ist der Apotheke nach AMG ausdrücklich untersagt. Hier haben Sie als PKA eine große Verantwortung für das Warenlager.

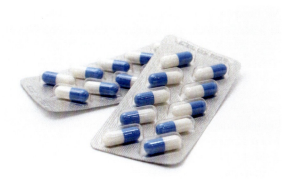

Abb. 4.5 Hersteller sind per Gesetz verpflichtet, alle ihre Medikamente mit einem Verfalldatum zu versehen.

Übrigens unterliegen auch Chemikalien, Medizinprodukte, Kosmetika und Lebensmittel Haltbarkeitsfristen und sollten deshalb ebenfalls in das Verfalldatenprogramm des Warenwirtschaftsprogramms eingepflegt werden.

Beim Verbuchen der Warensendung werden die **Verfalldaten** automatisch durch das Warenwirtschaftssystem abgefragt und damit erfasst. Durch diese Eingabe ist es auch relativ einfach, regelmäßig das Lager auf Ladenhüter zu durchforsten und diese bei einer Restlaufzeit von mindestens zwölf Monaten als Retoure an den Großhandel zurückzusenden. Dank der Warenwirtschaftssysteme besteht die Möglichkeit, für einen Artikel mehrere Verfalldaten einzupflegen, bei POS-basierter Warenwirtschaft (▶ Kap. 5.7.1) sogar einzelne Artikel speziell zu überwachen. Kommissionierautomaten, die inzwischen auch in vielen Apotheken Einzug gehalten haben, lassen sich ebenfalls so programmieren, dass sie Präparate beim Unterschreiten festgelegter Verfalldaten automatisch auswerfen.

> **Praxistipp** Eine ordentliche Verfalldateneingabe zahlt sich aus, weil dank verschiedener Auswertungsprogramme des Warenwirtschaftsprogramms Artikel mit kritischen Laufzeiten effektiv aufgelistet werden können. Das spart Zeit und Geld!

Das Verfalldatum wird in der Regel nach Monat und Jahr über die Tastatur eingegeben (zum Beispiel 12.21 für Dezember 2021). Auf längere Sicht dürfte es in den Strichcode integriert werden – die dann komfortabelste Lösung für die Apotheke.

Gewöhnlich erfolgen das Verbuchen der Artikel und der Eintrag des Verfalldatums in einem Arbeitsgang. Beim Verbuchen der Sendung werden noch die Lieferschein- bzw. Rechnungsnummer und das Datum eingepflegt. Das Warenwirtschaftsprogramm berechnet und aktualisiert dann die neuen Warenbestände. Die Ware ist in den Bestand übernommen.

> **Chargenbezeichnung**
> Eine weitere wichtige Information auf dem Umkarton ist die Chargennummer beziehungsweise die Chargenbezeichnung. Aus dieser lassen sich das genaue Herstellungsdatum, die Laufzeit des Produkts und das Alter der Packung bestimmen. Dafür gibt es den sogenannten Chargenschlüssel, den man entweder beim Hersteller direkt abfragen oder in „Schwendinger: Haltbarkeits- und Herstellungsdaten deutscher Arzneimittel", erscheint jährlich aktualisiert im Deutschen Apotheker Verlag, nachschlagen kann. Im Folgenden ein Auszug aus dem Werk:
> Beispiel zur Darstellung einer Chargenbezeichnung:
>
> | 1 | 2 | 3 | 4 | 5 | * |
> |---|---|---|---|---|---|
> | F | Jahr der Herstellung (Einer) | F | Monat der Herstellung (Zehner) | Monat der Herstellung (Einer) | ** |
>
> * Stelle in der Chargenbezeichnung, ** Bedeutung der Stellen
>
> Für die **Entschlüsselung der Chargenbezeichnung** in diesem Beispiel ist folgendermaßen vorzugehen: Die 1. und die 3. Stelle in der Chargenbezeichnung (mit F gekennzeichnet) haben lediglich firmeninterne Bedeutung. Die 2. Stelle gibt das Jahr der Herstellung und die 4. und 5. Stelle den Monat der Herstellung an. Fände man also beispielsweise bei einer Firma mit dieser Angabe die Chargenbezeichnung **47206**, würde dies bedeuten, dass dieses Fertigarzneimittel im **Juni 2017** hergestellt wurde.

4.2 Besonderheiten beim Wareneingang

Während in ▶ Kap. 4.1 zunächst die kaufmännische Überprüfung und das Verbuchen der Ware im Vordergrund stand, geht es im Folgenden um besondere pharmazeutische oder apothekentypische Aspekte.

Die Artikelvielfalt, die über Warensendungen jeden Tag in die Apotheke gelangt, ist groß. Neben Arzneimitteln und Medizinprodukten werden Sie häufig zum Beispiel auch Kosmetika, Lebensmittel, Chemikalien und Ausgangsstoffe zur Herstellung von Rezepturen, Biozide und sogar Bücher finden. Bei den jeweiligen Produktgruppen sind unterschiedliche Besonderheiten zu beachten, die in den folgenden Absätzen genauer vorgestellt werden. Zunächst werden die Arzneimittel betrachtet: Neben Humanarzneimitteln werden auch Tierarzneimittel in der Apotheke bestellt. Einige Arzneimittel, die in Deutschland nicht erhältlich sind, können importiert werden. Für Arzneimittel, die aus Blut hergestellt werden, sowie Arzneimittel, die Wirkstoffe enthalten, welche in der Schwangerschaft das ungeborene Leben massiv schädigen können, sind ebenfalls einige Besonderheiten zu beachten. Bei Betäubungsmitteln hat sich der Gesetzgeber dazu entschlossen, spezielle Lieferscheine vorzuschreiben. Und wenn Sie einen Rezepturausgangsstoff in Ihrer Lieferung finden, gibt es ebenfalls einiges zu berücksichtigen.

4.2.1 Arzneimittel und apothekenpflichtige Medizinprodukte

Arzneimittel sind Waren besonderer Art. Sie sollen die Gesundheit wiederherstellen, erhalten oder zumindest bei einer chronischen Erkrankung einer Verschlechterung entgegenwirken. Alle am Versorgungsprozess mit Arzneimitteln Beteiligten tragen ihren Teil zur Arzneimittelsicherheit bei. Die Hersteller der Wirkstoffe und der Arzneimittel sowie die Hersteller von Medizinprodukten betreiben eine aufwendige Qualitätssicherung. Diese Maßnahmen sind zum Schutz der Patienten gesetzlich im AMG und im Medizinprodukterecht vorgeschrieben. Auch die Apotheke ist ein Baustein in diesem Sicherheitsnetz. Nach § 12 ApBetrO sind in der Apotheke regelmäßig Stichproben zu ziehen, um eine Qualitätsprüfung der Arzneimittel und apothekenpflichtigen Medizinprodukte durchzuführen. Üblicherweise wird in jeder Apotheke jeden Tag ein Produkt geprüft und das Ergebnis der Prüfung dokumentiert. Dabei werden sowohl neu eingetroffene Waren vom Großhandel überprüft als auch schon in der Apotheke befindliche, da sich manche Mängel erst nach längerer Liegedauer zeigen. In der ○ Abb. 4.6 sehen Sie ein solches **Prüfprotokoll**, in das folgende Angaben einzutragen sind:

- Prüfdatum,
- Name des geprüften Produkts, Darreichungsform und Chargenbezeichnung,
- Name und Anschrift des Herstellers,
- Ergebnis der Prüfung, die durch Apotheker oder PTA vorgenommen wird,
- Unterschrift des verantwortlichen Apothekers.

Als PKA können Sie die Dokumentation vorbereiten, indem Sie ein Produkt auswählen und bereits die ersten beiden Punkte der obigen Aufzählung eintragen. Geben Sie es dann an den zuständigen Mitarbeiter in der Apotheke weiter.

Sollte bei der Prüfung ein Qualitätsmangel entdeckt werden, so wird der verantwortliche Apotheker eine Meldung an die Arzneimittelkommission der Deutschen Apo-

Prüfprotokoll für Fertigarzneimittel und Medizinprodukte
gemäß § 12 ApBetrO

Prüfdatum	Bezeichnung der Fertigarzneimittel oder Medizinprodukte	Darreichungsform*	Hersteller/ pharmazeutischer Unternehmer	Chargenbezeichnung oder Herstellungsdatum	Ergebnisse 1) Übereinstimmung Verpackung/Inhalt** 2) Organoleptisch feststellbare Qualitätsmängel***	Namenszeichen des Apothekers
25. 7. 17	Spalt Schmerztabletten	Tbl.	Pfizer	11/2016	1) entspr. 2) entspr.	As
26. 7. 17	Nyda gegen Läuse und Nissen	Pumplösung (MP)	G. Pohl-Boskamp	1/2017	1) entspr. 2) entspr.	As
					1) 2)	
					1) 2)	
					1) 2)	
					1) 2)	
					1) 2)	
					1) 2)	

* Kann bei Medizinprodukten entfallen ** Verwechslungen, falsche Kennzeichnung? *** Sehen, Geruch (Geschmack), Tasten?
Falls Mängel festgestellt werden: Spezifikation über APV-Prüfprotokoll (beim DAV erhältlich) empfehlenswert; sonst ggf. mehrere „Ergebnisse"-Felder benutzen

○ **Abb. 4.6** Dokumentation der Prüfung von Fertigarzneimitteln und apothekenpflichtigen Medizinprodukten in der Apotheke

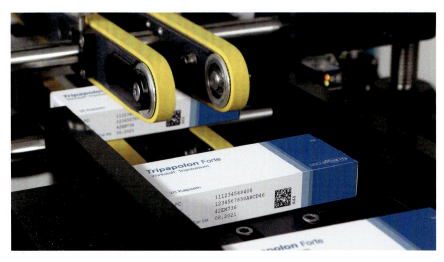

Abb. 4.7 Packung mit einem Data-Matrix-Code an der Seite

theker (AMK) machen und Sie bitten, das entsprechende Produkt unter Quarantäne zu lagern (▶ Kap. 5.5.4).

Arzneimittelfälschungen

Seit einigen Jahren nimmt die Zahl an gefälschten Arzneimitteln, die im Warenkreislauf auftauchen, zu. Um die Arzneimittelsicherheit zu steigern und die Zahl der Fälschungen auf dem Markt zu reduzieren, hat die Europäische Union eine Richtlinie zum Schutz vor Arzneimittelfälschungen verabschiedet. Um die technischen und organisatorischen Forderungen der Richtlinie zu erfüllen, wurde **SecurPharm** gegründet. Das Unternehmen hat die Aufgabe, ein System zu entwickeln, mit dem ab dem 9. Februar 2019 in allen Apotheken jede Arzneimittelpackung authentifiziert werden kann. Geplant ist, dass die Hersteller jede Packung mit einem Data-Matrix-Code versehen. Dieser Code ist mit dem individuellen Fingerabdruck des Menschen vergleichbar. Jede einzelne Packung ist einmalig und eindeutig identifizierbar. Der Weg der Packung vom Hersteller über Lieferanten und Händler bis hin zur Apotheke ist damit vollkommen transparent. Weitere Informationen zu SecurPharm finden Sie im ▶ Kap. 3.1.3 und unter www.securpharm.de.
Falls Ihnen beim Bearbeiten der Warensendung etwas auffällt, Ihnen eine Verpackung oder beim Überprüfen eines Fertigarzneimittels zum Beispiel der Blister verändert scheint, besprechen Sie das umgehend mit einem Apotheker. Er wird über das weitere Vorgehen entscheiden. Im Zweifel kann man beim Hersteller selbst anrufen und schlussendlich wird ein Qualitätsmangel an die Arzneimittelkommission der Deutschen Apotheker (AMK) gemeldet (▶ Kap. 10.14).

Aber nicht nur SecurPharm macht sich Gedanken über eine gute Nachverfolgbarkeit von Arzneimitteln, auch in der Apothekenbetriebsordnung (ApBetrO) ist das Thema berücksichtigt. So muss nach § 17 (6c) ApBetrO die Weitergabe eines Arzneimittels oder eines Medizinprodukts von Apotheke zu Apotheke – also im Falle des kollegialen Aushelfens auch von der Hauptapotheke zur Filiale und umgekehrt, im Rahmen eines Einkaufsverbundes oder beim Bezug von Zytostatika-Zubereitungen von einer Zytostatika-herstellenden Apotheke – dokumentiert werden (◘ Abb. 4.8). Als PKA können Sie die Dokumentation unterschriftsreif vorbereiten. Folgende Angaben sind vorgeschrieben:

- Bezeichnung und Menge des Arzneimittels,
- Chargenbezeichnung,
- Datum von Erwerb und Abgabe,
- Name und Anschrift des Empfängers im Fall der Abgabe,
- Name und Anschrift des Liefernden im Fall des Erwerbs.

Unterschrieben werden muss der Vorgang durch einen Apotheker.

Kühlware

Einige Wirkstoffe sind wärmeempfindlich, weshalb Arzneimittel, die diese Wirkstoffe enthalten, kühl gelagert werden müssen. Kühl bedeutet eine Lagertemperatur zwischen +2 °C und +8 °C. Während einige Arzneimittel durchgängig kühl gelagert werden müssen – typische Beispiele sind Impfstoffe und Immunsera – gibt es auch Arzneimittel, die zwar kühl gelagert werden sollen, deren Qualität aber durch eine kurzfristige Unterbrechung der Kühlung keinen Schaden nimmt. Dazu zählt beispielsweise Insulin. Darf die Kühlung nicht unterbrochen werden, spricht man von einer **Kühlkette**. In ◘ Tab. 4.2 finden Sie einige Arzneimittelbeispiele, die kühl zu lagern sind.

Der Großhandel liefert in der Regel alle kühl zu lagernden Arzneimittel inzwischen in einer Styropor- oder speziellen Kühlbox an.

Arzneimittelverkehr zwischen Apotheken
Dokumentation gemäß § 17 Abs. 6c ApBetrO

Lfd. Nummer des Blatts: _____

Genaue Bezeichnung des Arzneimittels und Menge	Chargenbezeichnung	Datum des Erwerbs oder der Abgabe	Bei Abgabe: Name und Anschrift der Empfänger-Apotheke	Bei Erwerb: Name und Anschrift der Liefer-Apotheke	Ausnahmetatbestand nach § 17 Abs. 6c ApBetrO erfüllt, Namenszeichen	
10 Filmtabl. Zevofloxacin Actavis 500 mg	123 ABC 00	Erw. 27.7.17		Nachbarapotheke Nachbarstr. 1 00000 Nachbarort	Notfall	AS

Deutscher Apotheker Verlag, Vordruck 121400204/2012

Abb. 4.8 Dokumentationsbogen für aus anderen Apotheken erworbene Arzneimittel

 Praxistipp Räumen Sie Kühlware sofort nach Eintreffen in der Apotheke in den Kühlschrank. Am besten haben Sie zum Einräumen der Ware, die Sie noch nicht weiter bearbeitet haben, eine speziell dafür frei gehaltene Schublade oder eine Box im Kühlschrank, sodass Sie beim Prüfen von Verfalldatum, zur Dokumentation von Charge oder ähnlichem gleich Zugriff darauf haben und vermieden wird, dass das noch nicht geprüfte Produkt versehentlich von einem Ihrer Kollegen abgegeben wird. Nach Abschluss der Bearbeitung der Lieferung sortieren Sie die betroffenen Produkte dann in die richtigen Fächer des Kühlschrankes ein.

 Praxistipp Halten Sie stets einige gekühlte Akkus und Boxen/Taschen für den Kühltransport bereit.

Falls Sie beispielsweise einen Impfstoff an eine Arztpraxis ausliefern, verwenden Sie bitte ebenfalls eine **Kühlbox**. Kühlkettenpflichte Arzneimittel (dazu zählt die überwiegende Zahl der Biologicals, also mittels gentechnisch veränderten Zellen hergestellte Arzneimittel), die an Patienten der Apotheke abgegeben werden, gehören ebenfalls in eine Kühltasche oder -box.

Leider ist die Kennzeichnung der kühlkettenpflichtigen Präparate europaweit nicht einheitlich geregelt. Normalerweise werden Arzneimittel für Deutschland beim BfArM zugelassen. Im Rahmen der Zulassung müssen die Hersteller gegenüber dem BfArM auch erklären, ob das Arzneimittel im Kühlschrank gelagert werden muss oder ob sogar während des Transports eine Kühlung zwingend notwendig ist. Diese Arzneimittel tragen dann den Hinweis „**Kühlkette**". Einige Arzneimittel für seltenere Erkrankungen und die sogenannten Biologicals werden inzwischen jedoch über die Europäische Arzneimittelagentur (EMA kurz für European Medicines Agency) zugelassen. Bei der EMA gibt es etwas abweichende Angaben zur Kühlung. Sie werden deshalb bei den europaweit zugelassenen Arzneimitteln fast ausschließlich den Hinweis „**im Kühlschrank lagern**" finden und dennoch muss das Arzneimittel auch während des Transports gekühlt werden. Vielen Herstellern ist das Problem bewusst und sie lassen deshalb in den Stammdaten den Begriff „Kühlkette" eintragen (Abb. 4.10). Logistikunternehmen der

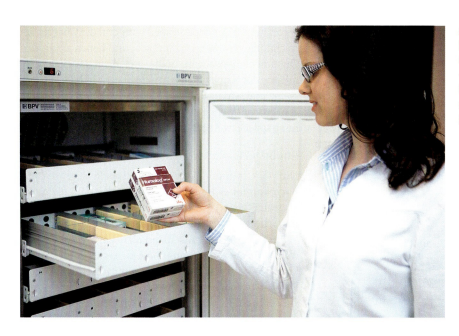

○ **Abb. 4.9** Kühl zu lagernde Arzneimittel – wie beispielsweise Insulin – gehören nach dem Eingang in der Apotheke unverzüglich in den Kühlschrank.

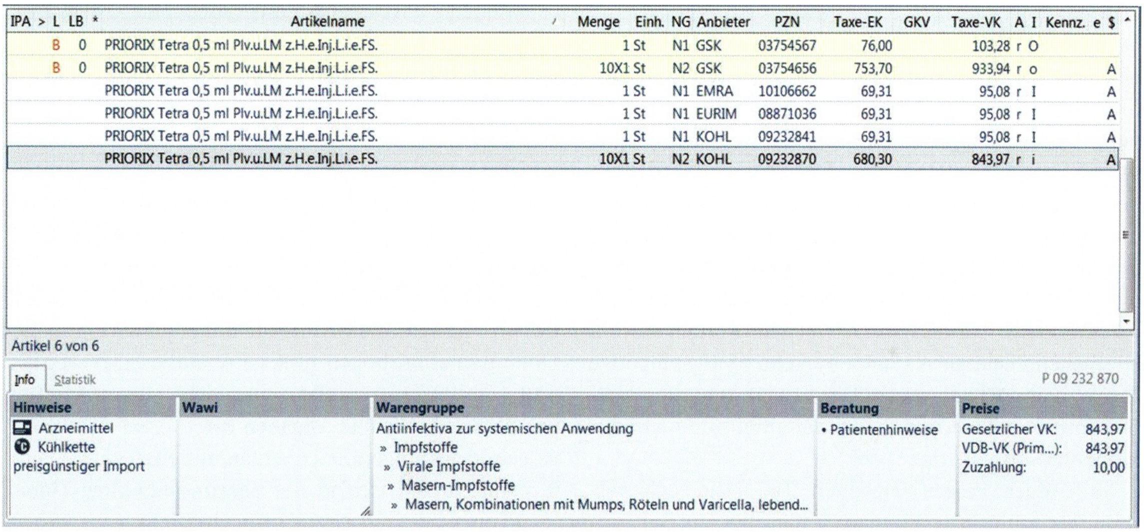

○ **Abb. 4.10** In den Stammdaten vieler Präparate, die kühl zu transportieren sind, finden Sie den Hinweis „Kühlkette".

Tab. 4.2 Beispiele für kühl zu lagernde Arzneimittel

Arzneimittel	Arzneimittelgruppe	Kühlkette	Kühl lagern	Lagerung bei Raumtemperatur
Rhesonativ®	Immunserum	X		
Insulin	Antidiabetikum		X	Die Kartusche, die im Gebrauch ist, muss nicht im Kühlschrank gelagert werden.
NuvaRing®	Kontrazeptivum zur lokalen Anwendung		X	Die Patientin kann das Arzneimittel zu Hause bei Raumtemperatur lagern.
Humira®	Immunsuppressivum	X		

Pharmaindustrie und der Großhandel sind inzwischen dazu übergegangen, der Einfachheit halber alle Präparate, die im Kühlschrank gelagert werden müssen, wie kühlkettenpflichtige Arzneimittel zu behandeln und liefern die Produkte in Kühlboxen an. An den Patienten hingegen darf Insulin für den Transport von der Apotheke nach Hause ohne Kühlakku abgegeben werden – vorausgesetzt, es ist nicht gerade Hochsommer und der Patient hat einen weiten Weg nach Hause. Vielfach bringen die Patienten geeignete Taschen mit.

> **Praxistipp** Markieren Sie bei Arzneimitteln, die Sie stets im Warenbestand vorrätig haben, die Platzhalter, damit jeder in der Apotheke sofort erkennen kann, dass es sich um ein kühlkettenpflichtiges Präparat handelt.

Tierarzneimittel

Da in Deutschland Tierärzte das Dispensierrecht haben, also aus ihrer sogenannten tierärztlichen Hausapotheke heraus die von ihnen behandelten Tiere mit Arzneimitteln versorgen dürfen, sind tierärztliche Rezepte in der Apotheke relativ selten. Der Erwerb und die Belieferung eines solchen Rezeptes mit einem verschreibungspflichtigen Tierarzneimittel müssen dokumentiert werden. In der Regel erhalten Sie vom Großhandel einen separaten Lieferschein über den Bezug von Tierarzneimitteln. Auf diesem Lieferschein werden sowohl apothekenpflichtige als auch verschreibungspflichtige Tierarzneimittel aufgelistet. Der Erwerb und die Abgabe apothekenpflichtiger Tierarzneimittel sind nicht dokumentationspflichtig.

In einigen Fällen verordnen Tierärzte auch verschreibungspflichtige Humanarzneimittel zur Behandlung von Tieren. Hier spricht man von „umgewidmeten" Arzneimitteln. In diesem Fall ist nur die Abgabe dokumentationspflichtig.

In der o Abb. 4.11 ist ein **verschreibungspflichtiges Tierarzneimittel** für die Versorgung eines Tieres dokumentiert. Sie können die Dokumentation komplett durchführen. Folgende Angaben sind nach § 19 ApBetrO vorgeschrieben:
- Bezeichnung und Menge des Tierarzneimittels,
- Chargenbezeichnung,
- Lieferant,
- Datum des Erwerbs.

Der dazugehörige Lieferschein (oder Warenbegleitschein, Rechnung) muss, wie der Dokumentationsbogen selbst, fünf Jahre aufbewahrt werden. Zur Dokumentation der Abgabe fertigen Sie am besten eine Kopie des Rezeptes an, auf der das Abgabedatum und die Chargenbezeichnung vermerkt sein müssen, und heften sie an den Dokumentationsbogen. Sollte dies nicht möglich sein, müssen der Name und die Anschrift des Tierhalters sowie Name und Anschrift des verschreibenden Tierarztes, die abgegebene Menge des Arzneimittels, Chargenbezeichnung sowie das Abgabedatum notiert werden.

Importierte Arzneimittel

Die Wirkstoff- und Arzneimittelauswahl ist groß. Dennoch kommt es immer mal wieder vor, dass für einen Patienten ein spezielles Arzneimittel aus dem Ausland importiert werden muss. Meistens handelt es sich um Wirkstoffe, die in Deutschland nicht zugelassen sind. In welchen Fällen der Import eines Arzneimittels überhaupt möglich ist, ist im Arzneimittelgesetz geregelt. Dabei spielen pharmakologische und galenische Kriterien eine Rolle. Außerdem wird in dem Gesetz unterschieden, ob es sich um ein Arzneimittel aus einem Mitgliedsstaat der Europäischen Union (EU) bzw. des Europäischen Wirtschaftsraums (EU plus Norwegen, Irland und Liechtenstein), kurz EWR, oder einem sogenannten Drittstaat handelt. Für verschreibungspflichtige Arzneimittel muss der Patient unabhängig von der Herkunft des Arzneimittels eine ärztliche Verordnung vorlegen. Bei nicht verschreibungspflichtigen Arzneimitteln, zum Beispiel einem Homöopathikum, benötigt der Patient für ein Präparat aus der EU oder dem EWR keine ärztliche Verordnung.

Sowohl der Erwerb als auch die Abgabe von importierten Arzneimitteln müssen dokumentiert und der Dokumentationsbogen fünf Jahre aufbewahrt werden. § 18 ApBetrO schreibt für die Dokumentation (o Abb. 4.13) folgende Angaben vor:
- Name des eingeführten Arzneimittels,
- Name und Anschrift des pharmazeutischen Unternehmers, der das Arzneimittel herstellt,
- Name und Anschrift des Importeurs,
- Name und Anschrift der Person, für die das Arzneimittel bestimmt ist,
- sofern ein Rezept vorgeschrieben ist, Name und Anschrift des verschreibenden Arztes oder Tierarztes,
- Datum der Bestellung und Abgabedatum,
- besondere Hinweise, die bei der Abgabe dieses Arzneimittels durch den Apotheker gegeben werden, sowie das Namenszeichen des Apothekers, der für die Abgabe des Arzneimittels verantwortlich ist.

Bis auf den letzten Punkt der Aufzählung, die besonderen Hinweise zur Abgabe und das Namenszeichen des Apothekers, der für die Abgabe verantwortlich ist, können Sie als PKA die komplette Dokumentation vorbereiten. Am besten legen Sie den Dokumentationsbogen gleich an dem Tag an, an dem Sie das Importarzneimittel beim Im-

Besonderheiten beim Wareneingang

Erwerb und Abgabe verschreibungspflichtiger Tierarzneimittel
Dokumentation gemäß § 19 ApBetrO

Erwerb[1] von verschreibungspflichtigen Tierarzneimitteln

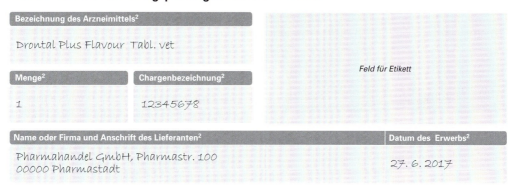

Zur Dokumentation ist eine Rechnung, ein Lieferschein oder ein Warenbegleitschein diesem Vordruck anzuheften.

Abgabe[3] von verschreibungspflichtigen Arzneimitteln zur Anwendung bei Tieren[4]:

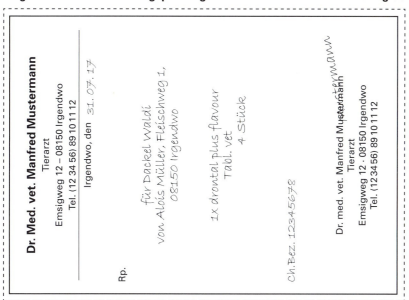

[1] Der Erwerb und somit Bestand von verschreibungspflichtigen Humanarzneimitteln, die auch bei Tieren zur Anwendung kommen, muss dem Regelungszweck der Verordnung nach nicht erfasst werden; ihre Zweckbestimmung steht zum Zeitpunkt des Erwerbs noch nicht fest.

[2] Nur auszufüllen, wenn die Angaben nicht aus dem angehefteten Lieferschein oder dem Etikett ersichtlich sind.

[3] Verschreibungspflichtige Arzneimittel, die zur Anwendung bei Tieren, die der Gewinnung von Lebensmitteln dienen, bestimmt sind, dürfen nur auf eine Verschreibung, die in zweifacher Ausfertigung vorgelegt wird, abgegeben werden. Das Original der Verschreibung ist für den Tierhalter bestimmt, die Durchschrift verbleibt in der Apotheke. Auf dem Original ist die Chargenbezeichnung des abgegebenen Arzneimittels anzugeben; soweit es nicht in Chargen in den Verkehr gebracht wird und ein Herstellungsdatum trägt, ist dieses anzugeben.

[4] Bei Abgabe an einen Tierarzt – ohne dass eine schriftliche Verschreibung vorliegt – sind die notwendigen Angaben einzutragen.

○ **Abb. 4.11** Dokumentation von Tierarzneimitteln laut § 19 ApBetrO

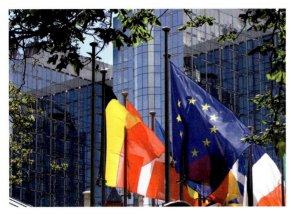

Abb. 4.12 Sofern nicht verschreibungspflichtige Arzneimittel aus einem EU-Land importiert werden, benötigt der Patient dafür keine ärztliche Verordnung.

porteur bestellen, und heften das Rezept und die Abholnummer für den Patienten an. So haben Sie bei jedem weiteren Arbeitsschritt mit dem Importarzneimittel immer gleich alle notwendigen Unterlagen zur Hand.

Arzneimittel aus Blutbestandteilen

Der Erwerb und die Abgabe von Arzneimitteln, die aus Blutbestandteilen hergestellt werden, müssen dokumentiert werden. Beispiele für dokumentationspflichtige Blutprodukte sind:

- Blutzubereitungen wie Humanalbumin oder Fibrinkleber,
- Sera aus menschlichem Blut (zum Beispiel Immunglobuline gegen Wundstarrkrampf oder Röteln),
- gentechnisch hergestellte Plasmaproteine zur Behandlung von Blutgerinnungsstörungen (zum Beispiel Gerinnungsfaktoren VIII oder IX).

Der Grund für die Dokumentationspflicht hängt mit den besonderen Risiken zusammen, die mit der Übertragung von Krankheiten durch Blut bestehen. Insbesondere Infektionskrankheiten wie AIDS und Hepatitis machen eine lückenlose Dokumentationskette erforderlich, um in einem Verdachtsfall schnell und gezielt behandelte Patienten identifizieren und, falls notwendig, entsprechende Maßnahmen einleiten zu können. Auch wenn heute alle Blutspenden auf mögliche Infektionen untersucht werden müssen, bleibt ein minimales Restrisiko bestehen. Für einen möglichst optimalen Verbraucherschutz wurde deshalb das Transfusionsgesetz (TFG) erlassen. Dort ist auch geregelt, dass die Dokumentationsunterlagen 30 Jahre aufbewahrt werden müssen (o Abb. 4.14). In § 17 der Apothekenbetriebsordnung finden Sie die notwendigen Angaben zur Dokumentation:

- Bezeichnung des Arzneimittels, seine Chargenbezeichnung und die bestellte Menge,
- Datum des Erwerbs,

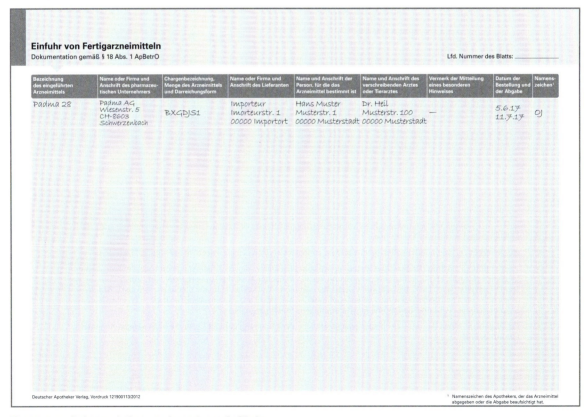

Abb. 4.13 Dokumentation von Importarzneimitteln

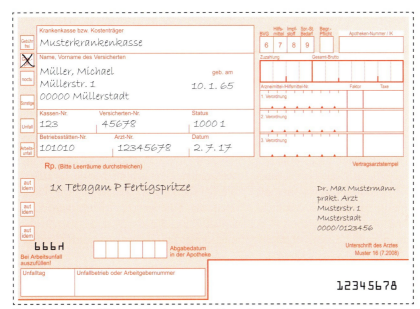

○ **Abb. 4.14** Dokumentation von Arzneimitteln aus Blutbestandteilen

- Name und Anschrift des Lieferanten,
- Name und Anschrift des verschreibenden Arztes,
- Name und Anschrift des Patienten, für den das Arzneimittel bestimmt ist, oder der Hinweis „Sprechstundenbedarf",
- Datum der Abgabe.

Auch diese Dokumentation können Sie als PKA eigenständig übernehmen.

Arzneimittel mit Thalidomid, Lenalidomid oder Pomalidomid

Bei der Einnahme von Arzneimitteln können unerwünschte Arzneimittelwirkungen auftreten. Sehr häufig handelt es sich dabei um Nebenwirkungen wie zum Beispiel Magenbeschwerden, Müdigkeit, Hautausschlag oder Ähnliches, die nach Absetzen des Arzneimittels in der Regel schnell wieder verschwinden. In einigen Fällen hat man aber festgestellt, dass Wirkstoffe, wenn sie von Schwangeren eingenommen werden, das ungeborene Leben massiv schädigen können. Diese Wirkstoffe haben sogenannte teratogene oder fetotoxische Wirkungen.

Bei der Zulassung eines Arzneimittels kann das Bundesinstitut für Arzneimittel und Medizinprodukte (BfArM) bei besonders kritischen Nebenwirkungen zur Auflage machen, dass spezielle Sicherheitsvorschriften beachtet werden müssen. Dies ist bei Arzneimitteln, die Thalidomid, Lenalidomid oder Pomalidomid enthalten, der Fall. Bei der Verordnung dieser Arzneimittel muss der Arzt ein spezielles Rezeptformular – das sogenannte T-Rezept – verwenden und die Apotheke ist verpflichtet, den Erwerb und die Abgabe dieser Arzneimittel zu dokumentieren. Außerdem muss Teil II des T-Rezeptes innerhalb einer Woche an das BfArM geschickt werden (▶ Kap. 9.1.6). Die Dokumentation können Sie als PKA erledigen. In vielen Apotheken werden entsprechende Präparate direkt auf Vorlage einer Verschreibung durch den Patienten bestellt, sodass Erwerb und Abgabe zeitlich meist zusammenfallen (o Abb. 4.17). Die Apothekenbetriebsordnung listet die Mindestangaben zur Dokumentation auf:

- Bezeichnung des Arzneimittels, seine Chargenbezeichnung und die bestellte Menge,
- Datum des Erwerbs,
- Name und Anschrift des Lieferanten,
- Name und Anschrift des verschreibenden Arztes,
- Name und Anschrift des Patienten, für den das Arzneimittel bestimmt ist,
- Datum der Abgabe.

Zur Dokumentation der Abgabe kann auch eine Kopie von Teil I des T-Rezeptes genutzt werden. Die Unterlagen zur Dokumentation müssen für fünf Jahre aufbewahrt werden.

Betäubungsmittel

Als Betäubungsmittel (BtM) werden Arzneimittel und Wirkstoffe bezeichnet, die bei unsachgemäßer Anwendung eine Abhängigkeit auslösen. Die meisten BtM werden zur Behandlung von massiven Schmerzen eingesetzt (zum Beispiel Morphin-Tabletten, Fentanyl-Pflaster) oder bei psychischen Erkrankungen wie ADHS, der Aufmerksamkeitsdefizit-/Hyperaktivitätsstörung (zum Beispiel Methylphenidat). Wegen ihrer suchterregenden Komponente wird der Betäubungsmittelverkehr weltweit besonders überwacht. Dafür wurde ein internationales Abkommen, dem sich die Mitgliedsstaaten der internationalen Rauschgiftkommission angeschlossen haben, vereinbart. Für den Handel mit Betäubungsmitteln innerhalb Deutschlands gelten die Vorschriften der Betäubungsmittel-Binnenhandelsverordnung (BtMBinHV).

> **Kontrolle des Betäubungsmittelverkehrs**
> Die oberste Aufsichtsbehörde ist in Deutschland die Bundesopiumstelle (BOPSt), die eine Abteilung des Bundesinstituts für Arzneimittel (BfArM) in Bonn ist. Hier laufen alle Informationen zu Einfuhr, Ausfuhr, Herstellung, Verarbeitung und Vertrieb von Betäubungsmitteln zusammen. Das BfArM erteilt auch die Erlaubnis für die Teilnahme am Betäubungsmittelverkehr. Die Apotheke hat eine Sonderstellung: Für den Erwerb, die Verarbeitung und die Abgabe von Betäubungsmitteln aufgrund einer ärztlichen Verschreibung benötigt die Apotheke keine Erlaubnis. Für die Apotheke ist lediglich bei ihrer Eröffnung eine BtM-Nummer (auch BGA-Nummer genannt) beim BfArM zu beantragen.

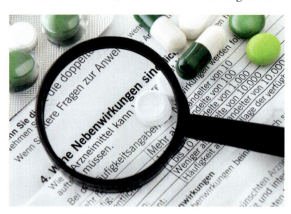

o **Abb. 4.15** Da fetotoxische Arzneistoffe bei Schwangeren verheerende Nebenwirkungen haben, müssen sie besonders dokumentiert werden.

Um eine lückenlose Dokumentation des Betäubungsmittelverkehrs in Deutschland sicherzustellen, werden Abgabe und Empfang gemäß der BtMBinHV auf einem vierteiligen amtlichen Formblatt bestehend aus

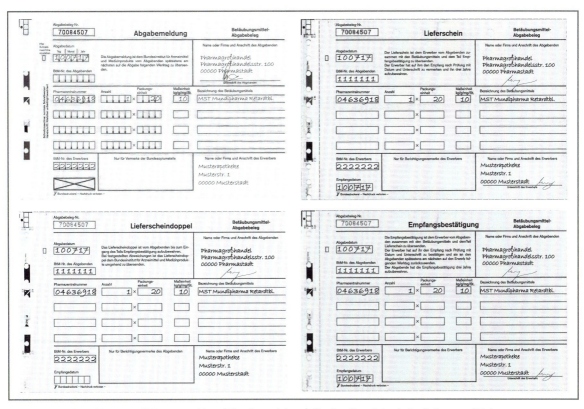

o **Abb. 4.16** Vierteiliges amtliches Formblatt (Abgabemeldung) für den Handel mit Betäubungsmitteln

- Abgabemeldung,
- Empfangsbestätigung,
- Lieferschein und
- Lieferscheindoppel

dokumentiert (o Abb. 4.16).

Das Ordern von Betäubungsmitteln erfolgt im Rahmen der normalen Bestellung über den Großhandel. Allerdings erhalten Sie die Ware nicht in den normalen Lieferwannen, sondern der Bote oder ein Mitarbeiter des Großhandels wird Ihnen in der Apotheke einen separaten Umschlag mit dem darin enthaltenen Betäubungsmittel überreichen. Je nach Großhandel bestätigen Sie dem Boten per Unterschrift, dass der Umschlag abgegeben wurde, oder der Bote wartet, bis jemand in der Apotheke den Umschlag geöffnet und sich von der Korrektheit der Lieferung überzeugt hat. Neben dem Betäubungsmittel befinden sich in dem Umschlag der **Lieferschein** und die **Empfangsbestätigung** des BtM-Abgabebelegs. Ist die Lieferung korrekt erfolgt, wird der Empfang auf der Empfangsbestätigung quittiert und diese zurück an den Großhandel geschickt. Wenn der Bote des Großhandels so lange wartet, kann er sie gleich mitnehmen. Andernfalls erfolgt eine Rücksendung an den Großhandel spätestens am kommenden Arbeitstag. Auch die PKA darf diese Unterschrift leisten – als Beauftragte des Apothekenleiters und unter dessen Verantwortung. Die Übertragung dieser Kompetenz auf die PKA sollte im Vorfeld schriftlich festgelegt werden.

Für die Lieferung eines Betäubungsmittels vom Großhandel an die Apotheke ist es erforderlich, dass der Großhandel den **BtM-Abgabebeleg** ausfüllt. Das vierteilige Formblatt kann mittels Durchschrift ausgefüllt werden. Dafür sollte man einen Kugelschreiber verwenden und beim Eintragen der Angaben auf der Abgabemeldung möglichst fest aufdrücken.

Angaben auf dem BtM-Abgabebeleg

- BtM-Nummer, Name oder Firma und Anschrift des Abgebenden (zum Beispiel des Großhändlers),
- BtM-Nummer, Name oder Firma und Anschrift des Erwerbers (zum Beispiel der Apotheke),
- Pharmazentralnummer für jedes abgegebene BtM,
- Anzahl der Packungseinheiten für jedes abgegebene BtM,
- Packungsgröße (Stück) beziehungsweise Menge als Gewicht (Maßeinheiten in mg, g oder kg) für jedes abgegebene BtM,
- Name des BtM mit Darreichungsform und BtM-Gehalt je abgeteilter Form (es können maximal vier Positionen eingetragen werden),
- Abgabedatum,
- eigenhändige Unterschrift des Abgebenden.

Alle Angaben sind mit Kugelschreiber einzutragen.

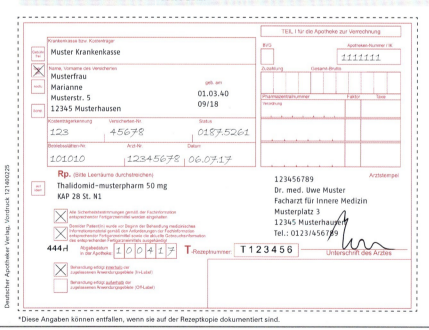

Abb. 4.17 Dokumentation der T-Rezepte

Die Abgabemeldung muss spätestens am folgenden Werktag durch den Großhandel an die Bundesopiumstelle versandt werden. Das **Lieferscheindoppel** behält der Großhandel, während der Lieferschein und die Empfangsbestätigung mit dem Betäubungsmittel zusammen an die Apotheke geliefert werden. Wenn die Lieferung in der Apotheke geprüft wurde, sendet diese die unterschriebene Empfangsbestätigung zurück an den Großhandel. In der Apotheke wird der Lieferschein für drei Jahre aufbewahrt, beim Großhandel die unterschriebene Empfangsbestätigung. Das Lieferscheindoppel hingegen kann weggeworfen werden.

Sollte bei der Lieferung eines Betäubungsmittels vom Großhandel an die Apotheke ein Fehler – zum Beispiel wurde etwas falsch geliefert – aufgetreten sein, so trägt der Mitarbeiter in der Apotheke auf der Empfangsbestätigung im Feld für Berichtigungsvermerke des Erwerbers ein, worin der Fehler besteht. Erhält der Großhandel eine solche korrigierte Empfangsbestätigung, trägt dieser auf dem Lieferscheindoppel den Vermerk ein und sendet ihn an die Bundesopiumstelle. Im Nachgang muss dann die Apotheke ebenfalls durch eine Abgabemeldung belegen, dass falsch gelieferte Betäubungsmittel an den Großhandel zurückgegeben wurden.

Auch bei der Weitergabe eines Betäubungsmittels aus einer Hauptapotheke in die Filialapotheke oder umgekehrt muss das **Abgabebelegverfahren** durchgeführt werden. Dafür bittet die Bundesopiumstelle, zusätzlich zu den beiden BtM-Nummern noch ein „VA" für Verbundapotheke einzutragen.

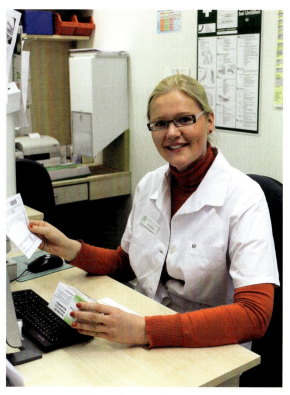

Abb. 4.18 Nachdem ein Betäubungsmittel geliefert wurde, ist dieser Vorgang ordnungsgemäß zu dokumentieren.

> **Praxistipp** Wenn Sie in der Apotheke ein falsch geliefertes Betäubungsmittel erhalten, sollten Sie umgehend beim Kundendienst des beliefernden Großhandels anrufen. Häufig bietet der Großhandel als Service an, Ihnen für die Rückführung des Betäubungsmittels eine Abgabemeldung kostenfrei zur Verfügung zu stellen, die Sie sonst über die Bundesdruckerei beziehen können.

In ▶ Kap. 3, 5 und 9 wird auf Betäubungsmittel näher eingegangen.

Rezepturausgangsstoffe und Chemikalien

Ausgangsstoffe, die für die Herstellung von Rezepturen und Defekturen benötigt werden, sowie Drogen müssen nach den Vorschriften des § 6 ApBetrO in der Apotheke mindestens auf ihre Identität geprüft werden. Voraussetzung für diese Prüfung ist, dass den Ausgangsstoffen ein Prüfzertifikat beiliegt, in dem bestätigt wird, dass die Substanz oder die Droge nach den Vorschriften des Arzneibuchs geprüft wurde und den dortigen Vorgaben entspricht.

> **Praxistipp** Auf dem mit den Ausgangsstoffen mitgelieferten Prüfzertifikat ist ein Verfalldatum angegeben, das Sie bei der Warenannahme unbedingt überprüfen sollten. Wenn die Restlaufzeit unter zwölf Monaten beträgt, fragen Sie den Apotheker, ob die Annahme tatsächlich erfolgen soll.

Da es beim Um- und Abpacken von Waren zu Verwechslungen kommen kann, ist das Überprüfen der Identität unabdingbar. Bevor diese Prüfung durchgeführt wurde, dürfen die Ausgangsstoffe und Drogen weder verarbeitet noch an Patienten abgegeben werden. Deshalb werden diese Substanzen und Drogen unter Quarantäne (▶ Kap. 5.5.4) gelagert.

Über die Prüfung der Identität muss ein Prüfprotokoll (○ Abb. 4.19) angefertigt werden. Den Kopf dieses Prüfprotokolls können Sie im Rahmen der Wareneingangsbearbeitung bereits ausfüllen. Folgende Angaben können Sie eintragen:
- Bezeichnung des Ausgangsstoffes oder der Droge,
- Lieferdatum,

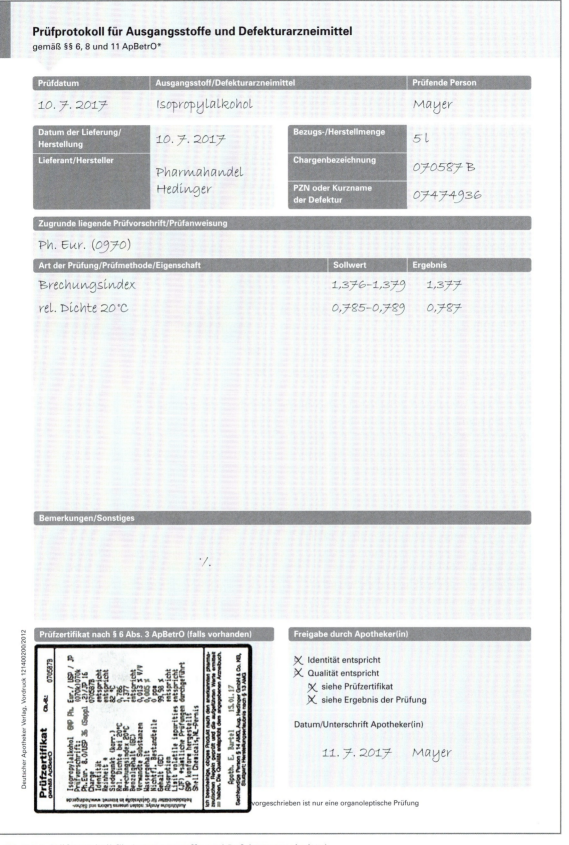

Abb. 4.19 Prüfprotokoll für Ausgangsstoffe und Defekturarzneimittel

- Lieferant,
- Bezugsmenge,
- Einkaufspreis,
- Chargenbezeichnung,
- Pharmazentralnummer.

Achten Sie darauf, dass das mitgelieferte Prüfzertifikat beim Prüfprotokoll liegt. In manchen Fällen ist das Prüfzertifikat auf dem Behälter oder der Verpackung des Ausgangsstoffs angebracht. Die Prüfung der Identität wird dann von einer PTA oder einem Apotheker durchgeführt.

Eine Vielzahl der in der Apotheke bestellten Rezepturausgangsstoffe oder Prüfchemikalien für das Labor zählen zu den **Gefahrstoffen.** Für den Umgang mit solchen Substanzen finden in der Apotheke regelmäßig Schulungen statt. So einmal zu Beginn Ihrer Ausbildung, und dann, so lange Sie unter 18 Jahre alt sind, halbjährlich und ab dem vollendeten 18. Lebensjahr einmal jährlich. Diese Unterweisung dient zu Ihrem persönlichen Schutz!

Um sicher mit Gefahrstoffen arbeiten zu können, müssen Sie die Kennzeichnungen kennen. Neben einem sogenannten Piktogramm (▶ Kap. 5.4) – einem Gefahrensymbol – finden Sie auf den Verpackungen oder den Sicherheitsdatenblättern der Gefahrstoffe (▶ Kap. 5.4.2) auch Hinweise, welche Gefahren für Mensch und Umwelt von der Substanz ausgehen, wie Sie sich davor schützen können und was im Gefahrenfall zu tun ist. Sicherheitsdatenblätter sind gesetzlich vorgeschrieben und enthalten neben den chemischen und physikalischen Eigenschaften (zum Beispiel brennbar, explosiv, ätzend) des Gefahrstoffs auch Hinweise zum Umgang, dem Vorgehen bei Unfällen oder Vergiftungen und der korrekten Entsorgung.

In der Apotheke sind für den Umgang mit Gefahrstoffen Betriebsanweisungen vorgesehen (◉ Abb. 4.20).

> ⚠ **Achtung** Wenn Sie in Ihrer Warensendung eine zerbrochene, ausgelaufene oder anderweitig kaputte Packung mit einem Gefahrstoff entdecken, informieren Sie sofort einen Apotheker. Vielleicht ist auch weitere Ware in der Wanne mit dem Gefahrstoff in Kontakt gekommen und kontaminiert. Gemeinsam mit dem Apotheker stimmen Sie dann das weitere Vorgehen ab.
> **Grundregel:** Bei Gefahrstoffen lieber einmal zu viel als einmal zu wenig nachfragen!

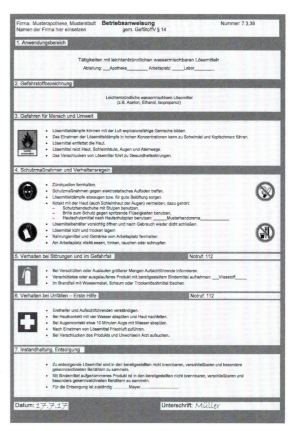

◉ **Abb. 4.20** Beispiel für eine Betriebsanweisung zum Umgang mit einem Gefahrstoff – hier mit leichtentzündlichen Flüssigkeiten wie Ethanol, Aceton oder Isopropanol

4.2.2 Dokumentation beim Wareneingang auf einen Blick

Als PKA können Sie das pharmazeutische Personal bei der Dokumentation sinnvoll unterstützen. Am besten sorgen Sie dafür, dass die dafür notwendigen Dokumente direkt an Ihrem Arbeitsplatz griffbereit vorhanden sind. Zum Teil erfolgt die Dokumentation heute auch EDV-gestützt. In ◘ Tab. 4.3 finden Sie eine Übersicht, welche Dokumentationen Sie beim Wareneingang vorbereiten können und wie lange die Unterlagen jeweils aufbewahrt werden müssen. Eine ausführlichere Liste finden Sie im ▶ Anhang des Buches.

Wenn Apotheken zur Erfassung von Daten und zur Aufbewahrung von Unterlagen verpflichtet sind, müssen sie keine Einwilligung zur Speicherung personenbezogener Daten einholen. Allerdings gilt das nur, solange auch die Pflicht zur Aufbewahrung der Daten besteht. Personenbezogene Daten, also insbesondere Daten, aus denen die Namen und Anschriften von Kunden hervorgehen, müssen nach dem Ablauf der jeweiligen Aufbewahrungsfrist gelöscht beziehungsweise vernichtet werden.

4.3 Wegräumen der Ware

Alle verbuchten und dokumentierten Produkte müssen Sie im nächsten Schritt richtig einlagern. Dabei sind einige Besonderheiten zu beachten. In der Apotheke, in der Sie arbeiten, kann es neben den gesetzlich zu beachtenden Vorschriften für Arzneimittel, Betäubungsmittel, Rezepturausgangsstoffe, Chemikalien und andere Gefahrstoffe noch weitere betriebsspezifische Lagerorte geben. Mit diesen sollten Sie vertraut sein, damit alle im Team jederzeit jedes Produkt auch finden.

> **First in, first out**
> Beim Wegräumen der Ware achten Sie bitte immer darauf, dass beim Vorhandensein mehrerer Verkaufsverpackungen die Packung mit der kürzesten Laufzeit als erste gegriffen wird und die Packung mit der längsten Laufzeit als letzte. Dieses Prinzip wird „*first in, first out*" genannt.

4.3.1 Arzneimittel

Bei den Arzneimitteln werden verschiedene Gruppen unterschieden. In ￭ Abb. 4.21 finden Sie die Gruppen und ihre typischen Lagerorte.

Apothekenpflichtige Arzneimittel

Betäubungsmittel. Betäubungsmittel sind verschreibungspflichtige Arzneimittel, die aufgrund ihrer besonderen Eigenschaften – suchterregend – nach den Vorgaben des Betäubungsmittelrechts stets unter Verschluss zu lagern sind. In der Apotheke befindet sich dafür ein Tresor, der von den Kunden nicht eingesehen werden darf. Der Schlüssel für den Tresor ist ebenfalls vor unbefugtem Zugriff zu schützen. In vielen Apotheken haben nur die Apotheker einen Schlüssel für den Betäubungsmitteltresor. Wenn Sie die BtM wegräumen, müssen Sie deshalb bei der verantwortlichen Person nach dem Schlüssel fragen.

Verschreibungspflichtige Arzneimittel. Bei diesen Arzneimitteln ist eine Diagnose oder eine regelmäßige Kontrolle durch einen Arzt notwendig. Deshalb stehen sie unter Verschreibungspflicht. Es darf für diese Produkte auch keine Werbung beim Verbraucher, zum Beispiel im Fernsehen oder in Zeitungen, gemacht werden. Deshalb müssen sie in der Apotheke in die Schubschränke, meist „Alphabet" oder „Generalalphabet" genannt, einsortiert und dürfen nicht im Schaufenster oder in der Sichtwahl präsentiert werden.

Apothekenpflichtige, nicht verschreibungspflichtige Arzneimittel. Diese Präparate dürfen in der Apotheke ohne die Vorlage eines Rezepts abgegeben werden. Mit solchen Arzneimitteln werden Bagatellerkrankungen

￭ **Tab. 4.3** Aufbewahrungspflichten für Dokumentationen, die im Rahmen des Wareneingangs angelegt werden können

Aufzeichnung	Grundlage	Aufbewahrungsdauer
Ausgangsstoffe	§§ 6, 11 ApBetrO	5 Jahre
Tierarzneimittel	§ 19 ApBetrO	5 Jahre
Importarzneimittel	§ 18 ApBetrO; jedes nach § 73 (3) Arzneimittelgesetz	5 Jahre
Arzneimittel, die aus Blutbestandteilen gewonnen werden	§ 17 Abs. 6a ApBetrO und TFG	30 Jahre
Thalidomid, Lenalidomid, Pomalidomid	§ 17 Abs. 6b ApBetrO	5 Jahre
Arzneimittelbezug aus anderen Apotheken ▪ Filialapothekenverbund ▪ Einkaufsgemeinschaft ▪ kollegiales Aushelfen	§ 17 Abs. 6c ApBetrO	5 Jahre
Prüfung von Fertigarzneimitteln und apothekenpflichtigen Medizinprodukten	§ 12 ApBetrO	5 Jahre
Betäubungsmittelzugang bzw. Retouren ▪ Lieferscheine ▪ Empfangsbestätigungen	§ 5 BtMBinHV	3 Jahre
Alkoholbezug	§§ 47, 48 Branntweinsteuerverordnung	10 Jahre

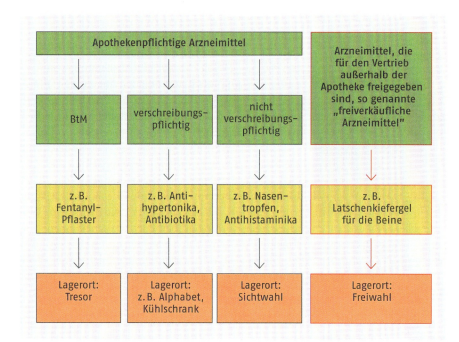

Abb. 4.21 Übersicht Arzneimittelgruppen und ihre Lagerorte

wie Erkältungen, gelegentliche Kopfschmerzen, Regelschmerzen, Hautpilzerkrankungen und Ähnliches behandelt. Für diese auch als OTC-Präparate (vom Englischen *over the counter*, was übersetzt „über den Warenverkaufstisch" bedeutet) bezeichneten Arzneimittel darf in den Medien und im Schaufenster Werbung gemacht werden. Da aber auch bei der Selbstmedikation eine vernünftige Beratung unabdingbar ist, sind diese Präparate apothekenpflichtig und dürfen deshalb in der Sichtwahl, nicht jedoch in der Freiwahl einsortiert werden. Aus Platzgründen oder weil sie insgesamt nicht so häufig von Kunden nachgefragt werden, werden viele dieser Präparate auch in das Alphabet eingeräumt.

Freiverkäufliche Arzneimittel

Diese Arzneimittel sind für den Verkehr außerhalb der Apotheke freigegeben, dürfen ohne Einschränkungen beworben und zum Beispiel in der Drogerie oder im Lebensmittelgeschäft verkauft werden, wenn dort ein Mitarbeiter mit der gesetzlich vorgeschriebenen Sachkunde zur Abgabe freiverkäuflicher Arzneimittel arbeitet. In der Apotheke dürfen diese Arzneimittel in der **Freiwahl** stehen. Da hier aber die Beratung zu diesen Arzneimitteln ebenso Pflicht ist wie zu jedem anderen Arzneimittel, werden häufig auch diese Produkte bevorzugt im Alphabet oder in der **Sichtwahl** eingeräumt.

> **Sachkundenachweis für freiverkäufliche Arzneimittel nach AMG**
> Über den für die Abgabe von freiverkäuflichen Arzneimitteln außerhalb der Apotheke vorgeschriebenen Sachkundenachweis gemäß § 75 AMG verfügen Sie automatisch nach Abschluss Ihrer bestandenen PKA-Prüfung. So lange Sie in der Apotheke arbeiten, ist Ihnen die Abgabe jeglicher Arzneimittel, also auch freiverkäuflicher Produkte, untersagt. Arbeiten Sie jedoch in einer Drogerie oder einem Lebensmittelgeschäft, das freiverkäufliche Arzneimittel in ihrem Sortiment hat, dürfen Sie dort zu diesen Produkten beraten und sie auch abgeben.

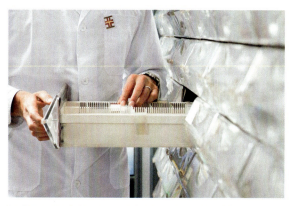

Abb. 4.22 Wenn Arzneimittel zur Selbstmedikation nicht so häufig nachgefragt werden, befinden sie sich oft – genau wie die verschreibungspflichtigen Präparate – im Generalalphabet.

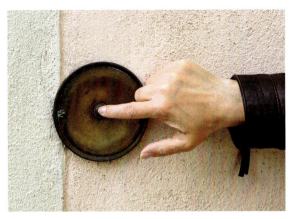

Abb. 4.23 Wenn Nachlieferungen durch einen Boten zum Kunden gebracht werden, muss sichergestellt sein, dass diese nicht in falsche Hände geraten können.

4.3.2 Medizinprodukte

Die Vielfalt der Medizinprodukte ist groß. Einige Produktgruppen, zum Beispiel Verbandstoffe oder Katheter, unterscheiden sich schon rein optisch deutlich von Arzneimitteln. Bei anderen Medizinprodukten wie zum Beispiel bestimmten Präparaten gegen Halsschmerzen verrät lediglich ein Blick auf die Umverpackung, dass es sich bei diesen Produkten nicht um ein Arzneimittel, sondern um ein Medizinprodukt handelt. Für Medizinprodukte wie Katheter oder große Packungen von Verbandstoffen gibt es in den meisten Apotheken einen eigenen Lagerort – zum Beispiel den Medizinprodukteschrank, während die erwähnten Pastillen oder auch Pflaster in der Freiwahl einsortiert werden dürfen. Dennoch sind die Pastillen während der Hustensaison nicht selten in der Sichtwahl platziert. Hier sollten Sie sich an den individuellen Gegebenheiten Ihrer Apotheke orientieren.

4.3.3 Ausgangsstoffe für die Rezeptur

Da Ausgangsstoffe für die Rezeptur vor ihrem Einsatz erst noch bezüglich ihrer Identität geprüft werden müssen (▶ Kap. 4.2.1), werden diese bis nach positiv erfolgter Prüfung unter Quarantäne gelagert. Dafür gibt es einen festen Platz in der Apotheke, zum Beispiel im Labor (▶ Kap. 5.5.4).

4.3.4 Randsortiment

Kosmetika und Lebensmittel sowie Bücher werden normalerweise in der Freiwahl eingeräumt. Hier gilt, wie auch für die apothekenpflichtigen und freiverkäuflichen Arzneimittel, die Preisangabenverordnung, das heißt, sie müssen mit einem Preis und eventuell mit einem Grundpreis versehen werden.

4.3.5 Nachlieferungen/Botendienst

In jeder Apotheke wird die Abholung von (vor)bestellten Waren („Abholer") sowie die Auslieferung von Arzneimitteln und Medizinprodukten durch den Boten („Schicker") vorbereitet. Die zu beliefernden Rezepte oder Anforderungen werden meist an einem speziellen Platz, zum Beispiel in einem Regal, bereitgelegt. Normalerweise wissen Sie als PKA, welche Produkte eigens für die Nachlieferung bestellt wurden, sodass Sie diese gezielt aus der Sendung aussortieren können. Viele EDV-Systeme erlauben eine gesonderte Erfassung, Bestellung und Lieferung solcher „Besorger", die dann beim Wareneingang vorrangig bearbeitet werden können. Die Präparate ordnen Sie den Rezepten und Anforderungen zu. Die Abgabe von Arzneimitteln erfolgt immer unter der Verantwortung und Aufsicht eines Apothekers. Deshalb dürfen Sie die Ware für den Boten, also die „Schicker", auch nicht verpacken. Bevor die Ware in die mit Anschrift und weiteren für den Boten wichtigen Informationen versehene Tüte verpackt wird, muss ein Apotheker überprüfen, dass alles stimmt. Bei den Abholern geschieht dies spätestens zum Zeitpunkt der Abgabe.

Bei „Schickern" besteht, ebenso wie bei der Abgabe der Arzneimittel in der Apotheke, die Beratungspflicht. Normalerweise kommt der Patient in die Apotheke und eines der benötigten Arzneimittel ist nicht vorhanden. Dann kann die Beratung zu dem Arzneimittel bereits zu diesem Zeitpunkt erfolgen und dem Patienten nach Eingang der Lieferung das Arzneimittel geliefert werden. Bestand jedoch keine Gelegenheit zur Beratung, muss die Lieferung des Arzneimittels durch pharmazeutisches Personal erfolgen.

4.4 Abschluss des Wareneingangs

Sobald Sie die Ware mit dem Lieferschein verglichen, alle Produkte mit den dazugehörigen Verfalldaten in das Warenwirtschaftssystem eingebucht und außerdem an den jeweiligen Lagerplatz geräumt haben, muss noch die Rechnung bezahlt werden. Damit wird der Kaufvertrag endgültig abgeschlossen.

Mit den Grundlagen des Kaufvertrags haben Sie sich bereits im ▶ Kap. 3 vertraut gemacht. Sowohl für den Verkäufer als auch den Käufer ergeben sich durch Abschluss eines Kaufvertrages Rechte und Pflichten. Zu den Pflichten gehören

- **für den Verkäufer**
  - Einhalten des Liefertermins,
  - Lieferung einwandfreier Ware/Durchführen einer einwandfreien Dienstleistung.
- **für den Käufer**
  - Annahme der Ware,
  - fristgerechte Bezahlung der Ware.

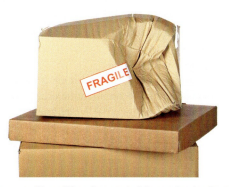

Abb. 4.24 Wenn Ware kaputt bei Ihnen in der Apotheke ankommt, gilt dies als Störung des Kaufvertrags.

Werden diese Pflichten nicht eingehalten, so spricht man von Kaufvertragsstörungen auf Seiten
- **des Verkäufers**
  - Liefertermin wird nicht eingehalten → Lieferverzug (▶ Kap. 4.1),
  - Ware oder Dienstleistung sind nicht einwandfrei → mangelhafte Lieferung/Liefermängel (▶ Kap. 4.1).
- **des Käufers**
  - Annahme erfolgt nicht (zum vereinbarten Termin) → Annahmeverzug (▶ Kap. 4.1),
  - Bezahlung erfolgt nicht fristgerecht (in der Regel, wenn nicht ausdrücklich etwas anderes vereinbart und im Kaufvertrag ausgewiesen ist, 30 Tage nach Zugang der Rechnung!) → Zahlungsverzug.

Seitens des Käufers kann es zu einer Störung des Kaufvertrags kommen, indem er die Annahme der Lieferung ablehnt – das kann zum Beispiel durch eine Insolvenz bedingt sein – oder weil er seiner Verpflichtung zur Bezahlung der Rechnung nicht nachkommt. Man spricht dann vom Zahlungsverzug.

Welche Möglichkeiten Verkäufer oder Käufer im Falle einer Kaufvertragsstörung haben, finden Sie in Tab. 4.4.

4.4.1 Die Rechnung

Um nicht aus Versehen in Zahlungsverzug zu kommen oder durch rechtzeitiges Bezahlen der Rechnung Geld einzusparen, müssen Sie als PKA mit den wesentlichen Anforderungen an eine Rechnung sowohl in kaufvertraglicher und kaufmännischer Hinsicht als auch wegen steuerlicher Aspekte vertraut sein.

Für das Ausstellen einer Rechnung – der sogenannten Fakturierung – hat der Gesetzgeber im Umsatzsteuergesetz (UStG) formale Vorgaben festgelegt. Umsatzsteuergesetz deshalb, weil aus dem Wert des Warenverkehrs und der Dienstleistungen die Steuereinnahmen jederzeit klar ermittelbar sein müssen. Die Umsatzsteuer wird an den Staat abgeführt (▶ Kap. 13.1.1). Als PKA müssen Sie deshalb mit Rechnungen vertraut sein. Diese Kenntnisse benötigen Sie zum Erstellen einer Rechnung für die Apotheke, zum Beispiel bei Lieferung von Verbandstoffen an eine Arztpraxis, aber auch beim Bezahlen der Rechnungen von Lieferanten oder Dienstleistern, die die Apotheke in Anspruch nimmt. Mit einer Rechnung wird dokumentiert, dass ein Unternehmer oder ein von ihm beauftragter Dritter (zum Beispiel eine Abrechnungsstelle für Forderungen) eine Lieferung oder eine sonstige Leistung gegenüber einem Leistungsempfänger (Kunden) abrechnet. Bei einer Rechnung handelt es sich um eine Urkunde, die nur durch den Rechnungssteller, nicht aber durch den Kunden geändert werden kann (▶ Kasten „§ 14 Umsatzsteuergesetz"). Eine Rechnung muss nur dann durch den Rechnungssteller geändert werden, wenn sie unvollständig oder falsch ausgestellt

Tab. 4.4 Ansprüche bei Kaufvertragsstörungen gegenüber dem Vertragspartner

Ansprüche des Käufers gegenüber dem Verkäufer	
Lieferverzug	**Liefermangel**
Anspruch auf Lieferung oder mit Nachfrist: Verzicht auf Lieferung und Schadensersatz oder mit Nachfrist: Rücktritt vom Vertrag und Schadensersatz	Nachbesserung oder Umtausch oder mit Nachfrist oder Fehlschlag der Nachbesserung: Rücktritt vom Vertrag oder Preisminderung zusätzlich: Schadensersatz
Rechte des Verkäufers gegenüber dem Käufer	
Annahmeverzug	**Zahlungsverzug**
Rücktritt vom Vertrag oder nach Einlagerung der Ware: Klage auf Abnahme oder Selbsthilfeverkauf (Verkauf der Ware an einen anderen Interessenten)	Zahlung verlangen (wenn nötig klagen), Auslagen ersetzen lassen mit Fristsetzung oder bei fest vereinbartem Zahlungstag zusätzlich: Rücktritt vom Vertrag und Schadensersatz wegen Nichterfüllung des Vertrags

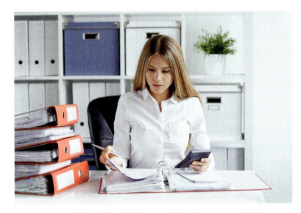

○ **Abb. 4.25** Beim Ausstellen von Rechnungen darf man nicht vergessen, die Umsatzsteuer auszuweisen – so schreibt es der Gesetzgeber vor.

wurde. Wenn beispielsweise ein Kunde wegen einer Mängelrüge einen Teil der Rechnung nicht überweist, hat er keinen Anspruch auf eine neue Rechnung.

Im Umsatzsteuergesetz ist geregelt, was eine Rechnung ist und welche Angaben auf einer Rechnung zu machen sind.

§ 14 Umsatzsteuergesetz

(1) Rechnung ist jedes Dokument, mit dem über eine Lieferung oder sonstige Leistung abgerechnet wird, gleichgültig, wie dieses Dokument im Geschäftsverkehr bezeichnet wird. Die Echtheit der Herkunft der Rechnung, die Unversehrtheit ihres Inhalts und ihre Lesbarkeit müssen gewährleistet werden. Echtheit der Herkunft bedeutet die Sicherheit der Identität des Rechnungsausstellers. Unversehrtheit des Inhalts bedeutet, dass die nach diesem Gesetz erforderlichen Angaben nicht geändert wurden. Jeder Unternehmer legt fest, in welcher Weise die Echtheit der Herkunft, die Unversehrtheit des Inhalts und die Lesbarkeit der Rechnung gewährleistet werden. Dies kann durch jegliche innerbetriebliche Kontrollverfahren erreicht werden, die einen verlässlichen Prüfpfad zwischen Rechnung und Leistung schaffen können. Rechnungen sind auf Papier oder vorbehaltlich der Zustimmung des Empfängers elektronisch zu übermitteln. Eine elektronische Rechnung ist eine Rechnung, die in einem elektronischen Format ausgestellt und empfangen wird.

(4) Eine Rechnung muss folgende Angaben enthalten:
1. den vollständigen Namen und die vollständige Anschrift des leistenden Unternehmers und des Leistungsempfängers,
2. die dem leistenden Unternehmer vom Finanzamt erteilte Steuernummer oder die ihm vom Bundeszentralamt für Steuern erteilte Umsatzsteuer-Identifikationsnummer,
3. das Ausstellungsdatum,
4. eine fortlaufende Nummer mit einer oder mehreren Zahlenreihen, die zur Identifizierung der Rechnung vom Rechnungsaussteller einmalig vergeben wird (Rechnungsnummer),
5. die Menge und die Art (handelsübliche Bezeichnung) der gelieferten Gegenstände oder den Umfang und die Art der sonstigen Leistung,
6. den Zeitpunkt der Lieferung oder sonstigen Leistung; in den Fällen des Absatzes 5 Satz 1 den Zeitpunkt der Vereinnahmung des Entgelts oder eines Teils des Entgelts, sofern der Zeitpunkt der Vereinnahmung feststeht und nicht mit dem Ausstellungsdatum der Rechnung übereinstimmt,
7. das nach Steuersätzen und einzelnen Steuerbefreiungen aufgeschlüsselte Entgelt für die Lieferung oder sonstige Leistung (§ 10) sowie jede im Voraus vereinbarte Minderung des Entgelts, sofern sie nicht bereits im Entgelt berücksichtigt ist,
8. den anzuwendenden Steuersatz sowie den auf das Entgelt entfallenden Steuerbetrag oder im Fall einer Steuerbefreiung einen Hinweis darauf, dass für die Lieferung oder sonstige Leistung eine Steuerbefreiung gilt,
9. in den Fällen des § 14b Abs. 1 Satz 5 einen Hinweis auf die Aufbewahrungspflicht des Leistungsempfängers und
10. in den Fällen der Ausstellung der Rechnung durch den Leistungsempfänger oder durch einen von ihm beauftragten Dritten gemäß Absatz 2 Satz 2 die Angabe „Gutschrift".

Für Rechnungen, die einen Betrag von maximal 150,– Euro inklusive der Umsatzsteuer – sogenannte Kleinbetragsrechnungen – nicht übersteigt, müssen lediglich folgende Vorgaben erfüllt werden:

- Name und Adresse des Leistungsempfängers,
- Gesamtbetrag inklusive Umsatzsteuer und die Angabe des Prozentsatzes der Umsatzsteuer (also 7 % oder 19 %): sind im Gesamtbetrag unterschiedliche Steuersätze gemeinsam ausgewiesen, so müssen für die jeweiligen Positionen klar erkennbar sein, ob sie mit 7 % oder 19 % Umsatzsteuer belegt sind, zum Beispiel durch Symbole und der Erläuterung der Symbole mit dem zugeordneten Steuersatz. Zum Beispiel: X = 19 %; Y = 7 %;
- Ausstellungsdatum.

Checkliste: Notwendige Angaben bei der Rechnungsausstellung
- Name, Anschrift und Rechtsform des leistenden Unternehmers (Apotheker, OHG),
- Name und Anschrift des Leistungsempfängers (Kunde),
- Bezeichnung der gelieferten Gegenstände oder erbrachten Leistungen nach Menge und handelsüblicher Bezeichnung sowie den sonstigen Leistungen,
- Zeitpunkt der Lieferung oder der sonstigen Leistung,
- Ausstellungsdatum der Rechnung,
- Bruttoentgelt (in Euro) für die Lieferung oder sonstige Leistung.

Damit der Rechnungsempfänger die in der Rechnung ausgewiesene Vorsteuer geltend machen kann, sind gemäß Umsatzsteuergesetz (UStG) folgende weitere Angaben erforderlich:
- Nettoentgelt (= Rechnungsbetrag ohne Umsatzsteuer, in Euro),
- Umsatzsteuersatz (in %, zum Beispiel 19 % bei Arzneimitteln oder 7 % bei Lebensmitteln) oder der Hinweis auf eine Befreiung von der Umsatzsteuer,
- Umsatzsteuerbetrag (in Euro, wenn notwendig aufgeschlüsselt nach verschiedenen Umsatzsteuersätzen),
- jede im Voraus vereinbarte Minderung des Entgeltes (zum Beispiel Skonto),
- eine eindeutig vergebene fortlaufende Rechnungsnummer des ausstellenden Unternehmens,
- die vom Finanzamt erteilte Steuernummer oder die USt-IdNr. (Umsatzsteueridentifikationsnummer) des ausstellenden Unternehmens.

4.4.2 Zahlungsbedingungen

Wenn Ware und Lieferschein oder Rechnung geprüft sind, die Verfalldaten abgespeichert wurden und die Ware weggeräumt ist, wird die Bezahlung der Rechnung vorbereitet. Dafür prüfen Sie, ob eine sofortige Zahlung notwendig oder ein Zahlungsziel (Valuta) angegeben ist. Im folgenden Kasten sind die gängigen Formulierungen auf Rechnungen zusammengestellt.

Typische Formulierungen auf Rechnungen zum Zahlungsziel

Vorkasse (Bestellung wird erst nach Eingang der Zahlung ausgelöst. Wird oft im Internet und bei Neukunden verlangt.):
- Zahlung im Voraus,
- Zahlung bei Bestellung,
- Anzahlung.

Zahlung bei Lieferung:
- Barzahlung,
- gegen bar,
- gegen Nachnahme,
- bei Lieferung,
- netto Kasse,
- Sofortkasse.

Zahlung nach Lieferung:
- Zahlungsziel plus Datum,
- Zahlbar binnen plus Zeitraum,
- Valuta plus Zeitraum.

Neben dem Zahlungsziel sind mögliche Rabatte, Boni und Skonti von Interesse. Rabatte werden vor dem Kaufvertragsabschluss ausgehandelt – hier haben Sie als PKA also die Aufgabe, zu überprüfen, ob die im Vorfeld vereinbarten Rabatte (Tab. 4.5) auch in der

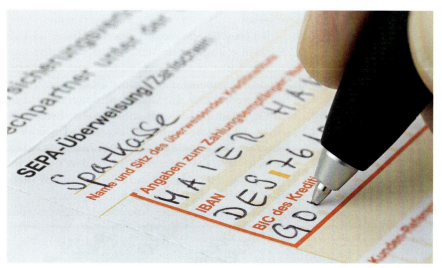

Abb. 4.26 Nachdem der Wareneingang überprüft wurde, wird die Bezahlung der Rechnung vorbereitet – beispielsweise mithilfe eines Überweisungsträgers.

◘ Tab. 4.5 Rabatte

Rabattgründe	Rabattarten
■ Mengenrabatt (Preisnachlass aufgrund der abgenommenen Menge), ■ Naturalrabatt (Dreingabe, zum Beispiel Kauf zwei, zahl eins; Draufgabe, zum Beispiel Kauf zwei, zusätzlich gibt es das dritte umsonst), ■ Personalrabatt (Preisnachlass für Personal), ■ Treuerabatt (Preisnachlass für regelmäßige Kunden), ■ Wiederverkäuferrabatt (Rabatt zwischen Einzelhändlern, die die Ware an Dritte weiterverkaufen)	■ Barrabatt (Preisminderung, zum Beispiel beim Mengenrabatt), ■ Warenrabatt (indirekte Preisminderung durch Drein- oder Draufgabe von Ware)

Rechnung entsprechend berücksichtigt wurden. Auf der Rechnung wird der Rabattwert ausgewiesen.

Als gute Kauffrau oder guter Kaufmann muss man während der Vertragsverhandlungen ausrechnen können, ob man sich mit einem Mengenrabatt oder einem Naturalrabatt besser stellt. Bei Naturalrabatt besteht dann noch der Unterschied zwischen Drein- und Draufgabe.

> **Mengenrabatt im Vergleich zum Naturalrabatt**
> Sie möchten 100 Packungen Handcreme à 2,– € Euro bestellen. Drei Händler, drei Konditionen – doch welches Angebot ist das beste?
>
> **Händler A: Bei 100 Packungen wird ein Mengenrabatt von 10 % gewährt**
> 100 × 2 € = 200 €
> 200 € = 100 %
> →1 % = 200 € / 100 = 2 €
> →10 % = 10 × 2 € = 20 €
> Gesamtpreis: 200 € – 20 € = 180 €
> Einkaufspreis je Packung: 180 € / 100 = **1,80 €**
>
> **Händler B: Wir berechnen 92 Packungen und gewähren 8 Packungen als Naturalrabatt (Dreingabe)**
> 92 × 2,– € = 184 €
> 8 Packungen ohne Berechnung; Gesamtzahl der Packungen = 100
> Gesamtpreis: 184 €
> Einkaufspreis je Packung: 184 Euro / 100 = **1,84 €**
>
> **Händler C: Bei der Abnahme von 100 Packungen gewähren wir einen Naturalrabatt von 8 Tuben (Draufgabe)**
> 100 × 2 € = 200 €
> 8 Packungen ohne Berechnung; Gesamtzahl der Packungen = 108
> Gesamtpreis: 200 €
> Einkaufspreis je Packung: 200 € / 108 = **1,85 €**

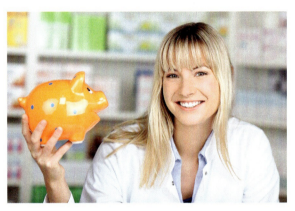

○ Abb. 4.27 Mengen- oder Naturalrabatt, was ist günstiger? Das sollten Sie in Gesprächen mit Vertretern zügig ausrechnen können.

Zwar ist aufgrund des Rabattes Händler A am günstigsten, da er aber erst in sechs Wochen liefern kann, Händler B und C hingegen sofort, und die Handcreme dringend benötigt wird, müssen Sie zwischen Händler B und C entscheiden. Nun kann das Gewähren eines Skontos interessant sein. Lediglich Händler C gewährt ein Skonto von 2 Prozent bei Zahlung innerhalb von zehn Tagen. So verringert sich der Einkaufspreis von 1,85 Euro auf 1,81 Euro und Händler C hat das beste Angebot.

Bei langjährigen oder besonderen Kunden oder im Rahmen von speziellen Aktionen des Verkäufers können auch Boni gewährt werden. Ein Bonus ist eine besondere Vergütung, die entweder als Gutschrift, Auszahlung oder durch eine Sonderlieferung erfolgen kann.

Um je nach Zahlungsziel und Skonto unter Berücksichtigung der Vorgaben Ihres Apothekenleiters immer einen guten Überblick über die anstehenden Zahlungsvorgänge zu haben, sollten Sie sich einen Terminordner anlegen. Bei regelmäßigen Bezahlungen, zum Beispiel an den Großhandel, wird häufig auch der Bankeinzug genutzt.

□ **Tab. 4.6** Beispielrechnung für Fertigarzneimittel (Quelle: ABDA)

Abgabepreis des pharmazeutischen Unternehmers (ApU) oder Herstellerabgabepreis (HAP) (▶ Kap. 4.4.3)	50,00 €
+ Großhandelshöchstzuschlag (3,15 % auf HAP + 0,70 €)	2,28 €
= Apothekeneinkaufspreis (AEP)	52,28 €
+ Apothekenzuschlag (3 % auf AEP + 8,35 €)	9,92 €
+ Notdienstzuschlag (Förderung der Sicherstellung des Notdienstes 0,16 €)	0,16 €
= Netto-Apothekenverkaufspreis	62,36 €
+ Mehrwertsteuer (19 % auf Netto-Apothekenverkaufspreis)	11,85 €
= Brutto-Apothekenverkaufspreis (AVP)	74,21 €
= Brutto-Apothekenverkaufspreis (AVP)	74,21 €
− gesetzliche Zuzahlung des Versicherten (10 % vom AVP)	7,42 €
− Gesetzlicher Apothekenabschlag (1,77 €)	1,77 €
− Gesetzlicher Herstellerabschlag (7 % vom ApU)	3,50 €
= effektive Ausgaben der GKV (ohne Berücksichtigung eines möglicherweise bestehenden Rabattvertrags)	61,52 €

4.4.3 Preisbildung und -kalkulation in der Apotheke

Die in □ Tab. 4.6 dargestellte Preisbildung für verschreibungspflichtige Arzneimittel macht deutlich, wie viele Berechnungsschritte zur Kalkulation dieser Arzneimittel notwendig sind. Um zum richtigen Endergebnis zu gelangen, werden alle Preise bzw. Zwischenergebnisse auf einen Cent genau gerundet, und nur mit diesem gerundeten Betrag wird weitergerechnet. Die Berechnung in □ Tab. 4.6 wird im Folgenden Schritt für Schritt erläutert.

Der Apothekenverkaufspreis beträgt also 74,21 Euro. Allerdings bezahlt diesen Betrag nicht komplett die Gesetzliche Krankenversicherung (GKV). Die Apotheke erhält für das Produkt lediglich 61,52 Euro von der GKV. Dies kommt wie folgt zustande:

Abgabepreis des pharmazeutischen Unternehmers (Herstellerabgabepreis)

Wenn die Ware vom Großhandel in die Apotheke geliefert wird, stellt Ihnen der Großhandel dafür den Apothekeneinkaufspreis in Rechnung. Dies ist aber nicht der Preis des Arzneimittelherstellers. Der Arzneimittelhersteller kann seinen Abgabepreis prinzipiell frei kalkulieren. Dabei fließen zum Beispiel Forschungs- und Entwicklungs- sowie Markteinführungskosten ein.

Allerdings gibt es einige gesetzliche Rahmenbedingungen, die der freien Preisgestaltung der Hersteller entgegenwirken. Damit versucht der Gesetzgeber, die

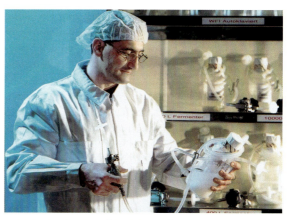

○ **Abb. 4.28** Der Arzneimittelhersteller kann seinen Abgabepreis frei kalkulieren – dabei fließen natürlich auch die Kosten für Forschung und Entwicklung ein.

Ausgaben für die gesetzlichen Krankenkassen im Rahmen zu halten. Die gesetzlichen Krankenkassen finanzieren sich aus den Krankenkassenbeiträgen und der finanzielle Spielraum ist damit begrenzt. Im Interesse der Hersteller sind natürlich die Gewinnmaximierung und damit ein möglichst hoher Abgabepreis für die Arzneimittel. Folgende Regelungen schränken die freie Preisgestaltung der Hersteller ein:

- **Festbeträge** legen die Obergrenze fest, wie viel die Gesetzliche Krankenversicherung (GKV) für ein Arzneimittel oder sonstiges, verordnungsfähiges Produkt erstatten darf. Festbetragsgruppen regeln,

Tab. 4.7 Beispielrechnung für Fertigarzneimittel (Quelle: ABDA)

Abgabepreis des pharmazeutischen Unternehmers (ApU) oder Herstellerabgabepreis (HAP)	50,00 €
+ Großhandelshöchstzuschlag (3,15 % auf ApU + 0,70 €)	2,28 €
= Apothekeneinkaufspreis (AEP)	52,28 €

welche Produkte betroffen sind. Eventuelle Preisdifferenzen müssen in der Regel vom Patienten zusätzlich zur Zuzahlung bezahlt werden.

- **Pauschale Herstellerrabatte** werden in nicht-festbetragsgeregelten Segmenten per Gesetz erhoben. Sie werden über die Apotheken-Rezeptabrechnungszentren verrechnet.
- **Rabattverträge** zwischen einzelnen Herstellern und bestimmten Krankenkassen werden seit dem Inkrafttreten der Gesundheitsreform im April 2007 (GKV-Wettbewerbsstärkungsgesetz) intensiv durch die Krankenkassen genutzt. Dabei vereinbaren Krankenkassen mit ausgesuchten Herstellern Rabatte auf Präparate mit bestimmten Wirkstoffen. Über die Höhe der durch die Hersteller gewährten Rabatte ist Stillschweigen vereinbart.
- **Die Kosten-Nutzen-Bewertung** ist seit 2011 ein weiteres Instrument der Preiskontrolle. Die Hersteller sind verpflichtet, für neue Präparate Studien zum Nutzen und zur Überlegenheit gegenüber den bisherigen Arzneimitteln vorzulegen. Nur bei belegtem (Zusatz-)Nutzen können die Preise durch den Hersteller frei verhandelt werden. Andernfalls werden die neuen Präparate unter Umständen den bereits bestehenden Festbetragsgruppen zugeordnet.

Apothekeneinkaufspreis

Auch der pharmazeutische Großhandel unterliegt den Bestimmungen der Arzneimittelpreisverordnung (AMPreisV). In § 2 wird die Honorierung für den Großhandel festgelegt – der erste Schritt in der Beispielrechnung.

> **§ 2 Arzneimittelpreisverordnung**
> (1) Bei der Abgabe von Fertigarzneimitteln, die zur Anwendung bei Menschen bestimmt sind, durch den Großhandel an Apotheken oder Tierärzte darf auf den Abgabepreis des pharmazeutischen Unternehmers ohne die Umsatzsteuer höchstens ein Zuschlag von 3,15 Prozent, höchstens jedoch 37,80 Euro, zuzüglich eines Festzuschlags von 70 Cent sowie die Umsatzsteuer erhoben werden. Bei der Abgabe von Fertigarzneimitteln, die zur Anwendung bei Tieren bestimmt sind, durch den Großhandel an Apotheken oder Tierärzte dürfen auf den Abgabepreis des pharmazeutischen Unternehmers ohne die Umsatzsteuer höchstens Zuschläge nach Absatz 2 oder 3 sowie die Umsatzsteuer erhoben werden. Der Berechnung der Zuschläge nach Satz 1 ist jeweils der Betrag zugrunde zu legen, zu dem der pharmazeutische Unternehmer das Arzneimittel nach § 78 Absatz 3 oder Absatz 3a des Arzneimittelgesetzes abgibt.
> (2) Der Höchstzuschlag nach Absatz 1 Satz 2 ist bei einem Abgabepreis des pharmazeutischen Unternehmers
>
> | | | |
> |---|---|---|
> | | bis 0,84 Euro | 21,0 Prozent (Spanne 17,4 Prozent), |
> | von 0,89 Euro | bis 1,70 Euro | 20,0 Prozent (Spanne 16,7 Prozent), |
> | von 1,75 Euro | bis 2,56 Euro | 19,5 Prozent (Spanne 16,3 Prozent), |
> | von 2,64 Euro | bis 3,65 Euro | 19,0 Prozent (Spanne 16,0 Prozent), |
> | von 3,76 Euro | bis 6,03 Euro | 18,5 Prozent (Spanne 15,6 Prozent), |
> | von 6,21 Euro | bis 9,10 Euro | 18,0 Prozent (Spanne 15,3 Prozent), |
> | von 10,93 Euro | bis 44,46 Euro | 15,0 Prozent (Spanne 13,0 Prozent), |
> | von 55,59 Euro | bis 684,76 Euro | 12,0 Prozent (Spanne 10,7 Prozent), |
> | ab 684,77 Euro | | 3,0 Prozent zuzüglich 120,53 Euro. |
>
> (3) Der Höchstzuschlag nach Absatz 1 Satz 2 ist bei einem Abgabepreis des pharmazeutischen Unternehmers
>
> | | | |
> |---|---|---|
> | von 0,85 Euro | bis 0,88 Euro | 0,18 Euro, |
> | von 1,71 Euro | bis 1,74 Euro | 0,34 Euro, |
> | von 2,57 Euro | bis 2,63 Euro | 0,50 Euro, |
> | von 3,66 Euro | bis 3,75 Euro | 0,70 Euro, |
> | von 6,04 Euro | bis 6,20 Euro | 1,12 Euro, |
> | von 9,11 Euro | bis 10,92 Euro | 1,64 Euro, |
> | von 44,47 Euro | bis 55,58 Euro | 6,67 Euro. |

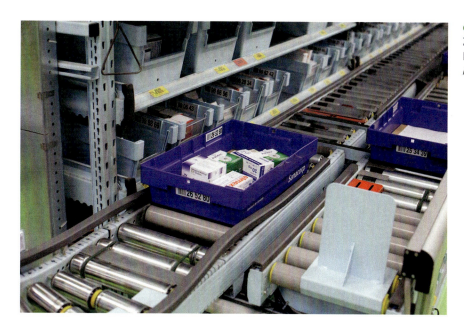

Abb. 4.29 Auch die Zuschläge der Großhandlungen sind in der AMPreisV genau geregelt.

In der Praxis sieht das wie folgt aus: Der Großhandelszuschlag für ein verschreibungspflichtiges Fertigarzneimittel
- für den Menschen beträgt bei einem Abgabepreis des pharmazeutischen Unternehmers (ApU)
    - bis 1200 Euro: 3,15 % des ApU plus 0,70 Euro plus 19 % MwSt.
    - ab 1200,01 Euro: 37,80 Euro plus 0,70 Euro plus 19 % MwSt.
- für ein Tier gilt der Höchstpreiszuschlag, der je nach ApU in den Absätzen 2 und 3 festgelegt ist plus der MwSt. von 19 %.

Einen Rabatt darf der Großhandel gegenüber den Apotheken nur im Rahmen des Aufschlags von 3,15 % beziehungsweise bei hochpreisigen Medikamenten über 1200,– Euro maximal bis zum Betrag von 37,80 Euro gewähren. Die 0,70 Euro Fixzuschlag dürfen nicht in den Rabatt einfließen. Wegen dieser engen Spannen werden im Bereich der verschreibungspflichtigen Arzneimittel nur in sehr geringem Umfang Rabatte gewährt. Anders sieht das bei nicht verschreibungspflichtigen Arzneimitteln und den weiteren apothekenüblichen Waren aus. Hier kann der Großhandel frei kalkulieren und deshalb günstige Konditionen anbieten. Für die apothekenpflichtigen Arzneimittel sind Mengenrabatte erlaubt, für alle anderen Waren auch Naturalrabatte.

Überblick über die unterschiedlichen Preisbildungen in der Apotheke

Bei der Preiskalkulation gibt es unterschiedliche rechtliche Rahmenbedingungen. Verschreibungspflichtige Arzneimittel werden anders berechnet als apothekenpflichtige Arzneimittel, die nicht über ein Rezept verordnet wurden, oder Hilfsmittel. Arzneimittel und Medizinprodukte unterliegen dem normalen Umsatz- oder Mehrwertsteuersatz von 19 %, Hustenbonbons, weil sie zu den Lebensmitteln zählen, werden hingegen mit 7 % Mehrwertsteuer belastet. Die Tab. 4.8 gibt Ihnen einen Überblick auf die jeweils anzuwendende Berechnungsgrundlage, die dann in den nachfolgenden Abschnitten erläutert werden.

Preisbildung bei verschreibungspflichtigen Arzneimitteln

Für die verschreibungspflichtigen Humanarzneimittel ergibt sich nun im nächsten Schritt folgende Kostenzusammensetzung (Tab. 4.9):

Die Arzneimittelpreisverordnung (AMPreisV) ist für die Apotheken die gesetzliche Grundlage zur Berechnung der Apothekenabgabepreise zulasten der Gesetzlichen Krankenversicherung (GKV), ebenso wie zur die Berechnung der Arzneimittelpreise und Apothekenleistungen für privat Krankenversicherte (PKV) und den sich daraus ableitenden Arzneimittelliefervertägen. Auch für die Berechnung von verschreibungspflichtigen Tierarzneimitteln wird die AMPreisV zugrunde gelegt. Die AMPreisV gilt demnach in folgenden Fällen:
- verschreibungspflichtige Arzneimittel zulasten der GKV und PKV,
- apothekenpflichtige Arzneimittel, die zulasten der GKV unter Beachtung der Ausnahme-Erstattungsregeln ärztlich verschrieben wurden,
- verschreibungspflichtige Tierarzneimittel,
- umgewidmete Humanarzneimittel, die ein Tierarzt zur Anwendung am Tier verschrieben hat,

◻ Tab. 4.8 Berechnungsgrundlagen bei der Kalkulation

	Gilt die AMPreisV	Berechnungsweg	Andere rechtliche Grundlage der Preisberechnung	Umsatz- oder Mehrwertsteuersatz
Verschreibungspflichtiges Arzneimittel, das zulasten der GKV oder auf einem Privatrezept verordnet wird	Ja	Kombimodell (AMPreisV §3, Satz 1)		19%
Apothekenpflichtiges Arzneimittel, das zulasten der GKV verordnet wird	Ja	Degressives Modell (AMPreisV §3, Absatz 3 und 4)		19%
Apothekenpflichtiges oder freiverkäufliches Arzneimittel zur direkten Abgabe an den Verbraucher oder das auf einem Privatrezept verordnet ist	Nein		Frei kalkulierbar	19%
Verschreibungspflichtiges Tierarzneimittel	Ja	Degressives Modell (AMPreisV §3, Absatz 3 und 4)		19%
Humanarzneimittel, das ein Tierarzt zur Anwendung bei einem Tier verordnet (umgewidmetes Humanarzneimittel)	Ja	Degressives Modell (AMPreisV §3, Absatz 3 und 4)		19%
Apothekenpflichtiges oder freiverkäufliches Tierarzneimittel	Nein		Frei kalkulierbar	19%
Hilfsmittel zu Lasten der GKV durch Arzt verordnet	Nein		Hilfsmittellieferverträge	19%
Hilfsmittel/Medizinprodukt zur direkten Abgabe an den Verbraucher oder das auf einem Privatrezept verordnet ist	Nein		Frei kalkulierbar	19%
Chemikalien, Kosmetika	Nein		Frei kalkulierbar	19%
Lebensmittel	Nein		Frei kalkulierbar	7%
Bücher	Nein		Buchpreisbindung	7% (Druckversion), 19% (für E-Books)

- Betäubungsmittel,
- Rezepturen (die Taxierung von Rezepturen wird im ▸ Kap. 10 erklärt),
- Abgabe von verschriebenen Arzneimitteln im Rahmen des Nacht- und Notdienstes.

Damit stellt der Gesetzgeber sicher, dass die unter diese Regelung fallenden Arzneimittel überall in Deutschland einen einheitlichen Preis haben. Die praktische Ausgestaltung für die Lieferung und Berechnung ärztlicher Verordnungen zulasten der Gesetzlichen Krankenkassen bilden die Arzneilieferverträge des Deutschen Apothekerverbands (DAV) und einzelner Landesapothekerverbände mit den Krankenkassen auf Grundlage der Arzneimittelpreisverordnung.

§ 3 Arzneimittelpreisverordnung

(1) Bei der Abgabe von Fertigarzneimitteln, die zur Anwendung bei Menschen bestimmt sind, durch die Apotheken sind zur Berechnung des Apothekenabgabepreises ein Festzuschlag von 3 Prozent zuzüglich 8,35 Euro zuzüglich 16 Cent zur Förderung der Sicherstellung des Notdienstes sowie die Umsatzsteuer zu erheben. Soweit Fertigarzneimittel, die zur Anwendung bei Menschen bestimmt sind, durch die Apotheken zur Anwendung bei Tieren abgegeben werden, dürfen zur Berechnung des Apothekenabgabepreises abweichend von Satz 1 höchstens ein Zuschlag von 3 Prozent zuzüglich 8,10 Euro sowie die Umsatzsteuer erhoben werden. Bei der Abgabe

Tab. 4.9 Beispielrechnung für Fertigarzneimittel (Quelle: ABDA)

Apothekeneinkaufspreis (AEP)	52,28 €
+ Apothekenzuschlag (3 % auf AEP + 8,35 €)	9,92 €
+ Notdienstzuschlag (Förderung der Sicherstellung des Notdienstes 0,16 €)	0,16 €
= Netto-Apothekenverkaufspreis	62,36 €
+ Mehrwertsteuer (19 % auf Netto-Apothekenverkaufspreis)	11,85 €
= Brutto-Apothekenverkaufspreis (AVP)	74,21 €

von Fertigarzneimitteln, die zur Anwendung bei Tieren bestimmt sind, durch die Apotheken dürfen zur Berechnung des Apothekenabgabepreises höchstens Zuschläge nach Absatz 3 oder 4 sowie die Umsatzsteuer erhoben werden.
(2) Der Festzuschlag ist zu erheben
1. auf den Betrag, der sich aus der Zusammenrechnung des bei Belieferung des Großhandels geltenden Abgabepreises des pharmazeutischen Unternehmers ohne die Umsatzsteuer und des darauf entfallenden Großhandelshöchstzuschlags nach § 2 ergibt,
2. bei Fertigarzneimitteln, die nach § 52b Absatz 2 Satz 3 des Arzneimittelgesetzes nur vom pharmazeutischen Unternehmer direkt zu beziehen sind, auf den bei Belieferung der Apotheke geltenden Abgabepreis des pharmazeutischen Unternehmers ohne die Umsatzsteuer; § 2 Absatz 1 Satz 3 gilt entsprechend.
(3) Der Höchstzuschlag nach Absatz 1 Satz 3 ist bei einem Betrag

	bis 1,22 Euro	68 Prozent (Spanne 40,5 Prozent),
von 1,35 Euro	bis 3,88 Euro	62 Prozent (Spanne 38,3 Prozent),
von 4,23 Euro	bis 7,30 Euro	57 Prozent (Spanne 36,3 Prozent),
von 8,68 Euro	bis 12,14 Euro	48 Prozent (Spanne 32,4 Prozent),
von 13,56 Euro	bis 19,42 Euro	43 Prozent (Spanne 30,1 Prozent),
von 22,58 Euro	bis 29,14 Euro	37 Prozent (Spanne 27,0 Prozent),
von 35,95 Euro	bis 543,91 Euro	30 Prozent (Spanne 23,1 Prozent),
ab 543,92 Euro		8,263 Prozent zuzüglich 118,24 Euro.

(4) Der Höchstzuschlag nach Absatz 1 Satz 3 ist bei einem Betrag

von 1,23 Euro	bis 1,34 Euro	0,83 Euro,
von 3,89 Euro	bis 4,22 Euro	2,41 Euro,
von 7,31 Euro	bis 8,67 Euro	4,16 Euro,
von 12,15 Euro	bis 13,55 Euro	5,83 Euro,
von 19,43 Euro	bis 22,57 Euro	8,35 Euro,
von 29,15 Euro	bis 35,94 Euro	10,78 Euro.

(5) Sofern die abzugebende Menge nicht in der Verschreibung vorgeschrieben oder gesetzlich bestimmt ist, haben die Apotheken, soweit mit den Kostenträgern nichts Anderes vereinbart ist, die kleinste im Verkehr befindliche Packung zu berechnen.
(6) Für die erneute Abgabe der an eine Apotheke zurückgegebenen verschreibungspflichtigen Fertigarzneimittel durch die Apotheke beträgt der Festzuschlag 5,80 Euro.

Für fast alle verschreibungspflichtigen Fertigarzneimittel berechnet sich der Abgabepreis also aus einer Kombination von Fixaufschlag (also einem festen Betrag, der aufgeschlagen wird) und zusätzlich einer prozentualen Aufschlagkomponente. Diese Mischform aus Fest- und Prozentualaufschlag wird auch als Kombimodell bezeichnet.

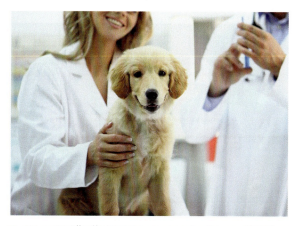

Abb. 4.30 Für die Berechnung verschreibungspflichtiger Arzneimittel für Tiere wird die AMPreisV zugrunde gelegt.

> **Notdienstzuschlag**
> Der Notdienstzuschlag von 0,16 € wurde eingeführt, um die Kosten, die im Rahmen des Notdienstes entstehen (Nacht-, Sonn- und Feiertagsarbeit wird nach dem Tarifvertrag höher vergütet als Arbeit während der normalen Arbeitszeiten, was zu höheren Gehaltskosten führt) für die Apotheken abzufedern. Die 0,16 € je abgegebenem verordneten Arzneimittel werden in einem Fonds gesammelt und daraus jeder Apotheke eine Notdienstpauschale je geleistetem vollem Notdienst gezahlt.

Einige wenige verschreibungspflichtige Fertigarzneimittel fallen jedoch nicht unter die AMPreisV. Für diese werden spezielle Vergütungsverträge ausgehandelt. Dies gilt zum Beispiel für einige Impfstoffe, Blutkonzentrate, Präparate zur Vitamin-D-Prophylaxe (gegen Rachitis) und zur Versorgung von Dialysepatienten.

Nicht verschreibungspflichtige apothekenpflichtige Arzneimittel zulasten der GKV.
Die Aufschläge nach § 3 Absatz 3 und 4 AMPreisV gelten für nicht verschreibungspflichtige, aber apothekenpflichtige Arzneimittel, die auf ein Rezept zulasten der gesetzlichen Krankenkassen durch einen Arzt verordnet wurden.

Verschreibungspflichtige Tierarzneimittel.
Die Aufschläge nach § 3 Absatz 3 und 4 AMPreisV gelten für verschreibungspflichtige Fertigarzneimittel – egal ob es sich um ein verschreibungspflichtiges Tierarzneimittel oder um ein umgewidmetes Humanarzneimittel handelt – zur Anwendung bei Tieren.

Sondervergütungen und zusätzliche Gebühren

Bei Inanspruchnahme des Notdienstes (nachts von 20 bis 6 Uhr, an Sonn- und Feiertagen bereits nachmittags ab 14 Uhr) kann die Apotheke einen zusätzlichen Betrag von 2,50 Euro einschließlich Mehrwertsteuer vom Patienten erheben (Notdienstgebühr). Vermerkt der Arzt die Dringlichkeit seiner Verordnung auf dem Rezept (Ankreuzfeld „noctu"), wird diese Gebühr auf dem Rezept aufgetragen und von der Krankenkasse erstattet. Dies ist in § 6 der AMPreisV geregelt.

Ebenso erstattet die GKV bei der Abgabe eines Betäubungsmittels gemäß des § 7 AMPreisV zusätzlich 26 Cent einschließlich Mehrwertsteuer, die auf dem Rezept berechnet werden dürfen. Damit wird dem Dokumentationsmehraufwand bei der Abgabe Rechnung getragen.

Nach § 8 AMPreisV können unvermeidbare Sonderkosten wie Porto, Telefongebühren, Zölle und andere Kosten bei der Beschaffung von Arzneimitteln, die üblicherweise nicht in Apotheken oder beim Großhandel vorrätig gehalten werden, nach Genehmigung durch die Krankenkasse gesondert abgerechnet werden.

Krankenkassenrabatte

Die Apotheke ist verpflichtet, auf die meisten Artikel zulasten der Gesetzlichen Krankenkassen Kassenrabatte zu geben. Deshalb geht vom Apothekenverkaufspreis (AVP) zunächst die in der Apotheke direkt einbehaltene Zuzahlung des Versicherten ab, der Rabatt gegenüber der Krankenkasse und im Apothekenrechenzentrum wird noch der gesetzliche Herstellerabschlag abgezogen. Die Apotheke bekommt also in unserem Beispiel am Ende von der GKV einen Betrag von 61,52 Euro erstattet und erhält inklusive der gesetzlichen Zuzahlung des Versicherten in Höhe von 7,42 dann 68,94 Euro.

Preisberechnung für apothekenpflichtige und freiverkäufliche Arzneimittel im Rahmen der Selbstmedikation sowie das Randsortiment der Apotheke

Bei der Preisgestaltung für die im Rahmen der Selbstmedikation apothekenpflichtigen und freiverkäuflichen Arzneimittel ist der Wettbewerb zwischen den Apotheken gewünscht. Das bedeutet in der Praxis, dass die Preise für diese Produkte frei kalkuliert werden dürfen. Diese Regelung gilt seit 2004. Sie wurde mit dem Inkrafttreten des GKV-Modernisierungsgesetzes eingeführt. Für das restliche Sortiment, bis auf Bücher, dürfen die Preise ebenfalls frei kalkuliert werden. Falls Sie in der Apotheke Bücher verkaufen, so gilt hier die sogenannte Buchpreisbindung – eine der Arzneimittelpreisverordnung vergleichbare gesetzliche Regelung.

Auch wenn das Randsortiment nur zwischen 15 und 20 % des üblichen Apothekenumsatzes ausmacht, ist eine vernünftige Preisgestaltung für den wirtschaftlichen Erfolg Ihrer Apotheke von großer Bedeutung. Als PKA tragen Sie durch Ihre kaufmännischen Kenntnisse und Fähigkeiten zu diesem Erfolg bei. Um sicher Preise kal-

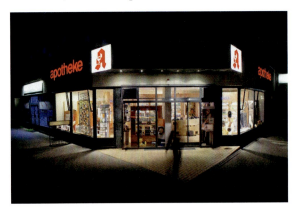

Abb. 4.31 Für die Inanspruchnahme des Apothekennotdienstes können 2,50 Euro abgerechnet werden.

Tab. 4.10 Beispielrechnung für Fertigarzneimittel (nach Quelle: ABDA)

Brutto-Apothekenverkaufspreis (AVP)	74,21 €
− gesetzliche Zuzahlung des Versicherten (10 % vom AVP)	7,42 €
− gesetzlicher Apothekenabschlag (1,77 €)	1,77 €
− gesetzlicher Herstellerabschlag (7 % vom ApU)	3,50 €
= effektive Ausgaben der GKV (ohne Berücksichtigung eines möglicherweise bestehenden Rabattvertrags)	61,52 €

kulieren zu können, benötigen Sie einige kaufmännische Grundlagen. Sie sollten über Einstandspreis, Selbstkosten-, Barverkaufs- und Bruttoverkaufspreis Bescheid wissen sowie mit Begriffen wie Handelspanne, Aufschlag und Rohgewinn sicher umgehen und schließlich auch typische kaufmännische Berechnungen durchführen können.

Einstandspreis. Der Einstandspreis ist der Preis, für den im Handel die Waren bezogen werden. Gelegentlich wird er auch Bezugspreis genannt. Berücksichtigt werden Rabatte, Skonti und Boni, aber auch Liefer- oder Bestellkosten (zum Beispiel, wenn ein Telefonat ins Ausland notwendig ist).

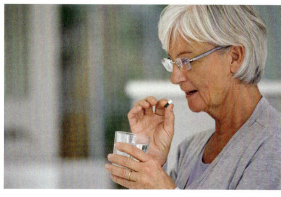

Abb. 4.32 Arzneimittel, die im Rahmen der Selbstmedikation eingenommen werden, sind frei kalkulierbar.

Ermittlung des Einstandspreises
Berechnete Menge [zum Beispiel in Stück, kg oder l]
× Listenpreis je Einheit [in € pro Einheit]
= **Einkaufspreis [in €]**
− Barrabatt [in €, errechnet aus der Prozentangabe]
= **Zieleinkaufspreis [in €]**
− Skonto [in €, errechnet aus der Prozentangabe]
− Bonus [in €, ggf. errechnet aus der Prozentangabe]
+ produktbezogene Nebenkosten der Lieferung (Mindermengenzuschlag) [in €]
= **Bareinkaufspreis [in €]**
+ allgemeine Nebenkosten der Lieferung (Lieferpauschale, Verpackung, Porto, Zoll, Transportversicherung) [in €]
= **Einstandspreis (= Bezugspreis) [in €]**
Der **durchschnittliche Einstandspreis** berechnet sich: Einstandspreis der gesamten Lieferung / gelieferte Menge

Ermittlung des Selbstkostenpreises
Einstandspreis [in €]
+ Handlungskostenzuschlag [in €]
= **Selbstkostenpreis [in €]**

Barverkaufspreis. Da es für ein Unternehmen jedoch nicht ausreicht, lediglich die laufenden Kosten zu decken, sondern auch ein Gewinn erwirtschaftet werden muss, ermittelt man den Barverkaufspreis der Ware.

Der Gewinn besteht aus
- dem Kapitalzins für das im Unternehmen gebundene Eigenkapital,
- der Entlohnung für die Arbeit des Unternehmers („Unternehmerlohn"),
- der Risikoprämie als Ausgleich für das unternehmerische Risiko.

Selbstkostenpreis. Der Selbstkostenpreis ist die Basis der Preiskalkulation. Hier fließen alle Kosten ein, die durch Warenbearbeitung, Lagerung oder das Durchführen von Prüfungen entstehen. Darunter fallen anteilig zum Beispiel auch Personalkosten, Abnutzung von Geräten oder Mietkosten. Im kaufmännischen Bereich spricht man vom Handlungskostenzuschlag. Da die Kosten sehr variabel sind, versucht man mithilfe der Buchführung einen möglichst aussagekräftigen durchschnittlichen Handlungszuschlag zu ermitteln.

Ermittlung des Barverkaufspreises
Selbstkostenpreis [in €]
+ Gewinnzuschlag [in €]
= **Barverkaufspreis [in €]**
Den prozentualen Gewinnzuschlag ermittelt man wie folgt:

$$\frac{\text{Angestrebter Gewinn} \times 100\,\%}{\text{Selbstkostenpreis}}$$

Bruttoverkaufspreis. Der Bruttoverkaufspreis ist der gegenüber dem Kunden inklusive der Mehrwertsteuer ausgewiesene Preis. Im einfachsten Fall wird dafür zum Barverkaufspreis nur noch die Mehrwertsteuer aufgeschlagen. Wenn man jedoch Rabatte, einen Bonus oder Skonto gewähren möchte, eine Provision für einen Handelsvertreter oder eine Beteiligung der Mitarbeiter der Apotheke am Umsatz berücksichtigen möchte, sollten diese Beträge bei der Berechnung berücksichtigt werden, um den Gewinn nicht zu schmälern.

Ermittlung des Bruttoverkaufspreises
Barverkaufspreis
+ Kundenskonto
+ Vertreterprovision
= **Zielverkaufspreis**
+ Kundenrabatt
= **Nettoverkaufspreis**
+ Mehrwertsteuer
= **Bruttoverkaufspreis**

Vorwärts-, Rückwärts- und Differenzkalkulation. Bei der Vorwärtskalkulation rechnet man vom Einstandspreis ausgehend „herauf" zum Verkaufspreis. So wird ein geeigneter Verkaufspreis errechnet, wenn Einstandspreise und erforderliche Handlungskosten- und Gewinnzuschläge bekannt sind. Bei der Rückwärtskalkulation rechnet man vom Verkaufspreis zurück. Dann wird verglichen, ob die Ware zu dem so ermittelten Einstandspreis zu beschaffen ist.

Bei der Differenzkalkulation liegen sowohl Einstands- als auch Verkaufspreis fest. Man berechnet die Differenz. Dies ist der Deckungsbeitrag, der beim Verkauf realisiert würde. Er muss die Handlungskosten decken, damit noch ein Gewinn erzielt werden kann. Bei allen diesen Berechnungen bleibt die Mehrwertsteuer unbeachtet.

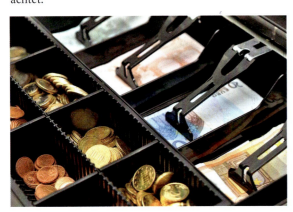

○ **Abb. 4.33** Der Preis, den Kunden für ein Produkt bezahlen müssen, wird als Bruttoverkaufspreis bezeichnet. (loraks – iStockphoto.com)

Rechenbeispiel
Ein Artikel hat den Verkaufspreis von 10,– € (ohne MwSt.). Der Einstandspreis beträgt 8,– €.

- Die Handelsspanne errechnet sich so:

$$\frac{(10\ \text{€} - 8\ \text{€}) \times 100\ \%}{10\ \text{€}} = 20\ \%$$

- Der Aufschlag auf den Einstandspreis errechnet sich so:

$$\frac{(10\ \text{€} - 8\ \text{€}) \times 100\ \%}{8\ \text{€}} = 25\ \%$$

- Der Aufschlag von 2,– € beträgt demnach
- 20 % des Verkaufspreises (ohne MwSt.)
- aber 25 % des Einstandspreises.

Handelsspanne und Aufschlag. Bei den obigen Berechnungen werden Handlungskosten und Gewinnzuschläge auf die Ausgangsgrößen Einstandspreis oder Selbstkosten bezogen. Sie werden als Aufschläge ausgedrückt und durch Addition errechnet.

Anders ist dies bei der Handelsspanne. Hier werden Kosten und Gewinne als Prozentsatz des Nettoverkaufspreises (Verkaufspreis ohne MwSt.) ausgedrückt, also durch Subtraktion berechnet.

Ermittlung der prozentualen Handelsspanne

$$\frac{(\text{Verkaufspreis} - \text{Einstandspreis}) \times 100\ \%}{\text{Verkaufspreis}}$$

Rohgewinn. Die Differenz zwischen Verkaufspreis und Einstandspreis wird als Rohgewinn bezeichnet. Er gibt den Erfolg der reinen Handelstätigkeit beim Verkauf eines Produkts an. Der Rohgewinn muss vom Betriebsergebnis und vom Jahresüberschuss unterschieden werden. Vereinfacht ausgedrückt ergibt sich aus dem Rohgewinn nach Abzug der betrieblichen Aufwendungen das Betriebsergebnis. Dies ist damit ein Maß für den Erfolg der gesamten unternehmerischen Tätigkeit.

Preisberechnung für Hilfsmittel

Eine Sonderstellung nehmen auch Hilfsmittel ein. Werden diese zulasten der GKV oder als Pflegehilfsmittel zulasten der Pflegekassen abgegeben, sind die speziellen Lieferverträge, die der Spitzenverband Bund der Krankenkassen mit den Apothekerverbänden ausgehandelt haben, zu beachten. Im Rahmen dieser Lieferverträge können bestimmte Voraussetzungen, die die

Apotheke erfüllen muss, definiert sein. Dies ist zum Beispiel bei der Belieferung von Rezepten mit Kompressionsstrümpfen der Fall. Bei anderen Hilfsmitteln muss vor der Abgabe an den Versicherten bei der zuständigen Krankenkasse ein Genehmigungsverfahren durchlaufen werden.

In den Verträgen wurden neben den schon erwähnten Voraussetzungen, die die Apotheken unter Umständen zu erfüllen haben, seitens der Krankenkassen die Festbeträge und die möglichen Aufschläge auf Hilfsmittel festgelegt. Abhängig von der Produktgruppe (Tab. 4.11) kann es dabei Unterschiede hinsichtlich der Vereinbarungen und Ausschreibungen je nach Bundesland geben. Außerdem erstattet die AOK in der Regel andere Preise als die meisten Ersatzkassen. Die Warenwirtschaftsprogramme in den Apotheken versuchen diesen zahlreichen Regelungen bei der Berechnung der Abgabepreise gerecht zu werden. In vielen Fällen sind die entsprechenden Hilfsmittel mit dem Hinweis „+ V" gekennzeichnet, was bedeutet, dass in Abhängigkeit zur jeweiligen Krankenkasse die Hilfsmitteltaxe für dieses Produkt hinterlegt ist und genutzt werden kann (▶ Kap. 5.7).

Tab. 4.11 Auszug: Produktgruppen des Hilfsmittelverzeichnisses

Gruppe	Bezeichnung
03	Applikationshilfen
05	Bandagen
14	Inhalations- und Atemtherapiegeräte
15	Inkontinenzhilfen
54	Zum Verbrauch bestimmte Pflegehilfsmittel

Checkliste Großhandelssendung

- Stellen Sie fest, ob die Sendung für „Ihre" Apotheke bestimmt ist.
- Überprüfen Sie, ob die Sendung die Ware enthält, die Sie bestellt haben. Prüfen Sie die Bezeichnung der Artikel, die Packungsgrößen, die Mengen, die Vollständigkeit. Stellen Sie fest, ob die Packungen unbeschädigt sind und die Ware einwandfrei aussieht. Stimmen die Einkaufspreise und Rabatte?
- Überprüfen Sie, ob alle gelieferten Waren auf dem Lieferschein stehen.
- Kühlketten- und Kühlschrank-Artikel gleich nach Eintreffen der Sendung vorschriftsmäßig gekühlt lagern.
- Bei Vorhandensein eines Kommissionierautomaten: Ware für diesen Automaten separieren (kommt oftmals bereits in getrennten Großhandelskisten).
- Fehlende Artikel bei einem anderen Lieferanten bestellen.
- Bei Reklamationen Retoure veranlassen.
- Die Artikel aus der Sendung verbuchen und dabei die Verfalldaten eintragen. Artikel mit zu geringer Haltbarkeit wieder retournieren!
- Gegebenenfalls Dokumentationen vorbereiten (BtM, Arzneimittel aus Blutbestandteilen, Importarzneimittel, verschreibungspflichtige Tierarzneimittel).
- Gegebenenfalls Etiketten drucken und aufkleben.
- Waren einräumen. Darauf achten, dass die neue Ware hinter der noch vorrätigen Ware steht („first in, first out").
- Arzneimittel für Lieferungen durch Boten entsprechend zuordnen.
- Drogen und Chemikalien in Quarantäne stellen. Prüfprotokoll vorbereiten, Lieferant, Lieferdatum und Preis eintragen.
- Preise für Randsortiment sowie freiverkäufliche und nicht verschreibungspflichtige Arzneimittel feststellen und kalkulieren. Mit Verkaufspreisen noch vorhandener Ware vergleichen.
- Nachlieferungen veranlassen und kontrollieren.
- Rechnung und Lieferschein überprüfen und ablegen.

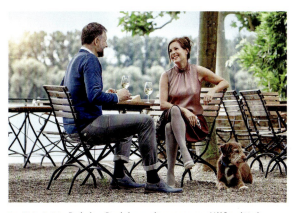

Abb. 4.34 Bei der Preisberechnung von Hilfsmitteln – wie Kompressionsstrümpfe – gelten im Rahmen von Lieferverträgen vereinbarte Bedingungen.

4.5 Entsorgen der Verpackungen

Der Umweltschutz ist auch in der Apotheke ein Thema von Bedeutung und Sie sollten als PKA mit den wichtigsten Bestimmungen der Verpackungsverordnung vertraut sein. Nach dem Wegräumen der Ware gehört auch das Wegräumen oder Entsorgen der Kartons, Wannen und anderer Verpackungen zu Ihren Aufgaben.

In der Verpackungsverordnung ist geregelt, dass Hersteller und Händler nach dem Verursacherprinzip verpflichtet sind, Verpackungsmittel auf allen Handelsstufen zurückzunehmen und weiter zu verwenden, soweit dies möglich ist. Verpackungstechnisch am besten sind deshalb natürlich Mehrwegsysteme. Der pharmazeutische Großhandel hat dies zum Beispiel durch den Einsatz der verschließbaren Kunststoffbehälter – der Wannen – perfekt gelöst. Auch Kühlboxen werden mehrfach verwendet. Während des Transports werden die Wannen, um einen unerwünschten Zugriff auf die Sendungen zu unterbinden, mit einem Kunststoffband oder Plomben versiegelt.

Ist ein solches Mehrwegsystem nicht möglich, sollen die Verpackungen bevorzugt recycelt werden. Das ist gängige Praxis bei Pappkartons und vielen Kunststofffolien. Ist auch ein Recyceln nicht möglich, bleibt lediglich noch die Verbrennung der Verpackungsreste.

Ausdrücklich ausgenommen von der Verpackungsordnung sind Verpackungen, an denen Reste von gesundheits- oder umweltgefährdenden Substanzen im Sinne der Chemikalienverordnung anhaften können, also zum Beispiel die Plastikdose, in der sich die Rezeptursubstanz Triamcinolonacetonid befunden hat.

Eine Rücknahmepflicht des Handels, des Großhandels oder der Hersteller besteht für folgende Verpackungen:

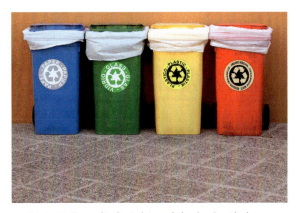

○ **Abb. 4.35** Umweltschutz ist auch in der Apotheke von Bedeutung – es gelten die Bestimmungen der Verpackungsverordnung.

Transportverpackungen. Dabei handelt es sich um Schutzverpackungen vom Hersteller zum Händler wie Fässer, Kanister, Kisten, Säcke, Paletten, Kartonagen, geschäumte Schalen, Schrumpffolien und ähnliche Umhüllungen.

Verkaufsverpackungen. Das ist die Verpackung, die der Kunde in die Hand bekommt. Dazu gehören Becher, Beutel, Blister, Dosen, Eimer, Fässer, Flaschen, Kanister, Kartonagen, Schachteln, Säcke, Schalen oder Tragetaschen. In der Apotheke sind das typischerweise Faltschachteln, Blister und Beipackzettel. Im allgemeinen Handel finden Sie im Ausgangsbereich häufig Sammelboxen, in denen der Verbraucher – so wie in der Verpackungsordnung vorgeschrieben – kostenfrei Karton und Folien bereits direkt im Geschäft zurücklassen können. Bei Arzneimitteln, die ja Waren besonderer Art sind, sieht das etwas anders aus. Da sich sowohl auf den Kartons als auch im Beipackzettel und auf den Blistern zahlreiche gesetzlich vorgeschriebene Angaben, wie Verfalldatum, Anwendungs- und eventuell spezielle Lagerungshinweise befinden, die zum Erhalt der Arzneimittelqualität und für die Arzneimitteltherapiesicherheit von Bedeutung sind, dürfen diese Verpackungen erst nach Aufbrauch der Arzneimittel zurückgenommen werden.

Umverpackungen. Das sind zusätzliche Umhüllungen um die Verkaufsverpackungen, die als Werbeträger oder zur Bündelung dienen. Dabei handelt es sich in der Regel um Folien oder Kartons.

4.6 QMS-Prozessbeschreibung: Wareneingang

In ▫ Tab. 4.12 finden Sie eine Übersicht, welche Punkte im QM-Handbuch für die Prozessbeschreibung Wareneingang berücksichtigt werden sollten. Die Übersicht dient lediglich der Orientierung und muss für den jeweiligen Apothekenbetrieb individuell ausformuliert und angepasst werden.

Ebenfalls eine Frage der Qualitätssicherung ist die **Bewertung von Lieferanten.** Dabei werden, je nachdem, ob es sich um den mehrfach täglich liefernden Großhandel oder einen Händler, von dem man einmal jährlich beispielsweise Verpackungsmaterial bezieht, handelt, unterschiedliche Kriterien zur Beurteilung herangezogen. Für den Alltag besonders wichtig sind Liefer- und Garantiekonditionen, Preistransparenz, Termintreue und eine hohe Serviceorientierung. Vor allem beim Großhandel sind die Lieferfähigkeit (Stichwort Voll- oder Teil-Sortimenter), die Lieferantenabhängigkeit, aber auch die Marktpositionierung und der Finanzstatus von großer Bedeutung. Die gute Erreichbarkeit des Kundendienstes, die Unterstützung bei der Recherche zu seltenen Arzneimitteln sind weitere Kriterien, die bei der Bewertung berücksichtigt werden.

Tab. 4.12 Prozessbeschreibung Wareneingang

Prozess-parameter	Beschreibung der Vorgänge
Was?	Eingang der Ware in der Apotheke
Warum?	Korrekte kaufmännische und qualitätsgesicherte Übernahme der gelieferten Arzneimittel, Medizinprodukte und apothekenüblichen Waren
Wer?	PKA
Wo?	PKA-Arbeitsplatz mit Nutzung der Apotheken-EDV
Wann?	Beim Eintreffen der Lieferung durch Großhandel oder Hersteller
Wie?	Kaufmännische Kontrolle, Qualitätskontrolle, Beachtung von Dokumentationsvorschriften, Beachtung spezifischer Vorschriften für Kühlwaren, Importarzneimittel, Tierarzneimittel, Arzneimittel aus Blutbestandteilen, Betäubungsmitteln, ...
Schnittstellen	Warenbestellung, Lagerung, Verfalldatenverwaltung/Retouren, Botendienst, ...
Sonstiges	BAK-Leitlinie: Beschaffung und Wareneingang der Ausgangsstoffe und Primärpackmittel, ApBetrO, BtMBinHV, ...

Kurzgefasst

- Der Wareneingang umfasst eine Reihe von Arbeitsschritten, zum Beispiel die Warenannahme und -eingangskontrolle, Dokumentation sowie buchhalterische Aufgaben.

- Vor und nach der Warenannahme müssen verschiedene Kontrollen durchgeführt werden. Wenn dabei Mängel auffallen, müssen diese dem Lieferanten sofort gemeldet werden.

- Bei Kühlware, besonders bei kühlkettenpflichtigen Medikamenten, ist ein sachgemäßer Umgang in der Apotheke sicherzustellen.

- Der Erwerb und die Abgabe von verschreibungspflichtigen Tierarzneimitteln, importierten Arzneimitteln, Arzneimitteln, die aus Blutbestandteilen hergestellt werden, Arzneimitteln, die Thalidomid, Lenalidomid oder Pomalidomid enthalten sowie Betäubungsmitteln sind dokumentationspflichtig.

- Alle verbuchten und dokumentierten Produkte müssen ordnungsgemäß eingelagert werden. Ausgenommen von verschreibungspflichtigen Arzneimitteln müssen alle Produkte mit einer Preisangabe versehen werden.

- Zum Abschluss des Wareneingangs muss die Rechnung bezahlt werden. Dabei sollten die Zahlungsbedingungen (zum Beispiel das Zahlungsziel und vereinbarte Rabatte, Boni und Skonti) überprüft werden.

- Die Preisbildung bei Arzneimitteln hängt davon ab, ob ein Arzneimittel verschreibungspflichtig ist (einheitlicher Apothekenverkaufspreis auf Grundlage der Arzneimittelpreisverordnung) oder rezeptfrei abgegeben werden darf (freie Preisbildung). Bei freiverkäuflichen Produkten kann sich der Mehrwertsteuersatz unterscheiden.

Autorin
Constanze Schäfer

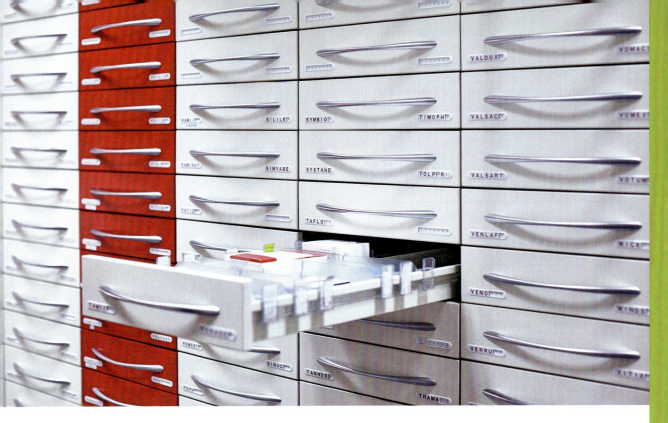

Die Flora-Apotheke liegt in einem ruhigen Stadtteil einer Großstadt. Sie hat überwiegend ältere und anspruchsvolle Stammkunden. Die Apothekenleiterin, Frau Schmidt-Wetzel, hält ein breites Warenlager bereit, um Rezeptbelieferungen und die darüber hinausgehenden vielfältigen Wünsche ihrer Kundschaft schnell und unkompliziert erfüllen zu können. Ihre Mitarbeiter sind PTA Sukanya, PKA Patrick und PKA-Auszubildende Merve. Die Flora-Apotheke versorgt einmal wöchentlich das in der Nähe befindliche Seniorenheim „Seniorenresidenz Villa Seeblick". Merve kommuniziert häufig mit den Mitarbeitern dort. Außerdem gehört das Wegräumen der Waren zu ihren Aufgaben. Dabei achtet Merve stets darauf, dass alles übersichtlich und vorschriftgemäß gelagert wird. Patrick wertet regelmäßig die Verfalldatenübersichten, Renner- und Penner-Listen und Retourenvorschläge, die das Warenwirtschaftssystem „auf Knopfdruck" erstellt, aus.

Lernfeld 5
Waren lagern

5.1 Gesetzliche Vorschriften zur Lagerhaltung 190
→ Allgemeine Vorratshaltung und Notfalldepot

5.2 Lagerung von Arzneimitteln 194
→ Generalalphabet
→ Kommissionierautomaten
→ Übervorrat

5.3 Lagerung von Medizinprodukten 196

5.4 Lagerung von Gefahrstoffen 196
→ Umgang mit Gefahrstoffen
→ Kennzeichnung von Gefahrstoffen

5.5 Sonderlagerorte 200
→ Kühlschrank
→ Betäubungsmittel – Tresor und Bestandsdokumentation
→ Teedrogen- und Rezeptursubstanzenlager
→ Quarantäneplätze
→ Sicht- und Freiwahl
→ HV-Tisch

5.6 Kommissionierung von Waren 203
→ Kundenaufträge kommissionieren
→ Versorgung von Pflegeeinrichtungen und Krankenhäusern
→ Sprechstundenbedarf

5.7 Betriebswirtschaftliche Aspekte der Lagerung 205
→ Verfalldatenkontrolle
→ Außer Handel
→ Ladenhüter
→ Renner und Penner
→ Defekte
→ Negativ- und Neinverkäufe
→ Novitäten
→ Retouren
→ Inventur-Listen
→ Bestelloptimierung
→ Statistiken

5.8 Controlling mit Lagerkennzahlen 212
→ Wichtige Kennzahlen im Controlling

5.9 Entsorgen von Arzneimitteln, Chemikalien und Verpackungsmaterial 213

5.10 QMS-Prozessbeschreibung: Waren lagern 214

Lernfeld 5: Waren lagern

Die Lagerhaltung in der Apotheke unterliegt sehr unterschiedlichen Anforderungen. Sie muss den Vorgaben der Apothekenbetriebsordnung (ApBetrO) genügen, wonach in jeder öffentlichen Apotheke der Durchschnittsbedarf an Arzneimitteln und Medizinprodukten für eine Woche vorrätig zu halten ist. In einer Krankenhausapotheke ist die doppelte Menge, also der durchschnittliche Zweiwochenbedarf, bereitzuhalten. Die umfangreiche Vorratshaltung, die der Gesetzgeber vorschreibt, soll die Lieferfähigkeit der Apotheke im Katastrophenfall sicherstellen. Darüber hinaus listet die ApBetrO auch einige Arzneimittel und Medizinprodukte auf, die in jeder Apotheke vorhanden sein müssen. Als PKA sollten Sie diese Mindestanforderungen kennen und den Bestand regelmäßig überprüfen.

Zu einer ordnungsgemäßen Lagerung in der Apotheke gehören aber noch viele andere Aspekte, schließlich muss die Qualität der Arzneimittel, Medizinprodukte und der Ausgangsstoffe erhalten werden. Auch die Sicherheit spielt eine Rolle. So sind beispielsweise bei der Lagerung von Chemikalien verschiedene Regeln zu beachten.

Die Apotheken in Deutschland müssen die ordnungsgemäße Arzneimittelversorgung der Bevölkerung sicherstellen – so will es das Apothekengesetz (ApoG). Doch neben diesem sogenannten Versorgungsauftrag, den es zu erfüllen gilt, ist die Apotheke auch ein Unternehmen und die Lagerkosten sind ein wesentlicher betriebswirtschaftlicher Faktor. Als PKA ist es Ihre Aufgabe, die Lagerkosten im Blick zu haben und die Möglichkeiten der Optimierung unter Einhaltung der rechtlichen Vorschriften umzusetzen. Dabei werden Sie sich manchmal gegen eine wirtschaftliche Lagerung und zugunsten der Versorgung der Bevölkerung mit Arzneimitteln entscheiden müssen.

5.1 Gesetzliche Vorschriften zur Lagerhaltung

Das Warenlager der Apotheke sollte aus wirtschaftlicher Sicht möglichst klein sein, gleichzeitig muss es aber auch groß genug sein, um den gesetzlichen Vorschriften der Apothekenbetriebsordnung zu genügen und um Kundenwünsche zu erfüllen. Das spiegeln die unterschiedlichen Warengruppen (▫ Tab. 5.1) wider.

In der Apothekenbetriebsordnung werden die Anforderungen zur Lagerung beschrieben: Zum einen die Lagerräume (▶ Kap. 1.3.3), zum anderen, wie die Lagerung zu erfolgen hat. Die beiden wichtigsten Aspekte dabei sind der Erhalt der Qualität und das Ausschließen

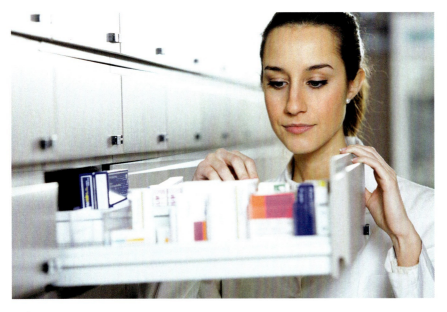

○ **Abb. 5.1** Als PKA fällt die Betreuung des Warenlagers in Ihren Aufgabenbereich.

Tab. 5.1 Warengruppen in der Apotheke

Gesetzlich vorgeschrieben	Randsortiment
Arzneimittel - Betäubungsmittel, - verschreibungspflichtige Arzneimittel, - apothekenpflichtige Arzneimittel, - freiverkäufliche Arzneimittel Drogen und Rezepturausgangsstoffe Medizinprodukte - verschreibungspflichtige Medizinprodukte, - apothekenpflichtige Medizinprodukte, - weitere Medizinprodukte (Verbandstoffe, Krankenpflegeprodukte)	Chemikalien Kosmetika Kinder- und Körperpflegemittel Diätetische Lebensmittel Kindernahrung Tiernahrung Bücher Pflanzenschutzmittel

von Verwechselungen. Daraus ergeben sich einige Maßnahmen.

Ordnung und Sauberkeit sind für alle Bereiche in der Apotheke von Bedeutung – nicht nur für die Lagerung der Arzneimittel. Achten Sie stets auf einen aufgeräumten, übersichtlichen Arbeitsplatz. Arbeitsflächen gehören regelmäßig gereinigt – meist reicht dafür ein feuchtes Schwammtuch, bei stärkerer Verschmutzung nimmt man etwas Spülmittel oder Allzweckreiniger. Im Labor und der Rezeptur sind die Anforderungen höher, die Flächen müssen mit einem Flächendesinfektionsmittel gereinigt werden. In allen Apotheken gibt es einen Hygieneplan, in dem festgelegt wird, wie häufig welche Fläche durch wen gereinigt werden muss. Mehr dazu lesen Sie im ▸ Kap. 10.8.

Die Apothekenbetriebsordnung gibt vor, dass die Lagerung von Arzneimitteln unterhalb einer **Temperatur** von 25 Grad Celsius möglich sein muss. Nur so kann die Qualität von Cremes und Salben, Weichgelatinekapseln und Tabletten, Lösungen und Tropfen sichergestellt werden. Auch Klebeflächen von Wundschnellverbänden oder den sogenannten Transdermalen Therapeutischen Systemen (TTS) verändern ihre Eigenschaften bei einer längerfristigen Lagerung oberhalb von 25 Grad Celsius.

Die Beschriftung von Arzneimitteln folgt den Vorgaben des Arzneimittelgesetzes (AMG). Fertigarzneimittel sind in der Regel korrekt gekennzeichnet, wenn sie in der Apotheke ankommen. Bei Ausgangsstoffen, Teedrogen oder Chemikalien hingegen muss in der Apotheke für die **korrekte Beschriftung** gesorgt werden (▸ Kap. 10.12), wozu auch die Angabe eines Verfalldatums zählt. Beim Verbuchen der Ware geben Sie daher die Verfalldaten ein, um eine **regelmäßige Verfalldatenkontrolle** mithilfe von Listen durchführen zu können ▸ Kap. 5.6.1.

§ 16 Apothekenbetriebsordnung

(1) Arzneimittel, Ausgangsstoffe, Medizinprodukte und apothekenübliche Waren und Prüfmittel sind übersichtlich und so zu lagern, dass ihre Qualität nicht nachteilig beeinflusst wird und Verwechslungen vermieden werden. Soweit ihre ordnungsgemäße Qualität nicht festgestellt ist, sind sie unter entsprechender Kenntlichmachung gesondert zu lagern. Dies gilt auch für Behältnisse, äußere Umhüllungen, Kennzeichnungsmaterial, Packungsbeilagen und Packmittel. Die Vorschriften der Gefahrstoffverordnung sowie des Betäubungsmittel- und des Medizinproduktegesetzes einschließlich der hierzu erlassenen Verordnungen bleiben unberührt. Die Lagerungshinweise des Arzneibuches sind zu beachten.

(2) Die Vorratsbehältnisse für Arzneimittel und Ausgangsstoffe müssen so beschaffen sein, dass die Qualität des Inhalts nicht beeinträchtigt wird. Sie müssen mit gut lesbaren und dauerhaften Aufschriften versehen sein, die den Inhalt eindeutig bezeichnen. Dabei ist eine gebräuchliche wissenschaftliche Bezeichnung zu verwenden. Der Inhalt ist durch zusätzliche Angaben zu kennzeichnen, soweit dies zur Feststellung der Qualität und zur Vermeidung von Verwechslungen erforderlich ist. Auf den Behältnissen ist das Verfalldatum oder gegebenenfalls ein Nachprüfdatum anzugeben.

In der Apothekenbetriebsordnung finden Sie den Hinweis, dass die Lagerungsvorschriften des Arzneibuchs zu beachten sind. Damit ist das Europäische Arzneibuch (EuAB, Ph. Eur.) gemeint, das aktuell in der 8. Ausgabe vorliegt (Stand: 2017).

Im Europäischen Arzneibuch werden in den Monographien – das sind standardisiert aufbereitete Kapitel

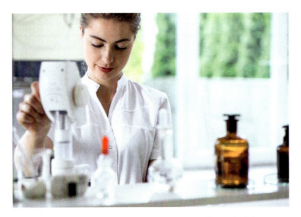

Abb. 5.2 Die Prüfung von Ausgangsstoffen wird im Europäischen Arzneibuch erläutert.

Tab. 5.2 Typische Lagerungshinweise aus dem Europäischen Arzneibuch

Hinweis	Bedeutung
Dicht verschlossen lagern.	Produkt muss in einem dicht verschlossenen Gefäß gelagert werden; eventuell muss bei besonders feuchtigkeitsempfindlichen Stoffen ein Trockenmittel, zum Beispiel im Deckel, eingelegt sein.
Vor Licht geschützt lagern.	Das Material des Behältnisses, in dem das Produkt gelagert wird, muss dunkel eingefärbt (Braunglas) oder sogar komplett lichtundurchlässig (Kruke) sein.
Zwischen 2 und 8 °C lagern.	Das Produkt muss zwischen 2 und 8 °C gelagert werden (Kühlschrank).
Zwischen 8 und 15 °C lagern.	Das Produkt muss zwischen 8 bis 15 °C gelagert werden.

– zu allen in der Europäischen Union (EU) eingesetzten Wirkstoffen oder Drogen sowie Zubereitungen wichtige Informationen zusammengefasst. Jede dieser Monographien hat immer einen doppelten Titel, nämlich auf Deutsch und in lateinischer Sprache. Außerdem sind je nach Substanz, sofern vorhanden, die relative Masse (also das chemische Gewicht) und die chemische Registriernummer angegeben und die Substanz wird definiert, das heißt, ihr Erscheinungsbild wird möglichst exakt beschrieben. Sie finden Angaben zur Herstellung und zu den wichtigsten Eigenschaften. Auch die durchzuführenden Prüfungen auf Identität, Reinheit und Gehalt werden beschrieben. Zusätzlich finden Sie Hinweise zur Lagerung, gefolgt von Angaben zur Beschriftung, Warnhinweisen und möglichen Verunreinigungen. In Tab. 5.2 finden Sie typische Lagerungshinweise aus dem Europäischen Arzneibuch.

5.1.1 Allgemeine Vorratshaltung und Notfalldepot

Wie bereits erwähnt, stellen Apotheken die Arzneimittelversorgung der Bevölkerung sicher. Daher muss eine Apotheke nicht nur für das Tagesgeschäft genügend Ware vorrätig halten, sondern darüber hinaus einen bestimmten Vorrat an Arzneimitteln haben. So sollen kurzfristige Lieferengpässe oder auch eine **Notfallversorgung** aufrechterhalten werden können. Hier macht die Apothekenbetriebsordnung im § 15, Absatz 1, konkrete Vorgaben.

§ 15 Apothekenbetriebsordnung
(1) Der Apothekenleiter hat die Arzneimittel und apothekenpflichtigen Medizinprodukte, die zur Sicherstellung einer ordnungsgemäßen Arzneimittelversorgung der Bevölkerung notwendig sind, in einer Menge vorrätig zu halten, die mindestens dem durchschnittlichen Bedarf für eine Woche entspricht. Darüber hinaus sind in der Apotheke vorrätig zu halten:
1. Analgetika,
2. Betäubungsmittel, darunter Opioide zur Injektion sowie zum Einnehmen mit unmittelbarer Wirkstofffreisetzung und mit veränderter Wirkstofffreisetzung,
3. Glucocorticosteroide zur Injektion,
4. Antihistaminika zur Injektion,
5. Glucocorticoide zur Inhalation zur Behandlung von Rauchgas-Intoxikationen,
6. Antischaum-Mittel zur Behandlung von Tensid-Intoxikationen,
7. medizinische Kohle, 50 Gramm Pulver zur Herstellung einer Suspension,
8. Tetanus-Impfstoff,
9. Tetanus-Hyperimmun-Globulin 250 I. E.,
10. Epinephrin zur Injektion,
11. 0,9 Prozent Kochsalzlösung zur Injektion,

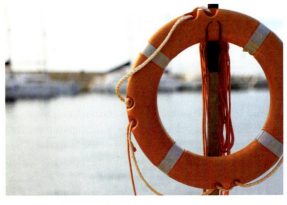

Abb. 5.3 Für den Notfall müssen Apotheken bestimmte Präparate vorrätig halten. Diese sind in der Apothekenbetriebsordnung aufgeführt.

12. Verbandstoffe, Einwegspritzen und -kanülen, Katheter, Überleitungsgeräte für Infusionen sowie Produkte zur Blutzuckerbestimmung.

Auch wenn davon auszugehen ist, dass beim gesetzlich vorgeschriebenen durchschnittlichen Wochenbedarf einer öffentlichen Apotheke Analgetika in ausreichender Menge enthalten sind, führt die Apothekenbetriebsordnung Schmerzmittel noch einmal gesondert auf. Bei den Betäubungsmitteln sind drei unterschiedliche Anwendungsformen gefordert, damit Patienten je nach Bedarf versorgt werden können. Eine Injektion wirkt besonders schnell, weil der Wirkstoff direkt in die Blutbahn gespritzt werden kann. Mit der Formulierung „unmittelbarer Wirkstofffreisetzung" sind Tabletten oder Kapseln gemeint, die keine Retardierung, also keine „veränderte Wirkstofffreisetzung" haben. Glucocorticosteroide und Antihistaminika werden zur Behandlung massiver allergischer Reaktionen benötigt und Glucocorticoide zum Inhalieren, medizinische Kohle und Antischaummittel sind bei zahlreichen Vergiftungen Mittel der ersten Wahl.

Gegen Tetanus (Wundstarrkrampf) sollte jeder geimpft sein. Aber wenn die Auffrischungsimpfung vergessen wurde, reicht es im Notfall nicht, diese einfach nachträglich zu verabreichen. Dann benötigt man eine Kombination aus Tetanus-Impfstoff und Tetanus-Hyperimmun-Globulin, um eine Infektion abzuwehren.

Epinephrin unterstützt im Notfall Wiederbelebungsmaßnahmen und mit Kochsalzlösung kann zum Beispiel ein hoher Blutverlust für einen längeren Transport ins Krankenhaus überbrückt werden. Mit den Verbandstoffen und Medizinprodukten soll ebenfalls die Erstversorgung im Notfall gesichert werden.

> **Praxistipp** In manchen Apotheken ist das Notfalldepot in einer speziellen Notfallschublade sowie im Tresor und im Kühlschrank platziert, in anderen Apotheken befinden sich die Präparate ganz normal im Generalalphabet, im Tresor und im Kühlschrank. Letzteres ist im Grunde sinnvoll, man sollte nur durch eine spezielle Markierung den besonderen Status des jeweiligen Produkts kennzeichnen. Geeignet sind zum Beispiel farbige Reiter für die Platzkärtchen. Haben Sie diese Produkte immer besonders im Blick!

Darüber hinaus gibt es eine Reihe selten benötigter, oft auch nur in kleineren Mengen verfügbarer Arzneimittel, die nicht in jeder Apotheke vorrätig gehalten wer-

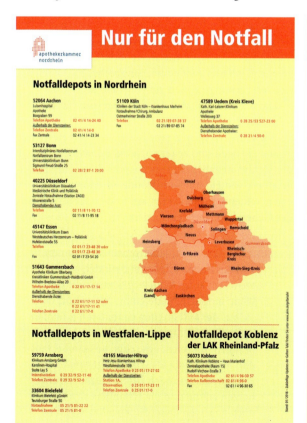
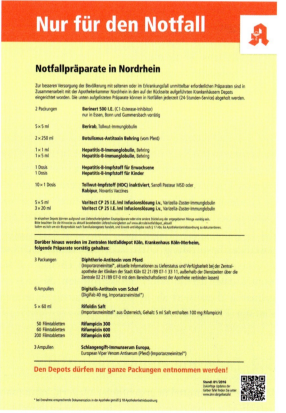

Abb. 5.4 Gelbe Tafel der Apothekerkammer Nordrhein (Apothekerkammer Nordrhein)

den, sondern nur kurzfristig beschaffbar sein müssen (ApBetrO § 15, Absatz 2). Dazu zählen zum Beispiel Substanzen, die man Patienten nach einem Schlangenbiss, im Falle eines Hundebisses (Tollwut) oder bei einer Diphtherie-Erkrankung injiziert.

Eine Ausnahme stellen die in diesem Absatz geforderten Opioide dar – sie müssen in jeder Apotheke vorrätig gehalten werden. Opioide sind Betäubungsmittel, sie müssen im Tresor gelagert werden. Mit transdermaler Wirkstofffreigabe sind Schmerzpflaster gemeint und eine transmucosale Darreichungsform sind Tabletten, die in die Wangentasche oder unter die Zunge gelegt werden, wo sie sich langsam auflösen und der größte Teil des Wirkstoffes über die Mundschleimhaut aufgenommen wird.

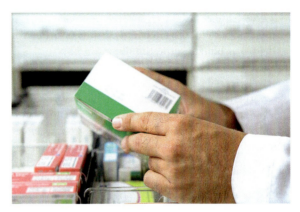

Abb. 5.5 Beim Wegräumen von Waren ist darauf zu achten, dass gleichnamige Präparate von der schwächsten Dosis aufsteigend einsortiert werden.

§ 15 Apothekenbetriebsordnung
(2) Der Apothekenleiter muss sicherstellen, dass die Arzneimittel mit folgenden Wirkstoffen entweder in der Apotheke vorrätig gehalten werden oder kurzfristig beschafft werden können:
1. Botulismus-Antitoxin vom Pferd,
2. Diphtherie-Antitoxin vom Pferd,
3. Schlangengift-Immunserum, polyvalent, Europa,
4. Tollwut-Impfstoff,
5. Tollwut-Immunglobulin,
6. Varizella-Zoster-Immunglobulin,
7. C1-Esterase-Inhibitor,
8. Hepatitis-B-Immunglobulin,
9. Hepatitis-B-Impfstoff,
10. Digitalis-Antitoxin,
11. Opioide in transdermaler und in transmucosaler Darreichungsform.

Für die in der Apothekenbetriebsordnung im § 15 Absatz 2 aufgeführten Präparate haben die Landesapothekerkammern (LAK) Notfalldepots eingerichtet, die in der Regel an Kliniken zu finden sind. Damit man weiß, wo man die Präparate im Notfall bekommt, veröffentlicht jede Landesapothekerkammer die „Gelbe Tafel" Abb. 5.5. Dabei handelt es sich um eine Liste mit den Kontaktdaten der im Kammergebiet ansässigen Notfalldepots und ihrer jeweiligen Bevorratung. Diese Tafel sollte für alle sichtbar an einem festen Platz aufgehängt werden, ebenso wie die Kontaktdaten der Giftinformationszentralen, die auch regelmäßig aktualisiert als Beilage der Pharmazeutischen Zeitung (PZ) veröffentlicht werden.

5.2 Lagerung von Arzneimitteln

Um alle Arzneimittel übersichtlich zu lagern, kann man verschiedene Systeme nutzen. Die Apothekenbetriebsordnung schreibt dazu nichts vor. Dennoch werden Ihnen in allen Apotheken bestimmte Lagersysteme begegnen, weil sie sich bewährt haben – so beispielsweise das Generalalphabet, Kommissionierautomaten oder der sogenannte Übervorrat.

5.2.1 Generalalphabet

Als Generalalphabet werden die Zieh- oder Schubladenschränke bezeichnet, in denen die größte Menge der Arzneimittel einer Apotheke in alphabetischer Reihenfolge gelagert werden. Bei gleichnamigen Präparaten, die in verschiedenen Wirkstärken zur Verfügung stehen, werden die Packungen von der schwächsten Dosierung aufsteigend sortiert. Werden die Wirkstärken durch Bezeichnungen wie „forte" oder „mite" kenntlich gemacht, gilt hier wieder die alphabetische Reihenfolge. Bei den Packungsgrößen gilt von klein nach groß.

Das Generalalphabet ist der Lagerort für die verschreibungspflichtigen Arzneimittel, aber auch für die apothekenpflichtigen Arzneimittel, die wegen kleiner Vorratsmengen und seltener Nachfrage keinen Platz in der Sichtwahl haben. In vielen Apotheken sind Sondergruppen, wie Homöopathika oder Tierarzneimittel, in eigenen kleinen Alphabeten am Ende oder am Anfang des Generalalphabets einsortiert.

> **Praxistipp** Schubladenschränke, in denen sich das Generalalphabet befindet, sind technisch ausgefeilte Präzisionsschränke. Wenn eine Schublade einmal quietscht, wird sie aus der Aufhängung genommen und man kann die Schienen mit einem weichen Tuch reinigen. Oft reicht das schon aus. Keinesfalls darf Maschinenöl als Schmierfett verwendet werden, da dies nach relativ kurzer Zeit verharzen würde und die Schublade sich kaum noch bewegen ließe. Für Kugellager gibt es spezielle Schmiermittel, die Sie über Ihren Apothekeneinrichter beziehen können.

Die Schubladen sind innen mit flexibel einsteckbaren Teilern ausgestattet. Für große Packungen oder Übervorräte sind meistens die obersten, in der Regel höheren Schubladen gedacht. An den seitlichen Schubladenwänden können Plastikhalter aufgesteckt werden, die mittels sogenannter ABDA-Doppellochkarten (▶ Kap. 3.1.2) die Lagerplätze der einzelnen Präparate markieren. Auf diesen Kärtchen können auch Informationen zum Lagerort, beispielsweise ein Übervorrat oder der Hinweis, dass weitere Packungen in der Sichtwahl stehen, vermerkt werden. Auch wenn ein Produkt vom Markt genommen wurde und der Nachfolger eine andere Bezeichnung hat, kann ein Verweis auf der ABDA-Doppellochkarte erfolgen.

Die auch als Ziehschränke bezeichneten Schubladen des Generalalphabets werden von innen etwa einmal jährlich mit einem leicht feuchten Tuch gereinigt. Hartnäckige Verschmutzungen lassen sich mit etwas Spülmittel entfernen. Bei dieser Gelegenheit werden auch die Teiler und die Kärtchenhalter auf Unversehrtheit überprüft, die Aktualität der Kärtchen wird kontrolliert und nicht mehr korrekte Angaben werden korrigiert. Überprüfen Sie auch immer, ob der Übergang von einer Schublade zur anderen stimmt und ob die Arzneimittel übersichtlich angeordnet und gut aus den Fächern greifbar sind. Sonst können Sie während des Reinigens gleichzeitig die Aufteilung in den Schubladen optimieren. Dabei müssen Sie darauf achten, dass auch die Beschriftung auf den Schubladenfronten angepasst wird.

5.2.2 Kommissionierautomaten

Als Alternative zum Generalalphabet gibt es in immer mehr Apotheken Kommissionierautomaten. Diese Logistikroboter können auf kleinstem Raum sehr große Mengen an Waren einlagern. Der Grund dafür ist eine intelligente Steuerungssoftware, die für jede neu eingelegte Packung das optimale Plätzchen zwischen den schon im Automaten befindlichen Packungen sucht und den Barcode auf der Verpackung sowie die Angabe des Lagerplatzes zusammen abspeichert. Dabei wird die

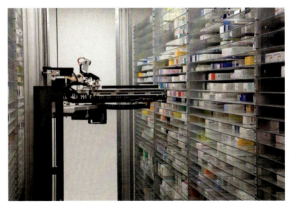

o **Abb. 5.6** Blick ins Innere eines Kommissionierautomaten.

Ware nicht alphabetisch, sondern völlig chaotisch – je nachdem, wo gerade ein Platz frei ist – eingelagert. Es liegen also nicht, wie in der Schublade im Generalalphabet, alle Präparate gleichen Namens und gleicher Packungsgröße nebeneinander.

Es gibt halbautomatische Kommissionierer, bei denen die Packungen einer Warensendung von Hand gescannt und dann vor die Einlagerungstür des Automaten gelegt werden. Der Greifarm des Roboters nimmt dort die Packung weg, vermisst sie und lagert sie ein. Bei vollautomatischen Kommissionierern kann der Inhalt der Großhandelswanne auf ein Förderband gelegt werden. Sowohl das Einscannen der Packungen als auch die Einlagerung erfolgen dann ohne weiteres Zutun.

Wer ein Arzneimittel aus dem Kommissionierer benötigt, fordert es über einen Rechner an. Der Greifarm des Automaten entnimmt die Packung vom Lagerplatz, löscht ihre Lagerdaten aus seinem Speicher und schickt das Arzneimittel über eine Rohrpost, eine Wendelrutsche oder ein Förderband an den Arbeitsplatz, an dem das Präparat angefordert wurde.

Durch die direkte Anbindung an die Apothekensoftware können Verfalldatenlisten (▶ Kap. 5.7.1) durch den Roboter automatisiert bearbeitet werden, die entspre-

o **Abb. 5.7** Ist die Ware im Kommissionierer oder anderswo eingelagert? Die Apothekensoftware zeigt Ihnen, wo sich die Präparate befinden.

chenden Arzneimittel werden dann automatisch in regelmäßigen Abständen ausgeworfen.

Nicht alle Waren passen in den Kommissionierer, weil sie entweder zu schwer oder zu groß sind, der Karton durch den Greifarm zerdrückt würde oder die Packungsform keine optimale Einlagerung ermöglicht. Deshalb gibt es in der Regel auch in Apotheken mit Kommissionierautomaten ein kleines Generalalphabet. Das Warenwirtschaftssystem zeigt dann an, ob das Produkt im Kommissionierer oder „normal" weggeräumt ist.

Ein Kommissionierautomat entlastet Sie beim Scannen und Wegräumen der Ware. Außerdem schafft die Lagerung in einem solchen Gerät Platz in der Apotheke, beispielsweise für eine attraktivere Gestaltung der Offizin. Einzig bei einem Stromausfall oder bei Betriebsstörungen ist nur ein eingeschränkter Zugriff auf die Arzneimittelpackungen möglich. Dann kann man den Lagerplatz eines Arzneimittels jedoch mithilfe des Computers (sofern dieser noch läuft) ermitteln, den Automaten öffnen und das benötigte Präparat von Hand herausnehmen (Abb. 5.8). Für derartige Notfälle gibt es in der Regel auch eine Service-Hotline des Herstellers. Dort wird dafür gesorgt, dass der Kommissionierer binnen kürzester Zeit wieder verlässlich arbeitet.

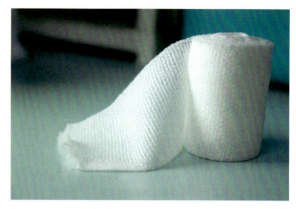

o **Abb. 5.8** Mullbinden zählen zu den Medizinprodukten und werden häufig im HV-Tisch gelagert.

> **Praxistipp** In einem Kommissionierautomaten muss die Lagertemperatur regelmäßig überprüft werden, um eine qualitätsgesicherte Lagerung zu gewährleisten. Wie in der Offizin darf die Temperatur nicht über 25 °C liegen. Falls der Automat auch über einen integrierten Kühlbereich verfügt, gelten hierfür die gleichen Vorgaben wie für die Lagerung im regulären Arzneimittelkühlschrank.

5.2.3 Übervorrat

Als Übervorrat werden Waren bezeichnet, die in größerer Menge vorrätig sind, aus Platzgründen aber nicht alle gemeinsam an einem Ort, beispielsweise im Generalalphabet, gelagert werden können. Ein solcher Übervorrat wird dann meist in einem eigenen Raum oder in einem Schrank, zum Beispiel im Keller, untergebracht. Diese Waren werden häufig in Kartons oder Kisten gelagert. Auch den Übervorrat räumen Sie am besten alphabetisch sortiert weg, um die Waren zum Nachfüllen schnell zu finden. Ein Tipp: Sobald ein Lagerplatz frei wird, nutzen Sie gleich die Gelegenheit zum Reinigen, das erspart häufig das komplette Ausräumen der Lagerregale zu einem fixen Zeitpunkt.

Im Übervorrat werden oft auch die typischen Winter- und Sommerbevorratungen zwischengelagert. Das sind Produkte, die bereits einige Monate vor der Saison direkt beim Hersteller oder aufgrund spezieller Angebote des Großhandels bestellt werden (▶ Kap. 3.5.2). Für Produkte, bei denen nachweislich eine große Nachfrage besteht – zum Beispiel Erkältungsmittel für den Winter, Heuschnupfenmittel im Frühjahr und Sonnenschutz für die Urlaubszeit – können solche Bevorratungen sinnvoll sein. Zur Planung sind einige statistische Auswertungen und Lagerkennzahlen (▶ Kap. 5.6) wichtig.

5.3 Lagerung von Medizinprodukten

Viele Medizinprodukte wie Krankenunterlagen, Beinbeutel, Verbandstoffe oder Spritzen werden aus Platzgründen meist separat gelagert. Dabei ist darauf zu achten, dass eine staubfreie, trockene und druckfreie Lagerung möglich ist. Für Wundschnellverbände oder kleinere Packungen mit Verbandstoffen gibt es oft spezielle Verkaufsständer der Hersteller, um die Ware ansprechend zu präsentieren – diese können dann in der Freiwahl platziert werden. In vielen Apotheken werden zudem die Schubladen des Handverkaufstisches für einzeln verpackte Mullbinden, elastische Binden oder Gipsbinden genutzt.

Um auf einen Blick sehen zu können, was bei der Lagerung und im Umgang mit Medizinprodukten zu beachten ist, finden Sie auf den Verpackungen zahlreiche kleine Symbole. Sie dienen der Information von Fachanwendern und Verbrauchern (◻ Tab. 5.3).

5.4 Lagerung von Gefahrstoffen

Viele Substanzen – Ausgangsstoffe, Reagenzien, Chemikalien und besondere Produktgruppen wie Biozide oder Pflanzenschutzmittel – zählen zu den Gefahrstof-

■ **Tab. 5.3** Symbole auf Medizinprodukten und ihre Bedeutung. Nach DIN ISO 7000

Symbol	Bedeutung
	Verwendbar bis
	Vor Nässe schützen
	Nicht zur Wiederverwendung
LOT	Chargenbezeichnung
	Herstellungsdatum
	Obere Temperaturbegrenzung
	Untere Temperaturbegrenzung
	Biogefährdung
STERILE R	Steril durch Bestrahlung
	Gebrauchsanweisung beachten
	Vor Lichteinstrahlung schützen
	Nicht verwenden, wenn Verpackung beschädigt
8°C / 2°C	Temperaturbegrenzung für Lagerung zwischen 2 °C und 8 °C (Kühllagerung)

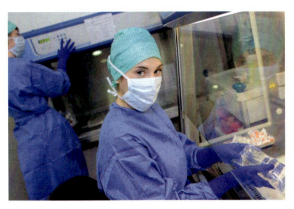

○ **Abb. 5.9** Gefahrstoffe werden auch in der Rezeptur, beispielsweise bei der Herstellung von Zytostatika, verwendet.

> ⚠ **Achtung** Größere Mengen brennbarer Flüssigkeiten werden entweder in einem speziellen Kühlraum mit Feuerschutztür gelagert oder aber in einem belüftbaren Sicherheits-Gefahrstoffschrank. In Arbeitsräumen wie Labor und Rezeptur dürfen nur kleinere, für die Arbeit notwendige Mengen an brennbaren Flüssigkeiten gelagert werden – meist werden 1-Liter-Standgefäße genutzt.

Die Vereinten Nationen (UN) haben vereinbart, alle Chemikalien hinsichtlich ihrer Gefährlichkeit nach einem weltweit einheitlichen Schema zu beurteilen und außerdem die gleichen Gefahrensymbole zu verwenden. Dieses System heißt „*The Globally Harmonized System of Classification*" (GHS). Um alle Informationen zu Gefahrstoffen und Produkten, die Gefahrstoffe enthalten, zu bündeln, sind die Staaten dazu aufgefordert, entsprechende Datenbanken einzurichten, in denen die Hersteller ihre Produkte eintragen müssen. Da innerhalb der Europäischen Union (EU) viele Gesetze vereinheitlicht werden, hat man sich auch für die Umsetzung der GHS-Anforderung auf ein gemeinsames Vorgehen geeinigt. Für die Registrierung, Bewertung, Zulassung und Beschränkung von Chemikalien innerhalb der EU wurde die REACH-Verordnung geschaffen. Daraus leitet sich die Verordnung zur Klassifikation, der Kennzeichnung und Verpackung für die jeweiligen Produkte, kurz CLP-Verordnung (*Classification, Labelling and Packaging*) genannt, ab (■ Tab. 5.4).

> ⚠ **Achtung** Gefäße, die Säuren oder Laugen enthalten, dürfen nicht über Kopfhöhe gelagert werden!

fen. Auch wenn in den meisten Apotheken nur kleine Mengen an diesen Substanzen vorrätig sind, muss auf ihre besonderen Eigenschaften bei der Lagerung Rücksicht genommen werden.

So müssen alle im Verkehr befindlichen Gefahrstoffe und chemische Zubereitungen, die gefährliche Stoffe

Tab. 5.4 Gefahren Piktogramme EG-CLP-V

Bezeichnung	Piktogramm	Signalwort
Explodierende Bombe		Gefahr
Flamme		Gefahr oder Achtung
Flamme über einem Kreis		Gefahr oder Achtung
Gasflasche		Achtung
Ätzwirkung		Gefahr oder Achtung
Totenkopf mit gekreuzten Knochen		Gefahr
Ausrufezeichen		Achtung
Gesundheitsgefahr		Gefahr oder Achtung
Umwelt		Achtung

enthalten, mit den international gültigen Gefahrenpiktogrammen, Signalworten sowie H- und P-Sätzen gekennzeichnet sein. Bei den H- und P-Sätzen handelt es sich um Gefahren- und Sicherheitshinweise.

Mehr dazu lesen Sie im ▶ Kap. 10.6.

→ **Definition** Die Abkürzung **cmr** steht für kanzerogen (c), mutagen (m) und reproduktionstoxisch (r). Kanzerogen bedeutet, dass eine Substanz Krebs auslösen oder seine Entstehung begünstigen kann. Mutagene Substanzen können das Erbgut verändern und reproduktionstoxische Stoffe können ein Baby im Mutterleib schädigen.
Cmr-Substanzen müssen unter Verschluss gelagert werden. So soll sichergestellt werden, dass nur Personen mit dem notwendigen Fachwissen damit in Kontakt kommen.

Wichtig für die Lagerung von Chemikalien sind auch die Bestimmungen der Chemikalienverbotsverordnung (ChemVerbotsV). Für die in der Chemikalienverbotsverordnung gelisteten Substanzen und Gemische gilt ein Selbstbedienungsverbot für Endverbraucher. Sie dürfen deshalb auf keinen Fall in der Freiwahl stehen und müssen unter Verschluss gelagert werden. Die in dieser Verordnung berücksichtigen Substanzen können zum Beispiel missbräuchlich zur Sprengstoffherstellung eingesetzt werden oder sind besonders giftig. Unter www.abda.de/themen/apotheke/arbeitsschutz/abgabe-von-chemikalien/ finden Sie stets aktualisierte Informationen zu den Abgabebestimmungen.

5.4.1 Umgang mit Gefahrstoffen

Das Arbeitsschutzgesetz schreibt vor, dass Apothekenleiter regelmäßig Gefährdungsbeurteilungen für ihre Mitarbeiter verfassen und Betriebsanweisungen zum Umgang mit Gefahrstoffen für einzelne Tätigkeitsfelder festlegen (▶ Kap. 2.7.2). Auch wenn Sie als PKA nicht direkt mit Gefahrstoffen arbeiten, sollten Sie Grundwissen zum Umgang mit ihnen haben. So müssen je nach Gefährlichkeit der Substanz beim Verarbeiten oder auch Umfüllen neben dem geschlossenen Kittel, zusätzlich Handschuhe, eine Atemschutzmaske und eine Schutzbrille getragen werden; auch Kombinationen aus Handschuhen und Schutzbrille oder Handschuhen und Atemschutzmaske sind denkbar. Zur Unterstützung und Vereinfachung hat die Bundesapothekerkammer (BAK) Leitlinien zum Umgang mit Gefahrstoffen in der Apotheke erlassen. Dabei arbeitet die sie mit einem Farbkonzept (Tab. 5.5.).

Zum ordnungsgemäßen und sicheren Umgang mit Gefahrstoffen sind alle volljährigen Mitarbeiter jährlich und nach Jugendarbeitsschutzgesetz minderjährige Mitarbeiter halbjährlich zu informieren. Über diese Information oder Schulung muss ein Protokoll angefertigt werden, aus dem die Teilnahme der Mitarbeiter (Unterschrift) und die wichtigsten Inhalte der Schulung hervorgehen. Diese Unterlagen sind fünf Jahre aufzubewahren.

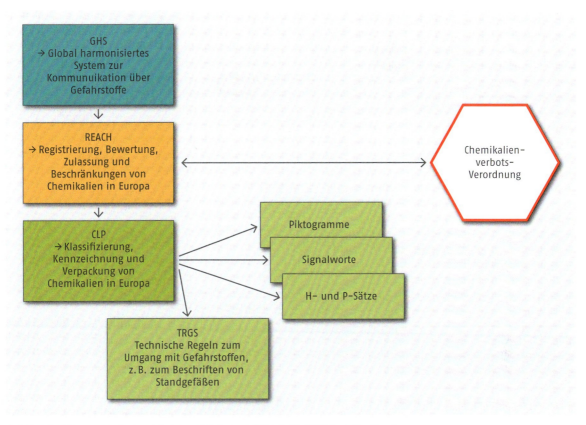

Abb. 5.10 Zusammenhang zwischen wichtigen gefahrstoffrechtlichen Bestimmungen

Tab. 5.5 Farbkonzept der Bundesapothekerkammer zum Umgang mit Gefahrstoffen

Farbe	Farbbeschreibung	Besondere Eigenschaften	Gefährdung	Schutzmaßnahmen
	gelb	keine cmr-Eigenschaften	Gefahr durch Hautkontakt	Handschuhe
	orange	keine cmr-Eigenschaften	Gefahr durch Einatmen	Atemschutzmaske
	hellblau	keine cmr-Eigenschaften	Gefahr für die Augen	Schutzbrille
	rot	cmr-Eigenschaften	Gefahr durch Kontakt	Handschuhe Atemschutzmaske Schutzbrille

5.4.2 Kennzeichnung von Gefahrstoffen

Chemikalien und Ausgangsstoffe müssen mit folgenden Angaben beschriftet sein:
- Name des Gefahrstoffes,
- Identifikationsnummer (EG-Nummer, alternativ Index- oder CAS Nummer),
- Gefahrenpiktogramme,
- Signalwort,
- Gefahrenhinweise (H-Sätze; ohne Angabe der Nummern),
- Sicherheitshinweise (P-Sätze; ohne Angabe der Nummern).

Da in der Apotheke fachkundiges Personal arbeitet, reicht bei der Beschriftung von Standgefäßen eine verkürzte Kennzeichnung aus. Mehr dazu lesen Sie im ▶ Kap. 10.5.

Die entsprechenden Einstufungen und Informationen zu den einzelnen Substanzen finden Sie auf dem jeweiligen Sicherheitsdatenblatt, das für jede vorrätige Substanz in der Apotheke vorhanden sein muss (• Abb. 5.11). Der Ordner mit den Sicherheitsdatenblättern wird meist im Labor aufbewahrt oder die Daten sind auf einem Computer gespeichert. Außerdem müssen alle vorrätigen Gefahrstoffe und Gemische in der Apotheke in einem stets aktuell zu haltenden Gefahrstoffverzeichnis eingetragen sein.

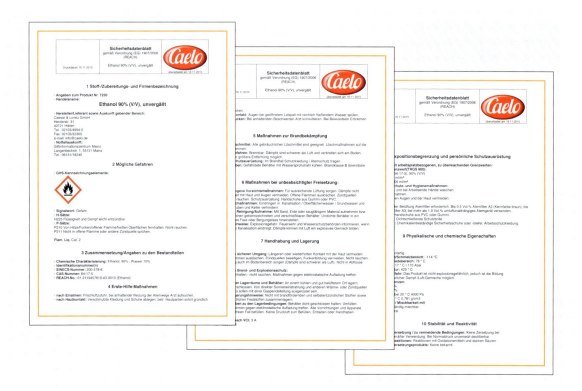

Abb. 5.11 Beispiel für das Sicherheitsdatenblatt von Ethanol der Firma Caelo

Auch Biozide werden inzwischen EU-weit zugelassen und müssen hinsichtlich ihrer gefährlichen Eigenschaften nach CLP-Verordnung gekennzeichnet werden. Biozide sind Produkte, die chemisch oder biologisch gegen Schadorganismen wirken oder Schäden verhindern. Dazu zählen:
- Desinfektionsmittel (dazu gehören auch Hand- und Flächendesinfektionsmittel),
- Schädlingsbekämpfungsmittel,
- Schutzmittel (zum Beispiel für den Holzschutz),
- sonstige Biozidprodukte (zum Beispiel Antifouling-Mittel bei Schiffen).

In der Apotheke sind aus dieser Gruppe vor allem die Desinfektionsmittel von Interesse. Kleinere Gebinde können regulär in der Freiwahl (Händedesinfektionsmittel für die Reise und ähnliches) angeboten werden. Größere Gebinde, die beispielsweise zur Abgabe im Rahmen des Sprechstundenbedarfs benötigt werden, sollten je nach ihren Eigenschaften zum Beispiel im Kühlkeller oder im Schrank für brennbare Flüssigkeiten gelagert werden. Sollten in Ihrer Apotheke Schädlingsbekämpfungsmittel oder Produkte zum Pflanzenschutz angeboten werden, haben diese in der Regel einen eigenen Lagerplatz.

5.5 Sonderlagerorte

Neben den schon besprochenen Lagerorten gibt es einige Präparate, für die es spezielle Anforderungen hinsichtlich der Lagertemperatur oder auch rechtliche Vorschriften für die Ausstattung des Lagerortes gibt.

5.5.1 Kühlschrank

Kühlkettenpflichtige und kühl zu lagernde Arzneimittel (▶ Kap. 4.2.1) gehören in den Arzneimittelkühlschrank. Dieser unterscheidet sich von einem herkömmlichen Haushaltskühlschrank, der unterschiedliche Temperaturzonen hat und deshalb nicht für eine gleichbleibende und stabile Kühllagerung geeignet ist. Die Temperatur im Kühlschrank muss regelmäßig kontrolliert werden. Dafür gibt es Min(imum)-Max(imum)-Thermometer, mit denen die Einhaltung bestimmter Temperaturober- und -untergrenzen kontrolliert werden kann oder sogenannte Datenlogger, die den Temperaturverlauf kontinuierlich aufzeichnen.

> **Achtung** In einem Arzneimittelkühlschrank haben Lebensmittel nichts zu suchen. Durch Lebensmittel können Keime in den Kühlschrank getragen werden.

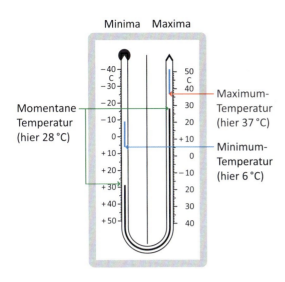

Abb. 5.12 Mithilfe von Min-Max-Thermometern lässt sich die Temperatur im Arzneimittelkühlschrank überwachen.

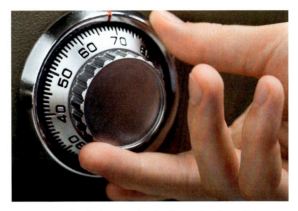

Abb. 5.13 Betäubungsmittel müssen in einem Tresor gesondert und gegen unbefugte Entnahme gesichert gelagert werden.

5.5.2 Betäubungsmittel – Tresor und Bestandsdokumentation

Wie bereits erwähnt (▶ Kap. 4.2.1 und 4.3.1), werden Betäubungsmittel unter Verschluss gelagert. Im Betäubungsmittelgesetz findet sich die Vorgabe, dass BtM gesondert und gegen unbefugte Entnahme gesichert gelagert werden müssen. In öffentlichen Apotheken werden dafür Tresore genutzt, in Krankenhausapotheken oder bei pharmazeutischen Großhandlungen können es auch entsprechend gesicherte Räume sein. Die Bundesopiumstelle (BOpSt) hat die Anforderungen an den Tresor, in dem Betäubungsmittel gelagert werden dürfen, näher definiert. Dort heißt es beispielsweise, dass dieser fest verankert sein muss. Bei der Neuanschaffung eines Tresors sollte man sich auf jeden Fall über die aktuellen Vorgaben informieren.

> **§ 15 Betäubungsmittelgesetz**
> Wer am Betäubungsmittelverkehr teilnimmt, hat die Betäubungsmittel, die sich in seinem Besitz befinden, gesondert aufzubewahren und gegen unbefugte Entnahme zu sichern. Das Bundesinstitut für Arzneimittel und Medizinprodukte kann Sicherungsmaßnahmen anordnen, soweit es nach Art oder Umfang des Betäubungsmittelverkehrs, dem Gefährdungsgrad oder der Menge der Betäubungsmittel erforderlich ist.

Auch für Betäubungsmittel gelten die bereits erwähnten Lagerungsvorschriften. Ob Sie in der Apotheke für den Tresor ein spezielles Sortiersystem einrichten, hängt vom Umfang der durchschnittlichen Vorräte ab. Sind es nur wenige Packungen, werden besondere Fächereinteilungen sicher nicht notwendig sein.

Sollten Sie ein Betäubungsmittel – zum Beispiel Opiumtinktur, Methadon als Ausgangsstoff oder ein zurückgerufenes Betäubungsmittel – unter Quarantänebedingungen lagern müssen, gehört auch dieses in den Tresor. Für solche Waren sollten Sie einen beispielsweise mit dem Wort Quarantäne beschrifteten Karton mit Deckel in den Tresor stellen, um die Sicherheit zu gewährleisten.

5.5.3 Teedrogen- und Rezeptursubstanzenlager

Teedrogen werden meist getrennt von anderen Rezeptursubstanzen gelagert, da Tees in der Rezeptur nicht abgefasst werden dürfen – das staubt zu sehr. Häufig benötigte Standgefäße für Rezeptursubstanzen hingegen befinden sich griffbereit am Rezepturarbeitsplatz. Die weniger oft genutzten Rezeptursubstanzen werden in der Regel entweder in einer speziellen Box bei den Übervorräten einsortiert, sie haben eine eigene Schubladensäule oder sie werden mit anderen Chemikalien im Gefahrstofflager aufbewahrt. Bei umfangreichen Beständen kann ein Generalkatalog sinnvoll sein, in dem die jeweiligen Lagerorte für die Substanzen eingetragen werden. Das erleichtert die Verfalldatenkontrolle – oder bei einem Rückruf das Auffinden der Vorräte.

> **Lagerung von Teedrogen und Ausgangsstoffen**
> - Drogen: kühl, trocken, vor Licht geschützt
> - Salbengrundlagen: dunkel, kühl
> - Öle: dunkel, trocken
> - Feststoffe: dunkel, trocken
> - Ätherische Öle und andere flüchtige Ausgangsstoffe: dicht verschlossen, vor Licht geschützt

Aber nicht nur der Lagerort, auch die Gefäße, in denen Arzneimittel und Ausgangsstoffe gelagert werden, müssen qualitätssichernde Anforderungen erfüllen. In der Apothekenbetriebsordnung wird gefordert, dass die Vorratsbehältnisse die Qualität nicht beeinträchtigen und dass sie dauerhaft und lesbar beschriftet sind. Ein Verfalldatum oder das Datum der Nachprüfung sind auf dem Vorratsbehältnis ebenfalls anzugeben. Wichtig ist auch, dass die Beschriftung Verwechslungen von Substanzen möglichst ausschließt. Zudem müssen die gefahrstoffrechtlich notwendigen Angaben auf den Vorratsgefäßen vermerkt sein (▶ Kap. 10.5).

§ 16 Apothekenbetriebsordnung
(2) Die Vorratsbehältnisse für Arzneimittel und Ausgangsstoffe müssen so beschaffen sein, dass die Qualität des Inhalts nicht beeinträchtigt wird. Sie müssen mit gut lesbaren und dauerhaften Aufschriften versehen sein, die den Inhalt eindeutig bezeichnen. Dabei ist eine gebräuchliche wissenschaftliche Bezeichnung zu verwenden. Der Inhalt ist durch zusätzliche Angaben zu kennzeichnen, soweit dies zur Feststellung der Qualität und zur Vermeidung von Verwechslungen erforderlich ist. Auf den Behältnissen ist das Verfalldatum oder gegebenenfalls ein Nachprüfdatum anzugeben.

5.5.4 Quarantäneplätze

In jeder Apotheke ist nach Apothekenbetriebsordnung ein Lagerbereich für noch nicht geprüfte Ausgangsstoffe sowie für nicht verkehrsfähige oder zurückgerufene Arzneimittel vorgeschrieben. Unter diese Regelung fallen beispielsweise Rezeptursubstanzen, die über den Großhandel geliefert wurden, sowie Verpackungen und andere Produkte, die für die Rezeptur- und Defekturherstellung benötigt werden.

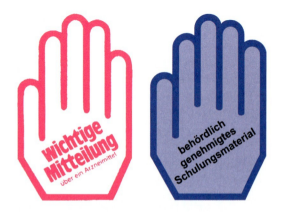

○ **Abb. 5.14** Sehr dringende Rückrufe werden mithilfe von Rote-Hand-Briefen kommuniziert. Behördlich genehmigtes Schulungsmaterial ist mit einer blauen Hand gekennzeichnet.

Manchmal werden aber auch Arzneimittel vom Hersteller zurückgerufen, die ebenfalls unter Quarantäne gelagert werden müssen. Die betroffenen Arzneimittel werden entweder bei passender Gelegenheit dem Außendienstmitarbeiter des Herstellers mitgegeben oder aber mithilfe eines Rückrufformulars, das sich im Anschluss an die AMK-Meldungen in der Deutschen Apotheker Zeitung (DAZ) oder der Pharmazeutischen Zeitung (PZ) zum Herausreißen befindet, als Rücksendung an den Großhandel vorbereitet. Dazu wird das Formular ausgefüllt, die Ware in eine Wanne gepackt und beim Verschließen darauf geachtet, dass das Formular wie bei einer Retoure seitlich aus der Wanne heraushängt, damit die Wanne beim Großhandel sofort weiterbearbeitet werden kann. In Einzelfällen werden die Apotheken aufgefordert, die Arzneimittelpackungen direkt an den Hersteller zurückzusenden. Es gibt unterschiedliche Rückrufgründe, so zum Beispiel:

- Qualitätsmangel in einer Charge: Im Rahmen der regelmäßigen Überprüfung von Fertigarzneimitteln in den Apotheken (▶ Kap. 4.2.1) ist ein fehlender Beipackzettel in einer Packung aufgefallen. Da der Hersteller nicht sicher sein kann, dass das nur bei einer Packung passiert ist, wird die betroffene Charge des Arzneimittels zurückgerufen.
- Die Arzneimittelkommission der Deutschen Apotheker (AMK) hat von mehreren schweren Zwischenfällen nach der Anwendung eines Arzneimittels durch Ärzte und Apotheker erfahren. Da eine Gefährdung der Patienten nicht auszuschließen ist, wird das Arzneimittel in allen Packungsgrößen, Dosierungen und allen Chargen zurückgerufen.

Handelt es sich um einen sehr dringenden Rückruf, wird ein sogenannter Rote-Hand-Brief versendet – neben der AMK-Meldung in DAZ und PZ erhalten Sie hier auch eine Nachricht von Ihrem Großhandel, der Sie per Fax, Mail und mithilfe von Flyern in der Großhandelswannen informiert. Diese Flyer werden in Absprache mit der jeweils zuständigen deutschen Bundesoberbehörde, dem Bundesinstitut für Arzneimittel und Medizinprodukte (BfArM) oder dem Paul-Ehrlich-Institut (PEI), verbreitet.

5.5.5 Sicht- und Freiwahl

Sicht- und Freiwahl sind die Visitenkarten einer Apotheke. Die Präsentation der Ware lässt beim Kunden Rückschlüsse auf die gesamte Apotheke zu. Deshalb sollten Sie die Sauberkeit der Regale und der sich darin befindlichen Packungen immer kritisch überprüfen – eine mit Staub überzogene Zahnbürste möchte auch in der Verpackung kaum jemand kaufen. Große Lücken

5.5.6 HV-Tisch

Der Handverkaufstisch ist ein begehrter Werbeplatz für OTC- oder andere Aktionsware, Platz für den Zahlteller, Bildschirme, Drucker und all die Dinge, die man für den reibungslosen Ablauf benötigt.

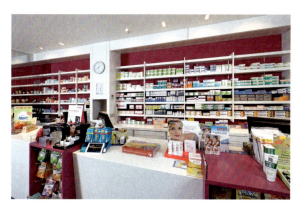

Abb. 5.15 Der HV-Tisch gilt als beliebter Werbeplatz. Allerdings sollte man darauf achten, dass er nicht unordentlich wirkt.

> **Kommunikationstipp** Stellen Sie sich regelmäßig einmal bewusst vor den HV-Tisch und überprüfen Sie den Beratungsplatz. Versetzen Sie sich in die Lage des Kunden: Ist der HV-Tisch sauber? Verstellen Werbeartikel oder Aufsteller den Blick auf Ihre Kollegen, wenn sie am HV-Tisch beraten? Kann der Kunde die Sichtwahl gut überblicken? Wirkt die Arbeitsfläche ordentlich und übersichtlich? Alles nur Kleinigkeiten – in der Summe jedoch für den ersten Eindruck von entscheidender Bedeutung.

oder wild durcheinanderstehende Packungen sprechen nicht für die Ordnung in Ihrer Apotheke.

Sowohl die Sicht- als auch die Freiwahl dienen gleichzeitig der Präsentation von Waren und als erweiterter Lagerraum. Achten Sie aber darauf, dass für Ihre Kollegen im Handverkauf vor allem in der Sichtwahl immer eine bequeme Zugriffsmöglichkeit besteht – also keine Packungen quer oben auf andere Packungen legen, die eventuell herunterfallen oder nach hinten rutschen könnten und stattdessen lieber zweimal täglich kontrollieren und bei Bedarf nachfüllen.

Sichtwahl. In der Sichtwahl werden Arzneimittel, die ohne ärztliche Verordnung durch den Patienten erworben werden dürfen, also Präparate der Selbstmedikation, gezeigt. Der Patient darf aber keinen direkten Zugriff haben. Der Hintergrund ist, dass der Patient in der Selbstmedikation durch die Beratung in der Apotheke unterstützt werden soll. Apotheker und PTA sind verpflichtet zu klären, ob das gewünschte Präparat für die beschriebenen Symptome passt oder ob ein Besuch beim Arzt notwendig erscheint. Deshalb werden die OTC-Präparate, wie die nicht verschreibungspflichtigen Arzneimittel auch bezeichnet werden, erst im Rahmen des Beratungsgesprächs dem Patienten ausgehändigt.

Freiwahl. In der Freiwahl dürfen Medizinprodukte, Kosmetika, Nahrungsergänzungsmittel und andere apothekenübliche Waren zur Selbstbedienung bereitstehen. Wie groß die Freiwahl angelegt ist, was dort angeboten wird und wie die Waren präsentiert werden, hat sehr viel mit Marketing zu tun. Ist neben der Apotheke ein großer Drogeriemarkt, so kann das Sortiment der Freiwahl auf apothekenexklusive Kosmetik oder einige Spezialprodukte der Zahnpflege ausgerichtet sein. Im ländlichen Umfeld, ohne Drogerie in der Nähe, wird ein wesentlich breiteres Sortiment vorhanden sein. Ebenso spielen der Standort und die Kundenstruktur eine Rolle. Diese Fragen werden ausführlich im ▶ Kap. 6.2 diskutiert.

5.6 Kommissionierung von Waren

Bei der sogenannten Kommissionierung, also der Zusammenstellung von Aufträgen, sind Sie als PKA gefragt – egal ob es um Kundenaufträge geht, um die Belieferung von Pflegeeinrichtungen oder Krankenhäusern oder um die Bearbeitung einer Sprechstundenbedarfs-Bestellung. Oft sind es die PKA, die diese Aufträge zusammenstellen, die dann aber vor der Abgabe vom pharmazeutischen Personal überprüft werden müssen.

5.6.1 Kundenaufträge kommissionieren

Wenn Kunden in die Apotheke kommen und ein Arzneimittel nicht am Lager ist, wird es in der Regel bestellt – eine sogenannte Nachlieferung fällt an. Wenn diese

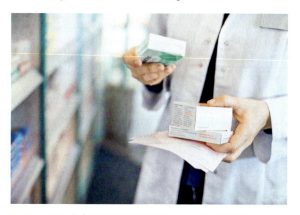

Abb. 5.16 Beim Zusammenstellen der Nachlieferungen können PKA dem pharmazeutischen Personal behilflich sein.

Ware dann mit der nächsten Sendung vom Großhandel in die Apotheke kommt, sind es meist Sie als PKA, die diese Nachlieferung bearbeitet, indem Sie die Packung auf das Rezept oder den Bestellzettel legen. Wenn es sich um verordnete Präparate handelt und der Arzt eine Dosierung auf dem Rezept vermerkt hat, übertragen Sie auch diese auf die angelieferte Packung. Sofern es sich um Arzneimittel handelt – egal ob verschreibungspflichtig oder nicht – muss die von PKA zusammengestellte Ware vom pharmazeutischen Personal kontrolliert werden. Wenn sich Betäubungsmittel oder Kühlware unter den Nachlieferungen befinden, räumen Sie diese in den Betäubungsmitteltresor oder Kühlschrank und heften eine entsprechende Notiz, wo sich das Präparat befindet, an das Rezept.

Manche Nachlieferungen werden von Kunden nicht in der Apotheke abgeholt, sondern sie werden per Boten geliefert. Auch in diesem Fall stellen Sie die Waren zusammen, lassen sie vom pharmazeutischen Personal prüfen und verpacken sie dann entsprechend (▶ Kap. 4.3.5).

5.6.2 Versorgung von Pflegeeinrichtungen und Krankenhäusern

Ähnlich wie mit den Kundenaufträgen, die nachbeliefert werden, verhält es sich auch mit Rezepten aus Pflegeeinrichtung und Krankenhäusern. Hier können Sie als PKA ebenfalls Vorarbeit für das pharmazeutische Personal leisten, indem Sie die entsprechenden Waren zusammenstellen. Außerdem können Sie die Lieferungen bereits mit dem Namen des Patienten, den Einnahme- und Lagerungshinweisen sowie einem Lieferdatum und den Kontaktdaten Ihrer Apotheke versehen.

Öffentliche Apotheken dürfen die Arzneimittelversorgung von Patienten in Krankenhäusern und von Bewohnern in Pflegeeinrichtungen übernehmen. Dafür muss zwischen dem Krankenhaus und der Apotheke oder zwischen der Pflegeeinrichtung und der Apotheke jedoch ein schriftlicher Vertrag geschlossen werden. Diese Verträge müssen von der zuständigen Behörde (je nach Bundesland sind das zum Beispiel Apothekerkammern, Landesämter oder Kreise und kreisfreie Städte) genehmigt werden. Für die Versorgung von Pflegeeinrichtungen sind im § 12a des Apothekengesetzes alle wesentlichen Voraussetzungen zusammengefasst, für die Krankenhausversorgung im § 14 Absatz 4 des Apothekengesetzes. Die beteiligte Apotheke und der Vertragspartner sollten in räumlicher Nähe sein, um eine schnelle Versorgung sicherzustellen. Der versorgende Apotheker übernimmt Pflichten, wie beispielsweise die Kontrolle der Vorräte in den Wohneinheiten oder auf Stationen. Auch die Information und die Beratung von Bewohnern der Pflegeeinrichtung und der dort Beschäftigten sowie auch von Ärzten, dem Pflegepersonal und den Patienten im Krankenhaus müssen durch die versorgende Apotheke gewährleistet sein. Im Falle der Versorgung eines Krankenhauses müssen die Information und die Beratung sogar unverzüglich erfolgen können.

§ 12a Apothekengesetz

(1) Der Inhaber einer Erlaubnis zum Betrieb einer öffentlichen Apotheke ist verpflichtet, zur Versorgung von Bewohnern von Heimen im Sinne des § 1 des Heimgesetzes mit Arzneimitteln und apothekenpflichtigen Medizinprodukten mit dem Träger der Heime einen schriftlichen Vertrag zu schließen. Der Vertrag bedarf zu seiner Rechtswirksamkeit der Genehmigung der zuständigen Behörde. Die Genehmigung ist zu erteilen, wenn
1. die öffentliche Apotheke und die zu versorgenden Heime innerhalb desselben Kreises oder derselben kreisfreien Stadt oder in einander benachbarten Kreisen oder kreisfreien Städten liegen,
2. die ordnungsgemäße Arzneimittelversorgung gewährleistet ist, insbesondere Art und Umfang der Versorgung, das Zutrittsrecht zum Heim sowie die Pflichten zur Überprüfung der ordnungsgemäßen, bewohnerbezogenen Aufbewahrung der von ihm gelieferten Produkte durch pharmazeutisches Personal der Apotheke sowie die Dokumentation dieser Versorgung vertraglich festgelegt sind,
3. die Pflichten des Apothekers zur Information und Beratung von Heimbewohnern und des für die Verabreichung oder Anwendung der gelieferten Produkte Verantwortlichen festgelegt sind, soweit eine Information und Beratung zur Sicherheit der Heimbewohner oder der Beschäftigten des Heimes erforderlich sind,
4. der Vertrag die freie Apothekenwahl von Heimbewohnern nicht einschränkt und
5. der Vertrag keine Ausschließlichkeitsbindung zugunsten einer Apotheke enthält und die Zuständigkeitsbereiche mehrerer an der Versorgung beteiligter Apotheken klar abgegrenzt.
Nachträgliche Änderungen oder Ergänzungen des Vertrages sind der zuständigen Behörde unverzüglich anzuzeigen.
(2) Die Versorgung ist vor Aufnahme der Tätigkeit der zuständigen Behörde anzuzeigen.
(3) Soweit Bewohner von Heimen sich selbst mit Arzneimitteln und apothekenpflichtigen Medizinprodukten aus öffentlichen Apotheken versorgen, bedarf es keines Vertrages nach Absatz 1.

Ein wesentlicher Unterschied zwischen der Belieferung von Pflegeeinrichtungen und Krankenhäusern besteht allerdings hinsichtlich des Rechts der freien Apotheken-

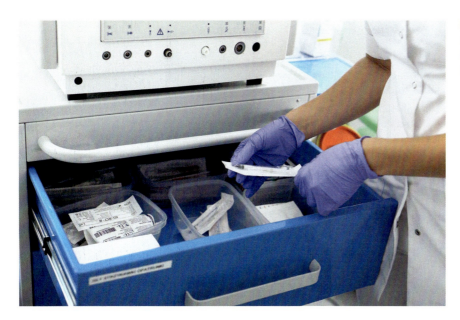

Abb. 5.17 Für Sprechstundenbedarf wird in der Regel eine Sammelrechnung erstellt.

wahl. Für die Bewohner einer Pflegeeinrichtung gilt dieses uneingeschränkt. Anders im Krankenhaus: Hier hat der Patient kein Anrecht auf eine freie Apothekenwahl.

> **§ 14 Apothekengesetz**
> (4) Wer als Träger eines Krankenhauses beabsichtigt, das Krankenhaus von dem Inhaber einer Erlaubnis zum Betrieb einer Apotheke nach § 1 Abs. 2 oder nach den Gesetzen eines anderen Mitgliedstaates der Europäischen Union oder eines anderen Vertragsstaates des Abkommens über den Europäischen Wirtschaftsraum versorgen zu lassen, hat mit dem Inhaber dieser Erlaubnis einen schriftlichen Vertrag zu schließen. Erfüllungsort für die vertraglichen Versorgungsleistungen ist der Sitz des Krankenhauses. Anzuwendendes Recht ist deutsches Recht.

Auch hinsichtlich des Arzneimittelvorrates muss eine krankenhausversorgende Apotheke strengeren Auflagen genügen als eine Apotheke, die eine Pflegeeinrichtung beliefert. Für die krankenhausversorgende Apotheke müssen die zur Versorgung der Patienten des Krankenhauses notwendigen Arzneimittel und Medizinprodukte für den durchschnittlichen Zweiwochenbedarf vorrätig sein. Nach Apothekenbetriebsordnung muss eine öffentliche Apotheke – auch wenn sie eine Pflegeeinrichtung beliefert – lediglich den durchschnittlichen Einwochenbedarf an Lager haben. Deshalb werden sowohl an die räumliche als auch die personelle Ausstattung einer krankenhausversorgenden Apotheke höhere Anforderungen gestellt als an eine normale Offizinapotheke.

Da für die Versorgung von Krankenhäusern viele Hersteller auch besonders günstige Bündelpackungen (sogenannte Klinikpackungen) auf den Markt gebracht haben, die die krankenhausversorgende Apotheke ausschließlich für die Belieferung des Krankenhauses beziehen darf, haben entsprechende Apotheken häufig zwei Lager und zwei parallele Warenwirtschaftssysteme.

5.6.3 Sprechstundenbedarf

Auch die Zusammenstellung von Sprechstundenbedarf für Arztpraxen, der im ▸ Kap. 9.6 näher beschrieben wird, können Sie als PKA übernehmen. Häufig ist es so, dass – wenn kein Rezept über Sprechstundenbedarf ausgestellt wurde – eine Sammelrechnung für die entsprechende Arztpraxis erstellt und quartalsweise zugesandt wird. Das bedeutet, Sie geben alle nicht auf einem Rezept verordneten Produkte gesondert auf das Kundenkonto der Praxis ein und legen zu der Bestellung einen Lieferschein.

5.7 Betriebswirtschaftliche Aspekte der Lagerung

Das Warenlager in Apotheken hat einen erheblichen Wert – im Durchschnitt sind hier etwa sieben Prozent des Umsatzes gebunden. Als PKA haben Sie bei der Gestaltung und Pflege dieses Lagers eine große Verantwortung für den betriebswirtschaftlichen Erfolg Ihrer Apotheke. Zu den kaufmännischen Zielen zählen die Maximierung von Rendite und Lieferfähigkeit.

Unter Renditemaximierung versteht man, möglichst einen hohen Gesamtertrag aus den Investitionskosten des Warenlagers zu erzielen. Deshalb gilt es bei Angeboten und Rabatten nicht nur zu prüfen, ob sie günstig sind (▸ Kap. 3.4.5–3.4.6), sondern auch, ob die Produkte

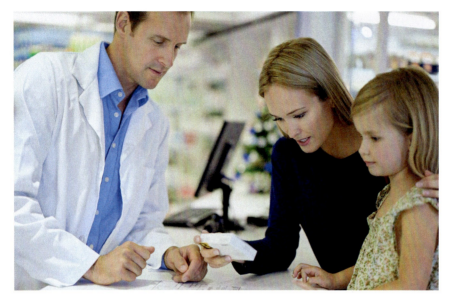

Abb. 5.18 Um die Rendite zu maximieren ist es wichtig zu wissen, welche Produkte von den Kunden nachgefragt werden. Diese können dann möglicherweise in größeren Mengen geordert werden.

von den Kunden nachgefragt werden und ob PTA und Apotheker diese Produkte in der Selbstmedikation empfehlen. Eine große Menge eines kaum nachgefragten Produkts an Lager zu legen, sei der Einkauf auch noch so günstig, ist wenig sinnvoll. Das Ziel für das Warenlager heißt Fehlmengen und (Über-)Vorräte so gering wie möglich zu halten. Neben der reinen Kapitalbindung durch die Waren selbst, müssen bei den Lagerkosten zusätzlich noch weitere Faktoren berücksichtigt werden. Dazu zählen Miete und Nebenkosten für einen Raum, seine Reinigung sowie allgemeine Warenverluste, beispielsweise durch Verfall und Personalkosten für die Arbeit im Lager.

Maximierung der Lieferfähigkeit bedeutet, möglichst alle Lieferanfragen erfüllen zu können; ein großes Warenlager kann ein wichtiger Faktor für die Kundenzufriedenheit und -bindung sein.

→ **Definition** Umsatzstarke Artikel in der Apotheke werden als Renner oder auch Schnelldreher bezeichnet, umsatzschwache Produkte hingegen als Penner. Bei den Pennern handelt es sich um Ladenhüter, welche Kapital binden und Lagerkapazitäten blockieren (▶ Kap. 5.7.4).

In der Apotheke wird das Warenlager durch gesetzliche Vorgaben, durch das Verschreibungsverhalten der Ärzte sowie die Rabattverträge mit den Krankenkassen und bei manchen Produkten auch durch den Einfluss der Werbung geprägt. So ist beispielsweise der Renner im einen Jahr der Penner im anderen geworden, weil sich ein ähnliches neues Produkt dank massiver Werbung in den Köpfen der Kunden schnell etabliert hat.

Praxistipp Auch der Umsatz Ihrer Apotheke kann von der Herstellerwerbung profitieren. Deshalb sollten Sie die Kundenzeitschriften, die Sie in der Apotheke verteilen, bei der Anlieferung danach durchschauen, welche Produkte darin beworben werden und diese zum Beispiel in der Sichtwahl präsentieren. Für Ihre Kollegen im Handverkauf ist es hilfreich, wenn Sie die Werbeempfehlungen der von Ihnen abgegebenen Kundenzeitschrift zum Beispiel an das Schwarze Brett hängen. So sind alle auf einen Blick informiert und bei Nachfragen der Kunden und Patienten entsprechend gewappnet.

Um auf betriebswirtschaftlicher Basis eine Lageroptimierung vornehmen zu können, benötigen Sie eine Reihe von Daten und Listen. Die Lageroptimierung ist jedoch kein einmaliger, sondern ein kontinuierlicher Prozess, denn das perfekte Warenlager gibt es nicht. Zur Lagerpflege gehören auch eine konsequente und kontinuierliche Sortimentsbereinigung sowie die Bestelloptimierung, um

- frühzeitig Ladenhüter zu erkennen und möglicherweise zu große Bestände rechtzeitig retournieren zu können.
- eine Erhöhung des Bestellvorschlags wegen gesteigerter Nachfrage vorzunehmen.
- die Aufnahme eines neuen Artikels bei einer bestimmten Frequenz (Anfragen in einer bestimmten Zeitspanne) von Nein- und Negativ-Verkäufen (▶ Kap. 5.7.6) zu veranlassen, um zukünftig bei einem Kundenwunsch sofort lieferfähig zu sein.

> **Kommunikationstipp**
> - Nutzen Sie Mitarbeiterbesprechungen vor der Bestellung von größeren Bevorratungen, um zu erfragen, ob die Produkte, die Sie bestellen möchten, im Handverkauf von PTA und Apothekern gerne empfohlen werden.
> - Beim Umräumen der Produkte in der Sichtwahl können Sie in Abstimmung mit dem pharmazeutischen Personal auch ein Fach oder Regalbrett mit dem Hinweis „Unsere Empfehlung bei ..." einrichten und dort ausgewählte Präparate platzieren.
> - Produkte, die in der von Ihnen abgegebenen Kundenzeitschrift beworben werden oder für die es eine Saison gibt, sollten Sie an herausgehobener Stelle in der Sichtwahl platzieren. Auch für Kosmetika oder andere Produkte der Freiwahl sollten Sie ähnlich vorgehen, um die Werbeaktionen von Herstellern optimal für Ihre Apotheke nutzen zu können.

Das Warenwirtschaftsprogramm Ihrer Apotheke unterstützt Sie bei der Lageroptimierung durch zahlreiche bereits programmierte Auswertungsoptionen. Um die Warenbewegungen engmaschig und regelmäßig beobachten zu können, hat sich in Apotheken das POS-System – das *Point-of-Sale-System* – als Grundlage für das Warenwirtschaftssystem durchgesetzt. Zum Zeitpunkt der Arzneimittelabgabe wird das Präparat durch das Abscannen direkt ausgebucht und beim Wareneingang ebenfalls durch das Scannen unmittelbar hinzugebucht, sodass zu jedem Zeitpunkt eine Inventur möglich ist. Dabei spielt es keine Rolle, an welchem Arbeitsplatz der Zu- oder Abgang verbucht wurde, da alle Rechner miteinander vernetzt sind. Kommt es allerdings zu einem Computerausfall, müssen Zu- und Abgänge händisch nachgetragen oder die Arbeit in der Apotheke unterbrochen werden. Alle Anbieter von Warenwirtschaftssystemen bieten deshalb einen engmaschigen Notdienst an, damit die Apotheke schnell wieder handlungsfähig ist.

> **Praxistipp** Um die Vielzahl der Listen, die das Warenwirtschaftssystem zur Analyse bietet, optimal nutzen zu können, ist eine gewissenhafte Eingabe der Daten beim Verbuchen, Abgeben und bei nicht belieferten Nachfragen wichtig. Es erleichtert die Arbeit und erspart händisches Suchen.

In einigen Apotheken wird noch mit einem Warenwirtschaftssystemen nach dem POR-System (▶ Kap. 3.6.1) gearbeitet. Die Nachbestellung von Waren erfolgt hierbei nicht durch das Abscannen der abgegebenen Packung, sondern über das Einlesen von ABDA-Doppellochkärtchen, die zur Nachbestellung „gezogen" werden. „Gezogen" heißt in diesem Fall, dass jedes Produkt in der Apotheke zwei ABDA-Doppellochkärtchen bekommt – eines dient als Standortkärtchen und eines als Bestellkärtchen. Auf dem Bestellkärtchen ist ein Mindestbestand vermerkt. Ist dieser erreicht, wird das Kärtchen „gezogen", indem man es mitnimmt und in ein meist am HV-Tisch platziertes Kästchen legt. Bei der nächsten Bestellung werden die gesammelten Kärtchen genommen und mithilfe eines Lesegeräts wird eine Bestellung aufgegeben. Beim POR-System macht das Warenwirtschaftssystem unter Berücksichtigung der Bestellhäufigkeit in einem bestimmten Zeitraum einen Bestellmengenvorschlag, der angenommen oder abgelehnt werden kann. Nachteilig an diesem System ist, dass zu keinem Zeitpunkt ein exakter Warenbestand abrufbar ist und die Inventur und betriebswirtschaftliche Auswertungen vieler Daten deshalb wesentlich aufwändiger sind.

5.7.1 Verfalldatenkontrolle

Die Überwachung von Verfalldaten ist nicht nur wegen der Arzneimittelqualität von Bedeutung (▶ Kap. 4.1.2), sondern auch unter betriebswirtschaftlichen Aspekten wichtig. Nach den üblichen Retourenregelungen der Großhandlungen gelten nur Packungen mit einer noch mindestens zwölfmonatigen Laufzeit als retournierbar. Deshalb sollten Sie jeden Monat – oder zumindest jedes Quartal – die Präparate mit einer Laufzeit von 15 bis 18 Monaten dahingehend überprüfen, ob der voraussichtliche Abverkauf innerhalb der kommenden zwölf Monate zu erwarten ist. Für die Auswertung von Verfallda-

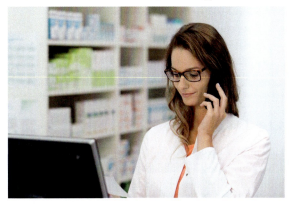

Abb. 5.19 Zu den Leistungen der Anbieter von Warenwirtschaftssystemen gehört auch, dass sie einen telefonischen Notdienst anbieten, der bei einem Computerausfall schnell reagieren kann.

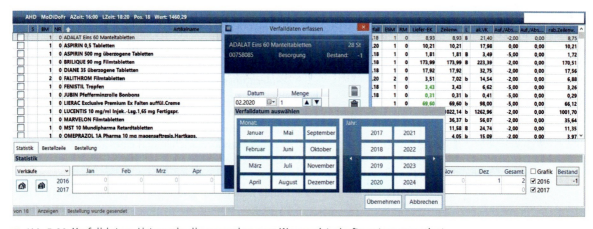

○ **Abb. 5.20** Verfalldaten-Listen wie diese werden vom Warenwirtschaftssystem generiert.

ten und das Drucken einer entsprechenden Verfalldatenliste können Sie verschiedene Filter wählen. So werden für das Erstellen von Listen zur Verfalldatenüberwachung ein Datum oder ein Zeitraum eingegeben, ab oder in dem alle Artikel mit diesem Verfalldatum oder kleiner durch das Warenwirtschaftssystem aufgelistet werden sollen.

5.7.2 Außer Handel

Um das Lager zu bereinigen, müssen regelmäßig auch Präparate, die außer Handel (AH/a. H.) oder außer Vertrieb (AV/a. V.) sind, aussortiert und gegebenenfalls retourniert werden. Außerdem sollten Sie bei diesen Arzneimitteln nachschauen, ob es ein Nachfolgepräparat gibt und dieses, falls notwendig, neu an Lager nehmen.

> → **Definition** Die Abkürzungen **AH** oder **a. H.** bedeuten, dass ein Artikel außer Handel ist und somit nicht mehr gehandelt werden darf. **AV** oder **a. V.** hingegen bedeutet, dass ein Artikel zwar noch verkauft, aber nicht mehr nachbestellt werden kann. Und die Kennzeichnung **NV** oder **n. v.** zeigt an, dass ein Artikel nicht verkehrsfähig ist. Das bedeutet, dass auch er nicht mehr gehandelt werden darf.

5.7.3 Ladenhüter

Ladenhüter bergen ein hohes Risiko, wegen des Überschreitens ihres Verfalldatums zu Lagerverlusten zu führen. Ein Teil der Präparate, die nach § 15 Absatz 1 der Apothekenbetriebsordnung (▶ Kap. 5.1.1) in der Apotheke vorrätig gehalten werden müssen, sind häufig solche typischen Ladenhüter. Würden Sie beispielsweise in einem Modegeschäft arbeiten, so würden Sie die Ladenhüter deutlich preisreduziert als Schnäppchen anbieten. In der Apotheke ist das bei verschreibungspflichtigen Arzneimitteln aber überhaupt nicht erlaubt (▶ Kap. 4.4.3). Und auch bei Arzneimitteln in der Sichtwahl sollte mit solchen Sonderangebotsaktionen zurückhaltend umgegangen werden. Nicht verschreibungspflichtige Arzneimittel dürfen zwar frei kalkuliert und auch beworben werden, aber Aktionen wie „Winterware muss raus" werden der besonderen Ware Arzneimittel nicht gerecht.

Normalerweise sind Warenbewegungen bei Arzneimitteln relativ häufig, oft wird ein Präparat mehrfach in der Woche oder innerhalb eines Monats abgegeben. In Einzelfällen kann es aber durchaus sein, dass zur Versorgung von Stammkunden oder für einige zwar seltene, aber schwere Erkrankungen Präparate vorrätig gehalten werden, die pro Jahr lediglich drei- oder viermal abgerufen werden. Bei nicht sehr hochpreisigen Arzneimitteln ist das kein Problem.

> **Praxistipp** Bei Arzneimitteln, die 1.000 oder mehr Euro kosten, kann es betriebswirtschaftlich interessant sein, diese nicht vorrätig zu halten, sondern nur auf Nachfrage zu bestellen. Im Nachgang einen Boten zu dem Patienten zu schicken, der das Arzneimittel nach dem Eintreffen in die Apotheke bei diesem vorbeibringt, kann sich rechnen. Stimmen Sie sich in solchen Fällen immer mit Ihrem Chef ab. In der Apotheke steht die Arzneimittelversorgung im Vordergrund.

5.7.4 Renner und Penner

Bei der Renner- und Penner-Liste werden die besten und die schwächsten Verkaufszahlen der vorrätigen Produkte oder bestimmter Produktgruppen in einem vorgegebenen Zeitraum ausgewertet. Dabei deckt sich die Penner- mit der Ladenhüter-Liste.

Solche Listen sind zum Beispiel nützlich, um in der Freiwahl die Produktpräsentation zu überprüfen oder aber um den Erfolg einer Aktion mit einem bestimmten Produkt im Vergleich zu anderen vergleichbaren Produkten abzuschätzen (▶ Kap. 6.4.5).

5.7.5 Defekte

Die Defekt-Listen sind für die Lieferfähigkeit der Apotheke von großer Bedeutung. Für viele Wirkstoffe gibt es Alternativen – hier kann bei einem Lieferengpass eines Herstellers auf einen anderen Anbieter ausgewichen werden. Insbesondere bei Impfstoffen oder seltener benötigten Arzneimitteln bedeuten Defekte aber unter Umständen eine Einschränkung der therapeutischen Möglichkeiten für Patienten. Vor allem bei Zytostatika gegen Krebserkrankungen, Impfstoffen oder speziellen Antibiotika gegen schwerwiegende Infektionen sind solche Lieferengpässe immer wieder ein großes Problem. Ihr Chef wird diese Listen daher für Gespräche mit Ärzten und anderen Apothekern benötigen. Durch den Austausch können eventuell Alternativen und neue Behandlungsmöglichkeiten diskutiert werden, um schwerstkranken Patienten helfen zu können, für deren Arzneimittel ein Lieferengpass besteht.

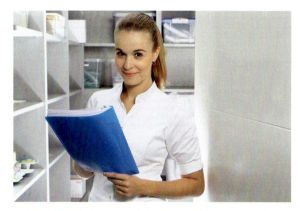

Abb. 5.21 Die Liste mit defekten Artikeln muss sorgfältig geführt und regelmäßig überprüft werden. Manchmal kommt es nur zu kurzzeitigen Lieferengpässen, sodass Präparate schon wenige Tage später wieder lieferbar sind.

5.7.6 Negativ- und Neinverkäufe

Obwohl die Apotheke über ein breites Warenlager verfügt, ist es wichtig herauszufinden, welche Arzneimittel und Produkte fehlen. Betriebswirtschaftlich unterscheidet man zwischen Negativ- und Neinverkäufen.

→ **Definition** Bei einem **Negativverkauf** fragt ein Kunde nach einem Artikel, der nicht am Lager ist. Der Artikel wird für den Kunden bestellt und von ihm gekauft bzw. sein Rezept wird beliefert. Bei einem **Neinverkauf** fragt ein Kunde nach einem nicht vorrätigen Artikel. Er möchte nicht auf das Eintreffen der Bestellung warten, daher kommt der Kauf nicht zustande.

Mit der Auswertung der Negativ- und Neinverkäufe können Sie durch Aufnahme neuer Artikel in das Warenlager die Warenbreite beeinflussen und ihre Lieferfähigkeit erhöhen sowie die Kundenbindung und damit eventuell auch den Umsatz stärken. Denn Kunden, die nicht wegen jeder Verordnung oder jedem Präparatewunsch ein zweites Mal in die Apotheke kommen müssen, um ihre Ware abzuholen, sind zufriedener und werden Ihre Apotheke auch anderen weiterempfehlen.

Wann wird ein Artikel ans Lager genommen?
Ob es sinnvoll ist, ein Produkt an Lager zu nehmen, kann von diversen Faktoren abhängig sein. Dabei sollten Sie sich folgende Fragen stellen:
- Handelt es sich um ein Präparat, das von Ärzten häufiger verordnet wird?
- Müssen Stammkunden wegen der Bestellung regelmäßig auf die Belieferung warten?
- Wurde das Präparat von Laufkundschaft nachgefragt oder eher von Stammkunden?
- Handelt es sich um ein hochpreisiges Präparat, das nur von einem Kunden regelmäßig benötigt wird? (Hier kann man den Patienten eventuell bitten, dass er auch in der Apotheke anruft, wenn er beim Arzt ein neues Rezept über das Präparat anfordert.)
- Handelt es sich um ein Präparat, das in einer Fernsehsendung/Talkshow beworben wurde? Dann kann sich innerhalb kürzester Zeit eine Nachfragewelle entwickeln, die oft zu Lieferengpässen führt, welche in der Regel aber auch sehr schnell wieder nachlässt.

Fragen Sie Ihre Kollegen, ob Sie ein Produkt an Lager legen sollen, vor allem, wenn Sie noch nicht über ausreichende Berufserfahrung verfügen, das Präparat sehr teuer ist oder es um größere Mengen geht.

5.7.7 Novitäten

Wenn Sie sich entschließen, aufgrund der Ergebnisse der Negativ- und Neinverkäufe-Auswertung Produkte neu an Lager zu nehmen, dann gehört eine Beobachtung, wie sich das Produkt bezüglich seiner Abverkaufszahlen entwickelt, dazu. Dazu gibt Ihnen die No-

AHD, Berlin

	SB	S	Ret.Datum	Art	RM	LB	Artikelname	Menge	Einh.	Ret.EK	Abs.(%)	Guts./Pack.	Retourenempfänger	Rückz.	Guts./Zeilenw.
☐		O	16.01.2017	L	7	3	ACC 100 Brausetabletten	20	St	1,56	0,00	1,56	AHD	-,--	10,92
☐		O	16.01.2017	L	5	3	ACC akut 200 Brausetabletten	20	St	3,28	0,00	3,28	AHD	-,--	16,40
☐		O	16.01.2017	L	67	3	ACC akut 200 Brausetabletten	20	St	3,28	0,00	3,28	AHD	-,--	219,76
☐		O	16.01.2017	L	81	3	ACC akut 600 Brausetabletten	10	St	3,83	0,00	3,83	AHD	-,--	310,23
☐		O	16.01.2017	L	11	3	ACC akut 600 Brausetabletten	20	St	6,21	0,00	6,21	AHD	-,--	68,31
☐		O	16.01.2017	L	1	3	ACCU CHEK Aviva Teststreifen	50	St	26,02	0,00	26,02	AHD	-,--	26,02
☐		O	16.01.2017	L	9	3	ACCU CHEK Compact Glucose Test...	50	St	26,54	0,00	26,54	AHD	-,--	238,86
☐		O	16.01.2017	L	26	3	ACICLOSTAD Creme gegen Lippen...	2	g	2,37	0,00	2,37	AHD	-,--	61,62
☐		O	16.01.2017	L	1	3	AGNUS CASTUS AL Filmtabletten	100	St	7,27	0,00	7,27	AHD	-,--	7,27
☐		O	16.01.2017	L	1	3	ALLOPURINOL AL 100 Tabletten	100	St	1,93	0,00	1,93	AHD	-,--	1,93
☐		O	16.01.2017	L	2	3	AMBROHEXAL Hustensaft für Kinder	100	ml	1,22	0,00	1,22	AHD	-,--	2,44

Statistik Retourenzeile Retoure

Retourenwert (€)		Abschlag (€)		Gutschriftswert (€)		Positionen	
Offen:	963,76	Offen:	0,00	Offen:	963,76	Offen:	11
Zurück:	0,00	Zurück:	0,00	Zurück:	0,00	Zurück:	0
Gesamt:	**963,76**	**Gesamt:**	**0,00**	**Gesamt:**	**963,76**	**Gesamt:**	**11**

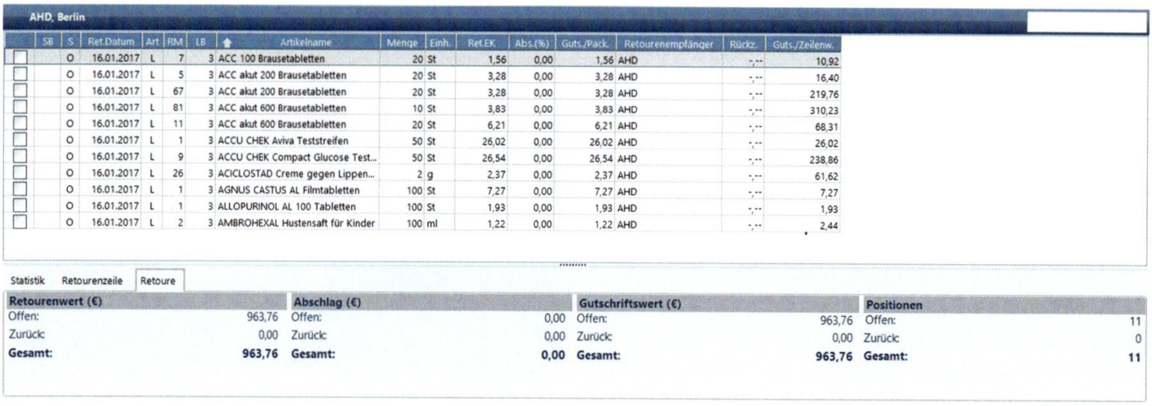

○ **Abb. 5.22** Das Warenwirtschaftssystem unterstützt Sie bei der Bearbeitung von Retouren durch spezielle Listen.

vitäten-Liste Auskunft. Bleibt nämlich ein neues Produkt hinter den erwarteten Nachfragen zurück, dann sollte frühzeitig über die Herausnahme aus dem Lagerbestand nachgedacht werden.

5.7.8 Retouren

Ein Weg, um die Lagerhaltung zu optimieren, ist die Rückgabe von Arzneimitteln und Waren an den Großhandel oder den Hersteller des jeweiligen Produkts. Derartige Retouren müssen aus dem Bestand des Warenlagers gelöscht bzw. als Retoure gekennzeichnet werden. Die Warenwirtschaftssysteme bieten dabei Unterstützung an. Artikel können dann direkt einer sogenannten Retouren-Liste zugeordnet werden, sodass die Produkte beim Verbuchen automatisch aus dem Bestand genommen werden. Um die Retourenquoten im Blick zu behalten, kann es sinnvoll sein, zwischen Retouren, die unmittelbar im Zusammenhang mit dem Wareneingang stehen – zum Beispiel Fehllieferungen, beispielsweise wegen Qualitätsmängeln oder zu kurzer Laufzeit (▸ Kap. 4.1.2) – und solchen zur Sortimentsbereinigung zu unterscheiden. Dazu zählen:

- eigens für einen Patienten bestellte Arzneimittel, die nicht abgeholt wurden,
- Artikel, die aus dem Handel genommen wurden,
- Artikel, die aufgrund einer verminderten Nachfrage nicht mehr verkauft werden können.

Großhandel und Hersteller können die Annahme von Retouren ablehnen oder bestimmte Vorgaben machen, in welcher Höhe eine Erstattung des Retourenwerts erfolgt. Marktübliche Retourenkonditionen des Großhandels sind zum Beispiel:

- Die Rückgabe von Produkten mit Lieferschein erfolgt ohne Abzüge nur dann, wenn eine bestimmte Frist eingehalten wurde. Wird die Retoure zu einem späteren Zeitpunkt durchgeführt, so wird der Preis des Produkts nur mit Abzügen erstattet.
- Der Rückgabewert pro Monat darf bei Rückgabe einwandfreier Ware und einer plausiblen Begründung insgesamt nicht die festgelegte Retourenquote – häufig zwei bis vier Prozent des monatlichen Bestellwerts – überschreiten. Bei einem höheren Retourenwert erstattet der Großhandel nur mit Abzügen.

> **Praxistipp** Versuchen Sie, so wenig wie möglich zu retournieren. Auch bei Firmenretouren sollte man die Höhe des Gutschriftenbetrags dem Arbeitsaufwand gegenüberstellen. Bei Kleinbeträgen lohnt sich eine Retoure häufig nicht. Oft ist es kostengünstiger, einen Ladenhüter oder Penner zu verkaufen und danach einfach nicht wieder zu bestellen. Dabei sollten Sie aber immer die gesetzlich vorgeschriebenen, stets vorrätig zu haltenden Präparate nach § 15 Absatz 1 der Apothekenbetriebsordnung im Blick haben.

Chargenüberprüfung und Arzneimittelrückrufe

Eine ganz andere Art der Retoure sind die im ▸ Kap. 5.5.4 und ▸ Kap. 10.14 angesprochenen Arzneimittelrückrufe oder Chargenüberprüfungen. Fallen im Rahmen der Fertigarzneimittelprüfung (▸ Kap. 10.14) oder der Anwendung durch Ärzte und Patienten Unregelmäßigkeiten bei einem Arzneimittel auf, so werden diese der Arzneimittelkommission der Deutschen Apotheker (AMK) oder dem Hersteller gemeldet.

Preisänderungsdienst

Oft ein Untermenü des Retourenprogramms ist der sogenannte Lagerverlustausgleich aufgrund von Preisänderungen der Hersteller. Der Preisänderungsdienst erfolgt in der Regel vierzehntägig per Onlineübertragung und der Lagerverlust kann dann eingesehen werden. Viele Hersteller gleichen die durch Preissenkungen entstandenen Verluste aus. Doch nicht nur eine Aktualisierung der Arzneimittelpreise erfolgt mithilfe dieses Änderungsdienstes, sondern auch alle Änderungen, die die Stammdaten (▶ Kap. 3.6) der Artikel betreffen sowie die Informationen, ob ein Präparat außer Handel geht, ob ein Nachfolgepräparat vorhanden ist oder auch die Neueinführungen von Arzneimitteln.

Sonderfall: BtM-Retouren

Betäubungsmittel stellen wegen der Beachtung der rechtlich vorgeschriebenen Dokumentationspflichten einen Sonderfall in der Retourenbearbeitung dar. Im ▶ Kap. 4.2.1 haben Sie das Abgabebelegverfahren bereits kennengelernt. Bei der Retoure eines Betäubungsmittels muss durch die Apotheke als abgebende Stelle das vierteilige Formular ausgefüllt werden und die Abgabemeldung innerhalb eines Arbeitstages an die Bundesopiumstelle zugesandt werden.

Dem Großhandel wird das zu retournierende Betäubungsmittel zusammen mit dem Lieferschein und der Empfangsbestätigung in einem separaten, verschlossenen Briefumschlag (nicht in eine reguläre Lieferwanne legen!) geschickt, indem man es dem Fahrer, der die Ware bringt, mitgibt. Am besten stimmen Sie vor der Rückgabe des Betäubungsmittels telefonisch mit dem Großhandel ab, welchem Boten auf welcher Tour das Betäubungsmittel mitgegeben werden soll, um einen sicheren Rücktransport zu gewährleisten.

Nach dem Eingang der Empfangsbestätigung durch den Großhandel kann das Lieferschein-Doppel entsorgt werden. Die Empfangsbestätigung dient zur Dokumentation in der Apotheke. Denken Sie auch daran, den Bestand in der Betäubungsmittelkartei zu aktualisieren. Alle Unterlagen im Zusammenhang mit der Dokumentation von Betäubungsmittel müssen drei Jahre aufbewahrt werden.

> **Achtung** Retournierte Betäubungsmittel müssen sowohl aus dem BtM-Bestandsverzeichnis als Abgang ausgetragen, als auch aus dem allgemeinen Warenbestand des Warenwirtschaftssystems gelöscht werden!

5.7.9 Inventur-Listen

Mithilfe eines POS-basierten Warenwirtschaftssystems kann jederzeit eine Inventur des Bestandes vorgenommen werden. Bei POR-Systemen ist dies nicht möglich, die Daten des Bestandes spiegeln das Lager nur zum Zeitpunkt des verbuchten Wareneingangs wider, während beim POS-System auch die bereits abgegebenen Packungen durchgängig ermittelt werden können. Man spricht bei der POS-Inventur auch von einer permanenten Inventur (▶ Kap. 8.5.3). Da Apotheken wie alle anderen Handelsunternehmen zur jährlichen Inventur (▶ Kap. 8) verpflichtet sind, bietet das POS einen erheblichen Vorteil.

Dennoch muss der Bestand auch bei POS-Systemen regelmäßig überprüft werden. Daher ist es häufig so, dass das Warenwirtschaftssystem jeden Morgen ganz automatisch eine Liste mit rund 20 Artikeln auswirft, deren Bestand händisch überprüft wird. So zählt man im Laufe eines Jahres den gesamten Warenbestand etwa einmal durch und kann Fehlbestände, die beispielsweise durch Fehlbuchungen oder – in der Freiwahl – durch Ladendiebstahl entstehen, korrigieren.

5.7.10 Bestelloptimierung

Bei einem auf POS-System basierenden Warenwirtschaftssystem können für Präparate sogenannte Mindestbestandsmengen festgelegt werden. Das bedeutet, dass beispielsweise bei einem Mindestbestand von zwei Packungen automatisch ein Bestellvorschlag seitens der EDV gemacht wird, sobald nur noch zwei Packungen an Lager sind. Aufgrund der diversen Auswertungen schlägt das Warenwirtschaftsprogramm dann Bestellmengen vor. Normalerweise errechnet das System den durchschnittlichen Bedarf eines Arzneimittels für etwa vier Wochen. In den meisten Fällen wird die vorgeschlagene Bestellmenge eine Packung sein. Weicht die vorgeschlagene Bestellmenge davon ab, sollte sie kritisch geprüft werden. War durch Zufall eine ganze Familie von einer seltenen Infektion betroffen, für die man ausnahmsweise eine größere Menge eines ansonsten nur zwei- bis dreimal im Jahr verordneten Antibiotikums benötigt hat oder wird ein bestimmtes Präparat wegen einer starken Erkrankungswelle tatsächlich in den letzten Tagen mehrfach täglich nachgefordert? Dann sollte die Mindestbestellmenge nach oben gesetzt werden. Ein paar Monate später kann dann jedoch wieder eine Korrektur der Mindestbestellmenge nach unten notwendig sein.

Tab. 5.6 Verschiedene Bestände und ihre Definitionen

Begriff	Definition
Lagerbestand	Menge der sich aktuell auf Lager befindlichen Waren
Mindestbestand	Bestand, der immer an Lager sein muss
Meldebestand	Bestand, bei dem eine Bestellung ausgelöst wird
Höchstbestand	Maximale Lagermenge einer Ware

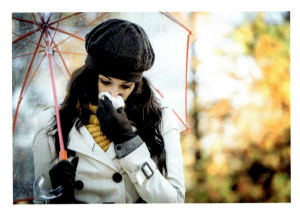

Abb. 5.23 Präparate gegen Erkältungen zählen zu den Saisonartikeln und werden in der Apotheke häufig in größeren Mengen bestellt.

Es gibt aber auch Großbestellungen von Präparaten, die im normalen Bestelltopf bei guter Planung nur selten auftauchen dürfen. Vor allem bei Saisonartikeln (zum Beispiel Sonnenschutzpräparate) oder häufig benötigten verschreibungsfreien Präparaten wie Schmerz-, Erkältungs- und Heuschnupfenmittel sind größere Bevorratungen sinnvoll. Einige Firmen arbeiten zu diesem Zweck mit Außendienstmitarbeitern, die den Apotheken auf ihren jeweiligen durchschnittlichen Bedarf ausgelegte besondere Angebote unterbreiten. Solche größeren Bestellungen sollten einen Bevorratungszeitraum von drei bis sechs Monaten jedoch nicht überschreiten.

> **Das sollten Sie bei der Lagerpflege beachten**
> Um das Warenlager zu pflegen, gibt es einige Regeln. Dazu zählen beispielsweise folgende Punkte:
> - spezifische Lagerungsbedingungen für jedes Arzneimittel einhalten,
> - Arzneimittel und Ausgangsstoffe verschiedener Chargen dürfen nicht gemischt werden,
> - Verwechslungsrisiken im Lager minimieren,
> - nach dem Prinzip *„first in – first out"* einlagern, das heißt neue Ware wird hinter die alte gepackt,
> - regelmäßige Verfalldatenkontrolle,
> - regelmäßige Kontrolle von Abverkauf und Bestand,
> - regelmäßiges Überprüfen auf Ladenhüter, um rechtzeitig zu retournieren.

5.7.11 Statistiken

Neben den beschriebenen Listen können die im Rahmen der Warenbewirtschaftung anfallenden Daten auch mithilfe statistischer Methoden bearbeitet werden. Beim Erstellen dieser Statistiken geht es darum, betriebswirtschaftliche Fragestellungen zu formulieren, die dafür notwendigen Daten auszuwählen und sie schließlich auszuwerten. Die geschieht oft mithilfe der Warenwirtschaftssysteme – manchmal kommt zudem ein Tabellenkalkulationsprogramm wie beispielsweise Excel zum Einsatz. Typische Fragestellungen, die sich in der Apotheke statistisch beantworten lassen, sind:
- Wie viele Packungen sind im Lager?
- Wie hoch ist der Gesamtlagerwert?
- Wie hoch ist der jeweilige Anteil an verschreibungspflichtigen, apothekenpflichtigen oder freiverkäuflichen Arzneimitteln, an Medizinprodukten oder am Randsortiment?
- Wie hoch sind die durchschnittlichen Lagerkosten einer Packung?
- Welche Produkte werden am häufigsten bestellt?
- Mit welchem Großhandel wird der größte Umsatz (eventuell auch in Kombination mit welchen Produkten) gemacht?
- Wie hoch sind Tages-, Monats- und Jahresumsätze?
- Wie ist der Umsatzverlauf während eines Tages?
- Wie hoch ist der durchschnittliche Umsatz pro Kunde?
- Wie groß ist der Erfolg einer Marketingaktion?

5.8 Controlling mit Lagerkennzahlen

Das Wort Controlling bedeutet im weiteren Sinne Steuerung (aus dem Englischen: to control = steuern) und stellt eine wichtige Säule der Unternehmensführung dar. Im Controlling beschäftigt man sich kontinuierlich mit der Planung, Steuerung und Kontrolle aller Geschäftsvorgänge. Dafür werden bestimmte Kennzahlen, vor allem aus dem Rechnungswesen (▶ Kap. 13.4–13.5), aber auch aus anderen Bereichen benötigt.

In der Apotheke steht das operative Geschäft im Vordergrund, also die Steuerung der wirtschaftlichen Belange. Dazu zählt zum Beispiel, dass die Apotheke liquide ist und die laufenden Kosten ohne Probleme decken kann. Außerdem sollten die Kosten für das Wa-

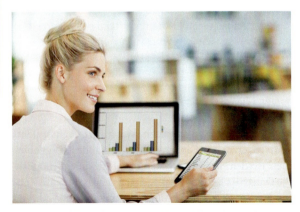

Abb. 5.24 Statistiken werden beispielsweise in Bezug auf den Lagerwert oder die Umsätze erhoben.

renlager ein vernünftiges Verhältnis zum Rohertrag haben. Mit einem gut gepflegten Warenwirtschaftssystem lassen sich zahlreiche Controllingprozesse durch Kennzahlen und Daten untermauern. Dabei unterstützen Sie als PKA den Apothekenleiter. Oft arbeitet auch noch ein Steuerberater mit.

Das Kernsortiment einer Apotheke sind die Arzneimittel. Und genau hier liegt ein Schlüssel zum Erfolg. Die Breite und die Tiefe des Sortiments müssen kundenorientiert ausgelegt sein, um wirtschaftlich stabil oder sogar überdurchschnittlich gut abzuschneiden. Während Sie relativ wenige Einfluss auf die Auswahl der verordneten Wirkstoffe haben und die Entwicklung der Rabattverträge, die die Krankenkassen mit Herstellern abschließen, nicht beeinflussen können, sind das OTC-Segment und das Randsortiment bewusst beeinflussbar. Hier sollten Sie darauf achten, die Produkte anbieten zu können, die die Kunden wünschen.

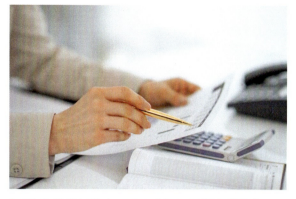

○ **Abb. 5.25** Um die Lagerumschlagsgeschwindigkeit zu errechnen, wird die jährlich umgesetzte Stückzahl durch den durchschnittlichen Lagerbestand dividiert.

$$\text{Lagerdrehzahl} = \frac{\text{Wareneinsatz (netto)}}{\text{Warenlagerwert (netto)}}$$

→ **Definition** Unter der **Sortimentsbreite** versteht man das Warenangebot, sprich Vielfalt der angebotenen Waren. **Sortimentstiefe** hingegen meint die Menge der einzelnen Packungen eines Präparats, die vorrätig gehalten werden. Mehr dazu lesen Sie im ▶ Kap. 6.2.2.

Die **Brutto-Nutzen-Ziffer (BNZ)** ist eine Kennziffer, mit der sich der wirtschaftliche Erfolg einer Apotheke messen lässt. Die Ziffer gibt an, wieviel Prozent des Warenlagerwertes innerhalb von einem Jahr als Rohgewinn an die Apotheke zurückfließen. Mit der BNZ lassen sich vor allem die Warengruppen des Randsortiments im Hinblick auf ihre Rentabilität beurteilen (▶ Kap. 6.4.5).

Die **Defektquote** ergibt sich, indem man die aus unterschiedlichen Gründen nicht gelieferten Artikel mit den gelieferten vergleicht. So erfahren Sie, wieviel Prozent der nachgefragten Artikel nicht direkt beliefert werden konnten. Das bedeutet: Je niedriger die Defektquote, desto höher ist die Lieferfähigkeit einer Apotheke.

5.8.1 Wichtige Kennzahlen im Controlling

Mit welchen Kennzahlen können Sie das Sortimentscontrolling am besten durchführen? Geeignete Sortimentskennzahlen sind zum Beispiel Umsätze oder der Rohertrag von Produkten oder Produktgruppen. Außerdem unterstützt Sie das Warenwirtschaftssystem in Ihrer Apotheke mit bereits vorinstallierten Auswertungsprogrammen. So lässt sich beispielsweise die Handelsspanne oder der Aufschlag in Prozent errechnen (▶ Kap. 4.4.3).

Die **Lagerumschlagsgeschwindigkeit** beschreibt, wie häufig der Lagerbestand innerhalb eines bestimmten Zeitraums verkauft und wieder ersetzt wird. Eine geringe Lagerumschlagsgeschwindigkeit gibt einen Hinweis auf einen hohen Lagerbestand und damit ein hohes Maß an Kapitalbindung. Ist viel Kapital gebunden, fehlt dieses entsprechend für Investitionen oder zur Deckung von Personalkosten. Deshalb sollte eine möglichst hohe Lagerumschlagsgeschwindigkeit erreicht werden (▶ Kap. 6.4.5).

Bei der **Lagerdrehzahl** wird der Lagerumschlag aus Kostensicht betrachtet. Ziel hierbei ist ein Mindestwert von etwa elf für eine durchschnittliche Apotheke. Man rechnet:

5.9 Entsorgen von Arzneimitteln, Chemikalien und Verpackungsmaterial

Das Entsorgen von **Verpackungsmaterial** ist in ▶ Kap. 4.5 bereits beschrieben. Die in der Apotheke anfallenden Umkartons können dem regulären Papiermüll zugeführt werden. Arzneimittelreste werden in der Regel in entsprechenden Boxen gesammelt und regelmäßig von auf die Arzneimittelentsorgung spezialisierten Unternehmen abgeholt.

Chemikalien werden in den Kommunen als Sonderabfall behandelt. Je nach Region gibt es dann entweder stationäre Sammelstellen oder Schadstoffmobile. Für Endverbraucher sind diese Angebote bei der Abgabe haushaltsüblicher Mengen in vielen Kommunen kostenfrei, für Gewerbetreibende, also auch für Apotheken, hingegen kostenpflichtig.

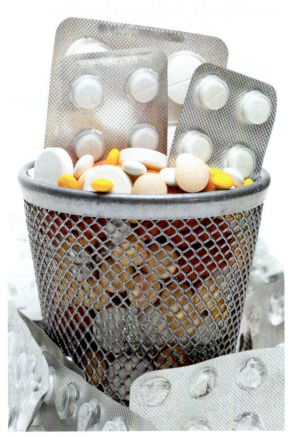

Abb. 5.26 Altarzneimittel können – in kleinen Mengen – über den Hausmüll entsorgt werden. Größere Mengen hingegen werden von spezialisierten Anbietern entsorgt.

Kommunikationstipp Wenn Kunden anrufen und fragen, wie sie kleine Mengen Arzneimittel entsorgen sollen, können Sie Ihnen folgenden Tipp geben: „Altarzneimittel werden am besten in eine alte Zeitung eingeschlagen und zwischen den anderen Abfall in den Hausmüll gegeben. Medikamente gehören wegen des Gewässerschutzes auf keinen Fall ins Abwasser! Auch Kanülen und Spritzen sind Hausmüll. Zum Schutz vor Stichverletzungen, zu denen es zum Beispiel beim Herunterpressen der Müllsäcke in vollen Tonnen kommen kann, sollten Kanülen am besten in einer verschließbaren Plastikflasche oder einem Schraubdeckelglas gesammelt und entsorgt werden."

Wenn **Betäubungsmittel** in der Apotheke entsorgt werden – dabei spielt es keine Rolle, ob diese Betäubungsmittel aus dem Bestand der Apotheke selbst, von einer Arztpraxis, einem Pflegeheim oder zum Beispiel den Angehörigen eines verstorbenen Patienten stammen – müssen bestimmte Regeln beachtet werden.

§ 16 Betäubungsmittelgesetz

(1) Der Eigentümer von nicht mehr verkehrsfähigen Betäubungsmitteln hat diese auf seine Kosten in Gegenwart von zwei Zeugen in einer Weise zu vernichten, die eine auch nur teilweise Wiedergewinnung der Betäubungsmittel ausschließt sowie den Schutz von Mensch und Umwelt vor schädlichen Einwirkungen sicherstellt. Über die Vernichtung ist eine Niederschrift zu fertigen und diese drei Jahre aufzubewahren.

Nach § 16 des Betäubungsmittelgesetzes (BtMG) muss das Betäubungsmittel in Gegenwart von zwei Zeugen vernichtet werden. Diese Vernichtung muss so erfolgen, dass eine Rückgewinnung ausgeschlossen ist, außerdem ist ein Protokoll über den Vorgang anzufertigen. Während es für alle anderen Prozesse rund um den Betäubungsmittelverkehr standardisierte Formblätter gibt, existiert jedoch kein offizielles Vernichtungsprotokoll. Ein Beispiel für ein solches Protokoll ist in Abb. 5.27 zu sehen. Mindestangaben auf einem solchen Dokument sind:

- Name der Apotheke und des Apothekeninhabers,
- Datum,
- Auflistung der vernichteten Betäubungsmittel und ihre jeweiligen Mengen,
- die Namen und Unterschriften des Apothekers, der die Vernichtung durchführt und der beiden dabei anwesenden Zeugen.

Für diese Unterlagen ist eine dreijährige Aufbewahrungsfrist vorgeschrieben. Stammt das Betäubungsmittel aus dem Bestand der Apotheke selbst, darf nicht vergessen werden, dieses aus dem Bestandsverzeichnis auszutragen (Abb. 5.28).

5.10 QMS-Prozessbeschreibung: Waren lagern

In Tab. 5.7 finden Sie eine Übersicht, welche Punkte im QM-Handbuch für die Prozessbeschreibung „Waren lagern" berücksichtigt werden sollten. Die Übersicht dient lediglich der Orientierung und muss für den jeweiligen Apothekenbetrieb individuell ausformuliert und angepasst werden.

Vernichtungsnachweis für Betäubungsmittel
gemäß § 16 BtMG

Heute wurden in der folgenden Apotheke

Name, Anschrift, Inhaber der Apotheke/Apothekenstempel

Apotheker Müller
Musterapotheke
Musterstr. 1
00000 Musterstadt

folgende Betäubungsmittel (Bezeichnung und Menge)

5 Ampullen M STADA 10 mg Injektionslösung

gemäß § 16 Betäubungsmittelgesetz vernichtet. Die Betäubungsmittel wurden so vernichtet, dass auch nur eine teilweise Wiedergewinnung ausgeschlossen ist. Der Schutz von Mensch und Umwelt vor schädlichen Einwirkungen ist sichergestellt worden.*

Die Betäubungsmittel

☒ stammen aus dem Apothekenbestand.

☐ wurden zur Vernichtung angenommen.

Bestätigt wird die Vernichtung durch folgende Personen

Datum	Unterschrift der Person, die die Vernichtung durchgeführt hat
14.7.17	Schäfer

Unterschrift 1. Zeuge

Müller

Unterschrift 2. Zeuge

Mayer

* Beispielsweise Ampulleninhalt oder gemörserte Tabletten mit feuchtem Kaffeesatz mischen und in den Hausmüll geben. Transdermale therapeutische Systeme aneinanderkleben, mehrfach zerschneiden und in den Hausmüll geben. Maßnahmen zum Eigenschutz beachten.

○ **Abb. 5.27** Beispiel für ein BtM-Vernichtungsprotokoll

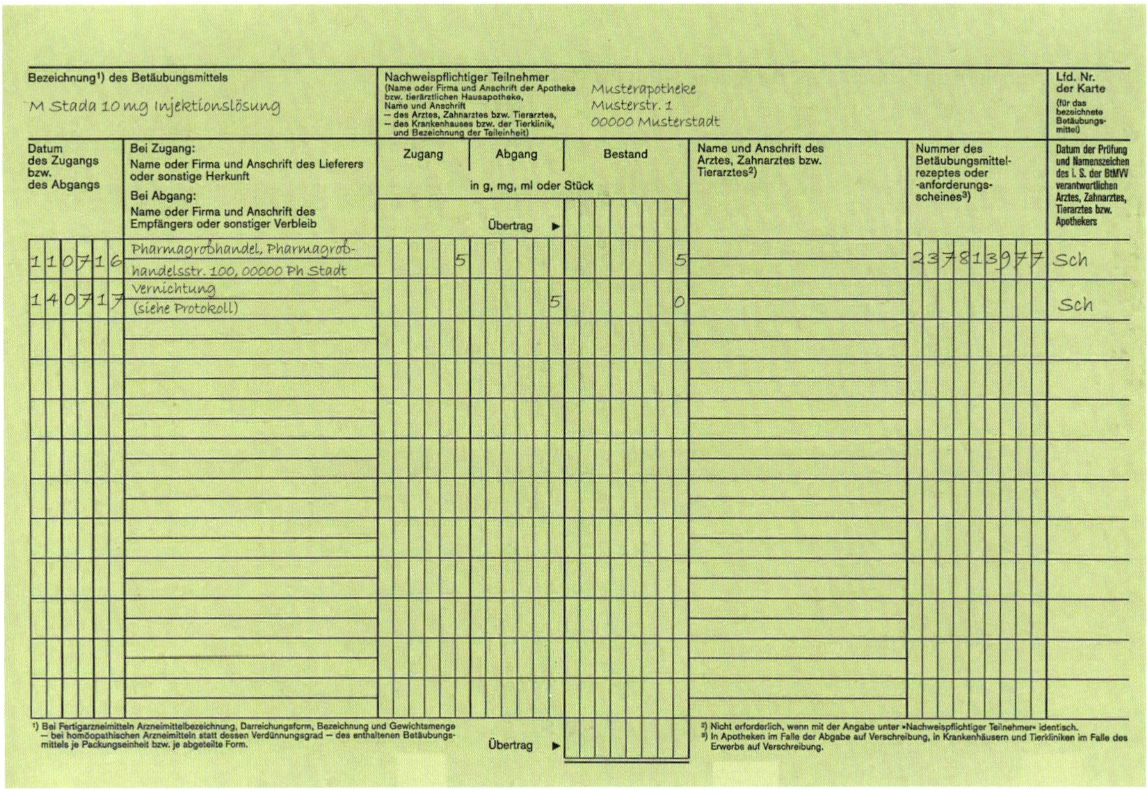

Bezeichnung[1]) des Betäubungsmittels: M Stada 10 mg Injektionslösung

Nachweispflichtiger Teilnehmer (Name oder Firma und Anschrift der Apotheke bzw. tierärztlichen Hausapotheke, Name und Anschrift – des Arztes, Zahnarztes bzw. Tierarztes, – des Krankenhauses bzw. der Tierklinik, und Bezeichnung der Teileinheit): Musterapotheke, Musterstr. 1, 00000 Musterstadt

Lfd. Nr. der Karte (für das bezeichnete Betäubungsmittel)

Datum des Zugangs bzw. des Abgangs	Bei Zugang: Name oder Firma und Anschrift des Lieferers oder sonstige Herkunft Bei Abgang: Name oder Firma und Anschrift des Empfängers oder sonstiger Verbleib	Zugang (in g, mg, ml oder Stück)	Abgang (in g, mg, ml oder Stück)	Bestand (in g, mg, ml oder Stück)	Name und Anschrift des Arztes, Zahnarztes bzw. Tierarztes[2])	Nummer des Betäubungsmittelrezeptes oder -anforderungsscheines[3])	Datum der Prüfung und Namenszeichen des i. S. der BtMVV verantwortlichen Arztes, Zahnarztes, Tierarztes bzw. Apothekers
			Übertrag ►				
110716	Pharmagroßhandel, Pharmagroßhandelsstr. 100, 00000 Ph Stadt	5		5		237813977	Sch
140717	Vernichtung (siehe Protokoll)		5	0			Sch
			Übertrag ►				

[1]) Bei Fertigarzneimitteln Arzneimittelbezeichnung, Darreichungsform, Bezeichnung und Gewichtsmenge – bei homöopathischen Arzneimitteln statt dessen Verdünnungsgrad – des enthaltenen Betäubungsmittels je Packungseinheit bzw. je abgeteilte Form.

[2]) Nicht erforderlich, wenn mit der Angabe unter »Nachweispflichtiger Teilnehmer« identisch.

[3]) In Apotheken im Falle der Abgabe auf Verschreibung, in Krankenhäusern und Tierkliniken im Falle des Erwerbs auf Verschreibung.

Abb. 5.28 Beispiel für das BtM-Bestandsverzeichnis

Tab. 5.7 QMS-Prozessbeschreibung: Waren lagern

Prozessparameter	Beschreibung der Vorgänge
Was?	Qualitätssichernde Lagerung von Arzneimitteln und Medizinprodukten unter gleichzeitiger Berücksichtigung betriebswirtschaftlicher Lagerhaltung – vorbehaltlich rechtlicher Vorgaben.
Warum?	Die Apotheke ist für die ordnungsgemäße Versorgung der Bevölkerung mit Arzneimitteln verantwortlich; der Apothekenleiter ist verantwortlich, dass die Produkte, die in seiner Apotheke gelagert werden, in ausreichender Menge vorrätig und von einwandfreier Qualität sind.
Wer?	Alle Mitarbeiter der Apotheke tragen in ihrem jeweiligen Verantwortungsbereich durch folgende Punkte zum korrekten Lagern von Waren bei: ▪ geeignete Hygienemaßnahmen (Reinigen von Regalen, Schränken, Schüben, HV-Tischen, Vorratsgefäßen), ▪ korrektes Wegräumen der Waren an den jeweiligen Lagerort, ▪ Kennzeichnung (Vorratsgefäße, Auszeichnung der Schübe im Generalalphabet), ▪ sorgfältige Eingabe von Verfalldaten und anderen Parametern wie zum Beispiel Nein- und Negativverkäufen
Wo?	In allen Lagerbereichen: ▪ Generalphabet, Kommissionierautomat, ▪ Sichtwahl, ▪ Freiwahl, ▪ Kühlschrank, ▪ BtM-Tresor, ▪ Quarantänebereiche, ▪ Kühlkeller, …
Wann?	Über den gesamten Lagerzeitraum eines Produkts.

◼ **Tab. 5.7** QMS-Prozessbeschreibung: Waren lagern (Fortsetzung)

Prozessparameter	Beschreibung der Vorgänge
Wie?	◼ Einhaltung von Lagertemperatur, ◼ Beachten von Verfallsfristen und Einlagerungsprinzipien wie „first in – first out", ◼ Beachten der rechtlichen Vorschriften zur Vorratshaltung, ◼ Bereinigung des Warenlagers unter betriebswirtschaftlichen Kriterien (zum Beispiel Ladenhüter, Retourenquote) – vorbehaltlich der rechtlichen Bestimmungen, ◼ Frei- und Sichtwahlgestaltung sowie die Gestaltung des HV-Tisches unter Berücksichtigung rechtlicher Vorgaben und den branchenspezifischen Besonderheiten der Apotheke
Schnittstellen	Großhandel und Hersteller wegen der Retouren oder auch bei saisonaler Bevorratung.
Sonstiges	Über Defekte, Änderungen in der Vorratshaltung, Neuaufnahmen oder auch das Löschen von Ladenhütern aus dem Bestand immer das gesamte Team informieren.

Kurzgefasst

- Die Zusammensetzung des Warenlagers in der Apotheke wird durch rechtliche Vorgaben und das Verschreibungsverhalten der Ärzte sowie den zwischen Krankenkassen und Herstellern vereinbarten Rabattverträgen beeinflusst. Im nicht verschreibungspflichtigen Segment und für das Randsortiment spielen auch betriebswirtschaftliche Aspekte wie Lieferfähigkeit, Kundennachfrage und Rendite eine Rolle.

- Neben der Lagerung im Generalalphabet oder in Kommissionierautomaten sowie in der Sicht- und Freiwahl sind der Tresor für Betäubungsmittel und der Arzneimittelkühlschrank die wichtigsten Lagerorte in der Apotheke.

- Bei den Betäubungsmitteln werden auch die Ausgangsstoffe im Tresor gelagert. Der Zu- und Abgang von Betäubungsmitteln muss zeitnah und lückenlos dokumentiert werden.

- Die Vorratsbehältnisse für Ausgangsstoffe und Rezeptursubstanzen dürfen die Qualität der Produkte nicht mindern. Die Beschriftung der Vorratsbehältnisse muss dauerhaft und gut lesbar aufgebracht sein. Für Aufschriften der Vorratsbehältnisse gilt das Gefahrstoffrecht. Zusätzliche Angaben zur Sicherstellung der Qualität oder zur Verringerung des Verwechslungsrisikos sind erlaubt.

- Mithilfe der Listen- und Statistikprogramme des Warenwirtschaftssystems werden viele Arbeitsprozesse erleichtert. Neben der Lageroptimierung dienen diese Listen vor allem der Umsatz- und Warenumschlagsanalyse.

Autorin
Constanze Schäfer

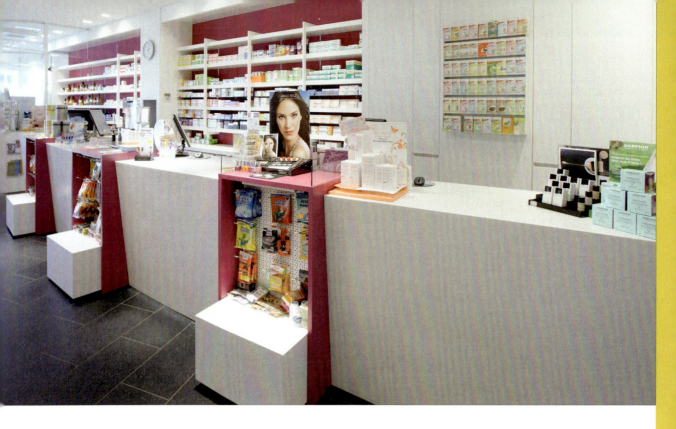

Marie-Christin ist PKA-Auszubildende in der Sankt-Anna-Apotheke. Die Apotheke liegt in einem kleinen, ländlichen Ort und hat überwiegend Stammkundschaft – vor allem junge Familien wohnen im Einzugsgebiet. Apotheker Philipp Mayer, PTA Carolin und PKA Selina haben die sich verändernden Bedürfnisse der Kundschaft stets im Blick und passen das Frei- und Sichtwahlangebot regelmäßig an die Nachfrage an. Das Konzept „Category Management" wird hier durchweg realisiert. Auch eine ansprechende und regelmäßig wechselnde Dekoration des Schaufensters trägt zum Erfolg der vielfältigen Marketingmaßnahmen bei.

Lernfeld 6
Sortiment gestalten und Waren präsentieren

6.1 Sortiment und Produktpalette 220
- Arzneimittel
- Apothekenübliche Waren

6.2 Grundlagen der Sortimentsplanung 221
- Lagersituation
- Sortimentsbreite und Sortimentstiefe
- Zielgruppen
- Standort
- Konkurrenz
- Trends erkennen

6.3 Rechtliche Vorgaben für die Warenpräsentation 222
- Sicht- und Freiwahl
- Verbot irreführender Werbung
- Sicherung eines freien Marktes
- Verbot von unlauteren Handlungen
- Berufsordnungen unterstreichen Integrität
- Markennamen richtig schreiben
- Angabe des Preises

6.4 Warenpräsentation in der Offizin 226
- Ziele der Warenpräsentation in der Offizin
- Preise
- Platzierungsregeln und verkaufspsychologische Aspekte
- Category Management
- Auswertung der Lagerkennzahlen

6.5 Schaufenstergestaltung 233
- Schaufenstertypen
- Gestaltungsgrundsätze
- Verpackungen
- Dokumentation

6.6 QMS-Prozessbeschreibung: Schaufensterdekoration 238

Lernfeld 6: Sortiment gestalten und Waren präsentieren

Ob ein Kunde sich entscheidet, in Ihre Apotheke zu kommen oder diese sogar zu seiner persönlichen Stammapotheke zu machen, hängt von verschiedenen Faktoren ab, zum Beispiel vom Standort und der Erreichbarkeit der Apotheke, von der Qualität der Beratung, der Verfügbarkeit von Medikamenten und natürlich auch den Preisen. Auch das Sortiment der Apotheke und die Laden- und Schaufenstergestaltung spielen eine wichtige Rolle. Die Kaufentscheidung wird unter anderem von der Warenpräsentation und der Warenanordnung im Regal beeinflusst. In diesem Lernfeld erfahren Sie, nach welchen Kriterien ein Sortiment geplant wird und welche gesetzlichen Vorschriften und verkaufspsychologischen Regeln es für die Warenpräsentation gibt.

6.1 Sortiment und Produktpalette

In Apotheken werden nicht nur Medikamente angeboten, sondern auch eine Vielzahl von Produkten, die man eher in Drogerien oder Parfümerien erwartet. Welche Waren eine Apotheke führen und verkaufen darf, ist in der Apothekenbetriebsordnung (ApBetrO) gesetzlich geregelt. Zu den Waren gehören **Arzneimittel** und **apothekenpflichtige Medizinprodukte** sowie besondere Waren, die als **apothekenübliche Waren** bezeichnet werden.

6.1.1 Arzneimittel

Arzneimittel werden grundsätzlich in drei Kategorien eingeteilt:

- **Apothekenpflichtige, nicht verschreibungspflichtige Arzneimittel:** Darunter versteht man Arzneimittel, die nur in Apotheken, aber ohne Vorlage eines Rezepts verkauft werden dürfen. Man spricht hier auch von OTC-Arzneimitteln (dieser Begriff kommt aus dem Englischen, OTC = *over the counter* und bedeutet Arzneimittel, die über den Handverkaufstisch ohne Rezept verkauft werden dürfen).
- **Verschreibungspflichtige Arzneimittel:** Hierunter versteht man Arzneimittel, die nur in Apotheken aufgrund einer ärztlichen Verschreibung unter Vorlage eines Rezepts abgegeben werden dürfen. Man spricht hier auch von Rx-Arzneimitteln (Rx = eine im Englischen gebräuchliche Abkürzung für Rezeptpflicht).
- **Freiverkäufliche Arzneimittel:** Hierunter versteht man Arzneimittel, die auch außerhalb von Apotheken verkauft werden dürfen, zum Beispiel in Lebensmittelgeschäften, in Drogeriemärkten, Reformhäusern. Freiverkäufliche Arzneimittel sind gemäß § 44 Arzneimittelgesetz von der Apothekenpflicht ausgenommen.

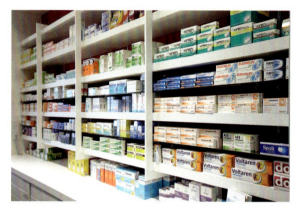

Abb. 6.1 Apothekenpflichtige Arzneimittel dürfen für den Kunden nicht zur Selbstbedienung zugänglich sein.

6.1.2 Apothekenübliche Waren

Welche Waren neben den Arzneimitteln und apothekenpflichtigen Medizinprodukten noch in Apotheken verkauft werden dürfen, ist in § 1a Absatz 10 der Apothekenbetriebsordnung festgelegt. Man spricht hier von „apothekenüblichen Waren". Neben dem Begriff „apothekenübliche Waren" definiert die Apothekenbetriebsordnung auch, was unter einer apothekenüblichen Dienstleistung zu verstehen ist (§ 1a Absatz 11).

> **§ 1a Apothekenbetriebsordnung**
> (10) Apothekenübliche Waren sind:
> 1. Medizinprodukte, die nicht der Apothekenpflicht unterliegen,
> 2. Mittel sowie Gegenstände und Informationsträger, die der Gesundheit von Menschen und Tieren unmittelbar dienen oder diese fördern,
> 3. Mittel zur Körperpflege,
> 4. Prüfmittel,
> 5. Chemikalien,

6. Reagenzien,
  7. Laborbedarf,
  8. Schädlingsbekämpfungs- und Pflanzenschutzmittel sowie
  9. Mittel zur Aufzucht von Tieren.

(11) Apothekenübliche Dienstleistungen sind Dienstleistungen, die der Gesundheit von Menschen oder Tieren dienen oder diese fördern; dazu zählen insbesondere:
1. die Beratung
   a) in Gesundheits- und Ernährungsfragen,
   b) im Bereich Gesundheitserziehung und -aufklärung,
   c) zu Vorsorgemaßnahmen,
   d) über Medizinprodukte,
2. die Durchführung von einfachen Gesundheitstests,
3. das patientenindividuelle Anpassen von Medizinprodukten sowie
4. die Vermittlung von gesundheitsbezogenen Informationen.

6.2 Grundlagen der Sortimentsplanung

6.2.1 Lagersituation

Welche Waren eine Apotheke neben den Arzneimitteln noch ins Sortiment aufnimmt, hängt von verschiedenen Faktoren ab. Ein Faktor ist die räumliche Größe des Lagers und wie die Lagerräume beschaffen sind. Die Räume sollten trocken, sauber und beheizbar sein und im Sommer nicht zu heiß werden. In aller Regel werden die Waren im Lager in Regalen in sauberen Kisten oder Kartons gelagert.

6.2.2 Sortimentsbreite und Sortimentstiefe

Die Planung des Sortiments einer Apotheke hängt von verschiedenen Überlegungen ab, vor allem von der Frage, wie breit und wie tief ein Sortiment sein soll.

Sortimentsbreite

Die Sortimentsbreite richtet sich danach, wie viele verschiedene Warengruppen eine Apotheke führen möchte. Zu den üblichen Warengruppen einer Apotheke zählen neben Arzneimitteln beispielsweise Nahrungsergänzungsmittel (zum Beispiel Vitamine), Kosmetika, Artikel für die Mundhygiene, Tierarzneimittel und Medizinprodukte.

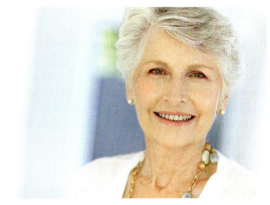

Abb. 6.2 Senioren sind in der Apotheke eine beliebte Zielgruppe.

Sortimentstiefe

Unter Sortimentstiefe versteht man dagegen, wie viele Sorten als Varianten eines Artikels innerhalb einer Warengruppe angeboten werden, zum Beispiel ob man bei Tierarzneimitteln nur Arzneimittel für Hunde oder auch Arzneimittel für Katzen, Vögel und Pferde führt.

Welche und wie viele Warengruppen die Apotheke aus dem Sortiment der apothekenüblichen Waren auswählt, richtet sich einerseits nach den vorhandenen Räumlichkeiten der Apotheke (Lagerplatz, Größe der Offizin), andererseits aber auch nach dem Standort der Apotheke, den Zielgruppen, der Nachfrage und der Konkurrenz im Umfeld der Apotheke. In der Regel werden die meisten apothekenüblichen Waren, beispielsweise Mittel zur Körperpflege (Apothekenkosmetik), Reduktionsdiäten (Mittel zum Abnehmen) oder Informationsträger (zum Beispiel Gesundheitsliteratur), in der Offizin präsentiert, damit sie der Kunde sofort wahrnimmt und auf dieses Sortiment aufmerksam wird. Dafür ist es notwendig, ausreichend Platz für entsprechende Verkaufsregale zu haben.

6.2.3 Zielgruppen

Welche Sortimente eine Apotheke im Freiwahlbereich führt, hängt zu einem Großteil davon ab, welche Zielgruppe die Apotheke ansprechen möchte. Viele Apotheken konzentrieren sich beispielsweise auf die Zielgruppe 50 plus, da ältere Kunden größeren Wert auf ihre Gesundheit legen und in der Regel kaufkräftig sind. Andere wollen Mütter mit Säuglingen oder kleinen Kindern ansprechen und führen deshalb ein großes Sortiment an Kinderarzneimitteln und Pflegeprodukten und verleihen Babywaagen und Milchpumpen. Auch Sportler können eine mögliche Zielgruppe darstellen.

6.2.4 Standort

Der Standort der Apotheke bestimmt ebenfalls das Sortiment. Eine große Apotheke in einer Fußgängerzone oder einem Einkaufszentrum, die viel Laufkundschaft hat, wird andere Schwerpunkte im Sortiment setzen als eine kleine Landapotheke oder eine Apotheke in einem Ärztehaus, da die Kundenwünsche unterschiedlich sind. Des Weiteren wird eine Apotheke in einem Stadtteil, in dem viele junge Familien mit Kindern leben, oder eine Apotheke in der Nähe eines Altenpflegeheims ihr Sortiment auf die jeweilige Zielgruppe ausrichten.

6.2.5 Konkurrenz

Die Sortimentsbreite wird meist auch durch die Konkurrenz im Umfeld der Apotheken beeinflusst. Befindet sich in unmittelbarer Nähe der Apotheke ein Drogeriemarkt, wird es sich für die Apotheke kaum lohnen, ein großes Sortiment an Körperpflegemitteln anzubieten. Auch das Angebot der benachbarten Apotheken sollte man unter die Lupe nehmen. Spezialisiert sich eine Konkurrenz-Apotheke zum Beispiel auf Sportler-Nahrung, so dürfte es sinnvoll sein, einen anderen Schwerpunkt im Sortiment zu setzen.

6.2.6 Trends erkennen

Um mit ihrem Warenangebot immer auf dem Laufenden und vor allem konkurrenzfähig zu sein, ist es für die Apotheke wichtig, das Marktumfeld zu beobachten. Apothekenleitung und Mitarbeiter sollten sich daher immer wieder fragen: Welche Waren kommen neu in den Handel? Welche Waren passen in mein Sortiment, zu meinen Kunden, zu meinen Zielgruppen, zu meiner Ausrichtung? Was macht die Konkurrenz und welche Trends gibt es im Markt?

6.3 Rechtliche Vorgaben für die Warenpräsentation

Marketing und Werbung fangen bereits bei der Präsentation von Waren an. Daher sind bei der Warenpräsentation in der Offizin und dem Schaufenster der Apotheke einige grundsätzliche Spielregeln zu beachten. Die grundsätzlichen rechtlichen Vorgaben stellen wir Ihnen im folgenden Abschnitt vor. Mehr über die speziellen Vorgaben für apothekenübliche Waren und Dienstleistung erfahren Sie im ▸ Kap. 7.

6.3.1 Sicht- und Freiwahl

Apothekenpflichtige Arzneimittel und Medizinprodukte dürfen nach den Vorgaben der ApBetrO nicht auf dem Wege der Selbstbedienung in den Verkehr gebracht werden. Sie dürfen also nicht in der Freiwahl positioniert und beworben werden, sondern nur in der Sichtwahl der Offizin – das heißt hinter dem Handverkaufstisch. In die Freiwahl – dem Bereich, in dem Kunden sich selbst bedienen können – dürfen ausschließlich freiverkäufliche Produkte.

Zudem muss die Offizin so gestaltet werden, dass der Vorrang des Arzneimittelversorgungsauftrags nicht beeinträchtigt wird und für die dort ausgeübten wesentlichen Aufgaben, insbesondere die Beratung von Patienten und Kunden, genügend Raum bleibt. Unter diesem Gesichtspunkt muss auch die Raumgestaltung geplant werden.

6.3.2 Verbot irreführender Werbung

Weil Verbraucher Waren aus dem Apothekensortiment, die nicht der Verschreibungspflicht unterliegen, eigenverantwortlich kaufen können, haben Hersteller ein großes Interesse daran, ihre jeweiligen Produkte zu bewerben. Um Verbraucher vor unrichtiger und/oder unsachlicher Beeinflussung zu bewahren, reguliert das Gesetz über die Werbung auf dem Gebiete des Heilwesens (Heilmittelwerbegesetz, kurz HWG) die Werbung für Heilmittel. Heilmittel sind in diesem Zusammenhang Arzneimittel, Medizinprodukte und andere Mittel, Verfahren, Behandlungen und Gegenstände, soweit sich die jeweilige Werbeaussage auf die Erkennung, Beseitigung oder Linderung von Krankheiten, Leiden, Körperschäden oder krankhaften Beschwerden bei Mensch oder Tier bezieht.

Das HWG unterscheidet dabei zwischen der Heilmittelwerbung gegenüber Fachkreisen – unter anderem Angehörigen der Heilberufe und Einrichtungen, die der Gesundheit von Mensch oder Tier dienen – und der Heilmittelwerbung außerhalb der Fachkreise (die sogenannte Laien-, Publikums- oder Öffentlichkeitswerbung). Apotheken müssen aus diesem Grund bei der Präsentation von Waren in der Apotheke oder in einem Onlineshop die Vorgaben zur Heilmittelwerbung außerhalb der Fachkreise beachten.

Für verschreibungspflichtige Arzneimittel darf nur bei Ärzten, Zahnärzten, Tierärzten, Apothekern und Personen, die mit diesen Arzneimitteln erlaubterweise Handel treiben, geworben werden – gegenüber Patienten und Kunden nicht. Ihnen gegenüber darf außerdem nicht für Arzneimittel, die psychotrope Wirkstoffe mit der Gefahr der Abhängigkeit enthalten und bei Schlaflosigkeit oder psychischen Störungen angewandt werden sowie für Arzneimittel zur Notfallkontrazeption geworben werden.

Achtung Gegenüber Patienten darf nur für apothekenpflichtige sowie freiverkäufliche Waren geworben werden. Auch in Fachzeitschriften für PKA (zum Beispiel der PKA*aktiv*) und PTA (zum Beispiel in der PTA*heute*) ist dies der Fall. In Fachzeitschriften für Ärzte und Apotheker (zum Beispiel der Deutschen Apotheker Zeitung) hingegen dürfen auch verschreibungspflichtige Arzneimittel beworben werden.

Kernaussage des HWG ist der Grundsatz: **Irreführende Werbung ist unzulässig!** Zum besseren Verständnis enthält das Gesetz auch eine (nicht abschließende) Liste, wann der Gesetzgeber von einer Irreführung ausgeht. Bei der Präsentation von Waren in der Apotheke oder dem Onlineshop sollte auf sie deshalb verzichtet werden.

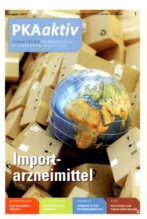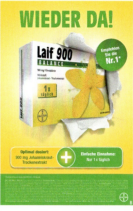

Abb. 6.3 In Zeitschriften wie der PKA*aktiv* dürfen nur freiverkäufliche und apothekenpflichtige Waren beworben werden.

§ 3 Heilmittelwerbegesetz

Unzulässig ist eine irreführende Werbung. Eine Irreführung liegt insbesondere dann vor,
1. wenn Arzneimitteln, Medizinprodukten, Verfahren, Behandlungen, Gegenständen oder anderen Mitteln eine therapeutische Wirksamkeit oder Wirkungen beigelegt werden, die sie nicht haben,
2. wenn fälschlich der Eindruck erweckt wird, dass
   a) ein Erfolg mit Sicherheit erwartet werden kann,
   b) bei bestimmungsgemäßem oder längerem Gebrauch keine schädlichen Wirkungen eintreten,
   c) die Werbung nicht zu Zwecken des Wettbewerbs veranstaltet wird,
3. wenn unwahre oder zur Täuschung geeignete Angaben
   a) über die Zusammensetzung oder Beschaffenheit von Arzneimitteln, Medizinprodukten, Gegenständen oder anderen Mitteln oder über die Art und Weise der Verfahren oder Behandlungen oder
   b) über die Person, Vorbildung, Befähigung oder Erfolge des Herstellers, Erfinders oder der für sie tätigen oder tätig gewesenen Personen gemacht werden.

Außerdem ist es irreführend, für Arzneimittel, Verfahren, Behandlungen, Gegenstände oder andere Mittel mit Angaben oder Darstellungen zu werben, die sich auf eine Empfehlung von Wissenschaftlern oder von im Gesundheitswesen tätigen Personen beziehen, die aufgrund ihrer Bekanntheit zum Arzneimittelverbrauch anregen könnten. Auch die Werbung mit der Wiedergabe von Krankengeschichten oder einer bildlichen Darstellung in missbräuchlicher, abstoßender oder irreführender Weise gilt als irreführend; ebenso Werbeaussagen, die nahelegen, dass die Gesundheit durch die Nichtverwendung des Arzneimittels beeinträchtigt oder durch die Verwendung verbessert werden könnte. Auch durch Werbevorträge, mit denen ein Feilbieten oder eine Entgegennahme von Anschriften verbunden ist, sowie mit Äußerungen Dritter, insbesondere Dank-, Anerkennungs- oder Empfehlungsschreiben, darf nicht geworben werden, wenn dies in missbräuchlicher, abstoßender oder irreführender Weise geschieht.

Bei der Werbung für Medizinprodukte sind einige dieser Werbemaßnahmen dagegen erlaubt, etwa die Empfehlung von Wissenschaftlern, die Wiedergabe von Krankengeschichten sowie Abbildungen der körperlichen Veränderungen, die aus der Anwendung der beworbenen Produkte resultieren. Auch die Abgabe von Proben oder Gutscheinen sowie die Durchführung von Preisausschreiben sind hier erlaubt.

Pflichtangaben

Soweit eine Werbung für Heilmittel erlaubt ist, muss sie die vorgeschriebenen Pflichtangaben enthalten.

§ 4 Heilmittelwerbegesetz

(1) Jede Werbung für Arzneimittel im Sinne des § 2 Abs. 1 oder Abs. 2 Nr. 1 des Arzneimittelgesetzes muss folgende Angaben enthalten:
1. den Namen oder die Firma und den Sitz des pharmazeutischen Unternehmers,
2. die Bezeichnung des Arzneimittels,

3. die Zusammensetzung des Arzneimittels gemäß § 11 Abs. 1 Satz 1 Nr. 6 Buchstabe d des Arzneimittelgesetzes,
4. die Anwendungsgebiete,
5. die Gegenanzeigen,
6. die Nebenwirkungen,
7. Warnhinweise, soweit sie für die Kennzeichnung der Behältnisse und äußeren Umhüllungen vorgeschrieben sind,
7a. bei Arzneimitteln, die nur auf ärztliche, zahnärztliche oder tierärztliche Verschreibung abgegeben werden dürfen, der Hinweis „Verschreibungspflichtig",
8. die Wartezeit bei Arzneimitteln, die zur Anwendung bei Tieren bestimmt sind, die der Gewinnung von Lebensmitteln dienen.

Eine Werbung für traditionelle pflanzliche Arzneimittel, die nach dem Arzneimittelgesetz registriert sind, muss folgenden Hinweis enthalten: „Traditionelles pflanzliches Arzneimittel zur Anwendung bei ... (spezifiziertes Anwendungsgebiet/spezifizierte Anwendungsgebiete) ausschließlich auf Grund langjähriger Anwendung".

Zudem muss eine solche Werbung den Hinweistext „Zu Risiken und Nebenwirkungen lesen Sie die Packungsbeilage und fragen Sie Ihren Arzt oder Apotheker" gut lesbar und von den übrigen Werbeaussagen deutlich abgegrenzt enthalten.

Pflichtangaben und Hinweistext müssen nur dann nicht angegeben werden, wenn es sich um eine Erinnerungswerbung handelt. Eine solche liegt vor, wenn ausschließlich mit der Bezeichnung eines Arzneimittels oder zusätzlich mit dem Namen, der Firma, der Marke des pharmazeutischen Unternehmers oder dem Hinweis „Wirkstoff:" geworben wird. Also dann, wenn ohne medizinisch-gesundheitlichen Bezug lediglich mit dem Namen des Arzneimittels für das konkrete Präparat geworben wird.

6.3.3 Sicherung eines freien Marktes

Das Kartellrecht soll die Freiheit des Marktes und die Funktionsfähigkeit des Wettbewerbs sichern, indem es Missbrauch von Marktmacht und wettbewerbsbeschränkende Verhaltensweisen einzelner oder mehrerer Marktteilnehmer bekämpft. Dies ist im **Gesetz gegen Wettbewerbsbeschränkungen** (GWB) geregelt.

Danach sind insbesondere Vereinbarungen zwischen Unternehmen, die eine Verhinderung, Einschränkung oder Verfälschung des Wettbewerbs bezwecken oder bewirken, verboten – beispielsweise, wenn mehrere Händler vereinbaren, ein Produkt zum

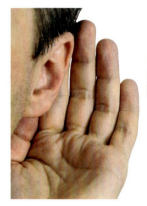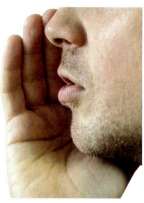

o **Abb. 6.4** Das Kartellrecht verbietet Absprachen über Wettbewerbsbedingungen zwischen Apothekern, zum Beispiel Preisabsprachen.

gleichen Preis anzubieten. Oder wenn Hersteller dem Einzelhandel einen Endabnahmepreis vorschreiben.

Kartellrechtswidrig handeln Unternehmen außerdem, wenn sie ihre marktbeherrschende Stellung missbräuchlich ausnutzen, indem sie zum Beispiel ein anderes Unternehmen diskriminieren oder ihre Marktstellung dazu ausnutzen, andere Unternehmen zu veranlassen, ihnen ohne gerechtfertigten Grund Vorteile zu gewähren. Generell unzulässig ist es außerdem, ein Unternehmen dazu aufzufordern, ein anderes Unternehmen zu boykottieren.

6.3.4 Verbot von unlauteren Handlungen

→ **Definition** Das **Gesetz gegen den unlauteren Wettbewerb** (UWG) wiederum regelt den Wettbewerb im geschäftlichen Verkehr. Es dient dem Schutz der Mitbewerber, der Verbraucher sowie der sonstigen Marktteilnehmer vor unlauteren geschäftlichen Handlungen und schützt zudem das Interesse der Allgemeinheit an einem unverfälschten Wettbewerb.

Es gilt der Grundsatz: Unlautere geschäftliche Handlungen sind unzulässig! Unlauter steht in diesem Zusammenhang für ein Verhalten, das einer gesetzlichen Vorschrift zuwiderläuft, die auch dazu bestimmt ist, das Marktverhalten im Interesse der Marktteilnehmer zu regeln, und dieser Verstoß die Interessen von Verbrauchern, Marktteilnehmern oder Mitbewerbern spürbar beeinträchtigen kann. Geschäftliche Handlungen, die sich an Verbraucher richten oder diese erreichen, sind dann unlauter im Sinne des UWG, wenn sie nicht der unternehmerischen Sorgfalt entsprechen und dazu geeignet sind, das wirtschaftliche Verhalten des Verbrauchers wesentlich zu beeinflussen.

Zu den gegenüber Verbrauchern unzulässigen geschäftlichen Handlungen zählen unter anderem:
- die Verwendung von Gütezeichen oder Qualitätskennzeichen ohne die erforderliche Genehmigung,
- die unwahre Angabe, bestimmte Waren oder Dienstleistungen seien allgemein oder zu bestimmten Bedingungen nur für einen sehr begrenzten Zeitraum verfügbar, um den Verbraucher zu einer sofortigen geschäftlichen Entscheidung zu veranlassen,
- die unwahre Angabe, eine Ware oder Dienstleistung könne Krankheiten, Funktionsstörungen oder Missbildungen heilen,
- das Angebot eines Wettbewerbs oder Preisausschreibens, wenn weder die in Aussicht gestellten Preise noch ein angemessenes Äquivalent vergeben werden,
- das Angebot einer Ware oder Dienstleistung als „gratis", „umsonst", „kostenfrei" oder dergleichen, wenn hierfür trotzdem Kosten zu tragen sind (dies gilt nicht für Kosten, die im Zusammenhang mit dem Eingehen auf das Waren- oder Dienstleistungsangebot oder für die Abholung oder Lieferung der Ware oder die Inanspruchnahme der Dienstleistung unvermeidbar sind).

Auch Mitbewerber, also andere Apotheken, werden durch die Regelungen des UWG geschützt. Sie dürfen weder gezielt behindert noch ihre Waren oder Dienstleistungen verunglimpft werden. Untersagt ist es auch, sich mit einem Mitbewerber in einer Werbemaßnahme unsachlich zu vergleichen. Nicht zuletzt sind aggressive und irreführende Geschäftshandlungen gegenüber Verbrauchern und Marktteilnehmern untersagt.

6.3.5 Berufsordnungen unterstreichen Integrität

In den Berufsordnungen der Landesapothekerkammern finden sich im Zusammenhang mit Werbung und Wettbewerb ebenfalls Berufspflichten. Sie sehen regelmäßig Regelungen vor, die Werbung verbietet, die irreführend oder nach Form, Inhalt oder Häufigkeit übertrieben wirkt, sowie Werbung, die einen Mehrverbrauch oder Fehlgebrauch von Arzneimitteln begünstigt. Zudem sind Apothekern unlautere Wettbewerbshandlungen untersagt. Beispielhaft finden Sie im ▶ Kap. 12.4.3 die entsprechende Passage aus der Berufsordnung der Landesapothekerkammer Baden-Württemberg.

Hintergrund dieser berufsrechtlichen Vorgaben ist, dass die Bevölkerung darauf vertrauen können muss, dass Apotheker ihren beruflichen Auftrag – die ord-

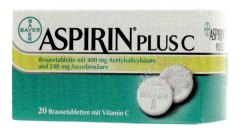

○ **Abb. 6.5** Aspirin® ist ein eingetragenes Markenzeichen der Bayer AG.

nungsgemäße Versorgung der Bevölkerung mit Arzneimitteln und Medizinprodukten sicherzustellen – erfüllen. Insbesondere soll dadurch das Vertrauen der Bevölkerung in ihre berufliche Integrität gestärkt werden.

6.3.6 Markennamen richtig schreiben

Waren und Dienstleistungen eines Unternehmens lassen sich durch eine eigene Marke von denen anderer Unternehmen unterscheiden. Auch Arzneimittel- und Medizinproduktehersteller nutzen die Möglichkeit, eigene Marken in das vom Deutschen Patent- und Markenamt geführte Register eintragen zu lassen. Somit erwerben sie das alleinige Recht, diese für die geschützten Waren und Dienstleistungen zu nutzen. Geschützt wird dieses Recht durch das Gesetz über den Schutz von Marken und sonstigen Kennzeichen (Markengesetz, kurz MarkenG).

Im pharmazeutischen Bereich gibt es einige bekannte und geschützte Logos von Herstellern. Noch bekannter sind Wortmarken wie Aspirin® oder Viagra®. Erkennbar ist eine Wortmarke an dem Zeichen „®", das hochgestellt hinter dem Namen angefügt wird. Das „R" steht dabei für „Registered Trademark". Produktnamen sind meist einprägsamer als Wirkstoffe und häufig dient die Eintragung einer Marke im Arzneimittelwesen auch zur besseren Wiedererkennung. In jedem Fall sollten geschützte Markennamen korrekt und mit Markenschutzzeichen dargestellt werden.

6.3.7 Angabe des Preises

Neben dem korrekten Namen eines Produkts ist immer auch der jeweilige Preis anzugeben. Wer eine Ware oder Leistung anbietet oder dafür wirbt, muss nach der Preisangabenverordnung (PAngV) den Gesamtpreis für diese Ware oder Leistung angeben – das heißt einschließlich der Umsatzsteuer und sonstiger Preisbestandteile. Sofern zusätzliche Liefer- oder Versandkosten anfallen, ist auch deren Höhe anzugeben.

Grundpreis

Werden Waren in Fertigpackungen oder Verkaufseinheiten ohne Umhüllung nach Gewicht, Volumen, Länge oder Fläche angeboten oder wird für sie geworben, muss neben dem Gesamtpreis auch der **Preis je Mengeneinheit** – also pro kg, l, m oder m² – **einschließlich Umsatzsteuer und sonstiger Preisbestandteile** (Grundpreis) in unmittelbarer Nähe des Gesamtpreises angegeben werden. Bei Waren, die üblicherweise in Mengen von weniger als 250 g oder 250 ml gehandelt werden, darf der Grundpreis auf 100 g bzw. 100 ml bezogen werden. Ist der Grundpreis mit dem Gesamtpreis identisch, kann auf die Angabe des Grundpreises verzichtet werden.

Preisauszeichnungspflicht

Grundsätzlich gilt für Waren, die in Schaufenstern, Schaukästen, auf Verkaufsständen oder in sonstiger Weise sichtbar ausgestellt werden, und Waren, die vom Verbraucher unmittelbar entnommen werden können (Freiwahl), eine Preisauszeichnungspflicht – durch Preisschilder oder Beschriftung. Für angebotene Dienstleistungen muss ein Preisverzeichnis mit den Preisen für die jeweiligen Leistungen aufgestellt werden.

Diese allgemeine Preisauszeichnungspflicht gilt auch für in der Apotheke angebotene Waren und Dienstleistungen. Der Rahmenvertrag über die Arzneimittelversorgung enthält zudem die spezielle Regelung, dass Apotheken bei der Abgabe verordneter Arzneimittel an Versicherte dazu verpflichtet sind, den für den Tag der Abgabe geltenden Apothekenabgabepreis zu berechnen und anzugeben.

Ausnahme Schaufensterwerbung

Der Bundesgerichtshof hat jedoch entschieden, dass die reine Präsentation einer Ware im Schaufenster nicht von der Pflicht zur Preisangabe erfasst wird. Die Apotheke muss die in ihrem Schaufenster ausgestellte Ware demnach nicht zwingend mit einem Preis versehen. In manchen Fällen macht eine Preisauszeichnung im Schaufenster jedoch trotzdem Sinn, zum Beispiel wenn auf Sonderangebote aufmerksam gemacht werden soll.

6.4 Warenpräsentation in der Offizin

Im Bereich der Wirtschaft bedeutet Marketing, ein Unternehmen darauf auszurichten, die Verkaufsmöglichkeiten von Waren zu verbessern und den Absatz der Produkte zu fördern. Streng genommen sollte dies die Apotheke bei ihrem Hauptsortiment, den Arzneimitteln, nicht tun, denn Arzneimittel sind Waren der besonderen Art.

> **Arzneimittel als „Waren der besonderen Art"**
> Ein Arzneimittel dient zur Linderung und Heilung von Krankheiten, es trägt dazu bei, Gesundheit wieder herzustellen bzw. zu erhalten. Ein Arzneimittel sollte nur eingenommen werden, wenn es unbedingt notwendig ist. Denn ein Arzneimittel kann Nebenwirkungen und Wechselwirkungen mit anderen Arzneimitteln haben, unerwünschte Wirkungen, die gefährlich sein können; falsch und missbräuchlich angewendet kann ein Arzneimittel gesundheitliche Schäden hervorrufen und sogar zum Tod führen. Einfach ausgedrückt: Die Apotheke ist kein Lebensmittelgeschäft, kein Drogeriemarkt oder kein Kaufhaus. Und Arzneimittel sind keine Bonbons und keine Konsumartikel.

Die Apotheke hat laut Gesetz den Auftrag, die Bevölkerung ordnungsgemäß mit Arzneimitteln zu versorgen. Die Apotheke ist die Einrichtung in unserem Gesundheitswesen, die unter anderem dafür sorgt, dass der Kunde, der Patient das richtige Arzneimittel ausgehändigt bekommt und die richtigen Informationen dazu erhält. Genau darin liegt die Sonderstellung der Apotheke begründet. Die Aufgaben der Apotheke – das ist vor diesem Hintergrund leicht verständlich – vertragen also keine herkömmlichen Marketingmaßnahmen, die auf einen Mehrverkauf, auf einen Mehrumsatz abzielen. Marktschreierische Werbung und verlockenden Werbesprüche, die zum Kauf von Arzneimitteln anreizen, passen daher nicht zur Apotheke. Hier haben im Übrigen auch das Heilmittelwerbegesetz und die Berufsordnungen für Apotheker einen Riegel vorgeschoben. Außerdem würden Marketing- und Werbemaßnahmen, wie sie zum Beispiel für Kosmetika oder Lebensmittel zu finden sind, kaum erfolgreich sein, denn: Es ist leicht verständlich, dass man selbst mit Werbeslogans und großen Anzeigen keinen Kunden beispielsweise zum Kauf eines Schnupfenmittels überreden könnte, wenn er keinen Schnupfen hat.

Dennoch sind bestimmte Marketingmaßnahmen heute für die Apotheke erlaubt – wenn sie im rechtlichen Rahmen bleiben, das heißt also, wenn sie nicht gegen das Heilmittelwerbegesetz (▸ Kap. 6.3.2) oder die Berufsordnung der Apothekerkammern (▸ Kap. 6.3.5) verstoßen und an die gesetzlichen Aufgaben der Apotheke angepasst sind. Und auch für das Ergänzungssortiment der Apotheke, für apothekenübliche Waren, darf in bestimmten Grenzen Werbung und Marketing betrieben werden.

6.4.1 Ziele der Warenpräsentation in der Offizin

Die Offizin, der Verkaufsraum der Apotheke, ist der Raum, der für den Kunden im Mittelpunkt einer Apotheke steht und der für ihn die eigentliche Apotheke ausmacht. Dieser Raum zeigt ihm, wie sich die Apotheke präsentiert. Hier wird er vom pharmazeutischen Personal beraten, hier kauft er seine Arzneimittel und löst seine Rezepte ein. In der Offizin verbringt er eine gewisse (Warte-)Zeit, bis er seine auf Rezept verordneten Arzneimittel in Empfang nehmen kann.

Sichtwahl

Die Offizin dient auch zur Präsentation der apothekenüblichen Waren. Bei der Warenpräsentation unterscheidet man die Sichtwahl und die Freiwahl. In der Sichtwahl darf die Apotheke apothekenpflichtige Arzneimittel zeigen, diese Arzneimittel dürfen allerdings für den Kunden **nicht zur Selbstbedienung zugänglich** sein. Meistens befindet sich die Sichtwahl in der Offizin daher hinter den Handverkaufstischen (HV-Tischen).

> **Elektronische Sichtwahl**
> Bei modernen elektronischen Sichtwahlsystemen werden die Regale durch große LED-Touchscreen-Monitore ausgetauscht. Statt der Produktpackungen selbst werden digitale Bilder präsentiert. Die Auswahlmöglichkeiten reichen von einer täuschend echten klassischen Sichtwahl bis zur Darstellung von übergroßen Einzelpackungen mit Werbetexten und Aktionspreisanzeigen. Es lassen sich beispielsweise verschiedene Indikationsthemen zusammenstellen, die man je nach Beratungsthema aufrufen kann.

Freiwahl

Mit dem Begriff Freiwahl bezeichnet man dagegen den Bereich der Offizin, der für die Kunden **frei zugänglich** ist. Hier darf die Apotheke alle freiverkäuflichen apothekenüblichen Waren anbieten, der Kunde darf sich hier auch **selbst bedienen**. Die Produkte in der Freiwahl werden meistens in Regalen, Ständern und Wareninseln präsentiert.

Ansprechendes Ambiente

Die Offizin als Verkaufsraum der Apotheke sollte eine gewisse Attraktivität für den Kunden haben, eine ansprechende Gestaltung, die es ihm erleichtert, sich rasch zu orientieren und eine Übersicht über die Warensortimente zu bekommen. Für eine gute Orientierung sollten die Regale und Verkaufsinseln gut lesbar beschriftet werden, damit sich der Kunde leicht zurechtfindet. Wichtig sind auch eine deutliche und übersichtliche Preisauszeichnung, eine helle Beleuchtung und keine Stolperfallen auf dem Boden.

In der Offizin kann der Kunde durch Aufsteller, Plakate, Hinweistafeln und ausliegende Informationen auf interessante Angebote und Waren aufmerksam gemacht werden.

Auf Sauberkeit achten

Die Offizin sollte daher stets einen sauberen Eindruck machen. Bitte kontrollieren Sie mehrmals am Tag den Verkaufsraum, die Kundenzonen. Gehen Sie selbst in den Verkaufsraum, um zu überprüfen, ob er zum Beispiel nicht durch fallengelassene Papierschnipsel oder Schmutz unordentlich aussieht. Achten Sie darauf, dass die Freiwahl stets aufgefüllt ist, dass Regale und Verkaufsständer gut mit Ware gefüllt sind. Werden Kundenzeitschriften oder Broschüren zum Mitnehmen in der Offizin ausgelegt, sollten Sie darauf achten, dass sie

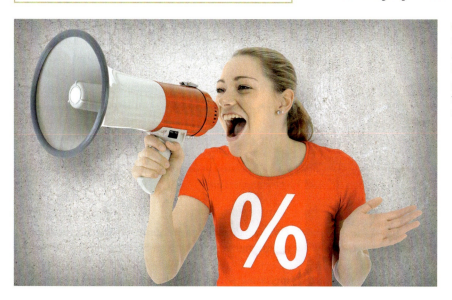

Abb. 6.6 Marktschreierische Werbung in der Apotheke könnte den Mehrverbrauch oder Fehlgebrauch von Arzneimitteln bewirken und ist deshalb verboten.

ordentlich platziert sind; sorgen Sie rechtzeitig für Nachschub! Wie Sie die Offizin ansprechend gestalten können, erfahren Sie im ▶ Kap. 12.11.

6.4.2 Preise

 Praxistipp Zum Marketing gehört die richtige Preispolitik. Hier sind der Apotheke Grenzen gesetzt, denn alle verschreibungspflichtigen Arzneimittel unterliegen einer Preisbindung. Nur im Bereich der nicht verschreibungspflichtigen Arzneimittel (OTC-Arzneimittel), freiverkäuflichen Arzneimittel und der sonstigen apothekenüblichen Waren hat die Apotheke einen Spielraum bei der Preisgestaltung.

Hier werden die Preise allerdings von Angebot und Nachfrage und von der Wettbewerbssituation bestimmt. Mitbewerber beim apothekenüblichen Freiwahlangebot sind nicht nur die umliegenden Apotheken, sondern auch Versandapotheken, außerdem Drogeriemärkte oder Drogerieabteilungen von Supermärkten und Discountern. Weitere Informationen zur Preiskalkulation erhalten Sie im ▶ Kap. 4.4.3.

Auszeichnung

Die freiverkäuflichen Arzneimittel und alle anderen Waren, die für den Kunden frei zugänglich in der Offizin angeboten werden, müssen mit einem deutlichen lesbaren Preis ausgezeichnet sein. Ein Preisetikett auf die Ware zu kleben, ist heute kaum noch üblich. Es reicht aus, wenn sich am Regal ein deutlich lesbarer Preis befindet. Achten Sie darauf, dass sich immer der aktuell geltende Preis am Regal befindet. Der Kunde muss sich auf diesen Preis verlassen können.

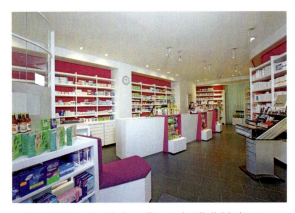

Abb. 6.7 Eine Apotheke sollte nach Möglichkeit so gestaltet sein, dass der Kunde sich schnell zurechtfindet.

Preisgestaltung

Die Waren dürfen nicht zu teuer angeboten werden, sonst kauft sie der Kunde nicht, da ähnliche oder gleiche Angebote bei anderen Verkaufsstellen günstiger zu haben sind. Zu billig allerdings sollten die Waren auch nicht abgegeben werden, da dann nichts daran verdient wird.

Grundpreise

Um den richtigen Preis für ein Produkt zu finden, muss überlegt werden, in welche Kategorie es einzuordnen ist. Der überwiegende Teil des Sortiments hat einen Grundpreis, der sich an der unverbindlichen Preisempfehlung des Herstellers orientiert und sich in der Regel nur verändert, wenn sich der Einkaufspreis der Ware ändert.

Sonderpreise

Daneben gibt es auch Waren, die zu einem Sonderpreis verkauft werden. Man unterscheidet dabei zwischen dauerhaften Tiefpreisen und zeitlich befristeten Sonderangeboten. Bei befristeten Sonderangeboten sollte in der Werbung deutlich herausgestellt werden, dass dieser Preis nur für eine bestimmte kurze Zeit gilt. Dies hat den Vorteil, dass für den Kunden ein größerer Anreiz besteht, das Produkt zu kaufen, und für die Apotheke, dass in der Zeit der Preissenkung mehr Produkte verkauft werden und so die Rohertragsverluste durch höhere Absatzmengen ausgeglichen werden.

Impulsartikel

Impulsartikel sind Waren, die der Verbraucher aufgrund seiner Attraktivität oder Präsentation impulsiv und spontan kauft, wenn er sie sieht.

Indikatorartikel

Indikatorartikel sind in der Regel Markenartikel, die der Kunde kennt, deren ungefähren Preis er kennt und die er auch in anderen Geschäften findet. Der Preis eines Indikatorartikels muss marktgerecht sein. Hier bietet es sich an, Preisvergleiche durchzuführen, sich die Preise dieser Produkte in den anderen Verkaufsstätten anzusehen. Indikatorartikel und Markenartikel, die der Kunde kennt, sollten in der Regel zu marktüblichen Preisen angeboten werden. Wird für Indikatorartikel ein zu hoher Preis verlangt, hat der Kunde das Gefühl, dass die Waren in dieser Apotheke generell zu teuer angeboten werden.

Penner und Renner

Der Begriff Penner wird umgangssprachlich für **Langsamdreher** verwendet, also für Waren, die eine geringe Abverkaufsgeschwindigkeit haben. Sie befinden sich meist über einen längeren Zeitraum im Lager und blockieren Lagerplätze. Penner sind in der Regel Waren, für die es nur eine geringe oder sehr saisonale Nachfrage gibt. Oft ist aber auch ein falscher Preis oder eine unzureichende Produktplatzierung die Ursache für eine schlechte Abverkaufsgeschwindigkeit. Da Langsamdreher Lagerkapazitäten beanspruchen, verursachen sie Lagerkosten. Es sollte daher regelmäßig hinterfragt werden, ob diese Produkte weiter im Sortiment benötigt werden.

Im Gegensatz dazu sind Renner sogenannte **Schnelldreher**, also Waren, die wenig Zeit innerhalb eines Lagers verbringen und dieses schnell wieder verlassen. Hier werden in kurzer Zeit große Mengen umgeschlagen. Unter Schnelldreher fallen unter anderen Waren des täglichen Gebrauchs, die schnell und ohne große Investitionen gekauft werden. Sie werden in der Regel nicht lange eingelagert, daher blockieren sie kaum Lagerplatz und verursachen nur geringe Lagerkosten.

Apothekenexklusive Artikel

> → **Definition** Unter apothekenexklusiven Artikeln versteht man Produkte, die zwar generell freiverkäuflich sind, bei denen sich aber der Hersteller freiwillig verpflichtet hat, sie exklusiv nur über die Apotheke zu verkaufen.

Ein Beispiel sind apothekenexklusive Kosmetika. Die Apotheke hat hier in der Preisgestaltung größere Freiräume, apothekenexklusive Artikel können etwas höher kalkuliert werden, da sie der Kunde in der Regel nur in der Apotheke findet. Allerdings ist hier die Wettbewerbssituation mit anderen Apotheken zu berücksichtigen.

Sonderangebote

Der Kunde ist aus anderen Verkaufsstätten gewöhnt, dass bestimmte Waren zu Sonderpreisen verkauft werden. Sonderangebote bieten sich an, wenn ein Artikel zu besonders günstigen Konditionen eingekauft wurde. Diese Preisvorteile können dann an den Kunden weitergegeben werden.

Achten Sie darauf, dass die Preise in der Freiwahl ein vernünftiges „Aussehen" haben. Hier sollten keine „krummen Zahlen" (zum Beispiel 8,68 Euro) stehen. Die Preise sollten außerdem unter einem sogenannten Schwellenpreis liegen. Würde ein Artikel laut Kalkulation beispielsweise 5,01 Euro kosten, sollte dieser Preis abgerundet werden auf 4,99 oder 4,95 Euro. Es sieht in diesem Fall besser aus, wenn eine Vier vor dem Komma steht als eine Fünf.

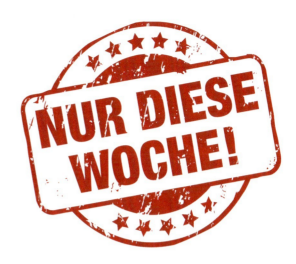

Abb. 6.8 Ist ein Angebot zeitlich befristet, sollte dies in der Werbung deutlich herausgestellt werden.

6.4.3 Platzierungsregeln und verkaufspsychologische Aspekte

Es kommt nicht nur darauf an, welche Waren den Kunden angeboten werden, es ist auch entscheidend, wie und sogar an welcher Stelle im Regal die Ware präsentiert wird.

Wie bereits erwähnt, lässt sich die Warenpräsentation in der Apotheke prinzipiell unterscheiden in Sichtwahl und Freiwahl.

Sichtwahl

> → **Definition** Wie der Name Sichtwahl bereits sagt, kann der Kunde diese Regale nur sehen, er hat aber keinen unmittelbaren Zugang und kann aus diesen Regalen keine Ware entnehmen (keine Selbstbedienung). In der Sichtwahl werden apothekenpflichtige Arzneimittel platziert, die der Kunde ohne Rezept kaufen kann (OTC-Arzneimittel).

Es hat sich bewährt, die Sichtwahlregale in verschiedene Indikationsgebiete für die Selbstmedikation einzuteilen, also zum Beispiel Regalbereiche für Husten-, Schnupfen- und Erkältungspräparate, für Schmerzmittel, Schlafmittel, Schlankheitsmittel oder Vitaminpräparate. Hier können auch Angebote je nach Saison präsentiert werden, für die Winterzeit also beispielsweise Erkältungsmittel, für den Sommer Präparate für die Reiseapotheke oder Präparate gegen Mückenstiche. Die Waren in der Sichtwahlzone sollten ordentlich präsentiert werden und zwar so, dass der Kunde die Markennamen gut lesen kann. Die Sichtwahlbereiche sollten keine Lücken aufweisen, die Fülle des Warenangebots muss hier gezeigt werden. Die Pflege dieser Bereiche ist besonders wichtig, da der Kunde sie besonders lange im Blickfeld hat, wenn er am HV-Tisch steht und auf die Abgabe seiner Arzneimittel wartet.

Freiwahl

Zu der Freiwahl gehören die Regale im Verkaufsraum, zu denen der Kunde Zugang hat. Es ist die „Selbstbedienungszone" einer Apotheke, folglich dürfen hier nur freiverkäufliche Arzneimittel präsentiert werden und sonstige apothekenübliche Waren, zum Beispiel Diätmittel, Artikel für Hygiene und Zahnhygiene, Kosmetika, Bücher, Bonbons.

 Praxistipp Die Freiwahl ist der Bereich in der Apotheke, in der Ihre Beratungskompetenz gefragt ist! Kosmetika, Sonnenschutz, Medizinprodukte, Haut- und Zahnpflege – informieren Sie sich über die von Ihnen angebotenen Produkte. Halten Sie beispielsweise bei Kosmetika und Hautpflegeprodukten die Liste der Inhaltsstoffe bereit, weil gerade in der Apotheke häufig Kunden mit Unverträglichkeiten oder Allergien nach einer geeigneten Hautpflege suchen. Nutzen Sie Fortbildungsveranstaltungen der Hersteller, Kammern und Verbände, um Ihr Wissen stets aktuell zu halten. Wenn ein neues Blutdruckmessgerät in Ihrem Sortiment aufgenommen wird, sollten Sie sich mit der Funktionsweise vertraut machen; die Anwendung von Zahnseide, die Auswahl des richtigen Verbandstoffs, Tipps zum Umgang mit Inkontinenzprodukten – hier punkten Sie als PKA.

Regeln für die Warenanordnung in Regalen

Apotheken, die nach modernen Gesichtspunkten aufgebaut sind, wissen, dass es bestimmte Regeln gibt, nach denen die einzelnen Bereiche in den Freiwahlregalen angeordnet werden sollten.

Regalzonen. So ist es zum Beispiel von Bedeutung, in welcher Höhe welche Waren präsentiert werden. Marketingexperten teilen ein Regal in vier Zonen ein:
- die Bückzone (in einer Höhe bis 60 cm),
- die Greifzone (60–140 cm),
- die Sichtzone (140–180 cm),
- die Streckzone (>180 cm).

In der unteren Zone, der Bückzone, stehen Artikel des täglichen Bedarfs. Da diese Artikel (Indikator- und Markenartikel) dem Kunden bekannt sind, ist er gerne bereit, sich für die Entnahme dieser Waren zu bücken. Auch preisgünstige oder schwere und voluminöse Artikel werden häufig in der Bückzone einsortiert.

Über der wenig verkaufsstarken Bückzone befinden sich die Griffzone und die Sichtzone. Diese Zonen sind die verkaufsaktiven Bereiche im Regal, in die der Kunde leicht zugreifen kann. Vor allem Artikel in der Sichtzone werden vom Kunden aufmerksam wahrgenommen. Da sie sich vor seinen Augen befinden, werden hier in aller Regel die Waren platziert, die den Kunden zum Kauf anregen sollen, häufig höherpreisige Artikel, Luxus- und exklusive Artikel. Die Greifzone ist nach der Sichtzone die verkaufsstärkste Zone. Hier werden Markenprodukte mit geringerer Gewinnmarge platziert.

In der obersten Zone, der Streckzone, finden eher Waren Platz, die seltener verlangt werden, oder die der Kunde kennt, ähnlich wie die Waren in der Bückzone. Der Kunde ist eher bereit, sich für Dinge, die er benötigt und die er haben möchte, zu strecken. Da der Kunde diese Höhe aus der Ferne gut erkennen kann, können dort auch Signal-Artikel platziert werden, die den Kunden zu dem Regal locken.

Rechtsorientierung. Die Anordnung der Waren auf einem Regalboden (horizontale Gestaltung) sollte ebenfalls nicht dem Zufall überlassen werden. Da die meisten Menschen Rechtshänder sind, werden die Artikel, die häufig nachgefragt werden, eher in der Mitte und auf der rechten Seite eines Regalbodens platziert, die günstigeren Artikel stehen links von der Mitte. Achten Sie darauf, dass die Regalböden gut mit Waren gefüllt sind. Man hat herausgefunden, dass Regale mit vielen Lücken oder spärlich bestückte Regale nicht zum Kauf anreizen.

 Praxistipp Zur Pflege eines Freiwahlregals gehört es, dass die Regalböden stets sauber gehalten werden. Waren, bei denen das Verfalldatum abgelaufen ist oder bald abläuft, sollten aussortiert werden, ebenfalls beschädigte Waren. Räumen Sie die Packungen ordentlich ein, lassen Sie zwischen den Packungen ein wenig Abstand, damit der Kunde bei der Warenentnahme nicht versehentlich andere Packungen mitreißt.

Verkaufsgondeln und Freiwahlständer

Bietet der Verkaufsraum einer Apotheke genügend Platz, können Verkaufsgondeln und Freiwahlständer aufgestellt werden. Ähnlich wie die Freiwahlregale dürfen sie nur mit freiverkäuflichen Arzneimitteln und apothekenüblichen Waren bestückt werden. In aller Regel werden in solchen im Raum aufgestellten Regalen und Verkaufsgondeln Waren präsentiert, auf die der Kunde besonders aufmerksam gemacht werden soll.

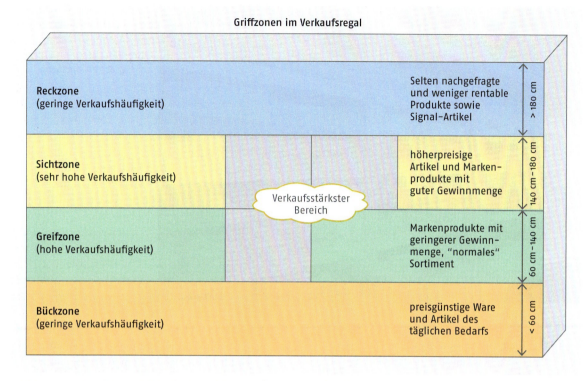

○ **Abb. 6.9** Ein Regal lässt sich in fünf verschiedene Regalzonen einteilen. In Augen- und Hüfthöhe befinden sich die verkaufsaktivsten Bereiche.

Außerdem werden sie in der Offizin meist so platziert, dass sie auf dem direkten Weg zwischen Eingangstür und Handverkaufstisch stehen, sodass der Kunde um sie herumgehen muss und sie bewusst wahrnimmt. Verkaufsschütten machen den Kunden auf besonders preisgünstige Angebote aufmerksam. Hier liegt die Ware ungeordnet, hineingeschüttet da. Der Kunde verbindet mit diesen Aktionen besonders preiswerte Waren.

> ⚠ **Achtung**
>
> **Verkaufsaktive Zonen**
> - Regale, die sich rechts vom Kunden befinden,
> - Anlaufflächen, das heißt Wände, auf die der Kunde zuläuft, wenn er an Regalen vorbeigeht,
> - Stauzonen, zum Beispiel im Kassenbereich,
> - Verkaufsgondeln.
>
> **Verkaufsschwache Zonen**
> - Die Eingangszone, weil Kunden die ersten Meter dieses Bereichs mit der gleichen Geschwindigkeit durchqueren, mit der sie den Laden betreten haben,
> - alle Regale links vom Kunden,
> - Ecken und Mittelgänge,
> - Verkaufsbereiche mit Zugluft.

6.4.4 Category Management

Verkaufspsychologen haben herausgefunden, dass der inhaltliche Aufbau der Frei- und Sichtwahl, also wie die Packungen im Regal angeordnet werden, an welcher Stelle sie stehen, und die Anzahl der präsentierten Produkte für den Verkaufserfolg wichtig sind. Marketingexperten sprechen bei dieser Art der Anordnung der Waren vom Category Management.

Der erste Schritt zum Category Management ist die kundenorientierte Zusammenstellung der Produkte. Grundsätzlich denkt man sich bei der Regalbestückung in die Sicht des Käufers hinein. Die Warenpräsentation richtet sich nach Indikationen und Symptomen wie beispielsweise Erkältung, Reise, Wundheilung, Sport und Fitness.

Ein Beispiel: Ein Kunde, der Halsschmerzen hat, benötigt vielleicht auch Arzneimittel gegen Husten oder Schnupfen. Um ihm die Auswahl und die Zusammenstellung seiner Medikamente zu erleichtern, stellt man ihm daher Arzneimittel gegen diese Symptome in einem Regal zusammen, das mit „Erkältung" überschrieben wird.

Ein weiteres Beispiel: Ein Regal, das mit „Reise" oder „Reiseapotheke" gekennzeichnet ist, enthält beispielsweise Arzneimittel gegen Durchfall, Präparate gegen Mückenstiche und gegen Sonnenbrand.

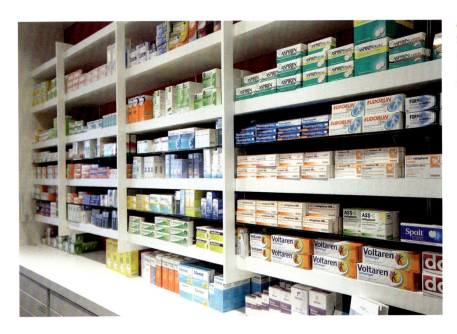

Abb. 6.10 Eine optimale Sichtwahlpräsentation in der Apotheke macht Kunden zufrieden und steigert den Umsatz.

> ⚠ **Achtung** Ein Ziel von Category Management ist, neben höheren Abverkaufszahlen für die Apotheke, dass sich Kunden im Warenangebot besser zurechtfinden. Daher dient Category Management auch der besseren Übersichtlichkeit über das Angebot und der Orientierung für den Kunden.

> 💡 **Praxistipp**
> - Vertikale Blöcke bilden, die entsprechend der Indikationen gegliedert und gekennzeichnet sind.
> - Innerhalb dieser Themenblöcke bildet man Markenfelder. Bei Körperpflegeprodukten kann man zum Beispiel einen pH5-Eucerin®-Block und einen Eubos®-Block bilden.
> - Regel bei der Blockbildung: Breite und hohe Blöcke wirken besser als schmale Blöcke.
> - Vermeiden Sie Unruhe im Regal. Eine ruhige Warenpräsentation erreicht man, indem man nur ähnliche oder gleich große Packungen nebeneinander platziert, sofern dies möglich ist. Bei kleineren Packungen kann man auch zwei oder drei übereinander stellen, damit eine gewisse Höhe erreicht wird.
> - Ganz wichtig: Keine einzelnen Packungen platzieren. Eine einzelne Packung wirkt verloren im Regal. Der Kunde erwartet eine Warenfülle.
> - Regale rechtzeitig auffüllen!

Großhandlungen oder Marketing-Beratungsunternehmen sind bei der verkaufsoptimierten Regalbestückung gerne behilflich. Sie haben Computerprogramme, die anhand von Marketing- und Verkaufszahlen die beste Platzierung für die Produkte berechnen können. Solche Programme können beispielsweise einen Ausdruck erstellen, der bildlich aufzeigt, an welcher Stelle des Apothekenregals wie viele Packungen eines bestimmten Produkts stehen sollten, damit das Produkt optimal vom Kunden wahrgenommen wird.

6.4.5 Auswertung der Lagerkennzahlen

Wie viele Produkte sollte man von bestimmten Waren eigentlich vorrätig halten? Vor allem von den Waren, die eine Apotheke in der Freiwahl präsentiert? Bei Produkten, die oft gleichzeitig oder mehrfach schnell hintereinander verlangt werden, kann eine besonders große Mindestlagermenge sinnvoll sein.

Lagerumschlagsgeschwindigkeit

Eine der wichtigsten Größen, die einen Anhaltspunkt dafür gibt, wie viele Artikel eines Produkts vorrätig gehalten werden sollten, ist die Lagerumschlagsgeschwindigkeit (LUG). Man bezeichnet sie auch als Drehzahl eines Produkts. Sie wird wie folgt ermittelt:

$$\text{LUG} = \frac{\text{jährlich umgesetzte Stückzahl}}{\text{durchschnittlicher Lagerbestand}}$$

Die Lagerumschlagsgeschwindigkeit oder Drehzahl gibt an, wie oft der durchschnittliche Lagerbestand innerhalb eines Jahres verkauft wird. Ein Beispiel: Werden von einem Produkt jährlich 100 Packungen verkauft und sind durchschnittlich 20 Packungen an Lager, so hat dieses Produkt die Lagerumschlagsgeschwindigkeit 5, was für ein Produkt der Freiwahl kein besonders guter Wert darstellt.

Der Apothekenleiter kann einen bestimmten Wert als Ziel vorgeben. Wenn in der EDV der tatsächliche Wert abzulesen ist oder der Chef regelmäßig die jeweiligen Werte bekannt gibt, kann das Team erkennen, ob eher zu häufig zu kleine Mengen oder zu selten große Mengen bestellt werden. Je nachdem kann so das Bestellverhalten angepasst und optimiert werden.

Bei Sichtwahlartikeln ist beispielsweise eine LUG von 6 bis 8 realistisch, weil einige Produkte oft in größeren Mengen direkt beim Hersteller bezogen werden.

Bei Produkten der Freiwahl sind die Werte dagegen meist noch niedriger, etwa bei 3 bis 5. Für den wirtschaftlichen Erfolg sind solche Werte ein Nachteil für diese Produkte, denn dies bedeutet, dass zu viele Artikel an Lager sind, die sich zu selten verkaufen. Eine kleine LUG kann also ein Warnsignal sein. Sie deutet darauf hin, dass diese Produkte für die Apotheke betriebswirtschaftlich nicht sinnvoll sind, weil sie zu viel Geld im Lager binden und im Verhältnis dazu zu wenig verkauft werden. Solche Artikel bezeichnet man auch als „Ladenhüter".

Brutto-Nutzen-Ziffer (BNZ)

Die BNZ eignet sich zum Vergleich ähnlicher Artikel. Sie gibt an, wie viel Prozent des durchschnittlich im Warenbestand gebundenen Warenwertes in einem Jahr in die Apotheke zurückfließt. Somit verrät sie Ihnen, wie wirtschaftlich Ihr Warenlager arbeitet. Sie ist aussagekräftiger als die LUG und berücksichtigt auch die unterschiedlichen Gewinnmargen. Zur Berechnung werden die Ertragskennzahl (Handelsaufschlag) und die Produktivitätskennzahl (Lagerumschlag) miteinander multipliziert.

BNZ = Lagerumschlag × Handelsaufschlag

6.5 Schaufenstergestaltung

Was sehen Sie zuerst, wenn Sie an einer Apotheke vorbeigehen oder sich einer Apotheke nähern? Es sind die Schaufenster. Auch wenn die Internetseite einer Apotheke manchmal noch vor der Apotheke selbst besucht wird, so gehört doch das Apothekenschaufenster immer noch zum ersten Kontakt, den ein Kunde mit der Apotheke hat. Und auch hier gilt: Der erste Eindruck, den man von einer Sache bekommt, gehört mit zu den wichtigsten Eindrücken. Und nicht selten schließt man vom Schaufenster auch auf das Innenleben einer Apotheke. Allzu oft herrschen in den Schaufenstern der Apotheken lieblos aufgestellte und eintönige Industriewerbeplakate und Schaustücke vor. Das Schaufenster wird in vielen Apotheken oft wie ein Stiefkind behandelt, obwohl es eine Art Visitenkarte sein sollte – und sein könnte.

 Achtung Die Schaufensterdekoration darf bei den Werbemaßnahmen der Apotheke nicht vernachlässigt werden! Es zahlt sich aus, wenn man eine gut durchdachte, informative und einfallsreiche Ausstellung im Schaufenster aufbaut.

6.5.1 Schaufenstertypen

Wie man ein Apothekenschaufenster gestalten will, hängt unter anderem davon ab, wie das Schaufenster baulich beschaffen ist, ob es beispielsweise ein Kasten ist mit festen Rückwänden, ob es keine Rückwände hat oder als Einblick-Fenster gestaltet ist. Bei modernen Apotheken findet sich oft diese Form des Einblick-Schaufensters wieder: Man schaut unmittelbar in die Offizin der Apotheke. In diesem Fall lässt sich oft gar keine Schaufenster-Dekoration aufbauen oder nur in kleinem Umfang. Die Einblick-Fenster laden Kunden besonders stark ein, in die Apotheke zu schauen und sie zu betreten.

Dennoch haben viele Apotheken nach wie vor noch klassische Schaufenster, die individuell gestaltet werden können. Marketing-Fachleute unterscheiden verschiedene Schaufenster-Typen.

Produkt-Fenster

Hier werden Apothekenprodukte ausgestellt mit leeren Schaupackungen, Postern, Plakaten und sonstigem Deko-Material. Die Materialien stellt die Industrie oder der Großhandel meist kostenlos zur Verfügung. Solche Schaufenster sind zwar rasch und einfach zu gestalten, sie sind allerdings auch die am wenigsten attraktive Lösung. Es kann gut sein, dass in der Konkurrenz-Apotheke dieselbe Ausstellung zu sehen ist.

Image-Fenster

Bei einem Image-Fenster gestaltet die Apotheke selbst das Schaufenster und stellt sich, das Team und die Arbeit der Apotheke in den Vordergrund. Die Präsentation der Apothekenarbeit kann beispielsweise auf einem großen Bildschirm gezeigt werden mit kleinen Videoclips oder Fotos aus der Laborarbeit, aus der Rezeptur. Auch ein kurzes Video über die Arbeit des Kommissionierers kann für Außenstehende interessant sein. Man kann auch die Mitarbeiterin oder den Mitarbeiter des Monats präsentieren und seine Aufgaben in der Apotheke vorstellen.

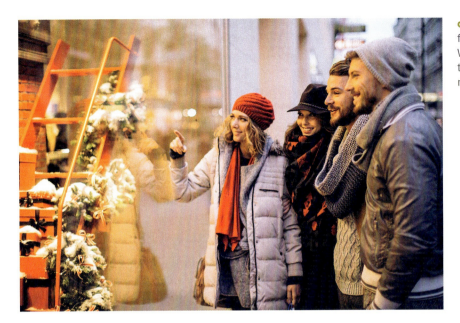

Abb. 6.11 Das Schaufenster ist Eyecatcher und Visitenkarte einer Apotheke. Es soll Kunden animieren, sie zu betreten.

Info-Fenster

Wenn Sie ein Info-Fenster dekorieren, steht nicht unmittelbar der Verkauf von Produkten im Vordergrund. Diese Dekorationen bemühen sich vielmehr um Informationen zur Erhaltung der Gesundheit. Sie befassen sich mit Gesundheitsaufklärung, geben Hinweise für den richtigen Umgang mit Arzneimitteln und informieren rund um das Arzneimittel und die Apotheke. Wie findet man solche Themen? Hierzu stehen mehrere Möglichkeiten offen: In aller Regel bieten sich Themen an, die zur Jahreszeit passen, so zum Beispiel Erkältungszeit, Urlaubszeit oder Sommer und Sonne. Weitere Themen findet man, wenn man sich fragt, was man dem Kunden über bestimmte Arzneimittel (ein Thema wäre zum Beispiel „Wann sind Abführmittel sinnvoll?"), über die Apotheke (zum Beispiel „Welche Dienstleistungen bietet die Apotheke an?"), über die Gesundheit (Thema zum Beispiel „Was tun gegen eine Erkältung?") allgemein mitteilen will. Oder man sucht ein die Allgemeinheit interessierendes Thema aus – aus Fachzeitschriften, aus Kundenzeitschriften, aus der aktuellen Diskussion in der Publikumspresse, zum Beispiel die Frage, ob man dem Körper bestimmte Vitamine in größeren Mengen zuführen muss.

> **Praxistipp** Setzen Sie sich mit Kolleginnen und Kollegen zusammen und erstellen Sie eine Liste von Themenvorschlägen, die jedem gerade einfallen. Aus dieser Liste lässt sich dann nach eingehender Besprechung das eine oder andere Thema auswählen.

Auch ein lokales Thema, zum Beispiel ein besonderes Jubiläum, ein historisches Ereignis der Stadt, ein interessantes Thema aus dem Gebiet der Naturwissenschaften oder des Umweltschutzes, lässt sich im Schaufenster der Apotheke darstellen. Beliebte Anlässe sind auch die Gesundheitstage des Jahres, zum Beispiel der Weltnichtrauchertag, Diabetikertag oder der Welt-AIDS-Tag.

> **Praxistipp** Fragen Sie bei Ihrem Apothekerverein/-verband nach, ob Fertigdekorationen leihweise angeboten werden. Fertigdekorationen gibt es bisweilen auch von einigen Großhandlungen und auch manche Verlage bieten sie zum Kauf an. Stehen keine Fertigdekorationen zu bestimmten Gesundheitsthemen zur Verfügung, kann man sich selbst daran machen, eine Dekoration für ein Info-Fenster zu entwerfen. Poster und passende Abbildungen lassen sich am Computer zusammenstellen. Ausgedruckt werden sie als großformatige Poster in Spezialläden, in Internet-Druckereien oder bei Fotobuch-Anbietern.

Festtags-Fenster

Rechtzeitig vor Festtagen wie Weihnachten, Ostern, Muttertag oder Valentinstag kann man Apothekenschaufenster dekorieren, die passende Produkte und Geschenkideen zeigen. Vor dem Muttertag bietet sich ein Fenster mit Produkten aus dem Bereich der Apothekenkosmetik an, aber auch Blutdruckmessgeräte oder modische Kompressionsstrümpfe. Für das Weihnachtsfenster stellt man Geschenkideen aus dem Kosmetik- und Pflegebereich zusammen, Stärkungsmittel, aber auch Blutdruckmessgeräte und elektrische Zahnbürsten.

Aktions-Fenster

Hier werden die Waren und Angebote dekoriert, die die Apotheke in ihren regelmäßigen Marketingaktionen anbietet. Sinnvoll und passend für eine Apotheke ist es, nicht nur die Waren und die günstigen Preise auszustellen, sondern auch den gesundheitlichen Wert herauszustellen.

Erlebnis-Fenster

Um ein solches Fenster zu erstellen, ist ein wenig Phantasie notwendig. Ein Erlebnis-Fenster vermittelt Gesundheitsinfos mit Bildern, Installationen und Vorrichtungen, die den Kunden verblüffen und seine Aufmerksamkeit erregen. Man kann zum Beispiel das Fenster mit Folie bekleben und nur kleine Gucklöcher freilassen. Schaut ein Passant durch ein Guckloch, sieht er eine wichtige aktuelle Gesundheitsinformation oder ein besonderes Produkt. Man kann auch eine Videokamera installieren, die den Passanten aufnimmt und auf einem Bildschirm im Schaufenster vor einem anderen Hintergrund zeigt. Solche Installationen sind zwar etwas aufwendiger und nicht jedermanns Sache, aber sie locken Leute an.

Kunden-Schaufenster

In diesem Schaufenster dürfen sich die Kunden selbst bzw. ihre Werke präsentieren. So kann die Apotheke beispielsweise zu einem Fotowettbewerb mit einem bestimmten (Gesundheits-)Thema aufrufen und die schönsten Fotos, die von Kunden eingereicht werden, im Schaufenster ausstellen. Oder man animiert die Kinder von Kunden, die Apotheke zu malen – die schönsten Bilder werden im Schaufenster gezeigt. Auch die Ergebnisse von besonderen Kunsthandwerk-Hobbys von Kunden können ein Blickfang für das Apothekenschaufenster sein.

6.5.2 Gestaltungsgrundsätze

Auf Sauberkeit achten

Bevor ein Schaufenster neu dekoriert wird, sollten die Schaufensterscheiben und der Boden des Schaufensterbereichs gereinigt werden. Tote Fliegen und Staub im Schaufenster passen nicht zum Image der Apotheke.

Hilfsmittel nutzen

Ein Schaufenster zu dekorieren, setzt nicht unbedingt großes oder übermäßiges handwerkliches Geschick voraus. Es gibt zahlreiche Hilfsmittel, Maschinen, Tricks und Kniffe, die hier weiterhelfen. Und gegen die angeblich fehlenden Ideen lässt sich etwas tun, zum Beispiel gemeinsames Nachdenken und Themensuche im Team.

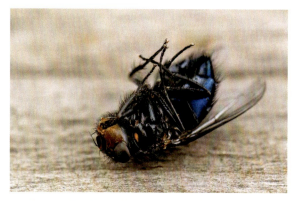

Abb. 6.12 Staub, tote Insekten und schmutzige Scheiben ruinieren jedes Schaufenster.

Umsetzung planen

Haben Sie sich auf einen Schaufenstertyp geeinigt und ein passendes Thema gefunden, machen Sie eine kleine Skizze, wie Sie das Fenster aufbauen wollen. Schreiben Sie auf, wie Sie das Thema darstellen wollen, zum Beispiel mit Bildern, Worten, mit bestimmten Gegenstän-

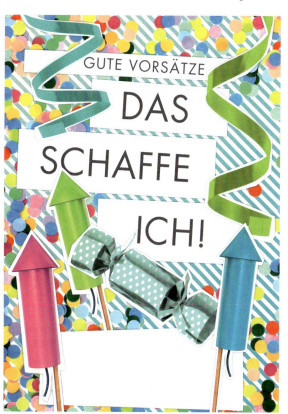

Abb. 6.13 Ein farbenfrohes Poster im Schaufenster erregt Aufmerksamkeit. Die Aussage sollte kurz gefasst werden und die Schrift ausreichend groß sein.

den oder am besten mit allen drei Komponenten? Wie lässt sich der Hauptgedanke des Themas für das Schaufenster bildlich darstellen? Welche Hilfsmittel und Requisiten benötigt man dafür?

Aufmerksamkeit erregen

Ganz wichtig: Welcher Blickfang eignet sich für dieses Thema, mit welchem Slogan weise ich auf das Thema hin? Ein gut dekoriertes Schaufenster sollte einen „Hingucker" haben, einen „**Eyecatcher**", der Aufmerksamkeit erregt und die Blicke der Passanten auf sich zieht.

Und eine weitere wichtige Regel: **Weniger ist mehr!** Überfrachten Sie das Fenster nicht. Der Kunde, der das Fenster betrachtet, soll sich rasch zurechtfinden und das Wichtigste sofort erkennen. Daher lautet ein weiterer Grundsatz: **Dekorieren Sie nur ein Thema pro Fenster.**

Kernaussage mit Text unterstreichen

Zum Entwurf gehört auch, einen geeigneten Text für das Thema zu formulieren. Dieser sollte möglichst kurz sein (die Passanten haben keine Zeit, Romanseiten im Schaufenster zu lesen), er sollte mit möglichst wenigen und einfachen Worten das Wichtigste sagen und er darf nicht mit dem Heilmittelwerbegesetz kollidieren. Auf jeden Fall ist es hier ratsam, bei der Abfassung des geeigneten Textes den verantwortlichen Apotheker hinzuzuziehen.

Noch eine Anmerkung zum Thema Schrift im Schaufenster: Wenn sich Informationen nicht oder nur schlecht mit optischen Mitteln – die im Schaufenster an erster Stelle stehen sollten – darstellen lassen, muss Schrift die Kommunikationsübermittlung übernehmen. Als Grundregel muss gelten, dass Schrift im Schaufenster **groß, deutlich und nur sparsam** eingesetzt werden sollte, da das Schaufenster in erster Linie kein Lesebuch ist.

 Achtung Die Passanten sollen die Informationen im Vorübergehen aufnehmen können – da versteht es sich von selbst, dass sich hierfür keine seitenlangen, kleingeschriebenen Texte eignen.

Die Buchstaben sollten **mindestens fünf Zentimeter groß** sein. Eine weitere Grundregel: Ein Text mit Groß- und Kleinbuchstaben ist besser lesbar, als wenn nur Großbuchstaben (Versalien) verwendet werden. Wörter in Großbuchstaben können nur dann sinnvoll sein, wenn sie besonders hervorgehoben werden sollen, zum Beispiel ein einzelnes Wort in der Überschrift. Die Buchstabenbreite sollte nicht zu mager (dünn) sein, schlanke Buchstaben wirken zwar eleganter, sind aber gerade aus der Ferne schlechter lesbar. **Fette Schriften**, die zudem selbstbewusster wirken, sind zu bevorzugen. Der Abstand zwischen den Buchstaben sollte nach Möglichkeit nicht zu weit sein, da das Auge eng geschriebene Wörter besser und schneller erfassen kann, als wenn zu große Zwischenräume die einzelnen Buchstaben trennen. Den Text drucken Sie am besten mithilfe des Computers aus. Handgeschriebene Texte auf Plakaten wirken heute eher unprofessionell. Reizvoll ist es, nicht nur weißes, sondern farblich abgestuftes Papier für die Texttafeln zu verwenden.

 Praxistipp Eine gute Wirkung erzielt man bei der Gestaltung von Schlagwörtern, wenn die Buchstaben nicht auf Papier gedruckt werden, sondern wenn man die Buchstaben mit anderen Materialien gestaltet.

Nur einige Beispiele: Wollen Sie eine Schaufenstergestaltung über Verbandstoffe und Pflaster gestalten, könnte man zum Beispiel das Themenwort „Pflaster" mit entsprechenden Leuko- oder Poroplaststreifen kleben, das Wort „Watte" lässt sich zum Beispiel auch aus einzelnen Wattebällchen zusammensetzen und auf einer dunklen Unterlage fixieren. Das Themenwort „Arzneimittelmissbrauch" ließe sich zum Beispiel aus alten und verfallenen Tabletten und Kapseln legen, die auf eine Unterlage geklebt werden. Zum Thema Raucherentwöhnung bietet sich an, das Wort „Rauchen" aus Zigaretten zu gestalten und auf eine Unterlage zu legen und zu fixieren. Bei allen Schriften und Beschriftungstechniken sollte man sich aber stets die bereits genannten Grundregeln vor Augen halten: große, deutliche und gut lesbare Buchstaben, knappe präzise Aussagen, schnell erfassbare Texte.

Großen Aufmerksamkeitswert haben Schriften, die direkt auf die Schaufensterscheibe geklebt werden. Die Buchstaben werden auf die selbstklebende Folie, zum Beispiel mithilfe von Schablonen, aufgezeichnet und ausgeschnitten. Folien mit plakativ leuchtenden Farben eigenen sich hierfür besonders gut. Die Schutzfolie wird abgezogen und Buchstabe für Buchstabe auf die sauber geputzte Scheibe aufgeklebt. Mit der Anordnung der Buchstaben darf ruhig gespielt werden, so zum Beispiel diagonal, im Halbkreis oder in der Mitte der Scheibe. Die Dekoration hinter der Scheibe, also im Schaufenster selbst, sollte allerdings noch gut sichtbar bleiben.

6.5.3 Verpackungen

Seit einem Urteil des Bundesgerichtshofs im November 2016 entfällt die Pflicht, Produkte bzw. Schaupackungen der Produkte im Schaufenster mit einer Preisangabe zu versehen ▸ Kap. 6.3.7). Möchte man dem Kunden den Preis der Waren dennoch mitteilen, zum Beispiel weil es sich um einen Sonderpreis handelt, sollte man Wert darauf legen, dass die Preisschilder ausreichend groß sind und der Preis deutlich lesbar ist. Ausreichend groß bedeutet, dass die Ziffern mindestens ein bis zwei Zentimeter hoch sein sollten.

> **Praxistipp** Anstelle einfacher weißer Schildchen für die Preisauszeichnung lassen sich zum Beispiel Schilder verwenden, auf denen das Apothekensymbol (Apotheken-A) eingedruckt ist oder das Apothekenlogo. Denkbar sind auch Schilder mit Symbolen oder Bildern, die zur jeweiligen Dekoration passen.

So gibt es zum Beispiel im Dekofachhandel spezielle Preisschilder zu kaufen, die die Form eines Schneemannes oder Tannenbaumes haben (für Winterdekorationen) oder die Form einer Sonne (für Dekorationen zum Thema Sonnenschutz oder Reise). Solche Schilder zur Preisauszeichnung lassen sich auch leicht selbst herstellen, zum Beispiel aus farbigen Plakatkarton.

6.5.4 Dokumentation

Um den Überblick zu behalten, was aus welchem Anlass, wann und wie lange im Schaufenster ausgestellt wurde, empfiehlt es sich, die Schaufensterdekorationen zu dokumentieren. Man sollte sich notieren, welche Idee, welches Thema der jeweiligen Schaufensterdekoration zugrunde lag, mit welchen Hilfsmitteln sie verwirklicht wurde, wie die Texttafeln hierzu lauteten und wie teuer es war. Fügen Sie der Dokumentation am besten auch ein Foto vom Aufbau bei.

Die Ausstellungsdauer der Dekoration sollte nicht zu kurz und nicht zu lange gewählt werden. Als günstig hat sich ein Zeitraum von vierzehn Tagen, maximal drei Wochen erwiesen. Eine Dekoration länger als drei Wochen auszustellen, ist in den meisten Fällen nicht sinnvoll. Dies erweckt den Anschein, die Apotheke sei wenig flexibel, träge und bequem bzw. sie habe dem Kunden nichts mitzuteilen.

Planen Sie langfristig! Günstig ist es, wenn man ein Jahresprogramm erstellt und so rechtzeitig festlegt, wann man welche Themen im Schaufenster dekorieren möchte (⊙ Abb. 6.14). Anhand dieser Planung lassen sich die voraussichtlichen Kosten abschätzen und rechtzeitig fehlende Requisiten beschaffen.

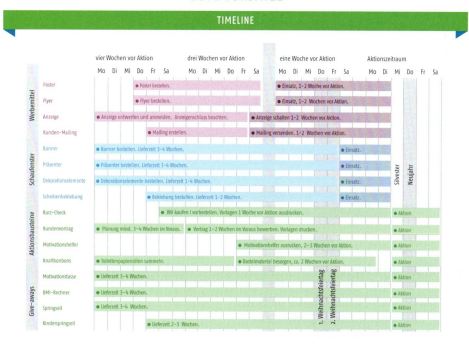

⊙ **Abb. 6.14** Aktionsplanung und -vorbereitung benötigen Zeit. Deshalb sollten zu Beginn des Jahres ein Konzept für die kommenden zwölf Monate entwickelt werden.

◘ Tab. 6.1 QMS-Prozessbeschreibung: Schaufensterdekoration

Prozessparameter	Beschreibung der Vorgänge
Was?	■ Planung, Vorbereitung und Durchführung von Schaufensterdekorationen
Warum?	■ Marketing für die Apotheke und für ausgewählte Produkte
Wer?	■ Planung: das ganze Apothekenteam, ■ Vorbereitung und Durchführung: PKA in Zusammenarbeit mit dem Apothekenleiter
Wo?	■ Planung: im Besprechungsraum, ■ Vorbereitung: am Arbeitsplatz für Paketkontrolle und Verpackung, ■ Durchführung: im Schaufenster
Wann?	■ Planung: bei den regelmäßigen Teamsitzungen, ■ Vorbereitung: beginnend am geplanten Vorbereitungstermin, ■ Durchführung: am geplanten Dekorationstermin baldmöglichst nach Betriebsbeginn
Wie?	Planung, als Tagesordnungspunkt bei Teamsitzungen: ■ Dekorationsthema und grundlegende Gestaltungselemente unter Berücksichtigung der Marketingplanung und der angebotenen Dekorationsmittel festlegen, ■ Termine für Vorbereitung und Durchführung festlegen, ■ Marketingmessung zur Qualitätssicherung: Auswirkung früherer Dekorationen auf Kundenfrequenz und Umsatz der beworbenen Produkte prüfen und Konsequenzen besprechen. Vorbereitung: ■ vorhandene und angebotene Dekorationsmittel sichten, frühere Dekorationen zu ähnlichen Themen in Deko-Datei beachten, ■ Gestaltung genau planen, ■ nötige Dekorationsmittel bestellen, beschaffen oder gestalten, ■ Werbeaussagen und Preiskennzeichnung mit Apothekenleiter besprechen, dabei insbesondere die Vorgaben des Heilmittelwerbegesetzes beachten. Durchführung: ■ vorherige Dekorationsmittel in den Dekoschrank räumen, ■ Dekorationsfläche gründlich reinigen, ■ Dekoration gemäß Plan aufbauen, ■ Preisangaben prüfen: Gelten Sie noch? Sind sie aus der Betrachterperspektive lesbar? ■ Apothekenleiter oder Vertreter für Kontrolle benachrichtigen, ■ fertige Dekoration fotografieren und Foto in Deko-Datei speichern.
Schnittstellen	■ Prozess zur Durchführung von Teamsitzungen, ■ Zentraler Terminplaner, ■ Deko-Datei
Sonstiges	■ Heilmittelwerbegesetz, ■ Dekorationsmaterial von Großhändlern und Herstellern, ■ Marketingplanung der Apotheke

6.6 QMS-Prozessbeschreibung: Schaufensterdekoration

◘ Tab. 6.1 zeigt eine Übersicht, welche Punkte im QM-Handbuch für die Prozessbeschreibung „Schaufensterdekoration" berücksichtigt werden sollten. Die Übersicht dient lediglich der Orientierung und muss für den jeweiligen Apothekenbetrieb individuell ausformuliert und angepasst werden.

Kurzgefasst

- Die Zusammensetzung des Sortiments ist von verschiedenen Faktoren, zum Beispiel der Zielgruppe und dem Standort der Apotheke, abhängig.

- Apothekenpflichtige Arzneimittel und Medizinprodukte dürfen nicht in der Freiwahl, sondern nur in der Sichtwahl der Offizin positioniert und beworben werden. In der Freiwahl dürfen ausschließlich freiverkäufliche Waren angeboten werden.

- Werbung für Waren der Apotheke darf nicht irreführend sein und muss stets die vorgegebenen Pflichtangaben enthalten.

- Angebotene Waren und Dienstleistungen unterliegen der Preisauszeichnungspflicht.

- Absprachen über Wettbewerbsbedingungen zwischen Apotheken sind verboten.

- Die Warenplatzierung und -präsentation haben Einfluss auf die Kaufentscheidung des Kunden.

- Das Schaufenster ist die Visitenkarte der Apotheke. Es werden verschiedene Schaufenstertypen unterschieden.

- Um den Überblick zu behalten, ist es ratsam, die Schaufenstergestaltung zu Beginn des Jahres zu planen und die Schaufensterdekorationen zu dokumentieren.

Autoren

Peter Ditzel, Thomas Müller-Bohn, Juliane Seidel

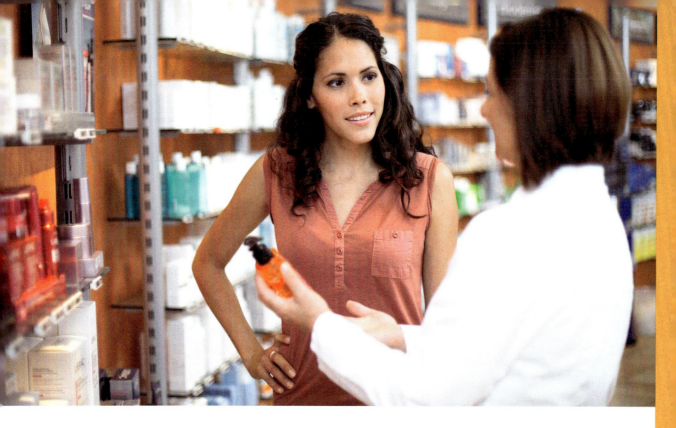

PKA und Kosmetikerin Alexandra arbeitet in einer Flughafen-Apotheke. Sie ist dort zusammen mit ihrer Kollegin Katharina verantwortlich für den Sortimentsbereich „apothekenübliche Waren". Alexandra betreut hier vor allem das Angebot in den Bereichen Hautpflege und Verbandstoffe. Auch Serviceleistungen wie Hautanalysen, das Anmessen von Kompressionsstrümpfen oder die Ernährungsberatung gehören zum Angebot der stark frequentierten Apotheke, die häufig auch von Reisenden aller Nationalitäten und Kulturbereichen aufgesucht wird – hier sind gute Englischkenntnisse gefragt.

Lernfeld 7
Über apothekenübliche Waren beraten und Dienstleistungen anbieten

7.1 **Kundengespräche führen** 242
→ Kunden begrüßen und Kontakt aufnehmen
→ Interesse und Kaufmotivation erkennen
→ Mit Fragen den Bedarf ermitteln
→ Warenvorlage
→ Beratung und Informationen zum Verkauf
→ Auf Kundeneinwände eingehen
→ Preisinformation und Kaufsignale
→ Verabschiedung
→ Schaffen einer guten Gesprächsatmosphäre

7.2 **Apothekenübliche Waren** 252
→ Vorschriften für apothekenübliche Waren
→ Verbandstoffe und Wundauflagen
→ Hilfsmittel zur Krankenpflege
→ Mittel und Gegenständen zur Säuglingspflege
→ Mittel der Haut- und Körperpflege
→ Nahrungsergänzungsmittel und Diätetika
→ Künstliche Ernährung

7.3 **Gesundheitsleistungen in der Apotheke** 333
→ Gesundheitstests
→ Anpassen von Medizinprodukten
→ Verleih von Medizinprodukten
→ Ernährungsberatung
→ Gesundheitsvorsorge und Prävention

Lernfeld 7: Über apothekenübliche Waren beraten und Dienstleistungen anbieten

Als PKA dürfen Sie keine Arzneimittel abgeben – das haben Sie in den vorangegangenen Lernfeldern bereits erfahren. Doch wenn es um apothekenübliche Waren geht, können Sie Kunden durchaus mit Rat und Tat zur Seite stehen. Daher lernen Sie die apothekenüblichen Waren in diesem Kapitel genauer kennen. Außerdem erfahren Sie, wie gute Kundengespräche geführt werden und was Sie über gesunde Ernährung wissen sollten. Da nicht alle Kunden immer Deutsch sprechen, sind kurze Beratungssätze und Vokabeln in Englisch ergänzt.

7.1 Kundengespräche führen

Wer sich von Ihnen als PKA rund um Körperpflege, Ernährung und Gesundheit in der Apotheke beraten lässt, will darauf vertrauen, dass Ihre Empfehlungen guttun, dass sie sachlich richtig sind und dass Sie den Bedarf des Kunden wirklich verstanden haben. Ein vertrauensvoller Kontakt zu dem Menschen, den Sie beraten, erwächst aus ganz bestimmten Verhaltensweisen in Ihrer Kommunikation; diesen Kontakt müssen Sie aktiv herstellen und pflegen.

Die persönliche Zuwendung ist ein wichtiger Erfolgsfaktor für das Einkaufserlebnis des Kunden. Der Kunde soll jeden Kontakt mit Ihnen als angenehm empfinden. Informationen kommen besser an und werden besser verstanden, wenn ein guter Kontakt zum Kunden besteht.

 Kommunikationstipp Im Berufsalltag einer PKA kommt es häufig vor, dass ein Kunde ein Arzneimittel wünscht oder ihr ein Rezept vorlegt. Wie Sie Kunden in diesem Fall geschickt an eine Kollegin oder einen Kollegen weiterleiten, lesen Sie im ▶ Kap. 9.5.2.

7.1.1 Kunden begrüßen und Kontakt aufnehmen

Der aktive Aufbau eines guten Kontaktes beginnt bereits, wenn der Kunde die Apotheke betritt. Das mindeste Zeichen zwischenmenschlicher Wertschätzung ist, dass man den anderen wahrnimmt und ihm signalisiert, dass man seine Anwesenheit bemerkt hat. Deswegen grüßen freundliche Menschen einander. Ein Gruß kann mit Worten ausgedrückt werden, aber auch pantomimisch; wenn Sie noch mit einem anderen Kunden im Gespräch sind und jemanden grüßen möchten, der die Apotheke gerade betreten hat, können Sie ihm kurz zunicken oder zuwinken, ohne Ihr Gespräch zu unterbrechen. Auch wenn die Apotheke noch so voll ist – grüßen Sie jeden Kunden, der hereinkommt, wenigstens mit einem Blickkontakt.

 Kommunikationstipp „Ich bin gleich bei Ihnen" klingt viel zuversichtlicher und ermutigender als „es dauert noch einen Moment". Hat der Kunde eine Zeit lang gewartet, sprechen Sie ihn schließlich an mit: „So, jetzt bin ich für Sie da! Was kann ich für Sie tun?" Im Englischen lauten diese Sätze: "I'll be with you in a minute." und "I am here for you now. How can I help?"

Der erste Eindruck stellt wichtige Weichen für den weiteren Gesprächsverlauf. Eine zugewandte Körpersprache, ein Lächeln oder ein ruhiger, offener Blick zeigen Ihrem Gegenüber, noch bevor Sie etwas sagen, dass Sie jetzt gleich für ihn da sein werden. Wichtig ist vor allem Ihre innere Haltung, dass Sie von Ihrer vorigen Tätigkeit oder Beratung „umschalten" auf diesen neuen Kontakt.

Englisch: Die Begrüßung
Für erste Sätze im Beratungsgespräch gibt es viele Möglichkeiten; finden Sie eine Formulierung, die zu Ihnen passt, die aus Ihrem Munde natürlich und herzlich klingt.
- „Guten Morgen, Frau Groß!"
- „Moin moin!"
- „Womit kann ich Ihnen helfen?"
- „Was darf es denn für Sie sein?"

Auf Englisch können Sie Ihre Kunden folgendermaßen begrüßen:
- "Good morning/afternoon/evening, Mrs Groß!" – Guten Morgen/Nachmittag/Abend, Frau Groß.
- "How can I help you?" – Womit kann ich Ihnen helfen?
- "What can I do for you?" – Was kann ich für Sie tun?
- "Hello Mrs Schmidt, how are you?" – Hallo, Frau Schmidt, wie geht es Ihnen?

Wenn der Kunde schon ungeduldig in den Startlöchern steht und nur darauf wartet, dass er Sie ansprechen darf, brauchen Sie möglicherweise gar nichts zu sagen – sehen Sie ihn einfach freundlich und auffordernd an und hören Sie ihm zu. Ihre Haltung zeigt ihm besser als jedes Wort, dass er jetzt mit seinem Anliegen bei Ihnen willkommen ist.

7.1.2 Interesse und Kaufmotivation erkennen

Was braucht der Kunde? Wozu kommt er in die Apotheke? Wieso kommt er gerade in Ihre Apotheke? Die Kaufmotivation von Kunden ist sehr vielfältig, und entsprechend variabel fallen auch die Gespräche aus, wie Sie den konkreten Bedarf des Kunden ermitteln.

Die folgenden vier typischen Phasen der Kundenmotivation helfen Ihnen dabei, den richtigen Einstieg zu finden. Man spricht von der **AIDA-Formel**. Diese zielt auf produktbezogene Beratung, wie sie zum Beispiel im Bereich der Freiwahl häufig vorkommt. An den ersten Sätzen des Kunden kann man oft bereits erkennen, in welcher Phase er sich befindet:

- **A** wie **Aufmerksamkeit**: „Ich habe im Schaufenster Ihre Werbung für die Diätwoche gesehen, das ist mal was Anderes als das Übliche ‚Fünf Kilo weg in einer Woche'."
- **I** wie **Interesse**: „Was gibt es denn Spezielles für besonders trockene Haut?"
- **D** wie **Desire** (der **Wunsch**): „Ich brauche Heftpflaster mit Silberbeschichtung."
- **A** wie **Action**: „Von dieser Marke gibt es doch auch eine After-Sun-Lotion. Von der würde ich auch gerne eine mitnehmen."

Auch durch Ihre eigene Kundenansprache können Sie die vier Phasen gezielt ansteuern.

A wie Aufmerksamkeit. Eine Kundin hat in der Freiwahl eine Produktserie entdeckt, nimmt einzelne Packungen heraus und sieht sich diese an. Wenn es von dieser Marke ein neues Produkt gibt, können Sie die Kundin darauf aufmerksam machen: „Haben Sie gesehen, dass es von diesem Hersteller jetzt auch eine Lotion für besonders trockene Haut gibt?" In der Phase der Aufmerksamkeit schweift der Blick der Kundin noch über mehrere Produkte. Wenn Sie nun zuhören, was sie antwortet oder zusehen, wonach sie greift, erkennen Sie: Jetzt beginnt die nächste Phase: Die Kundin hat offenbar Interesse, sich mit einem bestimmten Produkt genauer zu beschäftigen.

I wie Interesse. Die Kundin antwortet auf Ihre Frage: „Nein, das wusste ich nicht, kann ich die mal ausprobieren?" Sie zeigen der Kundin den bereitgestellten Tester. Auch der Blick aufs Preisschild signalisiert Interesse. In dieser Phase, während der sich die Kundin mit einem bestimmten Produkt beschäftigt, sollten Sie zunächst nur auf diesen Gegenstand eingehen. Erst wenn die Kundin durch ihren Blick oder mit einem erneuten Griff in die Freiwahl signalisiert, dass ein anderes Produkt ihr Interesse geweckt hat, beraten Sie sie zum nächsten Thema.

Ständig konkurrieren verschiedene Angebote um die Aufmerksamkeit der Kunden und versuchen die nächste Phase zu erreichen, nämlich das Interesse.

D wie Desire (der Wunsch danach). Aus Interesse und Information – aufgrund Ihrer Beratung – kann der Wunsch erwachsen, dieses Produkt haben oder verwenden zu wollen. Wenn die Kundin den Tester genutzt hat, sehen Sie an ihrer Mimik, wenn ihr das Produkt gefällt

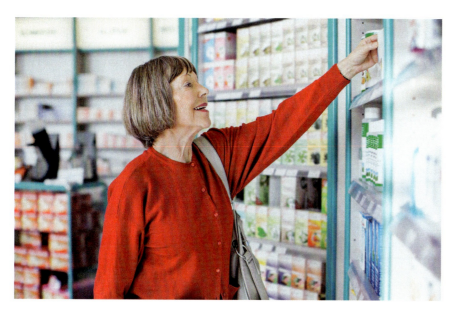

○ **Abb. 7.1** Der Griff in die Freiwahl signalisiert Ihnen, dass Kunden Interesse an einem Produkt haben.

und der Wunsch aufkommt, es zu kaufen. Ein gutes Zeichen ist auch, wenn jemand eine Packung nicht ins Regal zurückstellt, sondern sie länger in der Hand behält.

A wie Action. In dieser Phase wird die Kaufentscheidung angebahnt. Ein ganz deutliches Kaufsignal ist, wenn die Kundin jetzt den Geldbeutel in die Hand nimmt. Auch wenn sie sich suchend nach der Kasse umsieht und die Packung immer noch in der Hand hat, ist das ein Hinweis auf diese entscheidende Phase. Wenn Sie die Entscheidung aufgrund des Beratungsgespräches für vorteilhaft halten, machen Sie jetzt keine weiteren Alternativvorschläge mehr, denn das schleudert die Kundin zurück „auf Anfang" – Sie würden ihre Aufmerksamkeit ja dann wieder auf ein anderes Produkt lenken. Das sollten Sie nur aus gutem Grund tun.

Produktbezogene Beratung. Diese Form der Beratung geht von einem Produkt aus, das die Aufmerksamkeit und das Interesse des Kunden geweckt hat. Die Produkteigenschaften werden besprochen. Dazu gehört auch die Erklärung, wofür das Produkt besonders gut geeignet ist. Erst dann folgt der Vergleich, wie dieses Produkt zum Bedarf des Kunden passt. Typische Kundenfragen zur produktbezogenen Beratung sind: „Wozu nimmt man das?", „Wie funktioniert das?", „Was kann man damit machen?"

Einige Kunden bevorzugen produktbezogene Beratung, weil sie hier nicht gleich so viel von sich erzählen müssen. Lassen Sie ihnen diese Zeit, bis Sie einen gewissen Kontakt zueinander aufgebaut haben, und fragen Sie erst dann nach dem Anwendungsbedarf oder nach spezifischen Hintergründen.

Englisch: Den Kunden befragen
Bei der produktbezogenen Beratung stellen Kunden ihre Fragen eher in allgemeiner Form:
- „Gibt es eigentlich ein wasserfestes Pflaster, unter dem die Haut trotzdem atmen kann?"
- „Was ist eigentlich ein Sprühpflaster und wie funktioniert das?"
- „Ich habe von einem Hautschutzgel gelesen, was ist das eigentlich genau?"

Englischsprachige Kunden würden die Fragen so formulieren:
- "Is there a waterproof plaster that allows the skin to breathe?"
- "What is a spray bandage/spray plaster and how does it work?"
- "I've read about a skin protection gel, what exactly is that?"

Bedarfsbezogene Beratung. Die bedarfsbezogene Beratung geht von einem konkreten Bedarf des Kunden aus. Zuerst wird der Bedarf möglichst genau beschrieben, wozu meist einige Fragen an den Kunden nötig sind, oder der Kunde berichtet von sich aus, was er braucht. Dann sucht man gemeinsam mit dem Kunden nach einem Produkt, das für diesen Bedarf besonders geeignet ist. Die typische Kundenfrage zur bedarfsbezogenen Beratung ist: „Was nehme ich dafür (oder dagegen) am besten?"

Bedarfsbezogene Beratung ist angebracht, wenn die Kunden von sich aus zu Beginn des Gesprächs ein Problem oder einen Einsatzzweck äußern.

Englisch: Bedarfsbezogene Beratung
Bei der bedarfsbezogenen Beratung äußern sich Kunden von sich aus zu einem Problem oder sie stellen eine Frage. Oft tun sie das in der Ich- oder Wir-Form:
- „Ich brauche für die Ferien ein paar wasserfeste Heftpflaster, die für Kinder geeignet sind."
- „Ich habe solche Schwierigkeiten, wasserfeste Wimperntusche zu entfernen. Haben Sie ein Produkt, mit dem das schonend geht?"
- „Wir fliegen demnächst zum ersten Mal mit unserem kleinen Sohn zu meiner Mutter, und da wollten wir Lutschbonbons mitnehmen für den Druckausgleich."

Auf Englisch lauten diese Fragen so:
- "For our holiday, I need some waterproof plasters that are suitable for children."
- "I have difficulties removing waterproof mascara. Do you have a product that can do it gently?"
- "We are going to visit my mother together with our little son by plane for the first time. That's why we would like to take some lozenges with us for pressure compensation."

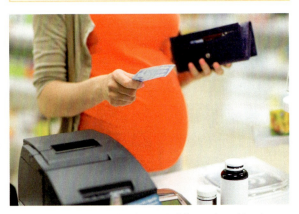

Abb. 7.2 Wenn Kunden ihren Geldbeutel zur Hand nehmen, ist das ein Zeichen, dass Ihre Beratung erfolgreich war und das Produkt gekauft werden soll.

7.1.3 Mit Fragen den Bedarf ermitteln

Je mehr Informationen Sie von einem Gesprächspartner brauchen, umso offener sollten Sie für ganz unterschiedliche Antworten sein. Also muss bereits die Frage offen gestellt werden.

> **Englisch: Offene W-Fragen**
> Beispiele für offene oder W-Fragen:
> - „Was darf es denn für Sie sein?"
> - „Für wen ist das Magnesium bestimmt?"
> - „Was haben Sie bisher gemacht/ausprobiert?"
> - „Wo können Sie das unterwegs am besten kühl halten?"
> - „Warum ist Ihnen das so wichtig?"
>
> **Und auf Englisch:**
> - "What can I do for you?"
> - "Who is the magnesium for?"
> - "What have you done/tried so far?"
> - "Where can you best keep it cool/cold during transport?"
> - "Why is this so important for you?"

Kunden möchten nicht einfach ausgefragt werden. Sie wollen verstehen, wozu Ihre Fragen nützen sollen. Manche Menschen empfinden auch gut gemeinte und sachlich sinnvolle Fragen schnell als zudringlich oder lästig. Auch gegenüber aufgeschlossenen Menschen ist es höflich, wenn Sie nicht einfach eine Serie von Fragen auf sie abschießen, sondern Ihre Fragen einleiten mit einem entsprechenden Satz.

Sobald Sie also mehr als zwei Fragen hintereinanderstellen möchten, sollten Sie Ihre Fragen anmoderieren, zum Beispiel so:
- „Sie sagen, Sie suchen ein wasserdichtes Pflaster. Ich möchte Ihnen gerne ein paar Fragen dazu stellen, damit ich Ihnen genau das Richtige dafür empfehlen kann."
- „Sie haben für das Magnesium nach Brausetabletten gefragt. Wenn ich Ihnen ein paar Fragen stellen darf, kann ich Ihnen eventuell noch ein paar Alternativen sagen."
- „Sie wollen den Jojo-Effekt bei der Diät vermeiden. Wenn Sie mir noch ein paar Fragen beantworten, kann ich Ihnen gute Tipps dazu geben."

Machen Sie nach dieser Anmoderation eine Pause. Sehen Sie den Kunden an und lassen Sie ihm Zeit, bis er antwortet, etwa „ja, was möchten Sie denn wissen?" Manche Kunden liefern dann von sich aus noch mehr Informationen. Dann brauchen Sie nur zuzuhören. Stellen Sie erst wieder eigene Fragen, wenn der Kunde fertig ist. Fassen Sie kurz zusammen, was Sie bereits verstanden haben: „Sie möchten also mit dem Pflaster arbeiten und sich auch die Hände nass machen können, aber Sie möchten sicherstellen, dass die Wunde darunter nicht anfängt zu riechen."

Nehmen Sie sich die Zeit, die bestmögliche Lösung zu finden für das, was der Kunde braucht. Sie haben sicher schon erlebt, wenn jemand auf Beratungsfragen irritiert reagiert oder antwortet, „ich wollte eigentlich nur ein einfaches Pflaster haben!" Das sollten Sie nicht abtun als Zeitdruck des Kunden, sondern als Chance sehen zu einer Information, die dem Kunden wirklich nützt.

Sobald Sie auf eine Entscheidung oder einen Abschluss hinarbeiten, sind geschlossene Fragen geeignet. Das gilt auch, wenn der Kunde zunächst verwundert reagiert, wie im obigen Zitat. Auf keinen Fall dürfen Sie pampig werden. Sie können dem Kunden antworten, indem Sie ganz freundlich auf die Irritation eingehen und dann aus der großen Vielfalt der Produkte zwei herausgreifen: „Auch bei einfachen Pflastern gibt es wichtige Unterschiede."

- **Ja-nein-Frage:** Möchten Sie, dass ich Ihnen den Unterschied zwischen wasserfestem Pflaster und luftdurchlässigem Pflaster erkläre?
- **Alternativ-Frage:** Möchten Sie ein wasserfestes oder ein luftdurchlässiges Pflaster?

Manche Kunden zögern nach der Beratung erst einmal, eine Entscheidung zu treffen. Das kann viele Gründe haben. Manche Menschen wollen sich einfach noch Zeit lassen, obwohl Sie eine klare Empfehlung ausgesprochen haben, andere wollen tatsächlich noch mehr über das Produkt wissen. Probieren Sie es aus, indem Sie einen zögerlichen Kunden fragen: „Möchten Sie noch ein bisschen mehr darüber wissen, bevor Sie sich entscheiden?" Wer Ihnen dann mit leuchtenden Augen antwortet, „ja, gibt es vielleicht noch eine Alternative?",

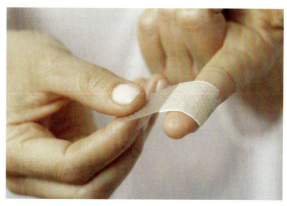

○ **Abb. 7.3** Pflaster ist nicht gleich Pflaster – daher ist es wichtig, dem Kunden Fragen zum gewünschten Produkt zu stellen.

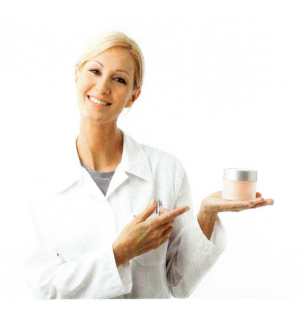

Abb. 7.4 Um Kunden die Qualität eines Produkts zu verdeutlichen, sollten Sie es nicht einfach „hinschieben", sondern präsentieren.

dann wissen Sie, dass Sie getrost weiter beraten oder weiter fragen können.

Wenn sich jemand heute noch nicht entscheidet, beenden Sie die Beratung freundlich: „Denken Sie ganz in Ruhe noch einmal drüber nach und kommen Sie wieder auf mich zu, wenn Sie sich entschieden haben." Halten Sie sich bereit für weitere Themen – wer weiß, was der Kunde noch auf dem Zettel hat? Fragen Sie ganz offen: „Was kann ich sonst noch für Sie tun?"

7.1.4 Warenvorlage

Zeigen Sie vor, was Sie anbieten, und reden Sie nicht nur davon. Laufen Sie nicht einfach weg, um Waren zu holen oder im Kommissionierautomaten anzufordern, sondern kündigen Sie an, was Sie tun: „Ich zeige Ihnen mal, was wir haben." Beratung zu Alternativen wird viel einfacher, wenn der Kunde sehen kann, wovon Sie sprechen.

Wenn es viele verschiedene Alternativen gibt, nennen Sie nicht alle Wahlmöglichkeiten auf einmal, sondern gehen Sie schrittweise vor, um den Kunden nicht zu verwirren. Sagen Sie beispielsweise: „Falls Sie Ihre Blutdruckwerte speichern wollen, gibt es auch Geräte mit einem USB-Anschluss für den Computer" oder „Es gibt die Bandagen in den Größen S, M und L. Wenn wir eine Zwischengröße brauchen, gibt es auch Bandagen mit Klettverschluss, die kann man individuell anpassen."

Machen Sie jede Packung, jeden Tiegel, jedes Gerät zu etwas Wertvollem, wenn Sie es dem Kunden vorstellen oder aushändigen. Dazu eignet sich hervorragend eine achtsame Körpersprache.

> **Praxistipp**
> - Zeigen Sie dem Kunden alles so, dass er die Beschriftung richtig herum sehen kann.
> - Halten Sie größere Packungen wie eine edle Flasche Wein: Eine Hand hält die Bodylotion, die Fingerspitzen der anderen Hand stützen die Flasche am Boden. (Machen Sie es wie in einer guten Fernsehwerbung!)
> - Stellen Sie die Produkte so auf den HV- oder den Beratungstisch, dass der Kunde leicht danach greifen kann.
> - Wenn Sie Tester benutzen, bieten Sie auch ein Papiertuch zum Abwischen an.
> - Lassen Sie Ihre Hände beim Testen von Düften ganz weg. Der Kunde soll nur seinen eigenen Duft wahrnehmen.
> - Packungen beim Öffnen auffalten, aufschieben oder aufschneiden, nie zerknicken oder zerreißen.
> - Falten Sie den Beipackzettel wieder sauber zusammen, wenn er zum Lesen entnommen wurde.
> - Entfernen Sie Staub und Verschmutzungen an Packungen umgehend, geben Sie dem Kunden nichts Verunreinigtes in die Hand.
> - Stellen Sie heruntergefallene Packungen erst einmal beiseite und prüfen Sie diese nach der Beratung auf Beschädigungen, bevor Sie sie zurückstellen.

Mehr zum Thema nonverbale Kommunikation finden Sie im ▶ Kap. 11.

7.1.5 Beratung und Informationen zum Verkauf

In den bisherigen Abschnitten haben Sie etwas über Ihre Kontaktaufnahme zum Kunden, Zeichen für die Aufmerksamkeit, das Interesse oder erkennbare Wünsche des Kunden, Fragen zur Bedarfsermittlung und das Vorzeigen von Waren und Beispielen erfahren. Jetzt können Sie mit der Beratung ins Detail gehen. Beziehen Sie sich möglichst oft auf das, was Sie vom Kunden schon erfahren haben. Wenn der Kunde Ihnen schon einiges erzählt hat, fassen Sie es kurz zusammen. So zeigen Sie, dass Sie den Kunden verstanden haben. Das schafft Verbindlichkeit. Schließen Sie daran Ihre neuen Informationen für den Kunden an.

> **Englisch: Zusatzinfos vermitteln**
> - „Sie haben direkt nach dieser Marke gefragt. Es gibt noch einen anderen Hersteller, der ebenfalls diesen Wirkstoff anbietet. Das hat den Vorteil …"
> - „Sie suchen also ein für Allergiker verträgliches Kindershampoo, das in den Augen nicht brennt. Da kann ich Ihnen diese Neuentwicklung anbieten …"
> - „Ihnen ist wichtig, dass das Produkt kein Palmöl enthält? Dann kommen diese beiden Marken bevorzugt infrage …"
> - „Für die Reise brauchen Sie kleine Behältnisse, die nicht mehr als 100 ml beinhalten, sagten Sie? Ich meine, die gibt es von der Firma XY. Probieren Sie doch mal den Tester aus, um zu prüfen, ob Ihnen die Creme zusagt. Ich schaue nach, ob wir davon eine kleine Packung vorrätig haben."
> - „Tragen Sie öfter so hübschen Schmuck und so weich fallende Halsausschnitte? Das steht Ihnen übrigens sehr gut. Diese Pflegeserie eignet sich auch gut fürs Dekolleté, denn da ist die Haut ja auch sehr zart und sollte gut versorgt werden." Aber Achtung: Komplimente sollten Sie nur machen, wenn Sie ernst gemeint sind, aber dann gerne!
>
> **Und so vermitteln Sie die zusätzlichen Informationen auf Englisch:**
> - "You have asked directly for this brand. There is also another manufacturer that offers this active ingredient. The advantage is …"
> - "You are looking for a shampoo that is suitable for children suffering from an allergy and doesn't cause burning of the eyes. I recommend this product for you that is new on the market."
> - "Is it important for you that the product is free of palm-oil? In that case these two brands could be a preference for you."
> - "You said you need small containers that hold no more than 100 ml for your journey? I think they are available from the company XY. Please try the tester to see if the cream suits you. I will check if we have a small pack in stock."
> - "Do you wear lovely jewellery and softly falling collars like this very often? It suits you very well. This skin care series can also be used on the décolleté, because there the skin is also very soft/delicate and should be cared for well."

Fachausdrücke. Fachbegriffe sind für Kunden dann interessant, wenn sie in der Werbung schon davon gehört haben und Sie darauf ansprechen, wenn sie nach Erklärungen oder Hintergründen fragen oder beim Lesen der Bestandteile auf einer Packung die Stirn runzeln. „Übersetzen" oder erklären Sie sicherheitshalber Ihre Fachbegriffe, denn man kann sich nie sicher sein, was ein Kunde davon wirklich verstanden hat. Sprechen Sie die Fachwörter langsam und deutlich aus: „Hyaluronsäure kommt in unserer Haut ganz natürlich vor. Sie ist dazu da, Feuchtigkeit zu speichern."

Verkaufshilfen. Nutzen Sie die verfügbaren Verkaufshilfen und setzen Sie diese zielsicher ein. Nutzen Sie Displays und Aufsteller, vor denen Sie mit den Kunden stehen und deren Informationen Sie bei der Beratung vortragen: „Von diesem Hersteller gibt es eine ganze Reihe Produkte für Kinder." Wenn der Kunde Ihnen zuhört und dieselben Inhalte oder Bilder dazu auch auf dem Display sieht, wird die Information besser bei ihm verankert.

Auch Tester sind gute Verkaufshilfen. Bitte achten Sie aber penibel darauf, dass Ihre Tester noch innerhalb des Verfallsdatums verbraucht werden und dass sie makellos sauber sind. Geben Sie Proben und Produktbeschreibungen der Hersteller weiter.

Nutzen Sie Kopiervorlagen mit Kundeninformationen aus Fachzeitschriften, welche sie mit Ihrem Apothekenstempel versehen (▶ Kap. 12.6) und seien Sie aufmerksam für Werbeanzeigen, die in verbreiteten Zeitschriften geschaltet oder als TV-Spots gesendet werden. Übersetzen Sie den Werbungs-Zusatz „… fragen Sie Ihren Arzt oder Apotheker" als „fragen Sie in der Apotheke", und geben Sie zu Themen aus Ihren Kompetenzfeldern qualifizierte Auskunft.

Fragen Sie Ihre Lieferanten und die Firmenvertreter nach solchen Verkaufshilfen. Schauen Sie aufmerksam in die Schaufenster anderer Apotheken. Wenn Sie weiter weg von Ihrer Apotheke unterwegs sind, gehen Sie auch mal in andere Apotheken und holen Sie sich bei den Wettbewerbern Anregungen, wie man Ware gut präsentieren und Kunden gut informieren kann.

7.1.6 Auf Kundeneinwände eingehen

Einwand oder Vorwand? Das ist die wichtigste Frage, wenn Ihnen jemand widerspricht oder kritische Fragen stellt. Hier sollten Sie analysieren und differenzieren. Einwände sind leichter zu behandeln.

Auf Einwände reagieren. Beim Umgang mit Einwänden gibt es zwei gegensätzliche Herangehensweisen: entweder Sie antworten „schlagfertig" mit Gegenargumenten oder Sie gehen sachlich und engagiert auf den Einwand ein. Letzteres sollte in der Apotheke der Normalfall sein, ersteres die Ausnahme.

In einer öffentlichen Debatte vor Zuschauern ist Schlagfertigkeit höchst unterhaltsam. Ein Schlagabtausch von Argument und Gegenargument kann auch für die Teilnehmer einer solchen Debatte Spaß machen. Wer hat am Ende recht? Mit Stammkunden, zu denen Sie eine vertrauensvolle und tragfähige Beziehung haben, können Sie so eine Debatte durchaus einmal führen.

In einem normalen Beratungsgespräch mit Kunden, die Sie nicht oder wenig kennen, sollte Ihre Einwandbehandlung aber durchgehend zeigen, dass Sie den Kunden ernst nehmen und dass es Ihnen ein echtes Anliegen ist, in seinem Sinne eine gute Lösung zu finden. In einem solchen Gespräch gibt es nur Gewinner, es geht nicht ums Rechthaben. Wir verfolgen hier nur diesen zweiten Ansatz.

> **Praxistipp** Hier sind einige Gründe für Einwände seitens der Kunden und Tipps, was Sie in diesem Fall tun können:
> - **Nicht verstanden worden:** „Ich will keine Flüssigseife, ich will ein ganz hundsgewöhnliches Stück Seife, aber die soll schonend sein." – Zeigen Sie, dass Sie es jetzt verstanden haben, fragen Sie nötigenfalls nach, und beraten Sie entsprechend.
> - **Mag ich nicht:** „Mit Kräutertee können Sie mich jagen, so krank kann ich gar nicht sein, dass ich den trinke." – Bestätigen Sie, dass der Einwand angekommen ist: „Oh, dann ist das keine Alternative für Sie. Lassen Sie uns nach einer anderen Möglichkeit suchen."
> - **Schlechte Erfahrung:** „Diese Handcremes aus der Tube machen immer so fettige Hände." – Zeigen Sie Verständnis: „Ja, das ist unangenehm, bei einigen Cremes ist das so." Geben Sie dem Kunden eine Chance für eine neue Erfahrung, aber zwingen Sie Ihm das nicht auf: „Bei dieser Creme ist das anders, die zieht sofort rückstandslos ein. Möchten Sie es mal auf dem Handrücken ausprobieren?"
> - **Informationsflut:** „Machen Sie es doch nicht so kompliziert, ich hätte gerne ein ganz normales Pflaster!" Herr Grau hat bisher alle Apothekeneinkäufe durch seine Frau erledigen lassen. Er fühlt sich von der Vielfalt der Produkte überfordert. – Legen Sie ihm zwei Packungen hin: „Das ist ein ganz normales Pflaster zum selbst Abschneiden, und das ist ein normales wasserfestes Pflaster, das in einzelnen Streifen verpackt ist."
> - **Nicht selbst erfunden:** Herr Wissner glaubt nur an Wahrheiten, auf die er selbst gekommen ist, ansonsten widerspricht er. (Dieses Verhalten ist auch als not invented here-Syndrom bekannt.) – Leiten Sie Ihre weiteren Sätze ein mit „Sie wissen ja ...", „Sie kennen ja sicher ..."
> - **Letztes Wort:** Wer unbedingt immer das letzte Wort haben will, kann einfach nicht stehen lassen, was der andere gesagt hat, und findet immer noch einen neuen Einwand. Das ist diesen Menschen meist nicht bewusst. – Gönnen Sie dem Kunden das letzte Wort und quittieren Sie seinen letzten Einwand mit einem heiteren Lächeln. Dann wechseln Sie das Thema: „Kann ich sonst noch etwas für Sie tun?"

Sehen Sie Einwände von Kunden nicht als Angriff auf Ihre Person oder auf Ihre Kompetenz, sondern betrachten Sie jeden Einwand als ein Angebot des Kunden, die Sache noch genauer zu ergründen. Akzeptieren Sie, dass sich jemand erst nach Abwägung von Einwänden und Informationen schließlich zum Kauf entscheidet.

Auf Vorwände reagieren. Vorwände, die sich als Einwände tarnen, sind viel schwieriger aufzugreifen. Dazu sollten Sie bedenken, warum der Kunde denn einen Vorwand vorbringt, anstatt direkt zu sagen, was hinter seiner Ablehnung steckt. Vorwände sind oft Versuche, einer Konfrontation auszuweichen, zum Beispiel, weil jemand nicht Nein sagen will. Die folgenden Beispiele könnten aber ebenso gut echte Einwände sein:
- „Ich habe gerade keine Zeit dafür." (Eigentlich: „Ich will mich damit jetzt nicht so ausführlich beschäftigen.")
- „Das ist mir zu teuer." (Eigentlich: „Ich hatte diese Ausgabe jetzt nicht eingeplant.")
- „Ich überlege es mir noch mal." („Eigentlich: Ich habe mich dagegen entschieden, will das aber nach der ausführlichen Beratung nicht sagen.")
- „Ich habe noch Zahnseide zu Hause, die will ich erst aufbrauchen." (Eigentlich: „Ich möchte jetzt nicht noch mit einer Interdentalbürste anfangen.")

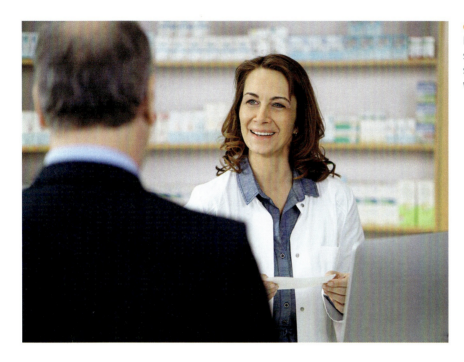

Abb. 7.5 Wenn Kunden Einwände vorbringen, sollten diese ernsthaft und sachlich beantwortet werden.

Man sollte nicht versuchen, Vorwände wie ein Detektiv zu „enttarnen", sondern eher dem Kunden eine Brücke bauen, damit die Kommunikation jetzt oder ein andermal weitergehen kann. Dazu kann man den Vorwand durchaus aufgreifen:

- „Wenn Sie mal ein paar Minuten Zeit haben, erkläre ich Ihnen das gerne. Sie können mich auch anrufen, wenn es gerade für Sie passt."
- „Ja, denken Sie in Ruhe darüber nach. Sprechen Sie mich auch gerne an, wenn Sie sich dagegen entschieden haben, dann suchen wir nach anderen Alternativen."
- „Wenn Sie mal eine Zahnseide brauchen, die ganz besonders gut zu handhaben ist, empfehle ich Ihnen gerne eine Neuentwicklung."

Denken Sie immer daran: Der Kontakt zum Kunde ist noch wichtiger als die perfekte Information. Ein Kunde, der Ihnen nach und nach vertraut, wird immer seltener Vorwände benutzen, weil er weiß, dass Sie seine Einwände ernsthaft beantworten.

7.1.7 Preisinformation und Kaufsignale

Solange der Kunde nicht nach dem Preis fragt, brauchen Sie das Thema auch nicht anzusprechen. Erst wenn ein Preisvergleich zwischen zwei Produkten bei der Entscheidung eine Rolle spielen könnte, werden die Kosten zu einer nützlichen Information.

> **Zahlungen in der Apotheke**
> Wenn ein Beratungsgespräch beendet ist und der Kunde sein Produkt bezahlt, kann er das in den meisten Apotheken sowohl bar als auch elektronisch, beispielsweise durch EC- oder Kreditkarten machen. Mehr dazu lesen Sie im ▶ Kap. 13.13.

Wenn Sie gefragt werden, „was kostet das denn?", sprechen Sie jeden Preis mit ganz normaler Stimme aus. Bei hochpreisigen Produkten können Sie gleich noch ein Verkaufsargument hinterherschieben: „Diese Gesichtscreme kostet 19,90 Euro. Wenn Sie sie täglich verwenden, reicht sie Ihnen voraussichtlich drei bis vier Monate." Bei besonders günstigen Produkten können Sie zum Vergleich eine teurere Alternative nennen: „Hier sind 20 Stück für 5,60 Euro drin. Andere Marken verlangen dafür bis zu 10,– Euro."

Hüten Sie sich vor diesem Fehler: Nehmen Sie nicht automatisch an, dass Kunden immer den geringsten Preis oder das billigste Produkt haben wollen. Es gibt eine ordentliche Anzahl an Kunden, die einfach nur das Beste für sich suchen und dann auch den entsprechenden Preis bezahlen. Man sieht es den Kunden nicht an, wer lieber sparsam ist und wer sich etwas leistet.

Was jemand als teuer empfindet, ist sehr individuell. Deswegen sollten Sie auch keinesfalls einen Preis kritisieren, den Sie persönlich zu hoch finden. Hochpreisige „Edelmarken" erzeugen eine gewisse Exklusivität, und manche Kunden fühlen sich davon angesprochen.

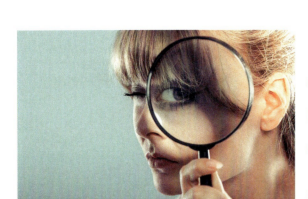

Abb. 7.6 Versuchen Sie nicht, Vorwände zu „enttarnen", sondern bauen Sie Kunden eine Brücke, damit die Kommunikation weitergehen kann.

Wenn Sie nach einer Begründung gefragt werden, was denn der besondere Vorteil eines teureren Produkts oder der mögliche Nachteil einer preiswerteren Alternative ist, sollten Sie eine sachliche Antwort geben können, ohne eines der Produkte abzuwerten.

> **Englisch: Höhere Preise begründen**
> Argumente für höherpreisige Produkten lassen sich folgendermaßen formulieren:
> - „Das ist eine sehr aufwendige Verpackung, die oft als Geschenk genommen wird. Die anderen Produkte habe eine schlichtere Umverpackung."
> - „Dieser Tiegel ist aus geschliffenem Glas, das merken Sie schon am Gewicht. Die andere Creme ist in einem Kunststofftiegel."
> - „Diese Teebeutel sind alle einzeln in Folie verschlossen, damit die ätherischen Öle darin bleiben. Bei herkömmlichen Tees sind die Beutel meist aus Papier."
>
> **So überzeugen Sie den Kunden auf Englisch:**
> - "This is a very fancy packaging which is often chosen as a present. The other products have a simpler outer packaging."
> - "This cream jar is made of cut glass, you can tell just from the weight. The other cream comes in a plastic jar."
> - "These tea bags are individually sealed in foil, so that the essential oils are kept inside. With conventional/common teas the bags are usually made of paper."

Die Kaufentscheidung der Kunden ist häufig an der Körpersprache zu erkennen, wie schon bei der AIDA-Formel (▶ Kap. 7.1.2) erklärt. Achten Sie auf folgende Signale:

- Die Kundin fragt nach dem Preis, zieht die Augenbrauen hoch und fügt hinzu, „das ist ja nicht ganz billig." Sie geben ihr noch einen weiteren Anreiz, zum Beispiel: „Dieser Vorrat reicht Ihnen ja mehrere Monate", und sie nickt zustimmend.
- Der Kunde fragt, „was kostet das denn?" und zeigt sich zufrieden mit dem Preis.
- Die Kundin grinst verschmitzt und sagt, „das leiste ich mir jetzt!"
- Der Kunde nimmt nach Beratung zu zwei Alternativen eine Packung oder zeigt darauf und sagt: „Dann nehme ich das da."
- Die Kundin nimmt die angebotene Packung in die Hand, schaut das Preisschild an und gibt einen freundlichen Kommentar ab, zum Beispiel, „ach, das geht ja."

Auf solche Kaufsignale können Sie mit einem weiteren, bekräftigenden Vorteil des Produkts reagieren oder nur mit einem kurzen, zustimmenden Kommentar: „Gut." Wenn der Kunde nun den Geldbeutel zückt, gehen Sie mit ihm zu Kasse und tippen Sie den Preis ein. Bevor Sie den Bezahlvorgang abschließen, ist aber noch Gelegenheit zu fragen, „darf es sonst noch etwas sein?"

> **Kommunikationstipp** Die Kaufentscheidung können Sie mit Verkaufsargumenten bekräftigen, die vorher noch nicht zum Zug kamen, zum Beispiel so:
> - **Verlässliches, Bewährtes:** „Da haben Sie eine verlässliche Marke genommen, die schon lange auf dem Markt ist und in vielen Tests immer gut bewertet wird."
> - **Nützliche Technik:** „Der Verschluss ist sehr gut gemacht, Sie können die Tube auf den Kopf stellen und bei jeder Anwendung mit wenig Druck gut dosieren."
> - **Sparsam:** „Das kann man recht sparsam dosieren, daran werden Sie lange Freude haben, das hat auch ein ausreichendes Haltbarkeitsdatum."
> - **Mehr wird günstiger:** „Wenn Sie das nachfüllen möchten, heben Sie die Flasche auf. Es gibt auch einen Nachfüllbeutel dazu, der ist dann noch günstiger."
> - **Weitere Einsatzmöglichkeiten:** „Das kommt auch bei Kindern sehr gut an" oder „das eignet sich auch sehr gut als Geschenk."
> - **Andere wollen das auch:** „Lassen Sie mal Ihrem Mann daran schnuppern, dieser zurückhaltende Duft kommt bei Männern recht gut an, die kaufen das auch oft" oder „Zeigen Sie dieses Gel mal Ihrer Frau, die kann das bei der Gartenarbeit bestimmt auch brauchen."

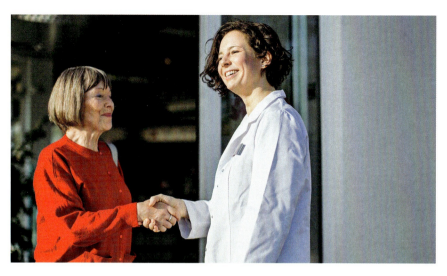

Abb. 7.7 Eine freundliche Verabschiedung ist wichtig, denn dieser Eindruck bleibt noch eine Weile im Kopf des Kunden haften – allerdings sollten Sie die Kunden dabei unbedingt anschauen.

7.1.8 Verabschiedung

Wenn die Beratung abgeschlossen ist und der Kunde ausgewählt hat, was er mitnimmt, ist die Kundenbegegnung noch lange nicht zu Ende, sondern es folgt noch eine weitere, wichtige Phase. Außerdem kommt es immer wieder vor, dass dem Kunden in letzter Minute doch noch etwas einfällt, und dann beginnt eine neue Beratung. Freuen Sie sich darüber, wenn Sie sogar noch weiteren Bedarf decken können. Fragen Sie daher: „Brauchen Sie sonst noch etwas? Tee, Creme, Zahnpflege?" Manche Menschen sind ausgesprochen dankbar für solche Erinnerungen. Prüfen Sie vor dem Bezahlen auch, ob zu den ausgewählten Produkten noch etwas Anderes passt. Holen Sie das Produkt und zeigen Sie es vor.

> **Englisch: Die Verabschiedung**
> Mit den folgenden Worten können Sie ein Gespräch auf Englisch beenden:
> - Thank you very much. – Vielen Dank.
> - You are welcome. – Gern geschehen./Bitte schön./Nichts zu danken.
> - Is there anything else I can do for you? – Kann ich sonst noch etwas für Sie tun?
> - Is there anything else you need? – Brauchen Sie sonst noch etwas?
> - Would you like a bag/carrier bag? – Möchten Sie eine Tüte/Tragetasche?
> - Get well soon! – Gute Besserung!
> - Have a nice day! – Ich wünsche Ihnen einen schönen Tag!
> - Good luck! – Viel Glück!
> - Goodbye! – Auf Wiedersehen!
> - See you soon! – Bis bald!

Der Bezahlvorgang kann sich aus verschiedenen Gründen hinziehen. Nehmen Sie sich die nötige Zeit dafür, auch das ist ein Teil des Kundenkontaktes. Fragen Sie, falls es bei Ihnen so etwas gibt, nach einer Kundenkarte und bleiben Sie ganz entspannt stehen, solange Senioren ihr Bargeld abzählen. Antworten Sie „so viel Zeit habe ich immer", wenn sich jemand dafür entschuldigt, dass es so lange dauert. Drehen Sie sich deutlich weg vom Sichtfeld, wenn der Kunde zur Kartenzahlung seine PIN eingibt und warten Sie in Ruhe ab, bis der Kassenzettel in der Brieftasche verstaut ist.

Und es geht immer noch weiter, nachdem der Kunde bezahlt hat. Wenn Sie Muster oder Zugaben mitgeben, legen Sie diese nicht stumm dazu, sondern zeigen Sie diese vor und sagen Sie, was es ist und wozu es gut ist. Reichen Sie die fertig bepackte Tüte erst dann über den HV, wenn der Kunde seinen Geldbeutel verstaut hat. Falls Sie den Kunden zur Tür begleiten, sagen Sie, „ich bringe Sie zur Tür". Bei Menschen mit Gehhilfen tragen Sie auch die Tüte zur Tür oder bieten Ihre Hilfe beim Verstauen im Rollator an.

Bleiben Sie in jedem Fall so lange mit diesem Kunden im Kontakt, bis er seine Tüte oder seine Ware hat und den Weg hinausfindet. Erst dann wenden Sie sich dem nächsten Kunden oder der nächsten Aufgabe zu. Eine freundliche Verabschiedung ist deswegen so wichtig, weil dieser Eindruck noch eine Weile haften bleibt. Schauen Sie dem Kunden noch einmal ganz bewusst in die Augen, wenn Sie „auf Wiedersehen!" sagen.

7.1.9 Schaffen einer guten Gesprächsatmosphäre

Sorgen Sie jederzeit für eine aufmerksame, konstruktive Gesprächsatmosphäre. Ein gelungenes Einkaufserlebnis ist, wenn der Kunde gelassener, ausgeglichener oder fröhlicher aus der Apotheke hinausgeht, als er hereingekommen ist.

> **Was sagen die Kunden?**
> Um zu ermitteln, wie zufrieden Kunden mit „ihrer" Apotheke sind, gibt es verschiedene Instrumente – Umfragen zählen dazu, aber auch die Daten aus Kundendateien lassen Schlüsse diesbezüglich zu. Mehr zum Thema „Ermittlung der Kundenzufriedenheit" findet sich im ▶ Kap. 12.13.

Gehen und gestikulieren Sie ausdrucksvoll, würdevoll, gemessen oder zurückhaltend, nicht hektisch und angespannt. Diese Achtsamkeit lässt sich trainieren. So fördern Sie Ihre Gesundheit und bekommen eine wundervoll charismatische Ausstrahlung auf andere Menschen. Verständnis zeigt man, indem man kurz zusammenfasst oder mit Schlüsselworten wiederholt, was der Kunde gesagt hat. Fühlen Sie sich in andere Menschen ein, aber übernehmen Sie nicht ihr Leiden. Das gilt für Kundschaft ebenso wie für Kolleginnen und Kollegen.

Ihre Verantwortung ist es, den bestmöglichen Beitrag zu leisten, damit andere sich selbst weiterhelfen oder gut arbeiten können. In der Hektik und wenn Sie viel zu tun haben, könnten Sie in Versuchung kommen, diese Anspannung an Kunden weiterzugeben und in Gesprächen nur noch das Nötigste zu tun. Das wäre schade, und es wird sich auch für Sie selbst nicht gut anfühlen. Deshalb:

- Lassen Sie Kunden ausreden. Wenn jemand sehr viel zu erzählen hat, geben Sie ihm wenigstens 90 Sekunden, bis Sie eine erste Zusammenfassung versuchen, um zu zeigen, was Sie bisher verstanden haben.
- Bevormunden Sie Kunden nicht, selbst wenn sie irrige Annahmen vortragen, denen Sie auf jeden Fall widersprechen müssen. Das Zauberwörtchen heißt „bisher": „Sie haben das bisher so gemacht. Jetzt gibt es viel genauere Messgeräte, die ganz leicht zu bedienen sind."
- Trauen Sie sich selbst, Ihren Kunden und ihren Kollegen wie auch Ihrer Apothekenleitung zu, dass es manchmal etwas länger dauert, bis Ihre Argumente und Informationen Früchte tragen. Bleiben Sie dran und geben Sie nicht auf. Manchmal lohnt es sich, wenn Sie einen einzigen Menschen wirklich überzeugt und glücklich gemacht haben, auch wenn neun andere unberührt scheinen.

Weitere Tipps zum guten Umgang mit Ihren Gesprächspartnern finden Sie im ▶ Kap. 11.

7.2 Apothekenübliche Waren

Um zu den apothekenüblichen Waren sachkundig beraten zu können, ist es erforderlich, diese Waren und ihre Einsatzgebiete zu kennen. Außerdem sollten Sie ein grundsätzliches Verständnis über die entsprechenden Vorschriften entwickeln.

7.2.1 Vorschriften für apothekenübliche Waren

Neben Arzneimitteln und apothekenpflichtigen Medizinprodukten dürfen Apotheken nur „apothekenübliche Waren" abgeben und „apothekenübliche Dienstleistungen" anbieten.

Apothekenbetriebsordnung

Welche Warengruppen zu den apothekenüblichen Waren zählen, listet die Apothekenbetriebsordnung (ApBetrO) auf:

> **§ 1a Apothekenbetriebsordnung (ApBetrO)**
> **(10) Apothekenübliche Waren sind:**
> 1. Medizinprodukte, die nicht der Apothekenpflicht unterliegen,
> 2. Mittel sowie Gegenstände und Informationsträger, die der Gesundheit von Menschen und Tieren unmittelbar dienen oder diese fördern,
> 3. Mittel zur Körperpflege,
> 4. Prüfmittel,
> 5. Chemikalien,
> 6. Reagenzien,
> 7. Laborbedarf,
> 8. Schädlingsbekämpfungs- und Pflanzenschutzmittel sowie
> 9. Mittel zur Aufzucht von Tieren.

Die apothekenüblichen Dienstleistungen werden ebenfalls in der Apothekenbetriebsordnung aufgeführt (▶ Kap. 1.3.3). Dazu zählen neben der Beratung unter anderem zu Gesundheits- und Ernährungsfragen auch die Durchführung einfacher Gesundheitstests sowie das patientenindividuelle Anpassen von Medizinprodukten.

Im Bereich der apothekenüblichen Waren (nicht bei Arzneimitteln!) dürfen auch PKA im Verkauf und in der Kundenberatung tätig sein.

Alle wichtigen apothekenüblichen Waren und üblichen Gesundheitsdienstleistungen einer Apotheke werden in den nächsten Abschnitten dieses Lernfelds vorgestellt.

Medizinprodukte

Zum Warensortiment einer Apotheke gehören auch Medizinprodukte. Apothekenpflichtige Medizinprodukte zählen zum Hauptsortiment und sind Bestandteil des Versorgungsauftrags einer Apotheke. Medizinprodukte, die nicht der Apothekenpflicht unterliegen, gelten als apothekenübliche Waren.

Das Anfang 1995 erstmals in Kraft getretene und inzwischen mehrfach überarbeitete Gesetz über Medizinprodukte (Medizinproduktegesetz, kurz MPG) hat den Zweck, den Verkehr mit Medizinprodukten zu regeln und dadurch für die Sicherheit, Eignung und Leistung der Medizinprodukte sowie die Gesundheit und den erforderlichen Schutz der Patienten, Anwender und Dritter zu sorgen.

Wie Medizinprodukte definiert werden, haben Sie bereits im ▸ Kap. 3 erfahren. Kurz gesagt: Medizinprodukte sind Gegenstände oder Stoffe mit medizinischer Zweckbestimmung, deren Hauptwirkung keine arzneiliche, sondern meist eine physikalische ist. Sie lassen sich unterscheiden in **aktive** – also durch externe Stromquellen, Akkus oder Batterien betriebene – und **nicht aktive Medizinprodukte** sowie **In-vitro-Diagnostika**.

Beispiele für aktive Medizinprodukte sind Herzschrittmacher und Arzneimittelpumpen (implantierbare) sowie Röntgengeräte, Narkose- und Beatmungsgeräte (nicht implantierbar). Zu den nicht aktiven Medizinprodukten zählen Brillen, Kontaktlinsen, Blutdruckmessgeräte, Artikel zur Stomaversorgung, Verbandmittel, Spritzen und Kanülen, Inhalationsgeräte, Kondome und Einmalkatheter. In-vitro-Diagnostika sind Reagenzien, AIDS-Test und Schwangerschaftstests. Medizinprodukte werden entsprechend ihrem Gefährdungspotenzial bei der Anwendung in vier Gefahrenklassen eingeteilt: Klasse I, Klasse IIa, Klasse IIb und Klasse III.

Komformitätsbewertung. Im Gegensatz zu Arzneimitteln bedürfen Medizinprodukte keiner behördlichen Zulassung. Bevor ein Medizinprodukt auf den Markt gebracht werden darf, muss es jedoch einer Risiko-Nutzen-Analyse unterzogen worden sein, in der der Nutzen des Produkts die Risiken überwiegen muss. Hersteller dürfen das Konformitätsbewertungsverfahren nur für die niedrigste Gefahrenstufe (Klasse I) selbst abschließen – für alle anderen Klassen muss eine staatlich autorisierte Stelle (sogenannte Benannte Stelle) hinzugezogen werden, die überprüft, ob das Verfahren vollständig und erfolgreich durchgeführt wurde. Sofern ein Produkt das Konformitätsbewertungsverfahren erfolgreich durchlaufen hat, erhält es eine CE-Kennzeichnung (▸ Kap. 3). Vor dem erstmaligen Inverkehrbringen muss der Hersteller sein Produkt bei der zuständigen Behörde – dem Deutschen Institut für Medizinische Dokumentation und Information (DIMDI) – anzeigen.

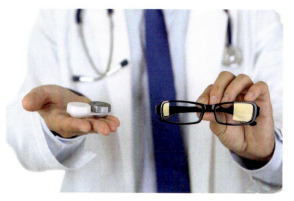

○ **Abb. 7.8** Auch Brillen und Kontaktlinsen sind Medizinprodukte.

Einsatz in der Apotheke. Die Verordnung über das Errichten, Betreiben und Anwenden von Medizinprodukten (Medizinprodukte-Betreiberverordnung, kurz MPBetreibV) regelt, worauf zu achten ist, wenn Medizinprodukte zum Einsatz kommen – etwa in der Apotheke (sie gilt nicht bei der Anwendung durch Laien im privaten Umfeld). Apotheken sind in diesem Sinne Betreiber von Medizinprodukten, wenn sie den Blutdruck beim Patienten messen, den Blutzucker- oder Cholesterinwert bestimmen oder Milchpumpen ausleihen.

> **Achtung** Wenn in der Apotheke im Hilfsmittelverzeichnis der gesetzlichen Krankenkassen gelistete Medizinprodukte abgegeben werden, muss der Patient den Empfang durch eine Unterschrift auf der Rückseite des Kassenrezeptes quittieren. Wenn Sie an der Vorbereitung der Rezepte zur Abrechnung (▸ Kap. 9.7) beteiligt sind, sollten Sie darauf achten, dass diese Unterschrift vorhanden ist.

Über alle aktiven Medizinprodukte sollte jede Apotheke ein Bestandsverzeichnis besitzen. Für sie müssen nach dem Aufstellen eine Funktionsprüfung und eine Einweisung – nicht bei Geräten, die zur Anwendung durch Laien vorgesehen sind – vorgenommen werden. Ausschließlich geschulte Personen dürfen anschließend das entsprechende aktive Medizinprodukt betreiben. Für einige aktive Medizinprodukte, beispielsweise elektronische Blutdruckmessgeräte, muss darüber hinaus ein Medizinproduktebuch geführt werden. In ihm werden alle Ereignisse seines Betriebslebens dokumentiert.

Grundsätzlich sind im Rahmen der Wartung und Instandhaltung regelmäßige Kontrollen durchzuführen, um einen sicheren und ordnungsgemäßen Betrieb zu gewährleisten. Auch sicherheitstechnische Kontrollen sind nach den vorgegebenen Fristen erforderlich, es sei denn, der Hersteller hat sie in der Betriebsanleitung

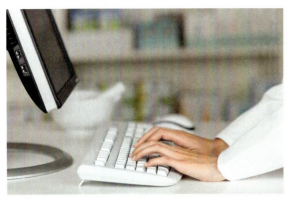

Abb. 7.9 Wenn ein Medizinprodukt nicht in Ordnung ist, muss dies dem BfArM gemeldet werden. Das geht ganz einfach online.

oder Gebrauchsinformation ausgeschlossen. Außerdem sind für gewisse Medizinprodukte in regelmäßigen Abständen messtechnische Kontrollen vorgeschrieben, beispielsweise bei elektronischen Blutdruckmessgeräten.

Risiken melden. Die Medizinprodukte-Sicherheitsplanverordnung (kurz MPSV) regelt die Verfahren zur Erfassung, Bewertung und Abwehr von Risiken im Verkehr oder in Betrieb befindlicher Medizinprodukte. Für Apotheken relevant ist in erster Linie die Meldepflicht von Vorkommnissen an die zuständige Bundesoberbehörde – in der Regel das BfArM, für einige In-vitro-Diagnostika das Paul-Ehrlich-Institut (PEI).

Gemeldet werden müssen Vorkommnisse wie Funktionsstörungen, Ausfälle oder Änderungen der Merkmale oder der Leistung oder eine Unsachgemäßheit der Kennzeichnung oder der Gebrauchsanweisung eines Medizinprodukts, die unmittelbar oder mittelbar zum Tod oder zu einer schwerwiegenden Verschlechterung des Gesundheitszustands eines Patienten, eines Anwenders oder einer anderen Person geführt hat, geführt haben könnte oder führen könnte – und zwar unverzüglich, also ohne schuldhaftes Zögern.

> **Praxistipp** Zur Meldung von Vorkommnissen stehen Formulare zur Verfügung. Sie können per E-Mail oder auf den jeweiligen Internetseiten übermittelt werden:
> www.bfarm.de > Medizinprodukte > Service, Formulare Medizinprodukte
> www.pei.de > Vigilanz > IVD-Vigilanz > Meldeformulare

Sicherheitsbeauftragter. In Apotheken mit mehr als 20 Beschäftigten übernimmt die Sammlung, Bewertung und Meldung von Vorkommnissen sowie die Durchführung weiterer gegebenenfalls notwendiger Maßnahmen der Beauftragte für Medizinproduktesicherheit. Die Medizinprodukte-Betreiberverordnung schreibt bei einer solchen Größe einen Sicherheitsbeauftragten als zentralen Ansprechpartner in der Apotheke und als Kontaktperson für Behörden, Hersteller und Vertreiber vor. Um die Erreichbarkeit sicherzustellen, müssen Apotheken auf ihrer Internetseite eine Funktions-E-Mail-Adresse des Sicherheitsbeauftragten bekannt machen. Er oder sie muss eine sachkundige und zuverlässige Person mit medizinischer, naturwissenschaftlicher, pflegerischer, pharmazeutischer oder technischer Ausbildung sein.

7.2.2 Verbandstoffe und Wundauflagen

PKA dürfen Kunden zu Wundauflagen, Verbandmitteln, Wundschnellverbänden sowie zu Stütz- und Kompressionsverbänden beraten – so steht es in der Apothekenbetriebsordnung, denn diese Produkte zählen zu den apothekenüblichen Waren. Damit Sie Ihre Beratung kompetent durchführen können, erfahren Sie im Folgenden mehr über Verbandmittel und die Versorgung von Wunden.

Wundarten

Nicht alle Verletzungen lassen sich mit einem leichten Verband oder einem Wundschnellverband – im Volksmund als Pflaster bezeichnet – versorgen. Daher muss im Gespräch mit einem Kunden zuerst einmal erfragt werden, um welche Art von Wunde es sich bei dem Betroffenen handelt.

Platzwunden. Nach dem Einwirken stumpfer Gewalt, beispielsweise wenn man fällt oder einen Schlag bekommt, kann eine Platzwunde mit sehr unregelmäßigen Wundrändern entstehen. In der Ersten Hilfe sollte man zuerst einmal versuchen, die Blutung zu stoppen, indem man eine sterile Kompresse auf das betroffene Körperteil drückt und dieses hochlagert. Außerdem kann ein sogenannter Druckverband angelegt werden, bei dem die Wunde mit einer sterilen Kompresse abgedeckt und dann mit einer Mullbinde einmal umwickelt wird. Anschließend legt man ein eingepacktes Verbandpäckchen, das in Verbandskästen zu finden ist, auf die Wunde und fixiert es mithilfe einer Mullbinde. Danach sollte man – je nach Größe der Wunde – entscheiden, ob ein Arzt aufgesucht werden muss. Dieser kann größere Platzwunden nähen oder mit einem speziellen Pflaster verschließen.

Schürfwunden. Wer mit dem Ellenbogen eine Wand touchiert oder auf der Straße ausrutscht, hat es anschließend häufig mit einer Schürfwunde zu tun. Diese

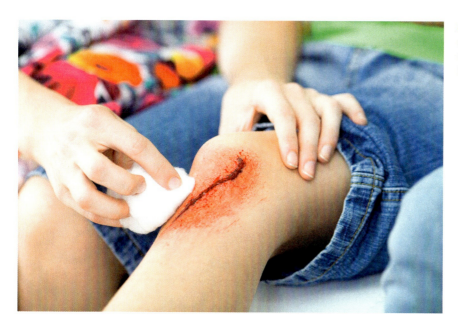

Abb. 7.10 Platzwunden entstehen beispielsweise, wenn Kinder beim Spielen fallen.

Wunden bluten in der Regel nicht besonders stark, doch sie sind oft verunreinigt. Daher sollte eine Schürfwunde mit sauberem Wasser gereinigt werden, bevor man sie desinfiziert und verbindet. Zum Desinfizieren sind verschiedene Produkte erhältlich, beispielsweise Sprays mit Octenidin oder Lösungen mit Povidon-Iod. Zur Versorgung von Schürfwunden können hydroaktive Wundauflagen eingesetzt werden.

Stichwunden. Diese Art von Wunden entsteht beispielsweise, wenn man sich an einem Holzsplitter oder an den Dornen von Pflanzen verletzt. Stichwunden bluten nur wenig, weshalb auch sie mit einem der oben genannten Präparate desinfiziert werden sollten. Solange der Fremdkörper nicht mehr in der Wunde steckt, kann diese mit einem Wundschnellverband abgedeckt werden. Anders ist es, wenn sich der Fremdkörper noch in der Wunde befindet. In diesem Fall sollte man nicht selbst Hand anlegen, sondern zum Arzt gehen, damit er den Fremdkörper fachmännisch entfernt.

Schnittwunden. Wie schnell ist es passiert? Man nimmt das Küchenmesser, um Lebensmittel zu schneiden – und schon hat man nicht nur das Gemüse oder die Kräuter, sondern auch gleich noch den Finger erwischt, wodurch es zu einer mehr oder weniger tiefen Schnittwunde kommt. Diese Wunden, die häufig auch durch Scheren oder Glasscherben verursacht werden, haben glatte Wundränder und klaffen je nach Schwere der Verletzung mehr oder weniger stark auseinander. Da Schnittwunden in der Regel stark bluten, müssen sie nicht gereinigt werden – durch die Blutung werden Verunreinigungen ausgespült. Derartige Wunden werden mit einer Kompresse oder einem Wundschnellverband abgedeckt und heilen in der Regel komplikationslos ab.

Ist der Schnitt allerdings sehr tief oder sind Muskeln, Sehnen oder gar der Knochen involviert, muss sofort ein Arzt kontaktiert werden.

Biss- oder Kratzwunden. Wer von einem Hund gebissen oder von einer Katze gekratzt wurde, sollte vorsichtig sein: Zwar sind die Wunden häufig nicht besonders groß und lassen sich einfach versorgen, indem man sie reinigt und einen Wundschnellverband anlegt, aber diese Art von Verletzungen bergen immer ein hohes Infektionsrisiko. Daher ist es wichtig, dass die Betroffenen zu einem Arzt gehen, weil nur er die Risiken abschätzen und gegebenenfalls entsprechende Maßnahmen wie Impfungen gegen Tetanus oder Tollwut durchführen kann.

Verätzungen. Der Kontakt mit Säuren oder Laugen führt zu Verätzungen. Hier sollte – unter Einhaltung des Selbstschutzes – zuerst die durchtränkte Kleidung entfernt werden. Danach wird die betroffene Hautstelle

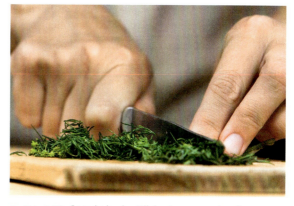

Abb. 7.11 Gerade in der Küche kann es schnell zu Schnittwunden kommen.

mit Wasser gespült. Kleinere Verätzungen werden steril abgedeckt, bei großflächigeren Verletzungen muss ein Arzt gerufen werden.

> **Praxistipp** „Wunden heilen am besten an frischer Luft!" – diese Aussage hört man manchmal von Kunden. Das stimmt jedoch nicht, denn eine nicht abgedeckte Wunde trocknet schnell aus, wodurch das darunter befindliche Sekret nicht mehr abfließen kann. So können sich Bakterien vermehren, was zu Wundheilungsstörungen führen kann.

Verbrennungen und Verbrühungen. Eine Verbrennung entsteht, wenn trockene Hitze, beispielsweise durch eine brennende Kerze, auf die Haut trifft. Verbrühungen hingegen werden beispielsweise durch Wasserdampf verursacht. Beide Verletzungen sind sehr schmerzhaft und müssen, sofern es sich um leichte Verbrennungen oder Verbrühungen handelt, unter fließendem, nicht zu kaltem Wasser oder mithilfe einer Kühlkompresse (rund 18 °C) bis zu einer halben Stunde lang gekühlt werden. Erst wenn der Schmerz auch dann nachlässt, wenn kein Wasser mehr über die Haut läuft, sollte das Kühlen beendet werden. Sind Brandblasen entstanden, dürfen diese nicht geöffnet werden – das kann leicht zu Infektionen führen. Am besten deckt man die Hautstelle mit einem sterilen Verbandtuch locker ab oder verwendet eine hydroaktive Wundauflage. Bei schwereren Verbrennungen ist sofort der Notruf zu kontaktieren.

Chronische Wunden. Ein **Dekubitus**, das sogenannte Druckgeschwür, entsteht besonders häufig bei Patienten, die längere Zeit bettlägerig sind. Hierbei handelt es sich um eine chronische Wunde. Hautstellen, die durch das Körpergewicht ständigem Druck ausgesetzt sind, werden mangelhaft durchblutet, wodurch sich schlecht heilende Wunden beispielsweise am Hinterkopf, den Schulterblättern, am Steißbein, den Ellenbogen oder an den Fersen bilden. Auch der **offene Fuß**, welcher aufgrund von Durchblutungsstörungen bei Diabetikern auftreten kann oder das sich durch arterielle Durchblutungs- bzw. venöse Abflussstörungen entwickelnde **Unterschenkelgeschwür** (Ulcus cruris) zählt zu den chronischen Wunden. Diese Geschwüre werden mithilfe hydroaktiver Wundauflagen behandelt. Außerdem muss die Grunderkrankung ermittelt und therapiert werden. Zur Dekubitus-Prophylaxe sind beispielsweise spezielle Matratzen erhältlich (▶ Kap. 7.2.3).

Englisch: Emergency call – Der Notruf
In einem Notfall sollten Sie auch englisch-sprachigen Kunden schnell helfen können.
- For urgent medical treatment at night or at the weekend you should head directly to the nearest hospital with A & E (Accident and Emergency) facility or call an emergency doctor. – Für dringende ärztliche Hilfe in der Nacht oder am Wochenende sollten Sie direkt zum nächstgelegenen Krankenhaus mit Notaufnahme gehen oder den Notarzt rufen.
- Call "112" for Fire Brigade and Ambulance! – Für Feuerwehr und Krankenwagen „112" anrufen!
- Call "110" for Police! – Für die Polizei „110" anrufen!

Questions you might be asked:
- Where did the accident happen? – Wo ist der Unfall passiert?
- What happened? – Was ist geschehen?
- How many people are injured and what kind of injury do they have? – Wie viele Leute sind verletzt und welche Art von Verletzung haben sie?
- Is the injured person conscious? – Ist die verletzte Person bei Bewusstsein?
- Is the injured person breathing? – Atmet die verletzte Person?

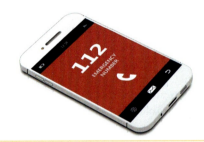

Phasen der Wundheilung

Kann eine Wunde mithilfe von Klammerpflastern oder einer chirurgischen Naht geschlossen werden, verheilt diese in der Regel unkompliziert – in diesem Fall spricht man von **primärer Wundheilung**. Ganz anders verläuft die **sekundäre Wundheilung**. Diese Wunden sind tief und die Wundränder zerklüftet. Hierzu zählen schwere Brandwunden sowie chronische Wunden.

Die sogenannte **epitheliale Wundheilung** betrifft oberflächliche Wunden wie beispielsweise Schürfwunden. Die primäre Heilung wird durch Produkte, die in der trockenen Wundheilung eingesetzt werden, unterstützt, die sekundäre und die epitheliale Wundheilung hingegen wird durch Maßnahmen und Mittel zur feuchten Wundversorgung therapiert.

Egal um welche Art von Wundheilung es sich handelt – es werden immer drei Phasen (●Abb. 7.12)

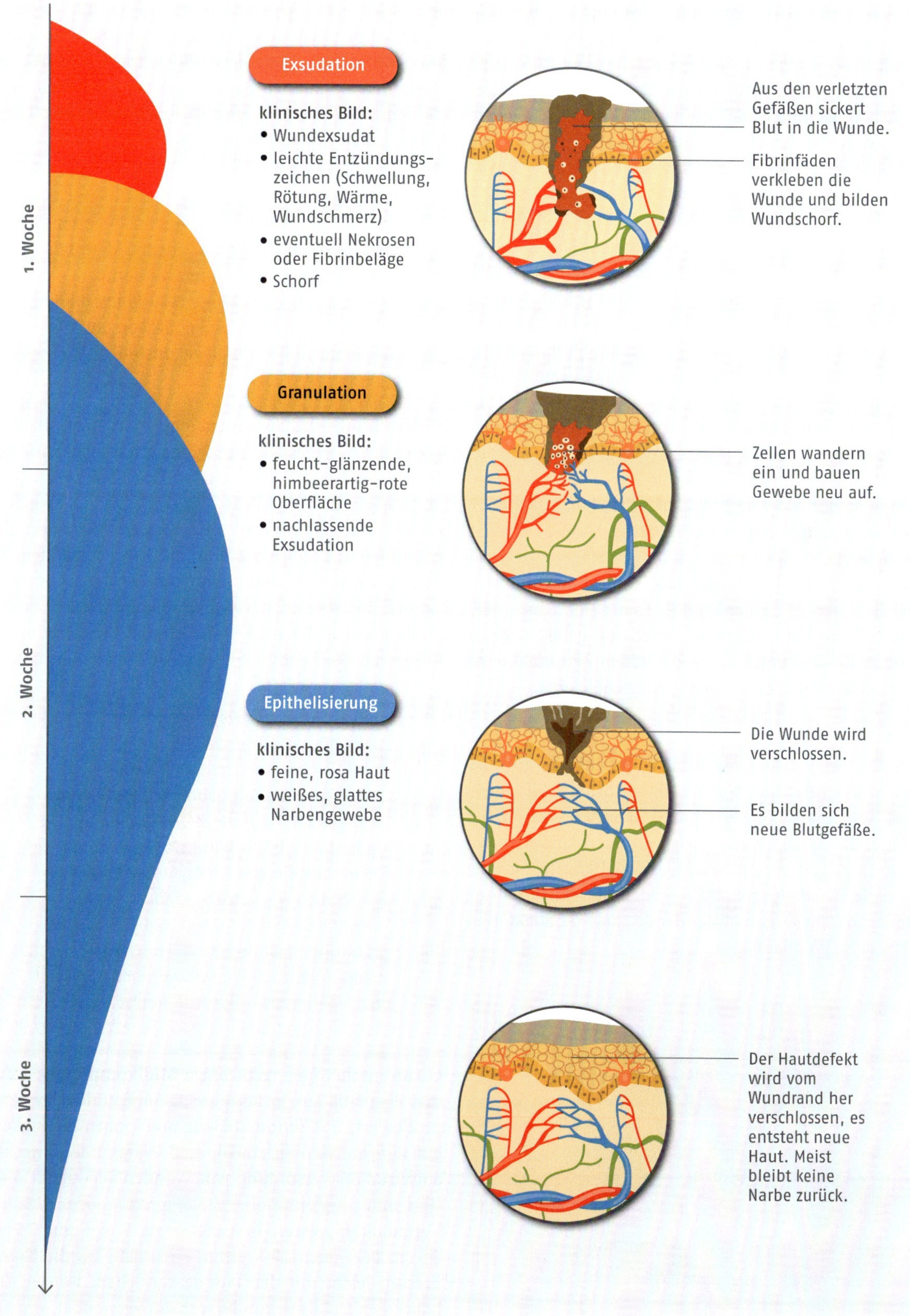

Apothekenübliche Waren 257

Exsudation

klinisches Bild:
- Wundexsudat
- leichte Entzündungszeichen (Schwellung, Rötung, Wärme, Wundschmerz)
- eventuell Nekrosen oder Fibrinbeläge
- Schorf

Aus den verletzten Gefäßen sickert Blut in die Wunde.

Fibrinfäden verkleben die Wunde und bilden Wundschorf.

Granulation

klinisches Bild:
- feucht-glänzende, himbeerartig-rote Oberfläche
- nachlassende Exsudation

Zellen wandern ein und bauen Gewebe neu auf.

Epithelisierung

klinisches Bild:
- feine, rosa Haut
- weißes, glattes Narbengewebe

Die Wunde wird verschlossen.

Es bilden sich neue Blutgefäße.

Der Hautdefekt wird vom Wundrand her verschlossen, es entsteht neue Haut. Meist bleibt keine Narbe zurück.

1. Woche
2. Woche
3. Woche

Abb. 7.12 Phasen der Wundheilung

durchlaufen, die sich zeitlich überlappen können. Unmittelbar nachdem es zu einer Verletzung kam, setzt die **Reinigungs- oder Exsudationsphase** ein. Dabei werden zunächst einmal Fibrinfäden produziert, die die Wunde verkleben und so dafür sorgen, dass die Blutung zum Stillstand kommt. Außerdem wird Wundexsudat gebildet, wodurch Gewebetrümmer und Bakterien ausgespült werden. Auf diese Art reinigt sich die Wunde selbst. Bildet die Wunde sehr viel Exsudat, muss es gebunden werden. Ist die Verletzung hingegen lediglich feucht, sollte mit entsprechenden Produkten versucht werden, diesen Zustand zu erhalten. Bei sehr trockenen Wunden muss eventuell Feuchtigkeit zugefügt werden, was beispielsweise mithilfe hydroaktiver Gelkompressen passieren kann. Verläuft die Wundheilung unkompliziert, dauert die Reinigungsphase nur wenige Tage an.

Die **Granulationsphase** dient dem Wiederaufbau des defekten Gewebes. Hier wandern gesunde Zellen in die Wunde ein und bauen neues Gewebe auf. In dieser Phase ist der verletzte Bereich feucht-glänzend und er hat eine himbeerartig-rote Oberfläche. Das Nässen lässt jetzt deutlich nach.

In der **Epithelisierungsphase** kommt es zum endgültigen Verschluss der Wunde. Es hat sich feine, zartrosafarbene Haut über der Verletzung gebildet, neue Blutgefäße sind entstanden. Zu diesem Zeitpunkt wird auch eine eventuelle Narbenbildung eingeleitet.

Wundauflagen

Durch die Verwendung von Wundauflagen möchte man erreichen, dass Wunden möglichst schnell abheilen – am besten, ohne eine Narbe zu hinterlassen. Dabei sollen die Auflagen aber nicht mit der Wunde verkleben. Dazu gibt es verschiedene Möglichkeiten: konventionelle Wundauflagen, hydro- oder interaktive Wundauflagen sowie geruchsbindende und antibakteriell wirksame Wundauflagen.

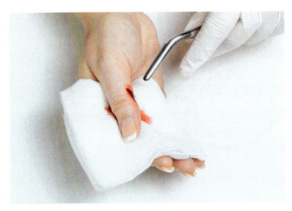

○ **Abb. 7.13** Kompressen werden beispielsweise zur Erstversorgung von Wunden eingesetzt.

Konventionelle Wundauflagen. Zu den konventionellen oder auch passiven Wundauflagen zählen stark saugende Produkte, die bevorzugt zur Erstversorgung blutender oder nässender Wunden sowie zum Abdecken unkomplizierter Bagatellverletzungen eingesetzt werden. Aber auch als Trägermaterial für Salben oder Flüssigkeiten sowie zum Reinigen von Wunden kommen sie zum Einsatz.

> **Praxistipp** Wundauflagen, die eine offene Wunde direkt berühren, müssen steril sein. Sie werden auch als Primärverband bezeichnet. Sogenannte Sekundärverbände, die den Primärverband abdecken und fixieren, sind in der Regel unsteril.

Verbandmull wird aus einem lockermaschigen Baumwollgewebe hergestellt, meist unsteril angeboten und dient vor allem als Salben- oder Medikamententräger. In gerollter Form wird er hauptsächlich im Spender, zum Beispiel als Mullro® oder Gazin® Verbandmull, angeboten und von Ärzten für ihren Sprechstundenbedarf verwendet, da diese sich dann bei Bedarf einfach ein entsprechendes Stück abschneiden können. Auch Mulltupfer wie Telaprep® oder Gazin® Präpariertupfer werden aus Verbandmull hergestellt.

> → **Definition** Ein **Gewebe** ist ein Flächengebilde aus Kett- und Schussfäden, die sich im rechten Winkel kreuzen. Dabei werden die Längsfäden als Kett- und die Querfäden als Schussfäden bezeichnet. Die sogenannte Fadenzahl gibt an, wie viele Fäden auf einem Quadratzentimeter verarbeitet wurden und somit auch, wie eng das Produkt gewebt ist. **Gewirke** werden, ähnlich wie bei einem gestrickten Pullover, durch Maschenbildung hergestellt. Zu den Gewirken zählen beispielsweise Schlauch- oder auch Netzverbände.

Quadratische oder rechteckige **Mullkompressen** werden ebenfalls aus lockermaschigem Baumwollgewebe produziert, sind luftdurchlässig und saugen Flüssigkeit gut auf. Sie werden sowohl zur Wundabdeckung als auch zur Erstversorgung von Wunden verwendet und sind unter anderem als ES-Kompressen oder Gazin® Verbandkompressen in Größen zu 5 × 5 cm, 7,5 × 7,5 cm oder auch 10 × 10 cm erhältlich. Da die Kompressen leicht mit der Wunde verkleben, werden sie hauptsächlich als Sekundärverband verwendet, um eine andere Wundauflage zu schützen oder um daraus austretende Flüssigkeit aufzusaugen. Mullkompressen sind sowohl steril – dann meist in kleineren Packungseinheiten – als auch unsteril mit oder ohne einen eingearbeiteten Röntgenkontraststreifen im Handel.

Vliesstoffe sind Faservliese, die durch mechanische oder chemische Verfahren produziert werden und in Form von Kompressen oder als auch als Tupfer unter Handelsnamen wie Vliwasoft®, Fil-Zellin® oder Zetuvit® in der Apotheke vorkommen.

Die Kompressen sind in der Regel günstiger und häufig weicher als Mullkompressen, allerdings sind Vliesstoffkompressen aus Viskose nass nicht so reißfest wie die Mullkompressen. Vliesstoffkompressen mit einem Kern aus Watte oder Zellstoff sind besonders saugfähig. Ist der Synthetik-Anteil in der Vliesstoffkompresse hoch, verklebt diese nicht so leicht mit der Wunde. Die Kompressen sind steril und unsteril erhältlich. Auch Stilleinlagen (▶ Kap. 7.2.4) oder Nabelkompressen für Säuglinge zählen häufig zu den Vliesstoffkompressen.

Schlitzkompressen sind quadratische Wundauflagen mit einem Y-förmigen Ausschnitt. Sie sind sowohl aus Mull als auch aus Vliesstoff im Handel und werden zur Wundversorgung bei Drainagen oder einer Tracheotomie, einem Luftröhrenschnitt, benötigt. Schlitzkompressen dienen zwar auch dem Schutz vor Infektionen, werden hier aber vor allem zur Polsterung und Fixierung der Schläuche eingesetzt. Ähnlich wie Schlitzkompressen sehen auch Kanülenpflaster aus – diese sind aber selbstklebend.

Augenkompressen sind oval und werden zur Abdeckung bei Verletzungen am Auge verwendet. Handelsbeispiele sind die Pro-ophta®-Kompressen, Eycopad® oder Askina® Ocula®.

> **Definition** Im Handelsnamen von Kompressen findet sich manchmal die Abkürzung „ES". Die Buchstaben stehen für „eingeschlagene Schnittkanten", was bedeutet, dass die Seiten der Kompressen eingeschlagen sind. Dadurch soll ein Ausfransen des Produkts verhindert werden.

Salbenkompressen werden auch als imprägnierte Wundgaze bezeichnet und sollen ein Verkleben der Wundauflage mit der Wunde verhindern. Die Kompressen sind mit Vaselin, Paraffin oder einer Öl-in-Wasser-Emulsion getränkt. Handelsbeispiele sind beispielsweise Sofra-Tüll® oder Grassolind®.

Verbandpäckchen bestehen aus einer mit einer Binde vernähten Wundauflage. Sie werden in verschiedenen Breiten angeboten und dienen in der Ersten Hilfe vor allem dazu, einen Kompressionsverband anzulegen. **Verbandtücher** sind besonders große Kompressen, die sich vor allem in Verbandkästen finden.

Inter- oder hydroaktive Wundauflagen. Diese Auflagen schaffen in den unterschiedlichen Heilungsphasen einer Wunde ein optimales, feuchtwarmes Wundmilieu und unterstützen so die Wundheilung. Sie können zwar Flüssigkeit binden, sorgen aber gleichzeitig dafür, dass die Wunde nicht austrocknet, und verbleiben in der Regel mehrere Tage auf der Verletzung, was die Wundruhe fördert. Außerdem verkleben die Auflagen seltener mit der Wunde und es kommt zu einer geringeren Narbenbildung als bei der trockenen Wundheilung.

Zu den Wundfüllern, die direkt in die Wunde gelegt werden und viel Flüssigkeit aufnehmen können, zählen beispielsweise Alginate, Hydrofaserverbände und Schäume. Superabsorber nehmen ebenfalls viel Flüssigkeit auf. Hydrogele und hydroaktive Gelkompressen hingegen spenden Feuchtigkeit – können bei Bedarf aber auch Flüssigkeit aufnehmen. Wundauflagen, die nur wenig Flüssigkeit aufnehmen, sind Hydrokolloide. Wundkissen werden vor allem zur Reinigung von Wunden eingesetzt. Außerdem gibt es Folien oder Siliconwundauflagen, die nicht saugfähig sind.

Alginate bestehen aus Calciumalginatfasern. Sie sind sehr saugfähig und werden daher vor allem in der Exsudationsphase stark nässender sowie auch bei infizierten Wunden eingesetzt. Sie passen sich gut an die Wundoberfläche an und sind beispielsweise als Sorbalgon® oder Suprasorb® A im Handel.

Hydrofaserverbände bestehen aus Vliesstoffkompressen mit Carboxymethylcellulosefasern. Sie können ebenfalls viel Flüssigkeit aufnehmen und bilden daraus ein Gel. So wird mit Produkten wie zum Beispiel Aqua-

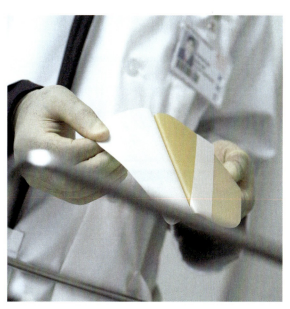

○ **Abb. 7.14** Hydroaktive Wundauflagen schaffen in den unterschiedlichen Heilungsphasen einer Wunde ein optimales, feuchtwarmes Wundmilieu.

cel® die Wundreinigung unterstützt. Die Wundauflagen sind auch mit Silberionen erhältlich (zum Beispiel Aquacel® Ag) und werden dann bei infizierten Wunden verwendet.

Die sogenannten **Schaumverbände** werden ebenfalls zur Behandlung chronischer Wunden eingesetzt. Sie bestehen meist aus feinporigem Polyurethan und sind sehr saugfähig – wie ein Schwamm saugen sie große Mengen an Flüssigkeit auf und geben diese, sobald Druck ausgeübt wird, auch wieder ab. Die Schäume werden in die Wunde gegeben, quellen dort auf und passen sich so der Verletzung an. Dadurch wird die Wunde zusätzlich gepolstert und das Gewebe, das sich neu gebildet hat, wird geschützt, ohne das der Luft- und Wasserdampfaustausch beeinflusst wird. Handelsbeispiele für derartige Schäume sind PermaFoam®, Allevyn® oder Biatain® Schaumverbände. Die Schäume sind teilweise auch mit antibakteriell wirksamen Silberionen erhältlich.

Offenporige Schäume werden verwendet, wenn man einen Teil des neu gebildeten Gewebes in einer Wunde mit entfernen will. Das ist beispielsweise der Fall, wenn Wunden schlecht heilen oder man eine Verletzung auf eine Hauttransplantation vorbereiten will. Die offenporigen Schäume werden in der Regel täglich gewechselt und sind beispielsweise unter dem Handelsnamen Epigard® erhältlich.

Superabsorber sind spezielle Saugkompressen, die Wundexsudat aufnehmen und dieses so binden, dass es auch durch Druck nicht wieder entweichen kann. Sie kommen vor allem bei stark nässenden Wunden zum Einsatz.

Quell- und gelierfähige Polymere wie Stärke, Agar-Agar, Polyurethan oder Polyacrylamid bilden die Grundlage von **Hydrogelen** oder **hydroaktiven Gelkompressen**, welche nicht nur Wundflüssigkeit aufnehmen, sondern bei Bedarf auch Feuchtigkeit an die Wunde abgeben können. Sie werden beispielsweise zum Aufweichen trockener Beläge oder auf Schürf- und Brandwunden angewendet und sind sowohl als Kompresse als auch in Tuben – dann als Gel, das auf die Wunde gegeben werden kann – erhältlich. Handelsbeispiele sind das Askina® Gel oder Tegaderm™ Hydrogel sowie die Hydrosorb® Wundauflagen, DermaPlast® Hydro Branntwundenpflaster oder Ratioline® Gelpflaster.

Hydrokolloide bestehen aus einer selbstklebenden Masse, die mit einem Polyurethanfilm oder mit Schaumstoff versehen ist. Durch die Aufnahme von Wundexsudat bildet sich unter dem „Pflaster" ein viskoses, gelbliches Gel, das Zelltrümmer und Wundflüssigkeit aufnimmt. Die äußere Schicht ist wasserdampf- und gasdurchlässig (Abb. 7.15).

Hydrokolloide sind nicht nur in der Versorgung chronischer Wunden, sondern auch im Handverkauf sehr beliebt, da sie beispielsweise zur Behandlung von Blasen oder bei leichten Verbrennungen oder Schürfwunden empfohlen werden können. Sie müssen nicht täglich gewechselt werden – zum Teil sind Tragezeiten von bis zu einer Woche möglich. Die Pflaster dürfen nur auf nicht infizierten Wunden angewendet werden. Produktbeispiele sind DermaPlast® zuschneidbares Hydrokolloidpflaster, Hydrocoll® sowie die Compeed® Blasenpflaster oder Hansaplast® Schnelle Heilung, DermaPlast® Hydro Schürfwundenpflaster und GoTa-Derm® Wundpflaster.

> **Praxistipp** Manchmal findet sich auf der Verpackung von Wundauflagen hinter dem Produktnamen die Bezeichnung „Border", wie zum Beispiel bei Varihesive® E Border. Das bedeutet, dass die Wundauflage rundherum einen Haftrand hat und daher nicht zusätzlich fixiert werden muss. Contourierte Wundauflagen (zum Beispiel Coloplast® Comfeel® plus contourierter Wundverband) werden vor allem zur Versorgung „abgerundeter" Körperstellen wie den Fersen oder Knien verwendet. Tragen Wundauflagen den Namenszusatz „sacrum" oder „sacral", wie beispielsweise Allevyn® sacrum oder Hydrocoll® sacral, bedeutet dies, dass die Wundauflage spitz zuläuft und so unter anderem zur Behandlung eines Dekubitus eingesetzt wird.

Sogenannte **Wundkissen**, zum Beispiel TenderWet®, werden zur Reinigung von Wunden verwendet. Die Produkte werden mit Flüssigkeit wie beispielsweise einer Ringerlösung getränkt und geben diese dann an die Wunde ab, wodurch abgestorbenes Gewebe aufgelöst und aufgenommen werden soll.

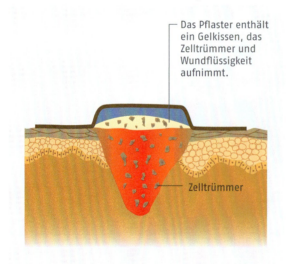

Abb. 7.15 So funktioniert ein Hydrokolloidpflaster.

Folien ohne Gaze bestehen aus Polyurethan und schützen Wunden vor Verunreinigungen. Sie sind semipermeabel, was bedeutet, dass ein Gasaustausch mit der Umgebung möglich ist. Die Folien sind keim- und wasserdicht – man kann also damit duschen – und werden vor allem zur Abdeckung trockener, primär heilender Wunden wie beispielsweise Tattoos eingesetzt. Die Folien sind in unterschiedlichen Breiten auch unsteril erhältlich und werden dann meist auf Rollen angeboten.

Siliconwundauflagen wie der selbsthaftende Cicacare® Verband sind bis zu vier Wochen lang wiederverwendbar und werden zur Behandlung sowohl frischer als auch schon älterer Narben eingesetzt.

Aktive **Wundauflagen mit Hyaluronsäure** oder auch flüssige Hyaluronsäure werden bei chronischen Wunden eingesetzt. Die Hyaluronsäure bindet Flüssigkeit und verwandelt diese in ein Gel. Außerdem trägt sie zur Wundheilung bei. Dazu wird die Hyaluronsäure, beispielsweise als Sofra-HS® Gel, direkt auf die Wunde gegeben. Eine Wundauflage mit Hyaluronsäure ist etwa das Hyalogran® Granulat.

Kollagene wie das Suprasorb® C werden von der Wunde resorbiert, das heißt, sie müssen nicht entfernt werden. Kollagene wirken blutstillend und regen das Wachstum von neuem Gewebe an. Bei nässenden Wunden binden sie die Feuchtigkeit. Ist eine Wunde sehr trocken, werden Kollagene vor der Anwendung mit physiologischer Kochsalzlösung getränkt.

Auch Wundauflagen, in denen sich steril gezüchtete **Fliegenmaden** befinden (zum Beispiel Biobag®), zählen zu den aktiven Wundauflagen, da der Speichel der Maden abgestorbenes Sekret auflöst. Diese Wundauflagen verbleiben etwa vier Tage auf der Wunde.

Geruchsbindende und antibakteriell wirksame Wundauflagen.
Diese Wundauflagen gehören nicht zu den konventionellen, teilweise aber zu den hydroaktiven Wundauflagen. Sie werden vor allem bei stark riechenden, infizierten Wunden eingesetzt.

Aktivkohlekompressen wie Askina Carbosorb® oder Vliwaktiv® werden vor allem zur Geruchsbindung eingesetzt. Aktivkohle kann auch Bakterien festhalten, sie tötet diese aber nicht ab. Die Kompressen werden in die Wunde eingelegt und mit einer weiteren Kompresse fixiert. Sie sollten nicht zerschnitten werden. Ist die Wunde sehr trocken, muss die Kompresse angefeuchtet werden. Der Verbandwechsel erfolgt in der Regel alle 24 Stunden.

Wenn eine Wunde infiziert oder infektionsgefährdet ist, kommen häufig **Wundauflagen mit Silberionen** zum Einsatz – das Aquacel® Ag oder die Schaumverbände mit Silberionen wurden bereits erwähnt. Es gibt aber auch silberhaltige Salbenkompressen wie Atrauman®, die nicht mit der Wunde verkleben und besonders die Wundränder pflegen. Auch bei den Wundschnellverbänden finden sich mit Silber bedampfte Pro-

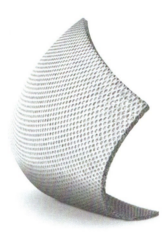

Abb. 7.16 Wundauflagen mit Silberionen benötigt man zur Versorgung infizierter Wunden.

dukte. Die Silberionen, die durch die Wundfeuchtigkeit freigesetzt werden, wirken bakterizid und töten die gebundenen Keime ab.

→ **Definition** Was hinter Begriffen wie bakterizid, sporozid oder bakteriostatisch steckt, lesen Sie im ▶ Kap. 10.8.3.

Verbandmittel zum Polstern und Fixieren
Nachdem eine Verletzung mit einer Wundauflage versorgt wurde, muss diese Auflage – sofern sie nicht selbstklebend ist – fixiert werden. Das geschieht häufig mithilfe von Binden. Und auch zum Aufsaugen von Sekreten sowie zum Abpolstern sind verschiedene Produkte erhältlich.

Polstermaterialien.
Zu den Saug- und Polstermaterialien zählen Verband- und Polsterwatte sowie Kosmetikwatte, Zahnwatterollen, Verbandzellstoff und Zellstoff-Tupfer.

Verbandwatte besteht meist zur Hälfte aus Baumwolle und zur anderen Hälfte aus Viskose, da sich die beiden Fasern in ihren Eigenschaften ergänzen. Baumwolle ist in der Lage, viel Flüssigkeit aufzusaugen, Viskose hingegen saugt weniger Flüssigkeit auf, kann diese aber im Vergleich schneller aufnehmen. Die Verbandwatte wird beispielsweise unter Gipsbinden verwendet.

 Achtung Watte darf nie direkt auf eine Wunde gelegt werden, weil sich Fasern lösen und diese die Wundheilung stören können.

Polsterwatte wird ebenfalls unter Gips-, Zinkleim- oder Starrverbänden sowie als Polsterung unter Kompressions-, Stütz- oder Tapeverbänden verwendet. Sie wird je

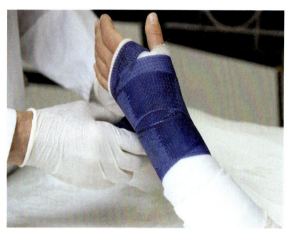

Abb. 7.17 Polsterwatte kommt unter anderem unter Gips- oder Starrverbänden zum Einsatz.

nach Verwendungszweck nicht saugend oder saugend angeboten, wobei die saugende Version aus Verbandwatte besteht. Die nicht saugende Variante besteht aus Polyester, einem synthetischen Stoff. Weil die Oberfläche der Watte weich und luftdurchlässig ist, gelten Polsterwatten als sehr hautfreundlich. Wichtig ist, dass die Watte locker und mindestens zwei-, besser sogar dreilagig angelegt wird.

Zahnwatte- oder Speichelrollen, die beispielsweise verwendet werden, um nach einer Operation beim Zahnarzt Wundsekret und Speichel aufzusaugen, werden manchmal als Sprechstundenbedarf in der Apotheke bestellt.

Der **Verbandzellstoff** besteht aus verfilzten Cellulosefasern und ist sehr saugfähig. Da er beim Auseinanderreißen staubt, fusselt und beim Feuchtwerden schlecht zusammenhält, darf er nicht mit Wunden in Kontakt kommen. Weniger hochwertiger Zellstoff wird beispielsweise in machen Krankenunterlagen verarbeitet oder zur groben Reinigung von Pistillen, Spateln oder Salbenschalen in der Rezeptur eingesetzt. **Zellstofftupfer** werden Ihnen in der Apotheke vor allem bei der Zusammenstellung von Sprechstundenbedarf begegnen – Ärzte haben hier in der Regel einen hohen Verbrauch.

Verbandmittel zum Fixieren. Fixierbinden bestehen hauptsächlich aus Baumwolle, Polyamid und Viskose und sorgen dafür, dass Wundauflagen auf einer Wunde verbleiben – schließlich würden sie ohne Fixierung verrutschen, sobald sich der Patient bewegt. Dabei sollen die Binden die Haut jedoch nicht reizen und durchlässig für Luft und Wasserdampf, welcher aus der Wunde austritt, sein. Außerdem sollen die Fixierbinden die Wunde bei Druck und Stößen schützen, saugfähig sein und auf keinen Fall in die Haut einschneiden.

Mullbinden sind verhältnismäßig starr und werden in verschiedenen Breiten angeboten. Sie bestehen aus Viskose oder aus Baumwolle-Viskose-Mischungen, sind nicht elastisch und haften nicht. Aus diesem Grund verrutschen die Binden nach dem Anlegen leicht oder schnüren ein. Sie werden zum Fixieren von Kompressen verwendet und sind beispielsweise als Geka®- oder Peha®-Mullbinden erhältlich.

Elastische Fixierbinden sind in unterschiedlichen Dehnbarkeitsstufen erhältlich. So sind die Pehalast® oder Gazomull® Binden aus Baumwolle zwar elastisch, sehr luftdurchlässig und saugfähig, Lastotel® oder die Draco® Elfi Binden mit Polyamid sind aber elastischer. Besonders dehnbar, dafür aber deutlich weniger luftdurchlässig und saugfähig sind die Peha-crepp® oder Elastomull® Binden.

Auch kohäsive, also **haftende Fixierbinden** sind im Handel erhältlich. Diese werden meist mit Latex imprägniert und beispielsweise beim Verbinden von Gelenken oder als „Rutschbremse" unter Kompressionsverbänden verwendet. Zu den kohäsiven Fixierbinden zählen zum Beispiel Urgohaft® kohäsiv oder die dehnbareren Idealfix® color cohesive sowie die Draco® Elfi haft Binden. Sehr stark dehnbar sind die Elastomull® haft oder die Peha-haft® Binden.

Der Schildkrötenverband

Verletzungen am Knie oder den Ellenbogen sind manchmal schwer zu versorgen, da die Wundauflagen an diesen Körperstellen schnell verrutschen und störende Falten bilden können. Damit das nicht passiert, kann ein sogenannter Schildkrötenverband angelegt werden. Dazu wird die Wundauflage zunächst mit einer Binde fixiert. Danach wird diese Binde immer abwechselnd über und unter dem Gelenk gewickelt. Dabei kreuzen sich die Bahnen unterhalb des Gelenks, wobei sie sich immer ein wenig überlappen. Ist die Binde abgerollt, wird sie mit Heftpflaster oder Verbandklammern, die auch unter dem Namen Schwiegermütter bekannt sind, fixiert.

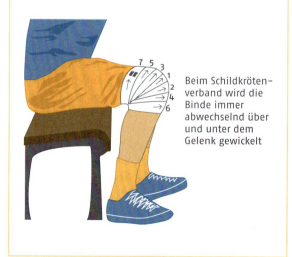

Beim Schildkrötenverband wird die Binde immer abwechselnd über und unter dem Gelenk gewickelt

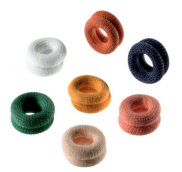 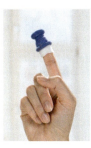 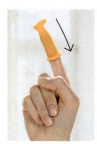 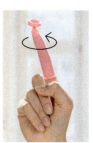 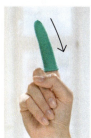

Abb. 7.18 Anlegen eines Askina® Finger Bob

Um eine Wundauflage zu fixieren, werden oft **Schlauchverbände** verwendet, ebenso wie als unterste Schicht bei einem Gips- oder Starrverband. Schlauchverbände wie Stülpa®-fix, Tricodur® oder tg®-fix werden als sogenannte Endlosware geliefert, das heißt, sie sind aufgerollt und können an einer beliebigen Stelle abgeschnitten werden. Sie sind in unterschiedlichen Durchmessern erhältlich, beispielsweise für den Kopf, die Arme, den Rumpf oder die Beine. Für Finger gibt es den sogenannten Fingerbob® – wie er angelegt wird, zeigt Abb. 7.18. Auch Schlauchverbände mit Stütz- und Kompressionswirkung sind erhältlich.

Netzverbände sind besonders grobmaschig und in alle Richtungen dehnbar, das heißt, sie sind längs- und querelastisch. Sie werden zum Fixieren von Wundauflagen verwendet und können problemlos überall ein- und ausgeschnitten werden, sodass man beispielsweise, wenn ein Netzverband über einem Gips am Arm angelegt wird, ein Loch für den Daumen ausschneiden kann. Außerdem kann man einen Netzverband, um beispielsweise eine Wunde zu kontrollieren, einfach anheben oder zurückschlagen und ihn anschließend wieder dort platzieren, wo er war. Handelsbeispiele für Netzverbände sind Stülpa®-fix, Nobanetz® oder Elastofix®.

Heftpflaster sind als Meterware in unterschiedlichen Breiten auf Rollen erhältlich. Sie werden vor allem zum Fixieren von Verbänden oder Kompressen verwendet. Die „normalen" Heftpflaster sind in der Regel hautfarben und kleben durch eine Zinkoxid-Kautschuk-Masse besonders gut auf der Haut. Für empfindliche Haut sind Produkte mit einem Polyacrylat-Kleber erhältlich. Sie kleben nicht ganz so fest und man erkennt sie häufig daran, dass sie weiß sind. Des Weiteren sind auch Heftpflaster mit Baumwollmull für beanspruchte und Vliespflaster für hoch empfindliche Haut sowie wasserfeste Produkte erhältlich.

Heftpflaster dürfen grundsätzlich nur auf intakte Haut geklebt werden, welche sauber und trocken sein sollte. Beispiele für Handelspräparate sind die Leuko-Serie von Hansaplast sowie Urgopore®, Urgosyval oder Urgoplast®.

Augen- und Ohrenbinden haben lange Bänder, mit denen sie fixiert werden können. Ohrenbinden sind dreieckig, Augenbinden hingegen oval. **Augenklappen** bestehen aus einer Pappeinlage, welche ebenfalls mithilfe von Bändern fixiert wird. Sie werden in der Apotheke häufig in der Karnevalszeit abgegeben – dann dienen sie als Augenklappen für kleine und große Piraten. **Augenverbände** sind sowohl mit als auch ohne Uhrglaseinsatz (abgerundete, gewölbte Scheibe) erhältlich, beispielsweise als Uhrglasverband Visitec® oder Rudaclude® sterile Augenpflaster. Mit ihnen wird das Auge abgeklebt, wenn dort Arzneimittel angewendet wurden oder auch bei Verletzungen des Auges.

Wundschnellverbände und Spezialpflaster

Früher unterschieden sich Wundschnellverbände, wie Heftpflaster mit einer Wundauflage genannt werden, hauptsächlich dadurch, dass es sie als Meterware oder bereits zugeschnitten in Form von Strips gab. Diese Zeiten sind lange vorbei, mittlerweile steht Ihnen in der Apotheke ein breites Sortiment an Wundschnellverbänden und Spezialpflastern für die unterschiedlichsten Bedürfnisse zur Verfügung.

Wundschnellverbände. Diese Verbandstoffe bestehen grundsätzlich aus einem Trägermaterial, einem Wundkissen und einer Klebemasse. Dabei kann das Trägermaterial aus einem starren oder elastischen Baumwolle-Viskose-Gewebe, einem elastischen Vliesstoff, einem wasserabweisenden Schaumstoff mit Polsterwirkung, einer perforierten oder einer wasserdichten Folie bestehen. Auch die Klebemasse spielt eine wichtige Rolle. So klebt die bei den Heftpflastern bereits erwähnte Zinkoxid-Kautschuk-Klebemasse zwar sehr gut, sie ruft jedoch auch schneller Allergien hervor als die hautfreundlichere und leichter abzulösende Polyacrylat-Klebemasse.

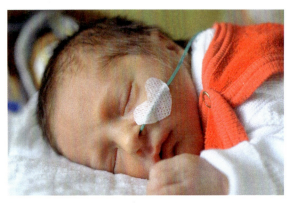

○ **Abb. 7.19** Pflaster für empfindliche Haut haften durch einen Poylacrylat-Kleber.

Wundschnellverbände als **Meterware**, meist ein Meter in einer Packung und oft aufgeteilt in vier oder fünf Teilstücke, gibt es von verschiedenen Herstellern. Die Meterware zählt zu den ersten „Pflastern". Handelsbeispiele sind Gothaplast® standard oder Hansaplast® classic/universal. Sie können nach Bedarf zurechtgeschnitten werden.

Zugeschnittene Wundschnellverbände, sogenannte **Pflasterstrips**, sind ebenfalls schon sehr lange erhältlich. Sie werden oft in einer Packungseinheit in verschiedenen Größen angeboten (zum Beispiel von Hansaplast®, Ratioline® oder Urgo®). Die Pflasterstrips gibt es auch für Kinder – dann sind sie mit bunten Motiven bedruckt.

Elastische Wundschnellverbände wie zum Beispiel DermaPlast® textile elastic, Hansaplast® elastic oder Ratioline® elastic eignen sich vor allem zur Versorgung kleinerer Verletzungen an Gelenken.

Zu den **wasserfesten Pflastern** oder **Duschpflastern** zählen unter anderem das Ratioline® aqua Duschpflaster, Hansaplast® aqua protect oder Urgo® Aquafilm und Gothaplast® Duschpflaster.

Fingerpflaster sind besonders lang, **Fingerkuppenpflaster** sind in Schmetterlingsform zugeschnitten und können dadurch einfach angewendet werden. Beide Wundschnellverbände sind beispielsweise von Hansaplast® erhältlich.

> **Praxistipp** Die Fingerkuppenpflaster können auch aus Meterware selbst angefertigt werden. Dazu schneidet man ein Stück ab, knickt es in Mitte einmal quer und schneidet dann von beiden seitlichen Rändern bis an die Wundauflage ein Dreieck ab. Klappt man das Pflaster nun auf, hat man einen Fingerkuppenverband in Schmetterlingsform.

Sterile Wundschnellverbände wie Cutiplast® steril oder Urgosterile® werden vor allem zum Abdecken frischer Wunden, beispielsweise nach einer Operation, verwendet.

Nicht nur in der feuchten Wundheilung, auch bei den Wundschnellverbänden kommen bakterizid wirkende **Silberionen** zum Einsatz, zum Beispiel als Hansaplast® med universal oder soft sowie Gothaplast® GoTa-silber steril.

Pflaster für empfindliche Haut wie Hansaplast® sensitive, Cutiplast® oder Urgosoft® bestehen aus besonders hautfreundlichem Material. Außerdem sind auch Produkte für Latex-Allergiker erhältlich, beispielsweise Cutiplast® oder Hansapor® steril.

Die **hydroaktiven Wundschnellverbände**, welche beispielsweise bei Blasen eingesetzt werden, haben Sie bereits kennengelernt.

Englisch: Pflaster für besondere Hautstellen

Kunde: "I would like to buy a waterproof plaster for my finger." – Ich würde gern ein wasserfestes Pflaster für meinen Finger kaufen.

PKA: "Is it for a cut or graze on your finger?" – Möchten Sie es für eine Schnittwunde oder Hautabschürfung auf Ihrem Finger benutzen?

Kunde: "No, it is for my fingertip. I suffer from really dry skin, especially on my hands. Sometimes the skin on my fingertips breaks and that is really painful. That's why I want to cover them to protect them." – Nein, ich brauche es für meine Fingerkuppe. Ich leide unter sehr trockener Haut, vor allem an meinen Händen. Manchmal reißt die Haut an den Fingerspitzen ein und das tut wirklich weh. Deshalb möchte ich sie abdecken, um sie zu schützen.

PKA: "Normal plasters are difficult to stick around your fingertip. I would recommend to use a fingertip plaster. It has a special shape that looks like a butterfly and enables the right placement of the attachment wings when the wound pad is placed on the fingertip." – Normale Pflaster kann man nur schwer um die Fingerkuppe kleben. Ich würde Ihnen ein Pflaster für die Fingerspitzen empfehlen. Es hat eine spezielle Form, die aussieht wie ein Schmetterling und die richtige Platzierung der Klebeflügel ermöglicht, wenn die Wundauflage auf der Fingerkuppe platziert wird.

Kunde: "Sounds good. Do they come in an assortment with other plasters?" – Das klingt gut. Sind sie auch in einer Mischung mit anderen Pflastern erhältlich?

PKA: "Yes, this pack for example contains different size plasters that can be used on your fingers, toes, ellbows and knees – in fact everywhere on your body." – Ja, die Packung enthält beispielsweise Pflaster verschiedener Größe, die man auf den Fingern, Zehen, Ellenbogen und Knien benutzen kann – eigentlich überall auf dem Körper.

Kunde: "I will take one pack please. Is there anything else you can recommend for my fingertips?" – Davon nehme ich bitte eine Packung. Gibt es noch etwas anderes, was Sie mir für meine Fingerspitzen empfehlen können?
PKA: "Another option would be a hydrocolloidal dressing – this is what you use for blisters on your feet as well. You stick the plaster on the cut and when it absorbs moisture from the wound it forms a gel that cushions the wound." – Eine andere Möglichkeit wäre ein Hydrokolloid-Pflaster – es wird auch für Blasen auf den Füßen angewendet. Sie kleben das Pflaster auf die Wunde und wenn es Feuchtigkeit von der Wunde aufnimmt, bildet es ein Gel, das die Wunde abpolstert.
Kunde: "I´ll have one pack of these as well please. I´ve heard that you can also buy plasters that contain silver? Is that right?" – Ich nehme bitte auch ein Päckchen von ihnen. Ich habe gehört, dass man auch Pflaster kaufen kann, die Silber enthalten. Stimmt das?
PKA: "Yes that´s right, they are called antibacterial plasters. The antiseptic silver wound pad is effective against a broad spectrum of bacteria and reduces the risk of infection." – Ja, das stimmt, man nennt sie antibakterielle Pflaster. Das antiseptische Silber in der Wundauflage schützt effektiv gegen ein breites Spektrum von Bakterien und reduziert so das Infektionsrisiko.

Spezialpflaster. Es gibt Produkte, die zwar den Begriff „Pflaster" im Namen tragen, jedoch im engeren Sinne keine Wundschnellverbände sind.

Klammerpflaster oder Wundverschlussstreifen (o Abb. 7.20) verschließen eine Wunde, behindern dabei aber nicht den Abfluss von Exsudat. Sie dürfen, ebenso wie **Wundnahtstreifen,** nur bei glatten Wundrändern verwendet werden und sind beispielsweise unter den Namen Steri-Strips™, Omnistrip® oder Leukosan® Strip sowie Porofix® Klammerpflaster oder Leukostrip® Wundnahtstreifen erhältlich.

Augenokklusionspflaster werden bei der sogenannten funktionellen Schwachsichtigkeit eingesetzt – vor allem bei Kindern, weshalb die Pflaster nicht nur hautfarben, sondern auch bunt und mit lustigen Figuren versehen erhältlich sind. Bei dieser Erkrankung fokussiert sich das Gehirn hauptsächlich auf ein Auge, weil es ein schärferes Bild liefert. Um das andere Auge zu fördern, wird das gesunde Auge mit einem Pflaster abgedeckt. Eine Ursache für diese Erkrankung ist häufig, dass die Kinder schielen. Daher werden die Pflaster manchmal auch als Schielpflaster bezeichnet.

Sprühpflaster werden vor allem zum Schutz kleiner, schwer zugänglicher Hautstellen oder im Sport eingesetzt. Sie bilden einen transparenten, wasserfesten Schutzfilm auf der Haut und lösen sich nach und nach von selbst. Handelsbeispiele sind das Hansaplast® oder das Urgo® Sprühpflaster.

Narbenreduktionspflaster, zum Beispiel Hansaplast® med Narben Reduktion, werden eingesetzt, nachdem eine Wunde geschlossen ist. Sie sollen die Haut geschmeidig halten und die Narbenbildung verringern oder auch verhindern.

Hühneraugenpflaster sind sowohl in Form eines Hydrokolloidpflasters als auch in mit Salicylsäure imprägnierter Form erhältlich – dann handelt es sich allerdings nicht um ein Medizinprodukt, sondern um ein Arzneimittel. Die selbsthaftenden Pflaster mit Salicylsäure, wie beispielsweise das Guttaplast® Pflaster, werden genau auf die Größe des Hühnerauges zugeschnitten und auf die betroffene Hautstelle geklebt. Nach und nach weichen sie das Hühnerauge auf, sodass es entfernt werden kann. Das Pflaster sollte mit einem Heftpflaster zusätzlich fixiert werden.

Auch **Herpespflaster** zählen zu den Hydrokolloidpflastern. Sie sind klein und rund und werden genau auf die betroffene Stelle am Mund aufgeklebt. Dort verbleiben sie, bis sie sich nach einiger Zeit von selbst lösen.

> **Praxistipp** Zum Entfernen von Pflastern können Wundbenzin (nur bei geschlossenen Wunden), Öle oder spezielle Produkte zur Pflasterentfernung (zum Beispiel Leukotape® Remover flüssig) verwendet werden.

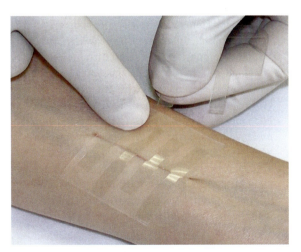

o **Abb. 7.20** Zum Verschluss von Wunden sind spezielle Streifen erhältlich.

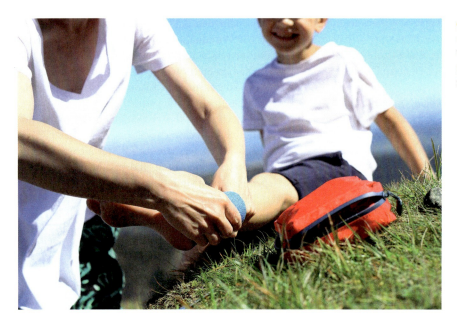

Abb. 7.21 Bei Zerrungen oder Verstauchungen werden Stütz- und Kompressionsverbände eingesetzt.

Verbandmittel zum Stützen und Komprimieren

Stütz- und Kompressionsverbände werden vor allem bei Zerrungen oder Verstauchungen angelegt, bei Knochenbrüchen oder zur Behandlung von Sehnenscheidenentzündungen und Bänderdehnungen. Aber auch bei venösen Beinleiden wie Krampfadern, einem Unterschenkelgeschwür, Ödemen oder Venenentzündungen kommen sie zum Einsatz. Sie sollen die betroffene Körperstelle stützen und fixieren, die Mobilität aber so weit wie möglich erhalten. Dieser Ansatz gilt derzeit als Standard in der Therapie von Frakturen, weil ein komplettes Stilllegen des entsprechenden Körperareals, beispielsweise durch das Anlegen eines Gips- oder Starrverbands, oft eine langwierige Rehabilitation mit aufwändigem Wiederaufbau der Muskulatur nach sich zieht. Auch das Risiko für Thrombosen wird gesenkt, wenn Patienten sich so viel wie möglich bewegen können.

Idealbinden sind textilelastische Binden aus 100 Prozent Cellulose und bestehen aus stark überdrehten Baumwollfäden. Sie sind hautfreundlich, da sie Schweiß aufsaugen und sich die Wärme nicht staut. Die Binden sind in verschiedenen Breiten erhältlich und zählen zu den Kurzzugbinden, da ihre Dehnbarkeit bei circa 90 Prozent liegt. Sie leiern beim Tragen aus, die Elastizität kann aber durch das Waschen der Binde wiedererlangt werden. Idealbinden wie zum Beispiel Comprila® oder Idealast® werden sowohl zur Kompressionstherapie als auch zum Fixieren von Wundauflagen einsetzbar. Materialelastische Binden sind synthetisch, leiern aber nicht aus. Kohäsive Idealbinden sind mit einer Latexemulsion umhüllt (zum Beispiel Idealhaft®).

Kurz-, Mittel- oder Langzugbinden?

Kurzzugbinden, zu denen auch die Idealbinden zählen, besitzen eine Dehnbarkeit von weniger als 100 %, wodurch ein geringer Ruhe-, aber ein hoher Arbeitsdruck erreicht wird. Das bedeutet, es wird, solange der umwickelte Körperteil stillliegt, nur wenig Druck ausgeübt. Anders sieht das aus, wenn man sich bewegt: weil die Binde nur wenig dehnbar ist, der Gegendruck durch das Betätigen beispielsweise der Beinmuskulatur aber steigt, hat das Bein nur wenig Platz um sich auszudehen. Auf diese Weise unterstützt die Binde den Blutfluss zum Herzen, denn die Venen werden enger, wodurch das Blut darin nicht versacken kann. Auch Gewebeflüssigkeiten können sich so nicht in den Beinen sammeln.

Die Binden dürfen auch über Nacht getragen werden und kommen beispielsweise in der Behandlung von Unterschenkelgeschwüren, zur Thromboseprophylaxe und in der Therapie bei Krampfadern zum Einsatz.

Mittelzugbinden sind zu 100 bis 150 % dehnbar. Langzugbinden sind zu über 150 % dehnbar und üben einen geringen Arbeits-, dafür aber einen hohen Ruhedruck aus. Sie werden beispielsweise bei Verletzungen der Bänder oder der Sehnen im Armbereich verwendet. Da es durch den erhöhten Ruhedruck zu Kapillarverschlüssen kommen kann, dürfen Langzugbinden vor allem an Füßen und Beinen nicht über Nacht oder bei bettlägerigen Patienten angewendet werden.

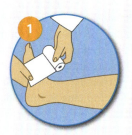 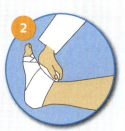 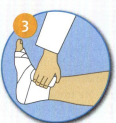

○ **Abb. 7.22** Richtiges Anlegen eines Pütterverbands

1. Das Anlegen eines Püllerverbandes beginnt an den Zehengrundgelenken. Dabei wird von innen nach außen gewickelt. Der Fuß ist dabei rechtwinklig gestellt.

2. Nach drei Runden um den Mittelfuß umschließt die nächste Tour die Ferse und führt über den Innenknöchel zum Rist zurück.

3. Mit zwei weiteren Touren werden die Ränder der ersten Tour fixiert. Die Binde läuft zuerst um die Fessel oberhalb des Knöchel herum.

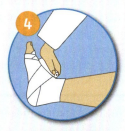 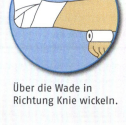 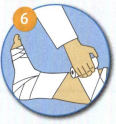

4. Danach die Binde über den unteren Rand in die Fußwölbung abrollen und den Fußspann umfassen – den Vorgang wiederholen und die Binde in Richtung Fessel weiter abrollen.

5. Über die Wade in Richtung Knie wickeln.

6. Von der Kniekehle aus die Binde wieder Richtung Wade wickeln und Lücken im Verband schließen.

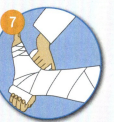 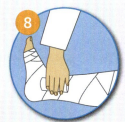 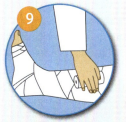

7. Die zweite Binde wird über die erste Tour gegenläufig von außen nach innen am Knöchel angesetzt und führt über die Ferse zum Fußrücken zurück.

8. Zwei weitere Touren fixieren den Rand der Fersentour.

9. Anschließend läuft die Binde noch einmal um den Mittelfuß und dann wie die erste Tour nach oben und wieder zurück.

Der **Pütterverband** besteht aus zwei Kurzzugbinden (Idealbinden), die, wie in der ○ Abb. 7.22 dargestellt, gegenläufig angelegt werden. Der Druck wird umso stärker, je weiter die Binde vom Herzen entfernt ist.

Durch **Pflasterbinden** kann ein lang anhaltender Kompressionsdruck erzielt werden. Die selbstklebenden elastischen Binden wie Arylastic®, Prodress® oder Tricoplast® werden beispielsweise nach dem Abklingen akuter Venenerkrankungen oder nach einer Verödung der Krampfadern eingesetzt. Es gibt längs-, quer- sowie längs- und querelastische Pflasterbinden.

Tapeverbände sind starke, unelastische Klebebänder. Man sieht sie vor allem bei Sportlern. Die bunten Klebestreifen werden aber auch in der Unfallchirurgie oder von Orthopäden eingesetzt. Sie sollen Muskeln, Sehnen und Gelenke entlasten, ohne sie in ihrer Funktion einzuschränken. Viele Kunden legen sich Tapes selbst an – hier ist allerdings Vorsicht geboten, denn nur korrekt angelegte Tapes zeigen auch eine Wirkung.

Zinkleimbinden sind mit einer Mischung aus Zinkoxid, Gelatine, Glycerol und Wasser getränkte Binden, die, damit sie nicht austrocknen, in einer luftdichten Verpackung im Handel sind. Die Binden lassen sich gut anlegen, da sie leicht formbar sind. Sie trocknen meist nach einem bis zwei Tagen. Dann werden die Binden zu einem festen Kompressionsverband. Sie können mehrere Tage oder gar Wochen getragen werden. Zinkleimbinden wie beispielsweise Varolast® oder Gelocast® werden vor allem bei Verstauchungen an Gelenken oder bei venösen Beschwerden an den Beinen eingesetzt.

Zur Behandlung von Knochenbrüchen (Frakturen) werden zum Teil **Gips- oder Starrverbände** angelegt. Dazu wird die Haut zuerst mit einem Schlauchverband versehen. Wird dann eine Gipsbinde, beispielsweise Cellona® oder Platrix®, angelegt, müssen diese zunächst in Wasser getaucht werden. Dadurch wird der Gips aufgeweicht und lässt sich individuell modellieren. Erst nach etwa einem bis zwei Tagen ist der Gips komplett ausgehärtet. Schwangere Frauen kaufen Gipsbinden häufig, um einem Abdruck von ihrem Bauch zu machen. Und auch Kindergärten bestellen manchmal Gipsbinden in der Apotheke, da sie diese für Bastelarbeiten verwenden.

Um die lange Wartezeit des Aushärtens zu umgehen, werden heute häufig Starrverbände aus Kunststoff angelegt, die es in vielen verschiedenen Farben gibt. Sie werden nicht nur schneller fest als Gipsverbände, sondern sie sind auch wesentlich leichter. Beispiele sind Articast®, Dynacast® und Scotchcast®. Zwar sind die Verbände in der Regel wasserfest, dennoch sollte der Kontakt mit Wasser vermieden werden, weil die Haut schlecht trocknet und so Keime leichter eindringen können. Die Verbände sind nicht so modellierfähig wie Gipsverbände.

Der Verbandskasten

Verbandskästen für Kraftfahrzeuge werden fertig gepackt angeboten und enthalten Heftpflaster, Wundschnellverbände, Verbandpäckchen und -tücher sowie Binden, Kompressen, ein Dreiecktuch, welches als Armschlinge oder Tragering verwendet werden kann, eine Schere, Einmalhandschuhe und eine Rettungsdecke. Diese Decke hat eine goldene und eine silberne Seite. Der Patient wird mit der silbernen Seite abgedeckt, um ihn warm zu halten. Liegt die silberne Seite außen, wird der Patient vor Überhitzung, beispielsweise durch hohe Außentemperaturen, geschützt. Auch eine Erste-Hilfe-Broschüre befindet sich in einem Kfz-Verbandkasten nach DIN 13164.

In diesem Zusammenhang ist es außerdem wichtig, Kunden darauf hinzuweisen, dass sie ihren Verbandskasten und auch die Verbandstoffe in ihrer Hausapotheke mindestens einmal im Jahr überprüfen – abgelaufene oder verbrauchte Verbandstoffe sollten ersetzt werden. Ihr Hinweis an englischsprachige Kunden könnte in diesem Fall lauten: "Check the first aid kit regularly at least once a year and replace dressing materials and medicines that have expired or been used up."

7.2.3 Hilfsmittel zur Krankenpflege

In der Krankenpflege setzt man die unterschiedlichsten Hilfsmittel ein, um Patienten zu versorgen. Die Produkte werden beispielsweise zum Sammeln von Ausscheidungen des Körpers verwendet, aber auch zum Messen von Blutwerten oder um den Alltag Erkrankter und Pflegender zu erleichtern. Wichtige englische Vokabeln, die Sie in diesem Zusammenhang kennen sollten, finden Sie im ▶ Anhang.

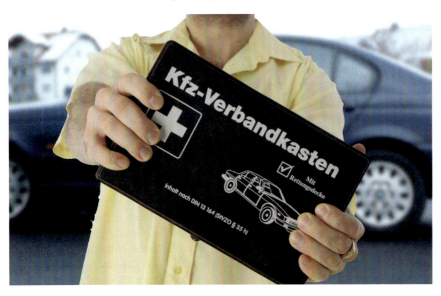

Abb. 7.23 Verbandskästen für Autos werden fertig gepackt angeboten.

Apothekenübliche Waren 269

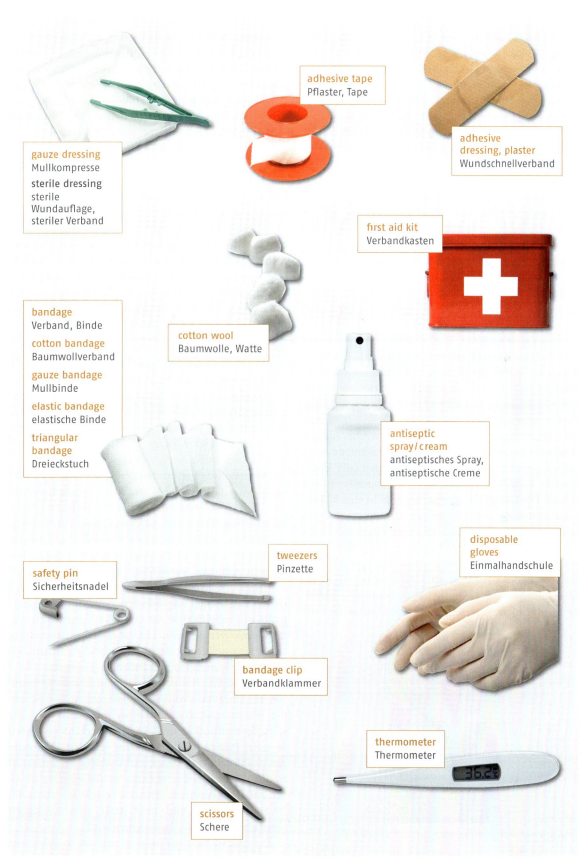

o Abb. 7.24 Englisch: Welche Dinge gehören in einen Verbandskasten? (Auswahl)

> **Das Hilfsmittelverzeichnis**
>
> Alle Produkte, die die gesetzlichen Krankenkassen in das sogenannte Hilfsmittelverzeichnis aufgenommen haben, werden als Hilfsmittel bezeichnet. Das Verzeichnis wird regelmäßig aktualisiert, ist rechtlich jedoch nicht bindend. In der Praxis wird sich aber daran gehalten. Hilfsmittel erhalten eine zehnstellige Hilfsmittelnummer und sind dann im Falle einer Verordnung auf einem Kassenrezept bei den gesetzlichen Kranken- oder Pflegekassen erstattungsfähig – teilweise muss die Abgabe von Hilfsmitteln jedoch vorab genehmigt werden. Auch die Kosten für die Instandhaltung von Hilfsmitteln, so zum Beispiel die Reparatur eines Inhaliergeräts, werden von der GKV in der Regel übernommen. Die Belieferung von Hilfsmittelrezepten wird im ▶ Kap. 9.4 aufgegriffen.

Hilfsmittel zum Sammeln von Ausscheidungen

Wer harninkontinent ist, verliert unfreiwillig Urin – manchmal nur einige Tropfen, manchmal auch größere Mengen. Das kann unterschiedliche Ursachen haben und beispielsweise durch Belastung passieren, wenn Patienten niesen, lachen, etwas Schweres tragen oder husten (Belastungsinkontinenz). Eine schwache Blasenmuskulatur, hormonelle Veränderungen während einer Schwangerschaft und in den Wechseljahren oder Übergewicht können ebenfalls zur Belastungsinkontinenz führen. Die Dranginkontinenz hingegen ist eine Blasenspeicherstörung, bei der sich der Blasenmuskel schon zusammenzieht, sobald sich eine kleine Menge Urin darin angesammelt hat. Betroffene leiden beispielsweise an Blasenentzündungen, hatten einen Schlaganfall oder sind an Blasenkrebs erkrankt. Außerdem gibt es die Überlaufinkontinenz, welche hauptsächlich bei Männern auftritt, wenn eine vergrößerte Prostata auf die Harnröhre drückt. Zur neurogenen oder auch Reflexinkontinenz kommt es durch Schäden am Nervensystem, zum Beispiel bei einer Querschnittslähmung. Diese Patienten verspüren meist gar keinen Harndrang. Eingeschränkte Mobilität und das Erschlaffen der Muskulatur im Alter können ebenfalls zu Inkontinenz führen.

Die Stuhlinkontinenz liegt in Funktionsstörungen am Schließmuskel des Darmausgangs begründet, welche unter anderem durch entzündliche Darmerkrankungen wie Morbus Crohn und Colitis ulcerosa oder durch Tumore ausgelöst werden kann. Außerdem sinkt mit zunehmendem Alter die Fähigkeit, den Schließmuskel zu kontrollieren.

Wenn die Ursache der Inkontinenz klar ist, kann sie meist medikamentös behandelt werden. Um Urin und Stuhl aufzufangen, gibt es zwei Möglichkeiten: Produkte, die Urin und Stuhl aufnehmen oder ableitende Systeme wie Katheter, welche die Ausscheidungen in einen Auffangbeutel leiten. Zur Versorgung eines künstlichen Blasen- oder Darmausgangs gibt es spezielle Systeme.

Aufsaugende/aufnehmende Inkontinenzversorgung. Anatomisch geformte Einlagen und Vorlagen, Windelhosen bzw. Inkontinenzslips und Inkontinenzhosen oder -pants sind körpernahe Hilfsmittel zur Inkontinenzversorgung. Sie werden verwendet, um Urin und Stuhl aufzufangen. Sie sind jeweils in verschiedenen Größen und unterschiedlicher Saugstärke erhältlich. Für Männer bieten viele Firmen spezielle Produkte an.

Die **anatomisch geformten Einlagen** haben einen Klebestreifen auf der Rückseite und werden in die Unterwäsche eingeklebt. **Anatomisch geformte Vorlagen** werden mithilfe einer Fixierhose, welche es sowohl als Einwegprodukt als auch als waschbare Variante gibt, getragen. Die Begriffe Einlage und Vorlage werden bei einigen Herstellern synonym verwendet. **Windelhosen/Inkontinenzslips** werden, ähnlich wie Babywindeln, seitlich durch Haftstreifen verschlossen. **Inkontinenzhosen/-pants** sind vergleichbar mit normaler Unterwäsche, die nur einmal getragen wird. Hier ist es wichtig, die richtige Größe auszuwählen, damit die Hosen nicht rutschen. Dazu wird der Hüftumfang des Patienten gemessen.

Die Produkte sind alle ähnlich aufgebaut. Sie bestehen aus einer wasserdichten Außenschicht zum Schutz der Wäsche und einem Kern, welcher meist aus Zellstoff, Zellstoffflocken und einem flüssigkeitsbindenden Material (Superabsorber) besteht, die den Urin oder den Stuhl auch bei Druck nicht wieder abgeben. Oft sind zusätzlich Geruchsbinder enthalten. Die obere Schicht der Inkontinenzprodukte besteht aus Vliesstoff, ist hautfreundlich und sorgt dafür, dass Flüssigkeit schnell in den Kern aufgenommen wird.

Die Saugstärke der Produkte wird oft in Form von Tropfen oder Zahlen auf der Verpackung abgebildet.

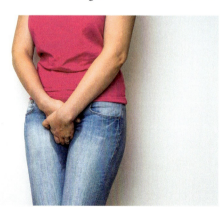

Abb. 7.25 Zahlreiche Hilfsmittel sorgen dafür, dass Menschen trotz Inkontinenz am gesellschaftlichen Leben teilnehmen können.

◻ Tab. 7.1 Produktbeispiele zur aufsaugenden Inkontinenzversorgung

Anatomisch geformte Einlagen	Anatomisch geformte Vorlagen	Windelhosen/Inkontinenzslips	Inkontinenzhosen/Inkontinenzpants
Sehr leichte Blasenschwäche			
Tena® Lady Mini Magic, Tena® Men Protective Shield Extra Light, Always® discreet Slipeinlagen und Slipeinlagen plus, Seni Lady Micro und Mini, Seni Man Normal, Param Ladies Premium Small, Param Man Basis Spezial, Attends® Soft 0 bis 1, Attends® for Men 1			
Leichte Blasenschwäche			
Tena® Lady Ultra Mini, Always® discreet Small, Small Plus, Normal Seni Lady Normal und Extra, Sni Man Extra, Param Ladies Premium Normal, Param Premium Man Aktiv 1, Attends® Soft 2 und 3, Attends® for Men 2 und 3	Param Form Premium Plus	Param Diskret Premium Slip Pants, Attends® Pull-Ons 3, Attends® Pull-Ons 3 Discreet	
Mittlere Blasenschwäche			
Always® Discreet Long und Long plus, Seni Lady Super und Plus, Seni Man Super, Param Ladies Premium Extra, Param Premium Man Aktiv 2, Attends® Soft 4 und 5, Attends® for Men 4	San Seni Normal, San Seni Regular, Param Form Premium Extra, Attends® Contours Regular 4 und 5	Tena® Flex plus, Molicare® Premium soft, Tena® Slip plus, Param Slips Premium Tag	Tena® Pants Discreet, Molicare® Mobile light, Seni Optima, Param Premium Slip-Pants, Attends® Pull-Ons 5
Starke Blasenschwäche			
Param Ladies Premium Super, Attends® Soft 6 und 7	San Seni Maxi, Param Form Premium Super, Attends® Contours Regular 6 bis 8	Molicare® Premium soft extra, Tena® Slip plus, Attends® Flex, Seni Active, Param Slips Premium Nacht, Attends® Slip Regular 8 und 9	Tena® Pants Super, Attends® Pull-Ons-8, Always® Discreet Pants Plus M/L, Seni Optima Plus, Param Premium Slip-Pants XL, MoliCare® mobile Pants
Sehr starke Blasenschwäche			
	San Seni Plus Extra, Param Form Super Nacht, Attends® Contours Regular 9 und 10	Attends® Slip Regular Plus 10, Attends® Flex 9 und 10, Seni Active Plus, Param Slips Premium Nacht Extra	Always® Discreet Pants Plus M/L, Super Seni Quatro, Attends® Pull-Ons 8

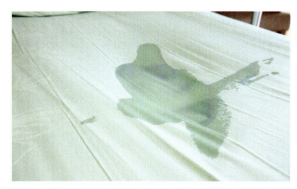

Abb. 7.26 Um das Bett eines Patienten vor Urin zu schützen, sind Krankenunterlagen und Bettschutzeinlagen erhältlich.

Viele der Produkte sind, sofern sie eine Hilfsmittelnummer haben und Verträge zwischen Apotheken und Krankenkassen bestehen, erstattungsfähig, das heißt, die Kosten werden – zumindest teilweise – von den gesetzlichen Krankenkassen übernommen. 2017 wurden die gesetzlichen Krankenkassen zudem verpflichtet, die Qualitätsanforderungen an aufsaugende Inkontinenzprodukte deutlich anzuheben.

Verbrauchte Produkte werden über den Hausmüll entsorgt.

Körperferne Hilfsmittel zur Inkontinenzversorgung sind beispielsweise **Krankenunterlagen** oder **Bettschutzeinlagen**. Sie dienen hauptsächlich dem Schutz der Matratzen und sind sowohl als Einmalprodukte als auch in waschbarer Form erhältlich, meist in den Größen 40 × 60 cm, 60 × 60 cm oder 60 × 90 cm. Hersteller dieser Unterlagen sind zum Beispiel die Firmen Attends®, Hartmann, Param oder Tena®.

Für bettlägerige Patienten, die den Abgang von Harn und Stuhl kontrollieren können, sind sogenannte **Stechbecken** (Bettpfannen) erhältlich, die bei Bedarf untergeschoben werden. Auch **Urinflaschen** oder **-schiffchen** kommen hier zum Einsatz. Urinflaschen sind in zwei verschiedenen Ausfertigungen im Handel – für Männer und für Frauen. Sie können mehrfach verwendet werden, müssen aber nach jeder Benutzung gründlich gereinigt und desinfiziert werden. **Urinbecher** sind zum Auffangen von Urin für Untersuchungen gemacht.

> **Praxistipp** Durch den ständigen Kontakt mit Urin oder auch Stuhl ist die Haut von inkontinenten Patienten oft gereizt. Zur Reinigung gibt es hier spezielle Produkte wie Feuchttücher mit einer Reinigungslotion (zum Beispiel von Tena® oder Param). Auch Hautschutzcremes, die eine wasserabweisende Schicht bilden, können eingesetzt werden (zum Beispiel Senicare oder Menalind®).

Ableitende Systeme. Manchmal müssen Patienten katheterisiert werden. Das kommt unter anderem in der Geriatrie, bei Blasenfunktionsstörungen oder vor Operationen vor, ebenso bei Nierenfunktionsstörungen oder wenn für Untersuchungszwecke Urin benötigt wird. Patienten mit einer Querschnittslähmung katheterisieren sich oft selbst.

Blasenkatheter sind steril oder unsteril verpackte, schlauchförmige Instrumente, die entweder durch die Harnröhre (transurethral) oder im Zuge einer kleinen Operation durch die Bauchdecke (suprapubisch) in die Blase eingeführt werden. Sie bestehen aus Silikon, Latex oder PVC und sind zum Teil speziell beschichtet, damit sie besser durch die Harnröhre gleiten.

Sollen Katheter über eine längere Zeit verweilen, gibt es sogenannte doppelläufige Produkte mit einem kleinen Ballon am Ende, der mit Kochsalzlösung gefüllt wird, sobald er in den Körper eingeführt wurde. Durch das Befüllen des Ballons kann man ein Herausgleiten verhindern. Wenn der Katheter wieder entfernt werden soll, wird die Kochsalzlösung über eine Spritze aus dem Katheter gezogen. Mithilfe dreiläufiger Katheter können zusätzlich Spülungen durchgeführt oder Arzneimittel in die Blase eingebracht werden.

> **Achtung** Zu den häufigsten „Nebenwirkungen" eines Katheters zählen Harnwegsinfektionen, da über den Schlauch Keime in die Blase eingebracht werden können. Außerdem bildet der Körper um den Katheter herum relativ schnell einen Biofilm, über den ebenfalls Keime in die Blase gelangen können. Des Weiteren kann es beim Legen eines Katheters zu kleinen Verletzungen kommen – auch eine Eintrittspforte für Keime.

Verweilkatheter können je nach Material sieben Tage (Latex) bis acht Wochen (Silikon) lang im Körper bleiben.

Katheter sind in Längen zwischen 10 und 40 cm beziehungsweise Größen von Charrière 6 bis 30 erhältlich. Dabei werden für Frauen meist etwa 20 cm lange Katheter verwendet, bei Männern kommen aufgrund der längeren Harnröhre rund 40 cm lange Katheter zum Einsatz.

Der Außendurchmesser der Katheter wird in Charrière (CH) angegeben. Ein Charrière entspricht 1/3 mm. Hier werden für Kinder meist die Größen 6 bis 10, für Frauen 10 bis 14 und für Männer 12 bis 18 eingesetzt. Eine farbliche Kennzeichnung erleichtert die Auswahl.

> **Einmalkatheter**
>
> Einmalkatheter sind steril verpackt, meist sehr kurz (10 bis 12 cm) und werden beispielsweise zu Untersuchungszwecken oder zur sogenannten intermittierenden Selbstkatheterisierung, kurz ISK, eingesetzt. Sie kommen häufig bei Patienten zum Einsatz, die trotz einer Blasenfunktionsstörung noch sehr mobil sind, so zum Beispiel Menschen mit Multipler Sklerose. Die Katheter sind besonders klein – die Firma Coloplast® wirbt damit, dass ihr Produkt verpackt nicht größer als ein Lippenstift ist – und sie haben eine abgerundete Spitze. Außerdem sind die Einmalkatheter besonders gleitfähig und dadurch leicht in die Harnröhre einzuführen. Spezielle Sets ermöglichen es den Patienten, sich ohne großen Aufwand diskret und einfach selbst zu katheterisieren.

Katheter sind mit unterschiedlichen Spitzen und mit unterschiedlicher Augenzahl erhältlich. Die Nelaton-Spitze wird hauptsächlich für Frauen angewendet, verläuft gerade und ist vorne abgerundet. Eine Tiemann-Spitze ist gebogen, läuft konisch dünn aus und hat am Ende eine leichte Verdickung. Sie wird in der Regel bei Männern eingesetzt. Die ebenfalls häufig eingesetzte Mercier-Spitze ist eine Kombination aus Nelaton- und Tiemann-Spitze. Daneben gibt es weitere Spitzen, beispielsweise solche mit besonders großer Öffnung, die eingesetzt werden, wenn sich Gries oder Teile von Blasensteinen im Urin befinden. Als sogenannte Augen werden die Öffnungen an der Spitze von Kathetern bezeichnet. Diese können, je nach Verwendung, nebeneinander, versetzt, gegenüberliegend oder über die gesamte Spitze verteilt angeordnet sein.

Um einen Verweilkatheter kurzfristig zu verschließen, damit ein Medikament in der Blase wirken kann, gibt es **Katheterstöpsel**.

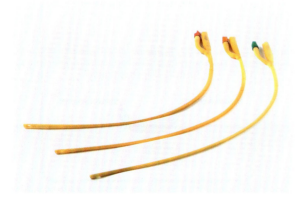

○ **Abb. 7.27** Diese Katheter werden mithilfe eines kleinen Ballons in der Spitze, der mit Kochsalzlösung gefüllt wird, in der Harnblase fixiert.

Bougies sind Katheter ohne Öffnung, die von Urologen zum Dehnen der Harnröhre verwendet werden.

> **Praxistipp** **Kathetersets** werden zum Legen eines Katheters verwendet. Der Inhalt dieser Sets variiert von Anbieter zu Anbieter, meist ist jedoch mindestens eine „Grundausstattung" mit einer Urinauffangschale, Kompressen, Tupfern und Handschuhen sowie ein Desinfektionsmittel enthalten. Häufig finden sich in den Sets zudem eine sterile Unterlage, Einmalpinzetten und ein Gleitmittel. Kathetersets sind schon seit mehr als zehn Jahren nicht mehr erstattungsfähig, da sie nicht als reine Hilfsmittel gelten – Desinfektionsmittel sind keine Hilfsmittel. Außerdem sind nach Ansicht der gesetzlichen Krankenversicherungen in den Sets oft unnötige Produkte, wozu beispielsweise Einmalpinzetten gehören, enthalten. Einzelne Komponenten wie Tupfer oder Kompressen und Gleitmittel sind jedoch verordnungsfähig.

Urinbeutel werden zum Sammeln von Urin eingesetzt. Sie verfügen über einen Schlauch, welcher mit einem Katheter verbunden wird und sind in unterschiedlichen Größen sowie steril und unsteril verpackt erhältlich. In der Regel erhalten Patienten, die mobil sind, kleinere Beutel (circa 500 ml) oder sogenannte Beinbeutel, die mithilfe von Gurten oder kleinen Taschen am Bein fixiert werden können. Bettlägerige Patienten erhalten größere Beutel (bis zu zwei Liter). Urinbeutel sind mit und ohne Ablauf im Handel und sollten regelmäßig gewechselt werden. Sofern ein Rücklaufventil integriert ist, können die Beutel bis zu 14 Tage verwendet werden. Der Harn wird in die Toilette entsorgt, nicht mehr verwendbare Beutel gehören in den Hausmüll. Urinbeutel sollten, um einen Rückfluss des Harns zu vermeiden, unterhalb des Blasenniveaus angebracht werden.

Zum Sammeln von Urin bei Babys, beispielsweise für eine Urinprobe, gibt es spezielle Beutel, die aufgeklebt und in die Windel eingelegt werden. Derartige Produkte sind auch für inkontinente bettlägerige Frauen erhältlich, werden heute aber kaum noch eingesetzt.

Wenn Männer an Inkontinenz leiden, besteht für sie die Möglichkeit, ein **Kondomurinal** zu verwenden. Dabei wird das Urinal aus Latex oder Silikon wie ein Kondom über den Penis gestülpt und befestigt (selbstklebend durch Haftstreifen oder Fixierung mithilfe von Bändern). Unten kann ein Schlauch angeschlossen werden, der wiederum mit einem Urinauffangbeutel, der am Bein oder am Bett des Patienten befestigt wird, verbunden ist.

Für Patienten, die unter Stuhlinkontinenz leiden, gibt es neben den bereits beschriebenen aufsaugenden Produkten sogenannte **Fäkalkollektoren**, welche im Analbereich befestigt werden und den austretenden Stuhl direkt auffangen.

Sonderfall Stomaversorgung. Ein Stoma ist ein an die Hautoberfläche verlegter Darm- oder Blasenausgang. Dabei wird zwischen einem Ileostoma, einem künstlichen Dünndarmausgang, einem Colostoma, bei dem das Ende des Dickdarms nach außen verlegt ist, und einem Urostoma, bei dem Urin über die Bauchdecke ausgeleitet wird, unterschieden (Abb. 7.28). Ein Stoma wird entweder vorübergehend oder dauerhaft angelegt. Während einer Operation wird dazu ein kleines Loch in die Bauchdecke geschnitten und das Darmende bzw. der Harnleiter dort angenäht. Ein Stoma, das auf der Bauchdecke aufliegt oder auch hervorsteht, gilt als prominentes Stoma. Es sollte der Normalfall sein. Ein zurückgezogenes Stoma liegt in einer Vertiefung.

Nachdem ein künstlicher Darmausgang (Anus praeter) angelegt wurde, fängt man den Stuhl mithilfe eines Versorgungssystems auf. Dieses besteht aus einer Basisplatte, die direkt auf die Haut geklebt wird und das Stoma, also das aus der Bauchdecke herauslugende Darmende, umschließt. Der Darminhalt wird in einem Beutel aufgefangen, der an der Basisplatte befestigt ist. Firmen, die Produkte zur Stomaversorgung anbieten, sind beispielsweise Coloplast, Dansac oder For Life.

Basisplatten sind plan oder konvex erhältlich. Ist das Stoma prominent, kommt eine plane Platte zum Einsatz. Liegt es hingegen zurückgezogen, kann mithilfe einer konvexen Basisplatte Druck ausgeübt werden, um das Stoma auf Hautniveau zu bringen.

Bei einteiligen Systemen zur Stomaversorgung ist die Basisplatte direkt mit dem Beutel verarbeitet. Zweiteilige Systeme bestehen aus einer Basisplatte, die über eine Klebefläche oder einen Rastring mit dem Beutel verbunden wird.

→ **Definition** Ein **Urostoma** wird gelegt, wenn die Harnblase oder die Harnleiter ihre Funktion nicht mehr erfüllen können. Dazu kommt es beispielsweise bei Patienten, die unter Blasenkrebs leiden, aber auch Nervenschädigungen, anatomische Fehlbildungen oder Verletzungen können ein Urostoma erforderlich machen. Die Versorgung ist ähnlich wie bei einen Ileo- oder Colostoma. Auch hier gibt es verschiedene Systeme, die in der Apotheke jedoch meist sehr viel seltener abgegeben werden als die Produkte zur Versorgung eines künstlichen Darmausgangs.

Die **Beutel zur Stomaversorgung** sind offen oder geschlossen erhältlich. Offene Beutel kommen meist bei einer Ileostomie zum Einsatz, weil das Stuhlvolumen höher und der Stuhl flüssiger ist. Sie können in die Toi-

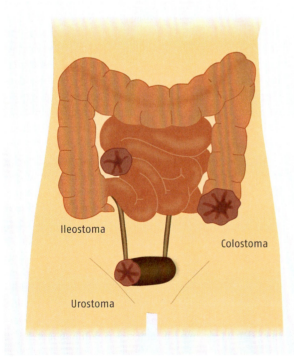
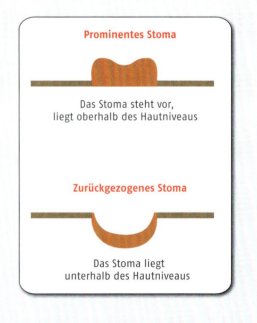

Abb. 7.28 Lage eines Stomas

lette entleert werden. Der Verschluss erfolgt in der Regel mit Klettverschlüssen oder Klammern. Geschlossene Systeme werden häufig bei einem Colostoma, wenn der Stuhl fester und die Menge geringer ist, verordnet. Sie werden im Hausmüll entsorgt, sobald der Beutel mit Stuhl gefüllt ist.

Stomapasten werden auf die Basisplatte gegeben, bevor diese auf das Stoma gesetzt wird. Sie sollen kleine Hautfältchen ausgleichen und sorgen so für Halt. Kommt es durch Entzündungen, Vernarbungen oder anatomische Probleme zu Unebenheiten rund um den künstlichen Ausgang, können diese auch mithilfe von **Hydrokolloidplatten** ausgeglichen werden.

Fast alle Stomabeutel sind am oberen Rand mit **Aktivkohlefiltern** ausgestattet, die Gerüche binden. Außerdem kann durch die Öffnung Luft aus dem Beutel entweichen. **Absorptionskapseln**, die in die Beutel gegeben werden, sollen Gerüche ebenfalls binden. Außerdem können sie Stuhl und Urin eindicken.

Wenn Patienten mit einem Stomabeutel schwimmen gehen oder Sport machen wollen, können sie **Bauchbänder oder Gürtel** tragen, die den Beutel zum einen stützen und schützen, zum anderen aber auch kaschieren. Die Produkte sind in unterschiedlichen Ausfertigungen für die unterschiedlichsten Bedürfnisse erhältlich, zum Beispiel von stoma-na-und (Abb. 7.30) oder Ostomysecrets. Außerdem gibt es Gürtel, die an der Basisplatte befestigt werden und so Halt geben. Alternativ sind auch **Kleberinge** erhältlich, um die Basisplatte zusätzlich auf der Haut zu befestigen.

Rückstände von Stomapasten oder anderen Haftmaterialien können mithilfe spezieller **Pflasterentferner** beseitigt werden. Die Produkte sollen reizarm sein und sind in Form von Sprays oder Tüchern erhältlich.

Bei einer Colostomie kann – unter bestimmten Voraussetzungen und wenn der Patient mit seinem Stoma gut zurechtkommt – eine Darmspülung die Beutelversorgung zumindest teilweise ersetzten. Dazu wird ein **Irrigator** verwendet, wobei ein spezielles, Pilzhut-förmiges Darmrohr in das Stoma eingeführt wird. Dann wird der Darm mit bis zu zwei Litern körperwarmem Wasser ausgespült und in einen Beutel entleert. In der Zeit zwischen den Spülungen kann der Ausgang mithilfe einer **Stomakappe** verschlossen werden.

Spritzen und Kanülen, Pens und Infusionsbestecke

Um Arzneimittel parenteral zu applizieren oder zur Blutentnahme werden Spritzen und Kanülen verwendet. Dabei kommen heutzutage meist Einmalartikel zum Einsatz, um die Gefahr von Infektionen, beispielsweise mit dem HI-Virus oder Hepatitis, so gering wie möglich zu halten.

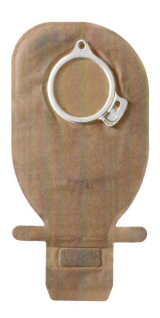

Abb. 7.29 Ein offener Stomabeutel kann direkt in die Toilette entleert werden.

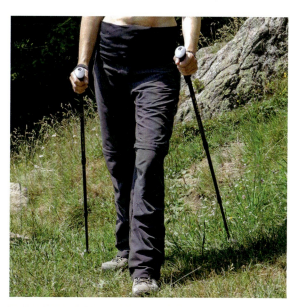

Abb. 7.30 Gürtel wie dieser sind diskret und werden zur Befestigung von Stomabeuteln verwendet.

Spritzen und Kanülen. **Einmalspritzen** sind zwei- und dreiteilig erhältlich. Die zweiteiligen bestehen aus einem Zylinder mit Griffplatte und einem Kolben mit Stempel, die dreiteiligen Einmalspritzen verfügen zudem über einen Silikonring am Kolben. Dieser erleichtert das Aufziehen eines Stoffes und die langsame Applikation von Parenteralia. Gängige Volumina für Spritzen sind 1, 2, 5, 10, 20 ml, größere Spritzen mit 50, 60 oder 100 ml Fassungsvermögen werden als Wund- oder Blasenspritzen verwendet, beispielsweise zum Reinigen von Wunden, für die parenterale Ernährung (▶ Kap. 7.2.7) oder zum Spülen von Blasenkathetern. Um Spritzen mit einer Kanüle zu verbinden, werden die Nadeln entweder aufgesteckt (Luer-System) oder aufgeschraubt (Luer-Lock-Verbindung).

Spritzenpumpen oder Perfusor-Spritzen werden in Kliniken zur Verabreichung von Arzneimitteln über Infusionsgeräte eingesetzt. Sie sind auch mit UV-Schutz für lichtempfindliche Medikamente wie beispielsweise bestimmte Zytostatika erhältlich.

Insulinspritzen sind kleine Einmalspritzen zur subkutanen Injektion von Insulin. Sie sind mit integrierter oder aufsetzbarer Kanüle und mit verschiedenen Volumina (1 ml oder 2 ml) erhältlich. Die Spritzen verfügen über eine Skala, auf der die Insulin-Einheiten in I. E. (internationalen Einheiten) angezeigt werden.

Kanülen bestehen meist aus rostfreiem Stahl und sind in unterschiedlichen Längen und mit verschiedenen Durchmessern erhältlich. Um sie gut voneinander unterscheiden zu können, ist jedem Außendurchmesser einer Kanüle eine bestimmte Farbe zugeordnet. Sehr dünne Nadeln haben ein graues Ansatzstück und werden für subkutane Injektionen verwendet, die mittleren haben einen blauen oder schwarzen Ansatz und die grünen oder gelben Nadeln, welche beispielsweise zum Aufziehen von Flüssigkeiten aus Infusionsflaschen verwendet werden, haben einen großen Durchmesser. Das sogenannte Pravaz-System bezeichnet den Außendurchmesser und die Länge einer Einmalkanüle in Millimetern. Sie wird auf Verpackungen mit dem Kennzeichen „Gr." für Größe angegeben. Bei Venenverweilkanülen erfolgt die Angabe der Größe in der Regel in Gauge. Dabei nimmt diese Zahl mit steigendem Außendurchmesser der Nadel ab.

Sicherheitskanülen sollen Verletzungen vorbeugen und haben spezielle Vorrichtungen, die die Anwender vor Verletzungen schützen. Einmalkanülen mit Kanülenschutzvorrichtung sind beispielsweise die Hypodermic Needle-Pro®.

→ **Definition** Sogenannte Butterflys sind eine Sonderform der Einmalkanülen, welche aus einer dünnen, kurzen Hohlnadel, flexiblen Kunststoffflügeln, einem Kunststoffschlauch und einem Anschluss bestehen. Durch die Flügel lassen sich die Kanülen besser anfassen (○ Abb. 7.31). Sie werden beispielsweise zur Blutentnahme verwendet und verdanken ihren Namen dem Aussehen – sie haben die Form eines Schmetterlings.

Venenverweilkanülen bestehen aus einer Hohlnadel, welche in die Vene geschoben wird (○ Abb. 7.32). Darüber findet sich ein kleiner Kunststoffkatheter. Ist die Kanüle nun in der Vene, wird sie durch den Katheter ersetzt. Dadurch kann es nicht zur Perforation der Vene kommen, wenn sich der Patient bewegt. Außerdem reizt das Material die Venenwand nicht, sodass Venenverweilkanülen bis zu vier Tage lang in der Vene verbleiben können. Zum Verschließen dieser Kanülen sind kleine Stöpsel, sogenannte Mandrins, erhältlich. **Venenpunktionskanülen** bestehen aus einer Hohlnadel ohne Kunststoffschlauch. Sie werden zur Blutentnahme verwendet.

Ein **zentralvenöser Verweilkatheter (Port)** wird beispielsweise bei Krebs- oder Dialysepatienten gelegt, die regelmäßig und über einen längeren Zeitraum Arzneimittel infundiert bekommen (○ Abb. 7.33). Dabei wird der Port während eines kleinen Eingriffs direkt unter die Haut – meist im Bereich des Schlüsselbeins – gesetzt. Von dort aus führt ein dünner Silikonschlauch in eine große Vene vor dem Herzen, was gemacht wird, weil hier mehr Blut fließt als in den kleineren Armvenen. So kann das Blut den Arzneistoff schneller verdünnen und es kommt seltener zu Reizungen an den Gefäßwänden. Da der „Eingang" des Ports direkt unter der Haut liegt, muss dieser im Bedarfsfall nur kurz angestochen werden. Beispiel für einen Port sind die Surecan® Portkanülen.

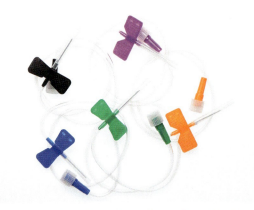

○ **Abb. 7.31** Aufgrund ihrer Form tragen Einmalkanülen mit Kunststoffflügeln auch den Namen Butterfly.

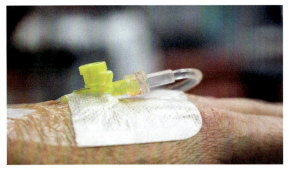

○ **Abb. 7.32** Zur parenteralen Applikation von Arzneistoffen werden Venenverweilkanülen gelegt.

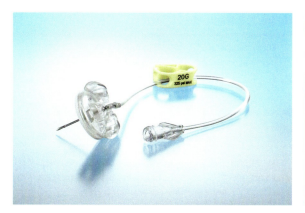

Abb. 7.33 Ein Port wird während eines kleinen operativen Eingriffs direkt unter der Haut eingesetzt.

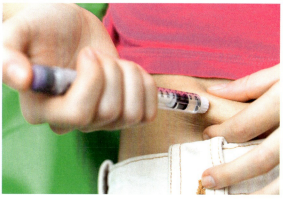

Abb. 7.34 Diabetiker verwenden häufig Pens, wenn sie sich ihr Insulin spritzen müssen.

Pens. Die sogenannten **Pens** werden vor allem von Patienten mit Diabetes verwendet und sehen aus wie Füllfederhalter (o Abb. 7.34). Es gibt sie als Einmalgeräte oder auch in nachfüllbarer Form. Bei den Insulinpens ist es besonders wichtig, die Nadel regelmäßig zu wechseln. Da Patienten oft mehrmals täglich Insulin spritzen müssen, sind die Nadeln sehr dünn – und somit auch sehr empfindlich. Sie werden schnell stumpf und verbiegen leicht. Die Nadeln werden auf den Pen aufgeschraubt – dabei wird die Länge der Nadel anhand der „Speckschicht" des Patienten ausgewählt. Bei korpulenten Diabetikern wird eine längere Nadel verwendet als bei schlanken. Die Nadeln sind in Größen von 4 bis 12 mm erhältlich.

Auch in der Therapie von Patienten mit multipler Sklerose (MS), bei Rheuma oder um Menschen mit starker Schuppenflechte (Psoriasis) zu behandeln werden Pens, häufig in Form von Fertigpens, verwendet. Die darin enthaltenen Arzneistoffe zählen meist zur Gruppe der Biologicals.

> **Insulinapplikation über eine Pumpe**
> **Insulinpumpen** werden mit einer Insulinpatrone gefüllt und sind mithilfe einer sehr dünnen Nadel aus Stahl oder Teflon, die in die Bauchdecke gestochen wird und dort verbleibt, mit dem Körper verbunden. Sie ermöglichen es Diabetikern entweder, manuell Insulin zu verabreichen oder sie können, sofern ein Blutzuckermessgerät integriert ist, auch automatisch die vom Körper benötigte Insulinmenge abgeben. Die dünneren Stahlkanülen werden alle ein bis zwei Tage gewechselt, besonders biegsame Kanülen aus Teflon hingegen alle zwei bis drei Tage. Die Pumpen können am Oberschenkel, um den Hals, am BH oder auch an einem Gürtel um die Hüfte getragen werden.

Infusionsbestecke. Die **Infusionsbestecke** dienen der Verbindung zwischen einer Infusionsflasche und einer Kanüle. Sie bestehen aus einer Tropfkammer mit oder ohne Belüftung, einem Einstechdorn, der durch den Plastik- oder Gummistopfen einer Infusionsflasche gestochen wird, einem Infusionsschlauch, einem Konnektor, der mit der Venenverweilkanüle verbunden ist, und einem Durchflussregler in Form einer Rollen- oder Schraubklemme. **Transfusionsbestecke** haben zusätzlich einen Filter in der Tropfkammer und, bei der Benutzung von Transfusionsflaschen, ein separates Belüftungssystem.

> **Praxistipp** Gebrauchte Spritzen und Kanülen dürfen nicht einfach in den Mülleimer geworfen werden, schließlich könnten sich andere Menschen daran verletzen. Daher gibt es spezielle, durchstichsichere Behälter wie die sogenannte Medibox®, in denen die gebrauchten Nadeln gesammelt werden können.

Messgeräte

Zu den Messgeräten, die in einer Apotheke erhältlich sind, zählen verschiedene Thermometer sowie Blutdruck- und Blutzuckermessgeräte.

Thermometer. Mithilfe von Thermometern lässt sich die Körpertemperatur bestimmen, aber auch die Temperatur des Badewassers für Babys kann über ein Thermometer reguliert werden. Außerdem können Thermometer bei der Empfängnisverhütung oder der Errechnung der fruchtbaren Tage von Frauen eine Rolle spielen.

Die Körpertemperatur wird durch den Einsatz von **Fieberthermometern** bestimmt. Früher wurden dazu mit Quecksilber gefüllte Glasthermometer eingesetzt. Diese Thermometer dürfen heute aufgrund der Gefahren, die vom Schwermetall Quecksilber ausgehen, nicht mehr verkauft werden.

> ⚠️ **Achtung** Mit Quecksilber gefüllte Thermometer dürfen heute nicht mehr verkauft werden, sie sind aber in vielen Haushalten noch vorhanden. Eine Gefahr geht von ihnen aus, wenn die Thermometer kaputtgehen – dann treten giftige Quecksilberdämpfe aus, die Schäden am Nervensystem hervorrufen können. Wenn ein Thermometer herunterfällt, kann man die Quecksilberkügelchen, die wahrscheinlich zwischen den Scherben liegen, mithilfe eines Handfegers oder eines Pinsels zügig zusammenkehren. Da das Quecksilber nur sehr langsam verdampft, sollte keine Panik aufkommen. Die kleinen Kügelchen und die Scherben können in ein Glas gegeben werden, welches mit einem Deckel fest verschlossen wird. Anschließend wird der Raum gründlich gelüftet. Das Glas mit den Überresten des Thermometers kann über den Sondermüll entsorgt werden.

Tab. 7.2 Wann ist es Fieber?

Körpertemperatur (rekta gemessen)	Definition
35,5–36,9 °C	Normale Körpertemperatur
37,0–37,9 °C	Erhöhte Temperatur
ab 38,0 °C	Fieber
ab 39,0 °C	Hohes Fieber bei Erwachsenen
ab 40,0 °C	Hohes Fieber bei Kindern

Mittlerweile wurde die quecksilberhaltige Füllung von Glasthermometern durch eine ungiftige Mischung aus Gallium, Indium und Zinn ersetzt. Die Messzeit beträgt fünf bis acht Minuten. Alternativ gibt es batteriebetriebene Thermometer, die zur Messung rund eine Minute benötigen. Diese **digitalen Thermometer** sind ungefährlich und verfügen teilweise über eine flexible Spitze. Gerade für Kinder, bei denen die Körpertemperatur oft rektal gemessen wird, ist das deutlich angenehmer.

Auch **Ohrthermometer** wie zum Beispiel das Braun ThermoScan® oder das Hartmann Thermoval® Duo Scan sind mittlerweile häufig im Einsatz. Sie funktionieren mithilfe von Infrarotstrahlen und liefern innerhalb weniger Sekunden ein Ergebnis. Die Geräte werden häufig in Krankenhäusern verwendet. Da dann jeder Patient einen eigenen Aufsatz erhält, der über die Messspitze des Thermometers geschoben wird, ist diese Art der Temperaturbestimmung sehr hygienisch. Bei Kindern unter einem Jahr wird das Ohr zur Messung leicht nach hinten gezogen, bei älteren Kindern und Erwachsenen zieht man die Ohrmuschel schräg nach oben.

Stirnthermometer wie das Thermoval® baby oder das Stirnthermometer von Braun liefern ihre Ergebnisse innerhalb weniger Sekunden und messen die Körpertemperatur mithilfe von Infrarot-Strahlen. Sie werden entweder auf die Stirn des Patienten – meist werden diese Thermometer bei Babys angewendet – gelegt oder einige Zentimeter entfernt davon gehalten. Oft enthalten die Geräte eine Positionierungshilfe.

Frauenthermometer werden entweder zur Empfängnisverhütung oder zur Bestimmung der fruchtbaren Tage eingesetzt, da sich durch das Ermitteln der Körpertemperatur bei Frauen auch Aussagen über den Zeitpunkt des Eisprungs machen lassen – an den fruchtbaren Tagen steigt die Körpertemperatur nämlich leicht an (○ Abb. 7.37).

Frauenthermometer sehen eigentlich aus wie herkömmliche Fieberthermometer, ihr Messbereich liegt jedoch nur zwischen 36,3 und 37,5 Grad Celsius. Mit ihrer Hilfe kann die Basaltemperatur bestimmt werden. Dabei ist es wichtig, Kunden darauf hinzuweisen, dass die Messung zwar vaginal, rektal oder auch oral erfolgen kann, man aber den Ort der Messung innerhalb eines Zyklus nicht wechseln sollte.

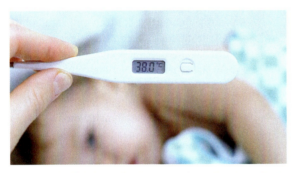

Abb. 7.35 Elektronische Thermometer liefern innerhalb von etwa einer Minute ein Messergebnis.

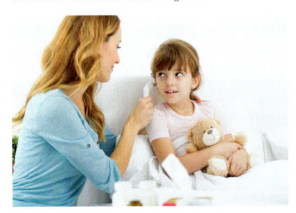

Abb. 7.36 Ohrthermometer messen die Körpertemperatur mithilfe von Infrarot-Strahlen.

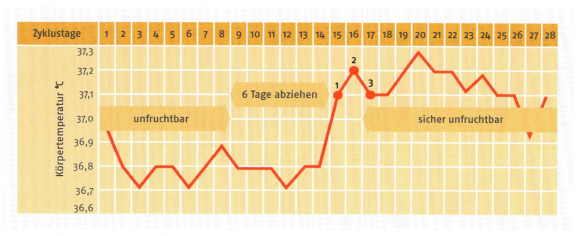

○ **Abb. 7.37** Typischer Verlauf der Temperaturkurve bei einer gesunden Frau.

→ **Definition** Als **Basaltemperatur** wird die Körpertemperatur nach dem morgendlichen Aufwachen bezeichnet. In der ersten Zyklushälfte liegt diese Temperatur niedriger als in der zweiten, also um den Eisprung herum. Das liegt daran, dass zu diesem Zeitpunkt das Hormon Progesteron produziert wird. Man geht davon aus, dass der Eisprung etwa zwei Tage vor bzw. bis zu einem Tag nach dem Temperaturanstieg stattfindet.

Zykluscomputer dienen ebenfalls der Empfängnisverhütung bzw. der Bestimmung der fruchtbaren Tage. Sie werden auf den nächsten Seiten erläutert.

Badethermometer sollen hier nur der Vollständigkeit halber aufgeführt werden. Sie werden mittlerweile in Apotheken nur noch selten verkauft und sind eher in Drogerie- oder Supermärkten zu finden. Dennoch sollten Sie wissen, dass die Badetemperatur für Babys bei rund 37 Grad Celsius und für Erwachsene bei etwa 38 Grad Celsius liegt. Ein Bad sollte, um die Haut nicht zu sehr zu strapazieren, nicht länger als zehn Minuten dauern.

◻ **Tab. 7.3** Messbereiche von Thermometern

Thermometer	Messbereich
Fieberthermometer	35–42 °C
Frauenthermometer	36,3–37,5 °C
Badethermometer	0–50 °C

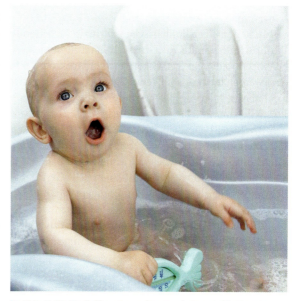

○ **Abb. 7.38** Badethermometer werden vor allem zur Messung der Wassertemperatur für ein Babybad verwendet.

Blutdruckmessgeräte. Zur Kontrolle des Blutdrucks sind verschiedene Geräte erhältlich, die die Blutdruckwerte von Patienten mithilfe unterschiedlicher Mechanismen ermitteln. Grundsätzlich werden Blutdruckwerte in der Maßeinheit mm/Hg angegeben, was Millimeter auf einer Quecksilbersäule bedeutet. Heutzutage ist die Messung mithilfe einer Quecksilbersäule veraltet, die Einheit jedoch blieb. Dabei besteht dieser Wert aus zwei Ziffern – die eine gibt den systolischen Blutdruckwert an, die andere den diastolischen. Der höhere systolische Wert zeigt, wie hoch der Druck ist, wenn sich das Herz zusammenzieht und ein Blutschwall durch die Adern fließt. Der diastolische Wert gibt den Wert an, wenn das Herz wieder erschlafft.

> **Qualität der Messgeräte**
> Ein Qualitätsmerkmal für Blutdruckmessgeräte ist das Siegel der Deutschen Hochdruckliga. Es wurde beispielsweise an Geräte der Hersteller Omron, Beurer oder boso und Hartmann vergeben. Eine aktuelle Liste der Geräte mit Prüfsiegel findet sich im Internet unter www.hochdruckliga.de.

Konventionelle Geräte bestehen aus einer Manschette mit Stethoskopmembran, Manometer, Pumpball und Stethoskop. Bei der elektronischen Variante ist das Stethoskop durch ein Mikrofon in der Manschette ersetzt und das Ergebnis wird automatisch angezeigt. Außerdem ist hier oft auch die Pulsfrequenz auf Tastendruck abrufbar. Mehr zur Messung des Blutdrucks mithilfe konventioneller Geräte erfahren Sie im ▶ Kap. 7.3.1.

Nach dem **oszillometrischen Prinzip arbeitende Blutdruckmessgeräte**, die Druckschwankungen messen, benötigen weder ein Stethoskop noch ein Mikrofon. Erfasst werden hier nämlich keine Geräusche, sondern die Volumenveränderung in der Arterie, zu der es durch jede Pulswelle kommt. Der Vorteil: Der gesamte aufblasbare Teil der Manschette dient als Drucksensor. Bei starken Herzrhythmusstörungen oder fortgeschrittener Arteriosklerose eignen sich diese Geräte jedoch nicht.

Es gibt halbautomatische oszillometrische Geräte, bei denen die Manschette von Hand aufgepumpt werden muss und vollautomatische Geräte, bei denen sich die Manschette auf Knopfdruck aufbläst. Dabei ist zu beachten, dass Oberarmmessgeräte in der Regel mit einer Manschette ausgestattet sind, die eine Messung bei einem Oberarmumfang von bis zu 33 cm erlauben – ist der Umfang des Oberarms größer, müssen spezielle Manschetten eingesetzt werden. Bei Geräten zur Messung am Handgelenk sind Manschette und Messeinheit kombiniert. Der Umgang mit den oszillometrischen Blutdruckmessgeräten wird ebenfalls im ▶ Kap. 7.3.1 erläutert.

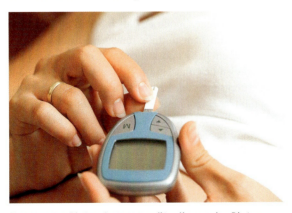

Abb. 7.39 Blutzuckermessgeräte dienen der Blutzuckerkontrolle bei Diabetikern.

Messgeräte zur Blutuntersuchung. **Blutzuckermessgeräte** dienen der Blutzuckerkontrolle bei Diabetikern. Dazu wird mithilfe einer Stechhilfe ein Blutstropfen aus der Fingerkuppe gewonnen, der dann in einem Messgerät überprüft wird. Schon nach wenigen Sekunden liegt ein Ergebnis vor. Manche Geräte müssen vor der Verwendung einer neuen Packung Teststreifen kalibriert werden, wozu ein auf der Verpackung angegebener Code eingegeben werden muss. Außerdem gibt es zwei unterschiedliche Einheiten, in denen der Blutzuckerwert angegeben werden kann: mg/dl und mmol/l. In der Regel lassen sich die Geräte je nach Wunsch den Patienten umstellen. Wie genau Blutzuckermessungen in der Apotheke durchgeführt werden, lesen Sie im ▶ Kap. 7.3.1.

Der sogenannte Quick- oder INR-Wert gibt Informationen über die Blutgerinnung und kann ebenfalls von Patienten selbst bestimmt werden. Dazu werden **Blutgerinnungsmessgeräte** eingesetzt, die vor allem in der Nachbehandlung von Thrombosen, Herzinfarkten oder einem Schlaganfall eingesetzt werden, um die Medikation entsprechend einstellen zu können. Die Blutgerinnung wird in der Regel einmal wöchentlich gemessen. Dabei erfolgt die Messung, ähnlich wie bei der Überprüfung des Blutzuckers, indem ein Tropfen Blut aus der Fingerbeere gewonnen wird. Je nach Erkrankung sollte ein INR-Wert zwischen 2,0 und 3,5 beziehungsweise ein Quickwert zwischen 15 und 30 Prozent angestrebt werden.

Auch ihren **Cholesterolwert** können Patienten, beispielsweise mithilfe des Accutrend® plus Geräts, selbst ermitteln. Zur Bestimmung der **Triglycerid- oder Lactatwerte** sind ebenfalls Messgeräte im erhältlich.

> **Blutgewinnung durch Stechhilfen**
> Früher wurden zur Blutgewinnung häufig kleine Lanzetten eingesetzt, mit denen man den Finger der Patienten leicht einritzte. Moderne Stechhilfen wie Microlet® oder AccuCheck® FastClix® haben die herkömmlichen Lanzetten jedoch fast vollständig abgelöst.
> Zur Vorbereitung der Blutentnahme werden die Hände mit warmem Wasser gewaschen. Eine Desinfektion ist nicht erforderlich. Danach kann die Hand, an der die Messung erfolgen soll, ein wenig massiert werden, um die Durchblutung zu fördern – jedoch nicht zu fest, damit es nicht zu Verfälschungen der Werte durch Gewebeflüssigkeiten kommt. Alternativ kann man die Hand auch etwas nach unten hängen lassen. Dann wird die Stechhilfe seitlich an der Fingerbeere des Ringfingers – bei Rechtshändern links, bei Linkshändern rechts – angesetzt. Diese Stelle wird gewählt, weil sie

nach der Messung durch Druck am wenigsten gereizt wird. Die Einstichtiefe lässt sich an den meisten Stechhilfen regulieren, sodass bei Frauen mit meist dünnerer Haut häufig eine geringere Stichtiefe eingestellt werden kann als bei Männern. Dann hält man den Teststreifen des Messgeräts zur Blutuntersuchung an den Blutstropfen, welcher durch Kapillarkräfte automatisch eingesogen wird.

Inhalationsgeräte

Mit einer Inhalationstherapie können einfache Erkältungen und Infekte der Atemwege wie Bronchitis, aber auch schwerere Atemwegserkrankungen wie Asthma und COPD behandelt werden. Der große Vorteil der Inhalationstherapie ist die unmittelbare Wirkung am Ort der Erkrankung. Der Wirkstoff gelangt auf direktem Weg in die Atemwege und kann dort schnell seine Wirkung entfalten. Zudem treten unerwünschte Wirkungen bei der Inhalation seltener auf als bei der oralen Einnahme von Medikamenten, zum Beispiel in Form von Tabletten, da durch die gezielte Behandlung der Atemwege weniger Wirkstoff nötig ist.

Grundsätzlich unterscheidet man drei Formen der Inhalationstherapie:
1. Inhalation mit Wasserdampf bei Infekten der oberen Atemwege
2. Inhalation mit Verneblern bei Infekten der unteren Atemwege (zum Beispiel mit Kochsalzlösung)
3. Inhalationstherapie mit Medikamenten mithilfe verschiedener Inhalationssysteme

Inhaliert werden je nach Erkrankung unterschiedliche Wirkstoffe. Während bei einfachen Erkältungen schon das Einatmen von Wasserdampf hilfreich sein kann, werden bei schwereren Erkrankungen wie Asthma und COPD medikamentöse Wirkstoffe inhaliert.

Dampfinhalatoren. Eine häufige Empfehlung bei einer Erkältung ist die Wasserdampfinhalation. Durch sie sollen die Schleimhäute befeuchtet, die Durchblutung gefördert, der Schleim gelöst und die Atemwege gereinigt werden. Inhalieren kann man allein mit heißem Wasser oder man setzt ihm einige Tropfen ätherisches Öl (zum Beispiel Pfefferminzöl, Eukalyptusöl, Menthol) oder einige Löffel einer getrockneten Heilpflanze (zum Beispiel Kamillenblüten, Minzblätter, Thymiankraut) zu. Auch die Zugabe von Erkältungssalben ist möglich. Die flüchtigen Inhaltsstoffe steigen mit dem Wasserdampf nach oben und können so gut über die Nase und den Mund eingeatmet werden. Die Tröpfchen, die bei der Wasserdampfinhalation entstehen, sind größer als 10 µm und erreichen deshalb nur die oberen Atemwege.

Um auch die unteren Atemwege zu erreichen, muss man kleinere Tröpfchen mithilfe eines Verneblers erzeugen.

 Achtung Salzlösungen sind für die Wasserdampfinhalation **nicht** geeignet, da Salze nicht flüchtig sind und im Wasser zurückbleiben! Zur Inhalation von Salzlösungen benötigt man deshalb einen elektrischen Vernebler.

Die klassische Dampfinhalation kennen Sie sicherlich so: In einem Kochtopf wird Wasser erhitzt (und gegebenenfalls in eine Schüssel umgefüllt), je nach Belieben wird ein Zusatz hineingegeben und dann inhaliert man mit einem Handtuch über dem Kopf die aufsteigenden Dämpfe.

Leider ist diese Art der Inhalation nicht ungefährlich: Zum einen kann der Topf oder die Schüssel leicht umkippen oder der heiße Inhalt bei Bewegung herausspritzen, was schwere Verbrühungen zur Folge haben kann. Zum anderen werden bei dieser klassischen Variante nicht nur die Nase und der Mund, sondern das

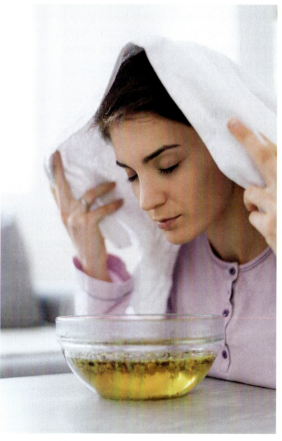

Abb. 7.40 Die klassische Dampfinhalation über einer Schüssel birgt die Gefahr, sich zu verbrühen.

ganze Gesicht einschließlich der Augen bedampft, die durch das aufsteigende ätherische Öl leicht gereizt werden und dann anfangen zu tränen.

Um zumindest das zweite Problem zu vermeiden, sind in der Apotheke Wasserdampfinhalatoren erhältlich, die durch einen Mund-Nasen-Aufsatz den Wasserdampf gezielt zu den Schleimhäuten des oberen Atemtrakts – nämlich denen in Mund und Nase – leiten. Da es sich hier um einen geschlossenen Behälter handelt, ist auch die Verbrühungsgefahr geringer. Zudem treten weniger Verdampfungsverluste auf.

> **Praxistipp** Achten Sie bei der Abgabe eines Wasserdampfinhalators darauf, dass die Wand des Gefäßes isoliert ist, damit man sich beim Anfassen des Gefäßes nicht verbrüht. Viele Wasserdampfinhalatoren bestehen aus einem äußeren und einem inneren Topf, die durch eine Luftspalte voneinander getrennt sind. Diese Luftspalte wirkt isolierend und verhindert das Heißwerden der äußeren Gefäßwand.

Obwohl die Sicherheit von Wasserdampfinhalatoren höher ist als die eines heißen Kochtopfes, lässt sich ein Auslaufen des heißen Wassers beim Umkippen nicht verhindern. Deshalb dürfen Kinder niemals ohne Aufsicht eines Erwachsenen inhalieren!

> **Achtung** Zusätze, die Menthol, Kampfer oder Minze enthalten, dürfen bei Kindern unter zwei Jahren nicht eingesetzt werden! Durch das Einatmen der Öldämpfe besteht die Gefahr eines sogenannten Stimmritzenkrampfs (Verkrampfung der Stimmritze des Kehlkopfs) mit akuter Atemnot, bei der das Kind blau anläuft. Auch Asthma-Patienten dürfen keine ätherischen Öle anwenden, da durch die Reizung der Atemwege ein Asthmaanfall ausgelöst werden kann.

Elektrische Vernebler. Vernebler erzeugen ein Aerosol, das vom Patienten inhaliert wird und so an den Wirkort gelangt.

> **Definition** Ein Aerosol ist ein disperses System, bei dem eine Flüssigkeit oder ein Feststoff feinverteilt in einem Gas (meist Luft) vorliegt.

Der genaue Wirkort des Aerosols wird von der Größe der vernebelten Teilchen bestimmt. Teilchen mit einer Größe von mehr als 10 µm schlagen sich fast vollständig in den oberen Atemwegen (also in der Nase, im Rachenraum und im Kehlkopf) nieder. Die unteren Atemwege werden nur von kleineren Teilchen erreicht: Partikel mit einer Größe von 5 bis 10 µm gelangen bis in die Luftröhre und die Hauptäste der Bronchien, noch kleinere Teilchen (< 5 µm) können bis in die Bronchien, Bronchiolen und Alveolen vordringen. Je nach gewünschtem Wirkort muss man also Teilchen einer bestimmten Größe erzeugen – und dafür stehen verschiedene Arten von Verneblern zur Verfügung.

> **Vor- und Nachteile von Verneblern**
> Während bei Dosieraerosolen und Pulverinhalatoren eine gezielte (forcierte) Einatmung erforderlich ist, um den Arzneistoff an den Wirkort zu bringen, entfällt diese bei den Verneblern. Zudem ist keine Koordination zwischen Einatmung und Wirkstofffreisetzung erforderlich, was die Handhabung im Vergleich wesentlich leichter macht. Ein weiterer Vorteil von Verneblern ist, dass die Arzneistoffe individuell dosierbar und ihre Konzentrationen somit an die Bedürfnisse des Patienten anpassbar sind. Leider sind Vernebler aber oft groß und sperrig, also nicht gut für unterwegs geeignet.

Man unterscheidet drei Arten von elektrischen Verneblern: Düsenvernebler (auch Druckluftvernebler genannt), Ultraschallvernebler und Schwingmembranvernebler. Sie unterscheiden sich durch die Art, wie sie das Aerosol erzeugen.

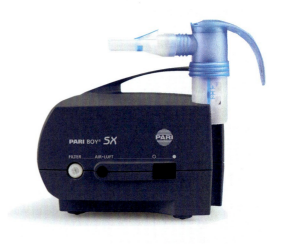

Abb. 7.41 Der PARI Boy ist ein Düsenvernebler.

Düsenvernebler/Druckluftvernebler haben den größten Marktanteil, kommen also in der Praxis am häufigsten vor. Sie enthalten einen Kompressor, der Druckluft erzeugt, welche durch eine enge Düse beschleunigt wird. Dabei entsteht hinter der Düse ein Unterdruck (Venturi-Effekt), der die Flüssigkeit, die vernebelt werden soll, durch enge Kanäle ansaugt. Beim Ansaugen der Flüssigkeit wird die Flüssigkeitssäule zerrissen und es entstehen Flüssigkeitstropfen. Diese Flüssigkeitstropfen werden beim Auftreffen auf sogenannte Prallplatten, die sich direkt hinter dem Düsenausgang befinden, weiter zerkleinert. Während große Tropfen zurück in den Vernebler fallen, werden die kleinen vom Atemstrom mitgerissen und eingeatmet.

Gerätebeispiele: PARI Boy®, PARI Sinus®, MicroDrop® Family 2 und MicroDrop®Calimero 2 von MPV MEDICAL GmbH, IH18, IH21 und IH26 von Beurer, Flaem Elisir F 1000 von Flores medical GmbH, IN 500 und IN 550 von Medisana, NE-C28P, CompAIR™ NE-C801 und DuoBaby von OMRON, InnoSpire Deluxe und Sami der Seehund von Philips Respironics, Domotherm® Vital Plus von Uebe, aponorm® compact Inhalationsgerät von Wepa

Ultraschallvernebler erzeugen einen Nebel mit sehr kleinen Flüssigkeitströpfchen, die tief in die Atemwege eindringen können. Dabei wandelt ein Schwingquarz elektrische Schwingungen in mechanische Schwingungen um, die auf die Medikamentenlösung (oder das Wasser) übertragen werden (piezoelektrischer Effekt). Durch die Schwingung der Medikamentenlösung lösen sich nach und nach kleinste Teilchen aus dem Inhalat und werden über den Luftkanal mit Luft vermischt. Während große Tröpfchen wieder zurückfallen, werden die kleinen vom Atemstrom mitgezogen und vom Patienten über eine Maske oder ein Mundstück eingeatmet.

Gerätebeispiele: OMRON MicroAir U22, MEDISANA Ultraschall-Inhalator USC, Universal Plus Ultraschall-Inhalationsgerät von MPV MEDICAL GmbH, multisonic® InfraControl von Flores medical GmbH, IH 40 von Beurer

Schwingmembranvernebler/Mesh-Vernebler sind klein und handlich und aufgrund kurzer Inhalationszeiten besonders gut für Kinder geeignet. Bei ihnen erfolgt die Vernebelung des Inhalats mittels einer perforierten Schwingmembran (Mesh-Scheibe), die durch ein ringförmiges Piezo-Element, das mit der Mesh-Scheibe Kontakt hat, in Vibration gebracht wird. Dabei wird die Medikamentenlösung durch die Poren der Membran gepresst und es entstehen Tröpfchen, die in etwa der Größe des Lochdurchmessers entsprechen. Da die Schwingmembran sehr empfindlich ist und leicht verstopfen kann, muss sie vorsichtig und gründlich gereinigt werden.

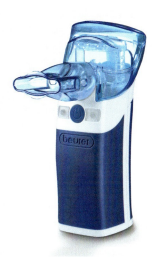

Abb. 7.42 Schwingmembranvernebler eignen sich besonders gut für Kinder.

Gerätebeispiele: MicroMesh® von Flores medical GmbH, MicroAir™ U22 von OMRON, Velox® und eFlow® Rapid Nebulizer von PARI, MicroDrop® Smarty von MPV MEDICAL GmbH, IH 50 von Beurer

Mundstücke und Masken: Je nachdem, ob der Arzneistoff zur Therapie der oberen oder der unteren Atemwege eingesetzt werden soll, nutzt man zur Inhalation entweder ein Mundstück oder eine Maske. Die Maske wird zur Behandlung der oberen Atemwege eingesetzt, für die unteren Atemwege sollte man ein Mundstück verwenden, da über ein Mundstück deutlich mehr Arzneistoff in der Lunge ankommt. Sobald Kinder gezielt durch den Mund atmen können (mit circa 3 Jahren) sollten auch sie statt einer Maske ein Mundstück verwenden.

> **Achtung** Erwachsenen- und Kindermasken haben in der Regel ein Ausatemventil. Babymasken schließen hingegen dicht ab und haben kein Ausatemventil. Deshalb sollten sie nur mit einem Babywinkel, der über Atmungsschlitze verfügt, verwendet werden.

Hygienemaßnahmen: Da die von Verneblern erzeugten Aerosole ohne Überwindung von Schutzmechanismen bis in die tiefen Atemwege vordringen können, ist es wichtig, dass grundlegende Hygienemaßnahmen eingehalten werden, auf die Sie den Patienten bei der Abgabe des Geräts unbedingt hinweisen sollten:

- „Waschen Sie sich vor der Inhalation gründlich die Hände!"
- „Bevor Sie das Gerät das erste Mal anwenden, sollten Sie das Zubehör (zum Beispiel Vernebler, Mundstück oder Maske, Schläuche) reinigen und desinfizieren."

- „Verwenden Sie ausschließlich sterile Inhalationslösungen, damit Sie keine Keime in die Atemwege einbringen (Infektionsgefahr!). Stellen Sie Kochsalzlösungen zur Inhalation mit einem Vernebler niemals selbst her!"
- „Jeder Anwender sollte sein eigenes Zubehörset haben und dieses sollte nur von der einen Person genutzt werden."
- „Das Zubehör muss nach jedem Gebrauch gereinigt werden. Den Vernebler, das Mundstück und die Maske reinigen Sie am besten mit warmem Wasser und Spülmittel. Verwenden Sie nur weiche Lappen, keine Bürsten oder Topfschwämme. Spülen Sie die Einzelteile gründlich unter fließendem Wasser nach und lassen Sie sie gut trocknen."
- „Nach der Reinigung müssen die Einzelteile auch regelmäßig desinfiziert werden. Die Häufigkeit variiert je nach Hersteller von täglich bis wöchentlich. Auch die Art der empfohlenen Desinfektion ist herstellerabhängig (zum Beispiel in kochendem Wasser, in einem Vaporisator, mit chemischen Desinfektionsmitteln, Ethanol 70 % oder Isopropanol 70 % oder in einem Mikrowellen-Desinfektionsgerät)."
- „Der Druckluftschlauch von Druckluftverneblern darf nicht gespült oder desinfiziert werden! Zur Reinigung können Sie ihn nach Abnehmen der Verneblereinheit direkt am Kompressor angeschlossen lassen und Luft „durchpusten", bis die Schläuche trocken sind."
- „Der Luftfilter muss nach jeder zehnten Anwendung auf Sauberkeit überprüft werden."
- „Einmal im Jahr sollten Sie das Zubehörset komplett ersetzen. Dazu gehört auch die Auswechslung des Luftfilters."

Dosieraerosole und Pulverinhalatoren. Dosieraerosole und Pulverinhalatoren sind Inhalationssysteme, die vor allem für die Therapie von Asthma bronchiale, chronischer Bronchitis und COPD eingesetzt werden. Durch das Einatmen des Wirkstoffes gelangt dieser sehr rasch und gezielt bis in die Bronchiolen, was gerade bei akuter Atemnot sehr wichtig ist.

Bei **Dosieraerosolen** wird der Wirkstoff mithilfe von Treibgas in Form eines feinen Sprühnebels (Aerosol) freigesetzt. Im Wirkstoffbehälter eines Dosieraerosols befindet sich eine Mischung aus dem flüssigem Medikament und einem (FCKW-freien) Treibgas. Beim Auslösen eines Sprühstoßes wird das Medikament in kleinste Tröpfchen zerstäubt und mithilfe des Treibgases beim Einatmen in die Atemwege transportiert.

Mit Dosieraerosolen werden sowohl Bedarfs- als auch Langzeitmedikamente verabreicht. Bedarfsmedikamente erweitern die Atemwege kurzfristig und müssen nur im Akutfall, also bei einem Asthmaanfall bzw. bei plötzlich auftretender Atemnot eingenommen werden. Langzeitmedikamente werden bei schwereren Verlaufsformen einer Erkrankung verordnet und müssen in der Regel ein- bis mehrmals täglich angewendet werden. Ein solches Langzeitmedikament ist beispielsweise Kortison, das langfristig die Entzündung der Atemwege lindert.

Bei der Anwendung von Dosieraersolen ist die Koordination von Auslösen und Einatmen des Aerosols sehr wichtig: Beide Vorgänge müssen gleichzeitig erfolgen. Um die Koordination zu erleichtern und eine optimale Wirkung des Medikaments zu erreichen, werden bei der Inhalation mit Dosieraerosolen sogenannte **Inhalierhilfen**, auch als **Spacer** bezeichnet, eingesetzt. Ein

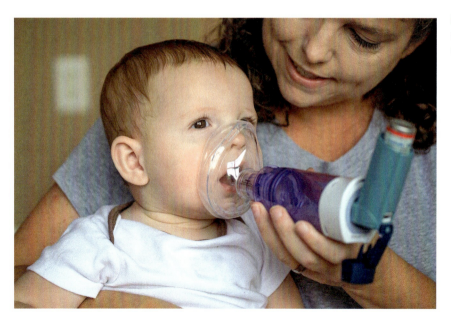

Abb. 7.43 Spacer erleichtern die Anwendung von Dosieraerosolen.

Spacer wird direkt an das Dosieraerosol gesteckt. Beim Auslösen eines Sprühstoßes, wird dieser in die Kammer der Inhalierhilfe abgegeben und kann von dort aus problemlos durch mehrere Atemzüge inhaliert werden – ohne dass die Atmung und das Auslösen des Dosieraerosols koordiniert werden müssen. Inhalierhilfen reduzieren auch das Risiko von Nebenwirkungen, die gerade bei kortisonhaltigen Dosieraerosolen oft auftreten (zum Beispiel Heiserkeit, Kältereiz, Pilzbefall), weil weniger Wirkstoff im Mund- und Rachenraum abgelagert wird.

Bei **Pulverinhalatoren** liegt der Wirkstoff als feines Pulver vor. Pulverinhalatoren werden durch den Atemzug des Patienten ausgelöst und benötigen deshalb kein Treibmittel. Sie sind für Patienten meist einfacher zu bedienen, da in der Regel keine Koordination zwischen Atmung und Sprühstoß erforderlich ist. Der Anwender muss allerdings schnell und kräftig einatmen, damit der Wirkstoff in ausreichender Menge in die Lunge gelangt. Da eine effiziente Inhalation aus einem Pulverinhalator bei Atemnot nicht möglich ist, eignet sich dieser nicht für Akutsituationen, sondern nur für Langzeitmedikamente. Auch für kleine Kinder sind Pulverinhalatoren nicht geeignet.

Hilfsmittel für Spülungen

Blasenspritze. Bei einer Blasenspülung wird eine Flüssigkeit in die Blase gegeben, die anschließend wieder abläuft – sie wird beispielsweise bei Patienten angewendet, die gehäuft unter Harnwegsinfekten leiden. Zur Spülung wird eine sterile **Blasenspritze**, zum Beispiel die Omnifix® Wund- und Blasenspritze, auf einen Katheter gesetzt und die Spülflüssigkeit langsam in die Blase eingefüllt.

Klistierspritze. Diese Art von Spritzen wird verwendet, um kleine Mengen Flüssigkeit in den Darm einzubringen – meist, um den Enddarm zu entleeren, beispielsweise wenn ein Patient unter Verstopfung leidet oder auf eine Darmspiegelung vorbereitet wird. Die **Klistierspritzen** bestehen aus einem birnenförmigen Gummiball mit einer Kunststoffspitze (Abb. 7.44). Sie werden angewendet, indem man die einzuführende Flüssigkeit in den Gummiball aufsaugt. Dann wird die Spitze der Spritze in den Darm eingeführt und vorsichtig zusammengedrückt. Damit man die Flüssigkeit nicht gleich wieder entfernt, ist es wichtig, die Spritze zusammengedrückt wieder aus dem Darm zu entfernen.

Klistierspritzen werden heute nur noch selten eingesetzt, weil es sowohl zu Behandlung von Obstipationen als auch zur Vorbereitung auf eine Koloskopie fertig gefüllte Einmalklistiere gibt.

Darmrohre. Diese Hilfsmittel sehen aus wie Katheter, sind allerdings zum rektalen Gebrauch bestimmt. **Darmrohre** sind in unterschiedlichen Längen und Durchmessern erhältlich und werden aus Kunststoff, Latex oder Silikon hergestellt. Kurze Darmrohre dienen zum Ablassen von Gasen aus dem Darm, die längeren werden zum Einbringen von Einläufen verwendet.

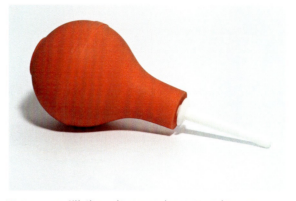

Abb. 7.44 Klistierspritzen werden verwendet, um kleine Mengen Flüssigkeit in den Darm einzubringen.

Irrigator. Ein **Irrigator** ist ein Gefäß aus Plastik, Glas, emailliertem Metall oder Kunststoff mit einem Schlauch und dreiteiliger Hartgummimontur (Hahn, Klistierrohr, Mutterrohr). Neben der Verwendung zum Darmeinlauf mittels Klistierrohr wird der Irrigator mit Mutterrohraufsatz für Scheidenspülungen verwendet. Eine Veränderung des Flüssigkeitsdrucks wird durch Heben oder Senken des Irrigatorgefäßes erreicht. Manchmal ist es möglich, die Beutelversorgung bei einer Colostomie durch Irrigation zu ersetzen. Irrigatoren sind elektrisch oder zur manuellen Bedienung erhältlich. Nach der Verwendung werden alle Teile gründlich gereinigt und eventuell auch sterilisiert.

Frauendusche. Eine **Frauendusche** sieht ähnlich aus wie Klistierspritzen und wird zur Durchführung von Scheidenspülungen eingesetzt.

Nasendusche. Die **Nasenduschen** werden in der Apotheke vor allem in der Heuschnupfensaison häufig abgegeben, kommen aber auch zum Entfernen von Krusten und Borken während einer Erkältung oder einfach zum Befeuchten der Nasenschleimhäute zum Einsatz. Dabei handelt es sich um einen Hohlkörper (meist aus Kunststoff, Glas oder Porzellan), der mit isotonischer Kochsalzlösung gefüllt werden kann und oben offen ist oder ein kleines Loch hat. An diesem Hohlkörper ist ein kleiner Ausguss oder ein Hahn befestigt, der in ein Nasenloch eingeführt wird – manchmal erinnert die Form der Nasendusche an eine Gießkanne, die Kunststoff-Nasenduschen hingegen sind eher rechteckig und haben Ähnlichkeit mit einem kleinen Kanister. Wenn man mit der Spülung beginnt, darf der Patient nur noch durch den Mund atmen. Bei den Gießkannen-artigen Nasenduschen fließt die Lösung allein

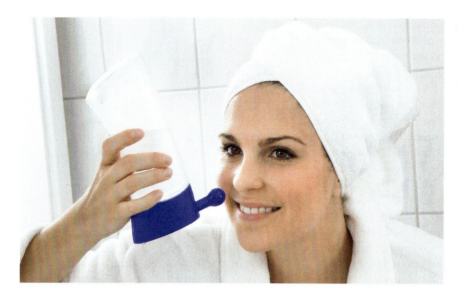

Abb. 7.45 Nasenduschen verwendet man beispielsweise, um in der Heuschnupfensaison Pollen aus der Nase zu spülen.

aufgrund der Schwerkraft aus dem anderen Nasenloch wieder heraus, bei den Duschen aus Kunststoff muss die Flüssigkeitszufuhr mit dem Finger, der auf einem Ventil liegt, reguliert werden. Luftgefüllte Nasenduschen sind zwar noch erhältlich, werden mittlerweile aber kaum mehr eingesetzt. Wichtig ist, dass die Nasendusche nach jedem Gebrauch gründlich unter fließendem warmem Wasser gereinigt wird. Handelsbeispiele sind die Emser Nasendusche Nasanita®, das neti®-Nasenspülkännchen oder die Pari Montesol® Nasendusche.

> **Praxistipp** Bei der Anwendung von Nasenduschen ist es wichtig, dass die Salzkonzentration genau beachtet wird – diese sollte isotonisch sein, das heißt sie sollte der Salzkonzentration in den Zellen entsprechen. Nur so reizt die Lösung die Schleimhäute nicht. Aus diesem Grund wird in der Apotheke zur Nasenspülung häufig isotonische Kochsalzlösung abgegeben. Alternativ bieten einige Hersteller auch kleine Briefchen mit Salz an, welches dann in einer vorgegebenen Menge frischem Leitungswasser aufgelöst wird. In den Packungsbeilagen verschiedener Nasenduschen findet sich der Hinweis, dass das verwendete Leitungswasser für bestimmte Personengruppen, beispielsweise Frischoperierte, vor der Verwendung fünf Minuten abgekocht werden sollte, um Keime abzutöten. Vor der Anwendung sollte es auf mindestens 50 °C abgekühlt sein.

Augenspülflasche und -badewanne. Diese Hilfsmittel kommen hauptsächlich im Notfall zum Einsatz, beispielsweise wenn jemand eine gefährliche Substanz ins Auge bekommen hat und dieses schnell ausgespült werden muss.

Hilfsmittel für Frauen

Pessare. Pessare werden in die Scheide oder die Gebärmutterhöhle eingelegt und dienen der symptomatischen Behandlung von Lageveränderungen verschiedener Genitalabschnitte. Sie kommen zum Teil aber auch bei Belastungsinkontinenz zum Einsatz (Stützpessar) oder dienen der Empfängnisverhütung.

Stützpessare werden eingesetzt, wenn sich der Uro-Genitaltrakt bei Frauen verändert, wenn sich also beispielsweise die Vagina oder die Gebärmutter absenken. Das kann aufgrund von Hormonveränderungen im Alter passieren, aber auch nach Geburten. Stützpessare bestehen hauptsächlich aus Silikon (teils mit Metalleinlage) und haben unterschiedliche Formen. So sind Ringpessare ringförmig, ein Hodge-Pessar ist sesselförmig, Schalenpessare sehen aus wie ein tiefer Teller und haben eine ringförmige Mittelöffnung, Siebpessare sind siebförmig durchlöcherte Schalenpessare. Ein Cramer-Pessar ist ein nicht geschlossener Ring mit verdickten Enden und ein Keulenpessar hat Ähnlichkeit mit einem Trichter. Alle diese Pessare werden vom Arzt eingesetzt und entfernt.

Bei Inkontinenz werden sogenannte **Urethra-Pessare** oder Urethra-Schalenpessare eingesetzt, um die Harnröhre zu stützen und so die Verschlussfunktion zu optimieren. Auch **Inkontinenztampons** aus Silikonschaum, die in die Scheide eingeführt werden und so auf die Harnröhre drücken, sind erhältlich. Droht Schwangeren eine Frühgeburt, werden **Cerclage-Pessare** eingesetzt.

Würfelpessare nach Dr. Arabin werden durch die Patientin selbst am Morgen in die Scheide eingeführt

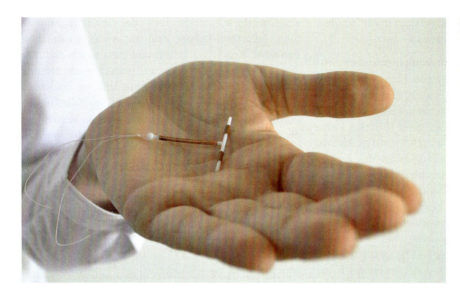

Abb. 7.46 Ein Intrauterinpessar – auch als Spirale bekannt – wird vom Arzt eingesetzt und verbleibt in der Regel fünf Jahre lang in der Gebärmutter.

und am Abend wieder entfernt. Diese Pessare üben durch ihre trichterförmigen Vertiefungen einen Sog auf die Scheidenwände aus und halten daher auch dann, wenn die oben beschriebenen Pessare herausrutschen würden. Sie sind auch als Tandem-Würfelpessare erhältlich und werden für die meisten Formen von Genitalsenkungen angewendet.

Das Diaphragma zählt zu den **Verhütungspessaren**, ebenso wie Kappen- oder Intrauterinpessare. Ein **Diaphragma** ist eine weiche, schalenförmige Kappe aus Latex oder Silikon mit einer Metallfeder, die den Scheidengrund mechanisch verdeckt. Ein Diaphragma wird vor dem Geschlechtsverkehr von Frauen selbst eingesetzt, nachdem ein Arzt es angepasst hat. Es sollte vor dem Gebrauch mit einem spermiziden Gel eingecremt werden. Nach dem Geschlechtsverkehr muss das Diaphragma noch für etwa acht Stunden in der Scheide verbleiben.

Die **Portiokappe** wird über den Muttermund gestülpt und ebenfalls mit einem spermiziden Gel kombiniert. Eine Weiterentwicklung ist das lea contraceptivum, das durch leichten Unterdruck auf dem Muttermund haftet. Über ein Ventil können Sekrete und Menstruationsflüssigkeit ablaufen, Spermien jedoch nicht aufsteigen. Eine Kontrollschlaufe hilft beim Einsetzten und Entfernen sowie dem Überprüfen der richtigen Position. Das lea contraceptivum wird von der Frau selbst eingesetzt und muss nach dem Geschlechtsverkehr ebenfalls noch acht Stunden in der Vagina verbleiben.

Intrauterinpessare – Spiralen – werden ausschließlich vom Arzt eingesetzt und verbleiben regulär fünf Jahre lang in der Gebärmutter. Dabei unterscheidet man Kupfer- oder Kupfer-Gold-Spiralen und Hormonspiralen mit Gestagenen. Die Hormonspiralen gelten als Arzneimittel. Intrauterinpessare sind T-förmig aufgebaut, in der Regel ist der Kuperdraht wie eine Spirale um den unteren, geraden Teil gewickelt.

Vaginalkugeln und -konen. Um den Beckenboden, beispielsweise nach einer Geburt oder in den Wechseljahren, zu trainieren, sind Vaginalkugeln und -konen erhältlich. Diese werden in die Vagina eingeführt und die Frau muss versuchen, durch das Zusammenziehen ihrer Scheidenmuskulatur das Herausgleiten zu verhindern. Diese Übungen sollen bei regelmäßiger Anwendung vor allem Inkontinenz vorbeugen.

Schwangerschaftstest. Ein Schwangerschaftstest misst das humane Choriongonadotropin, kurz hCG, ein Hormon, welches Frauen nur während einer Schwangerschaft produzieren. Dazu wird der Teststreifen kurz in den Urin gehalten, wobei möglichst der Mittelstrahlurin verwendet werden sollte. Dann wartet man einen Moment, bevor in einem Feld das Testergebnis erscheint. Frauen sollten einen Schwangerschaftstest möglichst morgens durchführen, da dann der hCG-Wert am höchsten ist. Normale Schwangerschaftstests ergeben etwa zwei Wochen nach der Empfängnis ein sicheres Er-

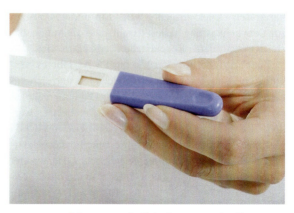

Abb. 7.47 Schwangerschaftstests messen das Hormon hCG im Urin einer Frau.

gebnis, Frühtests können etwas eher gemacht werden, sind aber im Verhältnis nicht ganz so sicher.

Zykluscomputer. Kleine Zykluscomputer wie beispielsweise Pearly®, cylotest® myWay oder Ladycomp® gelten als Weiterentwicklung der Frauenthermometer. Der Computer errechnet durch Messung der Basaltemperatur am Morgen die fruchtbaren Tage einer Frau. Bei vielen Geräten, zum Beispiel dem cyclotest® myWay, können zudem Parameter wie die Beschaffenheit des Zervixschleims oder des Muttermundes eingegeben werden.

Geräte wie der Persona®-Zykluscomputer ermitteln die fruchtbaren Tage, indem über einen Streifen uriniert und dieser in das Gerät eingefügt wird. Dabei werden zwei verschiedene Hormonwerte im Urin gemessen, das luteinisierende Hormon (LH) und ein Estrogen. Der Computer beurteilt dann automatisch die Chance auf eine Schwangerschaft und zeigt diese im Display als „rote Tage" oder „grüne Tage" an. Da die Frauen zu Beginn der Anwendung zahlreiche Informationen zum Zyklus in den Computer eingeben müssen, werden „Risikotage" ermittelt, an denen Urintests durchgeführt werden müssen. Weil der Computer lernfähig ist, müssen bei neuen Anwenderinnen im ersten Zyklus häufiger Urintests durchgeführt werden (an 16 Tagen) als später (an acht Tagen). Der Testzeitraum beträgt sechs Stunden.

Dekubitus-Prophylaxe

Was ein Dekubitus ist, wurde bereits erläutert. Die Versorgung eines Dekubitus erfolgt in der Regel mithilfe von Wundauflagen zur feuchten Wundheilung. Wichtig ist vor allem aber auch, dass der Patient regelmäßig umgelagert wird.

Damit ein Druckgeschwür gar nicht erst entsteht, sind verschiedene Hilfsmittel erhältlich. Sie sollen dafür sorgen, dass der Druck, der durch das Sitzen oder Liegen auf die gefährdeten Hautstellen entsteht, vermindert wird. Daher gibt es Produkte, die durch Wechseldruck dafür sorgen, dass auf ein Hautareal immer nur kurze Zeit Druck ausgeübt wird. Ein anderes System zur Druckentlastung basiert darauf, dass die Auflagefläche der gefährdeten Körperstellen vergrößert wird.

Zur Vergrößerung der Auflagefläche gibt es verschiedene Unterlagen, die sehr weich sind und sich daher genau an die Körperoberfläche des Patienten anpassen, sodass nicht mehr nur die Hautstellen belastet werden, die – beispielsweise auf einer herkömmlichen Matratze – aufliegen. **Gelgefüllte oder viskoseelastische Dekubitus-Hilfsmittel** bestehen aus Hart- oder Fluidgel auf Wasser-, Silikon- oder Polymerbasis, welche durch eine spezielle Kunststofffolie in Form gehalten werden und einen waschbaren Bezug besitzen. **Schaum- oder Weichpolster** mit einem atmungsaktiven Überzug dienen der Teil- oder Ganzkörperentlastung. **Polysterol-Polster** sind mit leicht beweglichen Polysterol-Kügelchen gefüllt und passen sich dadurch dem Körper des Patienten an. Feine Zwischenräume sorgen für eine gute Durchlüftung und vermeiden so einen Wärme- oder Feuchtigkeitsstau. Spezielle **Gesäßpolster** besitzen in der Mitte eine V-förmige Vertiefung, die das Unterschieben einer Urinflasche oder das Anbringen eines Urinals erleichtert.

Durch **Wechseldruckmatratzen** werden die Patienten ebenfalls entlastet. Diese Matratzen bestehen aus kleinen Luftpolstern, in denen der Druck ständig wechselt. Sie werden allerdings in der Regel nicht in der Apotheke, sondern über die Krankenkasse direkt an den Patienten abgegeben.

Hilfsmittel zur Erleichterung des Alltags

Um pflegebedürftigen Patienten und ihren Angehörigen den Alltag zu erleichtern, gibt es verschiedenste Hilfsmittel. Doch auch für kurzzeitig Erkrankte sind zahlreiche nützliche Hilfsmittel erhältlich.

Augenklappen. Die Augenklappen wurden bei den Verbandstoffen schon kurz angesprochen. Sie dienen vor allem zum Schutz des Auges, beispielsweise nach einer Operation oder um das Auge vor optischen Reizen zu schützen.

Einnahmehilfen. **Einnehmelöffel** sind Messgeräte mit Tee-, Kinder- und Esslöffelmaß. Ein **Einnehmeglas** mit Graduierung dient zur Einnahme flüssiger Arzneimittel. **Einnehmeröhrchen** erleichtern das Einnehmen von Flüssigkeiten im Liegen und **Schnabeltassen oder Trinkbecher** aus Porzellan oder Kunststoff erleichtern das Trinken im Liegen. Auf **Dosierbechern** findet sich eine Skala, die das genaue Abmessen von Flüssigkeiten erleichtert. **Dosierspritzen** sind in einigen Fertigarzneimittelverpackungen, beispielsweise bei Fiebersäften für Kinder, bereits enthalten – man kann sie aber auch gesondert kaufen. Auch sie ermöglichen eine genaue Dosierung. Diese Hilfsmittel sind unter anderem von der Firma Param erhältlich.

Eisbeutel und Co. Zur Kälte- und Wärmebehandlung kommen verschiedene Produkte zum Einsatz. Die wohl bekanntesten sind die mit Gel gefüllten **Kalt-Warm-Kompressen**, welche sowohl erwärmt als auch eingefroren werden können. Bevor sie auf der Haut zum Einsatz kommen, dürfen sie weder zu heiß noch zu kalt sein. In der Regel liefern die Hersteller schützende Bezüge mit – alternativ kann die Kompresse auch in ein Handtuch oder einen Waschlappen eingewickelt werden. Manchmal kommt es vor, dass Kunden in der Apotheke nach einem **Kälte- oder Wärmekissen** zur Soforttherapie fragen. Beim Zusammendrücken des inneren

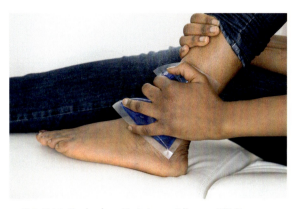

○ **Abb. 7.48** Nach einer Verletzung können Kühlkompressen schnell für eine Linderung der Schmerzen sorgen.

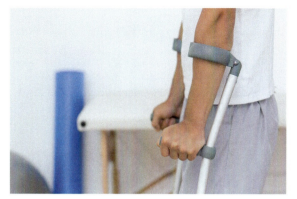

○ **Abb. 7.49** Unterarmgehstützen bestehen in der Regel aus Aluminium, einem besonders leichten Metall.

Beutels wird dabei durch eine chemische Reaktion schnell Kälte oder Wärme erzeugt.

Wärmflaschen sollten in jeder Apotheke vorrätig gehalten werden – sie werden von Kunden ab und an verlangt. Dabei sind die Wärmflaschen mit Lamellen zu bevorzugen, weil sich zwischen den Lamellen eine Luftschicht bildet, was wiederum nicht so schnell zu Verbrennungen führt. **Körnerkissen** können im Backofen oder in der Mikrowelle erwärmt werden und zählen ebenfalls zu den apothekenüblichen Waren.

Fingerlinge. **Lederfingerlinge** schützen einen Fingerverband vor Verletzungen. **Gummifingerlinge** schützen ebenfalls eine Wunde, sie kommen aber auch bei ärztlichen Untersuchungen zum Einsatz. Gynäkologen nutzen Fingerlinge beispielsweise als Überzieher für den Untersuchungsstab bei einem vaginalen Ultraschall.

Gehörschutz. Die wohl bekannteste Form des Gehörschutzes ist unter dem Namen Ohropax® bekannt. Dabei zählen die wattierten Wachskugeln zu den ältesten Methoden, um das Gehör zu schützen. Es gibt aber auch Gehörschutz aus Schaumstoff oder Silikon. Die Silikonstopfen kommen aber nicht nur zum Einsatz, um vor Lärm oder Wind zu schützen, sondern beugen – vor allem beim Schwimmen – auch dem Eindringen von Wasser vor.

Gehstützen. Die auch als Krücken bekannten Gehhilfen sind in zwei verschiedenen Versionen erhältlich: als **Unterarmgehstützen** oder als **Achselstützen**. In der Praxis werden meist die Unterarmgehstützen eingesetzt. Wenn aber Patienten beispielsweise eine Verletzung an der Hand haben und Gehstützen benötigen, sind diese mit Achselstützen besser versorgt. Die Gehstützen bestehen in der Regel aus Aluminium, einem besonders leichten Metall. Um Druckbeschwerden vorzubeugen, gibt es spezielle Polster für die Griffe. Damit die Stützen besser am Boden haften – beispielsweise bei Eis und Schnee – sind außerdem spezielle Kappen erhältlich, die unten auf die Gehhilfe geschoben werden können.

Greifhilfen. Wenn Patienten sich nicht bücken können, sind Greifhilfen, wie beispielsweise die Bort Easylife® Greifhilfe, sehr nützlich. Sie bestehen meist aus einer Aluminium-Kunststoff-Kombination und sind – zur besseren Lagerung – teilweise auch zusammenklappbar.

Handgelenkriemen. Die Riemen sind mit oder ohne Daumenschlaufe erhältlich und werden meist aus Leder gefertigt: Handgelenkriemen dienen zum Stützen des Handgelenks bei schwerer Handarbeit und geben den Sehnen oberhalb des Handgelenks Halt.

Handschuhe. Je nach Einsatzgebiet sind **Einweghandschuhe** steril oder unsteril sowie gepudert oder ungepudert aus Latex, Vinyl oder Nitril erhältlich. Für Allergiker gibt es somit auch latexfreie Varianten. **Baumwollhandschuhe** werden zum Schutz der Umgebung eingesetzt, wenn man eine Salbe aufgetragen hat oder – speziell bei Kindern mit Neurodermitis – um zu verhindern, dass man juckende Hautstellen kratzen kann. Sowohl die Einweg- als auch die Baumwollhandschuhe sind in verschiedenen Größen erhältlich.

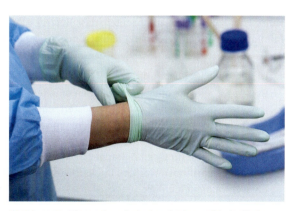

○ **Abb. 7.50** Einweghandschuhe sind sowohl steril als auch unsteril verpackt erhältlich.

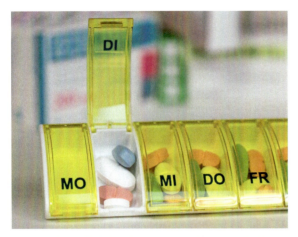

○ **Abb. 7.51** In Tablettenboxen können Arzneimittel für eine Woche vorportioniert werden.

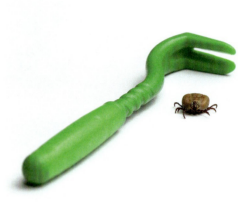

○ **Abb. 7.52** Spezielle Geräte zur Zeckenentfernung sorgen dafür, dass möglich keine Überreste der Tiere in der Haut eines Menschen steckenbleiben.

Mundschutz. Ein Mundschutz wird benötigt, um Patienten und Ärzte oder Pflegende zu schützen – beispielsweise während Operationen, nach Organtransplantationen oder wenn eine Person unter einer Infektion leidet oder sich und andere vor einer Ansteckung schützen will. Es handelt sich um Einwegprodukte.

Tablettenboxen und -teiler. In speziellen **Tablettenboxen** können Arzneimittel für einen oder mehrere Tage zur Einnahme vorbereitet werden. Die unter Namen wie Anabox® oder Dosett® bekannten Boxen sind in der Regel nach Wochentagen und dann in drei bis vier Tagesportionen unterteilt. Gerade für ältere oder pflegebedürftige Patienten werden die Arzneimitteldispenser häufig verwendet. Allerdings sollte darauf geachtet werden, dass nicht alle Arzneiformen zur Aufbewahrung in Tablettenboxen geeignet sind. Hygroskopische (wasseranziehende) Arzneistoffe beispielsweise dürfen nicht vordosiert werden, ebenso Schmelz- oder Brausetabletten. Die Dispenser sind nicht verordnungsfähig, ebenso wie **Tablettenteiler**. Dabei handelt es sich um kleine Gefäße oder Schachteln mit einem Messer, in die eine Tablette eingelegt und dann geteilt werden kann. Hier sollte man darauf achten, dass Retard- oder Filmtabletten nur eingeschränkt teilbar sind.

> **Individuelle Verblisterung**
> Gerade Wohnheime mit vielen Patienten erhalten ihre Arzneimittel immer häufiger verblistert, das heißt die Präparate werden in einem kleinen Sachet vorportioniert und mit Namen und Dosierung versehen geliefert – für einen Zeitraum von wenigen Tagen bis zu mehreren Wochen. Dieses Blistern soll die weit verbreiteten Tablettenboxen ersetzten und wird teilweise von Apotheken übernommen, teilweise aber auch von spezialisierten Unternehmen, die ihre Aufträge von Apotheken erhalten.

Zeckenzange und Co. Die **Zeckenzangen** sehen aus wie kleine Kugelschreiber. Wenn man den oberen Knopf drückt, öffnet sich am unteren Ende eine kleine Zange. Damit kann die Zecke am Kopf umschlossen werden. Lässt man den Knopf oben los, schließt sich die Zange und die Zecke kann vorsichtig aus der Haut gezogen werden.

Zeckenkarten und -hebel im EC-Karten-Format werden auf die Haut gedrückt und langsam unter die Zecke geschoben. Dann wird die Zecke mit der Karte vorsichtig angehoben.

Zeckenpinzetten sind an der Spitze besonders gebogen, ansonsten funktionieren sie wie herkömmliche Pinzetten.

Zeckenschlingen oder -lassos funktionieren ähnlich wie die Zeckenzangen. Sie öffnen sich, indem man einen Knopf am oberen Ende drückt, sodass man die Schlinge um den Kopf der Zecke legen kann. Beim Loslassen des Knopfes zieht sich die Schlinge zu und die Zecke kann aus der Haut gezogen oder gedreht werden.

> **Beißen oder stechen Zecken?**
> Diese Frage stellt sich häufig, wenn „Zeckenopfer" in die Apotheke kommen. Die Antwort lautet: Zecken stechen! Zu Verwechslungen kommt es häufig, da der Stechrüssel einer Zecke aus ihren Mundwerkzeugen gebildet wird. Damit beißt das Tier seine Opfer jedoch nicht, sondern es führt den Rüssel wie einen Stachel in die Haut des sogenannten Wirts ein.

Produkte der Hygiene. Neben Reinigungsmitteln für den Körper gibt es weitere Hygieneprodukte, die die Gesundheit erhalten und die Ausbreitung von Krankheiten verhindern sollen.

Damenbinden nehmen während der Menstruation die Regelblutung direkt an der Scheide auf. Sie werden in den Slip eingelegt und können dort mit einem Klebestreifen fixiert werden. Je nach Stärke der Blutung kann man aus einer Vielzahl von Varianten beispielsweise dicke oder dünne Binden, extra lange oder breite Binden, mit oder ohne Flügelchen wählen. Nachts empfiehlt sich die Benutzung einer dickeren Binde.

Damenbinden gibt es unparfümiert oder parfümiert. Der integrierte Duft soll unangenehme Gerüche überdecken. Bei einigen Frauen können die Duftstoffe in den parfümierten Binden jedoch die Schamlippen reizen und zu Entzündungen führen.

Die Binden sollten regelmäßig gewechselt und nach der Benutzung im Abfalleimer entsorgt werden. Um sie hygienisch zu entsorgen, wickelt man die benutzte Binde einfach in etwas Toilettenpapier oder die Hülle einer neuen Binde ein.

Slipeinlagen sind dünner als Damenbinden und für den täglichen Gebrauch oder während der Menstruation als zusätzlicher Wäscheschutz bei Verwendung von Tampons vorgesehen. Auch bei schwacher Blutung zum Ende der Menstruation hin, kann man eine Binde gegen eine Slipeinlage eintauschen. Um den unterschiedlichen Bedürfnissen der Frauen entgegen zu kommen, gibt es Slipeinlagen in ganz verschiedenen Varianten zum Beispiel parfümiert oder unparfümiert, mit desodorierender Funktion, Modelle für Stringtangas, die nach hinten hin spitz zulaufen, oder schwarz eingefärbte Slipeinlagen, die speziell für die Nutzung unter schwarzer Kleidung gedacht sind.

Slipeinlagen bestehen aus sehr dünnen Zellstoffstreifen. An der Unterseite besitzen sie meist eine hauchdünne Folie. Wie Damenbinden werden auch sie mit einem Klebestreifen im Slip befestigt, sodass sie nicht verrutschen. Die Entsorgung erfolgt ebenfalls über den Mülleimer.

Tampons werden während der Monatsblutung entweder mit einer Einführhilfe oder direkt mit den Fingern in die Scheide eingeführt, um dort die Blutung aufzufangen. Sie werden aus hochwertiger, steriler Watte hergestellt, die nicht fusselt. Es gibt sie in verschiedenen Größen und mit unterschiedlichen Saugfähigkeiten.

- Mini-Tampons eignen sich für junge Mädchen, für die die monatliche Regel noch neu ist und für Frauen, die eine leichte Monatsblutung haben. Sie sind etwas kleiner als gewöhnliche Tampons, saugen aber trotzdem genug Blut auf.
- Die meisten Frauen benutzen gewöhnliche Tampons in normalen Größen. Aufgrund ihrer Saugfähigkeit bleibt das Blut im Tampon und Sie können sich frei bewegen und ungestört Sport machen. Auch zum Schwimmen sind Tampons geeignet.
- Tampons in der Größe „Super" sind für Frauen mit einer sehr starken Blutung gedacht. Sie sind noch saugfähiger und ein bisschen größer im Umfang als normale Tampons.

Tampons sollten an Tagen stärkerer Blutung alle drei bis sechs Stunden, an schwächeren Tagen mindestens alle acht Stunden oder, wenn sie sich komplett vollgesogen haben, auch schon eher gewechselt werden. Nach der Benutzung sollten Tampons hygienisch verpackt im Abfalleimer entsorgt werden.

> **Praxistipp** Die Saugfähigkeit von Tampons wird durch Tropfensymbole gekennzeichnet (je mehr Tropfen abgebildet sind, desto höher die Saugstärke). Die Wahl der richtigen Saugstärke hängt in der Regel von der Stärke der Blutung und nicht von der Größe der Scheide ab.

Bei **Watte** handelt es sich um ein loses Gefüge von entfetteten und gebleichten kurzen Fasern oder Fäden. Gewonnen werden diese Fäden hauptsächlich aus Baumwolle oder Viskose, Watte kann aber auch aus synthetischen Fasern wie Polyester bestehen.

Für die Kosmetik wird Watte zum Beispiel zu Wattepads, Wattebällchen oder Wattestäbchen weiterverarbeitet und zum Beispiel zur Gesichts- oder Ohrreinigung verwendet.

Desinfektionsmittel inaktivieren bzw. töten Mikroorganismen ab, die Krankheiten und/oder Infektionen hervorrufen. Die Verwendung von Mitteln zur Desinfektion in der Erkältungszeit sorgt für eine Keimverringerung oder Keimabtötung an Händen und Türklinken. Auch bei hochgradig ansteckenden Krankheiten, bei der Pflege bettlägeriger Menschen, in der Heimdialyse sowie bei einer Tierhaltung kann durch die Verwendung von Desinfektionsmitteln die Infektionsgefahr verringert werden. Im privaten, häuslichen Bereich genügt es jedoch in den allermeisten Fällen, die Umgebung gründlich zu reinigen.

Für den privaten Gebrauch sind vor allem Lösungen zur chemischen Desinfektion von Flächen und Haut-

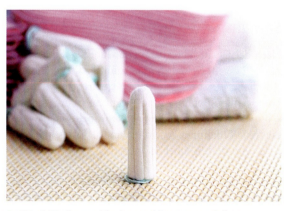

Abb. 7.53 Damenbinden und Tampons gehören zu Hygieneartikeln, die in der Apotheke geführt werden.

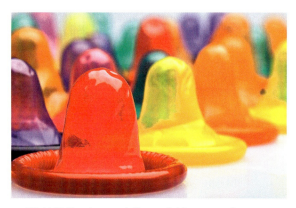

Abb. 7.54 Kondome schützen nicht nur vor einer ungewollten Schwangerschaft, sondern auch vor sexuell übertragbaren Erkrankungen wie zum Beispiel AIDS.

desinfektionsmittel von Bedeutung. Desinfektionsmittel, die für den direkten Hautkontakt gedacht sind, enthalten meist Alkohole wie Ethanol oder Propanol. Als Oberflächendesinfektionsmittel eignen sich insbesondere Lösungen, die Aldehyde, Chloramine, kationenaktive Substanzen oder Perverbindungen beinhalten.

Alkoholtupfer sind mit Alkohol (meist Isopropanol oder Ethanol) getränkte Tupfer aus Vliesstoff oder Gaze (steril oder unsteril verpackt), welche bei der Reinigung bzw. Desinfektion von kleineren Hautarealen, zum Beispiel vor Injektionen, eingesetzt werden.

Kondome sind effektive Hilfsmittel zur Vermeidung ungewollter Schwangerschaften, also zur Empfängnisverhütung. Zudem schützen sie vor der Übertragung von Geschlechtskrankheiten, zum Beispiel AIDS. Kondome bestehen aus einem dünnen, dehnbaren Kunststoff, meist Latex, und werden vor dem Geschlechtsverkehr über den Penis gerollt. Da sie sehr empfindlich sind und bei der Anwendung möglicherweise einreißen können, müssen sie vorsichtig gehandhabt werden. Nach Ablauf des auf der Packung angegebenen Haltbarkeitsdatums sollten Kondome nicht mehr benutzt werden.

7.2.4 Mittel und Gegenständen zur Säuglingspflege

Nach der Geburt eines Babys haben junge Eltern zahlreiche Fragen. Neben der Hebamme ist vor allem die Apotheke ein beliebter Ansprechpartner. Mit einer kompetenten Beratung und einem auf die Zielgruppe „Mutter und Kind" abgestimmten Sortiment können Sie treue Kundinnen gewinnen und sich gegenüber anderen Apotheken abheben.

Schnuller

Die Frage „Schnuller, ja oder nein?" ist seit Jahrzehnten umstritten und die Entscheidung muss jedes Elternpaar für sich selbst treffen. Einige Kinder lehnen den Schnuller von vornherein ab, auf andere wirkt er so beruhigend, dass Eltern sich ein Leben ohne dieses Hilfsmittel nicht mehr vorstellen können.

Auch die Auswahl des Schnullers ist für Eltern nicht immer einfach, denn es gibt sehr viele verschiedene Marken und Modelle. In der Regel nimmt das Kind seinen Eltern diese Entscheidung ab, indem es bestimmte Schnullerformen einfach wieder ausspuckt – da hilft nur ausprobieren. Bezüglich der Schnullerform unterscheidet man zum Beispiel:

- **Kiefergerechte Schnuller:** Bei ihnen ist der Saugteil an der Unterseite abgeflacht, die Oberseite wölbt sich nach oben. So soll der Zunge besonders viel Raum gelassen werden, um sich zu bewegen. Kiefergerechte Schnuller können nur in einer Richtung im Mund getragen werden.
- **Schnuller mit abgewinkeltem Schaft:** Der Schaft dieser Schnuller ist sehr dünn, flach und abgewinkelt und soll sich so der Kiefer- und Zahnstellung anpassen.
- **Symmetrisch geformte Schnuller:** Sie können in jeder Richtung im Mund getragen werden. Der Nuckelteil ist abgeflacht und es gibt sie mit dünnem oder dickem Schaft.
- **Kirschkernförmig geformte Schnuller:** Sie besitzen einen Sauger mit ballon- oder kirschkernähnlicher Form. Da der Nuckelteil verhältnismäßig groß ist, hat die Zunge nur wenig Bewegungsspielraum. Der Schnuller kann in jeder Richtung im Mund getragen werden.

> **Praxistipp** Schnuller gibt es in verschiedenen Größen, je nach Hersteller zum Beispiel für Kinder im Alter von 0 bis 6 Monaten, 6 bis 18 Monaten und ab dem 18. Monat. Da der Kiefer unterschiedlich schnell größer wird, sind die Monatsangaben der Schnullerhersteller nicht für jedes Kind maßgebend – hier sollten die Eltern genau hinschauen und individuell entscheiden.

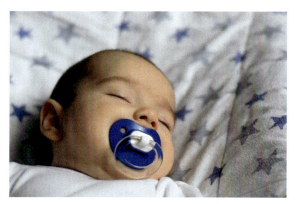

Abb. 7.55 Schnuller können auf Kinder beruhigend wirken. Es gibt sie in verschiedenen Formen und Größen.

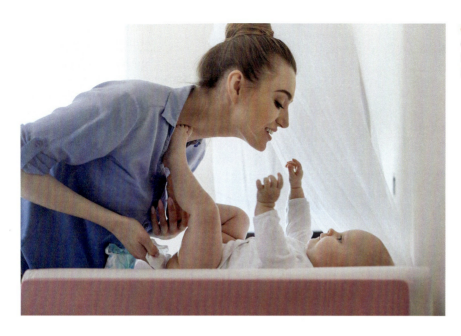

Abb. 7.56 Wegwerfwindeln werden nach einmaligem Gebrauch einfach im Müll entsorgt.

Unabhängig vom Design gibt es zwei unterschiedliche Arten von Schnullern: Schnuller aus **Latex** (Naturkautschuk) und **Silikonschnuller**.

- **Latexschnuller** bzw. **Schnuller aus Naturkautschuk** sind Naturprodukte. Die Sauger sind weich und bissfest, allerdings nicht so hitzebeständig wie Silikonsauger. Beim Auskochen werden sie schnell porös und müssen deshalb häufiger ausgetauscht werden als Silikonschnuller.
- **Silikonschnuller** sind sehr hitzebeständig, geruchs- und geschmacksneutral. Häufige Reinigung und Desinfektion durch Auskochen der Schnuller sind kein Problem. Allerdings kann es passieren, dass Kleinkinder mit ihren Zähnen den Sauger zerbeißen und kleine Silikonstückchen schlucken. Deshalb sollten die Sauger regelmäßig kontrolliert und sofort weggeworfen werden, wenn sie kaputt sind.

 Achtung Schnuller sollten frei von schädlichen Stoffen wie Phthalaten, Bisphenol A und PVC sein!

Vor dem ersten Gebrauch sollten Schnuller grundsätzlich unter fließendem Wasser gewaschen und anschließend sterilisiert werden. Dies kann durch fünfminütiges Auskochen in Wasser oder durch Sterilisation in einem Dampfsterilisator (Vaporisator) oder in der Mikrowelle erfolgen. Kinderärzte und Hebammen empfehlen, Sauger und Schnuller in den ersten sechs Lebensmonaten täglich zu sterilisieren, da Babys in dieser Zeit sehr empfänglich für Krankheitskeime sind. Zudem sollten die Schnuller regelmäßig – spätestens nach zwei bis drei Monaten – entsorgt und durch neue ersetzt werden.

Beißring

Zahnende Babys kauen gerne auf allem rum, was ihnen in die Finger kommt, denn durch das Beißen wird zum einen der Schmerz durch Gegendruck gelindert, zum anderen können die Zähne schneller durchbrechen. Ein praktisches Hilfsmittel in dieser Phase sind Beißringe, die es mittlerweile von verschiedenen Herstellern in unterschiedlichen Designs gibt. Oft haben sie einen Massagering, der den Gaumen und das Zahnfleisch massiert, manche Beißringe haben zusätzlich eine Kühlfunktion. Man kann sie im Kühlschrank auf eine Temperatur von 5 bis 10 °C bringen oder mit kaltem Wasser befüllen. Die Kühlung soll schmerzende Stellen beruhigen. Für die schwer erreichbare Backenpartie gibt es spezielle Ausführungen. Bei starken Zahnungsbeschwerden eignen sich vor allem härtere Beißringe, auf die das Baby fest draufbeißen kann.

Windeln

Windeln gehören zur Grundausstattung in jedem Haushalt mit einem Baby oder Kleinkind. Für den täglichen Gebrauch gibt es zwei Arten von Windeln: Stoffwindeln und Wegwerfwindeln. Darüber hinaus gibt es sogenannte Schwimmwindeln, die im Wasser nicht aufquellen.

Stoffwindeln (zum Beispiel aus Baumwolle) muss man nur einmal anschaffen – ein Nachkaufen ist nicht notwendig. Dafür müssen sie nach jedem Gebrauch gewaschen und häufiger gewechselt werden, da sie weniger Flüssigkeit aufnehmen können. Um die Saugkraft von Stoffwindeln zu erhöhen, gibt es spezielle Wegwerfeinlagen. Auch die Wickeltechnik ist aufwendiger als die von Wegwerfwindeln, kann aber leicht erlernt werden. Ein Baumwollhöschen hält die Windel zusätzlich am Körper des Babys.

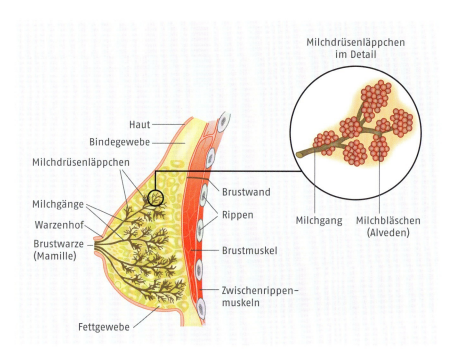

Abb. 7.57 Der Aufbau der weiblichen Brust

Wegwerfwindeln sind sehr saugfähig und halten die empfindliche Babyhaut länger und besser trocken. Das Wickeln ist leicht und schnell, nach Gebrauch werden sie einfach entsorgt. Das bedeutet allerdings, dass viel Müll anfällt und die Windeln ständig nachgekauft werden müssen. Manche Babys reagieren auch empfindlich auf die chemischen Substanzen in der Windel. In diesem Fall kann es helfen, die Windelmarke zu wechseln. Die meisten Eltern bevorzugen diesen Windeltyp.

Für welchen Windeltyp sich Eltern entscheiden, ist von ihrem individuellen Geschmack abhängig. Beide Windelarten haben ihre Vor- und Nachteile. Natürlich ist auch ein Kompromiss möglich: Manche Mütter, die zu Hause Stoffwindeln benutzen, verwenden der Einfachheit halber für unterwegs Wegwerfwindeln.

Stillen und Stillhilfsmittel

Muttermilch ist in den ersten Lebensmonaten die beste Nahrung für einen Säugling, denn mit ihr bekommt das Baby alle Nährstoffe in der Menge und der Zusammensetzung, die es für sein Wachstum braucht. Zudem ist sie gut verdaulich. Je nach Altersstufe passt sich die Muttermilch in ihrer Zusammensetzung dem Bedarf des Babys optimal an.

Von der Vormilch zur reifen Muttermilch.
Während Muttermilch in den ersten drei bis fünf Tagen nach der Geburt viele Proteine (Eiweißstoffe) und eine große Menge Antikörper, jedoch wenig Fett enthält (Vormilch, Kolostrum), nimmt der Fett- und Kohlenhydratgehalt in der sogenannten Übergangsmilch, die den Übergang von der Vormilch zur reifen Frauenmilch bildet, bereits zu. Die reife Frauenmilch wird etwa ab der dritten Lebenswoche gebildet. Sie hat einen hohen Fettanteil und einen niedrigen Eiweißanteil.

Auch während einer Stillmahlzeit ändert sich die Zusammensetzung der Muttermilch: Zu Beginn der Mahlzeit erscheint die Milch wässriger (Vordermilch), nach dem Auslösen des Milchspendereflexes nimmt der Fett- und Kaloriengehalt zu (Hintermilch), sodass die Milch am Ende einer Stillmahlzeit am nahrhaftesten ist und besser sättigt.

> **Inhaltsstoffe der Muttermilch**
> Muttermilch besteht aus Wasser (etwa 87 Prozent) sowie aus Nährstoffen wie Fett (etwa 4 Prozent), Eiweißen (Proteinen), Kohlenhydraten und einer Vielzahl an Vitaminen, Mineralstoffen und Spurenelementen. Sie enthält Antikörper und Abwehrstoffe, die das Baby vor Krankheiten schützen.

Aufbau der weiblichen Brust. Die weibliche Brust (lateinisch „mamma") besteht vor allem aus Drüsen-, Fett- und Bindegewebe (o Abb. 7.57). Sie ist von einem System von Lymphgefäßen, Blutgefäßen und Nerven durchzogen. An ihrer Oberfläche ist die Brust mit Haut überzogen. In der Mitte befindet sich die Brustwarze (Mamille), die von einem dunkler pigmentierten Warzenhof (Areola mammae) umgeben ist.

In der Schwangerschaft verändern sich die Brüste. Sie wachsen unter dem Einfluss der Hormone Estrogen, Progesteron und Prolaktin, werden schwerer, voller und die Brustwarzen werden empfindlicher. Das Drüsengewebe, in dem später die Milchbildung stattfindet, vermehrt sich. Außerdem wird der Warzenhof größer und verfärbt sich dunkel.

Bereits ab der 16.–20. Schwangerschaftswoche kann es zur Bildung von Vormilch (Kolostrum) kommen. Die Milchproduktion erfolgt in den Milchdrüsen. Ihre Struktur kann man sich wie ein Bündel Trauben vorstellen (o Abb. 7.57). Die Trauben entsprechen den milchausscheidenden Drüsenläppchen (Lobuli), die Verästelungen repräsentieren die Hohlgänge, die als so genannte Milchgänge (Ductuli) die Milch von den Drüsen zur Brustwarze transportieren.

> **Gute Gründe für das Stillen**
> **Vorteile des Stillens für das Baby**
> - Muttermilch ist genau auf den Bedarf des Babys abgestimmt.
> - In der Muttermilch enthaltene Substanzen hemmen das Wachstum von Bakterien im Darm, die Magen-Darm-Infektionen auslösen.
> - Inhaltsstoffe der Muttermilch schützen vor Allergien, Infektionskrankheiten und chronischen Erkrankungen.
> - Muttermilch ist sauber, keimfrei und hat infektionshemmende Eigenschaften.
> - Stillen fördert die emotionale Bindung zwischen Mutter und Kind und gibt Wärme, Nähe und Zuneigung.
>
> **Vorteile des Stillens für die Mutter**
> - Muttermilch hat immer die richtige Temperatur und muss nicht zubereitet werden; sie ist sofort verfügbar, wenn das Baby hungrig ist, zudem spart man Geld.
> - Stillen verringert nachgeburtliche Blutungen und die Wahrscheinlichkeit einer Blutarmut (Anämie).
> - Stillen trägt dazu bei, dass die Mutter ihre normale Figur schneller wieder zurückerhält.
> - Stillen hat eine schützende Wirkung gegen verschiedene Krebsarten und auch gegen Osteoporose.

Aller Anfang ist schwer. Auch wenn Stillen die natürlichste Sache der Welt ist, treten häufig Probleme auf, die die Stillbeziehung belasten können. Besonders in den ersten Wochen müssen sich Mutter und Kind beim Stillen langsam aufeinander einstellen. Dabei sind Geduld sowie die Unterstützung der Hebamme oder einer Stillberaterin gefragt. Auch die Apotheke kann Ansprechpartner bei Stillproblemen sein. Wichtig ist, dass ein intimes Thema wie das Stillen nicht in Gegenwart von anderen Kunden, sondern diskret im abgetrennten Beratungsbereiche besprochen wird.

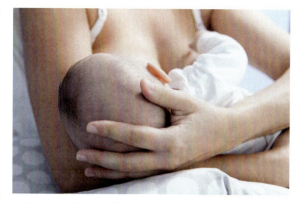

o Abb. 7.58 Muttermilch ist in den ersten Lebensmonaten die beste Nahrung für einen Säugling.

Pflege für die Brustwarzen. Es ist normal, dass die Brustwarzen in den ersten Tagen etwas wehtun. Die empfindliche Haut muss sich erst an die Beanspruchung gewöhnen. Wunde Brustwarzen dagegen können sehr schmerzhaft sein und sind oft der Grund dafür, weshalb Mütter viel zu früh abstillen. Häufig liegen die Ursachen für wunde Brustwarzen in der Stillhaltung oder in der Stilltechnik. Deshalb ist es wichtig, dass sich Mütter gleich zu Beginn von der Hebamme oder Stillberaterin zeigen lassen, wie sie ihr Kind in verschiedenen Positionen richtig anlegen.

In der Apotheke sind zur Pflege der Brustwarzen Produkte erhältlich, die **100 Prozent hoch aufgereinigtes Lanolin** enthalten (zum Beispiel HPA® Lanolin von Lansinoh®, Gold Cream von Ardo, purelan™ 100 von Medela). Sie pflegen die Haut und halten sie geschmeidig. Zudem ermöglicht Lanolin eine feuchte Wundheilung ohne Schorfbildung. Die Produkte sind frei von Konservierungsmitteln, Farb- und Duftstoffen. Ein großer Vorteil ist, dass sie vor dem Stillen nicht abgewischt oder abgewaschen werden müssen.

Stilleinlagen. Bei vielen Frauen läuft zwischen den Stillmahlzeiten Muttermilch aus der Brust heraus. Ein beliebtes Stillhilfsmittel sind deshalb Stilleinlagen. Sie werden vor der Brustwarze in den Still-BH eingelegt und saugen die heraustropfende Milch schnell und nach außen unsichtbar auf, damit sich keine nassen Flecken auf der Kleidung bilden. Im Handel erhältlich sind Einweg-Stilleinlagen sowie waschbare, wiederverwendbare Stilleinlagen.

Einweg-Stilleinlagen bestehen aus einem saugfähigen Material, das die Milch schnell aufnimmt und einschließt. Die meisten in der Apotheke erhältlichen Einweg-Stilleinlagen (zum Beispiel Lansinoh® Stilleinlagen, Medela Einweg-Stilleinlagen, Day & Night Pads von Ardo) sind einzeln verpackt, vorgeformt und lassen sich kaum sichtbar unter der Kleidung tragen. Um ein Verrutschen zu vermeiden, haben sie auf der Rückseite

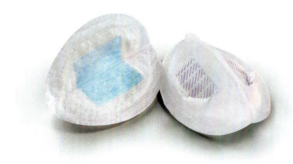

○ **Abb. 7.59** Einweg-Stilleinlagen saugen überschüssige Muttermilch auf und werden nach dem Gebrauch im Müll entsorgt.

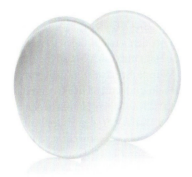

○ **Abb. 7.60** Die waschbaren Stilleinlagen von Medela bestehen aus reiner Baumwolle.

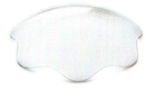

○ **Abb. 7.61** Die LilyPadz® von Ardo sind wiederverwendbar und eignen sich zum Beispiel gut zum Schwimmen.

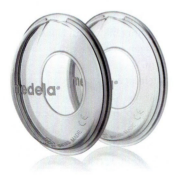

○ **Abb. 7.62** Milchauffangschalen werden in den BH eingelegt und sammeln auslaufende Muttermilch.

einen Klebestreifen, mit dem man die Stilleinlage am BH fixieren kann. Die Stilleinlagen sollten regelmäßig gewechselt werden, um Nässebildung und wunden Brustwarzen vorzubeugen.

Waschbare Stilleinlagen sollten aus atmungsaktiven Materialien gefertigt sein (zum Beispiel Baumwolle oder Seide), um viel Luft an die Brustwarze zu lassen. Die waschbaren Stilleinlagen von Medela bestehen aus einem speziellen antimikrobiellen Material, das Geruchsbildung und Bakterienwachstum verringert. Sie haben eine Ultraschallversiegelung, die das Austreten von Muttermilch verhindert und sind bei 40 bis 60 °C waschbar.

Auch die LilyPadz® von Ardo medical sind wiederverwendbar. Es handelt sich dabei um **Stilleinlagen aus Silikon**, die das Auslaufen von Muttermilch verhindern. Im Gegensatz zu den anderen Stilleinlagen können sie keine Milch absorbieren – ebenso wenig wie andere Flüssigkeiten, weswegen sie sich sehr gut zum Schwimmen oder Sport treiben eignen. Die LilyPadz® sind selbsthaftend und atmungsaktiv.

Milchauffangschalen. Wenn der Milchfluss so stark ist, dass normale Stilleinlagen nicht mehr ausreichen, kann die Flüssigkeit in Silikonschalen gesammelt werden, die man wie Stilleinlagen in den BH einlegt. Die Auffangschale kann über den integrierten Ausguss entleert und die gesammelte Milch bei Bedarf auch im Kühlschrank gelagert werden, um einen Milchvorrat anzulegen. In diesem Fall sollten die Milchauffangschalen nach jedem Gebrauch sterilisiert und die Milch sofort kalt gestellt werden.

Brustwarzenformer. Manche Frauen haben Probleme beim Stillen weil ihre Brustwarzen nicht hervortreten, sondern flach (Flachwarzen) bzw. nach innen eingezogen sind (Hohlwarzen). Dann kann das Baby die Brustwarzen eventuell nicht mit dem Mund fassen. Hier können Brustwarzenformer helfen, die die Aufrichtung der Brustwarzen verbessern. Der Lansinoh® Latch Assist™ beispielsweise zieht die Brustwarze sanft hervor und bringt sie in die richtige Form. Auch von Medela gibt es einen Brustwarzenformer, der unter dem BH getragen wird.

Hilfsmittel für wunde, rissige Brustwarzen. Viele Mütter klagen, besonders zu Stillbeginn, über wunde, rissige Brustwarzen. Sie entstehen häufig durch ein fehlerhaftes Anlegen des Babys an die Brust und verursachen starke Schmerzen beim Stillen, bei Berührung und beim Tragen eines BHs. Ein guter Tipp ist es in diesem Fall, die Stillposition von der Hebamme noch einmal überprüfen zu lassen. Zudem können diverse Stillhilfsmittel Linderung verschaffen:

Hydrogel Pads (zum Beispiel Medela Hydrogel Pads, Kendall™ Hydrogel Breast Feeding Pads) kühlen die

Brustwarzen, spenden Feuchtigkeit und halten die Haut geschmeidig. Der Heilungsprozess wunder Brustwarzen wird optimal unterstützt. Die Pads werden zwischen den Stillmahlzeiten auf die Haut aufgelegt und absorbieren Sekret und Muttermilch. Die Brust muss vor dem Stillen unbedingt abgewaschen werden, zudem sollten die Pads nach jedem Stillen mit warmem Wasser abgespült werden. Wenn die Pads milchig trüb werden, müssen sie durch neue ersetzt werden.

Brustkompressen werden direkt auf die Brust aufgelegt. Zur Wärme- und Kältetherapie können beispielsweise die Thera°Pearl® 3-in-1 ThermoPerlen von Lansinoh® verwendet werden. Dabei handelt es sich um wiederverwendbare Perlenkissen mit weichem Schutzvlies. Man kann sie in der Mikrowelle erwärmen oder im Kühl- oder Gefrierschrank lagern. Sie helfen bei Spannungen oder Schwellungen der Brust, bei Milchstau und Mastitis und können sogar an einer Milchpumpe angebracht werden, um den Milchspendereflex durch Wärme anzuregen und die Pumpdauer zu verkürzen.

Eine andere Art von Brustkompressen sind die Multi-Mam® Kompressen, die mit einem bioaktiven Gel imprägniert sind, das eine direkte beruhigende Wirkung auf wunde Brustwarzen hat, viele schädliche Bakterien auf natürliche Weise blockiert und den natürlichen Heilungseffekt unterstützt. Die Kompressen sind frei von Konservierungsstoffen und können auch im Kühlschrank gelagert werden, um zusätzlich eine kühlende Wirkung zu haben. Das Gel muss vor dem Stillen nicht abgewaschen werden.

Der Medela **Brustwarzenschutz** schützt wunde und rissige Brustwarzen vor Reibung. Es handelt sich dabei um eine Schale mit weicher, flexibler Silikonmembran, die sich der Brustform anpasst. Die Öffnung des Brustwarzenschutzes wird direkt über der Brustwarze positioniert.

Stillhütchen (zum Beispiel Ardo Tulips, Medela Contact Brusthütchen) bestehen aus Silikon (oder Latex) und werden vor dem Anlegen über die Brustwarze gestülpt. Sie werden beispielsweise bei Flach- oder Hohlwarzen eingesetzt, wenn das Baby die Brustwarze nicht richtig fassen kann. Auch bei wunden Brustwarzen können sie Linderung verschaffen. Stillhütchen gibt es in verschiedenen Größen für kleine und große Brustwarzen.

Milchpumpen. Milchpumpen ermöglichen es stillenden Müttern, Muttermilch abzupumpen und das Baby unabhängig zu ernähren. So können sie sich eine kleine Auszeit vom Stillen und von ihrem Baby gönnen. Auch zur Behandlung eines Milchstaus oder bei einem Milchüberschuss eignen sich Milchpumpen sehr gut.

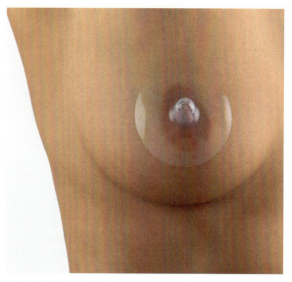

Abb. 7.63 Stillhütchen erleichtern dem Baby das Fassen der Brustwarze beim Stillen.

Tab. 7.4 Wie lange kann frisch abgepumpte Muttermilch aufbewahrt werden?

Aufbewahrungsort/-temperatur	Aufbewahrungszeit
Raumtemperatur (circa 25 °C)	6 Stunden
Kühlschrank (circa 4 °C oder weniger)	3–5 Tage
Tiefkühltruhe (−18 °C und kälter)	6–12 Monate

Was ist ein Milchstau?
Bei einem Milchstau schmerzt die Brust, sie ist gespannt und übermäßig prall. Betroffene spüren harte Stellen oder Knoten in der Brust, die Haut ist leicht gerötet. Hier können Wärme (zum Beispiel Brustkompressen) und Massage der Brust helfen. Oft kann auch das Baby mithelfen, den Milchstau zu lösen, indem man es öfter anlegt. Alternativ kann man mit einer Milchpumpe die überschüssige Muttermilch abpumpen. Entwickelt sich der Milchstau zu einer Mastitis (Brustentzündung), kann es zu grippeähnlichen Symptomen (Müdigkeit, Gliederschmerzen, Kopfschmerzen, Fieber) kommen. In diesem Fall sollte man sofort die Hebamme kontaktieren oder direkt einen Arzt aufsuchen.

Man unterscheidet elektrische und manuelle Milchpumpen. Die abgepumpte Muttermilch kann bei verschiedenen Temperaturen unterschiedlich lang aufbewahrt werden (Tab. 7.4).

Als Aufbewahrungsgefäße eignen sich **Muttermilchflaschen aus Kunststoff oder Glas**, die mehrfach ge-

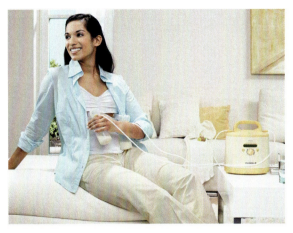

Abb. 7.64 Elektrische Doppelmilchpumpen ermöglichen ein beidseitiges Abpumpen der Brüste und sparen so viel Zeit.

nutzt werden können, oder auch **Muttermilchbeutel**, die nach einmaligem Gebrauch entsorgt werden müssen. Wichtig ist es, alle Behälter, in die Muttermilch abgefüllt wird, mit der abgefüllten Menge zu beschriften und mit dem jeweiligen Abpumpdatum zu versehen.

> ⚠ **Achtung** Muttermilch sollte nicht in der Kühlschranktür gelagert werden, da das häufige Öffnen und Schließen die Haltbarkeitsdauer reduziert. Am besten geeignet ist der kälteste Teil des Kühlschranks: im hinteren Bereich des Fachs über dem Gemüsefach.

Bei einer **manuellen Milchpumpe** muss in Handarbeit gepumpt werden, um die Milch ins Fläschchen zu bekommen. Sie eignet sich für den gelegentlichen Gebrauch oder für unterwegs. Manuelle Milchpumpen sind leichter und handlicher als elektrische Modelle, das Abpumpen dauert allerdings länger.

Elektrische Milchpumpen werden mit Netz- oder Batteriebetrieb angeboten, einige können auch als manuelle Pumpe genutzt werden. Nach dem Einschalten baut ein Motor ein Vakuum auf, welches das Saugen eines Babys simuliert. Empfehlenswert sind vor allem **2-Phasen-Brustpumpen**. Sie ahmen den physiologischen Saugrhythmus des Babys mehr oder weniger nach: In der Stimulationsphase arbeitet die Pumpe mit einer hohen Intervallgeschwindigkeit, um den Milchspendereflex auszulösen. Auch Babys saugen zu Stillbeginn schnell und schwach bis die Milch zu fließen beginnt. Dann wechseln sie in einen langsameren, gleichmäßigen und intensiven Saugrhythmus. Dieser wird in der Abpumpphase der Milchpumpe simuliert.

Das Abpumpen sollte an einem ruhigen Ort geschehen, ohne Stress und Zeitdruck. In der Regel benötigt man für jede Brust circa 20 bis 30 Minuten. Um Zeit zu sparen, kann man eine Milchpumpe verwenden, die beidseitig abpumpen kann, also beide Brüste gleichzeitig entleert.

Um den Milchspendereflex anzuregen, kann man vor Beginn des Abpumpens die Brüste massieren. Zudem kann man vor und während des Abpumpens warme Kompressen auf die Brust legen, um den Milchfluss zu unterstützen. Zum Abpumpen hält man die trichterförmige Brusthaube der Pumpe zwischen Daumen und Zeigefinger und setzt sie auf die Brust auf. Am besten stützt man die Brust mit der Handfläche, sodass die Brusthaube sich gut um die Brustwarze schließen kann. Anschließend schaltet man das Gerät an und stellt die Saugkraft zunächst so hoch ein, dass es leicht unangenehm wird, dann regelt man sie so weit zurück, bis es angenehm ist. Der Milchspendereflex wird durch die Stimulation angeregt und die Milch in das dafür vorgesehene Behältnis gepumpt.

> 💡 **Praxistipp** Brusthauben gibt es in verschiedenen Größen und man sollte die Größe auswählen, die am besten zur Brust passt. Die Brusthaube sollte die Brustwarze eng umfassen, allerdings nicht zu eng, damit sie sich trotzdem noch vor- und zurückbewegen kann, wie es beim Abpumpen nötig ist.

Vor der ersten Anwendung sollte die Pumpe sorgfältig desinfiziert werden. Außerdem müssen die Teile der Pumpe, die mit der Milch in Berührung gekommen sind, nach der Anwendung gut ausgespült und anschließend mit Spülmittel gereinigt werden. Je nach Herstellerangaben sollten diese Teile auch regelmäßig (zum Beispiel einmal täglich) sterilisiert werden.

Babywaage

Babys werden regelmäßig bei den U-Untersuchungen beim Kinderarzt gewogen. Gelegentlich, zum Beispiel bei Frühgeburten oder wenn das Baby in den ersten Wochen nicht ausreichend an Gewicht zunimmt, wird Eltern empfohlen, das Kind regelmäßig zu Hause zu wiegen und die Entwicklung genau festzuhalten. Dafür eignen sich spezielle Babywaagen, die eine leicht zu reinigende Wiegeschale haben, welche an den Seiten hoch gebogen ist, damit das Baby nicht herausfällt. Babywaagen zeigen das Gewicht des Babys sehr genau an – meist in 10-g-Schritten, bei einigen Modellen sogar in 2-g-Schritten. Auch wenn sich das Baby beim Wiegen bewegt, erhält man ein zuverlässiges Ergebnis. Je nach Hersteller funktionieren die Waagen mit Batterien oder Strom. Babywaagen können gekauft oder in der Apotheke ausgeliehen werden. Zur Grundausstattung eines Babyhaushalts gehören sie jedoch nicht.

7.2.5 Mittel der Haut- und Körperpflege

Neben Arzneimitteln und Medizinprodukten werden in der Apotheke auch kosmetische Mittel angeboten. Sie dienen zur Reinigung, zum Schutz und zur Pflege von Haut, Haaren sowie Nägeln und sollen deren guten Zustand erhalten. Eine Definition des Begriffs kosmetische Mittel findet man in der EU-Kosmetikverordnung (Verordnung (EG) Nr. 1223/2009), die seit dem 11. Juli 2013 in Deutschland gilt.

> **Definition** Kosmetische Mittel sind Stoffe oder Gemische, die dazu bestimmt sind, äußerlich mit den verschiedenen Teilen des menschlichen Körpers (Haut, Behaarungssystem, Nägel, Lippen und intime Regionen) oder mit den Zähnen und den Schleimhäuten der Mundhöhle in Berührung zu kommen, und zwar zu dem ausschließlichen oder überwiegenden Zweck, diese zu reinigen, zu parfümieren, ihr Aussehen zu verändern und/oder den Körpergeruch zu beeinflussen und/oder um sie zu schützen oder in gutem Zustand zu halten.

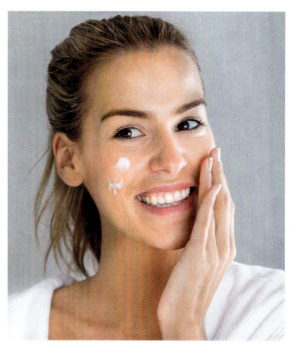

Abb. 7.65 Auch Hautpflegeprodukte zählen zu den apothekenüblichen Waren. PKA dürfen Kunden in diesem Bereich beraten.

Aufgaben der Kosmetik

Kosmetika werden in Hautpflegemittel und dekorative Kosmetik unterschieden. Die Aufgaben der Pflegekosmetik sind die Hautreinigung, -pflege und der Hautschutz. Hierzu steht in der Apotheke eine breite Produktpalette zur Anwendung am gesamten Körper zur Verfügung. Dekorative Kosmetik beschäftigt sich mit dem „Hervorheben des Schönen". Dekorative Körperpflegemittel gibt es in einer großen Auswahl von Produkten für die Gesichtshaut, Augen, Lippen und Nägel.

Allgemein können Kosmetika folgende Aufgaben haben:
- Unterstützung der Hautfunktionen, vor allem der Schutzfunktion (zum Beispiel vor Umwelteinflüssen oder Sonneneinstrahlung),
- Normalisierung des Hautbilds (bei sehr trockener oder sehr fettiger Haut),
- Abdecken von Schönheitsmängeln,
- Hinauszögerung des Alterungsprozesses,
- Verbesserung des Aussehens der Haut.

> **Praxistipp** Mit regelmäßiger Hautpflege und geeigneten Schutzmaßnahmen lässt sich der Hautzustand verbessern und die Haut gesund erhalten. Gesunde Haut trägt auch zum menschlichen Wohlbefinden bei.

Um die Bedeutung der Körperpflege und die Wirkung kosmetischer Präparate zu verstehen, sind Kenntnisse über den Aufbau und die Funktion der Haut wichtig, die wir Ihnen im Folgenden vermitteln. Doch zuerst werden wir kurz auf die gesetzlichen Grundlagen eingehen.

Die Kosmetik-Verordnung

Apotheken, die Kosmetika anbieten und verkaufen, müssen die Vorgaben der Verordnung über kosmetische Mittel (Kosmetik-Verordnung) sowie die EU-Verordnung über kosmetische Mittel beachten. Kosmetika dürfen danach nur in den Verkehr gebracht werden, wenn sie gewisse Kennzeichnungsangaben unverwischbar, leicht lesbar und deutlich sichtbar tragen, insbesondere:
- den Namen oder die Firma und die Anschrift des Herstellers,
- den Nenninhalt zur Zeit der Abfüllung, als Gewichts- oder Volumenangabe (hierzulande in deutscher Sprache),
- das Mindesthaltbarkeitsdatum,
- besondere Vorsichtsmaßnahmen für den Gebrauch (hierzulande in deutscher Sprache),
- die Chargennummer,
- den Verwendungszweck (hierzulande in deutscher Sprache),
- eine Liste der Bestandteile (Überschrift „Ingredients" und Angaben nach der Nomenclature of Cosmetic Ingredients, der INCI-Nomenklatur).

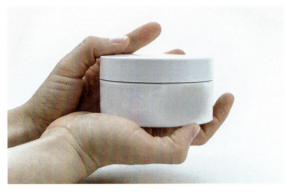

Abb. 7.66 Die Kosmetik-Verordnung regelt auch die Kennzeichnung von Kosmetika.

Apotheken sind verpflichtet, vor dem Verkauf eines Kosmetikprodukts zu prüfen, ob diese Kennzeichnungsinformationen vorhanden sind. Zudem muss kontrolliert werden, ob das Mindesthaltbarkeitsdatum überschritten ist. Nicht verpflichtet sind Apotheken dagegen, inhaltlich zu prüfen, ob die aufgebrachten Angaben korrekt sind.

Das Inverkehrbringen fehlerhaft gekennzeichneter Kosmetika kann von der zuständigen Aufsichtsbehörde sowie von anderen Wettbewerbern beanstandet werden. Produkte, die diesen Vorgaben nicht entsprechen, sollten daher aus dem Verkehr gezogen werden.

Aufbau und Funktion der Haut

Die Haut ist mit einer Gesamtfläche von etwa zwei Quadratmetern das größte und mit bis zu zehn Kilogramm das schwerste Organ des Menschen. Sie grenzt den Körper von der Außenwelt ab und schützt ihn vor Austrocknung, Wärmeverlust und Überhitzung, aber auch vor dem Eindringen von Krankheitserregern. Die Haut ist zudem der „Spiegel unserer Seele": Schreck, Angst, Erregung oder Freude spiegeln sich auf der Haut durch Erblassen oder Erröten wider.

Die Aufgaben der Haut

Schutzfunktion
Die Haut dient dem Körper als Schutz vor chemischen, mechanischen und physikalischen Einflüssen.

Säureschutzmantel
Der Säureschutzmantel der Haut wehrt Krankheitserreger ab und wirkt in Verbindung mit Hautlipiden (Kittsubstanz zwischen den Hornzellen) wachstumshemmend auf Bakterien und Pilze (bakterio- und fungistatische Wirkung des Hautfettes).

Sinnesorgan
Die Haut ist mit ihren verschiedenartigen Rezeptoren, welche Reize an das Nervensystem weiterleiten, ein wichtiges Sinnesorgan und dient der Vermittlung von Druck (über Druckrezeptoren), Temperatur (über Kälte- und Wärmerezeptoren) und Schmerz (über Schmerzrezeptoren). Furchen, zum Beispiel an den Fingerkuppen, vergrößern die Hautoberfläche und begünstigen den Tastsinn und die Temperaturempfindung.

Temperaturregulation
Die Haut kann durch Weit-Eng-Stellung der Gefäße die Temperatur des Körpers regulieren.

Ausscheidungsorgan und Regelung des Wasserhaushalt
Die Haut hat Anteil am Wasserhaushalt, indem sie einerseits den Körper vor Austrocknung schützt und andererseits Flüssigkeit und Salze abgibt. Neben Wasser in Form von Schweiß und über TEWL (transepidermaler Wasserverlust = unspürbare Wasserabgabe der Haut) scheidet sie auch Talg (Sebum) und Stoffwechselendprodukte (zum Beispiel von Medikamenten oder Lebensmitteln wie Knoblauch) aus.

Speicherorgan
Die Haut kann Wasser, Kohlenhydrate, Kochsalz, Vitamine und Fett, das als Energiereserve bei Bedarf abgebaut werden kann, speichern.

Atmungsorgan
Die Haut ist am Gasaustausch des menschlichen Körpers beteiligt: Sie kann Sauerstoff aus der Luft aufnehmen und Kohlendioxid abgeben.

Stoffwechselorgan
In der Haut finden zahlreiche biochemische Reaktionen statt, die durch Enzyme gesteuert werden.

Der Aufbau der Haut. Die Haut besteht aus drei fest miteinander verbundenen Schichten, die verschiedene Funktionen haben. Von außen nach innen gesehen, sind dies die Oberhaut (Epidermis), die Lederhaut (Corium) und die Unterhaut (Subcutis) (○ Abb. 7.67).

Die **Oberhaut** (Epidermis) ist die oberste Hautschicht und somit die äußerste Grenze zur Außenwelt. Sie ist 0,03 bis 0,05 mm dick, an den Handinnenflächen und den Fußsohlen sogar maximal 2 bis 4 mm. Die Oberhaut selbst teilt sich wiederum in mehrere ineinander greifende Schichten auf: Zwischen der oberflächigen Hornschicht (Stratum corneum) und der unteren Keimschicht (Stratum basale) befinden sich die Helle Schicht (Stratum lucidum), die Körnerschicht

(Stratum granulosum) und die Stachelzellenschicht (Stratum spinosum).

Die unterste Schicht der Epidermis, die Basalzellenschicht, ist die Keimzone der Oberhaut. Ihre Zellen, auch Keratinozyten genannt, sind in der Lage, durch Zellteilung (Mitose) neue Zellen zu bilden, welche innerhalb von vier Wochen an die Oberfläche wandern. Die Zellen verlieren während dieses Vorgangs ihren Zellkern und verhornen. Sie erreichen die Hautoberfläche als tote, verhornte Zellen (sogenannte Korneozyten) und bilden die Hornschicht (Stratum corneum). Die Korneozyten liegen sehr dicht zusammen, da sie durch die interzelluläre Kittsubstanz, auch Hautlipide genannt, verbunden sind. In der Hornschicht spielt sich die eigentliche Barrierefunktion der Epidermis ab: Allergene, Mikroorganismen und Schmutzpartikel werden am Eindringen in die Epidermis gehindert, Licht- und Wärmestrahlen werden durch die stark reflektierenden Eigenschaften der Hornschicht gehemmt. Auch übermäßiger Wasserverlust wird durch sie verhindert.

Nach und nach lösen sich die Korneozyten als feine Schüppchen einzeln von der Haut ab. Ein solcher Erneuerungsprozess der Epidermis – von der Basalzellenschicht bis zur Hornschicht – dauert in jüngeren Jahren bei gut funktionierender Haut etwa 28 Tage, bei Schuppenflechte (Psoriasis) hingegen nur drei bis fünf Tage.

Die Oberhaut enthält keine Blutgefäße, aber Melanozyten – Zellen, die das Pigment Melanin produzieren. Melanin gibt unserer Haut Farbe, sorgt bei Sonneneinstrahlung für Bräunung und soll so die gefährlichen UV-Strahlen davon abhalten, in tiefere Hautschichten einzudringen.

Die Oberhaut ist für das Aussehen eines Menschen besonders wichtig. So hängt es zum Beispiel von der Dicke oder Zartheit der Hornschicht ab, ob die Blutgefäße durchschimmern können und der Teint dadurch rosig oder blass erscheint. Mit kosmetischen Mitteln lässt sich die Beschaffenheit dieser Hautschicht gut beeinflussen.

Die **Lederhaut** verdankt ihren Namen der Tatsache, dass diese Hautschicht, wenn sie von Tieren stammt, gegerbt und zu Leder verarbeitet wird. Die Lederhaut ist durch zapfenförmige Verbindungen eng mit der darüber liegenden Oberhaut verbunden. Als gut durchblutetes, von Lymphbahnen und Nerven durchzogenes Bindegewebe gewährleistet sie die Versorgung der Epidermis mit Nährstoffen und Sauerstoff.

Neben Blut- und Lymphgefäßen enthält die Lederhaut Talg- und Schweißdrüsen sowie die meisten Sinnesrezeptoren, ebenso wie glatte Muskulatur, die wichtig für die Temperaturregulierung des Körpers ist. Das Bindegewebe enthält wesentliche Hautbestandteile wie Hyaluronsäure und Proteine wie Kollagen und Elastin. Diese Hautkomponenten sind verantwortlich für die Elastizität, Struktur und den Feuchtigkeitsgehalt der Haut und verändern sich mit dem Alter.

Die **Unterhaut** besteht aus lockerem Bindegewebe, das von Ausläufern der festen Fasern der Lederhaut durchzogen ist und in das kleine Fettpolster eingelagert sind. Die Menge der Fetteinlagerungen ist stark varia-

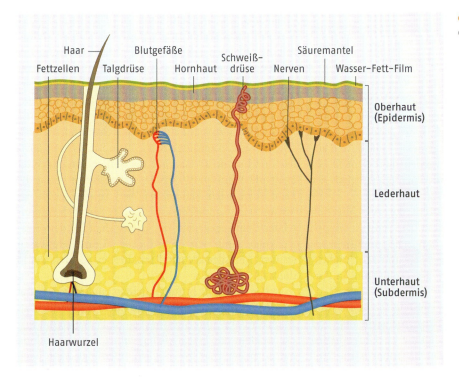

Abb. 7.67 Querschnitt durch die Haut

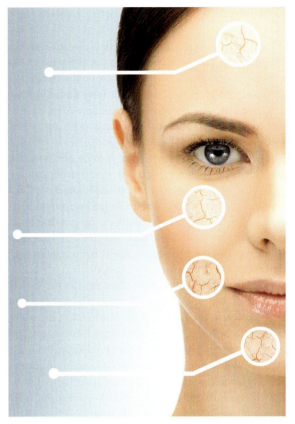

○ **Abb. 7.68** Bevor ein entsprechendes Pflegeprodukt ausgewählt werden kann, muss der Hauttyp der Kundin oder des Kunden bestimmt werden.

bel. Das Unterhautfettgewebe gewährleistet die Verschiebbarkeit der Haut auf ihrer Unterlage. Es dient als Energiereserve, Wärmepolster und Nahrungsspeicher. In der Unterhaut liegen zahlreiche Blut- und Lymphgefäße, Schweißdrüsen sowie Haarwurzeln.

Hauttypen und Hautzustände. Um für einen Kunden oder eine Kundin das passende Pflegeprodukt zu finden, muss man zuerst einmal herausfinden, welchen Hauttyp er oder sie hat. Damit ist der genetisch festgelegte Grundzustand der Haut gemeint – innere und äußere Einflüsse auf die Haut werden hierbei nicht berücksichtigt. Je nach Fett- und Feuchtigkeitsgehalt der Oberhaut unterscheidet man vier Hauttypen:

Normale Haut ist ein Idealfall, der ausschließlich bei jungen Menschen vorkommt. Die Haut ist feinporig, glatt, geschmeidig, widerstandsfähig und sieht rosig aus. Sie besitzt ausreichend Fett und Feuchtigkeit, ihr Säureschutzmantel und Hydro-Lipid-Film sind intakt.

Fettige Haut produziert zu viel Talg. Sie ist dick und kräftig mit einem starken Glanz und sieht ölig und großporig aus. Außerdem neigt sie zu Unreinheiten und Pickeln. Aufgrund ihrer Beschaffenheit ist die fettige Haut widerstandsfähig gegen äußere Einflüsse und lässt Falten erst in höherem Lebensalter entstehen.

Trockene Haut ist ein häufig vorkommender Hauttyp. Von den Talgdrüsen wird zu wenig Fett produziert, sodass die Haut oft schuppig, rau und glanzlos erscheint und schnell spannt. Die Poren sind sehr klein, Mitesser treten nicht auf. Die Dicke der Hautschichten ist verringert und neigt zur Faltenbildung. Trockene Haut ist extrem empfindlich, auch gegenüber Sonneneinstrahlung.

Mischhaut verfügt sowohl über fettige als auch über trockene bzw. normale Hautpartien. Fettig ist vor allem die sogenannte T-Zone, also Stirn, Nase und Kinn, während die Haut an den Wangen normal bis trocken erscheint.

Neben dem Hauttyp muss man dann auch den aktuellen **Hautzustand** betrachten, also die Eigenschaften der Hautoberfläche, die von bestimmten oder veränderten Lebensgewohnheiten, zum Beispiel Stress oder Rauchen, oder von äußeren Einwirkungen, zum Beispiel UV-Bestrahlung oder niedrige Luftfeuchte, hervorgerufen werden. Diese können vorübergehend auftreten, dauerhaft sein oder immer wiederkehren.

Produkte für Hautpflege und Hygiene

Zur **Hautpflege** stehen verschiedene Produkte zur Verfügung, die wir Ihnen im Folgenden kurz vorstellen möchten:

Produkte zur Hautreinigung. **Seifen** sind chemisch gesehen Alkalisalze längerkettiger Fettsäuren. Ausgangsmaterialien für die Herstellung von Seifen sind pflanzliche und tierische Fette und Öle, zum Beispiel Kokosöl, Palmkernöl oder Rindertalg. Diese werden mit Alkalilaugen gekocht. Erfolgt die Verseifung mit Kalilauge, so erhält man „Schmierseife", die Kaliumsalze der Fettsäuren. Beim Verseifen mit Natronlauge erhält man „Kernseife", die Natriumsalze der Fettsäuren.

Seifen haben eine gute Reinigungswirkung und sind im Vergleich zu synthetischen Waschsubstanzen kostengünstiger. Allerdings reagieren sie in Wasser alkalisch und so misst man auf mit Seife eingeschäumter Haut pH-Werte von 9 bis 11. Normalerweise hat die Haut einen leicht sauren pH-Wert von etwa 5,5. Bei Verwendung von Seifen wird also der Säureschutzmantel der Haut angegriffen, der unsere Haut vor dem Austrocknen und vor schädlichen Umwelteinflüssen schützt. Als Folge können Krankheitserreger leichter in die Haut eindringen.

Seifen sollten nicht zur Gesichtsreinigung verwendet werden, da die Gesichtshaut besonders empfindlich ist. Auch für Baby- und Altershaut sowie Personen mit trockener Haut sind Seifen nicht geeignet. Die Anwendung auf normaler Haut ist möglich, allerdings kann auch

Skin types (Hauttypen)

Wenn Englisch sprechende Kunden zu Ihnen in die Apotheke kommen, sollten Sie auch sie kompetent beraten können. Ein Gespräch könnte wie folgt aussehen:

PKA: "Hello, how can I help?" – „Hallo, wie kann ich Ihnen helfen?"

Kunde: "I'm looking for a face cream for myself. I bought one in the drugstore last week but my skin still feels very dry. Can you recommend a product?" – „Ich bin auf der Suche nach einer Gesichtscreme für mich. Ich habe letzte Woche eine Creme in der Drogerie gekauft, aber meine Haut fühlt sich immer noch sehr trocken an. Können Sie mir ein Produkt empfehlen?"

PKA: "In order to choose the right product for you I would like to talk to you about your skin, find out your skin type and get some information about your skincare routine. Would you like to come to the consultation area with me?" – „Um das passende Produkt für Sie aussuchen zu können, würde ich gern mit Ihnen über Ihre Haut sprechen, Ihren Hauttyp bestimmen und ein paar Informationen über Ihr Hautpflegeprogramm herausfinden. Möchten Sie mit mir in die Beratungsecke gehen?"

Kunde: "That sounds good. Thank you!" – „Das kling gut. Vielen Dank!"

normal skin – normale Haut:
- skin looks clean and smooth – die Haut sieht rein und gleichmäßig aus
- no or few imperfections – keine oder nur wenige Unreinheiten
- barely visible pores – kaum sichtbare Poren
- healthy/radiant complexion – gesunder/strahlender Teint

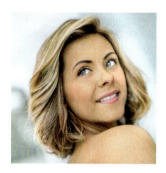

dry skin – trockene Haut:
- almost invisible pores – nahezu unsichtbare Poren
- red patches – rote Flecken
- skin is less elastic – die Haut ist weniger elastisch
- more visible lines – mehr erkennbare Falten
- skin can crack, peel or become itchy, irritated or inflamed – die Haut kann reißen, sich abschälen oder anfangen zu jucken, gereizt oder entzündet sein
- very dry skin can become rough and scaly – sehr trockene Haut kann spröde und schuppig werden

oily skin – fettige Haut:
- enlarged pores, blackheads, pimples or other imperfections – vergrößerte Poren, Mitesser, Pickel oder andere Makel
- looks greasy, thick, coarse and shiny – sieht fettig, dick, grob und glänzend aus
- tends to break into acne – neigt zur Aknebildung

combination skin – Mischhaut:
- dry or normal in some areas and oily in others, such as the T-zone (nose, forehead and chin) – in einigen Bereichen trocken oder normal, in anderen fettig, zum Beispiel in der T-Zone (Nase, Stirn und Kinn)

sensitive skin – empfindliche Haut:
- is usually very dry, tends to feel tight and becomes inflamed and irritated easily – ist normalerweise sehr trocken, neigt dazu, sich gespannt anzufühlen, und kann sich leicht entzünden und gereizt sein
- reddish and scaly areas – rötliche und schuppige Bereiche
- can be itchy and tingly – kann jucken und kribbeln
- prone to breaking into spots – neigt zur Pickelbildung

hier durch die pH-Verschiebung der ideale Hautzustand gestört werden.

Zum Händewaschen werden oft **flüssige Seifen** verwendet, die in Dosierspendern abgefüllt sind. Auch sie können die Haut austrocknen und reizen. Aus diesem Grund werden ihnen oft sogenannte Rückfetter zugesetzt, die den Lipidschutz der Haut aufrecht erhalten sollen. Außerdem gibt es Flüssigseifen, die auf der Basis von Syndets hergestellt werden.

Syndets (= synthetische Detergenzien) sind chemisch hergestellte, waschaktive Substanzen. Sie sind auf den physiologischen pH-Wert der Haut (zwischen 5,5–6,5) abgestimmt und stabilisieren somit ihren Säureschutzmantel. Syndets werden in verschiedenen Formen angeboten, zum Beispiel als Seifenstück, Waschcreme oder Waschlotion. Oft enthalten sie neben den Tensiden noch unterschiedliche Pflegezusätze, zum Beispiel rückfettende Substanzen wie Wollwachs, Lecithin oder Paraffin, die nach dem Waschvorgang einen hautpflegenden Effekt ausüben sollen. Der pH-Wert kann beispielsweise mit Milchsäure, Zitronensäure oder Natriumlactat sauer eingestellt werden.

Saure Syndets sind für alle Hauttypen zur Reinigung von Gesicht und Körper geeignet, allerdings sind sie teurer als herkömmliche Seifen.

Reinigungsemulsionen oder Reinigungsmilch werden zur täglichen Reinigung des Gesichts eingesetzt. Die Produkte werden auf der Haut verteilt und nach sanftem Verreiben mit einem Kosmetiktuch oder Wattepad entfernt oder mit Wasser abgewaschen. Reinigungsemulsionen sind in der Regel O/W-Emulsionen, die sowohl wasser- als auch fettlösliche Substanzen entfernen.

Waschgele enthalten mild reinigende und zusätzlich oft auch pflegende Inhaltsstoffe, zum Beispiel Glycerin oder Panthenol. Sie können täglich benutzt werden. Dazu werden sie in der Hand leicht aufgeschäumt, auf das feuchte Gesicht massiert und anschließend mit viel klarem Wasser abgewaschen.

Gesichtswässer werden nach der Gesichtsreinigung zum Tonisieren (Kräftigen) angewendet. Sie sollen überschüssige Reinigungsmittel entfernen, den schwach sauren pH-Wert der Haut wiederherstellen und die Haut erfrischen. Wenn sie Alkohol enthalten, wirkt dieser desinfizierend; er trocknet allerdings die Haut aus und ist deswegen bei trockener Haut nicht zu empfehlen. Gesichtswässer werden auf ein Wattepad oder -bausch aufgetragen, der über die Gesichtshaut gestrichen wird.

Masken können als Ergänzung zur täglichen Hautreinigung ein- bis zweimal pro Woche angewendet werden. Je nach Hauttyp und Bedürfnissen der Haut kann man beispielsweise zwischen reinigenden Gesichtsmasken, Feuchtigkeitsmasken oder Vitaminmasken wählen.

Ampullen enthalten hochkonzentrierte Reinigungs- und Pflegeprodukte in einzeldosierter Form. Der Inhalt einer Ampulle wird nach der normalen Gesichtsreinigung auf das Gesicht aufgetragen und mit den Fingerspitzen einmassiert. Mit Ausnahme der Reinigungsampullen soll die Flüssigkeit völlig einziehen und nicht abgewaschen werden.

Mechanische **Peelings** lösen abgestorbene Hautzellen aus der obersten Hautschicht, der Hornhaut, und fördern die Durchblutung der Haut. Sie werden nach der normalen Reinigung auf die feuchte Haut aufgetragen, einmassiert und anschließend mit Wasser abgewaschen. Die enthaltenen Schleifpartikel entfernen neben den toten Zellen auch Unreinheiten sowie überflüssige Talg- und Schweißabsonderungen. Dadurch wirkt der Teint rosiger und die Haut ist aufnahmefähiger für die anschließende Pflege. Neben synthetisch hergestellten Schleifpartikeln, zum Beispiel aus Polyethylen, werden häufig auch natürliche verwendet, zum Beispiel Walnussschalenmehl oder Seesand.

Bei normaler Haut sollten Peelings nicht mehr als einmal pro Woche angewendet werden. Je trockener der Hauttyp ist, desto mehr Abstand sollte zwischen den Anwendungen liegen. Bei fetten Hautzuständen kann die Häufigkeit hingegen auf bis zu dreimal pro Woche erhöht werden. Hier sollten jedoch die Angaben des Herstellers beachtet werden.

Neben Peelings für das Gesicht gibt es auch Körperpeelings, die ebenfalls Schleifpartikel enthalten und meist in einer Art Duschgel angeboten werden. Die Partikel in Körperpeelings sind allerdings gröber, weil die Haut am Körper nicht so empfindlich ist wie die Gesichtshaut. Auch Körperpeelings sollten nicht häufiger als ein- bis zweimal pro Woche angewendet werden.

Enzympeelings wirken, wie der Name schon sagt, mithilfe von pflanzlichen oder tierischen Enzymen, zum Beispiel Papain, Trypsin oder Pepsin. Diese spal-

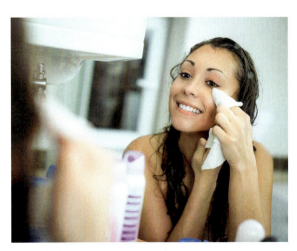

Abb. 7.69 Um die Haut zu reinigen, werden beispielsweise Syndets oder Reinigungsemulsionen eingesetzt.

ten die Kittsubstanz der obersten Hautschicht auf und man kann sie anschließend, zusammen mit abgestorbenen Hautpartikeln und Verunreinigungen, entfernen. Da es sich um eine schonende Art des Peelings, ohne mechanische oder chemische Reizung, handelt, ist sie auch für trockene Hautzustände geeignet. Besonders bei Aknehaut, wo Fruchtsäure meist unangenehm brennt, bietet sich das Enzympeeling an.

Fruchtsäurepeelings wirken mithilfe von Fruchtsäuren, die zum Beispiel aus Zitronen, Ananas, Äpfeln und anderen Früchten gewonnen werden. In der Kosmetik sind Fruchtsäurepeelings mit einer Fruchtsäurekonzentration von 5–8 % geläufig, die die oberste Hautschicht abtragen und die Neubildung des Gewebes beschleunigen. Dermatologen arbeiten hingegen mit sehr stark hautreizenden Stoffen, zum Beispiel hochprozentiger Glycolsäure (Alphahydroxysäure).

Augen-Make-up-Entferner entfernen schonend das Augen-Make-up. Die dünne Augenpartie ist durch den Mangel an Unterhautfettgewebe besonders empfindlich und starkes Reiben sollte hier vermieden werden. Augen-Make-up-Entferner enthalten meist milde, schleimhautverträgliche, waschaktive Substanzen, die auch wasserfeste Produkte ohne große mechanische Belastung durch Reiben und Wischen entfernen können. Auch hydrophile Öle sind geeignet. Die Anwendung ist sehr einfach: Man trägt den Augen-Make-up-Entferner auf ein Wattepad auf und säubert damit bei geschlossenem Auge die Augenregion. Das Augen-Make-up sollte immer zuerst – also vor der Reinigung des übrigen Gesichts – entfernt werden.

Duschbäder und **Duschgele** werden zur täglichen Reinigung des Körpers verwendet. Man trägt sie beim Duschen vor allem auf die Stellen des Körpers, an denen Körpergeruch entsteht, auf und spült sie anschließend mit Wasser ab. Duschpräparate enthalten einen hohen Anteil an Tensiden. Häufig werden Syndets eingesetzt, seltener auch Seifen. Vielen Duschpräparaten sind rückfettende und pflegende Substanzen zugesetzt, die die Austrocknung der Haut verringern sollen.

Auch **Duschöle**, also Öle mit Tensidzusätzen, die beim Waschen eine Emulsion auf der Haut entstehen lassen, welche sowohl hydrophile als auch lipophile Stoffe entfernt, sind beliebt. Sie haben den Vorteil, dass die Haut durch den hohen Lipidanteil kaum austrocknet.

Schaumbäder werden dem Wasser beim Baden zugesetzt und sollen Schmutz, Hornschüppchen, Schweiß und Talg entfernen. Meist riechen sie durch den Zusatz von ätherischen Ölen oder Parfüm auch sehr angenehm und steigern das Wohlbefinden, wirken entspannend oder erfrischend. Schaumbäder enthalten waschaktive Tenside, zusätzlich auch noch Schaumstabilisatoren, damit der Schaum länger stabil bleibt. Um ein Austrocknen der Haut zu verringern werden Schaumbä-

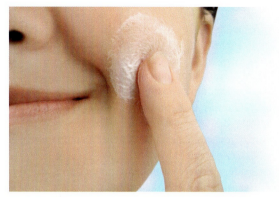

Abb. 7.70 Peelings befreien die Haut von abgestorbenen Hautschüppchen und fördern die Durchblutung.

dern oft auch rückfettende Zusätze und Feuchthaltesubstanzen zugesetzt.

> ⚠ **Achtung** Damit die Haut nicht zu sehr austrocknet, sollte ein Bad nicht länger als 20 Minuten dauern. Eine Wassertemperatur zwischen 35 und 38 °C kann zur Entspannung beitragen, zur Erfrischung kann man eine tiefere Temperatur wählen. Es sollte nicht öfter als ein- bis zweimal die Woche gebadet werden.

Ölbäder überziehen die Haut beim Baden mit einem hauchdünnen Fettfilm. Dadurch juckt die Haut weniger und trocknet auch nicht so rasch wieder aus. Ölbäder enthalten hauptsächlich Lipide (zum Beispiel pflanzliche Öle, Paraffinöle, Fettsäureester), denen Tenside zugesetzt sind, die das Öl im Wasser verteilen. Sie haben nur eine geringe Reinigungswirkung. Durch den Ölfilm auf der Haut und in der Badewanne besteht eine erhöhte Rutschgefahr.

Badesalze können, abhängig davon, womit man sie herstellt, pflegend, entspannend und auch heilend sein. Die Salze, oft werden Natriumchlorid und Natriumcarbonat verwendet, enthärten das Wasser. Zum sprudelnden Erlebnis wird ein Badesalz durch Zusatz von Zitronen- oder Weinsäure, die in Wasser Kohlendioxid freisetzen. Ein sehr beliebter Badezusatz ist das Salz aus dem Toten Meer.

Produkte zur Hautpflege. **Lotionen** sind flüssige Emulsionen, die aus zwei (oder mehr) nicht miteinander mischbaren Flüssigkeiten bestehen. Die eine Flüssigkeit ist hydrophil; meist handelt es sich dabei um Wasser oder eine wässrige Lösung. Die andere Flüssigkeit ist lipophil, zum Beispiel ein Öl oder eine andere organische Flüssigkeit. Die hydrophile Phase wird immer mit „W", die lipophile immer mit „O" bezeichnet.

Face cleansing in three steps (Gesichtsreinigung in drei Schritten)

Step 1: Cleanse (reinigen)

It is important to cleanse your skin to remove make-up, impurities, dead skin cells and excess oil. – Es ist wichtig, das Gesicht zu reinigen, um Make-up, Verunreinigungen, abgestorbene Hautzellen und überschüssiges Fett zu entfernen

Cleansing products – Reinigungsprodukte:
- cleansing milk – Reinigungsmilch
- lotion – Lotion
- foam – Schaum
- cream – Creme
- emulsion – Emulsion
- gel – Gel
- soap – Seife
- oil – Öl
- mask – Maske
- toner – Gesichtswasser
- eye make-up remover – Augen-Make-up-Entferner

Step 2: Exfoliate (peelen)

Exfoliation is the removal of dead skin cells and debris, revealing the younger and fresher looking skin below. It helps skincare products like anti-aging serums to better penetrate the skin and be more effective. (Peeling ist die Entfernung abgestorbener Hautzellen und Ablagerungen, wobei die darunterliegende, jünger und frischer aussehende Haut zum Vorschein kommt. Es hilft Hautpflegeprodukten wie Anti-Aging-Seren, besser in die Haut einzudringen und effektiver zu sein.)

Step 3: Moisturise (mit Feuchtigkeit versorgen)

A moisturiser keeps the skin hydrated. It attracts moisture and prevents the skin from drying out by forming a barrier. – Eine Feuchtigkeitspflege bewahrt die Feuchtigkeit der Haut. Sie zieht Feuchtigkeit an und bewahrt die Haut vor dem Austrocknen, indem sie eine Barriere bildet.

Potential attributes of a moisturiser – mögliche Eigenschaften einer Feuchtigkeitspflege:
- lightweight – leicht
- rich – reichhaltig
- hydrating – hydratisierend
- oil-free – ölfrei
- water-based – wasserbasierend
- non-comedogenic – nicht die Poren verstopfend
- fast absorbing – schnell einziehend
- non-greasy – nicht fettend

In der Regel handelt es sich bei Lotionen um Öl-in-Wasser-Emulsionen (O/W-Emulsionen). Sie lassen sich leicht verteilen, ziehen schnell ein und hinterlassen keinen Fettfilm. Durch die Verdunstung der Wasserphase kann ein kurzfristiger Kühleffekt erzielt werden.

Bei trockenen Hautzuständen sind Wasser-in-Öl-Emulsionen (W/O-Emulsionen) zu empfehlen, die einen schützenden Fettfilm auf der Haut hinterlassen.

Cremes sind halbfeste Emulsionen von streichfähiger Konsistenz. Wie bei den Lotionen können auch bei Cremes O/W- und W/O-Systeme vorliegen, die über die Eigenschaften der Creme entscheiden.

Gele sind gelierte Flüssigkeiten. Es handelt sich dabei um feindisperse Systeme, die aus einer flüssigen und einer festen Phase bestehen. Die feste Phase bildet ein dreidimensionales Netzwerk, in dessen Poren sich die flüssige Phase befindet. Nach der Art der flüssigen Phase unterscheidet man Hydrogele, Kohlenwasserstoffgele und Lipogele.

Anwendungsgebiete

Hautpflegeprodukte werden vielfältig eingesetzt, zum Beispiel zur Reinigung, zur Pflege bestimmter Körperstellen oder auch um Körpergeruch vorzubeugen.

Auswahl der Reinigungs-und Pflegeprodukte nach dem Hauttyp.

Jede Haut benötigt eine spezielle Pflege. Die Auswahl der richtigen Pflegeprodukte sollte anhand des Hauttyps sowie des Hautzustands erfolgen.

Bei **normaler Haut** ist das Pflegeziel, den Schutzmechanismus und die Hautfunktionen aufrecht zu erhalten sowie die Alterung zu verzögern.

Die Reinigung normaler Haut kann mit milden Reinigungsprodukten erfolgen, die einen hautfreundlichen (also leicht sauren) pH-Wert haben. Besonders geeignet sind Syndets oder Reinigungsmilch und im Anschluss alkoholfreie Gesichtswässer. Auch Reinigungsöle können bei diesem Hauttyp verwendet werden.

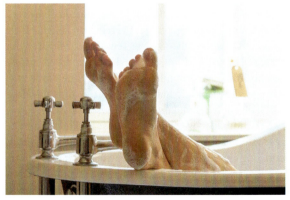

Abb. 7.71 Um ein Austrocknen der Haut zu vermeiden, werden Schaumbädern häufig rückfettende Substanzen zugesetzt. Dennoch sollte man nicht häufiger als ein- bis zweimal wöchentlich baden.

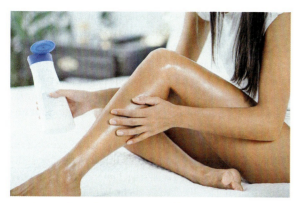

Abb. 7.72 Zum Eincremen des Körpers werden Lotionen, Cremes oder Gele verwendet.

Zur Hautpflege kann eine leicht einziehende Pflegecreme verwendet werden, die der Haut Feuchtigkeit spendet (O/W-Emulsion) und sie vor dem Austrocknen schützt. Abhängig von der Außentemperatur sollten im Sommer und im Winter unterschiedliche Produkte benutzt werden: Je kälter es draußen ist, umso reichhaltiger (fetthaltiger) sollte die Creme sein. Tagespflegeprodukte enthalten zum Schutz vor freien Radikalen oft eine Mischung verschiedener Antioxidanzien sowie Lichtfilter. Als Antioxidanzien wirken zum Beispiel Vitamine, bestimmte Enzyme wie SOD (Superoxid-Dismutase), Peroxidase, Catalase und pflanzliche Extrakte, zum Beispiel aus Rosmarin, Melisse oder Ginkgo. In der Nacht kann man eine spezielle Nachtcreme verwenden, die die Haut regeneriert. Einmal pro Woche empfehlen sich ein Peeling und eine feuchtigkeitsspendende Maske.

> **Die Nachtpflege**
> Etwa ab dem 25. Lebensjahr sollte die Haut während der Nacht regelmäßig mit Wirkstoffen versorgt werden, die die nachlassende Zellregeneration in der Basalzellschicht fördern. Nachtpflege-Cremes enthalten Fett, Feuchtigkeit und Nährstoffe wie Eiweißkörper, Aminosäuren, Vitamine, Spurenelemente, essenzielle Fettsäuren usw.

Fettige Haut muss regelmäßig gereinigt und gepflegt werden. Ziel ist es, die Hautoberfläche von überschüssigem Fett zu befreien (aber nicht auszutrocknen), die Talgdrüsenproduktion zu normalisieren und die übermäßige Verhornung der Haut zu mildern.

Zur Reinigung kann man Waschgele oder milde Reinigungsmilch verwenden, die den überschüssigen Talg von der Haut entfernen. Am besten geeignet sind nicht rückfettende Reinigungsmittel, die dem pH-Wert der Hautoberfläche angeglichen sind.

Als Grundsatz für die Wahl der richtigen Creme gilt: Auf einen niedrigen Fettgehalt achten. Bei fettigen Cremes besteht die Gefahr, die ohnehin schon fettige Haut noch fettiger aussehen zu lassen. Zusätzlich sollte die richtige Creme einen guten UV-Filter besitzen und die Haut mit Feuchtigkeit versorgen. Am besten eignet sich eine leichte, lipidarme (O/W-Produkte), hautberuhigende, antibakterielle Pflege. Um die Talgproduktion zu verringern, eignen sich adstringierende Inhaltsstoffe wie Aluminiumsalze oder Hamamelisextrakte. Gegen den Fettglanz der Haut können mattierende Substanzen wie zum Beispiel Silicium eingesetzt werden. Antiseptische Inhaltsstoffe sind beispielsweise quaternäre Ammoniumverbindungen, Benzoesäure, Sorbinsäure und Alkohole. Die Schuppen können mit Inhaltsstoffen wie Harnstoff und Salicylsäure gelöst werden (keratolytische Wirkung).

Empfehlenswert ist auch, einmal in der Woche ein Peeling durchzuführen. Zum Lösen der Mitesser (Komedonen) sind Dampfbäder mit Kräuterauszügen wie zum Beispiel Kamille oder Melisse geeignet. Auch talgregulierende und feuchtigkeitsspendende Masken können angewendet werden.

Bei **trockener Haut** stehen der Ausgleich des Fett- und Feuchtigkeitsmangels und der Schutz vor weiterer Austrocknung im Vordergrund. Die Reinigung sollte nur mit solchen Produkten erfolgen, die die Barrierefunktion, das Wasserbindungsvermögen und den Säureschutzmantel der Hornschicht nicht oder nur geringstmöglich beeinträchtigen. Geeignet sind Reinigungscremes, reichhaltige Reinigungsmilch oder Reinigungsöl.

Zur Pflege trockener Haut sind Emulsionen mit hohem Fettanteil (W/O-Emulsionen) oder überfettete O/W-Cremes besonders gut geeignet. Sie bilden einen Fettfilm auf der Haut und verhindern, dass hauteigene Feuchtigkeit nach außen abgegeben werden kann. Gleichzeitig versorgen sie die Hornschicht mit Fett. Dadurch wird die Haut vor Austrocknung geschützt und raue, schuppige Haut wird wieder elastischer. Der Zusatz von Feuchthaltesubstanzen wie Harnstoff, Aminosäuren oder Hyaluronsäure ist wichtig, um Wasser in

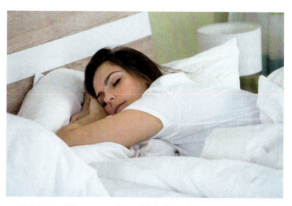

Abb. 7.73 Wenn vor dem Schlafengehen eine Nachtcreme aufgetragen wird, unterstützt diese die Regeneration der Haut.

der Haut zu binden. Auch auf eine ausreichende Feuchtigkeitszufuhr von innen (ideal sind Wasser und Früchtetees) sollte geachtet werden.

Da die **Mischhaut** eine Kombination aus normaler oder trockener Haut (an den Seitenzonen) und fettiger Haut (an der T-Zone) darstellt, sollten, wenn die Mischhaut stark ausgeprägt ist, für die verschiedenen Bereiche dem Hauttyp entsprechend unterschiedliche Pflegeprodukte verwendet werden. Die Herausforderung ist nämlich, die trockenen Hautpartien mit genügend Feuchtigkeit zu versorgen, während die fettigen Hautpartien (T-Zone) mild entfettet werden müssen. Für die durchschnittliche Mischhaut gibt es in der Apotheke auf den Hauttyp gut abgestimmte Pflegeserien.

Wie bei allen anderen Hauttypen sollte die Mischhaut zweimal täglich mit einem milden Reinigungsmittel, zum Beispiel einer Reinigungsmilch oder einem Reinigungsgel, gesäubert werden, das Gesichtswasser sollte alkoholfrei sein. Anschließend kann man die T-Zone mit einem Präparat für fettige Haut, die restliche Gesichtshaut mit einem Produkt für normale bzw. trockene Haut pflegen.

Augenpflege. Die Haut um die Augen herum ist sehr dünn, nämlich nur etwa ein Viertel bis ein Achtel so dick wie die übrige Gesichtshaut, und zudem empfindlich. Durch Lachen, Weinen oder Blinzeln wird die Augenpartie stark beansprucht und oft bilden sich dort früh Fältchen (Mimikfältchen) sowie Augenringe und Schwellungen. Deshalb sollten um die Augen herum regelmäßig Augenpflegeprodukte angewendet werden, die die Haut mit Lipiden und Feuchtigkeit versorgen.

Augencremes sollen die Haut mit Feuchtigkeit versorgen und einer vorzeitigen Faltenbildung im Bereich der Augen vorbeugen. Ihre Inhaltsstoffe dürfen die Augen nicht reizen und keine Allergien auslösen. Häufig enthalten sie Antioxidanzien, die vor freien Radikalen schützen sollen (zum Beispiel Vitamin E) und Substanzen, die die Kollagenbildung anregen (zum Beispiel Vitamin A und C). Wirkstoffe wie Kollagen oder Hyaluronsäure binden zudem die Feuchtigkeit. Augencremes sollten morgens und abends auf die gereinigte Haut unterhalb des Auges aufgetragen werden.

Augengele helfen bei geschwollenen Augenlidern. Oft handelt es sich dabei um Hydrogele, die eine kühlende und straffende Wirkung haben. Bei trockener Haut sollten sie allerdings nicht verwendet werden. Auch **Augenkompressen** können abschwellend wirken.

Augenmasken sollen eine revitalisierende Wirkung haben und Augenringe und Tränensäcke vermindern.

Lippenpflege. Auch die Lippen sind sehr empfindlich und sollten bei der Pflege berücksichtigt werden. Sie besitzen keine Talg- oder Schweißdrüsen und eine dünne Hornschicht. Aus diesem Grund können sie leicht austrocknen und rissig werden. Deshalb ist das Ziel einer Lippenpflege, sie mit Feuchtigkeit und Fett zu versorgen. So werden die Lippen vor äußeren Einflüssen geschützt.

Folgende Präparate können auf den Lippen angewendet werden:

Lippenpflegestifte bestehen vorwiegend aus Wachs, Öl, Fett und Fettalkohol. Die verwendeten Wachse, zum Beispiel Carnaubawachs, Bienenwachs oder Wollchwachs sind bei Raumtemperatur fest

Lippenpflegebalsame sind ähnlich zusammengesetzt wie Lippenpflegestifte, aber von dickflüssiger bis zäher Konsistenz.

Lippenpflegecreme sind entweder wasserfreie Salben oder lipidreiche W/O-Emulsionen.

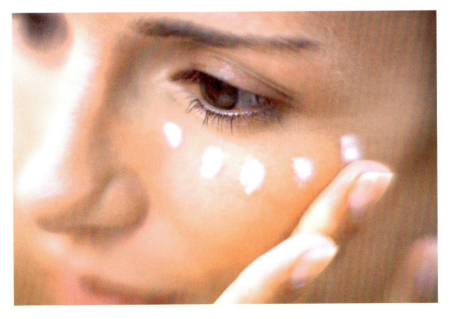

Abb. 7.74 Augencremes sollten zuerst punktuell aufgetragen und dann mit dem Ringfinger vorsichtig eingeklopft werden.

Haarreinigung und -pflege. Haare und Kopfhaut müssen regelmäßig von Schmutz, überschüssigem Hautfett und Schweiß, von abgestoßenen Hornzellen und Gerüchen sowie von den Rückständen der Styling- und Pflegeprodukte befreit werden.

Die richtige Haarpflege beginnt mit einer schonenden Haarwäsche. Als **Haarwaschmittel (Shampoo)** werden heute fast ausschließlich alkalifreie Shampoos verwendet. Der pH-Wert eines Shampoos sollte im schwach sauren bis neutralen Bereich liegen, weil im alkalischen Bereich das Haar aufquillt. Je nach Haartyp werden verschiedene Shampoos, zum Beispiel für schnell fettendes Haar, trockenes und geschädigtes Haar oder Shampoos gegen Schuppen angeboten. Shampoos für normales Haar werden bei kurzem bis schulterlangem Haar angewendet, das keine größeren Schädigungen aufweist. Wichtig ist, dass man nicht zu viel Shampoo auf das Haar aufträgt und es nach dem Einmassieren lange und gründlich ausspült, um ein Stumpfwerden des Haares zu vermeiden.

Im Anschluss an die Haarwäsche mit Shampoo kann man eine **Haarspülung** oder **Haarkur** auf das handtuchtrockene Haar auftragen. Sie verleihen dem Haar Glanz und Elastizität und sind besonders bei trockenem und geschädigtem Haar zu empfehlen. Haarspülungen sind in der Regel dünnflüssige O/W-Emulsionen, Haarkuren ähneln in ihrer Zusammensetzung den Haarspülungen, enthalten die Wirkstoffe jedoch in höherer Konzentration. Nach einer Einwirkzeit von wenigen Minuten (bei Haarspülungen) bis etwa zehn Minuten (bei Haarkuren) werden die Produkte mit Wasser ausgewaschen.

Wer Zeit sparen will, kann auch 2-in-1-Produkte verwenden, die Haarwäsche und Pflege miteinander kombinieren.

Ein **Haarwasser** ist eine Flüssigkeit, die in erster Linie auf der Kopfhaut angewendet wird. Grundlage ist meist eine alkoholische Lösung auf der Basis von Ethanol oder Isopropanol. Im kosmetischen Bereich wird Haarwasser vor allem dazu verwendet, das Haar leichter zu frisieren, es zu erfrischen und zu parfümieren. Zudem soll es zur Gesunderhaltung der Kopfhaut beitragen. Medizinische Haarwässer können beispielsweise Inhaltsstoffe zur Schuppenbehandlung oder Förderung des Haarwachstums enthalten.

Mund- und Zahnpflege. Im Mundraum tummeln sich rund 50 Milliarden Bakterien verschiedenster Art. Viele sind nützlich und wichtig zur Gesunderhaltung des Organismus, aber einige können Erkrankungen der Zähne oder des Zahnfleisches hervorrufen. Deshalb ist eine regelmäßige, zielgerichtete Mundhygiene wichtig. Sie dient der Prophylaxe von Karies und Parodontose (Zahnfleischentzündung), trägt also langfristig zur Gesunderhaltung und zum Wohlbefinden des Menschen bei.

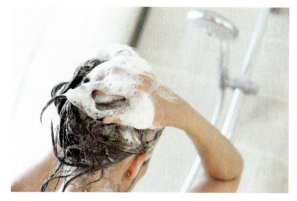

Abb. 7.75 Gute Shampoos sind in der Regel schwach sauer oder pH-neutral.

Zahnbürsten werden zur Reinigung der Zähne verwendet. Um das Zahnfleisch nicht zu verletzen, sollten Zahnbürsten Borsten aus Kunststoff mit abgerundeten Enden haben. Bei der Auswahl der richtigen Zahnbürste sollte man darauf achten, dass die Bürstenköpfe nicht zu groß sind, da unzugängliche Stellen im Mund, zum Beispiel die Zahninnenseiten der Unterkiefer-Frontzähne und die hinteren Backenzähne, mit großen Borstenköpfen nur unzulänglich gereinigt werden. Zahnbürsten werden in unterschiedlichen Härtegraden von weich bis hart. Für die meisten Menschen empfiehlt es sich, eine mittlere Stärke auszuwählen, da sie eine gründliche Reinigung ermöglicht, ohne das Zahnfleisch in Mitleidenschaft zu ziehen. Wer sehr empfindliches Zahnfleisch hat und beim Putzen stark aufdrückt, sollte sich für ein Modell mit weichen Bürsten entscheiden. Für Implantate gibt es spezielle Bürsten, die das Zahnfleisch pflegen.

Komfortabler in der Anwendung und deshalb immer beliebter sind elektrische Zahnbürsten. Viele Menschen glauben, dass sie effektiver reinigen als normale Handzahnbürsten. Elektrozahnbürsten gibt es in verschiedenen Ausführungen und Preisklassen von unterschiedlichen Herstellern. Die Putzaufsätze sind in unterschiedlichen Größen erhältlich, zudem gibt es weitere Aufsätze, zum Beispiel für die Zahnzwischenräume, die das Putzergebnis noch verbessern sollen.

> **Praxistipp** Zahnbürsten bzw. die Aufsätze von elektrischen Zahnbürsten sollten alle zwei bis drei Monate gewechselt werden.

Zur effektiven Reinigung der Zähne bedarf es neben einer Bürste auch einer **Zahnpasta**. Sie dient dazu, Zahnbeläge zu entfernen. Neben Zahnpasten mit Fluorid zur Stärkung der Zähne sind viele weitere Produkte für spezielle Zahnbedürfnisse auf dem Markt, zum Beispiel Zahncremes gegen Parodontose, für empfindliche Zäh-

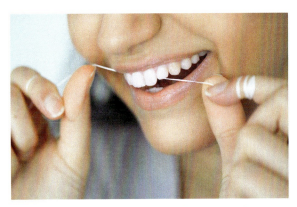

Abb. 7.76 Um die Zahnzwischenräume zu reinigen, wird Zahnseide verwendet.

ne, weiße Zähne oder spezielle Reinigungsmittel für Prothesen oder Implantate.

> **Der Fluoridgehalt von Zahnpasten**
> Zahnpasta für Kinder bis zum Schulbeginn hat in den meisten Fällen einen Fluoridgehalt um 500 ppm. Ab dem 6. Geburtstag sollte man eine Zahnpasta mit einem Fluoridgehalt von mindestens 1000 ppm benutzen. Für Erwachsene wird eine Fluoridaufnahme von bis zu 1500 ppm als günstig eingeschätzt.

Zahnseide dient dazu, die Zwischenräume der Zähne von Zahnbelag und Essensresten zu reinigen. Sie wird aus Nylon (mehrfädige Zahnseide) oder Polytetrafluorethylen (PTFE) (einfädige Zahnseide) hergestellt.

Zahnseide aus Nylon ist in gewachster und ungewachster Form erhältlich. Da diese Art der Zahnseide aus vielen Nylonfäden besteht, kann sie manchmal ausfransen oder zerreißen, besonders an Brücken-, Kronen- und überstehenden Füllungsrändern. In sehr engen Zahnzwischenräumen sind solche Zahnseiden oftmals schwer anzuwenden.

Einfädige PTFE-Zahnseide gibt es als dünne, aber meist breitere Fäden. Diese gleiten leicht zwischen den Zähnen, auch in engen Zahnzwischenräumen, und sind praktisch reißfest.

Für breitere Zahnzwischenräume werden auch aufgebauschte Zahnseiden (Superfloss) oder **Zahnzwischenraumbürsten** (Interdentalbürsten) angeboten. Sie besteht aus gedrehten, sehr feinen Baumwollfäden und sind besonders bei Brücken hilfreich, da sie auch die mit der Zahnbürste schwer erreichbaren Zonen säubern können. Durch die Verwendung von Zahnseide oder Interdentalbürsten nach dem Zähneputzen können Zahnkrankheiten wie Karies, Parodontitis und andere Zahnfleischentzündungen häufig verhindert werden.

Mundspülungen können aus unterschiedlichen Gründen angewendet werden. Viele sollen bakteriellen Zahnbelag (Plaque) bekämpfen oder die Neubildung verhindern und so vor Karies und Parodontitis schützen. Einige versprechen Hilfe bei bereits bestehenden Zahnfleischerkrankungen, andere sollen einfach nur einen frischen Atem verschaffen. Atemerfrischende Mundspüllösungen enthalten oft Essenzen von Pfefferminz und/oder Menthol. Medizinische Mundwässer gibt es beispielsweise mit dem Inhaltsstoff Chlorhexidin. Mundspülungen sollten nach jedem Zähneputzen angewendet werden.

Zusätzlich zur täglichen Mundpflege ist eine regelmäßige professionelle Zahnreinigung und Fluoridierung empfehlenswert. Wichtig ist auch, sich **zahngesund** zu **ernähren**. Zucker- und stärkehaltige Speisen bieten den säureproduzierenden Bakterien unserer Mundhöhle die Grundlage für die Säureproduktion, die wiederum Karies nach sich zieht. Aus diesem Grund sollte man die tägliche Zuckeraufnahme kontrollieren und folgende Regeln beachten:

- Generell sollte man auf eine ausgewogene Ernährung achten.
- Süßigkeiten nie in kleinen Portionen über den Tag verteilt einnehmen. Besser ist es, sich einmal am Tag etwas Süßes zu gönnen und anschließend die Zähne zu putzen.
- Auf versteckte Zucker achten: Produkte wie Müsli, Joghurt, Honig aber auch Ketchup und Senf können viel Zucker enthalten; ebenso viele Getränke, beispielsweise süße Limonaden oder Cola.
- Auch Stärkeprodukte, zum Beispiel Kartoffelchips, sind sehr kariogen (kariesfördernd).
- Beim Kauf von Produkten immer auf die Herstellerangaben auf der Verpackung achten. Dort steht genau, wieviel Zucker enthalten ist.
- Auch Nahrungsmittel, die Säuren enthalten, wie beispielsweise Obst und Fruchtsäfte, können den Zahn schädigen. Nach deren Verzehr sollte man sich den Mund mit klarem Wasser spülen, um die Säure zu neutralisieren. Die Zähne sollte man nach der Aufnahme von sauren Speisen und Getränken nicht sofort putzen, da der aufgrund des Säureangriffs demineralisierte Zahnschmelz durch die Zahnbürste noch weiter abgerieben wird.

Deodorants und Antitranspirants. Deodorants sollen Körpergeruch vermeiden und bekämpfen. Sie wirken in der Regel bakterienhemmend und verhindern so die Entstehung der unangenehmen Gerüche, die durch den bakteriellen Zersetzungsprozess des Schweißes hervorgerufen werden. Zudem überlagern sie Körpergeruch durch ihre Parfümierung. Es gibt sie als Stift, Roller, Lotion, Puder, Aerosol- und Pumpspray.

Typische Inhaltsstoffe sind neben Wasser, pflegenden Ölen und Emulgatoren auch Geruchsabsorber, Parfüms, keimhemmende Mittel oder Enzymhemmer, welche die für die Schweißzersetzung verantwortlichen Enzyme inaktivieren.

> **Praxistipp** Deodorants haben eine bakterienhemmende und geruchsüberdeckende Wirkung.

Während Deodorants gezielt gegen Körpergeruch wirken, verringern **Antitranspirants** (auch Antiperspirants) die Schweißausscheidung, indem sie die Aktivität der ekkrinen Schweißdrüsen beeinflussen. Die Schweißbildung wird so reduziert und den schweißzersetzenden Hautbakterien wird ein Teil ihrer Nährstoffe entzogen. Die Bakterien können sich nun nicht mehr so gut vermehren und es entsteht weniger Körpergeruch. Die schweißhemmende Wirkung ist auf die Verwendung von Aluminiumsalzen zurückzuführen. Spray- und Roll-On-Produkte enthalten meist Aluminiumchlorohydrat, während Sticks, Gele und andere Produkte in fester Form meist ein Aluminiumsalz namens Aluminiumzirkonium enthalten. Sehr gut wirksam ist auch Aluminiumchlorohydrat, das auch bei der Behandlung von leichter bis mittelschwerer Hyperhidrose (übermäßige Schweißabsonderung) eingesetzt wird. Alle Antitranspirants wirken auch antimikrobiell und sind somit zugleich Deodorant.

Intimpflege. Parfümierte Duschgels und Shampoos haben meist einen alkalischen pH-Wert von 9 bis 11 und können den Säureschutzmantel der Haut schädigen. Im empfindlichen Scheidenbereich kann dies nicht nur zu Geruchsbildung führen, sondern auch ein Türöffner für schädliche Bakterien und Pilze sein. Deshalb sollten im Intimbereich keine aggressiven Seifen verwendet werden. Vor allem Frauen, die zu Pilzinfektionen im Scheidenbereich neigen, können spezielle Produkte zur Intimhygiene benutzen. Dabei handelt es sich um schonende, parfümfreie Waschlotionen mit einem hautfreundlichen, leicht sauren pH-Wert von circa 5, der durch Zusatz von Milchsäure erreicht werden kann. Zusätzliche Inhaltsstoffe wie zum Beispiel Kamillenextrakt wirken zudem beruhigend auf die Haut.

Bei Scheidentrockenheit kann außerdem eine geeignete fetthaltige Intimpflegecreme verwendet werden, die ebenfalls einen hautfreundlichen pH aufweisen sollte.

Fußpflege. Ebenso wie der restliche Körper, brauchen auch die Füße eine regelmäßige Pflege. Sie werden tagtäglich stark belastet – oft aber bei der Körperpflege vernachlässigt.

Die Füße sollte täglich einmal gründlich gewaschen und anschließend – auch in den Zehenzwischenräumen – gut abgetrocknet werden. Zu diesem Zweck sind in der Apotheke **Fußbäder** in Form von Badesalzen, Badetabletten oder flüssigen Badezusätzen erhältlich. Diese enthalten meist ätherische Öle (zum Beispiel Eukalyptusöl, Fichtennadelöl, Rosmarin oder Kamille) oder Parfümöle, die das Wohlbefinden steigern. Zum Kühlen und Erfrischen können Campher und Menthol zugesetzt sein. Bei Fußschweiß können Fußbäder mit gerbstoffhaltigen Drogen (Eichenrinde) oder verdünntem Kaliumpermanganat angewendet werden. Ein Fußbad sollte nicht länger als fünf bis zehn Minuten bei einer Temperatur von nicht mehr als 38 °C dauern.

Nach dem Fußbad sind Verhornungen an den Füßen aufgeweicht – ein idealer Zeitpunkt, um sie zu behandeln. Um Hornhaut zu entfernen, kann man einen **Bimsstein** oder eine **Raspel** verwenden. Es gibt auch scharfe Hornhauthobel, bei deren Anwendung man sich allerdings leicht verletzen kann. Insbesondere Diabetiker sollten auf Hornhauthobel besser verzichten. Die tägliche Anwendung einer Fußpflegecreme kann Verhornungen und Druckstellen vorbeugen.

Fußcremes sind vor allem bei rauen, trockenen und rissigen Füßen zu empfehlen, um die Haut zu pflegen und mit Feuchtigkeit zu versorgen. Es handelt sich in der Regel um O/W-Emulsionen, die je nach der gewünschten Wirkung Zusätze enthalten können, zum Beispiel Harnstoff, der die Feuchtigkeit bindet, oder rotes Weinlaub, das sich positiv auf die Venenfunktion auswirkt.

Da viele Menschen, oft bedingt durch falsches Schuhwerk, Strümpfe aus synthetischen Materialien und überheizte oder schlecht belüftete Räume, an Schweißfüßen leiden, ist die Nachfrage an Produkten zur Fußdeodorierung sehr groß. Neben einer gründlichen Reinigung, mindestens einmal täglich, können hier Fußpflegeprodukte wie Puder, Sprays oder Balsame zur Anwendung kommen.

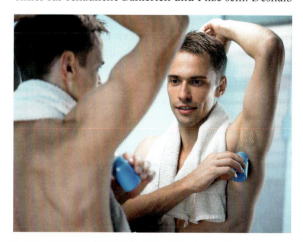

Abb. 7.77 Deodorants helfen, Körpergeruch zu vermeiden bzw. ihn zu bekämpfen. Sie sind unter anderem als Roller, Spray oder Puder erhältlich.

Fußpuder haben nicht nur eine desodorierende Wirkung, sondern saugen auch den Schweiß auf. Sie enthalten Gerbstoffe wie Tannin oder Aluminiumhydroxychlorid.

Fußsprays sind sehr einfach in der Anwendung und hinterlassen keine sichtbaren Spuren auf der Haut. Sie haben einen kühlenden Effekt und sorgen für einen angenehmen Geruch. Fußsprays enthalten oft Deodorants, die der Geruchsbildung vorbeugen, oder Antitranspirants, die die Bildung von Fußschweiß vermindern.

Fußsprays und Puder können auch zur Desinfektion der Schuhe eingesetzt werden.

Fußbalsame haben ebenfalls eine desodorierende Wirkung. Sie enthalten oft ätherische Öle, die müde und schwere Beine erfrischen, ziehen schnell ein und spenden zusätzlich Feuchtigkeit.

Sonnenschutz

In der Apotheke halten Sie neben Pflegeprodukten auch Erzeugnisse zum Schutz der Haut bereit, genauer gesagt zum Schutz vor der Sonne. Im Folgenden lesen Sie, was Sie für die Beratung zu diesen Produkten wissen müssen und warum die Anwendung von Sonnenschutzmitteln so wichtig ist.

Natürlicher Sonnenschutz. Die Sonne ist wichtig für den Menschen. So stärkt sie beispielsweise das Immunsystem und sie hilft dem Körper bei der Bildung des vor allem für die Knochen wichtigen Vitamin D. Doch die Sonne hat auch Nachteile. Sie kann in zu hohen Dosen Hautschäden verursachen, trägt zur vorzeitigen Hautalterung bei und gilt als Auslöser für Hautkrebs. Daher lautet die Empfehlung: Sonne ja, aber nicht ungeschützt.

 Achtung Für alle gilt, dass die Mittagshitze zwischen 11.00 Uhr und 15.00 Uhr gemieden werden sollte.

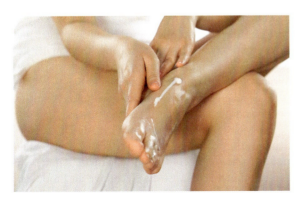

● **Abb. 7.78** Fußcremes sind meist als O/W-Emulsion erhältlich und enthalten zusätzlich Harnstoff, Glycerol oder Extrakte aus rotem Weinlaub.

Auch wer sich nicht eincremt, ist nicht komplett ungeschützt, wenn er sich in der Sonne aufhält. Für eine kurze Zeit der Sonnenexposition hat der Körper vorgesorgt und verschiedene Mechanismen entwickelt, mit denen er die negativen Einflüsse der Sonnenstrahlung – in Maßen – kompensieren kann. Dazu zählt zum einen die Pigmentierung der Haut, die durch die Bildung von körpereigenem Melanin durch die Melanozyten entsteht. Diese Pigmentierung variiert von Mensch zu Mensch, Personen mit dunkler Haut bilden mehr Melanin als Hellhäutige. Darüber hinaus baut die Haut eine sogenannte Lichtschwiele auf, das heißt, ihre Hornschicht verdickt sich durch die Strahlung, damit diese wiederum nicht so leicht ins darunterliegende Gewebe eindringen und es beschädigen kann. Wie sehr sich der Körper selbst vor Sonneneinstrahlung schützen kann, hängt ganz entscheidend vom Hauttyp ab. Dabei gilt, dass in der Beratung in der Apotheke bei Zweifeln bezüglich des Hauttyps lieber auf Nummer sicher gegangen und ein Produkt für den sonnenempfindlicheren Typ gewählt werden sollte (◘ Tab. 7.5).

UV- und IR-Strahlung. Die Sonne schädigt die Haut sowohl durch sichtbares Licht als auch durch UV- und Infrarot-Strahlen. Die UV-Strahlen lassen sich je nach ihrer Wellenlänge in UV-A-, UV-B- oder UV-C-Strahlen einteilen. Dabei ist die UV-C-Strahlung zu vernachlässigen, da sie die Erdoberfläche und somit auch die Haut praktisch nicht erreicht. UV-B-Strahlung hingegen dringt bis in die Basalschicht der Epidermis vor und die UV-A-Strahlung gelangt bis in die Lederhaut. Sichtbares Licht und Infrarot-Strahlung (IR-Strahlung) schaffen es sogar, noch tiefer in die Haut einzudringen. Je nach Eindringtiefe können dann bei entsprechender Exposition Hautschäden entstehen.

> **Der UV-Index**
> Der UV-Index gibt an, wie stark die aktuelle UV-Strahlung ist. Dabei werden unter anderem die Witterung und die Windverhältnisse berücksichtigt, ebenso wie die Tatsache, ob ein Ort im Gebirge, am Meer oder in geschützteren Gebieten liegt. Der UV-Index steigt sowohl mit der Nähe zum Äquator als auch mit der Höhe eines Areals über dem Meeresspiegel. Er wird beispielsweise auf den Homepages des Bundesamtes für Strahlenschutz (www.bfs.de) sowie dem Deutschen Wetterdienst (www.dwd.de) für jede Region individuell bekanntgegeben. Mit dem UV-Index steigt auch die Wahl des Lichtschutzfaktors. Man rechnet: Lichtschutzfaktor × Eigenschutzzeit der Haut in Minuten × 0,6 = maximale Sonnendauer in Minuten.

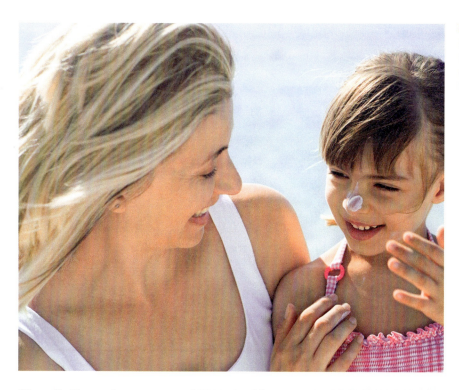

Abb. 7.79 Wer in die Sonne geht, muss sich schützen – dazu sind in der Apotheke zahlreiche Produkte erhältlich.

Wenn die Haut zu lange mit zu viel **UV-B-Strahlung** in Kontakt kommt, reagiert sie mit einer Entzündung: dem Sonnenbrand. Dieser tritt relativ schnell auf, nachdem man sich zu lange in der Sonne aufgehalten hat. Dabei verursacht er aber nicht nur kurzfristige Schäden, indem es zum Absterben von Zellen in der Epidermis kommt, er kann auch viele Jahre später noch schwerwiegende Folgen haben. Es ist bewiesen, dass zu häufige Sonnenbrände Hautkrebs auslösen.

Auch die **UV-A-Strahlung** ist schädlich für die Haut – sie sorgt zwar für eine schnelle Pigmentierung und somit auch für schnelle Bräune, lässt die Haut jedoch vorzeitig altern und es kommt zur Entstehung von Falten. Wie die UV-B-Strahlung schädigt sie das Erbgut und stellt somit einen weiteren Parameter zur Hautkrebsentstehung dar.

Die IR-Strahlung regt die Bildung zellschädigender Radikale an, wodurch es ebenfalls zu Hautalterung, Faltenbildung und zu Spätschäden kommen kann.

Chemische und physikalische/mineralische Filter. Um die Haut vor den schädlichen Einflüssen der Sonne zu schützen, gibt es zahlreiche Sonnenschutzprodukte. Diese enthalten chemische oder physikalische Filter, welche die Strahlung auf unterschiedliche Arten kompensieren. Ein wirksames Sonnenschutzmittel besteht also aus verschiedenen Filtersubstanzen, die möglichst viel UV-Strahlung abwehren, und einer kosmetischen Grundlage mit pflegenden Eigenschaften.

→ **Definition** Der Lichtschutzfaktor, kurz LSF oder auch SPF (Sun-Protection-Factor), gibt an, wie viel mal länger man sich in der Sonne aufhalten kann als wenn man kein Sonnenschutzprodukt aufgetragen hätte. Dabei sollte der Lichtschutzfaktor jedoch nicht vollkommen, sondern nur zu etwa 60 Prozent ausgereizt werden. Für südliche Länder muss grundsätzlich ein höherer Lichtschutzfaktor verwendet werden.

Chemische oder organische Filter wandeln die UV-Strahlung in Licht und Wärme um. Nachteil dieser Substanzen ist, dass sie tief in die Haut eindringen und so allergische Reaktionen oder Hautreizungen hervorrufen können.

Physikalische Filter wehren Strahlen des gesamten UV-Spektrums ab, indem sie sie reflektieren, streuen oder absorbieren, und zählen daher zu den Breitbandfiltern. In diese Kategorie gehören beispielsweise Titandioxid, Zinkoxid oder auch Eisenoxide. Sie dringen zwar nicht in die Haut ein, hinterlassen nach dem Auftragen jedoch in der Regel einen weißen Film auf der Haut. Eine Vorgabe der Europäischen Union, der EU, besagt, dass mindestens ein Drittel der Filter in einem Sonnenschutzmittel im UV-A-Bereich schützen muss. Diese Richtlinie (COLIPA-Ratio) hat den bis 2006 verwendeten Australischen Standard ersetzt. Ein Kreis, in dem die Buchstaben UVA stehen, zeigt an, dass ein Produkt diese Anforderungen erfüllt.

Tab. 7.5 Die verschiedenen Hauttypen und ihre Eigenschaften

Hauttyp	Merkmale	Hautreaktion bei Sonneneinstrahlung	Eigenschutzzeit der Haut
Hauttyp I	Rötliche Haare, sehr helle Haut	Bräunt nie, bekommt schnell Sonnenbrand	< 10 Minuten
Hauttyp II	Helle Haare, helle Haut, oft mit Sommersprossen	Bräunt sehr langsam und nur wenig; bekommt schnell Sonnenbrand	< 20 Minuten
Hauttyp III	Mittelhelle Haut, braune Haare	Bräunt langsam, bekommt nur manchmal Sonnenbrand	< 30 Minuten
Hauttyp IV	Dunkle Haare, bräunliche Haut	Kann schnell und tief bräunen, bekommt selten Sonnenbrand	> 30 Minuten
Hauttyp V	Schwarze Haare, dunkle Augen, dunkle Haut	Bräunt tief und schnell, selten Sonnenbrand, wenig empfindliche Haut	> 60 Minuten
Hauttyp VI	Schwarze Haare, schwarze Haut, dunkle bis schwarze Augen	Bekommt sehr selten Sonnenbrand	> 90 Minuten

Der Schutz vor Infrarot-Strahlung wird beispielsweise durch Vitamine und Flavonoide erreicht.

> **Beratung zu Sonnenschutz in Englisch**
>
> **Sun safety tips – Sicherheitstipps für die Sonne:**
> - "Spend time in the shade when the sun is strongest (between 11am and 3pm)." – „Halten Sie sich im Schatten auf, wenn die Sonne am stärksten scheint (zwischen 11 und 15 Uhr)."
> - "Make sure you never burn." – „Sorgen Sie dafür, dass Sie sich keinen Sonnenbrand holen."
> - "Cover up with suitable clothing and sunglasses." – „Bedecken Sie sich mit geeigneter Kleidung und einer Sonnenbrille."
> - "Take extra care with children." – „Seien Sie bei Kindern besonders vorsichtig."
> - "Use at least factor 15 sunscreen." – „Benutzen Sie eine Sonnencreme mit einem Sonnenschutzfaktor von mindestens 15."
> - "Make sure the sunscreen is not past its expiry date." – „Gehen Sie sicher, dass das Verfallsdatum der Sonnencreme nicht überschritten ist."
>
> **How to apply sunscreen – So trägt man Sonnenschutz auf:**
> - "Sunscreen should be applied to all exposed skin, including the face, neck and ears – and head if you have thinning or no hair – but a wide-brimmed hat is better." – „Sonnencreme sollte auf alle Hautstellen aufgetragen werden, die der Sonne ausgesetzt sind, einschließlich dem Gesicht, Nacken und den Ohren – und dem Kopf, wenn man dünner werdendes oder kein Haar hat – aber ein weitkrempiger Hut ist noch besser."
> - "As an adult you should aim to apply around two teaspoons of sunscreen if you're just covering your head, arms and neck or two tablespoons if you're covering your entire body, while wearing a swimming costume." – „Erwachsene sollten anstreben, zwei Teelöffel Sonnenschutz aufzutragen, wenn sie nur den Kopf, die Arme und den Nacken schützen wollen, oder zwei Esslöffel, wenn sie den gesamten Körper bedecken wollen während sie einen Badeanzug tragen."
> - "Sunscreen needs to be reapplied liberally and frequently." – „Sonnenschutz muss großzügig und häufig wiederholt aufgetragen werden."
> - "Take extra care to protect babies and children: their skin is much more sensitive than adult skin." – „Kümmern Sie sich vor allem um den Schutz von Babys und Kindern: ihre Haut ist sehr viel sensibler als die Haut von Erwachsenen."
> - "Children aged under six months should be kept out of direct strong sunlight." – „Kinder unter sechs Monaten sollten von direkter starker Sonneneinstrahlung ferngehalten werden."
> - "Wear clothes and sunglasses that provide sun protection." – „Tragen Sie Kleidung und eine Sonnenbrille, die einen Sonnenschutz haben."

Spezielle Anforderungen. Die Palette an Sonnenschutzmitteln, die in der Apotheke angeboten werden, ist groß und umfasst zahlreiche Spezialprodukte, unter anderem für Kinder oder Menschen mit Allergien.

Da die Lichtschwiele bei Babys und kleinen Kindern noch nicht voll ausgeprägt ist, sollten sie auf keinen Fall direkter Sonnenstrahlung ausgesetzt werden. Um **Kinder** vor den schädlichen Einflüssen der Sonne zu schützen, gibt es speziell auf die Bedürfnisse ihrer Haut abgestimmte Produkte. Sie enthalten meist wenig Zusatzstoffe und sind besonders wasserfest. Bei Kindern unter einem Jahr sollten ausschließlich physikalische Filter angewendet werden. Produkte für Kinder gibt es unter anderem von Avène, Ladival®, Eucerin oder La Roche-Posay und Vichy.

> **Praxistipp** Beim Eincremen gilt: Viel hilft viel. Daher sollten pro Quadratzentimeter Haut 2 mg Sonnenschutz aufgetragen werden. Das sind für einen Erwachsenen rund 30 ml Sonnenschutz, die auf der Haut verteilt werden müssen. Wer in den Urlaub fährt, sollte pro Person und Woche daher eine Flasche Sonnenschutz (200 ml) mitnehmen.

Wasserfeste Produkte sind für Sportler besonders wichtig, aber auch für Urlauber, die ans Meer fahren. Dabei müssen Kunden wissen, dass sie sich dennoch nach jedem Aufenthalt im Wasser bzw. alle zwei Stunden erneut eincremen müssen. Wasserfeste Produkte sind unter anderem von La Roche-Posay, Daylong® oder Ladival® erhältlich.

> **Achtung** Auch wenn man regelmäßig nachcremt, verlängert sich die individuelle Schutzzeit nicht.

Wer eher **fettige Haut** hat, unter polymorpher Lichtdermatose leidet oder mit **Mallorca-Akne** (Sonderform der polymorphen Lichtdermatose) zu kämpfen hat, sollte lipidarme Cremes, Lotionen, Gele oder Sprays verwenden, zum Beispiel von Ladival®, Eucerin oder

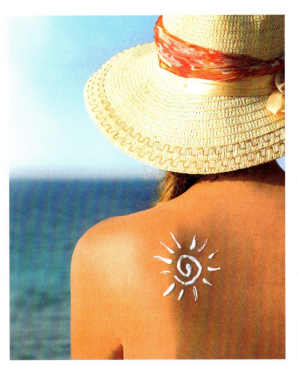

Abb. 7.80 When you spend time in the sun make sure you apply suncream. – Wenn Sie Zeit in der Sonne verbringen, benutzen Sie unbedingt Sonnencreme.

Tab. 7.6 Lichtschutfaktoren und ihre Einteilung

Lichtschutzfaktor	Schutzniveau
6, 10	Basis oder niedrig
15, 20, 25	Mittel
30, 50	Hoch
50+	Sehr hoch

Dermasence. Diese Produkte ziehen meist schnell ein und kleben nicht auf der Haut.

→ **Definition** Die Mallorca-Akne äußert sich durch juckende Hautveränderungen. Sie wird durch UV-A-Strahlung ausgelöst und ist eine Reaktion der Haut auf Lipide und Emulgatoren in Sonnenschutzmitteln.

Lipid- und feuchtigkeitshaltige Produkte wie Cremes und Lotionen oder auch Lipogele, Liposomenpräparate und Hydrolipid-Dispersionen kommen bei **trockener und reifer Haut** zum Einsatz, ebenso wie bei Patienten mit Hautkrankheiten wie Psoriasis (Schuppenflechte) oder Neurodermitis. Sie sind unter anderem von Ladival®, Avène oder Daylong® im Handel.

Wer **photosensibilisierende Medikamente** wie beispielsweise Tetracycline oder die Wirkstoffe Ibuprofen, Diclofenac, Loratadin oder Furosemid einnimmt, ist besonders empfindlich gegenüber der Sonne und sollte grundsätzlich einen sehr hohen Lichtschutzfaktor von 50 oder 50+ verwenden.

Auch im **Winter** ist Sonnenschutz wichtig – besonders bei Schnee, der die Sonne sehr stark reflektiert. Außerdem sollte das Produkt (zum Beispiel von Ladival® oder Vichy) auch vor Kälte schützen. Um Sonnenschäden an den empfindlichen Lippen vorzubeugen, gibt es spezielle Stifte, unter anderem von Vichy, Bepanthol oder La Roche-Posay.

💡 **Praxistipp** Spezielle Produkte, beispielsweise von Ladival® oder Vichy, die die Bräunung beschleunigen sollen, enthalten Substanzen, die die Melaninbildung anregen.

After-Sun-Produkte, beispielsweise von Ladival, Avène oder Vichy, beruhigen die durch die Sonneneinstrahlung strapazierte Haut durch den Zusatz von Enzymen oder Aloe vera und pflegen sie zusätzlich.

Zielgruppen

Nicht jede Haut ist gleich. So haben Frauen andere Ansprüche an Hautpflegeprodukte als Männer und die Haut von Babys benötigt eine andere Pflege als reife Haut.

Babyhaut. Die Haut eines Neugeborenen ist sehr dünn und noch nicht vollständig entwickelt. Ihre Schutzfunktionen müssen erst reifen. Deshalb ist sie in den ersten Wochen nach der Geburt sehr empfindlich gegenüber Belastungen von außen, trocknet schneller aus und benötigt eine besondere Pflege und ausreichenden Schutz, zum Beispiel vor Sonneneinstrahlung.

Bei der **Hautreinigung** gilt: Weniger ist mehr – sowohl was die Häufigkeit angeht, als auch die Menge der benutzen Pflegeprodukte. Während Gesicht und Hände des Säuglings jeden Tag gereinigt werden sollten, ist tägliches Baden wegen der Austrocknungsgefahr nicht zu empfehlen – ein- bis maximal zweimal die Woche ist bis zum Krabbelalter ausreichend. Es sollten immer nur speziell für Babys formulierte Hautreinigungsprodukte verwendet werden. Die Windelregion sollte bei jedem Windelwechsel gereinigt werden.

Zur Reinigung sollten statt Seifen leicht sauer eingestellte Syndets (zum Beispiel „pH-hautneutral") verwendet werden. Die Bezeichnung Syndet leitet sich aus dem Englischen *synthetic detergents* (synthetische Detergenzien) ab. Es handelt sich dabei um chemisch hergestellte, waschaktive Substanzen, die hautschonender und für Säuglinge oder Allergiker gut verträglich sind. Syndets schäumen im Wasser wie Seifen und haben eine vergleichbare, teilweise sogar höhere Reinigungswirkung.

Da bei der Hautreinigung nicht nur Schmutzpartikel und Schuppen von der Haut, sondern auch Fett gelöst wird, werden **Babybädern und Waschlotionen** häufig Pflegesubstanzen zugesetzt, die für eine ausreichende Rückfettung der Haut sorgen, beispielsweise Mandelöl oder Jojobaöl. Auch Feuchthaltesubstanzen wie Glycerol, Sorbitol und Propylenglykol sollen ein Austrocknen verhindern. Zudem werden häufig hautpflegende und hautberuhigende Wirkstoffe wie Panthenol, Allantoin und Bisabolol oder Pflanzenextrakte und ätherische Öle, zum Beispiel Auszüge aus Ringelblume (Calendula) oder Kamille, hinzugemischt.

Auch in **Babyshampoos** werden besonders milde Tenside verwendet, die in den Augen nicht brennen und nicht giftig sind, da sie vom Baby leicht verschluckt werden können. Solche Shampoos werden aber generell erst von älteren Babys benötigt, denn Neugeborene haben meist nur einen Kopfflaum, den man ganz einfach mit einem feuchten Waschlappen reinigen kann.

Nach dem Baden oder wenn Hautrötungen auftreten, sollten zur Rückfettung der Haut **Babypflegeprodukte** wie **Babyöle, Haut- und Gesichtscremes** oder auch **Körperlotionen** verwendet werden. Sie haben eine ähnliche Zusammensetzung wie Pflegeprodukte für trockene, fettarme Haut. Ihr Lipidgehalt variiert je nach Anwendungsgebiet sehr stark. So enthalten Körperlotionen ungefähr 20 Prozent Fett, Schutzcremes gegen Austrocknung und Kälte hingegen bis zu 70 Prozent.

Babypflegeprodukte enthalten oft Pflanzen- und/oder Mineralöle. Pflanzenöle, zum Beispiel Mandelöl, Jojobaöl, Palmöl oder Nachtkerzenöl, werden aus Samen, Blüten oder Blättern von Pflanzen gewonnen. Mineralöle, auch Paraffinöle genannt, werden aus Erdöl, einem komplexen Gemisch aus verschiedenen Kohlenwasserstoffen, hergestellt. In Hautpflegeprodukten findet man beispielsweise Paraffinöl (Paraffinum Liquidum) oder Vaseline (Petrolatum).

Als Wirkstoffe findet man in Babypflegeprodukten beispielsweise Feuchthaltesubstanzen wie Glycerol, Sorbitol oder Harnstoff (Urea). Ebenso wie in den Hautreinigungprodukten werden auch hier hautpflegende und hautberuhigende Wirkstoffe (zum Beispiel Panthenol, Allantoin und Bisabolol) oder Pflanzenextrakte und ätherische Öle (zum Beispiel Ringelblume (Calendula) oder Kamille) eingesetzt.

Die **Haut im Windelbereich** ist ganz besonders empfindlich. Es herrscht ein feuchtwarmes Klima, das für die Verbreitung von Bakterien ideal ist. In der engen Windel findet praktisch überhaupt kein Luftaustausch statt. Zusätzlich wird die Haut durch Stuhl und Urin gereizt. Deshalb sollte sie besonders gut gepflegt und bei jedem Windelwechseln auf rote Stellen kontrolliert werden. Die Reinigung des Windelbereichs erfolgt am besten mit warmem Wasser und einem milden Waschzusatz, die am einfachsten mit einem Einmalwaschlappen oder einem großen Wattepad angewendet werden, oder einem Pflegeöl. Im Anschluss sollte das Areal, vor allem die Hautfalten, durch sanftes Tupfen (nicht Reiben, da die Haut sonst zusätzlich gereizt wird) sorgfältig abgetrocknet werden.

Sind Hautrötungen zu erkennen, empfiehlt sich das Auftragen einer **Windel- und Wundschutzcreme**, um einer Windeldermatitis vorzubeugen. Wundschutzprodukte helfen, die geschädigte Hautbarriere wiederaufzu-

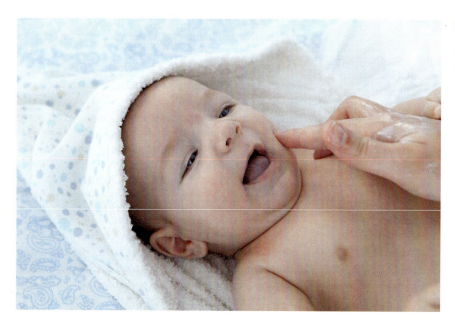

○ **Abb. 7.81** Da die Haut von Babys besonders dünn ist, bedarf sie besonderer Pflege.

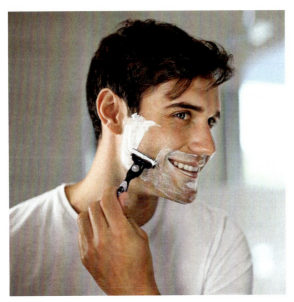

○ **Abb. 7.82** Vor allem nach der Rasur sollten Männer ihre Haut pflegen, indem sie sie eincremen.

bauen. Entsprechende Cremes, Salben oder Pasten haben durch ihren hohen Fettgehalt eine abdeckende Funktion und enthalten oft zusätzlich pflegende Bestandteile wie das entzündungshemmende und juckreizlindernde Dexpanthenol sowie Zinkoxid, das antiseptisch wirkt und nässende Wunden austrocknet. Auch Ringelblumenextrakt, Hamamelis oder Vitamin E fördern die Regeneration der Haut. Manche Heilsalben enthalten das wundheilungsfördernde Fischöl Lebertran (zum Beispiel Mirfulan®). Eine austrocknende Wirkung haben auch Gerbstoffe, die in Lotionen, Salben oder Sitzbädern zum Einsatz kommen, zum Beispiel das synthetisch hergestellte Phenol-Methanal-Harnstoff-Polykondensat (unter anderem in Tannolact®).

> **Was ist eine Windeldermatitis?**
> Die Windeldermatitis ist eine der häufigsten Hauterkrankungen im Säuglings- und Kleinkindalter und betrifft rund ein Drittel aller Säuglinge mindestens einmal im Verlauf der Windelzeit. Meistens ist eine Rötung der Haut das erste Anzeichen für eine Windeldermatitis. Oft fallen aber auch Hautstellen auf, die regelrecht „aufgeweicht" erscheinen. Die betroffenen Kinder sind häufig weinerlich und man merkt ihnen an, dass sie sich einfach nicht wohl in ihrer Windel fühlen. Im weiteren Verlauf bilden sich oft rötliche Papeln, knötchenartige Verdickungen, deren Ausbreitung auf eine Infektion mit dem Hefepilz Candida albicans hindeuten kann. Bei schweren Verlaufsformen kommen Geschwüre (Ulzera) hinzu, tiefgehende Substanzdefekte der Haut, die wie ausgestanzt wirken.

Männerhaut. Die Haut von Männern unterscheidet sich in einigen Details von der Haut der Frauen. Sie ist deutlich dicker und widerstandsfähiger gegenüber äußeren Einflüssen. Zudem besitzen Männer mehr Talgdrüsen, die auch noch aktiver sind als die einer Frau, sodass ihre Haut insgesamt fettiger ist und zu Pickeln und Mitessern neigt. Eine tägliche Reinigung, zum Beispiel mit einem Waschgel, ist also auch für Männer sehr wichtig, um überschüssigen Talg und Verhornungen zu entfernen. Auch die zusätzliche Anwendung eines Peelings oder einer Reinigungsmaske ist zu empfehlen.

Die meisten Männer rasieren sich täglich. Zu diesem Zweck stehen verschiedene Pflegeprodukte zur Verfügung: Der Klassiker sind **Rasierseifen bzw. -cremes**. Rasierseifen müssen in einem Tiegel mithilfe eines Pinsels und etwas Wasser zuerst kräftig zu Schaum aufgeschlagen werden. Anschließend trägt man sie mit dem Pinsel auf das Gesicht auf. Rasiercremes sind ähnlich zusammengesetzt wie Rasierseifen, enthalten jedoch schon Wasser und können ohne weitere Vorbereitung auf das Gesicht aufgetragen werden. Sie eignen sich gut für Männer mit trockener Haut, da sie einen hohen Lipidanteil haben.

Rasierschäume sind flüssige Rasierseifen, die in Druckbehältnissen wie ein Aerosol abgefüllt werden. Die Anwendung ist sehr bequem, den der Schaum muss nur aus der Dose entnommen und im Gesicht verteilt werden. Nach einer kurzen Einwirkzeit, in der die Barthaare erweicht werden, kann die Rasur beginnen. **Rasiergele** sollten vor dem Auftragen kurz mit Wasser aufgeschäumt werden.

Bevorzugt ein Mann die Rasur mit einem elektrischen Rasierapparat, kann er die Haut mit sogenannten **Pre-Shave-Präparaten** in Form von Gelen oder Lotionen vorbereiten. Sie reinigen die Haut, damit der Rasierer besser darüber gleiten kann, und sollen die Barthaare aufrichten, damit der Rasierer sie besser erfassen kann.

Nach der Rasur (sowohl nach der Nass- als auch nach der Elektrorasur) kann man die durch die Rasur strapazierte Haut mit **After-Shave-Präparaten** (in Form von Lotionen, Cremes, Gelen, Sprays oder Schäumen) beruhigen. Sie enthalten in der Regel Alkohol, der desinfizierend wirkt und Entzündungen vorbeugen soll und hautberuhigende Zusätze wie Rückfetter sowie kühlende Wirkstoffe, zum Beispiel Menthol.

Reife Haut. Ältere Menschen haben einen höheren Anspruch an eine gute Hautpflege, da die Haut sich nicht mehr so schnell regeneriert und ihre Fähigkeit, sich selbst zu schützen, geringer wird. Die Haut wird insgesamt dünner, wirkt äußerlich trocken und müde und zeichnet sich durch eine zunehmende Sensibilität, feine Linien und Faltenbildung aus. Eine intensive UV-

Bestrahlung, sei es durch die Sonne oder die Sonnenbank, kann diesen Prozess noch beschleunigen.

Sogenannte Anti-Aging-Produkte sollen die natürliche Funktion der Haut erhalten oder reaktivieren und die Haut vor dem Verlust von Elastizität und dem Entstehen von Falten und Pigmentflecken schützen. Deshalb enthalten Pflegeserien für die reife Haut Wirkstoffe zur Zellregeneration, die straffend und glättend wirken sollen und die Hautfeuchtigkeit regulieren.

Häufig findet man in Anti-Aging-Produkten Substanzen mit antioxidativen Eigenschaften wie die Vitamine A, C und E, Vitamin B_3 (Niacinamid), Alpha-Liponsäure, Coenzym Q_{10} und Polyphenole aus Pflanzenextrakten (zum Beispiel Grüner Tee, Magnolie). **Antioxidanzien** neutralisieren freie Radikale, die als Hauptursache der Hautalterung gelten, und machen sie unschädlich.

Neben Antioxidanzien enthalten Pflegeprodukte für die reife Haut auch oft feuchtigkeitsspendende Inhaltsstoffe, die die Haut aufpolstern und kleine Fältchen optisch verschwinden lassen. **Feuchthaltefaktoren** zur Steigerung des Wasserbindevermögens sind beispielsweise Hyaluronsäure, die Aminosäure Glycin, Lactate (die Salze der Milchsäure), Harnstoff (Urea) und das Faserprotein Kollagen.

Um der Entstehung von Falten und der nachlassenden Hautelastizität entgegenzuwirken, sollten Anti-Aging-Produkte die **Kollagenbildung anregen** oder den Abbau von Kollagen hemmen. Zu diesem Zweck werden Vitamin C und seine Derivate sowie Vitamin A-Derivate eingesetzt, die beide den Aufbau von Kollagen in der Haut verbessern sollen.

In Pflegeprodukten für den Tag ist zudem ein guter UV-A-/UV-B-Schutz wichtig, denn die im Tageslicht enthaltenen UV-A- und UV-B-Strahlen dringen tief in die ungeschützte Haut ein und führen dort zu einem vorzeitigen Alterungsprozess.

Akne. Von unreiner, fettiger Haut mit Pickeln und Mitessern sind meist Jugendliche in der Pubertät betroffen. Meist sind hormonelle Veränderungen im Körper die Ursache. Pickel entstehen nämlich vor allem dann, wenn der Körper viele männliche Hormone ausschüttet. Die Talgdrüsen produzieren dann zu viel Öl, überschüssige Hautschüppchen verkleben und die Poren verstopfen. Auch Stress, Müdigkeit, Zucker, Zigaretten und Alkohol sind oft Gründe für unreine Haut.

Unreine Haut braucht unbedingt eine gezielte, regelmäßige und schonende Reinigung und eine systematische Pflege, sonst können sich die Unreinheiten noch weiter verschlimmern. Es dürfen keine fettigen oder öligen Produkte verwendet werden. Zur Reinigung eignen sich am besten pH-hautneutrale, parfümfreie Waschlotionen (pH-Wert 5,5). Sie sollten konsequent zweimal täglich angewendet werden. Zu häufiges Waschen mit aggressiven Substanzen zerstört das Milieu der Haut und kann zu einer Verschlimmerung der Akne führen.

Die nachfolgende Pflege kann mit Feuchtigkeitscremes auf Wasserbasis erfolgen. Fetthaltige Cremes wirken sich hingegen negativ aus. Bei manchen Fluids und Cremes findet sich die Aufschrift „nicht komedogen" (d. h., dass das Produkt keine Mitesser begünstigt), was einen Rückschluss auf die Eignung des Pflegeprodukts bei Akne zulässt. Zur regelmäßigen Pflege unreiner Haut sollte auch ein Peeling gehören. Es löst Verhornungen und kann zweimal die Woche angewendet werden.

Es gibt eine Reihe von Akne-Pflegeserien, die Wirkstoffe enthalten, welche die Tätigkeit der Talgdrüsen normalisieren sollen. Der Klassiker ist der Inhaltsstoff Salicylsäure. Sie löst Hautschuppen (keratolytische Wirkung) und lässt Talg abfließen. Auch Fruchtsäuren lösen die Hornschicht leicht an. Milchsäure wirkt ebenfalls keratolytisch, zusätzlich auch antibakteriell und durch ihre Fähigkeit, Feuchtigkeit zu binden, sorgt sie dafür, dass die Haut nicht austrocknet.

In schweren Krankheitsfällen sollten die Betroffenen unbedingt einen Dermatologen aufsuchen und die Akne mit Medikamenten behandeln. Dabei können Cremes, Gele und verschiedene Lösungen zur äußerlichen Therapie (zum Beispiel mit Benzoylperoxid, einem Antibiotikum, Retinoiden, Azelainsäure oder Alpha-Hydroxysäuren) verschrieben werden, wenn diese nicht helfen auch Medikamente zur Einnahme (zum Beispiel Hormonpräparate, Retinoide (Isotretinoin) oder Antibiotika).

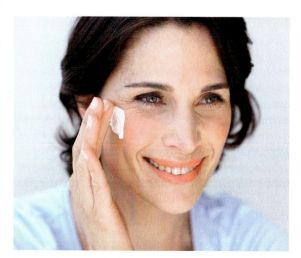

Abb. 7.3 Die Haut älterer Menschen ist dünner und regeneriert nicht mehr so schnell, weshalb an Hautpflegeprodukte andere Ansprüche gestellt werden.

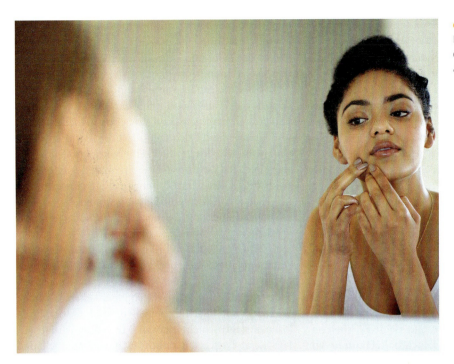

Abb. 7.84 Bei unreiner Haut sollten keine fettigen oder öligen Produkte angewendet werden.

Empfindliche Haut. Die empfindliche Haut ist eher trocken und fettarm. Sie reagiert sensibel auf unterschiedlichste Einflüsse. Da der Hydro-Lipid-Mantel mit seiner Schutzfunktion nur unzureichend ausgebildet ist, reichen schon alltägliche Belastungen wie Waschen, leichte Sonnenbestrahlung oder Parfümstoffe aus, um empfindliche Haut zu irritieren. Bei Hitze und Kälte brennt, kribbelt oder spannt sie, zeigt Rötungen, wird rau, fleckig oder schuppig. Ursache für die empfindliche Haut sind neben einer genetischen Veranlagung, zum Beispiel einer allergischen Disposition, auch falsches, übertriebenes Pflegeverhalten.

Bei empfindlicher Haut sollten möglichst einfache Produkte verwendet werden, denn je weniger Substanzen mit der Haut in Berührung kommen, umso weniger wird sie irritiert. Die Kosmetika sollten hautverträglich und möglichst frei von Duftstoffen und Konservierungsmitteln sein, oder diese nur in geringen Mengen enthalten. Menschen mit empfindlicher Haut müssen oft erst verschiedene Produkte ausprobieren, um herauszufinden, welches sie gut vertragen. Sie sind deshalb dankbar, wenn man ihnen Proben verschiedener Kosmetikserien zum Testen mitgibt. Haben sie ein Produkt gefunden, das sie gut vertragen, sollten sie bei Kosmetika aus der gleichen Kosmetikserie bleiben. Neue Produkte sollten nur dann ausprobiert werden, wenn die Haut nicht anderweitig gestresst ist, zum Beispiel durch Aufregung, Stress oder starkes Rauchen, da in diesem Fall eine Hautreaktion vielleicht gar nicht auf das neue Produkt zurückzuführen ist. Zur Reinigung können Personen mit empfindlicher Haut milde Produkte wie zum Beispiel eine Reinigungsmilch oder -creme wählen. Im Anschluss kann ein Gesichtswasser angewendet werden, das unbedingt alkoholfrei sein sollte, damit die Haut nicht zusätzlich austrocknet. Pflegecremes für den Tag sollten möglichst einen Lichtschutz haben.

Inhaltsstoffe von Kosmetik

In der Apotheke werden verschiedene Kosmetikserien angeboten, die auf die individuellen Wünsche und Bedürfnisse der Kunden eingehen. So gibt es Kunden, die Kosmetik ohne künstliche Inhaltsstoffe, Paraffine und Silikone wünschen oder solche, die ganz auf tierische Inhaltsstoffe verzichten wollen. Informationen über die Inhaltsstoffe eines Produkts findet man auf dessen Verpackung.

> **Praxistipp** Viele Apotheken haben sich auf einige wenige Produktlinien spezialisiert und bieten dann jeweils die gesamt Produktpalette an. Mit den Produkten der angebotenen Kosmetikserien sollte man sich gut auskennen. Die Hersteller bieten zur Unterstützung der Beratung häufig Beratungskarten und Produktübersichten an, die beispielsweis über den Außendienstmitarbeiter angefordert werden können. So haben Sie die Möglichkeit, sich individuell zu informieren.

INCI. Das Kürzel „INCI" steht für die international einheitliche Nomenklatur kosmetischer Inhaltsstoffe: „International Nomenclature of Cosmetic Ingredients".

Seit 1997 sind die Hersteller in allen Ländern der Europäischen Union verpflichtet, die Inhaltsstoffe (engl. ingredients) ihrer Produkte nach dem „INCI-System auf den Verpackungen zu deklarieren. Die INCI-Bezeichnungen unterscheiden sich in vielen Fällen von den chemischen oder apothekenüblichen Bezeichnungen. Es handelt sich in der Regel um systematische englischsprachige Kurzformen der exakten chemischen Bezeichnungen. Der Vorteil einer einheitlichen Kennzeichnung ist, dass der Verbraucher beim Kauf eines Produkts sofort erkennt, ob ein Inhaltsstoff, auf den er allergisch ist, darin enthalten ist.

> **Praxistipp** Auf der Verpackung eines Kosmetikprodukts müssen alle bei der Herstellung verwendeten und im Fertigprodukt noch vorhandenen Bestandteile mit ihren INCI-Bezeichnungen angegeben werden. Die Angabe erfolgt in abnehmender Reihenfolge der Konzentration. Rohstoffe, die zu weniger als 1 Prozent eingesetzt werden, erscheinen am Ende in ungeordneter Reihenfolge. Alternativ kann diese Information auch auf dem Beipackzettel oder dem Produkt selbst (wenn es keine Umverpackung hat) abgedruckt sein.

Sonderregelungen bei der Bezeichnung und Auflistung der Inhaltsstoffe gelten für
- **pflanzliche Inhaltsstoffe:** Die Angabe erfolgt mit dem lateinischen Namen der Pflanze, gefolgt vom verwendeten Pflanzenteil sowie der Art der Zubereitung.
- **einige „alltägliche" Stoffe:** Hier werden die INCI-Bezeichnungen in Anlehnung an die Begriffe des Europäischen Arzneibuchs ebenfalls meist in lateinischer (oder englischer) Sprache ausgedrückt, zum Beispiel „aqua" für Wasser und „cera alba" für Bienenwachs.
- **Farbstoffe:** Die Angabe erfolgt mit den sogenannten Colour-Index-Nummern (CI), zum Beispiel „CI 77288".
- **vergällten Alkohol:** Dieser wird mit der Bezeichnung „alcohol denat." (alternativ mit „alcohol" und dem Namen des Vergällungsmittels) angegeben.
- **Parfümöle und Aromastoffe:** Kennzeichnung mit „parfum" oder „aroma". Ausnahme sind laut EG-Kosmetik-Richtlinie 26 ausgewählte Parfüminhaltsstoffe, die häufiger als andere im Zusammenhang mit allergischen Reaktionen stehen (siehe Kasten). Diese müssen, wenn die festgelegte Konzentrationsschwelle im Produkt überschritten ist, gemäß INCI deklariert werden. Die Konzentrationsschwelle liegt für Leave-on-Produkte bei 0,001 %, für Rinse-off-Produkte bei 0,01 %.

- **Produkte, die Nanopartikel enthalten:** Bei ihnen muss dem entsprechenden Stoff das Wort „Nano" in Klammern angefügt werden.

Allergieauslösende Stoffe. Grundsätzlich kann jeder Stoff, ob natürlich oder chemisch, eine allergische Reaktion hervorrufen. In einem solchen Fall sollte immer ein Hautarzt hinzugezogen werden, der das Allergen ermittelt. Sollte es sich bei diesem Stoff um einen Bestandteil von kosmetischen Mittel handeln, so können Produkte, die diesen Stoff enthalten, mit Hilfe der INCI-Bezeichnung auf der Verpackung identifiziert und gemieden werden. Bei den allergischen Reaktionen auf Körperpflegemittel handelt es sich in der Regel um eine Kontaktallergie. Nach Angaben des Deutschen Allergie- und Asthmabundes sind rund ein Prozent der Verbraucher davon betroffen. Kontaktallergien sind auf die Hautstellen begrenzt, die mit dem Allergen in Berührung kamen.

> **Parfüminhaltsstoffe mit allergenem Potenzial**
> - Alpha-isomethyl ionone
> - Amylcinnamyl alcohol
> - Amyl cinnamal
> - Anise alcohol
> - Benzyl alcohol
> - Benzyl benzoate
> - Benzyl cinnamate
> - Benzyl salicylate
> - Butylphenyl methylpropional
> - Cinnamal
> - Cinnamyl alcohol
> - Citral
> - Citronellol
> - Coumarin
> - Eugenol
> - Evernia furfuracea extract
> - Evernia prunastri extract
> - Farnesol
> - Geraniol
> - Hexyl cinnamal
> - Hydroxycitronellal
> - Hydroxyisohexyl 3-cyclohexene carboxaldehyde
> - Isoeugenol
> - Limonene
> - Linalool
> - Methyl 2-octynoate

Inhaltsstoffe in Kosmetikprodukten. Kosmetika haben verschiedene Inhaltsstoffe. Sie alle übernehmen unterschiedliche Funktionen in der Zubereitung. Die wichtigsten Stoffgruppen möchten wir Ihnen im Folgenden kurz vorstellen:

◻ **Tab. 7.7** Inhaltsstoffe von kosmetischen Produkten

Inhaltsstoffe	Funktion	Beispiele (mit INCI-Bezeichnung)
Basisbestandteile		
Wachse	Wachse bestimmen hauptsächlich die Konsistenz von Kosmetikprodukten; je höher der Wachsanteil in der Fettphase ist, umso fester wird das Produkt	Jojobawachs (Simmondsia chinensis seed cera) Japanwachs (Rhus succedanea fruit cera) Wollwachs (Lanolin cera) Bienenwachs (Cera alba) Candelillawachs (Candelilla cera) Carnaubawachs (Copernicia cerifera cera) mikrokristallines Wachs (Cera microcristallina)
Öle	Ölkomponenten verhindern das vorzeitige Austrocknen der Haut und der Haare.	Pflanzliche Öle, zum Beispiel Avocadoöl (Persea gratissima oil) Jojobaöl (Simmondsia chinensis seed oil) Stearinsäure (Stearic acid) Vaselin (Paraffin) Flüssiges Paraffin (Paraffinum liquidum) Silikone/Polydimethylsiloxan (Dimethicone)
Emulgatoren	Emulgatoren werden benötigt, um zwei nicht mischbare Flüssigkeiten (zum Beispiel Wasser und Öl) in eine beständige Emulsion zu bringen. Es sind oberflächenaktive Stoffe, die die Wasser- und Fettphase miteinander verbinden.	Glycerinstearat (Glyceryl stearate) Hydriertes und ethoxyliertes Rizinusöl (PEG-40 Hydrogenated castor oil) Polysorbat 20 (Polysorbate 20) Natriumstearat (Sodium stearate) Stearinsäure-Sorbitolester (Sorbitan stearate)
Tenside	Tenside sind oberflächenaktive Substanzen. Sie können durch Herabsetzen der Oberflächenspannung von Flüssigkeiten oder der Grenzflächenspannung zwischen zwei Phasen die Bildung von Dispersionen unterstützen oder als Lösungsvermittler wirken.	Kokosglucoside (Coco-Glucoside) Polyethylenglycolester des Stearinsäure (PEG-100 Stearate) Natriumlaurylsulfat (Sodium lauryl sulfate) Natriumcetearylsulfat (Sodium cetearyl sulfate)
Lösungsmittel/Solventien	Lösungsmittel werden zum Lösen von Gasen, Flüssigkeiten oder Feststoffen verwendet. Dabei dürfen die Lösungsmittel nicht mit dem gelösten Stoff reagieren.	Aceton (Acetone) Alkohol (Alcohol) vergällter Alkohol (Alcohol denat.) Wasser (Aqua) Butylenglykol (Butylene glycol) Glycerol (Glycerin) Propylenglykol (Propylene Glycol)
Filmbildner	Filmbildner erzeugen einen schützenden, stabilisierenden Film auf der Haut, dem Haar oder den Nägeln.	Polymer aus Methacrylsäure, Ethylacrylat und Methylmethacrylat (Acrylates copolymer) Polyvinylpyrrolidon (PVP) Polyacrylsäure (Sodium carbomer) Nitrocellulose (Nitrocellulose)
Gelbildner	Gelbildner sind Gerüstbildner, die Flüssigkeiten verdicken oder ein Gel ausbilden können.	Agar-Agar (Agar) Natriumalginat (Algin) Polyacrylsäure (Carbomer) Hydroxyethylcellulose (Hydroxyethylcellulose) Polyvinylalkohol (Polyvinyl alcohol) Polyvinylpyrrolidon (PVP)
Bindemittel/Verdickungsmittel	Verdickungsmittel erhöhen die Viskosität von wässrigen Lösungen, indem sie Wasser binden.	Amylopektin (Amylopectin) Carrageen (Carrageena) Cellulose (Cellulose) Polyvinylalkohol (Polyvinyl alcohol) Xanthan-Gummi (Xanthan gum)

Tab. 7.7 Inhaltsstoffe von kosmetischen Produkten (Fortsetzung)

Inhaltsstoffe	Funktion	Beispiele (mit INCI-Bezeichnung)
Wirkstoffe in Hautpflegeprodukten		
Antibakterielle Wirkstoffe	Antibakterielle Wirkstoffe sollen das Bakterienwachstum auf der Haut oder in der Mundhöhle verringern.	Chlorhexidin (Chlorhexidine)
Antioxidanzien	Antioxidanzien fangen freie Radikale ab und schützen so vor oxidativem Stress.	Vitamin C, Ascorbinsäure (Ascorbic acid) Butylhydroxytoluol, E321 (BHT) Carotinoide (Carotenoids) Lycopin (Lycopene) Vitamin E (Tocopherol) Coenzym Q10 (Ubiquinone)
Hydroxysäuren/Hydroxycarbonsäuren (Carbonsäuren, in denen ein oder mehrere Wasserstoffatome des Alkylrests durch Hydroxylgruppen (-OH) ersetzt sind)	Milchsäure zum Beispiel zur pH-Einstellung; alpha-Hydroxysäuren (Fruchtsäuren) fördern die Abschuppung der äußeren Hornschicht und regen den Zellstoffwechsel an	Milchsäure (Lactic acid) Glycolsäure (Glycolic acid) Salicylsäureamid (Salicylamide) Salicylsäure (Salicylic acid) Natriumlactat (Sodium lactate)
Kühlende Wirkstoffe	Kühlende Wirkstoffe haben einen kühlenden Effekt auf die Haut.	Alkohol (Alcohol) Kampfer (Camphor) Eucalyptol (Eucalyptol) Menthol (Menthol)
Feuchtigkeitsspender	Sogenannte Moisturizer sollen die Hautfeuchtigkeit bewahren oder erhöhen und die Haut vor dem Austrocknen schützen.	Aloe Vera Gel/Saft (Aloe barbadensis leaf juice) Glycerol (Glycerin) Hyaluronsäure (Hyaluronic acid) Milchsäure (Lactic acid) Harnstoff (Urea)
Rückfettende Substanzen	Rückfetter helfen, den Lipidschutz in der Haut aufrecht zu erhalten. Sie sind häufig in Reinigungsprodukten (zum Beispiel Seifen, Syndets, Duschgelen) enthalten.	Stearylalkohol (Stearyl alcohol) Glyceryl-Trimyristat (Trimyristin) Glyceryl-Tripalmitat (Tripalmitin)
Hilfsstoffe (Auswahl)		
Feuchthaltemittel	Feuchthaltemittel sollen Kosmetika vor dem Austrocknen bewahren und ihre Geschmeidigkeit erhalten.	Decamethylcyclopentasiloxan (Cyclopentasiloxane) Glycerol (Glycerin) Glykol (Glycol) Milchsäure (Lactic acid) Polyethylenglycol (PEG-6) Sorbit (Sorbitol)
	Konservierungsmittel werden in der Regel wasserhaltigen Produkten zugesetzt und sollen das Wachstum von Mikroorganismen verhindern und so die Qualität der Produkte sicherstellen.	Benzoesäure (Benzoic acid) Methylisothiazolinon (Methylisothiazolinone) Methylparaben (Sodium methylparaben) Natriumsorbat (Sodium sorbate) Natriumsulfit (Sodium sulfite) Triclosan (Triclosan)

Tab. 7.7 Inhaltsstoffe von kosmetischen Produkten (Fortsetzung)

Inhaltsstoffe	Funktion	Beispiele (mit INCI-Bezeichnung)
Aromen und Duftstoffe	Aromen und Duftstoffe werden zur Parfümierung von Kosmetika eingesetzt, unter anderem, um eventuell störende Eigengerüche der Grundstoffe zu überdecken.	Ätherische Öle: Zitronenbaum (Citrus limon peel oil) echter Lavendel (Lavandula angustifolia oil) Vanillin (Vanillin) Aromen: Aromastoff (Aroma) Menthol (Menthol) Vanillin (Vanillin) Duftstoffe (Parfüm): Duftstoffe und Duftstoffmischungen (Parfum) Benzylalkohol (Benzyl alcohol) Anissäure (P-Anisic acid) Jasmin (Jasminum officinale flower extract)

Zertifizierte Natur- und Biokosmetik. In Deutschland unterscheidet man generell zwischen drei Kosmetik-Klassen:
- **Herkömmliche Kosmetik nach EG-Kosmetik-Verordnung:** Dazu gehören alle Produkte, die nach EG-Kosmetik-Verordnung gesetzlich erlaubt sind.
- **Naturnahe Kosmetik:** Verwendet pflanzliche Wirkstoffe oder verzichtet auf bestimmte Inhaltsstoffe, beispielsweise Konservierungsmittel, entspricht aber nicht den Anforderungen der bekannten Naturkosmetikzertifizierung.
- **Naturkosmetik:** Naturkosmetik- bzw. Biokosmetikprodukte entsprechen den jeweiligen Naturkosmetikstandards, sind zertifiziert und durch diverse Labels ausgezeichnet.

Naturkosmetik- bzw. Biokosmetikprodukte enthalten pflanzliche Rohstoffe, bestenfalls aus kontrolliertem biologischem Anbau (kbA) in Bio-Qualität oder aus kontrolliert biologischer Wildsammlung (kbW), und verzichten auf bestimmte Stoffe wie organisch-synthetische Farbstoffe, synthetische Konservierungs- und Duftstoffe, Silicone und Paraffine.

> **Praxistipp** Ein Naturkosmetikunternehmen kann durch eine Zertifizierung nachweisen, dass es bestimmte Anforderungen beziehungsweise Standards einhält. Siegel beziehungsweise Labels auf den Produkten helfen, Naturkosmetik sicher zu erkennen. Für die Apotheke relevante Labels sind beispielsweise BDIH/COSMOS und NATRUE sowie demeter für ätherischen Öle (Abb. 7.85–87).
> Genauere Informationen zu den Zertifizierungsstandards finden Sie auf den Internetseiten der jeweiligen Standardinhaber.

Bekannte Naturkosmetikhersteller sind zum Beispiel Dr. Hauschka, Weleda und Primavera. Apothekenmarken wie Töpfer, Tinti, Speick und Luvos haben entweder ganz auf zertifizierte Naturkosmetik umgestellt (Töpfer) oder einzelne Produktlinien zertifizieren lassen.

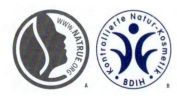

Abb. 7.85 Die Naturkosmetiksiegel von NATRUE (A) und BDIH (B) garantieren, dass das Produkt definierten Qualitätskriterien entspricht.

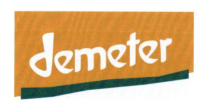

Abb. 7.86 Die Marke demeter ist Garant für Produkte aus kontrolliert biologischem Anbau.

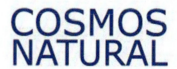

Abb. 7.87 Den COSMOS-Standard haben BDIH und andere internationale Verbände vereinbart. Es gibt COSMOS natural und COSMOS organic.

Dekorative Kosmetik

Dekorative Kosmetika werden allgemein zur Verschönerung des Erscheinungsbildes eingesetzt. Durch ihre Anwendung soll das Wohlbefinden gesteigert werden. Die in der Apotheke erhältlichen Produkte haben zudem auch immer eine pflegende und schützende Wirkung (zum Beispiel vor äußeren Einflüssen, Austrocknung etc.).

Zur dekorativen Kosmetik zählen Produkte zur Anwendung im Gesicht, am Auge, auf den Lippen und auf den Nägeln.

Gesichtsprodukte. Die Anwendung von Gesichts-Make-up soll dem Teint ein natürliches, ebenmäßiges Aussehen verleihen, blasse Haut auffrischen und Hautunregelmäßigkeiten ausgleichen. Zu diesem Zweck stehen verschiedene Produkte zur Verfügung, die nacheinander angewendet werden:

Eine **Foundation (Grundierung)** ist die Basis für das gesamte Make-up. Sie sorgt für einen ebenmäßigen, frischen Teint. Dabei werden kleine Hautunregelmäßigkeiten abgedeckt und Glanzstellen ausgeglichen. Die Wahl der Foundation sollte immer passend zum Hauttyp erfolgen. Neben Make-ups für normale Haut gibt es spezielle Produkte, die die Feuchtigkeit speichern und deshalb für Kunden mit trockener Haut gut geeignet sind. Make-ups für Mischhaut bis fettige Haut verleihen ein natürlich-mattes Aussehen; bei fettiger, zu Unreinheiten neigender Haut kann man Öl-freie Make-up-Produkte anwenden und für empfindliche Haut gibt es parfumfreie Produkte. Die meisten Make-ups schützen die Haut gleichzeitig vor schädlichen Umwelteinflüssen. Die enthaltenen Farbpigmente haben eine abdeckende und damit auch eine Lichtschutzwirkung, die häufig durch den Zusatz von UV-A- und UV-B-Filtern verstärkt wird. Damit wird der Schutz vor vorzeitiger, lichtbedingter Hautalterung nochmals erhöht.

Foundations gibt es in ganz unterschiedlichen Formen: **Fluid-Foundations** sind Emulsionen mit einer flüssigen Konsistenz. Ähnlich in der Zusammensetzung von Fluid-Foundations, aber unterschiedlich in der Konsistenz sind die sogenannten **Cream-Foundations.** Beide kommen normalerweise in einer Tube. Wer eine festere Formulierung bevorzugt, die mit einem Schwämmchen aufträgt, der kann zu einer **Compact-Foundation** greifen. Diese enthält außer der Cremegrundlage auch Puderbestandteile wie Talkum, Kaolin, Titandioxid und Farblacke oder anorganische Pigmente. Sie lassen sich leicht verteilen, geben einen matten Glanz und trocknen die Haut nicht aus.

Um ein natürliches Resultat zu erhalten, muss man sich bei der Wahl der Grundierung nach der natürlichen Hautfarbe richten. Der Farbton darf nicht zu dunkel sein, um farbliche Kontraste mit der Halspartie und den damit entstehenden Maskeneffekt zu verhindern. Deshalb sollte das Make-up höchstens einen Ton heller

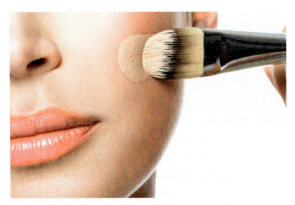

○ **Abb. 7.88** Eine Foundation ist die Basis für das gesamte Make-up. Sie deckt Hautunregelmäßigkeiten ab.

oder dunkler als der eigene Teint sein. Am besten lässt sich die richtige Farbe anhand des Hauttones des Halses ermitteln.

> **Tipps zum Auftragen einer Foundation**
> - Will man zusätzlich zur Foundation eine Tagescreme anwenden, sollte diese vor dem Make-up aufgetragen werden.
> - Grundsätzlich sollte man mit dem Auftragen der Foundation immer in der Mitte des Gesichts beginnen und sich dann nach außen vorarbeiten. Auf der T-Zone benötigt man immer die beste Deckkraft, nach außen hin wird die Foundation dann weniger.
> - Die Übergänge zu Haaransatz und Hals sollten sorgfältig verwischt werden.
> - Man kann die Foundation auch mit einem Schwamm oder Pinsel auf das Gesicht auftragen.
> - Hat man versehentlich zu viel Foundation aufgetragen, kann man den Überschuss mit einem Kosmetiktuch entfernen.
> - Unreinheiten können vor oder nach dem Auftragen der Foundation mit einem Concealer abgedeckt werden. Dieser sollte auf die entsprechenden Stellen aufgetragen und mit dem Finger verwischt werden, um einen natürlichen Look zu erhalten. Alternativ kann man auch einen Abdeckstift verwenden, der am besten durch Tupfen aufgetragen und anschließend mit einem Finger zart eingeklopft wird.

Gesichtspuder mattiert den Teint, gleicht Hautunreinheiten aus und macht das Make-up haltbar. Die enthaltenen Pudergrundstoffe nehmen der Haut den Glanz, der durch das Sebum und die Hautfeuchtigkeit im Laufe des Tages produziert wird.

Gesichtspuder ist in gepresster (Kompaktpuder, Compact Powder, Poudre Compacte) oder loser (Loose face

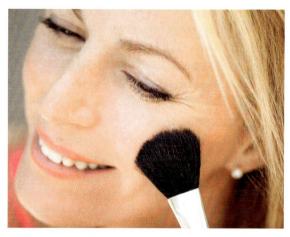

Abb. 7.89 Gesichtspuder nehmen der Haut den Glanz und machen das Make-up länger haltbar.

powder) Form erhältlich und mehr oder weniger deckend. Während die lose Variante zur Fixierung des Make-ups über die Grundierung auf das Gesicht gestäubt wird, vorzugsweise mit einem dicken Pinsel oder alternativ mit einer Quaste, nutzt man festen Kompaktpuder, um den Teint zwischendurch zu mattieren. Kompaktpuder wird in der Regel mit einem Schwämmchen aufgetragen. Bei Verwendung eines Pinsels können die Ergebnisse von losem und Kompaktpuder gleich aussehen.

Die wichtigsten Bestandteile von Puder sind Talkum (glättende Wirkung), Kaolin, Titandioxid und zum Teil Zinkoxid (deckende Wirkung) und Stärke (mattierende Wirkung). Beim losen Puder liegen die Inhaltsstoffe in feinster Zerkleinerung vor und werden sorgfältig miteinander gemischt. Zum Färben werden anorganische Pigmente und Farblacke verwendet. Loser Puder ist meistens in Dosen mit losem Innendeckel abgefüllt. Kompaktpuder (gepresste Puder) enthalten die gleichen Inhaltsstoffe wie loser Puder. Zur Stabilisierung der Konsistenz werden Bindemittel wie Zinkstearat, Öle oder Zellulosederivate hinzugefügt. Ein guter Kompaktpuder muss haltbar gegen Zerbrechen sein und über eine hohe Haftfestigkeit und Deckkraft verfügen. Außerdem sollte sich die Pudersubstanz leicht von Quaste oder Pinsel aufnehmen lassen und nicht „speckig" werden. Kompaktpuder werden in der Regel in flache Metallpfannen gepresst und in handlichen Klappetuis angeboten.

Rouge, auch Blush oder Blusher genannt, verleiht dem Teint mehr Frische und Lebendigkeit. Es dient der Abrundung des gesamten Make-ups und kann auch zur optischen Korrektur der Gesichtsform, zum Beispiel bei einem eckigen oder ovalen Gesicht, eingesetzt werden. Rouge wird in verschiedenen Farbtönen angeboten: Helle Töne verleihen Frische, dunkle Töne Kontur.

Rouge ist erhältlich als Puder- oder Creme-Rouge, zum Teil gibt es auch Produkte in Stiftform. Puderrouge in Form eines gepressten Puders wird mithilfe eines Pinsels über der Grundierung aufgetragen. Es handelt sich dabei um einen Gesichtspuder, das mit Pigmenten und Farblacken gefärbt ist. Cremerouge enthält die gleichen Färbemittel in einer wasserfreien Grundlage aus natürlichen oder synthetischen Wachsen, Fetten und Ölen. Genau genommen handelt es sich hierbei nicht um eine Creme, sondern eine Paste. Cremerouge kann in Tuben oder kleinen Döschen mit Klapp- oder Schraubdeckel abgefüllt sein.

> **Tipps zum Auftragen von Rouge**
> **Puderrouge** wird mit einem großen Pinsel aufgetragen. Dazu tupft man den Pinsel in die Farbe, klopft überschüssige Farbpigmente am Handrücken ab und setzt den Pinsel auf dem Wangenknochen an. Das Rouge sollte immer von innen nach außen aufgetragen und in Richtung Haaransatz weich auslaufen gelassen werden. Achten Sie darauf, nicht die Linie zwischen Mundwinkel und Auge zu überschreiten, da das Gesicht sonst zu breit wirkt.
> **Cremerouge** lässt sich ganz einfach mit den Fingern auftragen.

Augenprodukte. Dekorative Augenprodukte sind Kosmetika, die zur Akzentuierung der Wimpern, des Augenrandbereichs, der Augenlider, des Jochbogens oder der Augenbrauen dienen.

Mascara wird auf die Wimpern aufgetragen und kann einzelne Wimpern optisch stärker sichtbar machen, sodass die Augen offener und ansprechender wirken. Es handelt sich dabei in der Regel um Emulsionen in verschiedenen Farben. Inhaltsstoffe von Mascara sind unter anderem Emulgatoren, Wachse, Öle und Pigmente. Silikon- und Mineralöle geben Mascara-Präparaten wasserabweisende Eigenschaften. Manche Präparate enthalten synthetische Filmbildner, die die natürlichen Wimpern verlängern und damit verdichten. Einige enthalten auch Vitamine und Lipide.

> **Tipps zum Auftragen von Mascara**
> Vor dem Auftragen von Mascara können die Wimpern mit einer Wimpernzange in Schwung gebracht werden. Anschließend setzt man das Bürstchen der Mascara parallel zu den Wimpern direkt am Wimpernansatz an und zieht es dann nach außen bis zu den Wimpernspitzen. Dies wird mehrfach wiederholt, bis alle Wimpern mit Farbe versehen sind. Nach jeder Schicht sollte die Mascara einen kurzen Moment antrocknen. Auch eine Zickzack-Bewegung ist dabei möglich, das bringt Volumen in die Wimpern.

Eyeliner und **Kajal** sind Augenkonturenprodukte, mit denen man einen Lidstrich ziehen kann, der die Augen umrandet. Die Augen erscheinen dadurch größer. Außerdem bilden dunkle Farben, zum Beispiel schwarz, einen auffälligen Kontrast zu dem Weiß im Auge.

Mit einem Eyeliner wird der Lidstrich auf dem äußeren Lidrand aufgetragen. **Flüssige Eyeliner** enthalten Farbpigmente und lösliche Filmbildner. Sie werden mit einem feinen Pinsel aufgetragen. Daneben gibt es auch **Gel-Eyeliner** und **Stift-Eyeliner**.

Kajal wendet man auf dem inneren Lidrand an. Kajalstifte haben eine feste Form, in der Regel handelt es sich um Holzstifte. Sie enthalten Wachse, Öle und Farbpigmente. Bevorzugt werden anorganische Pigmente und synthetische Eisenoxide verwendet. Aufgrund seiner weichen Textur lässt sich ein Kajal besonders einfach auftragen. Noch besser geht es, wenn der Stift vor der Anwendung in der Handfläche kurz angewärmt wurde. Das Anspitzen dagegen wird erleichtert, wenn der Stift im Kühlschrank gelegen hat; außerdem entsteht weniger Abfall.

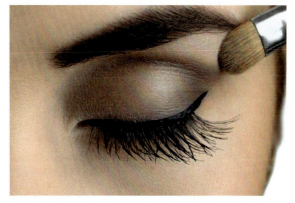

Abb. 7.90 Um die Augen zu betonen, kann man sie mit einem Eyeliner umranden und auf die Wimpern Mascara auftragen. Mit einem Lidschatten werden sie zusätzlich zum Hingucker.

> **Tipps zur Anwendung eines Eyeliners**
> Vor dem Auftragen des Lidstrichs sollte das Auge mit einem hellen Lidschatten oder hellem Puder mattiert werden. Bei einer zitternden Hand kann man den Arm auf einer Unterlage abstützen. Zusätzlich hilft es, die Haut am Oberlid außen mit den Fingern leicht zu spannen. Der Eyeliner sollte möglichst nah am Wimpernrand angesetzt werden, damit keine Lücken zwischen Lidstrich und Wimpernkranz entstehen. Am einfachsten ist es, den Lidstrich in zwei Zügen aufzutragen. Dabei beginnt man zunächst in der Mitte des Lids und zieht eine gleichmäßige Linie hin zum äußeren Augenwinkel. Anschließend zieht man eine Linie vom inneren Augenwinkel hin zur Lidmitte, sodass sich beide Linien treffen. Dabei ist es wichtig, dass beide Linien die gleiche Breite haben. Profis können die Linie natürlich auch gleich in einem durchziehen. Wenn man Flüssig-Eyeliner verwendet, muss dieser nach dem Auftragen kurz trocknen (Augen geschlossen halten!).

Mit einem **Lidschatten (Eye Shadow)** setzt man farbliche Akzente und bringt mehr Ausdruck in die Augen. Lidschatten sind in verschiedenen Farben erhältlich und unterstreichen die Augenfarbe. Häufig werden auch Kombinationen von zwei oder drei aufeinander abgestimmten Farbtönen angeboten. Als Grundregel gilt: Helle Farben und Glanz heben die Augen hervor, dunkle und matte Farben lassen sie etwas zurücktreten. Durch den gekonnten Einsatz verschiedener Nuancen kann man die Augen zum Beispiel optisch größer schminken oder Schlupflider optisch weniger zur Geltung kommen lassen.

Lidschatten sind als **Puder-Lidschatten**, **Lidschattencreme** (als Paste oder Emulsion) und als **Lidschattenstift** erhältlich. Sie enthalten Weißpigmente, Farb- und Pearlpigmente sowie Wachse (zum Beispiel Bienen-, Carnauba-, Paraffinwachse) und Öle (zum Beispiel Rizinus-, Silikon-, Paraffinöle).

> **Tipps zum Auftragen von Lidschatten**
> Wer Lidschatten auftragen möchte, sollte das gesamte Lid zunächst mit einer Lidschatten-Basis grundieren oder eine Foundation benutzen, die einen Ton heller als das gewöhnliche Make-Up ist. Dank der Grundierung hält der Eye-Shadow besser, außerdem werden Augenringe und kleine Rötungen zuverlässig abgedeckt. Tragen Sie zunächst einen helleren Farbton mit einem breiten Pinsel, Applikator oder dem Finger auf dem gesamten beweglichen Lid auf. Eine etwas dunklere Nuance kommt nun in die Lidfalte. Verwischen Sie den Lidschatten sanft in die Konturen Ihres Auges. Dazu können Sie einen etwas feineren Pinsel oder wieder den Finger verwenden. Wer möchte, kann mit einer dritten Farbe und einem sehr feinen Pinsel den Wimpernrand betonen. Um hier Lidschatten auftragen zu können, wird der Pinsel am besten angefeuchtet.

Lippenprodukte. Lippenprodukte verändern die Farbe, Form und den Glanz der Lippen. Durch ihre Anwendung sollen die Lippen optisch betont und dem Gesicht zum Beispiel ein frischer oder extravaganter Ausdruck verleiht werden. Zudem können Lippenprodukte zur Pflege eingesetzt werden (▶ Kap. 7.2.5).

Lipliner ist die englische Bezeichnung für Konturenstift. Lipliner werden zur Umrahmung der Lippenkonturen eingesetzt. Sie ermöglichen eine leichte Korrektur der Lippenform und sollen das anschließende Auftragen des Lippenstiftes vereinfachen. Zudem verhindern sie das allmähliche Auslaufen des Lippenstiftes in die feinen Lippenfältchen. Inhaltsstoffe von Liplinern sind Hautpflegesubstanzen wie Öle und Wachse, in die organische und anorganische Pigmente eingearbeitet sind. Lipliner gibt es als Holzstifte oder als dünne, mechanische Drehstifte (Drehpencils), deren separate Mine sich in einer engen Kunststoffhülste befindet. Die Mine ist herausdrehbar und hat den Vorteil, dass sie nicht angespitzt werden muss wie die Mine eines Holzstiftes.

> **Tipps zur Anwendung eines Lipliners**
> Beim Auftragen des Lipliners sollte man darauf achten, dass man exakt der natürlichen Lippenkontur folgt und dabei kleine Unregelmäßigkeiten mithilfe des Stiftes an die Form angleicht. Zunächst sollte der Lipliner in der herzförmigen Mitte der Oberlippe aufgetragen und von dort jeweils nach rechts und nach links ein Strich bis zu den Mundwinkeln gezogen werden. Dann zeichnet man die Unterlippe dem natürlichen Schwung folgend nach. Bei vollen Lippen sollte man darauf achten, dass man nicht über den Lippenrand hinausmalt. Wirken die Lippen mit dem Lipliner zu hart, kann man nach dem Auftragen die Kontur mit einem Pinsel etwas verwischen (immer von außen nach innen). Die vorgezeichneten Lippen werden anschließend mit einem Lippenstift gefüllt.

Hauptinhaltsstoffe von **Lippenstifte** sind Öle, die die Lippen pflegen, bzw. Fette und Wachse, die für die gewünschte Konsistenz sorgen. Als Ölkomponente werden beispielsweise Rizinusöl, flüssiges Paraffin oder auch Mineralöle eingesetzt. Je mehr Öl ein Stift enthält, desto weicher und pflegender ist er. Als Wachse kommen beispielsweise Bienen- und Carnaubawachs, Candelillawachs und Paraffinwachse zum Einsatz. Lanolin pflegt und gibt dem Lippenstift eine gute Haftung. Für die gleichmäßige, hohe Deckkraft sorgen Farbstoffe und Pigmente. Gegen das ranzig werden (Oxidieren) der Öle und Wachse werden meist Vitamin E oder andere Antioxidanzien zugegeben. Die meisten Lippenstifte werden ohne Konservierungsstoffe hergestellt. Zusätzlich findet man in Lippenstiften pflegende Stoffe wie Hyaluronsäure, Ceramide, Panthenol, Aloe Vera, Jojoba-Öl oder Sheabutter. Parfümöle geben den Stiften einen angenehmen Geruch. Häufig enthalten Lippenstifte auch einen UV-Filter, um die Lippen vor der Sonne zu schützen.

Sehr beliebt sind auch langhaftende Lippenstifte (Long lasting Lippenstifte) bzw. kussechte Lippenstifte. Sie enthalten neben den Farbpigmenten hauptsächlich flüchtige Öle und Silikonöle, die kurz nach dem Auftragen verdunsten. Was auf den Lippen bleibt, ist ein eher matter Farbfilm. Es gibt Monoprodukte, die aussehen wie übliche Lippenstifte und zugleich Pflege und Haltbarkeit versprechen. Noch länger halten aber oft Kombinationsprodukte. Sie bestehen meist aus einer flüssigen Lippenfarbe und zusätzlich einem „Topcoat" (Überzug), einem farblosen Gloss oder Balsam, der im Anschluss auf die Farbe aufgetragen wird. Er pflegt die Lippen, verleiht ihnen mehr oder weniger Glanz und fixiert die Farbe.

> **Tipps zur Anwendung von Lippenstift**
> Damit der Lippenstift lange hält, kann man die Lippen vor dem Auftragen entfetten, zum Beispiel mit einem Gesichtswasser, und anschließend mit einem transparenten Puder bestäuben. Nachdem man die Konturen mit einem Lipliner nachgezogen hat, kann man den Lippenstift auftragen. Idealerweise verwendet man dafür einen Pinsel, mit dem man mehrmals eine kleine Menge vom Lippenstift abnimmt und ihn auf die Lippen streicht, bis die gesamten Lippen vollständig gefärbt sind. Anschließend presst man die Lippen auf ein Kosmetiktuch, wodurch die überschüssige Farbe entfernt wird. Dann kann man optional noch einmal etwas Puder über die Lippen geben oder einen speziellen Lippenlack als Finish für die geschminkten Lippen anwenden.

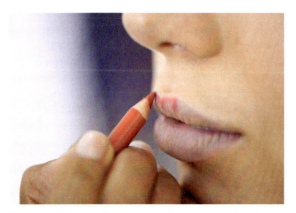

○ **Abb. 7.91** Für perfekt geschminkte Lippen zeichnet man zunächst die Lippenkonturen mit einem Lipliner nach, anschließend trägt man Lippenstift auf.

Lipgloss-Präparate verleihen den Lippen einen brillanten Glanz. Es gibt sie in den unterschiedlichsten Farben, Duftnoten und Aromen. Vitamine und Öle pflegen und spenden Feuchtigkeit. Lipgloss-Präparate werden entweder allein auf ungeschminkten Lippen oder aber als zusätzlicher Glanz- bzw. Feuchtigkeitsgeber über dem Lippenstift angewendet. Im Gegensatz zu Lippenstiften hat Lipgloss eine eher flüssige Konsistenz und eine meist fettige Textur; er ist durchschimmernd oder transparent. Lip-Gloss ist sowohl als Stift, in Fläschchen mit Applikator als auch in kleinen flachen Tiegeln und Tuben erhältlich. Bei Roll-on-Produkten wird das Produkt mittels einer Kugel – ähnlich wie beim Deodorant – auf die Lippen aufgebracht.

Nagelprodukte. Farbintensive **Nagellacke** dienen vornehmlich der optischen Verschönerung der Nägel an Händen und Füßen. Zudem verbessern sie die Widerstandsfähigkeit der Nägel gegenüber Stößen, Verbiegen oder Reinigungsmitteln. Nagellacke bestehen aus Nitrocellulosen, Lösungsmitteln (zum Beispiel Isopropanol, Butylacetat oder Ethylacetat), Harzen (zum Beispiel Tosylamid-Formaldehyd-Harz) sowie Farbpigmenten (zum Beispiel Eisenoxid, Titandioxid), zum Teil auch Pearlsubstanzen (zum Beispiel Glimmer) und Weichmachern (zum Beispiel Kampfer). Einige Nagellacke sind zusätzlich mit Pflegestoffen, zum Beispiel Vitaminen, angereichert. Die Nägel werden gefestigt und ihre natürliche Widerstandskraft gegen Rissig- und Brüchigwerden unterstützt. Filmbildende Substanzen verstärken die Nägel und schützen sie vor Belastungen durch Stöße, Verbiegen oder aggressive Putzmittel.

Unterlacke sind farblose Klarlackformulierungen, die vor dem Nagellack aufgetragen werden. Sie sollen die Haftfestigkeit des Farblackes verbessern und die Nägel vor Verfärbung durch den Farblack schützen. Außerdem ermöglichen sie ein gleichmäßigeres Auftragen des Farblacks. Unterlacke bestehen hauptsächlich aus Nitrocellulose, Lösungsmittel und Harzen.

Überlacke, auch Top Coat genannt, sind ebenfalls farblose Klarlacke, die über dem Farblack aufgetragen werden. Sie dienen als Finish, schützen die darunterliegende Farblackschicht (zum Beispiel vor Absplittern) und verlängern ihre Haltbarkeit.

> **Tipps zum Auftragen von Nagellack**
> Die Nägel müssen vor dem Auftragen des Nagellacks unbedingt frei von Fett und anderen Substanzen sein. Am besten reinigt man sie kurz mit einem schonenden Nagellackentferner – wenn man noch alten Lack auf den Nägeln hat, muss man diesen natürlich auch mit Nagellackentferner abnehmen. Anschließend sollte man einen Unterlack auftragen (dieser kann aber auch weggelassen werden). Den gewählten Farblack trägt man am einfachsten mit der Drei-Streifen-Methode auf: Hierbei wird zunächst ein Streifen Lack mittig vom Nagelbett bis zur Nagelspitze gezogen, dann wird der Vorgang auf der jeweils rechten und linken Seite des Nagels wiederholt. Für mehr Farbbrillanz und eine längere Haltbarkeit kann auf den trockenen Farblack noch ein Überlack aufgetragen werden.

Nagelhärter sollen den Nagel fest und widerstandsfähig machen. Meist handelt es sich um farblose oder sehr farbschwache Klarlacke. Ihre Zusammensetzung basiert auf den bei Nagellacken üblichen Lösungsmitteln. Gelegentlich werden auch konsistenzgebende Stoffe wie Nitrocellulose oder Harze und Duftstoffe zugesetzt. Als härtende Stoffe dienen Formaldehyd oder Formaldehyd-Verbindungen, die eine chemische Reaktion mit den Aminogruppen des Nagelkeratins eingehen.

Zur vollständigen Entfernung des Nagellacks werden **Nagellackentferner** eingesetzt. Hierbei handelt es sich hauptsächlich um Lösungsmittelgemische, die als Flüssigkeit (Lösung) in Flaschen oder als Creme, Gel bzw. in Form von getränkten Pads angeboten werden.

Häufig enthalten Nagellackentferner Aceton als Lösungsmittel. Es wirkt sehr gut, hat aber eine stark entfettende Wirkung und kann die Nägel austrocknen. Deshalb werden auch andere Lösungsmittel wie Ethylacetat oder rückfettende Öle, zum Beispiel Rizinusöl, verwendet. Zudem enthalten Nagellackentferner oft Pflegekomponenten wie Panthenol und Parfümöle. Die Anwendung von flüssigen Nagellackentfernern ist einfach: Mit einem mit Nagellackentferner getränkten Kosmetiktuch rubbelt man über den Lack und entfernt so die aufgetragene Schicht.

7.2.6 Nahrungsergänzungsmittel und Diätetika

Nahrungsergänzungsmittel und diätetische Lebensmittel (bilanzierte bzw. teilbilanzierte Diäten) stellen ein seit Jahren stetig wachsendes Sortiment in der Apothe-

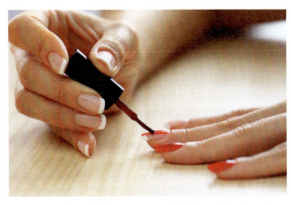

Abb. 7.92 Nagellacke machen die Nägel widerstandsfähiger und sehen zudem sehr schön aus.

ke dar. Was in diesen Produkten enthalten sein darf, wie sie gekennzeichnet sein müssen und mit welchen Aussagen sie beworben werden dürfen, ist gesetzlich geregelt.

Lebensmittelrecht

Für Nahrungsergänzungsmittel (NEM) und Diätetika gelten spezielle Vorschriften – grundsätzlich die des **Lebensmittel-, Bedarfsgegenstände und Futtermittelgesetzbuchs** (LFGB) sowie der europäischen **Lebensmittel-Informationsverordnung** (LMIV). Informationen über Lebensmittel dürfen danach nicht irreführend, sondern müssen zutreffend, klar und für Verbraucher leicht verständlich sein – also auch die Werbung für und die Aufmachung von Lebensmitteln.

Da Apotheken bei ihrer Abgabe in der Regel keinen Einfluss auf die Verpackung haben, gilt für sie ein Abgabeverbot in den Fällen, in denen sie wissen oder annehmen müssen, dass die Informationen auf der Verpackung des Lebensmittels den Vorgaben der LMIV nicht entsprechen. Zu den verpflichtenden Angaben gehören grundsätzlich:
- die Bezeichnung des Lebensmittels,
- das Verzeichnis der Zutaten,
- die Allergenkennzeichnung,
- die Menge bestimmter Zutaten,
- die Nettofüllmenge,
- das Mindesthaltbarkeits- oder Verbrauchsdatum,
- gegebenenfalls besondere Anweisungen für Aufbewahrung und/oder Verwendung,
- der Name oder die Firma und die Anschrift des Lebensmittelunternehmers,
- gegebenenfalls das Ursprungsland oder der Herkunftsort,
- eine Gebrauchsanleitung (sofern erforderlich),
- die Angabe des vorhandenen Alkoholgehalts für Getränke mit einem Alkoholgehalt von mehr als 1,2 Volumenprozent,
- eine Nährwertdeklaration (nicht bei NEM).

Werden Lebensmittel durch Einsatz von Fernkommunikationstechniken zum Verkauf angeboten, zum Beispiel über das Internet, müssen die Pflichtangaben dem Verbraucher vor dessen Kaufentscheidung zur Verfügung gestellt werden – also bereits im Onlineshop. Das Mindesthaltbarkeits- oder Verbrauchsdatum muss dort jedoch nicht angegeben werden.

Weitere Vorgaben macht eine EU-Verordnung, die Verordnung (EG) Nr. 1924/2006 (kurz **Health-Claims-Verordnung**), die Verbraucher vor irreführenden, wissenschaftlich nicht belegten Angaben bzw. irreführender Werbung schützen soll, indem sie ausdrücklich vorschreibt, wann nährwert- und gesundheitsbezogene Angaben („health claims") bei der Kennzeichnung und Aufmachung von oder der Werbung für Lebensmittel erlaubt sind. Es gilt hier: Wenn die jeweilige Angabe nicht ausdrücklich erlaubt wurde, ist sie verboten.

Nährwertbezogene Angaben wie „fettarm" oder „zuckerfrei" sind nur zulässig, wenn sie die im Anhang der Verordnung angegebenen Bedingungen erfüllen. Gesundheitsbezogene Angaben wie „stärkt die Abwehrkräfte" oder „cholesterinsenkend" dürfen nur verwendet werden, wenn sie als „Claim" von der EU-Kommission zugelassen wurde. Die Positivliste der zugelassenen „Claims" wird laufend aktualisiert und ist auf der Internetseite der EU-Kommission unter www.efsa.europa.eu abrufbar.

Nahrungsergänzungsmittel

Spezielle Regelungen für Nahrungsergänzungsmittel enthält die Verordnung über Nahrungsergänzungsmittel (Nahrungsergänzungsmittelverordnung, kurz NemV). Danach sind Nahrungsergänzungsmittel Lebensmittel, die dazu bestimmt sind, die allgemeine Ernährung zu ergänzen, Konzentrate aus Nährstoffen oder sonstigen Stoffen mit ernährungsspezifischer oder physiologischer Wirkung darstellen und in dosierter Form – insbesondere in Form von Kapseln, Pastillen, Tabletten und ähnlichen Darreichungsformen, Pulverbeuteln, Flüssigampullen, Flaschen mit Tropfeinsätzen und ähnlichen Darreichungsformen von Flüssigkeiten und Pulvern – zur Aufnahme in kleinen Mengen in den Verkehr gebracht werden. Ihnen darf keine Eigenschaft der Vorbeugung, Behandlung oder Heilung einer menschlichen Krankheit zugeschrieben werden bzw. die Werbung oder Aufmachung darf keinen solchen Eindruck entstehen lassen.

> → **Definition** Nahrungsergänzungsmittel sind Lebensmittel, die dazu dienen, die allgemeine Ernährung mit Vitaminen, Mineralstoffen und sonstigen Stoffen wie Aminosäuren, Ballaststoffen oder sekundären Pflanzenstoffen zu ergänzen. Sie enthalten die ernährungsphysiologisch wirksamen Nährstoffe in konzentrierter Form und in dosierter Menge.

Für Nahrungsergänzungsmittel gelten die Vorschriften der europäischen Lebensmittelinformations-Verordnung. Sie regelt Pflichtangaben wie das Zutatenverzeichnis und die Herkunftskennzeichnung. Weitere spezifische Kennzeichnungsvorschriften für Nahrungsergänzungsmittel enthält § 4 NemV. Danach müssen Nahrungsergänzungsmittel mit der Bezeichnung „Nahrungsergänzungsmittel" gekennzeichnet sein.

Zudem darf ein Nahrungsergänzungsmittel gewerbsmäßig nur in den Verkehr gebracht werden, wenn

auf der Fertigpackung zusätzlich zu den durch die Lebensmittelinformations-Verordnung vorgeschriebenen noch folgende Angaben aufgedruckt sind:
- die Namen der Kategorien von Nährstoffen oder sonstigen Stoffen, die für das Erzeugnis kennzeichnend sind, oder eine Angabe zur Charakterisierung dieser Nährstoffe oder sonstigen Stoffe,
- die empfohlene tägliche Verzehrmenge in Portionen des Erzeugnisses,
- der Warnhinweis „Die angegebene empfohlene tägliche Verzehrmenge darf nicht überschritten werden." (oder ein gleichsinniger Warnhinweis),
- ein Hinweis darauf, dass Nahrungsergänzungsmittel nicht als Ersatz für eine ausgewogene und abwechslungsreiche Ernährung verwendet werden sollten,
- ein Hinweis darauf, dass die Produkte außerhalb der Reichweite von kleinen Kindern zu lagern sind.

 Achtung Die Kennzeichnung und Aufmachung eines NEM sowie die Werbung dafür dürfen auch nicht suggerieren, dass bei einer ausgewogenen, abwechslungsreichen Ernährung im Allgemeinen die Aufnahme angemessener Nährstoffmengen nicht möglich ist.

Diätetische Lebensmittel

Diätetische Lebensmittel, sogenannte Diätetika, unterliegen ebenfalls den Vorgaben für Lebensmittel und nicht denen für Arzneimittel, auch wenn sie – im Gegensatz zu Nahrungsergänzungsmitteln – einen Krankheitsbezug aufweisen. Die Verordnung über diätetische Lebensmittel (Diätverordnung, kurz DiätV) enthält weitere spezifischere Vorgaben. Sie definiert Diätetika als Lebensmittel, die für eine besondere Ernährung bestimmt sind, also wenn sie:
- den besonderen Ernährungserfordernissen bestimmter Verbrauchergruppen (Personen mit gestörtem Verdauungs-/Resorptionsprozess oder Stoffwechsel, Personen in besonderen physiologischen Umständen, gesunde Säuglinge und Kleinkinder) entsprechen,
- sich für den angegebenen Ernährungszweck eignen und mit dem Hinweis darauf in den Verkehr gebracht werden, dass sie für diesen Zweck geeignet sind, und
- sich aufgrund ihrer besonderen Zusammensetzung oder des besonderen Verfahrens ihrer Herstellung deutlich von den Lebensmitteln des allgemeinen Verzehrs unterscheiden.

Diätetische Lebensmittel sind insbesondere Beikost-Produkte für Säuglinge und Kleinkinder, Lebensmittel

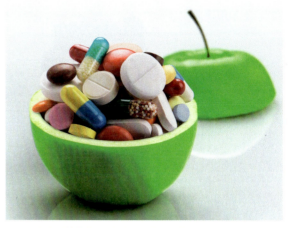

Abb. 7.93 Welche Inhaltsstoffe Nahrungsergänzungsmittel enthalten dürfen, regelt die Nahrungsergänzungsmittelverordnung (NemV).

für eine kalorienarme Ernährung zur Gewichtsverringerung sowie Lebensmittel für besondere medizinische Zwecke. Diätetika für besondere medizinische Zwecke (bilanzierte Diäten) sind gedacht für Personen mit eingeschränkter, behinderter oder gestörter Fähigkeit zur Aufnahme, Verdauung, Resorption, Verstoffwechslung oder Ausscheidung gewöhnlicher Lebensmittel oder bestimmter darin enthaltener Nährstoffe oder mit einem sonstigen medizinisch bedingten Nährstoffbedarf.

→ **Definition** Diätetische Lebensmittel im Sinne der DiätV sind insbesondere
- Lebensmittel für Säuglinge und Kleinkinder (Beikost-Produkte),
- Lebensmittel für kalorienarme Ernährung zur Gewichtsverringerung,
- Lebensmittel für besondere medizinische Zwecke (bilanzierte Diäten).

Diätetische Lebensmittel unterliegen den Kennzeichnungspflichten der DiätV. Für bilanzierte Diäten enthält die Verordnung eigene Kennzeichnungspflichten. Sie müssen insbesondere folgende Angaben aufweisen:
- die Angabe „Diätetisches Lebensmittel für besondere medizinische Zwecke (bilanzierte Diät)",
- den Hinweis „zur diätetischen Behandlung von …" ergänzt durch die Krankheit, Störung oder Beschwerden, für die das Lebensmittel bestimmt ist,
- eine Beschreibung der Eigenschaften und Merkmale, denen das Lebensmittel seine Zweckbestimmung verdankt,
- den Hinweis, dass es sich um eine zur ausschließlichen Ernährung bestimmte oder um eine ergänzende bilanzierte Diät handelt,

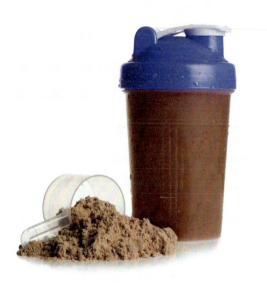

Abb. 7.94 Diätetische Lebensmittel werden beispielsweise in Form von Trinknahrung angeboten.

- den Hinweis, dass das Lebensmittel unter ärztlicher Aufsicht verwendet werden muss,
- einen Hinweis auf bestimmte Vorsichtsmaßnahmen oder Gegenanzeigen, sofern Wechselwirkungen mit anderen Stoffen, insbesondere mit Arzneimitteln, auftreten können.

In der Apotheke haben ergänzende bilanzierte Diäten ihren Platz wie die Nahrungsergänzungsmittel in der Freiwahl.

7.2.7 Künstliche Ernährung

Nahrung wird normalerweise über den Magen-Darm-Trakt aufgenommen und verwertet. Diese Form der Ernährung wird als enteral bezeichnet (vom griechischen Wort enteron = Darm). Ihr gegenüber steht die parenterale Ernährung, bei der der Magen-Darm-Trakt umgangen wird, indem man Nährstoffe über die Venen direkt ins Blut abgibt. Als künstliche Ernährung bezeichnet man die Ernährung eines Patienten, der selbst nicht mehr in der Lage ist zu essen, zum Beispiel, weil er Kau- oder Schluckbeschwerden hat, weil seine Verdauung beeinträchtigt ist oder weil er nicht bei Bewusstsein ist. Ziele der künstlichen Ernährung sind die Sicherstellung einer ausreichenden Nährstoffversorgung, eine positive Beeinflussung der vorliegenden Krankheit, die Vermeidung von Krankheitskomplikationen und der Erhalt oder die Verbesserung der Lebensqualität. Unterschieden wird bei künstlicher Ernährung zwischen Trinknahrung, Sonden- und Infusionsnahrung.

Trinknahrung (enterale Ernährung)

Da bei einer enteralen künstlichen Ernährung die Magen-Darm-Funktion weitgehend aufrechterhalten bleibt, wird dieser Ernährungsweise, wann immer möglich, der Vorzug gegeben. Die der normalen Ernährung am ehesten vergleichbare künstliche Ernährungsweise ist die Trinknahrung. Nährlösungen können als Zusatznahrung eingesetzt werden, wenn der Patient sich selbst nicht mehr bedarfsgerecht ernähren kann. Sie können gezielt Nährstoffdefizite ausgleichen und die normale Ernährung auch vollständig ersetzen, zum Beispiel bei Patienten mit Kaustörungen. Ist eine vollständige Ernährung mit Trinknahrung nicht möglich, kommen Sonden zum Einsatz. Für die kurzfristige enterale Ernährung wird dabei in der Regel eine nasograstrale Sonde verwendet. Daneben gibt es auch nasoenterale Sonden. Ist das Legen einer transnasalen Sonde nicht möglich, kann alternativ eine perkutane Sonde (PEG-Sonde, Perkutane endoskopische Gastrostomie) verwendet werden. Dabei wird ein Katheter durch die Bauchdecke in den Magen gelegt.

Wurden enterale Nährlösungen früher vielfach in Apotheken und Kliniken selbst hergestellt, wird heute ausschließlich industriell gefertigte Nahrung eingesetzt. Sie soll einen einheitlichen hygienischen und qualitativen Standard gewährleisten. Unterschieden wird zwischen nährstoffdefinierten, hochmolekularen und chemisch definierten, niedermolekularen Nährlösungen. Nährstoffdefinierte Lösungen enthalten Kohlenhydrate, Proteine und Fette im Verhältnis, das den Empfehlungen für gesunde Personen entspricht. Zudem enthalten sie bedarfsdeckende Mengen an Vitaminen und Mineralstoffen sowie teilweise Ballaststoffe. Der Energiegehalt liegt meist bei 1.800 bis 2.000 kcal pro Tag. Neben den Standardlösungen gibt es auch nährstoffmodifizierte Speziallösungen, die für bestimmte Krankheitsbilder geeignet sind.

Ist die Verdauungsfunktion eingeschränkt, die Resorptionsfähigkeit jedoch noch ausreichend, greift man

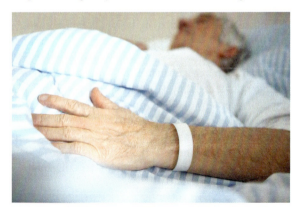

Abb. 7.95 Bettlägrige Patienten, die nicht mehr allein essen können, müssen künstlich ernährt werden.

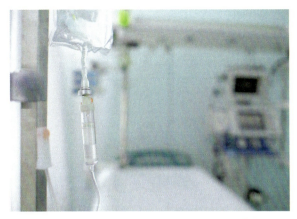

Abb. 7.96 Patienten, die über einen längeren Zeitraum nicht ausreichend enteral ernährt werden können, erhalten Infusionsnahrung.

auf chemisch definierte Nährlösungen zurück. Sie enthalten Oligopeptide, Maltodextrin, essenzielle Fettsäuren, mittelkettige Triglyceride und nur in geringer Menge längerkettige Triglyceride sowie Vitamine und Mineralstoffe. Sie sind zum Beispiel eine Option für Patienten mit Morbus Crohn oder Colitis ulcerosa.

Infusionsnahrung (parenterale Ernährung)

Für Patienten, die über einen längeren Zeitraum (ab drei Tage) nicht ausreichend enteral ernährt werden können, bleibt als „letzte Lösung" die parenterale Ernährung. Dabei werden Nährstoffe intravenös verabreicht. In der Regel wird ein zentralvenöser Katheter gelegt. Die verabreichten Lösungen sollten in der Nährstoffrelation ungefähr gleich sein wie bei oraler Ernährung. Als Kohlenhydrat wird meist ausschließlich Glucose verwendet. Als Lipide wird meist eine Mischung aus langkettigen und mittelkettigen Fettsäuren verwendet. Für die Proteinzufuhr gilt, dass neben den essenziellen Aminosäuren auch verschiedene nicht-essenzielle Aminosäuren zugeführt werden müssen, da sie bei Erkrankungen, die eine Indikation für die parenterale Ernährung darstellen, nicht ausreichend synthetisiert werden. Dazu gehören Alanin, Arginin, Glutamin, Histidin und Prolin. Vitamine und Mineralstoffe werden nach Bedarf verabreicht.

7.3 Gesundheitsleistungen in der Apotheke

Viele Apotheken bieten ihren Kunden Gesundheitsleistungen an. Dazu zählt die Durchführung verschiedener Tests ebenso wie das Anpassen von Medizinprodukten, der Verleih von Milchpumpen und Inhaliergeräten oder auch die Ernährungsberatung. Teilweise werden diese Leistungen auch im Rahmen von Aktionen präsentiert.

Tab. 7.8 Blutdruckwerte für Erwachsene

Beurteilung	Systolischer Wert (mmHg)	Diastolischer Wert (mmHg)
Optimal	Bis 119	Bis 79
Normal	120–129	80–84
Hochnormal	130–139	85–89
Eindeutig erhöht	Ab 140	Ab 90

7.3.1 Gesundheitstests

Viele Patienten lassen regelmäßig Gesundheitstests in der Apotheke durchführen. Dazu zählen beispielsweise die Kontrolle der Blutdruck- und Blutzuckerwerte.

> ⚠ **Achtung** Zwar dürfen in der Apotheke Blutdruck- oder Blutzuckerwerte bei Patienten gemessen werden, es darf jedoch keine Diagnose gestellt werden. Sind ermittelte Werte zu hoch oder zu niedrig, kann man das Patienten zwar mitteilen – die Bewertung erfolgt dann aber durch einen Arzt.

Blutdruckkontrolle. Im ▶ Kap. 7.2.3 wurden die unterschiedlichen Blutdruckmessgeräte vorgestellt, an dieser Stelle geht es nun um die korrekte Durchführung der Messung. Dabei ist es wichtig, dass bei regelmäßigen Kontrollen immer zur gleichen Tageszeit und am linken Arm gemessen wird. Außerdem sollte der Patient vor der Messung zur Ruhe kommen und sich einige Minuten still hinsetzen. Beim Anlegen der Manschette ist es wichtig, diese nicht über der Kleidung anzulegen. Nach erfolgter Messung sollten die Werte für den Patienten notiert werden – verschiedene Hersteller stellen dafür sogenannte Blutdruckpässe zur Verfügung.

Beim Aufpumpen der Manschette eines **konventionellen Blutdruckmessgeräts** drückt diese auf die Oberarmmuskulatur und die Schlagader, welche sich genau unterhalb des Stethoskopmembran oder des Mikrofons befinden sollte. Die Ader wird aufgrund des steigenden Drucks so weit abgeklemmt, dass kein Blut mehr hindurchfließen kann. Wird durch Öffnen des Ventils der Manschettendruck langsam verringert, beginnt das Blut in dem Moment wieder zu fließen, wenn der Arteriendruck gleich dem Druck in der Manschette ist. Gleichzeitig ist über das Stethoskop, das über der Schlagader zu positionieren ist, ein pulsierendes Geräusch zu hören. Das Messinstrument zeigt kleine pulsierende Ausschläge. Dies ist der Punkt, an dem der

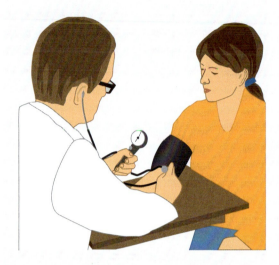
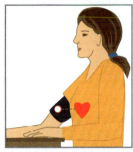
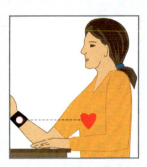

Blutdruckmessungen sind sowohl am Handgelenk wie auch am Oberarm möglich. Manschette bzw. Handgelenkgeräte müssen immer auf Herzhöhe positioniert werden.

○ **Abb. 7.97** Richtig Blutdruck messen

▫ **Tab. 7.9** Blutzucker-Normwerte für Erwachsene

Beurteilung	Messung nüchtern	Messung 2 Stunden nach dem Essen
Normal	Unter 110 mg/dl, unter 6,1 mmol/l	Unter 140 mg/dl, unter 7,8 mmol/l
Gestörte Glucosetoleranz	Unter 126 mg/dl, unter 7,0 mmol/l	140–200 mg/dl, 7,8–11,1 mmol/l
Diabetes mellitus	Ab 126 mg/dl, ab 7,0 mmol/l	Ab 200 mg/dl, ab 11,1 mmol/l

systolische Druck abzulesen ist. Beim weiteren langsamen Ablassen der Luft wird das Geräusch zunächst lauter, dann leiser. Wenn kein Geräusch mehr zu hören ist, wird der diastolische Wert abgelesen.

Da die Messung mithilfe **oszillometrischer Geräte** einfacher ist, werden sie in der Apotheke häufiger angewendet. Schon beim Anlegen dieser Geräte entfällt das Suchen des genauen Messpunktes über der Schlagader, die Manschette wird einfach am Oberarm oberhalb der Ellenbeuge angelegt. Dabei sollte der Schlauch, mit dem Manschette und Messgerät verbunden sind, knapp über der Ellenbeuge aus der Manschette kommen. Je nach Funktion muss die Manschette von Hand aufgeblasen werden oder man drückt einfach einen Knopf, um sie aufzupumpen. Bei der Messung mithilfe eines Geräts für das Handgelenk ist es wichtig, dass das Handgelenk auf Herzhöhe gehalten wird. Handgelenks-Messgeräte können bei Herzrhythmusstörungen und in der Schwangerschaft nicht angewendet werden.

Blutzuckermessung. Ist der Blutzuckerspiegel dauerhaft erhöht, nehmen vor allen die Nieren, die Augen, die Gefäße und die Nerven Schäden. Ein zu niedriger Blutzuckerwert kann sogar tödlich enden, weshalb es für Diabetiker wichtig ist, ihre Werte regelmäßig zu überprüfen. Patienten, die kein eigenes Blutzuckermessgerät haben, kommen hierfür häufig in die Apotheke.

Vor der Messung ist der Messplatz zu reinigen und zu desinfizieren, dann wäscht man sich die Hände und zieht Handschuhe an. Für die Messung in der Apotheke müssen Stechhilfen verwendet werden, bei denen der gesamte Kopf und nicht nur die Lanzette nach der Verwendung entfernt werden kann – hier sind spezielle Geräte über die Hersteller zu beziehen. Wie genau die Messung durchgeführt wird, sehen Sie im Folgenden.

> **Praxistipp** Mithilfe von **Kontrolllösungen** lässt sich überprüfen, ob ein Blutzuckermessgerät richtig funktioniert. Dabei sollte jedoch darauf geachtet werden, ein Gerät immer mit der Kontrolllösung dieses Geräteherstellers zu überprüfen.

Sonstige Messungen. Manche Apotheke bieten ihren Kunden auch an, die Cholesterolwerte zu bestimmen, andere führen – meist an Aktionstagen – Messungen des Langzeit-Blutzuckerwertes HbA$_{1c}$ durch. Auch Venenfunktionstests werden in vielen Apotheken regelmäßig angeboten.

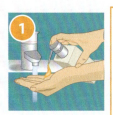
Hände waschen
Waschen Sie Ihre Hände mit warmem Wasser (das regt die Durchblutung an) und Seife, um eventuelle Vereinigungen, die das Messergebnis verfälschen könnten, zu entfernen. Trocknen Sie die Hände anschließend gut ab.

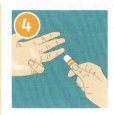
Blutentnahme
Regulieren Sie die Stichtiefe der Stechhilfe, um tief genug, aber nicht zu tief mit der Lanzette in den Finger zu stechen. Setzen Sie die Stechhilfe seitlich an die Fingerkuppe an (das ist weniger schmerzhaft als ein mittig gesetzter Stich) und lösen Sie die Lanzette aus. Wenn nicht genug Blut kommt, kann ein leichter Druck auf die Fingerkuppe ausgeübt oder der Finger mit leichtem Druck in Richtung der Fingerkuppe ausgestrichen werden. Der Druck darf allerdings nicht zu stark sein, sonst kann aus dem gequetschten Gewebe Flüssigkeit austreten, die einen falschen Wert verursacht.

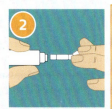
Lanzette einsetzen
Setzen Sie vor jeder Messung eine neue, saubere Lanzette in die Stechhilfe ein. So wird sichergestellt, dass die Blutentnahme mit einer scharfen Spitze möglichst schmerz- und verletzungsfrei vorgenommen werden kann.

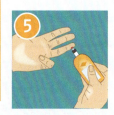
Blut auftragen
Halten Sie den Blutstropfen an die Ansaugstelle des Teststreifens. Das Blut wird dann durch den Probenbereich in den Streifen gezogen. Hat der Streifen ausreichend Blut aufgenommen, startet das Gerät die Messung automatisch. Warten Sie, bis der Messvorgang beendet ist (das dauert wenige Sekunden). Drücken Sie mit einem Tupfer oder Tuch auf die Blutentnahmestelle, um einen weiteren Blutaustritt zu verhindern.

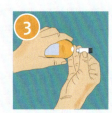
Teststreifen einführen
Nehmen Sie einen Teststreifen aus der Dose und führen Sie ihn in das Messgerät ein. Die meisten Testgeräte schalten sich dadurch automatisch ein. Bei einigen Geräten ist eine Codierung notwendig, wenn eine neue Teststreifenpackung verwendet wird (Informationen dazu stehen in der Gebrauchsanleitung). Warten Sie, bis im Anzeigefenster des Gerätes ein Symbol erscheint, das Sie auffordert, Blut aufzutragen.

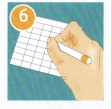
Messwert ablesen und dokumentieren
Lesen Sie im Anzeigefenster des Messgerätes Ihren Blutzuckerwert ab. Tragen Sie jeden gemessenen Wert in das Blutzucker- bzw. Diabetiker-Tagebuch ein und ergänzen Sie gegebenenfalls Informationen zur verabreichten Medikation und Dosierung sowie zur Nahrungsaufnahmen, zu sportlicher Aktivität oder Krankheit. So behält man selbst und auch der behandelte Arzt die Übersicht über den Krankheitsverlauf.

Lanzette und Teststreifen entsorgen
Entfernen Sie den verwendeten Teststreifen aus dem Blutzuckermessgerät. Dieses schaltet sich dann automatisch aus. Entsorgen Sie den Teststreifen und die verwendete Lanzette fachgerecht.

○ **Abb. 7.98** Richtig Blutzucker messen

7.3.2 Anpassen von Medizinprodukten

Auch das Anpassen von Medizinprodukten wie Kompressionsstrümpfen oder Bandagen zählt zu den Gesundheitsleistungen in der Apotheke und wird von vielen Kunden dankbar angenommen.

Kompressionsstrümpfe

Wenn Patienten von ihren Ärzten Rezepte über medizinische Kompressionsstrümpfe oder -strumpfhosen bekommen, leiden sie meist unter einer Venenschwäche. Das kommt beispielsweise bei Menschen vor, die berufsbedingt viel sitzen oder stehen. Eine Bindegewebsschwäche, hormonelle Einflüsse und Übergewicht können ebenfalls zur Venenschwäche führen. Betroffenen droht oder sie hatten eine Thrombose, sie leiden an Venenentzündungen oder Krampfadern (Varizen) oder müssen Schwellungen durch Wassereinlagerungen (Ödeme) vorbeugen oder therapieren. Durch den Einsatz medizinischer Kompressionsstrümpfe oder -strumpfhosen wird die Venenfunktion gefördert.

Bei gesunden Menschen unterstützen die Beinmuskeln, die beim Laufen angespannt werden, den Bluttransport in den Venen. Außerdem gibt es die Venenklappen. Diese befinden sich in regelmäßigen Abständen im Inneren der Venen und sie sorgen dafür, dass der Bluttransport einwandfrei funktioniert. Wie ein Schleusentor öffnen sie sich, wenn Blut von unten kommt. Hat der Blutschwall die Schleuse – sprich Venenklappe – passiert, schließt sie sich und kann von oben nicht mehr geöffnet werden. Wenn nun die Venenklappen aufgrund von Defekten oder Venenerweiterungen nicht mehr funktionstüchtig sind, versackt das Blut in den Beinen. Um das zu verhindern, gibt es die medizinische Kompressionstherapie. Sie unterstützt die Arbeit der Beinmuskeln und der Venenklappen.

Stützstrümpfe. Bei sehr leichten Krampfadern oder bei Besenreisern ohne Ödembildung werden Stützstrümpfe empfohlen. Sie unterstützen die Venenfunktion und die Blutzirkulation, können aber nicht den Druck eines Kompressionsstrumpfes erzielen. Ihre Druckwerte liegen meist unter denen eines Kompressionsstrumpfes der Kompressionsklasse I (Tab. 7.10).

Kompressionsstrümpfe. Medizinische Kompressionsstrümpfe hingegen werden verordnet, wenn bereits eine Indikation vorliegt. Je nach Ausmaß der Erkrankung kommen unterschiedliche **Kompressionsklassen** zum Einsatz (Tab. 7.10). Dabei wird die Kompression, genau wie Blutdruckwerte, in mmHg gemessen.

Mithilfe der sogenannten Kompressionsklassen wird die Stärke des Drucks, der durch den Kompressionsstrumpf auf das Bein, gemessen an der Fessel, ausgeübt wird, definiert. So werden Produkte der Kompressionsklasse I beispielsweise bei Krampfadern eingesetzt, wenn sich am Bein noch keine Ödeme bilden. Die Kompressionsklasse II hingegen wird ausgewählt, wenn sich Krampfadern und Wasseransammlungen gebildet haben. Die Kompressionsklassen III und IV werden in der Praxis eher selten eingesetzt, da sie sehr schwer anzuziehen sind. Sie werden zum Beispiel bei ausgedehnten Lymphödemen verordnet.

Beim **Anmessen der Strümpfe** ist folgende Faustregel zu beachten: Je höher die Kompressionsklasse, desto höher muss auch die Passgenauigkeit sein. Bei der Kompressionsklasse III ist daher meist, bei der Kompressionsklasse IV immer eine Maßanfertigung erforderlich.

Medizinische Kompressionsstrümpfe und -strumpfhosen gibt es in unterschiedlichen Ausführungen. Sie sind als Knie-, Halbschenkel-, oder Schenkelstrümpfe erhältlich sowie als Strumpf- oder Einbeinhose. Ob Patienten eine medizinische Kompressionsstrumpfhose oder ein -strumpf verordnet wird, richtet sich dabei nach der Erkrankung und vor allem nach deren Lokalisation. Zur Varizenprophylaxe in der Schwangerschaft oder auch zur Nachbehandlung entfernter Krampfadern werden zum Beispiel meist Strumpfhosen verordnet, wobei die Version für Schwangere über ein elastisches Hosenteil verfügt, das sich stark dehnen lässt. Zur Nachbehandlung einer

Tab. 7.10 Kompressionsklassen und ihre Wirkung

Kompressions-klasse	Kompression	Kompression in mmHg im Fesselbereich
I	Leicht	18 bis 21
II	Mittel	23 bis 32
III	Kräftig	34 bis 46
IV	Sehr kräftig	Mindestens 49

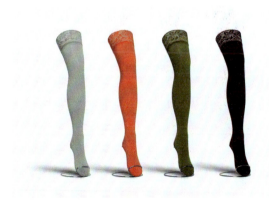

Abb. 7.99 Kompressionsstrümpfe werden in vielen Apotheken regelmäßig angemessen und abgegeben.

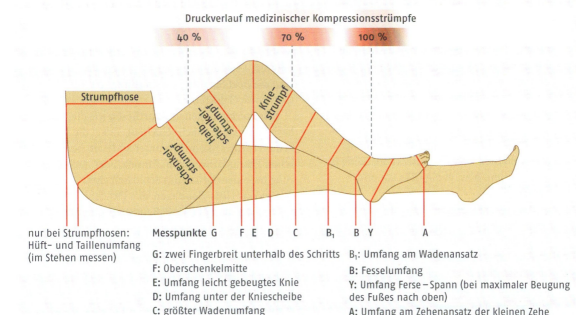

o **Abb. 7.100** Anmessen von Kompressionsstrümpfen.

oberflächlichen Venenentzündung oder einer Thrombose hingegen wird vom Arzt meist ein Strumpf verschrieben – je nachdem, wo das Problem liegt, in unterschiedlicher Länge.

Wenn medizinische Kompressionsstrümpfe verordnet wurden, erfolgt das Ausmessen der Beine in der Regel morgens – möglichst unmittelbar, nachdem der Patient aufgestanden ist. Dann ist das Bein noch weitgehend ödemfrei und die Messergebnisse können nicht durch Schwellungen verfälscht werden. Die Messung kann sowohl im Liegen als auch im Sitzen oder Stehen erfolgen. Was bei der Messung zu beachten ist und wo genau die Messpunkte liegen, verdeutlicht o Abb. 7.100. Bei den Längenmessungen darf das Bein nicht geknickt werden. Wenn der Patient nicht steht, sollte es daher auf einer glatten Fläche, beispielsweise einem Messbrett oder einer Untersuchungsliege, sitzen.

Bei einer Strumpfhose oder Strümpfen für beide Beine ist es wichtig, jedes Bein einzeln zu vermessen. Häufig differieren die Messwerte nämlich leicht, da das Standbein oft etwas kräftiger ist. Gemessen wird von unten nach oben. Bei der Messung werden zunächst die Umfangmaße ermittelt. Am einfachsten ist es, diese Messpunkte mithilfe eines Hautstiftes direkt auf dem Bein zu markieren, da so die Längenmaße später einfacher ermittelt werden können. Wenn der Patient vermessen wurde, sind die Werte mit den Maßtabellen der Hersteller zu vergleichen. Ausgehend vom Wert des Fesselumfangs (der schlanksten Stelle des Unterschenkels) wird geprüft, ob der Patient eine Seriengröße erhält oder ob ein Strumpf nach Maß angefertigt werden muss.

Beim **Anziehen der Strümpfe** sollte der Fuß auf einen Stuhl oder die Bettkante gestellt werden. Dann wird mit beiden Daumen bis zum Fußteil in den Strumpf gegriffen, sodass diese von innen links und rechts neben der Ferse liegen. Der Strumpf wird gestrafft und man kann von oben in das Fußteil steigen. Sitzt das Fußteil, kann der Rest des Strumpfes vorsichtig nach oben geschoben werden. Dabei darf der Strumpf niemals aufgerollt werden. Viele Patienten haben Schwierigkeiten beim Anziehen ihrer Strümpfe. Hier können Anziehhilfen Abhilfe schaffen. Dabei handelt es sich entweder um Seidensocken, die das Gleiten der Strümpfe über den Fuß erleichtern, Kautschukhandschuhe mit Noppen, die dem Patienten beim Hochziehen der Strümpfe behilflich sind oder um Gestelle aus Metall, in die der Strumpf eingespannt wird, sodass der Patient nur noch hineinschlüpfen muss.

> **Praxistipp** Damit Besenreiser und Krampfadern gar nicht erst entstehen, können Sie Kunden ein paar Tipps mit auf den Weg geben. So sollten besonders Menschen, die viel sitzen oder stehen, regelmäßig kleine Übungen zur Stärkung der Venenfunktion durchführen. Bei der sogenannten Venengymnastik wippt man beispielsweise auf den Zehenspitzen hin und her, man legt sich auf den Rücken und tut, als würde man in der Luft Radfahren oder man streckt die Beine in die Höhe und bewegt die Füße vor und zurück.
> Auch sollte man darauf achten, die Beine regelmäßig hochzulegen. Wechselduschen, bei denen die Beine abwechselnd kalt und warm abgebraust werden, beugen Venenbeschwerden ebenfalls vor. Hier ist darauf zu achten, die Wechseldusche immer mit einem kalten Wasserguss zu beenden.

Bandagen, Orthesen, Schienen

Bandagen und Orthesen sollen bestimmte Körperteile stützen und stabilisieren. Sie gehören ebenfalls zum Sortiment der Apotheke, auch wenn sie tendenziell weniger häufig abgegeben werden als Kompressionsstrümpfe oder -strumpfhosen – viele Kunden gehen mit derartigen Verordnungen in ein Sanitätshaus. Die Produkte sind in der Regel in unterschiedlichen Größen erhältlich und müssen individuell angepasst werden, wobei die meisten Hersteller eine Tabelle mit Messpunkten und Größen auf der Rückseite ihrer Verpackungen platziert haben.

> → **Definition** Sowohl **Bandagen** als auch **Orthesen** sind orthopädische Hilfsmittel. Dabei sind Bandagen flexibler und schränken den Körper nicht so sehr ein wie Orthesen. Die meist waschbaren Bandagen bestehen aus einem Gestrick, Orthesen hingegen bestehen oft aus Kunststoff. In der Apotheke werden Bandagen deutlich häufiger abgegeben, da Orthesen in der Regel von Orthopädietechnikern angepasst werden. Sportler tragen Bandagen auch zur Vorbeugung von Verletzungen. **Schienen** lassen keinerlei Bewegung am jeweiligen Körperteil zu.

Nach Verletzungen oder Entzündungen der Halswirbelsäule entlasten eine **Halskrawatte** oder **Halskrause** die Nackenmuskulatur. Dabei sind diese Krawatten aus Schaumstoff – sowohl gerade als auch anatomisch geformt – oder aus gepolstertem Kunststoff und höhenverstellbar erhältlich. Die Halskrausen sind in der Regel waschbar. Im Gegensatz dazu sind **Halsmanschetten** sehr fest – sie zählen zu den Orthesen. Produktbeispiele sind die Bort Stabilo® Cervialstütze oder die Tricodur® Cerviforte Halskrause.

Schulterbandagen und -orthesen wie die Bort Omobasic® Bandage nach Gilchrist oder die OmoLoc® Schulterorthese kommen unter anderem bei rheumatischen Erkrankungen zum Einsatz, aber auch zur Fixierung bei einem Bruch des Schlüsselbeins.

Epicondylitis-Bandagen mit Druckpolster wie beispielsweise die EpiTrain® Bandage werden zur Entlastung bei Überbeanspruchung der ellenbogennahen Vorderarmmuskulatur verwendet, da sie gezielt Druck auf die schmerzende Stelle ausüben.

Handgelenksbandagen mit Klettverschluss werden bei Sehnenscheidenentzündungen, Zerrungen des Handgelenks und nach der Abnahme von Gipsverbänden verwendet. Dazu zählen beispielsweise die ManuTrain® Bandage oder die Cellacare® Manus Bandage. Spezielle **Daumenbandagen** wie die Bort SellXpress® Bandage werden beispielsweise bei Arthritis oder Arthrose eingesetzt. Sie sorgen dafür, dass der Daumen ruhiggestellt wird, die restlichen Finger aber beweglich bleiben.

Bandagen für den Rücken sollen die Wirbelsäule entlasten und stabilisieren. Beispiele für Rückenbandagen, die in der Regel von einem Arzt verordnet werden, sind die Bort Stabilobasic Rückenbandage oder die LumboTrain® Bandage.

Kniebandagen kommen bei Beschwerden durch Verletzungen oder Überbelastung, aber auch durch Verschleiß zum Einsatz. Beispiele sind Bort select® GenuZip® oder die GenuTrain® Bandage. Es gibt sie mit und ohne Öffnung im Bereich der Kniescheibe. Bei Rei-

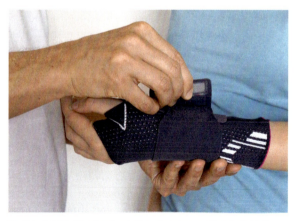

Abb. 7.101 Handgelenksbandagen werden beispielsweise bei Sehnenscheidenentzündungen angewendet.

zungen der Achillessehne benutzen Patienten beispielsweise die AchilloTrain® Bandage.

Ein **Suspensorium** ist ein Gurt, an dem ein Leinenbeutel als Trageverband für den Hodensack befestigt ist. Er wird bei einem Hodenbruch angewendet, aber auch Sportler, die viel laufen müssen, tragen manchmal Suspensorien. Sie sind in unterschiedlichen Größen erhältlich.

Bruchbänder bestehen aus einem kleinen Druckkissen, welches an einem Gurt befestigt ist. Diese Bänder werden bei Leistenbrüchen eingesetzt, indem das Druckkissen auf den Bruch gelegt und mithilfe des Gurts befestigt wird. Für Kinder gibt es auch Nabelbruchbänder.

7.3.3 Verleih von Medizinprodukten

In den meisten Apotheken gibt sogenannte Leihgeräte. Besonders häufig sind das Milchpumpen, Babywaagen oder spezielle Inhalationsgeräte.

Bevor man ein Leihgerät abgibt, wird geprüft, ob es in Ordnung ist. Man füllt einen Leihschein (wird in der Regel von den Herstellern zur Verfügung gestellt) aus und berechnet dem Patienten neben der eventuell anfallenden Leihgebühr auch eine Kaution. Diese wird quittiert und wenn das Leihgerät zurück in die Apotheke kommt wieder ausgezahlt. Nachdem die Leihgeräte von Patienten zurückgebracht wurden, werden sie überprüft, gereinigt und desinfiziert.

Auch diese Leihgeräte müssen einen festen Lagerort haben – getrennt von den anderen Medizinprodukten. Für sie gibt es nämlich spezielle medizinprodukterechtliche Vorschriften. Nach der Medizinprodukte-Betreiberverordnung (MPBetreibV) müssen für Leihgeräte in der Apotheke ein Medizinproduktebuch und ein Bestandsverzeichnis geführt werden. Im Medizinproduktebuch wird der „Lebenslauf" des Produkts dokumentiert, also wann es in den Betrieb genommen wurde, wer im Umgang mit dem Gerät geschult ist, wenn etwas an dem Gerät repariert werden musste, die Durchführung sicherheitstechnischer und messtechnischer Kontrollen, Aufbereitungsprotokolle und schließlich auch, wann es außer Betrieb genommen wurde. Das Bestandsverzeichnis zeigt, wo sich ein Gerät gerade befindet. Es ist mit einem Reisepass mit ganz vielen Stempeln vergleichbar. Beide Dokumentationen müssen fünf Jahre nach Außerbetriebnahme des Geräts aufbewahrt werden.

Milchpumpen. Wie genau Milchpumpen funktionieren und wie sie angewendet werden, lesen wurde im ▶ Kap. 7.2.4 erläutert. Hat ein Arzt, beispielsweise aufgrund einer Trinkschwäche des Säuglings, eine Milchpumpe zum Ausleihen verordnet, bekommen die jun-

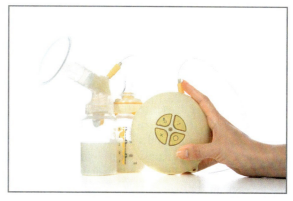

○ **Abb. 7.102** Milchpumpen zählen zu den Geräten, die in der Apotheke ausgeliehen werden können.

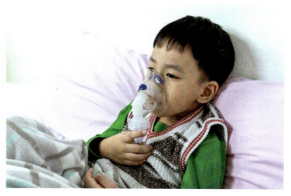

○ **Abb. 7.103** Der Verleih von Inhaliergeräten muss in der Apotheke dokumentiert werden.

gen Eltern in der Apotheke nur das eigentliche Gerät, denn die Teile der Milchpumpe, die direkt mit der Muttermilch in Berührung kommen, werden bei jedem Verleih ausgetauscht. Dazu gibt es, beispielsweise von Medela, spezielle Zubehörsets, die Fläschchen, Schläuche und Verbindungsstücke enthalten.

Babywaagen. Dass Babywaagen werden verwendet, um zu kontrollieren, ob ein Baby kontinuierlich zunimmt oder um zu prüfen, wie viel Milch es während einer Stillmahlzeit aufgenommen hat, wurde bereits im ▶ Kap. 7.2.4 angesprochen. Dabei müssen Eltern diese Waagen nicht unbedingt kaufen, sie können sich auch gegen Gebühr in der Apotheke ausleihen. Diesen Service bieten viele Apotheken ihren Kunden.

Die Babywaagen werden nach der Rückgabe durch den Kunden – genau wie Milchpumpen – gründlich gereinigt und desinfiziert. Außerdem ist zu prüfen, ob die Batterien noch funktionieren.

Inhaliergeräte. Die verschiedenen Inhaliergeräte wurden im ▶ Kap. 7.2.3 bereits vorgestellt. Auch sie werden von Ärzten oft zum Verleih verordnet. Dabei wird nur das eigentliche Gerät verliehen und Produkte wie Schläuche, Masken oder Filter gelten als Einmal-Artikel. Viele Kunden heben diese Teile jedoch auf, sodass sie sie, wenn sie nochmal ein Leihgerät bekommen, erneut verwenden können.

7.3.4 Ernährungsberatung

Egal ob Kunden sich vegan ernähren und daher das Vitamin B_{12} supplementieren müssen, ob überflüssige Pfunde schmelzen sollen oder ob ein Patient mit Diabetes wissen möchte, was er essen darf – bei allen Fragen rund um die gesunde Ernährung gilt die Apotheke häufig als erste Anlaufstelle. Daher sollten Sie nicht nur über Ernährungs-Grundwissen verfügen (▶ Kap. 2.10.7), sondern auch über die Ernährung bestimmter Personengruppen informiert sein und sich mit „Essenstipps" bei Erkrankungen wie Diabetes und Co. bereithalten.

Ernährung bestimmter Personengruppen

Vegetarismus. Waren Vegetarier und Veganer früher die große Ausnahme, ist der teilweise oder völlige Verzicht auf tierische Lebensmittel mittlerweile für immer mehr Menschen wichtig. Je nachdem, welche Lebensmittel aus der Ernährung ausgeschlossen werden, unterscheidet man verschiedene Formen des Vegetarismus:

- **Ovo-Lacto-Vegetarier** verzichten auf Fleisch und Fisch. Neben pflanzlichen Lebensmitteln, die sowohl roh als auch gekocht verzehrt werden, nehmen sie jedoch auch Milch und Milchprodukte sowie Eier zu sich.
- **Lacto-Vegetarier:** Die Ernährungsweise entspricht der von Ovo-Lacto-Vegetariern, allerdings wird zusätzlich zu Fisch und Fleisch auch auf Eier verzichtet.
- **Veganer** verzehren keinerlei tierische Lebensmittel, ihre Ernährung besteht ausschließlich aus pflanzlicher Kost. Fleisch, Fisch, Milch und Milchprodukte sowie Eier werden ausgeschlossen, teilweise wird auch auf Honig verzichtet.
- **Rohköstler:** Bei der strengsten Form des Vegetarismus wird nicht nur jegliche Art tierischer Lebensmittel abgelehnt, sondern die pflanzliche Kost auch nur in rohem Zustand verzehrt.

Aus ernährungsphysiologischer Sicht muss bei der Beurteilung des Vegetarismus zwischen den verschiedenen Formen differenziert werden.

Für Erwachsene gilt: Mit einer ovo-lacto-vegetabilen Ernährung sowie der lacto-vegetabilen Ernährung können sie in der Regel mit allen Nährstoffen ausreichend versorgt werden. Dank ihrem großen Anteil an pflanzlichen Lebensmitteln mit ihrer hohen Dichte an Vitaminen, Mineralstoffen und Ballaststoffen bei gleichzeitig niedriger Energiedichte sind diese beiden Ernährungsformen gut geeignet, um zum Beispiel Übergewicht, Diabetes, Herz-Kreislauf-Erkrankungen etc. vorzubeugen.

Bei Veganern ist die Versorgung mit Eiweiß, Vitamin B_{12}, Jod, Calcium und Eisen als kritisch zu betrachten. Mit einer sehr sorgfältigen Lebensmittelauswahl, zum Beispiel der Kombination verschiedener Eiweißquellen und dem Verzehr von Sauerkraut als Vitamin-B_{12}-Lieferant, kann bei gesunden Erwachsenen zwar theoretisch eine bedarfsgerechte Nährstoffzufuhr erreicht werden, vielfach gelingt dies in der Praxis aber nicht. So weisen viele Veganer zum Beispiel niedrige Calciumspiegel auf.

Für Schwangere und Stillende gilt: Eine ovo-lacto-vegetabile sowie eine lacto-vegetabile Ernährung kann auch während Schwangerschaft und Stillzeit bei sorgfältiger Lebensmittelauswahl eine ausreichende Zufuhr aller notwendigen Nährstoffe gewährleisten und ist aus Sicht der Deutschen Gesellschaft für Ernährung somit akzeptabel. Von einer veganen Ernährung rät die Gesellschaft Schwangeren und Stillenden jedoch ab, da die Wahrscheinlichkeit von Nährstoffdefiziten (auch beim voll gestillten Kind) hoch ist. Kritisch sind insbesondere hochwertiges Eiweiß, Vitamin B_{12}, Jod, Calcium und Eisen.

Für Kinder gilt: Eine ovo-lacto-vegetabile oder lacto-vegetabile Ernährung kann auch für Kinder dauerhaft geeignet sein, wenn auf eine sorgfältige Lebensmittelauswahl geachtet wird. Eine vegane Ernährung lehnt die DGE für Kinder ab.

Säuglingsnahrung. Muttermilch ist in der ersten Lebensphase die optimale Nahrung für ein Baby. Der mütterliche Körper produziert den Energie- und Nährstoffgehalt der Milch entsprechend dem Bedarf und der körperlichen Entwicklung des Kindes. In den ersten zwei bis drei Tagen wird die Vormilch (Kolostrum) gebildet, die besonders viele Abwehrstoffe enthält und das Neugeborene so vor Infektionen aus der noch unvertrauten Umgebung schützt. Außerdem erleichtert sie den ersten Stuhlgang des Babys (wegen der Schwärze „Kindspech" genannt). Danach wandelt sich die Vormilch zur Übergangsmilch, die in ihrer Menge und ihrem Fett- und Kohlenhydrat-, somit also ihrem Energiegehalt, ansteigt, bis etwa zwei Wochen nach der Entbindung die „reife" Milch fließt. Die Muttermilch ändert sich in ihrer Zusammensetzung von Tag zu Tag, von Mahlzeit zu Mahlzeit und sogar innerhalb eines Stillvorganges. So löscht das Baby seinen Durst mit der klaren und wässrigen Milch beim Antrinken. Die Nachmilch dagegen ist weiß, dickflüssig und fettreich und stillt damit den Hunger des Säuglings. Sobald das Baby satt ist, hört es normalerweise auf zu trinken – das muss man nicht künstlich steuern. Empfohlen wird daher, Säuglinge „nach Bedarf" zu stillen.

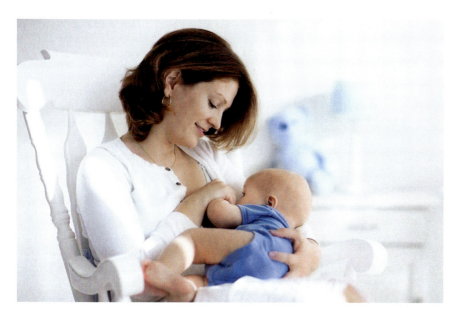

Abb. 7.104 Muttermilch ist in der ersten Lebensphase die optimale Nahrung für ein Baby.

Muttermilch ist in vielerlei Hinsicht die beste Wahl für ein Baby. Unter anderem wegen der darin enthaltenen Abwehrstoffe, die bislang unnachahmlich sind. Sie schützen das Baby vor allem in der ersten Stillzeit vor Infektionen und helfen auch, Allergien vorzubeugen. Außerdem hat Muttermilch den Vorteil, immer zur rechten Zeit, in der richtigen Temperatur und – bei entsprechender Hygiene – keimfrei zur Verfügung zu stehen. Wichtig ist auch die psychische Komponente des Stillens. Muttermilch befriedigt nicht nur den Hunger des Säuglings, sondern vermittelt auch einen besonders intimen Kontakt zwischen Mutter und Baby.

Bedenken gegen das Stillen wurden in der Vergangenheit vor allem deshalb laut, weil durch die Belastung der Umwelt auch die Muttermilch in Mitleidenschaft gezogen wurde und wird. Rückstände von Umweltgiften wie Pflanzenschutzmittel oder Dioxin reichern sich im mütterlichen Gewebe an und geraten, da sie fettlöslich sind, auch in die Muttermilch. Trotz dieser möglichen Belastung empfehlen Kinderärzte jedoch uneingeschränkt das Stillen in den ersten vier bis sechs Monaten.

Wenn das Stillen nicht möglich ist und auch das Füttern abgepumpter Muttermilch unterbleiben muss, bietet sich heute ein umfangreiches Sortiment an industriell hergestellten Säuglingsanfangsnahrungen für die Flasche an. Kuhmilch ist in Form der handelsüblichen Vollmilch zur Ernährung des Säuglings nicht geeignet, da sie in ihrer Zusammensetzung nach Menge und Art stark von der Frauenmilch abweicht.

Für die industrielle Herstellung von Säuglingsnahrungen dient die Zusammensetzung der Frauenmilch als Vorbild. Da jedoch das Ausgangsmaterial für die Produktion die in vielerlei Hinsicht anders zusammengesetzte Kuhmilch ist, muss die Industrie durch eine Reihe von Maßnahmen (Herausnahme überschüssiger oder Zugabe fehlender Bestandteile) das richtige prozentuale Verhältnis der einzelnen Nährstoffe herstellen. Diesen Vorgang nennt man „adaptieren" (= anpassen). Man unterscheidet zwischen „adaptiert" und „teiladaptiert", wobei sich die Anpassung nach den derzeit geltenden europäischen Richtlinien für Säuglingsanfangsnahrung und Folgenahrung auf den Proteingehalt bezieht. Beide Produktgruppen sind unter dem Oberbegriff Säuglingsanfangsnahrung auf dem Markt und zur leichteren Unterscheidung üblicherweise mit dem Zusatz PRE (adaptiert) oder der Ziffer 1 (teiladaptiert) versehen. Wird zur Herstellung einer Anfangsnahrung der Proteinanteil aus Kuhmilch gewonnen, muss laut EG-Richtlinie die Nahrung als Säuglingsmilchnahrung bezeichnet werden. Als Folgenahrung, meist mit Ziffer 2 markiert, werden Produkte angeboten, die für Kinder ab dem vierten bis fünften Lebensmonat geeignet sind. Stammt der Proteinanteil aus Kuhmilch, muss die Nahrung als Folgemilch bezeichnet werden.

→ **Definition** **Pre-Milch** ist adaptiert und enthält Laktose als Kohlenhydrat. **1er-Milch** ist teiladaptiert und enthält Laktose und Stärke. **Folgemilch** enthält deutlich mehr Kohlenhydrate z.B. in Form von Stärke oder Zucker und zum Teil Fruchtzusatz.

Die **Zwiemilchernährung,** also die Kombination von Mutter- und Fläschchenmilch, wird dann erforderlich, wenn die Mutter nicht voll stillen kann, sei es, dass die Milchsekretion zu gering ist oder dass Stillschwierigkeiten oder -hindernisse bestehen. In diesen Fällen wird das Kind gewogen, trinkt an der Brust, wird erneut ge-

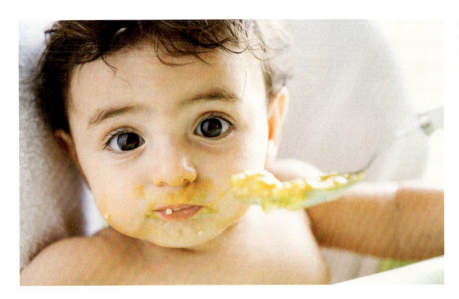

○ **Abb. 7.105** Ab etwa dem fünften Lebensmonat werden Babys mit Brei gefüttert.

wogen und erhält dann je nach aufgenommener Muttermilchmenge seine restliche Mahlzeit aus der Flasche. Zur Zwiemilchernährung sind sämtliche im Handel befindlichen Milchfertigpräparate geeignet.

Säuglings-Heilnahrungen sind Präparate, die unter anderem der Behandlung akuter und chronischer Durchfallerkrankungen des Säuglings dienen. Bei Durchfallerkrankungen ist die Empfindlichkeit des Darms gegenüber Fetten erhöht. Deshalb benutzte man ursprünglich die fettarme Buttermilch als Heilnahrung bei Durchfall. Mittlerweile werden Milchnahrungen mit MCT-Fetten (engl. für mittelkettige Triglyceride) empfohlen, da diese Fette leichter verdaulich sind.

Mitunter liegt die Ursache für immer wiederkehrende Verdauungsstörungen des Säuglings in einer individuellen Überempfindlichkeit gegenüber Kuhmilcheiweiß. Heilnahrungen, die auch diese Form des Durchfalls erfassen sollen, werden deshalb mit Soja-Eiweiß hergestellt.

Heilnahrungen werden, außer gegen Durchfallerkrankungen, auch gegen eine Reihe schwerer Enzymmangelerkrankungen des Darmkanals angewendet.

Beikost: In den ersten vier Lebensmonaten ernährt sich der Säugling ausschließlich von Milch. Doch etwa ab dem fünften Lebensmonat reicht dies dem rasch wachsenden Organismus nicht mehr: Das Baby hat jetzt einen höheren Nährstoff- und Energiebedarf, sodass mit dem Zufüttern anderer Lebensmittel, der sogenannten Beikost, begonnen werden muss. Ungefähr im fünften Lebensmonat ist das Baby in der Lage, von einem Löffel zu essen, nachdem es in den ersten vier Monaten nur Saug- und Schluckbewegungen beherrscht hat. Es kann nun auch Breinahrung bekommen, die nach und nach die meisten Milchmahlzeiten ablöst.

Als erster Brei wird am besten ein Gemüse-Kartoffel-Brei gefüttert. Man kann ihn entweder selbst zubereiten oder ein gekauftes Produkt verwenden. In beiden Fällen beginnt man jedoch wegen der Verträglichkeit am besten mit einem reinen Karottenmus und bleibt dabei, bis die ersten Schwierigkeiten mit der noch ungewohnten Löffelfütterung überwunden sind. Es bieten sich hier, nicht nur wegen des küchentechnischen Aufwandes, Fertigprodukte an, denn sie enthalten kontrolliert niedrige Nitratgehalte.

Bei der Selbstzubereitung werden dem Karottenmus Kartoffeln im Verhältnis 2:1 zugesetzt. Diesem Brei wird, allmählich steigernd bis zu sechsmal wöchentlich, Fleisch für die Eisenversorgung zugegeben. Nach den sehr wahrscheinlich auftretenden Schwierigkeiten zu Beginn der Löffelfütterung sollte am Ende des fünften Lebensmonats eine Milchmahlzeit komplett durch einen vollen Gemüse-Kartoffel-Fleisch-Brei (150 bis 200 g) ersetzt sein. Diesen Brei kann man ab dem sechsten Monat mit gut verträglichem, nährstoffreichem und frischem Gemüse der Saison zubereiten; gut geeignet sind dafür neben Karotten auch Zucchini, Kohlrabi, Fenchel, Broccoli oder Spinat.

Es wird empfohlen, im sechsten Monat eine weitere Milchmahlzeit durch einen Vollmilch-Getreide-Brei (etwa 200 bis 250 g) zu ersetzen. Im siebten Monat ersetzt man dann noch eine Milchmahlzeit durch einen milchfreien Getreide-Obst-Brei (circa 200 bis 250 g). Als vierte Mahlzeit im zweiten Lebenshalbjahr sollte weiterhin Milch gefüttert werden. Zu Beginn der Beikostfütterung ist Obst (noch) nicht notwendig. Eine Gewöhnung an die Süße des Obstes kann sogar dazu führen, dass das Baby einen nicht süß schmeckenden Gemüse-Kartoffel-Fleisch-Brei vom Geschmack her ablehnt. Doch kann Obst keinesfalls die darin enthaltenen Nährstoffe ersetzen. Wenn etwa ab dem zehnten Monat die Zähnchen so weit entwickelt sind, dass das Kind in der Lage ist, mit dem Kauen zu beginnen, kann

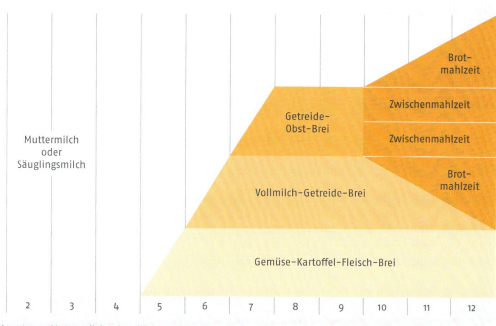

Abb. 7.106 Ernährungsplan für das erste Lebensjahr.

1. bis 4. Monat: Muttermilch oder Säuglingsmilch
5. Monat: Einführung des Gemüse-Kartoffel-Fleisch-Breis
6. Monat: Einführung des Vollmilch-Getreide-Breis
7. Monat: Einführung des Getreide-Obst-Breis
ab dem 10. Monat: Einführung der Familienkost

langsam auf festere Nahrung übergegangen werden. Die breiige Ernährung des Säuglings sollte jetzt behutsam in die Familienkost übergehen.

Bei **allergiegefährdeten Kindern** muss man bei der Zufütterung besonders aufmerksam vorgehen. Um eine allergische Reaktion sofort erkennen und zuordnen zu können, sollten neue Lebensmittel einzeln und im Abstand von etwa einer Woche eingeführt werden. Nicht die geschmackliche Abwechslung ist entscheidend für das Wohl und Gedeihen des Kindes, sondern vielmehr die Möglichkeit des kleinen Körpers, mit den neuen Substanzen fertig zu werden.

Ernährung von Senioren. Altern ist ein komplexer Prozess, der mit zahlreichen organischen Veränderungen verbunden ist, die sich auch auf den Nährstoffbedarf auswirken. Zu diesen Veränderungen, die etwa ab dem 65. Lebensjahr zunehmend von Bedeutung sind, gehört eine Abnahme der fettarmen, stoffwechselaktiven Körpermasse. Davon sind vor allem die Skelettmuskulatur, die inneren Organe und die Knochenmasse betroffen. Der Körperfettanteil steigt dafür. Eine weitere Veränderung betrifft die Niere. Ihre Filtrationsleistung sinkt mit dem Alter, sodass Stoffwechselendprodukte langsamer ausgeschieden werden und die Fähigkeit zur Harnkonzentration abnimmt. Bei älteren Menschen kann daher eine geringe Flüssigkeitszufuhr schneller kritisch werden als bei jüngeren. Im Gastrointestinaltrakt ist vor allem der Magen beziehungsweise die Magenschleimhaut vom Alterungsprozess betroffen. Sie bildet sich zurück, was bei jedem dritten bis zweiten über 65-Jährigen zu einer chronischen atrophischen Gastritis führt. Bei den Betroffenen wird weniger Vitamin B_{12} aus der Nahrung freigesetzt und auch die Folsäure-Verfügbarkeit ist vermindert, was zu einem Mangel an diesen Vitaminen führt.

Der Energiebedarf sinkt im Alter. Etwa 20 Prozent weniger Energie braucht ein 75-jähriger Mann verglichen mit einem 25-jährigen. In Kalorien ausgedrückt, sind das etwa 375 kcal pro Tag weniger. Bei einer Frau nimmt der Bedarf um etwa 200 kcal pro Tag ab. Die Empfehlungen für die essenziellen Nährstoffe sind bei gesunden Senioren dagegen im Wesentlichen dieselben wie für jüngere Menschen. Um Übergewicht zu vermeiden, sollten Senioren mit ihrem verminderten Energiebedarf daher auf eine höhere Nährstoffdichte ihrer Nahrung achten. Die Fettzufuhr sollte reduziert werden, wobei jedoch die Versorgung mit essenziellen Fettsäuren weiterhin gewährleistet werden muss. Eine abwechslungsreiche Mischkost mit einem hohen Obst-

und Gemüseanteil sowie Milch- und Vollkornprodukten, sind das beste Rezept, um die Anforderungen an die Nährstoffzufuhr zu erfüllen.

Besonderes Augenmerk sollte auf die Zufuhr der folgenden Nährstoffe gelegt werden. Ihr Bedarf wird bei Senioren erfahrungsgemäß oft nicht gedeckt:

- **Vitamin D:** Mit dem Alter sinkt die Fähigkeit, Vitamin D selbst herzustellen. Gleichzeitig wird ein erhöhter Bedarf zur Optimierung der Calciumresorption und zur Prävention einer Osteoporose diskutiert. Um den Bedarf zu decken, sollten Senioren Vitamin D verstärkt über die Nahrung aufnehmen – oder ggf. supplementieren.
- **Vitamin B_{12}:** Aufgrund der bei Senioren häufig vorkommenden atrophischen Gastritis ist die Vitamin-B_{12}-Zufuhr vielfach nicht ausreichend. Senioren mit einer entsprechenden Diagnose wird die Einnahme von Vitamin-B_{12}-Supplementen empfohlen (mindestens 100 µg pro Tag).
- **Folsäure:** Eine zu niedrige Folsäureaufnahme ist eigentlich in allen Altersgruppen ein Problem. Bei Senioren verstärkt es sich durch die gastrointestinalen Veränderungen und den Umstand, dass sie häufig auf Arzneimittel angewiesen sind, die den Folsäurestatus beeinträchtigen. In Verbindung mit dem häufigen Vitamin-B_{12}-Mangel kann bei Senioren das Arterioskleroserisiko deutlich erhöht sein.
- **Iod:** Auch der Iodmangel ist kein reines Altersproblem, kommt jedoch bei Senioren häufig vor. Der Mineralstoff ist in Seefisch reichlich enthalten. Deshalb sollte wöchentlich ein Fischtag eingeplant und immer jodiertes Speisesalz verwendet werden.

Ebenso wichtig, wenn nicht noch wichtiger als eine adäquate Nahrungszufuhr, ist für Senioren ausreichendes Trinken. Da das Durstgefühl bei älteren Menschen nachlässt und gleichzeitig die Niere nicht mehr so gut wie bei Jüngeren funktioniert, kommt es insbesondere im Sommer immer wieder zu Austrocknungen, die häufig tödlich enden. Mindestens 1,5 Liter Flüssigkeitszufuhr pro Tag sollte für Senioren daher die Regel sein. Geeignete Getränke sind Leitungs- und Mineralwasser, ungesüßte Kräuter- und Früchtetees oder Saftschorle.

> **Englisch: Richtig trinken**
> Folgende Tipps können eine ausreichende Flüssigkeitsaufnahme fördern:
> - „Trinken Sie, bevor Sie Durst verspüren."
> - „Trinken Sie zu jeder Mahlzeit ein Getränk."
> - „Stellen Sie schon morgens die Getränke, die Sie tagsüber trinken möchten, an gut sichtbarer Stelle bereit."
> - „Suppen und viele Obstsorten enthalten reichlich Flüssigkeit. Sie können einen Teil der nötigen Trinkmenge liefern."
>
> **So sagen Sie es auf Englisch:**
> - "Drink before you get thirsty."
> - "Have one drink with every meal."
> - "In the morning, you should put the drinks you want to drink during the day in a visible place."
> - "Soups and lots of fruits contain plenty of liquid. They can provide part of the required liquid intake."

Ernährung von Sportlern. Körperliches Training führt zu einer Vielzahl von Prozessen im Körper, mit denen er sich an die Anstrengung anzupassen versucht. Ausdauersportarten gehen insbesondere mit einem Anstieg des Atem-, Herz- und Blutvolumens einher. Die kleinen Blutgefäße in der Muskulatur vermehren sich und die Sauerstoffversorgung des Organismus wird verbessert. Zudem kann die Muskulatur vermehrt Glucose aufnehmen sowie Fette zur Energiegewinnung nutzen. Ausdauertrainierte Menschen haben daher bereits unter Ruhebedingungen eine stärkere Fettverbrennung als untrainierte. Bei Kraftsportarten stehen morphologische Veränderungen im Vordergrund, die in Form der wachsenden Muskelmasse sichtbar werden.

Nährstoffbedarf von Sportlern:
- **Energie:** Der Energiebedarf ist abhängig von Trainingsdauer, -häufigkeit und -intensität. Er kann bei Leistungssportlern deutlich erhöht sein, bei Breitensportlern ist er dagegen nur geringfügig erhöht.
- **Kohlenhydrate:** Besonders wichtig für Sportler sind Kohlenhydrate, da aus ihnen das für die Energiegewinnung im Muskel notwendige Glykogen gebildet wird. Leistungssportlern wird daher auch ein erhöhter Kohlenhydratanteil von 60 Prozent der täglichen Gesamtenergiezufuhr in der Nahrung empfohlen. Breitensportler sollten sich an die allgemein gültigen

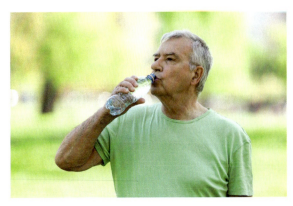

○ **Abb. 7.107** Für Senioren ist es wichtig, dass sie regelmäßig trinken – auch wenn das Durstgefühl bei älteren Menschen nachlässt.

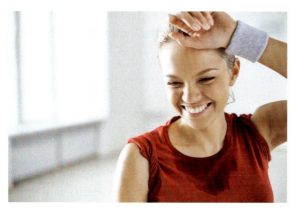

Abb. 7.108 Weil Sportler viel schwitzen, sollten sie auf ihre Mineralstoffzufuhr achten.

Vorgaben für die Kohlenhydratzufuhr – 50 bis 55 Prozent der Gesamtenergiezufuhr – halten.
- **Fett:** Fett spielt als Energielieferant im Sport eine untergeordnete Rolle. Die Zufuhr sollte bei Sportlern nicht höher als bei untrainierten Menschen liegen und 30 Prozent der Gesamtenergiezufuhr nicht überschreiten.
- **Proteine:** Für Proteine wurde lange Zeit eine erhöhte Zufuhr empfohlen, insbesondere bei Kraftsportarten. Mittlerweile hat man diese Empfehlung relativiert. Lediglich Hochleistungssportlern wird eine höhere Proteinzufuhr (1,8 bis 2,2 g pro Kilogramm Körpergewicht) empfohlen.
- **Vitamine:** Bei einer ausgewogenen und dem Energiebedarf angepassten Ernährung kann der Vitaminbedarf von Sportlern gut gedeckt werden. Analysen haben jedoch gezeigt, dass Sportler häufiger Defizite an bestimmten Vitaminen der B-Gruppe (Vitamin B_1, B_2 und B_6) und auch an Vitamin C aufweisen. Im Fall eines möglichen Defizits kann eine Supplementation sinnvoll sein.
- **Mineralstoffe:** Mineralstoffe gehen unter Trainingsbedingungen vermehrt über den Urin und den Schweiß verloren. Sportler sollten daher auf eine ausreichende Zufuhr an Kalium, Magnesium und Zink achten. Der Bedarf ist bei einer sorgfältigen Lebensmittelauswahl jedoch über die Ernährung zu decken. Der Eisenbedarf ist bei Sportlern aufgrund des verstärkten Sauerstoffumsatzes erhöht. Vor allem junge Frauen, die Ausdauersportarten betreiben, weisen häufig ein Eisendefizit auf. Für gefährdete Sportlerinnen kann daher die Gabe eines niedrig dosierten Eisenpräparats sinnvoll sein.
- **Flüssigkeit:** Ganz wichtig für die Leistungsfähigkeit eines Sportlers ist der Ausgleich des Flüssigkeitsverlustes. Bis zu zwei Liter Flüssigkeit können je nach Sportart pro Stunde über den Schweiß verloren gehen. Da dabei nicht nur Wasser, sondern auch Elektrolyte abgegeben werden, sind isotone Getränke zum Flüssigkeitsersatz besonders geeignet. Isoton bedeutet, dass eine Flüssigkeit denselben osmotischen Druck wie das Blut aufweist. Das trifft zum Beispiel auf Mischungen aus Fruchtsäften und Mineralwasser (im Verhältnis 1:3) zu.

Englisch: Trinktipps für Sportler
- „Schon vor dem Sport ausreichend trinken und bei längeren Belastungen (mehr als 45 bis 60 Minuten) auch in den Pausen zwischendurch immer wieder kleinere Mengen von 0,1 bis 0,2 Liter Flüssigkeit zu sich nehmen."
- „Mineralwasser sollte nicht zu viel Kohlensäure, dafür reichlich Magnesium (mindestens 100 mg/l) enthalten."
- „Eiskalte, stark kohlensäurereiche und sehr zuckerhaltige Getränke sind ungeeignet, da sie die Magenentleerung verzögern und somit die Flüssigkeitsaufnahme verlangsamen."
- „Die richtige Getränketemperatur ist im Sommer kühl (zwischen 12 und 20 °C); bei kälteren Umgebungstemperaturen leicht erwärmt."

So sagen Sie es auf Englisch:
- "You should already drink before exercising and if you exercise over a long period (more than 45 to 60 minutes) you should also drink smaller amounts of 0,1 to 0,2 litres (100 to 200 mls) during the breaks."
- "Mineral water should not contain too much carbon dioxide/gas but lots of magnesium (at least 100 mg/l)."
- "Ice-cold carbonated and very sugary drinks are unsuitable because they delay the emptying of the stomach and therefor the fluid absorption."
- "Drinks should be cold in the summer (between 12 and 20 °C); they can be heated gently when the surrounding temperature is colder."

Ernährungsmitbedingte Krankheiten

Übergewicht, Fettstoffwechselstörungen, Diabetes mellitus, Bluthochdruck oder Osteoporose sind Erkrankungen, die durch eine spezialisierte Ernährung positiv beeinflusst werden können.

Übergewicht. Ernährungsbedingtes Übergewicht entsteht durch ein anhaltendes Ungleichgewicht zwischen Nahrungsenergieaufnahme und Energieverbrauch des Körpers. Es werden also über einen längeren Zeitraum durch Essen und Trinken mehr Kalorien zugeführt als benötigt. Die überschüssige Energie wird in Form von Fettdepots gespeichert.

Übergewicht begünstigt die Entstehung einer Reihe von Erkrankungen und kann zudem deren Verlauf ver-

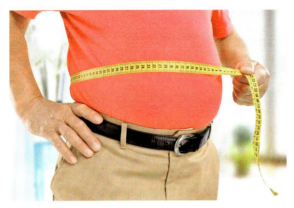

Abb. 7.109 Übergewichtige Kunden, die ihre überflüssigen Pfunde verlieren möchten, sind oft dankbar für einfache Ernährungstipps.

stärken. Dazu zählen unter anderem die Zuckerkrankheit (Diabetes mellitus), zu hohe Blutfettwerte, Gicht, Bluthochdruck sowie Gelenk- und Wirbelsäulenbeschwerden. Überhöhtes Körpergewicht belastet und schädigt das Herz-Kreislauf-System und hat Bedeutung für das Auftreten von Herzinfarkt und Schlaganfall.

Langfristig lässt sich Übergewicht nur durch eine konsequente Einschränkung der Nahrungsenergieaufnahme bei möglichst gleichzeitiger Erhöhung des Energieverbrauchs durch Sport abbauen. Blitzdiäten und einseitige Ernährung helfen, wenn überhaupt, nur kurzfristig und schaden der Gesundheit oft. Dauerhafter Erfolg ist nur durch eine Umstellung der Ernährung auf eine kalorienarme, abwechslungsreiche Mischkost zu erwarten.

Fettstoffwechselstörungen – Hypercholesterinämie.
Ursache für Störungen im Fettstoffwechsel (hier: erhöhter Cholesterinspiegel) können sowohl Vererbung als auch falsche Ernährung, Übergewicht, Rauchen, übermäßiger Stress und Alkoholkonsum sowie bestimmte Defekte im Stoffwechselgeschehen sein.

Erhöhte Cholesterinwerte im Blut machen zunächst keine Beschwerden, tragen jedoch langfristig zu Gefäßveränderungen (Atherosklerose) und deren Folgen wie Herzinfarkt und Schlaganfall bei. Die Gefahr ist besonders groß, wenn beim Patienten neben dem erhöhten Cholesterinspiegel weitere Risikofaktoren wie beispielsweise Rauchen, Bluthochdruck, Stress, Diabetes, Übergewicht hinzukommen.

Neben einer vom Arzt gegebenenfalls verordneten medikamentösen Therapie (Cholesterinsenker) und der Ausschaltung weiterer Risikofaktoren, steht die Umstellung der Ernährung im Vordergrund der Behandlung. Empfohlen werden:
- Gewichtsnormalisierung bei Übergewicht.
- Übermäßige Fettaufnahme meiden (die Menge von circa 70 g Fett täglich einschließlich der versteckten Fette sollte nicht überschritten werden).
- Auf ein ausgewogenes Verhältnis gesättigter, einfach ungesättigter und mehrfach ungesättigter Fettsäuren durch Kombination von tierischen und pflanzlichen Nahrungsmitteln achten.
- Nahrungscholesterinaufnahme auf circa 300 mg pro Tag beschränken.
- Reichlich Ballaststoffe aufnehmen, mindestens 30 g pro Tag. Das bedeutet in der Praxis: täglich zwei Portionen Gemüse (500 g) + eine Portion frischer Salat und vier bis fünf Kartoffeln (300 g) sowie drei Stück frisches Obst.
- Außerdem: Auf abwechslungsreiche Gemischtkost achten, zu viel Süßes und Alkohol meiden, reichlich trinken, viel bewegen.

Diabetes mellitus.
Der Diabetes mellitus ist eine Stoffwechselkrankheit, die auf einem Mangel (absolut oder relativ) an Insulin, einem Hormon der Bauchspeicheldrüse, beruht. Insulin sorgt unter anderem dafür, dass mit der Nahrung aufgenommene Glucose aus dem Blut in die Zellen der Skelettmuskulatur und des Fettgewebes transportiert wird. Das Hormon ist also essenziell für die Verstoffwechselung von Zucker. Man unterscheidet zwischen Typ-I-Diabetes, der sich in der Regel vor dem 40sten Lebensjahr ausprägt, und dem Typ-II-Diabetes, auch Altersdiabetes genannt. Letztere Form der Zuckerkrankheit ist weit verbreitet und eine typische „Zivilisationskrankheit", da sie meist erst in fortgeschrittenem Alter auftritt und das Resultat von oft jahrelangen Fehlern in der Lebensweise ist.

Beim Diabetes mellitus ist der Organismus nicht in der Lage, seinen Zuckerstoffwechsel so zu regulieren, wie es erforderlich wäre, da das dafür notwendige Insulin fehlt oder nicht ausreicht. Dies hat zur Folge, dass der Zuckergehalt im Blut nach dem Essen, besonders von kohlenhydrathaltigen Nahrungsmitteln, über das normale Maß ansteigt. Ab einer bestimmten Höhe des Blutzuckerspiegels wird vom Körper ein Teil des Zuckers über den Harn ausgeschieden. Mit Teststäbchen lässt sich so leicht ein überhöhter Zuckergehalt vom Patienten selbst nachweisen. Mit fortschreitender Krankheit häufen sich im Körper giftige Stoffwechselprodukte an. Folgekrankheiten wie Atherosklerose, Durchblutungsstörungen, Beeinträchtigung der Sehkraft, Nieren-, Herz- und Gehirnschäden sind beim nicht oder schlecht eingestellten Diabetiker häufig anzutreffen. Neben der Arzneimitteltherapie spielt die Ernährung bei der Behandlung der Krankheit eine wichtige Rolle.

Ein allgemeingültiges Patentrezept für jeden gibt es nicht. Jeder Diabetiker muss vom Arzt, seinen persönlichen Bedürfnissen entsprechend, über Diät und gegebenenfalls Arzneimittel und/oder Insulingaben „eingestellt" werden. Dennoch gilt für alle Betroffenen, dass durch die Ernährung (Anpassung der Energie- und

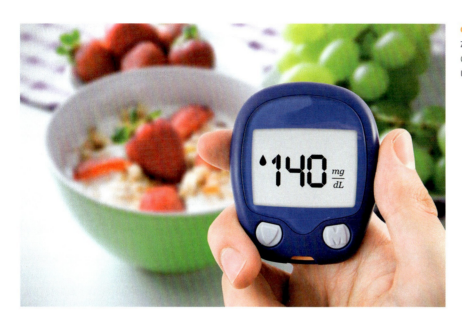

Abb. 7.110 Erhöhte Blutzuckerwerte lassen sich durch eine Ernährungsumstellung regulieren.

Kohlenhydratzufuhr) für einen möglichst konstanten Blutzuckerspiegel bei ansonsten ausgewogener Nahrungszusammensetzung zu sorgen ist. Wichtig ist die Beachtung folgender **Ernährungsregeln**:

- **Energie:** So bemessen, dass das Körpergewicht den Normalbereich erreicht beziehungsweise im Normalbereich gehalten wird.
- **Fett:** Die Aufnahme gesättigter Fettsäuren sollte kleiner als 10 Prozent der Gesamtenergiemenge sein. Der Anteil mehrfach ungesättigter Fettsäuren sollte 10 Prozent nicht überschreiten. Einfach ungesättigte Fettsäuren sollten zusammen mit Kohlenhydraten als Hauptenergiequelle dienen. Die Cholesterinaufnahme bei Hypercholesterinämie sollte kleiner als 300 mg pro Tag sein.
- **Eiweiß:** Zwischen 10 und 20 Prozent der Gesamtenergiemenge, bei Patienten mit Nephropathie (Nierenerkrankungen) zwischen 0,6 und 0,8 g pro kg Körpergewicht.
- **Kohlenhydrate:** Der Energieanteil aus Kohlenhydraten kann variabel sein (etwa 50 Prozent der Gesamtenergiemenge, vorzugsweise Lebensmittel mit hohem Gehalt an löslichen Ballaststoffen).
- **Alkohol:** Diabetiker unter Insulin- oder Sulfonylharnstofftherapie sollten Alkohol nur in Verbindung mit kohlenhydrathaltigen Mahlzeiten genießen. Bei Patienten mit Hypertriglyzeridämie, Hypertonie oder Adipositas kann sich Alkoholkonsum ungünstig auswirken.

In der Diabeteskost herrschte jahrzehntelang ein striktes Zuckerverbot. Heute wird die Verwendung von Saccharose bis circa 50 g pro Tag für Diabetiker mit „befriedigenden Blutglucosespiegeln" als vertretbar angesehen.

Neben Zucker können auch Zuckeraustauschstoffe als anrechnungspflichtige energiehaltige Süßungsmittel bei Diabetikern verwendet werden (Tab. 7.11). Zu den Zuckeraustauschstoffen zählen unter anderem Sorbit, Xylit und Fructose. Sie ähneln in Eigenschaft und Verwendung weitgehend dem Haushaltszucker. Der Vorteil dieser Stoffe gegenüber normalem Zucker liegt darin, dass sie bis zu einer gewissen Menge ohne Insulin verwertet werden können. Größere Mengen (außer Fructose) führen aber zu Durchfall und Blähungen, sodass täglich nicht mehr als 40 bis 50 g Zuckeraustauschstoffe zu empfehlen sind. Insgesamt geht man heute davon aus, dass Zuckeraustauschstoffe abgesehen von einer geringeren Kariogenität für Diabetiker keinen Vorteil gegenüber Zucker bieten.

Tab. 7.11 Zuckeraustauschstoffe und Süßstoffe

Die häufigsten Zuckeraustauschstoffe	Die gängigsten Süßstoffe
Fruchtzucker (Fructose)	Saccharin
Sorbit (stark abführend)	Natriumcyclamat
Isomalt	Aspartam (nicht hitzestabil)
Mannit	Acesulfam Kalium
Xylit	Neohesperidin
Lactin	
Maltit	

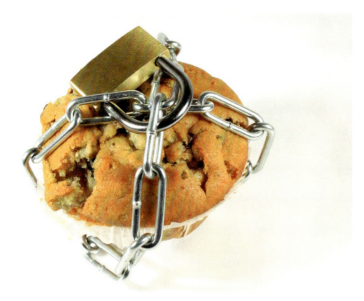

Abb. 7.111 Früher war Zucker für Diabetiker tabu – heute gilt dieses strikte Verbot nicht mehr.

Insbesondere übergewichtige Diabetiker sollten statt Zuckeraustauschstoffen lieber Süßstoffe verwenden (Tab. 7.11). Süßstoffe sind synthetische Verbindungen mit sehr hoher Süßkraft, sodass man nur sehr geringe Mengen zum Süßen benötigt. Sie sind praktisch kalorienfrei und werden deshalb bevorzugt auch zur Gewichtsreduktion eingesetzt. Im Handel befinden sich beispielsweise Süßstoffe auf der Basis von Saccharin, Cyclamat, Acesulfam und Aspartam. Es gibt sie als Tabletten oder flüssig, sowie als Streusüße.

Englisch: Ernährungstipps für Diabetiker

Empfehlungen zur Verwendung von Zucker in der Diabeteskost:
- „Eine mäßige Aufnahme von Saccharose (bis circa 50 g pro Tag) ist, wenn erwünscht, bei Diabetikern mit „befriedigenden Blutglucosespiegeln" akzeptabel."
- „Ein höherer Saccharoseverzehr kann wegen des Fructoseanteils bei einigen Patienten zu unerwünschten Hypertriglyzidämien führen."
- „Saccharose sollte vorzugsweise in Mahlzeiten „verpackt" verzehrt werden und innerhalb der Gesamtdiätverordnung berücksichtigt werden."
- „Getränke mit einem hohen Saccharose- und/oder Glucosegehalt sollten nur zur Behandlung von Hypoglykämien verwendet werden."

Auf Englisch können Sie sagen:
- "A moderate intake of sucrose (up to 50 g a day) is acceptable for diabetics with a satisfying level of insulin if desired."
- "Because of the fructose level the intake of larger amounts of sucrose can cause hypertriglyceridemia."
- "Sucrose should be taken as part of a meal and should be considered in the total balance of the diet."
- "Drinks high in sucrose and/or glucose should only be used to treat hyperglycemia."

Bluthochdruck. Bei Bluthochdruck (Hypertonie) unterscheidet man zwischen dem primären (essenziellen) und dem sekundären Bluthochdruck. Die Faktoren, die zu einer essenziellen Hypertonie führen, sind noch nicht vollständig geklärt. Man geht von einer erblichen Veranlagung aus, wobei die Entstehung des Hochdrucks durch Übergewicht, mangelnde Bewegung, Stress und weitere Lebensstilfaktoren begünstigt wird.

Die sekundäre Hypertonie ist eine Folge einer anderen Erkrankung, zum Beispiel einer Nierenerkrankung. Auch hormonelle Veränderungen, zum Beispiel Schwangerschaft, können eine sekundäre Hypertonie nach sich ziehen.

Der essenzielle (primäre) Bluthochdruck ist ein Risikofaktor für die Entstehung von Herz-Kreislauf-Erkrankungen und deren Folgen wie Herzinfarkt und Schlaganfall.

Mit einer gezielten Ernährungsumstellung kann in der Mehrzahl der Fälle eine Senkung des Blutdrucks erreicht werden. Im Mittelpunkt der diätetischen Maßnahmen steht eine Gewichtsabnahme bei bestehendem Übergewicht. Die Einhaltung einer kochsalzreduzierten Kost, die früher als wichtige Maßnahme galt, wird inzwischen konträr diskutiert.

> **Englisch: Essen bei Bluthochdruck**
> Empfehlungen für die Ernährungsberatung bei Bluthochdruck:
> - „Körpergewicht normalisieren, liegt Übergewicht vor, ist eine Gewichtsabnahme unbedingt erforderlich."
> - „Zurückhaltung bei alkoholischen Getränken. Alkohol trägt zur Blutdruckerhöhung bei."
> - „Kaliumzufuhr erhöhen und reichlich Gemüse und Obst verzehren."
> - „Pflanzliche Fette und Öle mit einem hohen Anteil an ungesättigten Fettsäuren für die Zubereitung und als Streichfett verwenden."
>
> **Auf Englisch können Sie sagen:**
> - "Maintain for a normal body weight; in case of overweight a weight loss is essential."
> - "Caution with alcoholic drinks. Alcohol can increase the blood pressure."
> - "Take more potassium und eat lots of vegetable and fruits."
> - "Use vegetable oils and oils high in unsaturated fats for food preparation and as a spread."

Osteoporose. Unter Osteoporose versteht man eine vermehrte Brüchigkeit des Skeletts durch übermäßige Entkalkung der Knochen, vor allem der Wirbelkörper. Sie tritt gehäuft bei Frauen nach den Wechseljahren auf, bei Männern ist sie seltener. Das der Krankheit zugrundeliegende starke Ungleichgewicht zwischen Knochenaufbau und -abbau steht hauptsächlich im Zusammenhang mit einer Reihe von Hormonen, dem Vitamin D, dem Calciumgehalt der Knochen und der Nahrung, und nicht zuletzt dem oft geringen Ausmaß an körperlicher Belastung. Auch einseitige Ernährung, Untergewicht, Rauchen und Alkoholgenuss wirken sich langfristig nachteilig auf die Knochenstabilität aus.

Durch die schleichende Entkalkung werden die Knochen brüchig. Neben einer allgemein stark erhöhten Gefahr für Knochenbrüche kann eine osteoporotisch geschwächte Wirbelsäule „in sich zusammensacken", was zu einer Verformung führt. Es kann sich ein Buckel bilden, die Wirbelsäule wird kürzer, ein Hohlkreuz entsteht, und der Mensch wird kleiner, er „schrumpft". Im fortgeschrittenen Stadium kann die Krankheit sehr schmerzhaft sein aufgrund aneinander reibender Knochen und Wirbel sowie Muskelverspannungen durch die „verbogene" Haltung.

> **Praxistipp** Vorschläge zur Deckung des täglichen Calciumbedarfs:
> - 250 g Joghurt + ein Glas Buttermilch + 1,5 Scheiben Emmentaler oder
> - 1/4 l fettarme Milch + ein Glas Dickmilch + 1,5 Scheiben Gouda oder
> - 1/4 l fettarme Milch + 200 g Joghurt + 60 g Camembert

Ist die Krankheit einmal da, kann sie nicht mehr geheilt, wohl aber verlangsamt und ihre Beschwerden und Spätfolgen gelindert werden. Neben der Schmerzbehandlung und einer gezielten Bewegungstherapie ist es das Ziel, den Knochenabbau zu reduzieren und den Knochenaufbau zu fördern. Dabei spielen Calcium und Fluor sowie Vitamin D eine wichtige Rolle.

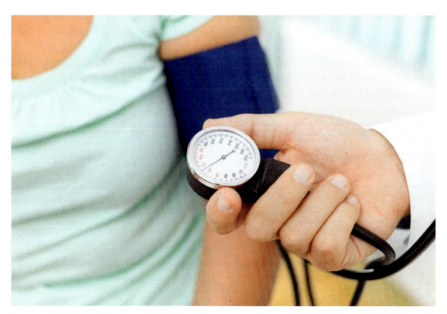

Abb. 7.112 Bei Bluthochdruck kann es beispielsweise hilfreich sein, die Kaliumzufuhr zu erhöhen.

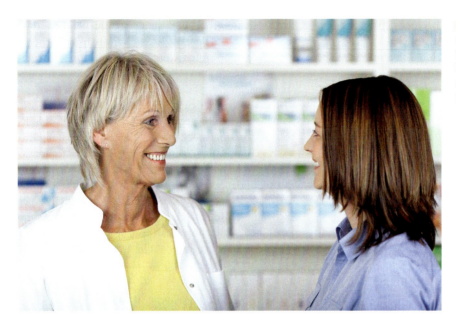

Abb. 7.113 Viele Patienten in der Apotheke freuen sich, wenn sie zur Beratung auch nützliche Gesundheitstipps bekommen.

Als wertvolle Calcium- und auch Vitamin-D-Quellen sind Milch und Milchprodukte aus der Therapie und Prophylaxe der Osteoporose nicht wegzudenken. Kein anderes natürliches Nahrungsmittel enthält Calcium in so hoher Konzentration wie die Milch. Ein Glas Vollmilch, 50 g Emmentaler und beispielsweise ein Fruchtjoghurt decken den Tagesbedarfs an Calcium. Diese Empfehlung gilt nicht nur für ältere Menschen, sondern auch für Heranwachsende. Inzwischen weiß man, dass eine niedrige Calciumaufnahme in der Jugend, und damit eine nicht ausreichende „Verkalkung" des Skeletts, verantwortlich ist für frühzeitige osteoporotische Veränderungen. Vorbeugend sollte also jedes Kind zum Schutz vor Osteoporose reichlich Milch trinken und Milchprodukte essen; ältere Menschen können durch dieses Vorgehen dazu beitragen, ihren Knochenkalkgehalt möglichst lange möglichst hoch zu halten.

Zu bevorzugen sind außerdem calciumreiche Mineralwässer (> 159 mg Calcium/Liter) und calciumreiche Gemüse und Früchte (Fenchel, Grünkohl, Broccoli, Beeren). Körperliche Bewegung und Sonnenlicht regen den Knochenaufbau zusätzlich an.

7.3.5 Gesundheitsvorsorge und Prävention

Wer über apothekenübliche Waren berät, sollte sich nicht nur mit den Erkrankungen von Patienten auskennen, sondern auch wissen, wie man ihnen aktiv vorbeugt. Im ▸ Kap. 7.3.4 haben Sie erfahren, wie das über eine ausgewogene und gesunde Ernährung erfolgen kann. Und im ▸ Kap. 2.9.7 finden Sie weitere Hinweise zum Thema Vorsorge.

Gerade das Thema Prävention bietet sich auch an, um einen Aktionstag oder sogar eine Aktionswoche in der Apotheke durchzuführen. Dabei können Sie die Vorsorge mit der Präsentation apothekenüblicher Waren kombinieren. Was dabei zu beachten ist, lesen Sie im ▸ Kap. 12.12. Möglichkeiten um zu ermitteln, ob eine solche Aktion erfolgreich war, finden Sie im ▸ Kap. 12.13.

Kurzgefasst

- Kontakt geht vor Information. Die persönliche Zuwendung ist ein wichtiger Erfolgsfaktor für das Einkaufserlebnis des Kunden.

- Jeden Kunden grüßen, der die Apotheke betritt, und sei es nur mit einem freundlichen Kopfnicken.

- Aufmerksamkeit, Interesse, Wunsch (Desire), Aktion – mithilfe der AIDA-Formel ist zu erkennen, wie ausgeprägt das Kaufinteresse eines Kunden bereits ist.

- Mit offenen Fragen kann man den Bedarf ermitteln, mit geschlossenen Fragen eine Entscheidung herbeiführen.

- Zeigen, was angeboten wird, und Produkte so sorgsam halten und platzieren, dass sie wertvoll wirken.

- Einwand oder Vorwand? Das ist manchmal schwer zu unterscheiden. Für manche Einwände haben Kunden allerdings gute Gründe, deswegen sollten Sie auf Einwände immer sachlich eingehen und freundlich bleiben.

- Preise können Sie nennen, sobald der Kunde danach fragt oder wenn ein Vergleich von Preisen bei Alternativen nützlich erscheint. Nennen Sie immer sachliche Gründe für einen Preis, machen Sie Preise nicht durch Kommentare schlecht.

- Verabschieden Sie sich aufmerksam und freundlich. Unterstützen Sie Menschen mit Gehhilfen und Mobilitätsproblemen beim Einpacken. Begleiten Sie auch mal einen Kunden zur Tür.

- Apothekenübliche Waren und Dienstleistungen haben einen Gesundheitsbezug.

- Medizinprodukte müssen ein Konformitätsbewertungsverfahren durchlaufen. Vorkommnisse hat die Apotheke der jeweils zuständigen Behörde zu melden.

- PKA dürfen zu apothekenüblichen Waren beraten und diese verkaufen. Dazu gehören Verbandstoffe und Wundauflagen, Hilfsmittel zur Krankenpflege, Säuglingspflegemittel, Mittel zur Haut- und Körperpflege sowie Hygieneprodukte, apothekenexklusive Kosmetika, Nahrungsergänzungsmittel und Diätetika.

- Alle Hilfsmittel, die zulasten der gesetzlichen Krankenversicherung (GKV) verordnet werden können, sind im Hilfsmittelverzeichnis aufgeführt. Dazu gehören unter anderem Inkontinenzprodukte, Messgeräte für Körperzustände/-funktionen, Bandagen, Kompressionsstrümpfe, Inhalations- und Atemtherapiegeräte, Milchpumpen sowie Applikationshilfen zur Verabreichung von Arzneimitteln.

- Kosmetische Mittel dienen der Reinigung, dem Schutz und der Pflege von Haut, Haaren sowie Nägeln und sollen deren guten Zustand erhalten. Dekorative Kosmetika, die in der Apotheke erhältlich sind, müssen zusätzlich pflegende Eigenschaften aufweisen.

- Nahrungsergänzungsmittel und Diätetika zählen zu den Lebensmitteln. Für sie gelten spezielle Vorschriften.

- Patienten, die selbst nicht mehr in der Lage sind zu essen, können künstlich ernährt werden. Bei künstlicher Ernährung wird zwischen Trinknahrung, Sonden- und Infusionsnahrung unterschieden.

- Zu den Gesundheitsleistungen einer Apotheke zählen unter anderem die Blutdruckkontrolle, Blutzuckermessung, das Anpassen von Medizinprodukten wie Kompressionsstrümpfen oder Bandagen, der Verleih von Medizinprodukten und die Ernährungsberatung.

- Bestimmte Personengruppen wie Säuglinge, Senioren oder Sportler haben spezielle Ernährungsbedürfnisse.

- Übergewicht, Fettstoffwechselstörungen, Diabetes mellitus, Bluthochdruck und Osteoporose sind Erkrankungen, die durch eine spezialisierte Ernährung positiv beeinflusst werden können.

Autoren
Martina Busch, Vera Naumann, Beatrice Rall, Martina Schiffter-Weinle, Juliane Seidel

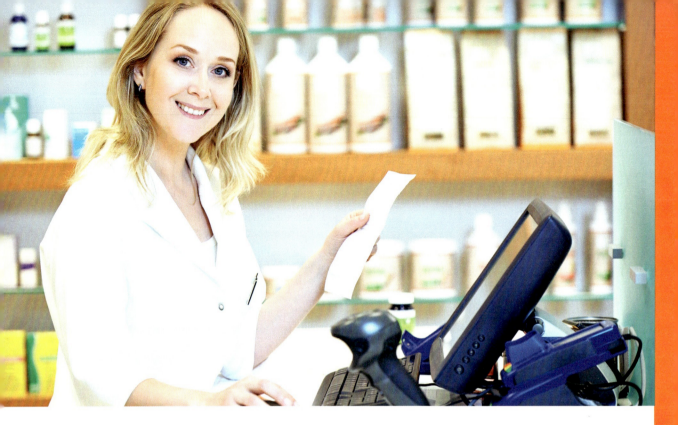

Die Stern-Apotheke ist schon seit vielen Jahren in Frau Baumgärtners Besitz. Bislang hat sie stets abends noch „die Kasse gemacht". Das soll jetzt die noch junge, aber sehr zuverlässige und sorgfältig arbeitende PKA Janina übernehmen. Janina hatte in der Berufsschule im Fach Buchführung immer die Note 1 und rechnen kann sie auch gut. Sie freut sich, dass ihr diese verantwortungsvolle Aufgabe übertragen wird.

Auch die Kontrolle offener Rechnungen fällt in Janinas Aufgabenbereich. So beliefert die Stern-Apotheke die Seniorenresidenz „Waldschlösschen" mit Arzneimitteln für dessen Bewohner. Eigentümer des Altenheims ist Dagobert Mühlacker. Er ist sehr beschäftigt und vergisst es ab und zu, fällige Rechnungen zu bezahlen. Ein weiterer größerer Kunde der Apotheke, das Wellnesshotel „Zum Goldenen Lamm", ist durch häufigen Besitzerwechsel und Streitigkeiten unter den Teilhabern in finanzielle Schwierigkeiten gekommen und glänzt zurzeit nicht durch redliche Zahlungsmoral. Und dann wären da noch die online-Kunden – PKA Janina muss im Auftrag von Frau Baumgärtner immer wieder aktiv werden.

Lernfeld 8
Liquidität sichern

8.1 Rechtsformen mit Haftungsbedingungen 354
- Personengesellschaften
- Kapitalgesellschaften

8.2 Überwachung des Zahlungsverkehrs 355
- Eingänge von Zahlungen
- Offene Posten
- Zahlungsverzug
- Mahnung und Mahnverfahren
- Verjährung von Forderungen

8.3 Kassenabrechnung 359
- Kassenführung
- Kassenbericht erstellen und auswerten

8.4 Grundlagen der Buchführung 359
- Grundsätze ordnungsmäßiger Buchführung
- Doppelte Buchführung
- Buchführung im Apothekenalltag
- Mit Belegen buchen

8.5 Jahresabschluss 363
- Bilanz
- Gewinn- und Verlustrechnung
- Inventur und Inventar
- Auswertung von Bilanz- und Buchführungsdaten

Lernfeld 8: Liquidität sichern

Die Apotheke als Unternehmen erhält Geld als Gegenleistung für die erbrachten Leistungen und die gelieferten Waren. Erst mit der Zahlung des Geldes kann sich der wirtschaftliche Kreislauf schließen. Denn jedes Unternehmen braucht das eingenommene Geld, um die gelieferten Waren zu bezahlen, seine Kosten zu decken und einen Gewinn zu erwirtschaften. Geld ist also entscheidend, um ein Unternehmen am Laufen zu halten und die in den anderen Kapiteln erwähnten Arbeiten überhaupt möglich zu machen. Deshalb geht es in diesem Kapitel um den Umgang mit dem Geld – und dies in zweifacher Hinsicht. Einerseits wird der praktische Ablauf von Zahlungen beschrieben und andererseits werden die rechtlichen und formalen Vorgänge in diesem Zusammenhang dargestellt. In vielen Fällen lassen sich die praktischen und rechtlichen Aspekte kaum voneinander trennen.

Außerdem müssen die Zahlungen im Unternehmen verwaltet werden. Dies gilt auch für alle anderen Vorgänge, die den wirtschaftlichen Erfolg des Unternehmens beeinflussen. Diese Verwaltung der Zahlungen und Leistungen wird unter dem Begriff Rechnungswesen zusammengefasst.

8.1 Rechtsformen mit Haftungsbedingungen

Ähnlich wie im Privatleben ist es auch im Wirtschaftsleben wichtig zu wissen, mit wem man es als Lieferant, Kunde oder sonstigem Geschäftspartner zu tun hat. Die Kunden, die persönlich eine Apotheke besuchen, sind natürliche Personen. Bei Unternehmen, die Lieferanten oder Kunden sein können, ist dies nicht immer so klar. Denn Unternehmen können sehr unterschiedliche Rechtsformen haben und davon hängt ab, wer in welchem Umfang für die Forderungen gegen ein Unternehmen einstehen muss.

Die einfachste Rechtsform ist das **Einzelunternehmen** beziehungsweise der eingetragene Kaufmann (e. K., e. Kfm.) oder die eingetragene Kauffrau (e. K., e.Kfr., ▶ Kap. 1.4). Dabei haftet der Unternehmer mit seinem ganzen Privatvermögen für die Schulden des Unternehmens. In gleicher Weise muss jeder für seine privaten Schulden einstehen, soweit seine Mittel das zulassen. Wer als Unternehmer ein größeres Geschäft mit einem Einzelunternehmen oder einer Privatperson abschließt, sollte sich daher über die wirtschaftlichen Verhältnisse des Geschäftspartners informieren. Für Apotheken kann dies praktisch bedeutsam sein, wenn für einen selbst zahlenden Privatpatienten ein sehr teures Arzneimittel bestellt werden muss. Dabei sollte vorher geklärt werden, ob der Patient das Arzneimittel überhaupt bezahlen kann.

Wenn mehrere Personen gemeinsam ein Unternehmen betreiben, kann dies in unterschiedlichen Rechtsformen geschehen. Dabei wird zwischen **Personen- und Kapitalgesellschaften** unterschieden (siehe unten). Welche Rechtsform ein Unternehmen hat, ergibt sich aus den Zusätzen zum Namen des Unternehmens und der Eintragung im Handelsregister (▶ Kap. 1.4). So können sich Geschäftspartner über das Unternehmen informieren.

8.1.1 Personengesellschaften

Bei Personengesellschaften haftet stets mindestens eine natürliche Person (zu denen im Rechtssinne alle Menschen zählen) mit ihrem gesamten Vermögen für das Unternehmen.

> → **Definition** In einer **offenen Handelsgesellschaft (OHG)** sind mehrere Gesellschafter zusammengeschlossen, die gleichberechtigt handeln und alle jeweils mit ihrem gesamten Vermögen für die Gesellschaft haften.

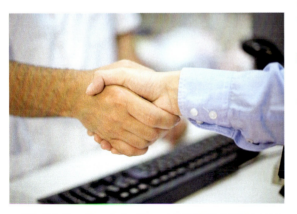

Abb. 8.1 Vor allem bei größeren Geschäften sollte man sich vor Vertragsabschluss über die wirtschaftlichen Verhältnisse des möglichen Geschäftspartners informieren.

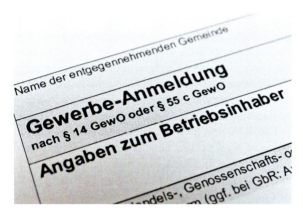

Abb. 8.2 Apotheken dürfen nur von eingetragenen Kaufleuten oder als OHG betrieben werden.

Apotheken dürfen nur von eingetragenen Kaufleuten (e. K./e.Kfr./e.Kfm.) oder als OHG betrieben werden.

Eine **Kommanditgesellschaft** (KG) hat zwei Arten von Gesellschaftern: Komplementäre und Kommanditisten. Die Komplementäre haften mit ihrem gesamten Vermögen, die Kommanditisten nur mit einer festgelegten Einlage, die sie in die Gesellschaft einbringen. Jede KG hat mindestens einen Komplementär und mindestens einen Kommanditisten. Häufig sind es ein Komplementär und viele Kommanditisten.

Auch die **Gesellschaft bürgerlichen Rechts,** die GbR, zählt zu den Personengesellschaften. Hierbei handelt es sich um einen Zusammenschluss von mindestens zwei Gesellschaften, die einen Gesellschaftsvertrag schließen und sich dadurch verpflichten, die Erreichung eines gemeinsamen Zwecks in der durch den Vertrag bestimmten Weise zu fördern und insbesondere die vereinbarten Beiträge zu leisten, heißt es im Bürgerlichen Gesetzbuch, dem BGB. Alle Gesellschafter haften unbegrenzt für alle Verbindlichkeiten der GbR – auch mit ihrem Privatvermögen. Diese Form der Personengesellschaft kommt beispielsweise bei Gemeinschaftspraxen vor. Ein kaufmännisches Gewerbe kann nicht als GbR betrieben werden.

8.1.2 Kapitalgesellschaften

→ **Definition** Kapitalgesellschaften gelten rechtlich als eigenständige Personen. Im Unterschied zu natürlichen Personen werden sie als juristische Personen bezeichnet.

Kapitalgesellschaften haften nur mit dem Vermögen der Kapitalgesellschaft. Die wichtigsten Rechtsformen für die Kapitalgesellschaften sind die **Gesellschaft mit beschränkter Haftung** (GmbH), die **Aktiengesellschaft** (AG) und die **eingetragene Genossenschaft** (eG). Bei einer GmbH müssen die Gesellschafter im Handelsregister aufgeführt werden. Bei einer AG werden die Gesellschaftsrechte in Form von Aktien verbrieft. Diese können ohne Eintragung in einem Register ge- und verkauft werden. Wenn die AG nicht aus eigenem Antrieb ein Namensregister mit ihren Aktionären führt, ist daher oft nicht bekannt, wer die Aktionäre einer AG sind. Die Aktien vieler Aktiengesellschaften werden an Wertpapierbörsen gehandelt. Die Besonderheit der eG ist, dass alle Gesellschafter mit dem gleichen Betrag beteiligt sind und jeweils ein (gleiches) Stimmrecht haben, wenn grundlegende Entscheidungen für die Genossenschaft zu treffen sind. Bei den anderen Kapitalgesellschaften ergeben sich die Stimmrechtsverhältnisse dagegen aus den Beträgen, mit denen die Gesellschafter jeweils an der Gesellschaft beteiligt sind. Wenn eine Kapitalgesellschaft zahlungsunfähig ist, können die Gläubiger die ausstehenden Forderungen nicht bei den Gesellschaftern eintreiben, sondern nur direkt bei der Gesellschaft.

→ **Definition** Eine **juristische Person** ist eine Personenvereinigung oder eine Vermögensmasse (Zweckvermögen), die aufgrund gesetzlicher Anerkennung rechtsfähig, das heißt selbst Träger von Rechten und Pflichten ist. Juristische Personen haben Vermögen, können erben, andere verklagen und selbst verklagt werden.

8.2 Überwachung des Zahlungsverkehrs

Der Kreislauf des Warenverkehrs ist erst abgeschlossen, wenn verkaufte Ware bezahlt wird. Das eingenommene Geld dient teilweise dazu, wiederum Waren zu kaufen. Damit können diese Zahlungen auch als Teil des Warenkreislaufs verstanden werden. Ebenso wie dieser gehören auch viele Arbeiten im Zusammenhang mit dem Zahlungsverkehr zu den typischen Aufgaben von PKA in Apotheken.

Der Zahlungsverkehr umfasst den gesamten Umgang mit Zahlungsmitteln in einem Unternehmen. In Apotheken und anderen Unternehmen, die für den Kundenbetrieb geöffnet sind, gehören dazu insbesondere Bargeld, Bankkarten, Kreditkarten und elektronische Zahlungsmöglichkeiten (▶ Kap. 13.3). Diese werden üblicherweise von Kunden genutzt, um den jeweiligen Einkauf sofort zu bezahlen. Dies wird im Kapitel zur Kassenabrechnung vertieft (▶ Kap. 8.3). Bei diesen Zahlungen ergibt sich die Zuordnung zur verkauften Ware ganz offensichtlich. Im Handverkauf wird eine Ware normalerweise gar nicht abgegeben, wenn sie nicht unmittelbar bezahlt oder ein gültiges Rezept vor-

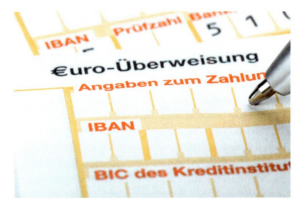

Abb. 8.3 Auch Zahlungen, die bargeldlos über Bankkonten erfolgen, müssen im Rechnungswesen des Unternehmens verbucht werden.

gelegt wird, das den Zahlungsanspruch gegenüber der Krankenversicherung sichert.

Bei anderen Geschäftsvorgängen ist dies aber durchaus nicht selbstverständlich. Dann stellt sich die Frage, wie eine Zahlung der richtigen Lieferung oder Leistung zugeordnet werden kann. Zahlungen, die bargeldlos über Bankkonten abgewickelt werden, müssen dafür im Rechnungswesen des Unternehmens verbucht werden. Alle diese Überlegungen gelten sowohl für eingehende Zahlungen als auch für Zahlungen, die vom Unternehmen geleistet werden. Zur Unterscheidung haben sich die Begriffe Debitoren und Kreditoren etabliert.

Als **Debitoren** werden alle Forderungen zusammengefasst, die ein Unternehmen aufgrund seiner Lieferungen und Leistungen hat. Es geht also um Kunden des Unternehmens, die vom Unternehmen Rechnungen erhalten und daraufhin Geld zahlen. Nach solchen Zahlungseingängen muss erfasst werden, dass die Schuldner ihre Schuld bezahlt haben. Dabei muss zugleich deutlich werden, welche Forderungen nicht beglichen wurden, um rechtzeitig ein Mahnverfahren einzuleiten (▶ Kap. 8.2.4).

Kreditoren sind der Gegenbegriff zu Debitoren. Als Kreditoren werden die Verbindlichkeiten eines Unternehmens zusammengefasst. Dazu gehören auch Schulden gegenüber Kreditinstituten. Im Zusammenhang mit dem Warenverkehr geht es dabei um die Beträge, die ein Unternehmen seinen Lieferanten zahlen muss. Dabei muss sichergestellt werden, dass alle Rechnungen zur richtigen Zeit gezahlt werden. Es muss jeweils genügend Geld zur Verfügung stehen und es sollen möglichst alle Vorteile für pünktliche Zahlungen ausgeschöpft werden (Skonto, ▶ Kap. 3.4.6).

Sofern die Ware nicht in einem Ladengeschäft direkt gegen Geld übergeben wird, stellen bei nahezu allen Liefervorgängen die Lieferanten jeweils eine Rechnung aus (▶ Kap. 4.4.1). Diese **Rechnungen** sind die wichtigsten Dokumente für die Auslösung und Überwachung von Zahlungsvorgängen. Aus ihnen gehen alle erforderlichen Informationen hervor. Ein lieferndes Unternehmen benutzt dazu Kopien der von ihm selbst erstellten Rechnungen an seine Debitoren. Bei der Verwaltung der Kreditoren geht es dagegen um die Rechnungen, die das Unternehmen von seinen Lieferanten erhalten hat.

Ein weiterer wichtiger Grund, alle Zahlungsvorgänge sorgfältig zu erfassen, ist die Pflicht zur Buchführung (▶ Kap. 1.4.1 und 8.4). Alle Zahlungsvorgänge müssen verbucht werden, um den Überblick über Ein- und Auszahlungen und verfügbare finanzielle Mittel zu haben. Letztlich dient die Buchführung in ihrer Gesamtheit dazu, den wirtschaftlichen Erfolg oder Misserfolg eines Unternehmens zu ermitteln. Über die Ermittlung des Gewinns ist dies auch die Grundlage für die Berechnung der Steuern auf den Ertrag des Unternehmens oder des Unternehmers.

Der Überblick über die finanziellen Verhältnisse eines Unternehmens ist außerdem nötig, um Zahlungen des Unternehmens zu planen. Um selbst Rechnungen begleichen und Gehälter oder Steuern bezahlen zu können, muss das Unternehmen über die nötigen finanziellen Mittel verfügen, meist in Form von Guthaben bei Kreditinstituten. Das Vorhandensein der nötigen Mittel wird als Liquidität bezeichnet.

> **Definition** Mit der **Liquiditätsplanung** stellt ein Unternehmen sicher, dass es liquide ist, also über genügend Mittel verfügt, um die jeweils fälligen Zahlungen zu leisten. Dazu müssen rechtzeitig Rechnungen an die eigenen Schuldner geschrieben und säumige Zahler angemahnt werden.

Bei Bedarf muss rechtzeitig mit Kreditinstituten über Kredite an das Unternehmen verhandelt werden. Wenn dies alles nicht ausreicht und die nötige Liquidität fehlt, muss mit den Gläubigern des Unternehmens über einen Zahlungsaufschub verhandelt werden.

8.2.1 Eingänge von Zahlungen

Wenn Zahlungen auf dem Bankkonto eingehen oder Kunden persönlich Waren bezahlen, die bereits zuvor geliefert wurden, muss dies festgehalten und der Warenlieferung zugeordnet werden. Dabei muss deutlich werden, dass der Kunde oder sonstige Schuldner der Apotheke seine Schuld beglichen hat.

Es wäre für die Apotheke sehr peinlich, wenn später eine vermeintlich noch offene Schuld angemahnt wird, obwohl diese bereits bezahlt wurde. Dazu muss eindeutig klar sein, wo diese Schuld vermerkt ist, und dieser Vermerk muss dann gelöscht werden.

8.2.2 Offene Posten

Während einerseits eingehende Zahlungen sorgfältig verbucht werden müssen, muss ebenso sorgfältig darauf geachtet werden, dass keine Schuld offen bleibt. Es muss also einen klar festgelegten Ort geben, an dem alle Forderungen der Apotheke verzeichnet sind. Diese Forderungen sollten nach einem festgelegten Zeitplan überprüft werden. Es sollte klar geregelt sein, nach welcher Zeit welche Forderungen angemahnt und wie Schuldner an ihre Schuld erinnert werden (▶ Kap. 8.2.4).

Ebenso klar müssen die Verbindlichkeiten der Apotheke gegenüber ihren Gläubigern geordnet werden. Alle eingehenden Rechnungen, die von der Apotheke zu einem späteren Zeitpunkt bezahlt werden müssen, sollen nach dem geplanten Zahlungsdatum geordnet werden. Dann muss stets geprüft werden, ob eine Rechnung zur Zahlung ansteht. So kann sichergestellt werden, dass der Apotheke keine Vorteile beim Skontoabzug (▶ Kap. 3.4.6) entgehen und keine Nachteile durch Mahnverfahren oder Säumniszuschläge entstehen (▶ Kap. 8.2.4).

8.2.3 Zahlungsverzug

Wenn nichts anderes vereinbart ist, muss der Kunde die Lieferung unverzüglich bezahlen, sobald er diese erhalten hat. Doch oft wird beim Vertragsabschluss vereinbart, wann der Kunde zu zahlen hat, oder der Verkäufer schreibt dies in die Rechnung. Dabei kann ein bestimmtes Datum oder eine **Zahlungsfrist** angegeben werden. Der Termin, an dem der Käufer die Zahlung zu leisten hat, heißt **Zahlungsziel**. Wenn der Kunde bis dahin nicht zahlt, tritt der sogenannte Verzug ein, der im BGB beschrieben wird. Nicht auf jeder Rechnung wird ein Zahlungsziel ausdrücklich genannt. Wenn der Schuldner jedoch nach einiger Zeit noch nicht bezahlt hat, kann der Gläubiger mit einer Mahnung (▶ Kap. 8.2.4) erneut auf den zu zahlenden Betrag hinweisen. Zahlt der Schuldner daraufhin noch immer nicht, tritt ebenfalls Verzug ein. Sofern kein Zahlungsziel angegeben wurde, geraten Privatpersonen erst mit dem Verstreichen eines in einer Mahnung angegebenen Zahlungsziels in Verzug. Schuldner, die nicht Verbraucher sind, kommen spätestens nach 30 Tagen in Verzug. Alle Regelungen zu der Frage, wann der Verzug eintritt, ergeben sich aus § 286 BGB.

> **§ 286 Bürgerliches Gesetzbuch**
> (1) Leistet der Schuldner auf eine Mahnung des Gläubigers nicht, die nach dem Eintritt der Fälligkeit erfolgt, so kommt er durch die Mahnung in Verzug. Der Mahnung stehen die Erhebung der Klage auf die Leistung sowie die Zustellung eines Mahnbescheids im Mahnverfahren gleich.
>
> (2) Der Mahnung bedarf es nicht, wenn
> 1. für die Leistung eine Zeit nach dem Kalender bestimmt ist,
> 2. der Leistung ein Ereignis vorauszugehen hat und eine angemessene Zeit für die Leistung in der Weise bestimmt ist, dass sie sich von dem Ereignis an nach dem Kalender berechnen lässt,
> 3. der Schuldner die Leistung ernsthaft und endgültig verweigert,
> 4. aus besonderen Gründen unter Abwägung der beiderseitigen Interessen der sofortige Eintritt des Verzugs gerechtfertigt ist.
>
> (3) Der Schuldner einer Entgeltforderung kommt spätestens in Verzug, wenn er nicht innerhalb von 30 Tagen nach Fälligkeit und Zugang einer Rechnung oder gleichwertigen Zahlungsaufstellung leistet; dies gilt gegenüber einem Schuldner, der Verbraucher ist, nur, wenn auf diese Folgen in der Rechnung oder Zahlungsaufstellung besonders hingewiesen worden ist. Wenn der Zeitpunkt des Zugangs der Rechnung oder Zahlungsaufstellung unsicher ist, kommt der Schuldner, der nicht Verbraucher ist, spätestens 30 Tage nach Fälligkeit und Empfang der Gegenleistung in Verzug.
>
> (4) Der Schuldner kommt nicht in Verzug, solange die Leistung infolge eines Umstands unterbleibt, den er nicht zu vertreten hat.

Die Folge des Verzugs ist, dass der Gläubiger dem Schuldner den Schaden zu ersetzen hat, der durch die verspätete Zahlung entsteht. Daher kann der Gläubiger zusätzlich zur schon bestehenden Schuld **Verzugszinsen** berechnen, die als Prozentsatz auf den geschuldeten Betrag ermittelt werden. Es liegt jedoch im Ermessen des Gläubigers, möglicherweise mehrere Zahlungserinnerungen zu versenden, bevor Verzugszinsen gefordert werden. Das Bürgerliche Gesetzbuch bestimmt, dass eine Geldschuld mit vier Prozent pro Jahr zu verzinsen ist, beginnend mit

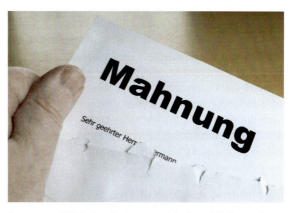

○ **Abb. 8.4** Wird eine Rechnung nicht bezahlt, kann der Gläubiger mit einer Mahnung erneut auf den zu zahlenden Betrag hinweisen.

dem Eintritt des Verzugs. Damit vergrößert sich die Rechnungssumme im Laufe der Zeit. Noch teurer kann der Verzug für einen Schuldner sein, der keine Zahlung schuldet, sondern die Lieferung einer bestimmten Ware zugesagt hat. Wenn ein solcher Lieferant in Verzug gerät, kann sein Kunde einen Ersatz für den Schaden verlangen, der ihm durch die Verspätung entsteht.

 Praxistipp Wenn der Kunde ein Unternehmer ist, der die gelieferte Ware benötigt, um selbst zu produzieren und eigene Lieferverpflichtungen gegenüber anderen Unternehmen einzuhalten, können sehr hohe Schadensbeträge entstehen. Bei so bedeutsamen Bestellungen ist es sinnvoll, zuvor Verträge abzuschließen, die auch solche Fälle regeln.

Es kann auch Situationen geben, in denen zurückhaltend mit Mahnungen und Forderungen nach Verzugszinsen umgegangen werden sollte. Wenn der säumige Schuldner bisher regelmäßig Kunde war und zuverlässig gezahlt hat, kann es im Interesse des eigenen Unternehmens liegen, die langfristige Kundenbeziehung bei einmaligen Zahlungsproblemen oder einem Versehen des Kunden nicht zu gefährden.

8.2.4 Mahnung und Mahnverfahren

Mahnung

Rechtlich bedeutsam ist eine Mahnung nur, wenn in der Rechnung kein Zahlungsziel genannt wurde. Denn dann tritt erst nach der Mahnung Verzug ein. Doch auch wenn ein Zahlungsziel genannt wurde, kann eine Mahnung sinnvoll sein. Denn eine fehlende Zahlung kann auf einem simplen Fehler in der Bearbeitung beruhen. Möglicherweise wurde eine Rechnung übersehen oder falsch abgelegt oder sie ist auf dem Postweg verloren gegangen. Darum sollte der Gläubiger seinen Hinweis auf die ausstehende Zahlung besser „Erinnerung" oder „Zahlungserinnerung" nennen. Dies klingt freundlicher und wird seinen Zweck bei zahlungswilligen Schuldnern ebenso erfüllen.

In vielen Unternehmen ist es üblich, weitere Zahlungsaufforderungen zu senden, wenn der Schuldner nach der ersten Erinnerung nicht zahlt. Meistens werden diese nachdrücklicher formuliert und ausdrücklich als zweite Mahnung bezeichnet. Rechtlich ist dies allerdings belanglos.

Gerichtliches Mahnverfahren

Wenn ein Schuldner auch nach deutlicher Aufforderung nicht zahlt, kann der Gläubiger ihn in einem zivilrechtlichen Prozess verklagen. Doch dies kann sehr lange dauern. Wesentlich schneller ist dagegen ein gerichtliches Mahnverfahren.

Mahnbescheid. Dazu reicht der Gläubiger beim zuständigen Mahngericht einen schriftlichen Antrag auf Erstellung eines Mahnbescheides ein (Formulare hierfür gibt es beispielsweise im Bürofachhandel). Das Gericht prüft daraufhin, ob die formellen Bedingungen für das Verfahren erfüllt sind, aber nicht, ob die Forderung inhaltlich berechtigt ist. Dann erlässt das Gericht einen Mahnbescheid. Daraufhin hat der Schuldner 14 Tage Zeit, die Zahlung zu begleichen oder Widerspruch einzulegen. Widerspricht der Schuldner, hat der Gläubiger 14 Tage Zeit, seine Ansprüche zu begründen. Dann geht das Mahnverfahren in einen ordentlichen zivilrechtlichen Prozess über. Die Kosten für den Mahnbescheid trägt der Antragsteller.

Vollstreckungsbescheid. Wenn der Gläubiger innerhalb von 14 Tagen nach Zustellung des Mahnbescheides nicht widerspricht oder zahlt, kann der Gläubiger innerhalb von sechs Monaten beim Gericht einen Vollstreckungsbescheid erwirken. Mit einem solchen Vollstreckungsbescheid kann der Gläubiger einen Gerichtsvollzieher beauftragen, das Geld beim Schuldner einzutreiben. Innerhalb von 14 Tagen nach Zustellung kann der Schuldner dem Vollstreckungsbescheid widersprechen. Auch dann geht das Mahnverfahren in einen ordentlichen zivilrechtlichen Prozess über.

Zwangsvollstreckung. Wenn der Schuldner keinen Widerspruch gegen den Vollstreckungsbescheid einlegt, kann der Gläubiger mit diesem Bescheid die Zwangsvollstreckung beantragen. Damit kann beispielsweise ein Gerichtsvollzieher bewegliche Gegenstände pfänden, damit die ausstehende Forderung beglichen wird.

8.2.5 Verjährung von Forderungen

Die regelmäßige Verjährungsfrist gemäß dem BGB beträgt drei Jahre. Die meisten Forderungen im üblichen Geschäftsleben können daher nur innerhalb von drei Jahren eingetrieben werden. Wenn der Gläubiger sich nicht rechtzeitig bemüht, seine Forderungen einzutreiben, sind diese nicht mehr wirksam. Die dreijährige Frist beginnt mit dem Ende des Jahres, in dem der Anspruch entstanden ist. Die Verjährung wird gehemmt, wenn beispielsweise ein gesetzliches Mahnverfahren läuft. Dann verlängert sich die Verjährungsfrist um diesen Zeitraum. Ein Neubeginn der Verjährung tritt beispielsweise ein, wenn der Schuldner beginnt, Raten oder Zinsen zu zahlen.

8.3 Kassenabrechnung

8.3.1 Kassenführung

Die häufigste Zahlungsweise in den meisten Apotheken ist die Barzahlung. Alle Barzahlungen werden unmittelbar beim Zahlungsvorgang mithilfe einer Kasse erfasst. Mit solchen Kassen können auch Zahlungen mit Karten abgewickelt werden. Elektronische Kassen in Apotheken sind meist mit dem Warenwirtschaftssystem verbunden. Neben der Erfassung des Zahlungsverkehrs erfüllen solche Systeme vielfältige Aufgaben für die Warenwirtschaft und die Bearbeitung von Rezepten im Sinne sozialversicherungsrechtlicher Vorschriften.

Die zentrale kaufmännische Funktion jeder Kasse ist jedoch die fortlaufende Erfassung der einzelnen Zahlungen.

> **Definition** Die nachträgliche Änderung eines erfassten Vorgangs wird als **Stornierung** (oder kurz: Storno) bezeichnet.

Bei einem Storno muss die Begründung festgehalten und unterschrieben werden. Meist muss eine zweite Person aus dem Apothekenteam dies mit ihrer Unterschrift bestätigen. Für Auszahlungen aus der Kasse müssen Belege (beispielsweise Quittungen über bar bezahlte Waren für den Apothekenbedarf) gesammelt werden. Den Hintergrund für diese strengen Regeln bilden die Grundsätze ordnungsmäßiger Buchführung, die eine ebenso ordnungsgemäße Kassenführung voraussetzen (▶ Kap. 8.4.1).

> **Was sind Z- und X-Bons?**
> Bei elektronischen Registrierkassen wird nach Ladenschluss ein Z-Bon ausgedruckt. Hier wird die Summe aller Umsätze der Kasse erfasst. Auch alle anderen Umsätze der Kasse, zum Beispiel von EC- oder Kreditkarten, werden erfasst, genau wie die Kundenzahl. Die Z-Bons sind mit einer fortlaufenden Nummer versehen (das Z steht für Zähler), die nachträglich nicht geändert werden kann. Falls in der Apotheke mehrere Kassen vorhanden sind, wird für jede Kasse ein gesonderter Z-Bon gedruckt. Nach dem Ausdruck eines Z-Bons muss das Geld in der Kasse gezählt und die Summe vermerkt werden.
> Der X-Bon kann auch zwischendurch ausgedruckt werden, beispielsweise wenn man wissen möchte, welche Umsätze bis zum Zeitpunkt des Ausdrucks gemacht wurden – er ist also eine Art Zwischenbericht.

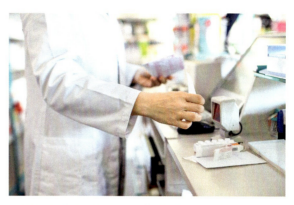

Abb. 8.5 In Apotheken sind die elektronischen Kassen meist mit dem Warenwirtschaftssystem verbunden. So können Artikelbewegungen von der Bestellung über den Wareneingang und die Lagerhaltung bis hin zum Verkauf lückenlos erfasst werden.

8.3.2 Kassenbericht erstellen und auswerten

Am Ende des Tages findet ein **Tagesabschluss** statt, das abendliche sogenannte „Kassemachen". Dabei wird ein spezieller Kassenbon erzeugt, der die Summe aller Einzahlungen des Tages ausweist. Nach Abzug der Stornierungen und Auszahlungen ergibt sich das **Kassen-Soll**. Dieser Betrag soll sich zusätzlich zu dem am Tagesanfang bereits vorhandenen Wechselgeld in der Kasse befinden. Der tatsächlich in der Kasse vorhandene Betrag ist das **Kassen-Ist**. Eine Differenz zwischen Kassen-Soll und Kassen-Ist kann möglicherweise durch Fehler beim Herausgeben von Wechselgeld entstehen.

Ein wesentlicher Hintergrund des Tagesabschlusses ist, dass in der Buchführung nicht jeder einzelne Zahlungsvorgang der Kasse erfasst wird, sondern nur der Tagesabschluss als Gesamtheit aller Bargeldeinnahmen des Tages. Dieser Betrag wird insgesamt im Konto „Kasse" gebucht (▶ Kap. 8.4.4). Jeder einzelne Zahlungsvorgang kann jedoch auf einem Kassenstreifen oder einem elektronischen Speichermedium nachvollzogen werden.

8.4 Grundlagen der Buchführung

Die Buchführung war in früheren Zeiten eine der typischen Aufgaben des kaufmännischen Personals in allen Unternehmen. Seit diese Arbeit zu einem großen Teil von Computerprogrammen übernommen wird, haben im Arbeitsalltag meist nur noch wenige Mitarbeiter damit zu tun. Für PKA in Apotheken war die Buchführung seit jeher allenfalls eine eher seltene Nebenaufgabe, weil PKA oft für speziellere Arbeiten eingesetzt werden, die nur in Apotheken anfallen. Meist wird die

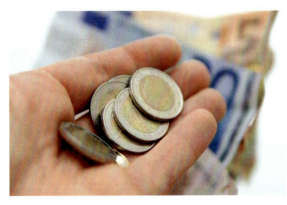

○ **Abb. 8.6** Am Ende des Tages findet ein Tagesabschluss statt. Dabei wird überprüft, ob der tatsächlich in der Kasse vorhandene Geldbetrag (Kassen-Ist) mit dem Kassen-Soll übereinstimmt.

Buchführung von Apotheken an die Büros der Steuerberater abgegeben. Dennoch gehört zu einem kaufmännischen Beruf, wie dem der PKA, zumindest ein kleiner Einblick in dieses Thema.

Die Buchführung oder Buchhaltung bildet den Mittelpunkt des sogenannten **betrieblichen Rechnungswesens.** Dazu gehören verpflichtende Bestandteile, die im Interesse von Geschäftspartnern oder als Grundlage für die Besteuerung vorgeschrieben sind, und freiwillige Bestandteile, die sich aus dem Informationsbedarf des Unternehmens ergeben.

> **Achtung** Zur Buchführung sind alle kaufmännischen Unternehmen gemäß Handelsgesetzbuch (HGB) verpflichtet. Aus dieser handelsrechtlichen Pflicht wird eine steuerrechtliche Pflicht abgeleitet.

Alle Unternehmen, die handelsrechtlich zur Buchführung verpflichtet sind, werden dazu zusätzlich durch das Steuerrecht verpflichtet. Die Buchführung soll jederzeit einen Überblick über das Vermögen und die Schulden des Unternehmens geben. Einmal im Jahr muss der Gewinn des Unternehmens ermittelt werden. Gemäß HGB muss die Buchführung so beschaffen sein, „dass sie einem sachverständigen Dritten innerhalb angemessener Zeit einen Überblick über die Geschäftsvorfälle und über die Lage des Unternehmens vermitteln kann. Die Geschäftsvorfälle müssen sich in ihrer Entstehung und Abwicklung verfolgen lassen."

Zu dem nicht gesetzlich vorgeschriebenen Teil gehört die Überwachung des Zahlungsverkehrs. In einigen großen Unternehmen wird daraufhin zwischen der weitgehend freiwilligen **Betriebsbuchführung** und der weitgehend vorgeschriebenen **Finanzbuchführung** unterschieden. In Apotheken werden dagegen meist nur Belege für die Buchführung gesammelt, während die eigentliche Bearbeitung beim Steuerberater erfolgt.

8.4.1 Grundsätze ordnungsmäßiger Buchführung

Bei jedem einzelnen Vorgang im Rahmen der Buchführung müssen die Grundsätze der Wahrheit und der Klarheit beachtet werden. **Wahrheit** bedeutet, dass die tatsächlichen Vorgänge dargestellt und keine Vorgänge verändert oder erfunden werden dürfen. **Klarheit** bedeutet, dass alle Vorgänge eindeutig und nachvollziehbar dargestellt werden müssen.

Aus den beiden übergeordneten Grundsätzen der Wahrheit und Klarheit haben sich durch die Handelsbräuche die Grundsätze ordnungsmäßiger Buchführung (GoB) entwickelt.

> **Grundsätze ordnungsmäßiger Buchführung**
> - Jeder Vorgang erfordert einen Beleg (Belegpflicht). Sofern kein Beleg eines Geschäftspartners (beispielsweise eine Rechnung oder Quittung) vorliegt, muss ein Eigenbeleg erstellt werden.
> - Alle Belege müssen zeitlich fortlaufend erfasst werden.
> - Es müssen stets alle Vorgänge erfasst werden (Vollständigkeit).
> - Alle Vorgänge müssen zeitnah erfasst werden.
> - Alle Vorgänge müssen nach einem geeigneten System geordnet werden.
> - Alle Vorgänge müssen klar und nachprüfbar dargestellt werden.
> - Vorgänge mit entgegengerichteter Wirkung dürfen nicht vor der Darstellung gegeneinander verrechnet werden, sondern müssen einzeln dargestellt werden.
> - Änderungen bei Irrtümern müssen nachvollziehbar sein. Es darf nichts unlesbar gemacht werden.
> - Alle Unterlagen müssen gemäß den gesetzlichen Aufbewahrungspflichten aufbewahrt werden.

Im Zusammenhang mit der elektronischen Verarbeitung von Buchführungsdaten wurden darüber hinaus Grundsätze ordnungsmäßiger DV-gestützter Buchführungssysteme (GoBS) entwickelt.

8.4.2 Doppelte Buchführung

Die Buchführung in kaufmännischen Unternehmen wird nach dem Prinzip der doppelten Buchführung (auch: kaufmännische Buchführung) durchgeführt, die

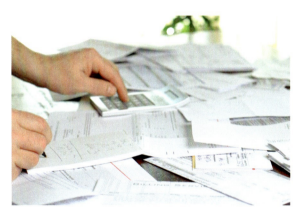

Abb. 8.7 Nach den Grundsätzen ordnungsmäßiger Buchführung erfordert jeder Vorgang einen Beleg. Alle Belege müssen zeitlich fortlaufend erfasst und gemäß den gesetzlichen Aufbewahrungspflichten aufbewahrt werden.

bereits vor etwa 500 Jahren entwickelt wurde. Dabei löst jeder Vorgang Folgen an zwei verschiedenen Stellen innerhalb des Buchführungssystems aus. Dies erleichtert die Kontrolle. Denn Fehler oder Irrtümer an einer Stelle fallen auf, weil die Angaben innerhalb des Systems nicht mehr zueinander passen.

Diese doppelte Buchführung beruht auf einem System von **Buchungskonten.** Ein Konto ist eine zweispaltige Tabelle. Die linke Seite heißt jeweils Soll-Seite, die rechte Seite heißt Haben-Seite. Diese Bezeichnungen sind historisch begründet. Was jeweils auf der Soll- oder der Haben-Seite gebucht wird, hängt vom jeweiligen Konto ab und kann nicht verallgemeinert werden. Bankkonten werden ähnlich geführt. Dort werden Buchungen „im Soll" zulasten des Kontoinhabers und Buchungen „im Haben" zugunsten des Kontoinhabers unterschieden. Dieser spezielle Fall lässt sich aber nicht allgemein auf Buchungskonten übertragen. Vielmehr würde dies oft in die Irre führen. Buchungskonten werden in Bestands- und Erfolgskonten unterschieden.

Bestandskonten

Auf Bestandskonten werden Bestände an Vermögen oder Angaben über die Herkunft des Unternehmenskapitals verzeichnet. Vermögensbestände sind beispielsweise Warenvorräte, Ausrüstungsgegenstände, Forderungen gegenüber Kunden, Bargeld (Kassenbestand) oder das Eigenkapital des Unternehmers. Auch Positionen, die den Wert des Unternehmens mindern, werden auf Bestandskonten geführt, beispielsweise Schulden gegenüber Kreditinstituten oder Lieferanten. In der kaufmännischen Fachsprache werden solche Schulden als **Verbindlichkeiten** bezeichnet. Dies ist der Gegenbegriff zu **Forderungen.** Verbindlichkeiten gegenüber einem anderen Unternehmen werden dort als Forderungen verbucht und umgekehrt.

Erfolgskonten

Auf Erfolgskonten werden Vorgänge verzeichnet, die sich günstig oder ungünstig auf den Erfolg des Unternehmens auswirken. Daraufhin werden sie in Ertrags- und Aufwandskonten unterschieden. **Ertrag** und **Aufwand** bilden ein Begriffspaar mit gegensätzlicher Bedeutung. Auf Ertragskonten werden Wertzuflüsse verzeichnet, während die Aufwandskonten den sogenannten Werteverzehr erfassen. In den meisten Unternehmen werden viele Aufwandskonten unterschieden, um möglichst genau zu erfassen, wodurch der Aufwand entstanden ist. Diese Informationen werden später im Controlling genutzt (▶ Kap. 13.5). Typische Beispiele sind Konten, die den Aufwand für das Personal, die Räume, Verbrauchsmaterialien, Strom, Heizung, Fahrzeuge und Abschreibungen erfassen.

Abschreibungen

Abschreibung ist die übliche Kurzfassung für den Begriff „Absetzung für Abnutzung". Abschreibungen drücken den Verbrauch langlebiger Güter wie Gebäude, Maschinen oder Fahrzeuge aus. Solche Güter werden meist auf einmal bezahlt, aber langfristig genutzt. Auch wenn möglicherweise ein Kredit dafür aufgenommen wurde, der über mehrere Jahre zurückgezahlt wird, ändert dies nichts an der Zahlung. Eine einmalige Zahlung eines großen Betrags wirkt jedoch wie eine große Belastung des Unternehmens, während der Nutzen durch das langlebige Gut erst im Laufe vieler Jahre entsteht. Daher werden solche Güter auf Bestandskonten als werthaltige Vermögensgegenstände verbucht und ihr Wert wird über mehrere Jahre verteilt abgeschrieben. Dabei wird das Bestandskonto jeweils um den Abschreibungsbetrag für ein Jahr vermindert und dies auf dem Aufwandskonto für Abschreibungen verbucht. Der Werteverzehr ergibt sich damit nicht aus dem Kauf des Gutes, sondern aus der Abschreibung. Über welche Zeit ein bestimmtes Gut abgeschrieben werden darf, ergibt sich aus handels- und steu-

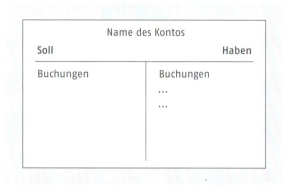

Abb. 8.8 In der doppelten Buchführung hat jedes Konto eine Soll-Seite (links) und eine Haben-Seite (rechts).

errechtlichen Vorschriften und ist in Grenzen frei wählbar. Viele Güter werden auch über diese Zeit hinaus noch genutzt. Sie haben dann allerdings meist nur noch einen sehr geringen Wiederverkaufswert. Solche Güter werden oft im Bestandskonto mit einem „Erinnerungswert" von einem Euro gebucht, um daran zu erinnern, dass dieses kaum noch werthaltige Gut noch vorhanden ist.

Hauptbuch und Journal

Die Gesamtheit aller Erfolgs- und Bestandskonten bildet das Hauptbuch. Daneben existiert ein Journal, in dem alle Geschäftsvorfälle zeitlich nacheinander verzeichnet sind. Im Journal erhält jeder Geschäftsvorfall eine laufende Nummer. Dazu werden mindestens das Datum, der Betrag und der Buchungssatz für die Eintragung im Hauptbuch verzeichnet. Jeder Vorgang soll zunächst im Journal und danach im Hauptbuch eingetragen werden. Obwohl das Journal und das Hauptbuch heute elektronisch geführt werden, ist die Bezeichnung als „Bücher" weiterhin üblich.

Jeder Geschäftsvorgang löst eine Buchung aus. Einfache Buchungen betreffen jeweils zwei Konten, eines stets auf der Haben-Seite und das andere stets auf der Soll-Seite. Dabei wird ein Konto um denselben Betrag vermehrt, um den das andere Konto vermindert wird. Daher wird dies, wie bereits erwähnt, als doppelte Buchführung bezeichnet. Jede einfache Buchung lässt sich mit einem sogenannten Buchungssatz beschreiben. Ein Buchungssatz hat immer die Form „Soll an Haben", es wird also zunächst das Konto genannt, auf dem eine Buchung auf der Soll-Seite erfolgt, und dann das Konto mit der Buchung auf der Haben-Seite.

Beispielsweise bedeutet der Buchungssatz „Kasse an Forderungen", dass ein Kunde eine an ihn gerichtete Rechnung in bar bezahlt. Wenn das Unternehmen Ware einkauft und eine Rechnung erhält, lautet der Buchungssatz „Ware an Verbindlichkeiten".

> **Praxistipp** Die Buchungssätze für die vielfältigen Fälle des geschäftlichen Alltags werden in der Literatur über die Buchführung und das betriebliche Rechnungswesen erläutert (weitere Beispiele ▶ Kap. 8.5).

8.4.3 Buchführung im Apothekenalltag

Die Buchführung erfolgt im Arbeitsalltag mit Buchführungsprogrammen – üblicherweise beim Steuerberater. Doch dafür müssen die Apotheken alle notwendigen Belege und die zur Buchung benötigten Informationen an den Steuerberater weitergeben. Besonders wichtig ist, dass die Unterlagen vollständig sind. Es müssen wirklich alle Belege weitergegeben und für Vorgänge, zu denen kein Beleg existiert, muss in der Apotheke ein Beleg erstellt werden. Zu jedem Vorgang muss das Datum angegeben werden und bei allen Zahlungen muss klar sein, wer welchen Betrag mit welchem Zahlungsmittel und wofür bezahlt hat. Wenn es um Zahlungen für Waren geht, muss klar sein, um welche erhaltene oder gelieferte Ware es geht. Dabei muss sich das Apothekenpersonal bewusst sein, dass das Personal beim Steuerberater keine Kenntnisse über den Apothekenbetrieb und die Waren in Apotheken hat. Daher muss bei Belegen zu eingekauften Waren deutlich werden, ob es Waren zum Weiterverkauf an Kunden oder zum Verbrauch in der Apotheke, beispielsweise zur Desinfektion oder zur Arzneimittelprüfung im Labor, sind. Um die nötigen Informationen weitergeben zu können, sollten PKA zudem eine grobe Vorstellung davon haben, was bei der Buchführung mit den Belegen geschieht.

8.4.4 Mit Belegen buchen

Zu jedem Geschäftsvorfall, der für die Buchführung relevant ist, gehört ein Beleg. Einen Sonderfall bilden dabei Zahlungsvorgänge, die in der Kasse erfasst werden. Diese können einzeln über die Kasse verfolgt werden, in der Buchführung erscheint dagegen nur der Tagesabschluss. Abgesehen von dieser Ausnahme muss also für jede Zahlung und jeden anderen Vorgang, bei dem werthaltige Positionen des Apothekenvermögens verändert werden, ein Beleg vorhanden sein. Dies können **Fremdbelege** sein, die von außerhalb der Apotheke kommen, oder **Eigenbelege**, die in der Apotheke selbst erstellt werden. Typische Fremdbelege sind Rechnungen von Lieferanten oder Quittungen über eingekaufte Waren für den Bedarf der Apotheke. Typische Eigenbelege sind Kopien von Rechnungen, die die Apotheke selbst an Kunden schickt. Selbst erstellte Belege können

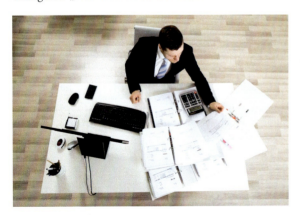

Abb. 8.9 Die Buchführung überlassen viele Apotheken dem Steuerberater. An ihn müssen alle notwendigen Belege und die zur Buchung benötigten Informationen weitergegeben werden.

Abb. 8.10 Buchungsstempel bieten die Möglichkeit, viele Angaben auf einer kleinen Fläche übersichtlich unterzubringen.

beispielsweise nötig werden, wenn ein Arzneimittel aus dem Warenlager zu Bruch geht und sein Wert abgeschrieben werden muss.

Beim Buchen mit Belegen wird auf jedem Beleg ein **Buchungsstempel** angebracht (○ Abb. 8.10). Dort wird verzeichnet, auf welchem Buchungskonto welcher Betrag im Soll und auf welchem Buchungskonto welcher Betrag im Haben gebucht wird.

> **Praxistipp** Die Beträge auf der Soll- und der Haben-Seite müssen gleich groß sein, aber der Betrag auf einer Seite kann sich auf mehrere Buchungskonten verteilen.

Beispielsweise wird die in Zahlungen enthaltene Mehrwertsteuer auf einem besonderen Buchungskonto erfasst. Außerdem muss das Buchungsdatum aufgeführt werden. Meistens ist zudem eine Buchungsnummer nötig, unter der der Vorgang im Buchführungsprogramm zu finden ist. Dann wird im Programm nur eine Nummer erfasst und zur vollständigen Information ist der Beleg erforderlich. In dem Programm selbst sind nur die Nummer, die erfassten Buchungskonten und die Geldbeträge zu finden, aber keine Information, wer an wen warum gezahlt hat. Wenn auf allen Belegen alle nötigen Daten angebracht sind, können die Daten im nächsten Arbeitsgang in das Programm eingegeben werden. Die Belege werden nach Datum und Nummer geordnet und dann abgeheftet, um sie bei Fragen oder einer steuerlichen Prüfung wiederfinden zu können. Allerdings kann es sein, dass einige Belege aufgrund ihrer Eigenart an anderer Stelle abgeheftet werden. Dann muss für Buchhaltungszwecke ein Ersatzbeleg erstellt werden oder es muss ein diesbezüglicher Hinweis in das Buchführungsprogramm eingegeben werden. Dies betrifft beispielsweise Steuerzahlungen. Denn der Steuerbescheid wird sicher nicht bei den Unterlagen über laufende Zahlungen abgeheftet.

Doch dann kann der Kontoauszug als Beleg für die geleistete Steuerzahlung dienen.

Der wichtigste Gedankengang bei dieser Vorgehensweise ist die Auswahl der Buchungskonten, auf denen die Beträge gebucht werden. Anders ausgedrückt: Es muss der Buchungssatz gebildet werden.

> **Beispiele für Buchungssätze**
> - Einkauf von Ware, die später bezahlt wird: „Wareneingang" an „Verbindlichkeiten aus Lieferungen und Leistungen" und „Mehrwertsteuer 19 %" an „Verbindlichkeiten aus Lieferungen und Leistungen"
> - Bezahlung von Waren, deren Wareneingang bereits verbucht war, mit einer Banküberweisung: „Verbindlichkeiten aus Lieferungen und Leistungen" an „Bank"
> - Verkauf von Ware, die später bezahlt wird: „Forderungen aus Lieferungen und Leistungen" an „Umsatzerlöse" und „Forderungen aus Lieferungen und Leistungen" an „Mehrwertsteuer 19 %"
> - Zahlungseingang von einem Kunden, der mit einer Banküberweisung zuvor gelieferte Ware bezahlt: „Bank" an „Forderungen aus Lieferungen und Leistungen"
> - Kauf von Verbrauchsmaterial für die Apotheke mit Bargeld aus der Kasse: „Sonstige betriebliche Aufwendungen" an „Kasse" und „Mehrwertsteuer 19 %" an „Kasse"

8.5 Jahresabschluss

In der praktischen Arbeit wird die Buchführung für PKA im Apothekenalltag nur eine kleine Rolle spielen und der Jahresabschluss nur im Zusammenhang mit der Inventur auftreten. Dennoch gehört zum PKA-Beruf auch ein kleiner Einblick, wie der Jahresabschluss für ein kaufmännisches Unternehmen erstellt wird. Denn der Jahresabschluss ist der Zweck der Buchführung und als PKA sollte man wissen, wofür diese wichtige kaufmännische Arbeit nötig ist.

Die ganze verpflichtende Buchführung dient letztlich dazu, am Ende des Geschäftsjahres den Wert des Unternehmens, die Verteilung dieses Wertes auf verschiedene Kategorien und die Ansprüche Dritter an das Unternehmen darzustellen. Dies wird als Jahresabschluss bezeichnet. Dabei ergeben sich die Veränderungen der Bestandswerte gegenüber dem Vorjahr, woraus wiederum der wirtschaftliche Erfolg oder Misserfolg des Unternehmens in dem zurückliegenden Jahr ermittelt werden kann, also der Gewinn oder Verlust. Die jährlich erstellte Auflistung der Vermögenswerte und Schulden heißt Bilanz. Die Ermittlung des Gewinns oder Verlusts heißt Gewinn- und Verlustrechnung. Jedes kaufmännische Unternehmen ist verpflichtet, jedes Jahr eine Bilanz und eine Gewinn- und Verlustrechnung zu erstellen.

Saldierung

Für den Jahresabschluss muss der Bestand aller Konten ermittelt werden. Dazu wird jeweils die Summe der Soll- und der Haben-Seite gebildet. Von der größeren Summe wird die kleinere Summe abgezogen. Dieser Vorgang wird Saldierung genannt. Das Ergebnis ist ein **Saldo** („es wird ein Saldo gezogen", Mehrzahl: Salden). Wenn die Soll-Seite den größeren Betrag aufweist, entsteht ein Soll-Saldo. Wenn die Haben-Seite den größeren Betrag aufweist, entsteht ein Haben-Saldo.

8.5.1 Bilanz

Eine Bilanz ist auch ein Konto im Sinne der Buchführung. Beim Jahresabschluss werden die Salden der Bestandskonten in der Bilanz zusammengefasst. Damit soll die Bilanz auf einen Blick den wirtschaftlichen Zustand des Unternehmens darstellen. Die linke Seite (Soll-Seite) der Bilanz heißt **Aktivseite** (Aktiva), die rechte Seite (Haben-Seite) **Passivseite** (Passiva). So werden die Vermögenswerte auf der Aktivseite der Herkunft des Kapitals auf der Passivseite gegenübergestellt (o Abb. 8.12).

Aktiva

→ **Definition** Die **Aktiva** sind die Werte der Bestandskonten für Vermögensgegenstände des Unternehmens. Dazu zählen insbesondere das Anlage- und das Umlaufvermögen.

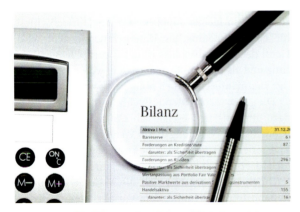

o **Abb. 8.11** Die Bilanz soll auf einen Blick den wirtschaftlichen Zustand eines Unternehmens darstellen. Dabei werden Vermögen (Aktiva) und Kapital (Passiva) gegenübergestellt.

Das **Anlagevermögen** umfasst langlebige Güter, die dem Betrieb des Unternehmens dienen. Bei Apotheken sind das beispielsweise Möbel, Botenfahrzeuge, Computer, Labor-, Rezeptur- und Bürogeräte. Wenn der Apothekeninhaber seine Apotheke in einem eigenen Haus betreibt, gehören auch die Apothekenräume dazu. Die sogenannten geringwertigen Wirtschaftsgüter mit einem Anschaffungspreis bis zu 150,– Euro werden dagegen nicht mitgezählt. Sie werden sofort nach ihrer Anschaffung abgeschrieben. Sie gelten also bereits unmittelbar nach der Anschaffung im wirtschaftlichen Sinn als verbraucht. Denn für sie wäre bei einem Wiederverkauf vermutlich kein nennenswerter Preis zu erzielen.

Zum **Umlaufvermögen** gehören Waren und immaterielle Güter, die im Geschäftsbetrieb laufend gekauft und verkauft oder verändert werden. Dazu gehören Bankguthaben, Forderungen gegenüber Kunden, das gesamte Warenlager und das Bargeld.

Passiva

→ **Definition** Die **Passiva** sind die Werte der Bestandskonten für das Eigen- und das Fremdkapital sowie Rücklagen.

Das **Fremdkapital** wird in lang- und kurzfristige Verbindlichkeiten eingeteilt. Dies sind insbesondere Verbindlichkeiten gegenüber Kreditinstituten und Verbindlichkeiten, die sich aus dem Warenverkehr ergeben, also noch unbezahlte Rechnungen von Lieferanten der Apotheke. Rückstellungen können für noch nicht bestehende, aber zu erwartende Forderungen gegen das Unternehmen gebildet werden, beispielsweise für künftige vorhersehbare Steuerforderungen.

Wenn das Unternehmen feststehende Einlagen von Gesellschaftern hat, werden diese als **Eigenkapital** mit festen Beträgen ausgewiesen. Als letzte Position bleibt dann der noch nicht verteilte Gewinn des Unternehmens. Dieser wird durch Saldierung der Bilanz ermittelt. Bei einer Bilanz müssen beide Seiten den gleichen Wert haben, die sogenannte Bilanzsumme. Wenn die Aktivseite größer ist als alle bisher genannten Positionen der Passivseite, verbleibt ein Gewinn auf der Passivseite. Im umgekehrten Fall hat das Unternehmen einen Verlust, der das Eigenkapital teilweise aufzehrt, oder das Unternehmen ist sogar überschuldet.

Bei Einzelkaufleuten und offenen Handelsgesellschaften gibt es jedoch keine feststehenden Einlagen von Gesellschaftern, sondern nur ein Eigenkapitalkonto. Der Wert dieses Eigenkapitalkontos ist die Differenz aus der Summe der Aktiva und der Summe der Passiva ohne das Eigenkapital. Ein Gewinn erhöht den Wert des Eigenkapitalkontos. Wenn das Eigenkapital unter null sinkt, ist das Unternehmen überschuldet.

Aktiva		Passiva	
Anlagevermögen		**Fremdkapital**	
Gebäude	300.000 €	Langfristige Verbindlichkeiten	150.000 €
Einrichtung	100.000 €	Verbindlichkeiten gegenüber	
Ausrüstungsgegenstände	50.000 €	Lieferanten	100.000 €
Umlaufvermögen			
Waren	100.000 €	Eigenkapital	350.000 €
Forderungen	35.000 €		
Bankguthaben	10.000 €		
Kasse	5.000 €		
Bilanzsumme	600.000 €	Bilanzsumme	600.000 €

○ **Abb. 8.12** Vereinfachtes Beispiel für die Bilanz eines Unternehmens.

8.5.2 Gewinn- und Verlustrechnung

Die Gewinn- und Verlustrechnung (GuV) ergibt sich aus einer genau geordneten Zusammenführung der Salden der Erfolgskonten der Buchführung. So wird als Ergebnis der Gewinn oder Verlust im betrachteten Geschäftsjahr ausgewiesen. Außerdem wird erkennbar, welche Erträge und welcher Aufwand zu diesem Ergebnis geführt haben. Auf der Soll-Seite stehen insbesondere die Aufwendungen, die nach Aufwandsarten gegliedert werden (beispielsweise für Personal, Räume und Fahrzeuge). Auf der Haben-Seite enthält die GuV insbesondere die aus dem Verkauf von Waren erzielten Umsatzerlöse (auch: Umsätze, Erlöse). In einer sehr stark vereinfachten Betrachtung werden von den Umsatzerlösen die gezahlten Beträge für bezogene Waren (Wareneinkauf) und die Aufwendungen für den Betrieb des Unternehmens abgezogen. Dies ergibt das sogenannte **Betriebsergebnis**. Davon werden die zu zahlenden Zinsen und Steuern abgezogen. Wenn danach ein positiver Betrag verbleibt, ist dies der sogenannte **Jahresüberschuss**, der umgangssprachlich als **Gewinn** bezeichnet wird. Falls ein negativer Betrag verbleibt, heißt dieser **Jahresfehlbetrag** oder umgangssprachlich **Verlust**. So ist die GuV eine zusammenfassende Darstellung des wirtschaftlichen Erfolgs oder Misserfolgs des Unternehmens in dem Geschäftsjahr.

Das System der doppelten Buchführung sorgt bei richtiger Anwendung dafür, dass der in der Gewinn- und Verlustrechnung ermittelte Gewinn oder Verlust der Erhöhung oder Verminderung des Eigenkapitals in der Bilanz im Vergleich zur Bilanz des Vorjahrs entspricht. Hier wird auch der wesentliche Unterschied zwischen der Bilanz und der GuV deutlich.

> **Unterschied von Bilanz und Gewinn- und Verlustrechnung**
> Die Bilanz beschreibt den Zustand des Unternehmens zum Zeitpunkt des Jahresabschlusses. Informationen über den Geschäftsverlauf ergeben sich erst aus dem Vergleich mehrerer Bilanzen. Dagegen beschreibt die GuV das Ergebnis eines Geschäftsjahres, sie ist also auf den Verlauf ausgerichtet.

Der nach diesem handelsrechtlichen Verfahren ermittelte Gewinn oder Verlust bildet die Grundlage für die Ermittlung des steuerlich relevanten Gewinns und damit für die Besteuerung des Unternehmensertrags.

8.5.3 Inventur und Inventar

So wie die Erstellung der Bilanz und der GuV beschrieben wurde, ergibt sich allerdings eine Unsicherheit bei den Bestandskonten. Es stellt sich die Frage, ob die dort verzeichneten, durch die Buchführung ermittelten Bestände tatsächlich vorhanden sind. Bei POS-Systemen, die den Zugang und den Verkauf jeder einzelnen Packung verzeichnen, ist eine so genaue Ermittlung theoretisch möglich. Doch kann es im Laufe längerer Zeit Irrtümer, Fehler oder Schwund durch Diebstahl geben. Dann werden möglicherweise Werte verzeichnet, die nicht (mehr) vorhanden sind. In früheren Zeiten, ohne solche Warenwirtschaftssysteme, war es sogar technisch unmöglich, in einem Betrieb mit sehr vielen, teilweise eher geringwertigen Artikeln, die einzeln verkauft werden, einen genauen Überblick über den Warenbestand zu behalten.

Aus allen diesen Gründen und um die Aussagekraft der Bilanz zu sichern, schreibt § 240 HGB allen kaufmännischen Unternehmen vor, jedes Jahr alle Vermögensgegenstände aufzulisten.

> **§ 240 Handelsgesetzbuch**
> (1) Jeder Kaufmann hat zu Beginn seines Handelsgewerbes seine Grundstücke, seine Forderungen und Schulden, den Betrag seines baren Geldes sowie seine sonstigen Vermögensgegenstände genau zu verzeichnen und dabei den Wert der einzelnen Vermögensgegenstände und Schulden anzugeben.

Dabei muss ihr Wert erfasst und letztlich die Summe aller Vermögenswerte gebildet werden. Das erstellte Verzeichnis aller Vermögensgegenstände heißt Inventar. Der Vorgang, bei dem dieses Inventar erstellt wird, ist die Inventur.

Bei der **Inventur** des Anlagevermögens wird nur geprüft, ob die Güter noch vorhanden sind. Daher merkt das Apothekenpersonal von der Inventur des Anlagevermögens üblicherweise nichts. Ganz anders ist dies beim Umlaufvermögen. Forderungen und Bankguthaben sind auch einfach zu prüfen, aber die Erfassung des gesamten Warenlagers ist in Apotheken aufwendig. Es müssen alle Fertigarzneimittel und alle anderen industriell gefertigten Packungen sowie die Vorräte an losen Waren wie Rezeptursubstanzen und Tees erfasst werden. Bei Fertigpackungen muss die jeweilige Anzahl ermittelt werden, bei losen Waren die Menge in einer handelsüblichen Einheit, üblicherweise in einer Masseeinheit wie Gramm oder Kilogramm oder in einer Volumeneinheit wie Liter. Dabei müssen alle Vorräte erfasst werden, die verkaufsfähig sind und dabei einen Preis erzielen können. Außerdem muss bei einer Inventur geprüft werden, ob vorhandene Waren wertlos geworden sind. In einer Apotheke müssen verfallene Packungen ohnehin aus arzneimittelrechtlichen Gründen aus dem Warenlager entfernt werden, weil sie nicht mehr verkehrsfähig sind. Dennoch gilt es bei einer Inventur aufmerksam zu sein, ob Packungen möglicherweise beschädigt oder aus irgendeinem anderen Grund nicht mehr verkäuflich sind. Dann müssen die Werte dieser Packungen abgeschrieben werden. Sie dürfen nicht mehr in der Inventur erfasst werden.

Letztlich entsteht bei diesem Prozess das **Inventar**, also ein Verzeichnis aller werthaltigen Gegenstände in der Apotheke. Daraus ergibt sich der Wert aller Vorräte und aller anderen werthaltigen Güter des Unternehmens. Am Ende zählt der dabei ermittelte Wert in Euro. Dieser ist nötig, um den Gewinn des Unternehmens in einem Geschäftsjahr zu ermitteln. Dies ist letztlich der Zweck der Inventur.

> **Stichtagsinventur**
> Wenn das Geschäftsjahr dem Kalenderjahr entspricht, findet die Inventur üblicherweise zu Silvester statt. Doch gibt es auch viele Unternehmen, deren Geschäftsjahr zu einem anderen Termin beginnt beziehungsweise endet. Bei Apotheken ist das oft das Datum, an dem der Inhaber die Apotheke übernommen oder eröffnet hat. Dies ist dann in jedem Jahr wieder der Termin für die Inventur. Eine solche Inventur wird Stichtagsinventur genannt, weil der Warenbestand an einem bestimmten Tag ermittelt wird.

Moderne Warenwirtschaftssysteme, die jeden Verkauf und jeden Zugang im Warenlager erfassen, bieten al-

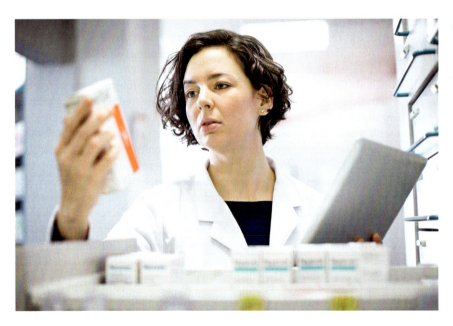

Abb. 8.13 Als kaufmännisches Unternehmen ist die Apotheke zu einer jährlichen Inventur verpflichtet.

lerdings eine Alternative zur Stichtagsinventur. Mit diesen Systemen sollte der gesamte Wert der Waren jederzeit zu ermitteln sein. Dieses Verfahren wird **permanente Inventur** genannt, weil die Angaben zum Warenlager ständig auf dem Laufenden gehalten werden. Da jedoch Irrtümer oder technische Pannen möglich sind, wird ein solcher Inventurwert aus dem Computer allein handelsrechtlich nicht anerkannt. Doch sind mit einem solchen System gemäß HGB Vereinfachungen gegenüber einer **Stichtagsinventur** zulässig, sofern das technische Verfahren für die Erfassung der Warenein- und -ausgänge als zuverlässig gilt. Dann reicht es bei einer permanenten Inventur aus, den Bestand am Stichtag mit der EDV zu ermitteln sowie einmal im Jahr den Bestand gemäß Computerdaten mit dem tatsächlichen Bestand zu vergleichen und dann Fehler zu korrigieren. Dies kann für verschiedene Teile des Warenlagers zu unterschiedlichen Zeiten stattfinden. Es muss nur das gesamte Lager innerhalb eines Jahres überprüft werden. Das ist meist viel einfacher zu organisieren als alles an einem Tag zu zählen. So können bewusst Zeiten mit wenig Betrieb ausgenutzt werden.

Außerdem gibt es weitere technische Hilfen für die Inventur. Unabhängig davon, ob eine Stichtagsinventur oder eine permanente Inventur gemacht wird, können die Barcodes der Packungen mit Scannern erfasst werden. Dazu muss dann nur die Zahl der Packungen eingegeben werden, was einfacher ist als jede einzelne Packung zu scannen.

8.5.4 Auswertung von Bilanz- und Buchführungsdaten

Die Buchführung, die Durchführung der Inventur und die Erstellung der Bilanz sind handelsrechtliche Pflichten für jedes kaufmännische Unternehmen. Doch die dabei gewonnenen Daten können über die Pflichtaufgaben hinaus für die Arbeit im Unternehmen hilfreich sein.

Dabei bieten sich insbesondere Vergleiche zwischen Positionen innerhalb der Bilanz an. Ein Beispiel dafür ist die „**Goldene Bilanzregel**". Danach sollte das langfristig nötige Anlagevermögen auch langfristig finanziert werden. Denn das Anlagevermögen darf dem Unternehmen nicht aufgrund fälliger Verbindlichkeiten entzogen werden. Daher soll die Summe aus Eigenkapital und langfristigem Fremdkapital mindestens so groß sein wie das Anlagevermögen.

Noch weiter werden die Daten im Controlling ausgewertet (▶ Kap. 13.5). Die Aufwandskonten zeigen die Verteilung der Kosten im Unternehmen. Dies ist insbesondere bei der Gegenüberstellung gleichartiger Unternehmen interessant. Da Apotheken an verschiedenen Orten letztlich die gleichen Aufgaben erfüllen, drängen sich Vergleiche auf. In solchen Apothekenbetriebsvergleichen wird beispielsweise ermittelt, wie sich die Kosten in verschiedenen Apotheken verteilen und wie sich dies auf den Erfolg auswirkt. Daraus werden zum Beispiel Empfehlungen über einen angemessenen Anteil der Personalkosten an den gesamten Kosten abgeleitet.

Kurzgefasst!

- In Personengesellschaften haftet jeweils mindestens eine natürliche Person mit ihrem ganzen persönlichen Vermögen.
- Kapitalgesellschaften haben eine eigene Rechtspersönlichkeit.
- Wenn Waren nicht unmittelbar bei der Übergabe bezahlt werden, ist die Überwachung der späteren Zahlungen wichtig. Zahlungen müssen dem jeweiligen Warengeschäft zugeordnet werden.
- Bei Zahlungsverzug kann ein Mahnverfahren eingeleitet werden.
- In der Buchführung werden alle Geschäftsvorgänge verarbeitet, die sich auf den Wert des Unternehmens oder den erzielten Unternehmenserfolg auswirken. Dabei müssen die Grundsätze ordnungsmäßiger Buchführung beachtet werden.
- Bei der Buchführung werden die Geschäftsvorfälle in Konten verzeichnet. Die doppelte Buchführung bewirkt, dass jeder Geschäftsvorfall zwei Konten auf unterschiedlichen Seiten berührt.
- Bei einem Jahresabschluss werden eine Bilanz und eine Gewinn- und Verlustrechnung erstellt. Dazu ist eine Inventur nötig.

Autor

Thomas Müller-Bohn

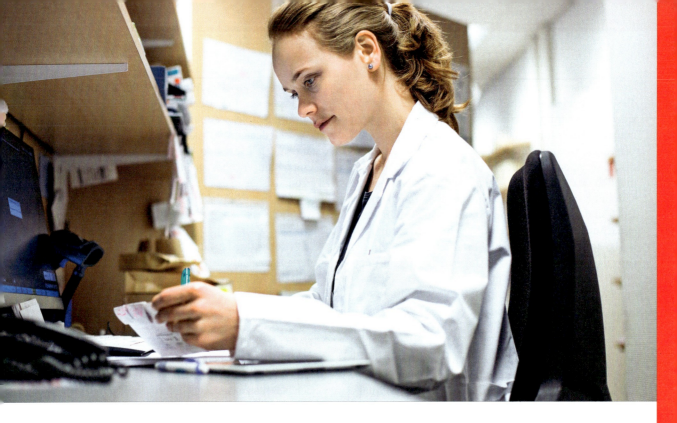

PKA Janina ist im dritten Ausbildungsjahr, im kommenden Frühjahr wird sie die Abschlussprüfung ablegen. In ihrem Ausbildungsbetrieb, der Schwanen-Apotheke, ist Janina zusammen mit ihrer Kollegin, PTA Veronique, seit einiger Zeit für die Belieferung zahlreicher Arztpraxen in der Umgebung mit Sprechstundenbedarf zuständig. Dabei handelt es sich um Gynäkologen, Kinderärzte, Internisten und Neurologen.

Auch die Versorgung der Elisabeth-Klinik, einem privaten Krankenhaus mit angegliedertem Hospiz, fällt in den Aufgabenbereich von Janina und Veronique. So hat Janina im Laufe ihrer Ausbildung die verschiedenen Rezeptarten kennengelernt: rosa GKV-Rezepte, Privatrezepte, Grüne Rezepte, BtM-Rezepte und sogar ein T-Rezept hat sie mittlerweile schon einmal gesehen – hier hat die Chefin der Schwanen-Apotheke Janina ganz genau erklärt, was es mit den Rezepten auf sich hat und warum bestimmte Substanzen auf diese Weise verordnet werden müssen.

Beinahe täglich fährt Janina in die Elisabeth-Klinik, liefert dort Ware ab und bringt neue Rezepte mit in die Apotheke. Außerdem bereitet sie die zweimal im Monat fällige Abholung der GKV-Rezepte durch das Apothekenrechenzentrum vor.

Lernfeld 9
Mit heilberuflichen Verordnungen umgehen

9.1 **Das Rezept** 370
- Gesetzliche Regelungen
- GKV-Rezept
- BtM-Rezept
- Privatrezept
- Grünes Rezept
- T-Rezept
- Krankenhausanforderungsschein

9.2 **Kosten und Kostenträger** 382
- Gesetzliche Zuzahlungen
- Zuzahlungsbefreiungen
- Festbeträge und Mehrkosten
- Verordnungs- und Erstattungsfähigkeit
- Kostenträger

9.3 **Arzneilieferverträge und Rabattverträge** 390
- Arzneilieferverträge
- Rabattverträge

9.4 **Genehmigungsanträge stellen** 392

9.5 **Abgabe auf Rezept** 392
- Was dürfen PKA?
- Rezepte zur Abgabe vorbereiten
- Was mache ich, wenn Kunden mir ein Rezept geben?

9.6 **Sprechstundenbedarf** 396
- Was darf verordnet werden?
- Wie wird abgerechnet?

9.7 **Rezepte für die Abrechnung vorbereiten** 398
- Abschließende Rezeptkontrolle
- Rezepte für die Abholung vorbereiten

9.8 **Retaxationen bearbeiten** 399
- Häufige Retaxationsgründe
- Einspruch gegen Retaxationen einlegen

9.9 **Versand verschreibungspflichtiger Arzneimittel** 400

Lernfeld 9: Mit heilberuflichen Verordnungen umgehen

Auch wenn die Abgabe von apothekenpflichtigen Arzneimitteln dem pharmazeutischen Personal vorbehalten ist, dürfen PKA beispielsweise bei der Vorbereitung von Arzneimitteln zur Abgabe sowie der Dokumentation und Abrechnung von Rezepten unterstützend tätig sein. Deshalb ist es wichtig, sich gut mit den gesetzlichen Vorschriften zu den verschiedenen Rezeptformen, den Pflichtangaben auf dem Rezept und dem richtigen Umgang mit Rezepten auszukennen. Das Lernfeld 9 beschäftigt sich mit genau diesen Themen.

9.1 Das Rezept

Ob GKV-Rezept, Privatrezept, Grünes Rezept, BtM-Rezept oder T-Rezept: Ein Rezept ist immer eine **Urkunde**, bei deren Bearbeitung mehrere juristische Paragrafen und formale Vorgaben zu beachten sind. Dies ist für Sie als PKA im hektischen Apothekenalltag zwar oft mühsam und zeitaufwendig, aber notwendig und sinnvoll, wenn man bedenkt: Ein Rezept ist letztlich eine Art Scheck und somit für die Apotheke bzw. den Versicherten bares Geld wert, um für die Arzneimittel den finanziellen Gegenwert von der Krankenkasse zu erhalten. In Gesetzen und Verordnungen werden Rezepte übrigens meist als **Verschreibung** oder **ärztliche Verordnung** bezeichnet.

> ⚠ **Achtung** Die Angaben auf einem Rezept dürfen wie auf jeder Urkunde nicht einfach abgeändert werden – weder vom Kunden, noch in der Apotheke. Missbrauch oder Fälschungen können strafrechtlich verfolgt werden. In vielen Fällen ist die Veränderung oder Ergänzung von Rezepteintragungen nur nach Rücksprache mit dem ausstellenden Arzt möglich und erfordert dessen erneute Unterschrift. In manchen Fällen reicht auch die Unterschrift mit Datum des Abgebenden.

Der Kernbereich des Rezeptformulars – das **Verordnungsfeld** – steht dem Arzt für die eigentliche Verordnung zur Verfügung. Diese beginnt mit dem auf vorgefertigten Formularen bereits aufgedruckten „Rp.", was sich vom lateinischen „Recipe" = „nimm" ableitet. Dies stand früher für die schriftliche Aufforderung an den Apotheker, Arzneimittel nach den Vorgaben des Arztes an den Patienten abzugeben. Frei bleibender Raum im Verordnungsfeld sollte vom Arzt durchgestrichen werden, um zu verhindern, dass Fälscher noch weitere Arzneimittel hinzufügen.

Alle Rezepttypen weisen drei Bereiche auf: einen Bereich für die Patientendaten, einen für die verordneten Arzneimittel und einen für die Abrechnungsdaten der Apotheke. Auf den ersten Blick sehen dennoch Kassen-, Privat-, Grünes, BtM- und T-Rezept sehr unterschiedlich aus. Und das ist gut so, schließlich erfüllen sie ganz unterschiedliche Zwecke.

9.1.1 Gesetzliche Regelungen

Die rechtlichen Grundlagen, die für den korrekten Umgang mit Rezepten relevant sind, findet man leider nicht in einem einzigen Regelwerk versammelt. Vielmehr beziehen sich mehrere Gesetze, Verordnungen und Bestimmungen auf das ordnungsgemäße Bearbeiten von ärztlichen Verschreibungen in der Apotheke. Zu den Wichtigsten zählen: die Arzneimittelverschreibungsverordnung (AMVV), die Betäubungsmittelverschreibungsverordnung (BtMVV), Vorgaben des Sozialgesetzbuchs V (SGB V), die Apothekenbetriebsordnung (ApBetrO) sowie die Arzneimittelpreisverordnung (AMPreisV). Dabei sind es oft jeweils nur wenige Paragrafen, die für den Umgang mit den verschiedenen Rezepttypen im Apothekenalltag wirklich wichtig sind, dann aber umso größere Bedeutung haben.

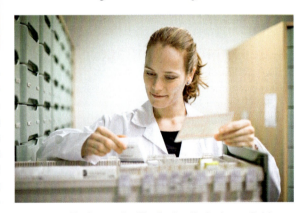

○ **Abb. 9.1** Ein Rezept ist für die Apotheke bares Geld wert.

Arzneimittelverschreibungsverordnung

Die Verordnung über verschreibungspflichtige Arzneimittel – kurz: Arzneimittelverschreibungsverordnung (AMVV) – gründet sich auf eine Ermächtigung durch § 48 AMG über die Verschreibungspflicht. Die AMVV regelt in Deutschland, welche Arzneimittel von Apotheken nur auf Vorlage einer durch einen Arzt, Tierarzt oder Zahnarzt ausgestellten Verschreibung abgegeben werden dürfen. In einer Anlage zur Verordnung sind alle Stoffe aufgelistet, die der Verschreibungspflicht unterliegen.

Ein weiterer wichtiger und apothekenrelevanter Bereich, den die AMVV in § 2 regelt, sind die Pflichtangaben auf einem ordnungsgemäß ausgestellten Rezept. Demnach muss eine Verschreibung die im Kasten aufgeführten Punkte enthalten.

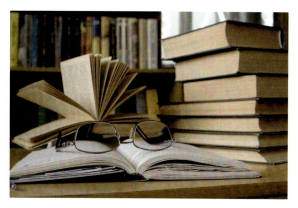

Abb. 9.2 Zahlreiche Gesetze und Verordnungen bilden die Rechtsgrundlagen für den korrekten Umgang mit Rezepten.

> **Pflichtangaben auf einem Rezept**
> 1. Name, Vorname, Berufsbezeichnung und Anschrift der Praxis oder der Klinik der verschreibenden Person einschließlich einer Telefonnummer,
> 2. Datum der Ausfertigung,
> 3. Name und Geburtsdatum des Patienten,
> 4. Bezeichnung des Fertigarzneimittels oder des Wirkstoffes einschließlich der Stärke
>   a) bei einem Arzneimittel, das in der Apotheke hergestellt werden soll, die Zusammensetzung nach Art und Menge,
> 5. Darreichungsform, sofern dazu die Bezeichnung nach Nummer 4 oder Nummer 4a nicht eindeutig ist,
> 6. abzugebende Menge des verschriebenen Arzneimittels,
> 7. Gebrauchsanweisung bei Arzneimitteln, die in der Apotheke hergestellt werden sollen,
> 8. bei tierärztlichen Verschreibungen zusätzlich
>   a) die Dosierung pro Tier und Tag,
>   b) die Dauer der Anwendung,
> 9. die eigenhändige Unterschrift der verschreibenden Person.

In § 2 (1a) hält die AMVV fest, dass den aus Deutschland stammenden ärztlichen Verschreibungen solche aus Staaten der EU und des EWR und der Schweiz gleichgestellt sind, sofern sie die oben aufgelisteten Pflichtangaben nach § 2 (1) der AMVV aufweisen. In § 3a der AMVV werden außerdem die für ein ordnungsgemäß ausgestelltes T-Rezept notwendigen Angaben (▶ Kap. 9.1.6) aufgeführt.

Betäubungsmittelverschreibungsverordnung

Die Betäubungsmittelverschreibungsverordnung (BtMVV) leitet sich aus dem Betäubungsmittelgesetz (BtMG) ab. Sie regelt den Verkehr und die Abgabe der in Anlage III des Betäubungsmittelgesetzes aufgeführten verkehrs- und verschreibungsfähigen Betäubungsmittel (BtM). In der BtMVV sind unter anderem festgelegt:

- die sogenannten Höchstmengen der einzelnen Betäubungsmittel in mg (▶ Kap. 9.1.3), die der Arzt für einen Patienten innerhalb von 30 Tagen verschreiben darf (§ 2 bis 4 BtMVV),
- die Voraussetzungen und Regeln, die beim Verschreiben von BtM für Opiatabhängige zur Substitution eingehalten werden müssen (§ 5 BtMVV),
- die formalen Anforderungen, die ein ordnungsgemäß ausgestelltes BtM-Rezept erfüllen muss (§ 8 und § 9 BtMVV, ▶ Kap. 9.1.3),
- die formalen Anforderungen, die ein ordnungsgemäß ausgestellter Betäubungsmittelanforderungsschein für den Stationsbedarf erfüllen muss (§ 10 und § 11 BtMVV, ▶ Kap. 9.1.7),
- wie der Nachweis von Bestand und Verbleib der abgegebenen BtM dokumentiert werden muss (§ 13 und § 14 BtMVV).

Abgeleitete Vorschriften aus dem SGB V

Das gesamte geltende Sozialrecht in Deutschland ist im sogenannten Sozialgesetzbuch (SGB) zusammengefasst. Es besteht aus zwölf Unterkapiteln, die mit römischen Zahlen von 1 bis 12 (I bis XII) durchnummeriert werden. Das fünfte Sozialgesetzbuch (SGB V) befasst sich mit der Krankenversicherung (▶ Kap. 2.4.2). Es gliedert sich wiederum in 13 Unterkapitel, in denen unter anderem folgende Bereiche der gesetzlichen Krankenversicherung (GKV) genau geregelt werden: versicherter Personenkreis, Leistungen der Krankenversicherung, Beziehung der Krankenkassen zu den Leistungserbringern oder Finanzierung.

Rahmenvertrag über die Arzneimittelversorgung. Im siebten Abschnitt des vierten Kapitels mit dem Titel „Die Beziehungen zu Apotheken und pharmazeutischen Unternehmern" findet man § 129 und damit die rechtliche Basis für den viel zitierten Rahmenvertrag über die Arzneimittelversorgung zwischen dem Spitzenverband der GKV und dem Deutschen Apothekerverband e. V. (▸ Kap. 9.3.1). Viele Regelungen nach § 129 (2) SGB V sind bei der Belieferung von GKV-Rezepten im Apothekenalltag äußerst relevant. Hierzu zählen beispielsweise:
- die Abgabe von **Rabattarzneimitteln** (§ 4 des Rahmenvertrags „Auswahl preisgünstiger Arzneimittel"),
- die Erfüllung der **Importquote** (§ 5 des Rahmenvertrags „Abgabe importierter Arzneimittel"),
- die Vorgaben für **wirtschaftliches Stückeln** (§ 6 des Rahmenvertrags „Abgabe importierter Arzneimittel").

Arzneimittelpreisverordnung

Die Arzneimittelpreisverordnung (AMPreisV) beruht auf dem Arzneimittelgesetz (AMG § 78) über Preise. Sie schreibt die Preisbildung für verschreibungspflichtige Arzneimittel bei der Abgabe durch öffentliche Apotheken vor. Von der AMPreisV ausgenommen sind seit dem Jahr 2004 die Abgabepreise von nicht verschreibungspflichtigen Arzneimitteln und apothekenüblichen Waren, die in der Apotheke frei kalkuliert werden können (▸ Kap. 4.4.3).

Apothekenbetriebsordnung

Die Verordnung über den Betrieb von Apotheken, kurz Apothekenbetriebsordnung (ApBetrO), wurde auf Basis des Apothekengesetzes (§ 21 ApoG) erlassen. Diese Verordnung regelt die Details des Betriebs von Apotheken in Deutschland und legt fest, wie die ordnungsgemäße Versorgung der Bevölkerung mit Arzneimitteln und apothekenpflichtigen Medizinprodukten sicherzustellen ist. Die ApBetrO gilt sowohl für öffentliche Apotheken als auch für Krankenhausapotheken (und krankenhausversorgende Apotheken, Zweig- und Notapotheken).

In § 17 (5) wird klar festgehalten, dass eine Verschreibung, die einen erkennbaren Irrtum enthält oder sonstige Bedenken offen lässt, nicht beliefert werden darf.

Welche Angaben in der Apotheke auf ein beliefertes Rezept elektronisch aufgedruckt werden müssen, bestimmt § 17 (6). Die ApBetrO legt außerdem fest, welche Angaben bei Erwerb und Abgabe von Blutzubereitungen, T-Rezept-pflichtigen Arzneimitteln, Einzelimporten aus dem Ausland oder verschreibungspflichtigen Tierarzneimitteln in der Apotheke dokumentiert werden müssen.

Rechte des Versandhandels

Für einige Apotheken wird der Handel über das Internet immer bedeutsamer. Während freiverkäufliche (also nicht apothekenpflichtige) Produkte schon immer online vertrieben werden durften, ist der Versandhandel mit apotheken- und verschreibungspflichtigen Arzneimitteln in Deutschland erst seit dem Jahr 2004 erlaubt. Für den rechtmäßigen Arzneimittelversand benötigen deutsche Apotheken eine Erlaubnis der zuständigen Landesbehörde. In Deutschland besitzen inzwischen über 3.000 Apotheken eine solche Erlaubnis, wovon jedoch nur wenige einen umsatzrelevanten Versandhandel betreiben. Für die meisten stellt es lediglich ein Zusatzgeschäft dar.

Eine wichtige Voraussetzung für die Erteilung der Versanderlaubnis ist, dass der Versand aus einer öffentlichen Apotheke zusätzlich zum üblichen Apothekenbetrieb und nach den dafür geltenden Vorschriften erfolgt. Weitere Voraussetzungen laut Apothekengesetz (§ 11a ApoG) sind, dass:
- der Patient darauf hingewiesen wird, bei Problemen mit der Medikation den zuständigen Arzt zu kontaktieren,
- die Beratung durch pharmazeutisches Personal in deutscher Sprache erfolgt,
- das bestellte Arzneimittel innerhalb von zwei Arbeitstagen nach Bestelleingang versandt werden muss,
- eine kostenfreie Zweitzustellung sichergestellt ist,
- ein System zur Sendungsverfolgung besteht,
- ein Transportversicherungssystem vorhanden ist.

> **Achtung** Der Versandhandel mit apothekenpflichtigen Arzneimitteln darf in Deutschland nur von öffentlichen Apotheken betrieben werden. Andere Versandhändler dürfen ausschließlich nicht apothekenpflichtige Medikamente verkaufen.

Arzneimittel online bestellen. Kunden können Arzneimittel bei Versandapotheken per Post, Telefon oder Internet bestellen. Bei der Bestellung von verschreibungspflichtigen Arzneimitteln muss das Rezept im Original auf dem Postweg an die Apotheke geschickt werden. Hinsichtlich des Verbraucherschutzes und der Arzneimittelsicherheit gelten für Apotheken mit Versanderlaubnis die gleichen Anforderungen wie für Vor-Ort-Apotheken.

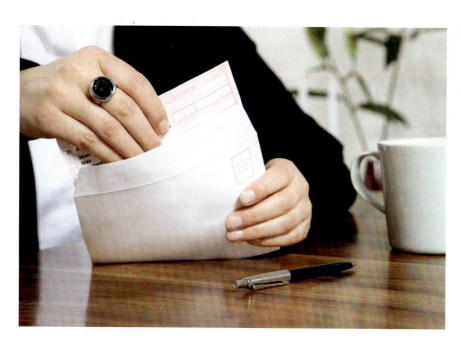

Abb. 9.3 Rezeptpflichtige Arzneimittel können erst nach Einsendung des Originalrezeptes von der Versandapotheke verschickt werden.

Versandapotheken dürfen nur solche Arzneimittel verschicken, die in Deutschland zugelassen sind. Die Medikamente müssen in deutscher Sprache gekennzeichnet und mit einer deutschsprachigen Gebrauchsinformation versehen sein.

Verbraucher können unter bestimmten Voraussetzungen auch Arzneimittel von Versandapotheken anderer europäischer Staaten beziehen. Derzeit (Frühjahr 2017) ist der Versand von Arzneimitteln aus Island, den Niederlanden, Schweden (nur verschreibungspflichtige Arzneimittel), Tschechien (nur nicht verschreibungspflichtige Arzneimittel) und dem Vereinigten Königreich zugelassen. Grundsätzlich müssen ausländische Versandapotheken, die in der EU oder in einem anderen Vertragsstaat des Europäischen Wirtschaftsraums ansässig sind und Arzneimittel nach Deutschland versenden wollen, gleichwertige Standards erfüllen wie deutsche Apotheken. Außerdem müssen sie eine kompetente Beratung in deutscher Sprache gewährleisten. Weiteres zum Arzneimittelvertrieb durch ausländische Versandapotheken siehe ▶ Kap. 9.9.

Für den Verbraucher kommt es bei der Online-Bestellung von Arzneimitteln darauf an, seriöse von unseriösen Anbietern unterscheiden zu können. Zu den seriösen Versandapotheken gehören vom Grundsatz her alle deutschen Apotheken mit Versanderlaubnis sowie Versandapotheken aus den oben genannten Staaten. Wichtiges Erkennungsmerkmal für eine seriöse Versandapotheke ist zum Beispiel, dass aus der Website ihre Adresse, Telefonnummer und E-Mail-Adresse ersichtlich sind und die für die Versandhandelserlaubnis verantwortliche Behörde genannt ist.

Das EU-Sicherheitslogo. Seit dem Jahr 2015 sind alle Versandapotheken in der EU verpflichtet, auf ihren Websites das gemeinsame europäische Versandhandelslogo zu verwenden (o Abb. 9.4). Dieses Logo steht dafür, dass die Versandapotheke nach jeweiligem nationalem Recht zum Versandhandel über das Internet mit Arzneimitteln berechtigt ist. Zudem kann der Verbraucher an der Nationalflagge im Logo sofort erkennen, in welchem Land der Versandhändler seinen Sitz hat.

Alle legalen Versandapotheken werden in einem nationalen Versandhandelsregister gelistet. In Deutschland wird dieses Register vom Deutschen Institut für medizinische Dokumentation und Information (DIM-

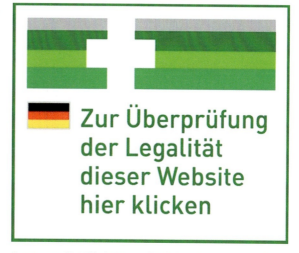

Abb. 9.4 Das EU-Logo ermöglicht es jedermann online sofort festzustellen, ob ein Arzneimittelversandhändler nach dem jeweiligen nationalen Recht zum Versandhandel befugt ist.

DI) geführt. Das Logo ist mit dem jeweiligen nationalen Register verlinkt, sodass jeder Verbraucher mit wenigen Klicks selbst die Legalität der Anbieter-Website überprüfen kann. Der Kunde sollte also so vorgehen: zunächst klicken – dann Listeneintrag prüfen – erst dann einkaufen.

> **Gefälschte Arzneimittel**
>
> Alle legalen Internet-Apotheken müssen gewährleisten, dass die von ihnen angebotenen Medikamente echt sind und die rechtlichen Qualitätsanforderungen erfüllen. Bei legalen deutschen Versandapotheken kommen Arzneimittelfälschungen nur sehr selten vor, da sie wie jede öffentliche Apotheke den arzneimittelrechtlichen Sicherheitsvorgaben unterliegen und der deutsche Arzneimittelmarkt streng kontrolliert wird. Bei Arzneimittelfälschungen handelt es sich daher meist um
> Präparate von außereuropäischen Anbietern, die illegal Ware nach Deutschland verschicken. Besonders häufig gehen den Zollfahndern dabei gefälschte Lifestyle-Medikamente wie Potenz- und Dopingmittel ins Netz. Aber auch Herzmedikamente oder besonders teure Krebsmedikamente sind ein lukratives Geschäft für kriminelle Fälscher. Meist sind die gefälschten Arzneimittel dem Original optisch gut nachempfunden und somit für den Laien nicht als solche zu erkennen. Sie können oft erst von Fachleuten in Speziallabors als Fälschung entlarvt werden.
> Gefälschte Arzneimittel sind nicht einfach nur von minderer Qualität oder ohne Wirkstoff. Oft enthalten sie eine viel zu geringe Wirkstoffmenge, einen völlig anderen Wirkstoff oder gefährliche Verunreinigungen, welche für den Verbraucher schwerwiegende gesundheitliche Folgen haben können.
> Hierüber sollten Kunden, die sich bei Ihnen in der Apotheke über die inländischen Arzneimittelpreise beschweren und die Billigangebote des Internets loben, sachlich aufgeklärt werden.

9.1.2 GKV-Rezept

Als PKA in der öffentlichen Apotheke haben Sie am häufigsten mit den rosa GKV-Rezeptformularen nach „Muster 16", welches zulasten der GKV abgerechnet wird, zu tun. Diese im Alltag kurz als „Kassenrezept" bezeichneten Formulare machen mit über 450 Millionen bearbeiteten Exemplaren pro Jahr mit Abstand den größten Rezeptanteil in deutschen Apotheken aus. Das Formular enthält rund 40 verschiedene Felder. Die rosa Grundfarbe wurde gewählt, weil sie Fälschungen, zum Beispiel durch Radieren, erschweren soll und als Blindfarbe bei der elektronischen Auswertung gut ausgeblendet werden kann. Daher werden Einträge mit rotem Stift auch nicht erfasst, weshalb ein Arzt ein GKV-Rezept **nie mit rotem Kuli** unterschreiben sollte.

Die rosa GKV-Rezeptformulare werden auch für nicht gesetzliche Kostenträger genutzt wie zum Beispiel für Berufsgenossenschaften (BG, ▶ Kap. 9.2.5), Bundes- und Landespolizei, Versorgungsämter oder Postbeamtenkrankenkassen. Für diese Kostenträger gelten bezüglich Zuzahlung, Mehrkosten und Erstattung von OTC-Arzneimitteln aber verschiedene Sonderregelungen.

> **Achtung** Sämtliche Angaben auf dem Rezeptformular sind von allen Apothekenmitarbeitern stets vertraulich zu behandeln!

Neben der Abrechnung von Arzneimittelkosten mit den GKV dient das Kassenrezept außerdem der elektronischen Datenauswertung. Diese sorgt dafür, dass zuverlässige Daten aus dem Arzneimittelsektor gewonnen, Arztgruppen-spezifische Richtgrößen korrekt ermittelt und Berechnungsgrundlagen für Ausgleichszahlungen zwischen den Krankenkassen (Risikostrukturausgleich) geschaffen werden können (▶ Kap. 9.7).

Pflichtangaben

In der Apotheke dürfen nur ordnungsgemäß und vollständig ausgestellte Rezepte beliefert werden. Welche Angaben dafür nötig sind, steht unter anderem in der Arzneimittelverschreibungsverordnung: Name, Berufsbezeichnung und Anschrift des Arztes, Ausstelldatum, Name und Geburtsdatum des Patienten, Bezeichnung, Menge und Darreichungsform des Arzneimittels etc. Darüber hinaus müssen noch weitere Vorgaben, zum Beispiel die Vereinbarungen von GKV und dem Deutschen Apothekerverband, bezüglich der Angaben auf dem GKV-Rezept erfüllt sein. Dazu zählen beispielsweise die Vertragsarzt- (LANR) und Betriebsstättennummer (BSNR) oder der Versichertenstatus.

Für Sie in der Apotheke ist im Rezeptkopf in erster Linie die Angabe „Krankenkasse bzw. Kostenträger" sowie die zugehörige neunstellige „Kassen-Nr." relevant. Auf letztere kommt es an, um zum Beispiel die GKV-spezifischen Rabattverträge (▶ Kap. 9.3.2) korrekt umzusetzen und das Rezept gegenüber der jeweils zuständigen Krankenkasse abrechnen zu können.

Links oben am Rezeptrand sollte vom Arzt entweder das Feld „Gebühr frei" oder „Geb.-pfl." angekreuzt sein. Daran erkennen Sie, ob ein Kunde die gesetzliche Rezeptzuzahlung (mindestens 5,00, maximal 10,00 Euro

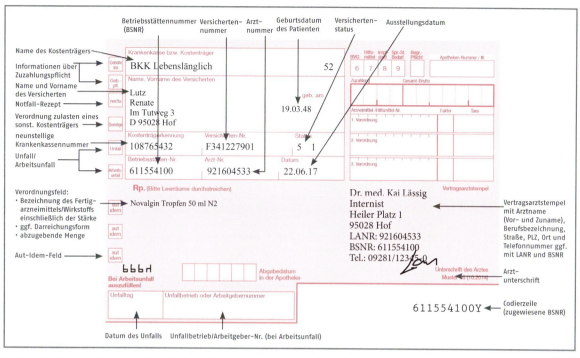

○ **Abb. 9.5** Diese Angaben auf einem Rezept sollten durch die Arztpraxis erfolgen.

pro Arzneimittel) leisten muss oder davon befreit ist (▶ Kap. 9.2.1–9.2.2).

Die eigentliche Verordnung der Medikamente auf dem Rezeptformular wird zwar inzwischen von den meisten Ärzten maschinell vorgenommen. Es dürfen jedoch genauso noch handschriftlich ausgestellte Rezepte (oft bei Hausbesuchen vom Arzt ausgestellt) beliefert werden. Hat der Arzt das Rezept unterschrieben? Nur dann ist es ein gültiges, abrechnungsfähiges Dokument.

> **Praxistipp** An diese drei Fragen sollten Sie bei der Entgegennahme von telefonischen Arzneimittelbestellungen auf GKV-Rezept immer denken:
> - Name des Patienten?
> - Krankenkassen-Nummer?
> - Verordnete(s) Medikament(e) mit oder ohne Aut-idem-Kreuz?

Weitere Angaben

Der „Status" eines Versicherten, wofür ein extra Feld im Patientendatenblock vorgesehen ist, ist für die GKV in erster Linie verwaltungstechnisch relevant. Der Code besteht aus einer oder zwei Ziffern. Die Zahlen haben dabei folgende Bedeutung: Die erste Ziffer bezeichnet zum Beispiel mit „1" einen Versicherungspflichtigen, mit „3" einen Familienversicherten, mit „5" einen Rent-

ner. Dann folgt im Code entweder eine Lücke oder „000". Die letzte Ziffer im Versicherungsstatusfeld ist eine Ergänzung. Dabei steht „1" für Versicherte aus den alten Bundesländern, „9" für Versicherte aus den neuen Bundesländern und „4" für Sozialhilfeempfänger. Buchstaben zeigen die Zugehörigkeit des Versicherten zu einem Disease-Management-Programm an (zum Beispiel „A" für Brustkrebspatienten oder „M" für Diabetiker).

Das Kästchen „Begr-Pflicht" als Abkürzung für „Begründungspflicht" im rechten oberen Rezeptrand wird derzeit nur zur Kennzeichnung von zahnärztlichen Verordnungen verwendet (mit einer eingedruckten „1").

Das Kästchen „noctu" (lateinisch: „nachts") am linken Rezeptformularrand kreuzt der Arzt an, wenn er die Belieferung des Rezepts während des Notdienstes (zwischen 20 Uhr und 6 Uhr bzw. an Sonn- und Feiertagen) für erforderlich hält. Die Notdienstgebühr von 2,50 Euro kann dann zulasten der GKV auf dem Rezept mit abgerechnet werden. Anderenfalls muss der Patient die Notdienstgebühr in der Apotheke vor Ort selbst entrichten.

Gültigkeitsdauer

GKV-Rezepte über Arzneimittel sind einen Monat lang gültig. Ein Rezept vom 7. Mai darf also am 7. Juni noch beliefert werden, am 8. Juni jedoch nicht mehr. Für GKV-Rezepte über Hilfsmittel gilt nur eine 28-tägige Gültigkeitsfrist, in der die Belieferung erfolgen oder zumindest begonnen werden muss. Enthält die Verschreibung auf GKV-Rezept ein orales Isotretinoin-haltiges

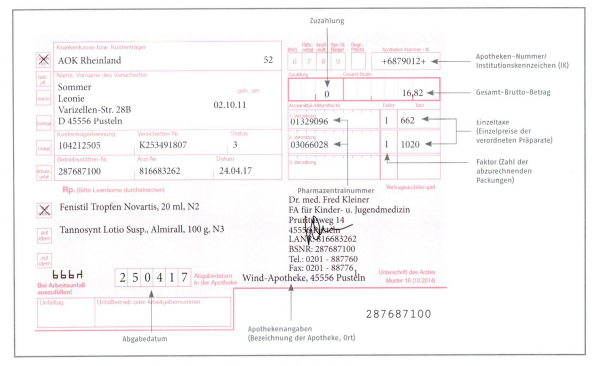

Abb. 9.6 Diese Angaben auf dem Rezept erfolgen durch die Apotheke.

Präparat (zum Beispiel zur Akne-Behandlung) darf das Rezept für Frauen (wegen möglichem Schwangerschaftseintritt) nur eine Woche lang beliefert werden, für einen Mann gilt die normale Monatsfrist.

GKV-Rezepte korrekt bearbeiten

Am linken Rand des Verordnungsfelds stehen drei „Aut-idem"-Kästchen. Hat der Arzt diese angekreuzt, darf das danebenstehende Präparat von der genannten Pharmafirma abgegeben werden. Ansonsten muss ein rabattbegünstigtes Arzneimittel mit der gleichen Zusammensetzung und Darreichungsform in der Apothekensoftware herausgesucht werden (▶ Kap. 9.3.2).

In dem rechts oben auf dem GKV-Rezeptformular lokalisierten Abrechnungsfeld druckt der Kassencomputer in der Apotheke die Abrechnungsdaten auf. Dazu gehören: die „Apotheken-Nummer/IK", welche eine Apotheke im Abrechnungszentrum eindeutig identifiziert. In den Feldern darunter kommen Zuzahlung und Gesamt Brutto-Betrag zu stehen. Die nächsten drei Zeilen sind für die abzurechnenden Positionen vorgesehen, wobei vorne die Pharmazentral- oder Hilfsmittelnummer und in der letzten Spalte der zugehörige Einzelbetrag aufgedruckt wird. Im „Faktor"-Feld erscheinen nicht nur die jeweils abgegebene Stückzahl, sondern auch die sogenannten „Sonderkennzeichen". Diese werden benötigt, wenn bei der Rezeptbelieferung aus unterschiedlichem Grund (kodiert durch die Zahlen 1 bis 7) ein anderes als das vertraglich vorgesehene Arzneimittel abgegeben wurde (▶ Kap. 9.3.2).

Hilfsmittel auf GKV-Rezept

Bei Hilfsmitteln, die auf einem GKV-Rezept verordnet wurden, ist eine Empfangsbestätigung des Kunden auf der Rezeptrückseite im dafür vorgesehenen Feld „Empfangsbestätigung für Hilfsmittel" notwendig. Dort lässt man in der Apotheke den Empfänger mit Datum unterschreiben. Bei einer Hilfsmittelverordnung sollte auf der Rezeptvorderseite außerdem die Indikation vom Arzt genannt und rechts oben das Feld 7 „Hilfsmittel" angekreuzt sein.

> ⚠ **Achtung** Hilfsmittel dürfen aus abrechnungstechnischen Gründen nicht zusammen mit Arzneimitteln oder Verbandstoffen auf einem Rezept abgerechnet werden.

9.1.3 BtM-Rezept

Nicht nur als Berufsanfänger, auch wenn Sie bereits Berufserfahrung als PKA gesammelt haben, wird ein BtM-Rezept immer ein bisschen etwas Besonderes für Sie bleiben. Schließlich erfordern diese gelben, mehrteiligen Rezeptformulare höchste Aufmerksamkeit, da hier neben den üblichen Formalien noch weitere wichtige Vorgaben zu beachten sind. Und da in deutschen Apotheken jährlich insgesamt rund zehn Millionen BtM-Rezepte bearbeitet werden, haben bestimmt auch Sie an Ihrem Apothekenarbeitsplatz immer wieder damit zu tun.

Allgemeine Vorschriften

Betäubungsmittel (BtM) sind Arzneimittel mit besonders starker, bewusstseinsverändernder oder suchterzeugender Wirkung. Die als BtM klassifizierten Wirkstoffe (zum Beispiel Morphin, Fentanyl, Oxycodon) werden in extra Listen aufgeführt (Anlagen I bis III zum Betäubungsmittelgesetz). Will ein Arzt ein Medikament mit einem BtM-Wirkstoff verordnen, muss er sowohl für GKV- als auch für Privatversicherte das vom Bundesinstitut für Arzneimittel und Medizinprodukte (BfArM) an ihn ausgegebene spezielle BtM-Rezeptformular verwenden. Diese Formulare sind dreiteilig und bestehen aus gelbem Deckblatt mit zwei Durchschlägen; man spricht daher auch von einem „Belegsatz". Alle Belegsätze sind fortlaufend nummeriert, sodass jedes BtM-Rezept eine eigene Nummer besitzt (diese neunstellige Nummer steht am unteren Rand des Verordnungsfelds und fluoresziert wie bei der Geldscheinprüfung im UV-A-Licht grünlich). Der mit „Teil III" bezeichnete Durchschlag verbleibt zur Archivierung beim Arzt, weshalb Sie als PKA diesen im Normalfall gar nicht zu sehen bekommen. Die mit „Teil I" bzw. „Teil II" bezeichneten Rezeptteile werden in der Apotheke bearbeitet: Der gelbe „Teil II" dient zur Abrechnung der abgegebenen BtM-Arzneimittel mit der Krankenkasse; ein Privatpatient erhält „Teil II" quittiert wieder ausgehändigt. „Teil I", also der Durchschlag aus dünnem weißem Papier, muss zur Dokumentation in der Apotheke drei Jahre lang aufbewahrt werden (▶ Kap. 4.2.2). In der Apotheke werden sowohl Teil I als auch Teil II bedruckt und vom Abgebenden abgezeichnet.

Pflichtangaben und besondere Anforderungen

Bei der Bearbeitung von BtM-Rezepten sind mehrere Gesetze und Verordnungen zu berücksichtigen: die Betäubungsmittelverschreibungsverordnung, das Betäubungsmittelgesetz, die Arzneimittelverschreibungsverordnung, SGB V sowie die verschiedenen Arzneilieferverträge.

Die Pflichtangaben der AMVV für ein ordnungsgemäß ausgestelltes GKV-Rezept gelten auch für BtM-Rezepte. Zusätzlich ist zu beachten, dass BtM-Rezepte einschließlich Ausstelldatum nur **acht Tage (=Ausstelltag + sieben Tage) gültig** sind. Das gilt auch für BtM-Rezepte für Privatversicherte. Beispiel: Hat der Arzt ein BtM-Rezept am 22. Juli ausgestellt, darf es in der Apotheke am 29. Juli als letzten Tag noch beliefert werden. Ab dem 30. Juli ist es ungültig.

Auf BtM-Rezepten muss laut § 9 (1) BtMVV der Arzt zu jedem verordneten BtM die **Menge in ml, g oder die genaue Stückzahl angeben**. Die auf GKV-Rezept üblichen Normgrößen-Verordnungen wie zum Beispiel „N2" sind bei BtM allein nicht ausreichend, auch wenn die Arzneimittelauswahl auf Basis der Lauertaxe eindeutig wäre.

Ebenso gefordert ist auf BtM-Rezepten laut § 9 (1) BtMVV die **Dosierungsangabe mit Einzel- und Tagesdosis** (zum Beispiel: „2 × tägl. 1 Tbl.", oder „alle 3 Tage Pflaster wechseln"). Die auf GKV-Rezepten geläufige vage Angabe „bei Bedarf" ist nicht akzeptabel. Bei BtM-Wirkstoffpflastern müssen **Freisetzungsrate und Wirkstoffbeladung** auf dem BtM-Rezept genannt sein, sofern sich diese nicht eindeutig aus der Fertigarzneimittelbezeichnung ergeben. Falls dem Patienten in der

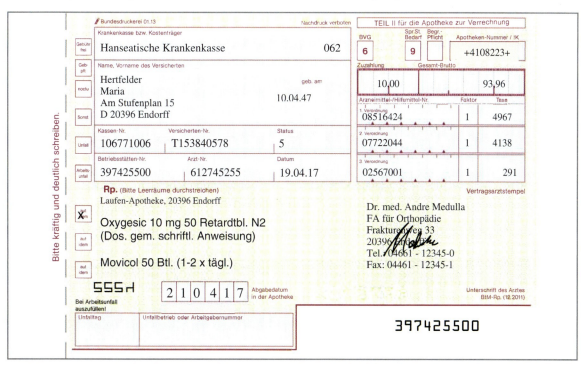

Abb. 9.7 Ein BtM-Rezept erkennt man an der gelben Farbe.

Arztpraxis zu seinem BtM-Arzneimittel eine schriftliche Dosierungsanleitung ausgehändigt wurde, ist ein entsprechender Hinweis darauf ausreichend. Welche Formulierung der Arzt dafür auf dem Rezept wählt (zum Beispiel „gemäß schriftl. Anweisung", oder „Dos. lt. Plan") ist ihm inzwischen freigestellt.

Grundsätzlich unterliegen auch BtM-Arzneimittel den Rabattverträgen der GKV (▶ Kap. 9.3.2). Daher sind ohne Aut-idem-Kreuz auch hier rabattbegünstigte Arzneimittel bevorzugt abzugeben. Doch während Nicht-BtM-Arzneimittel bei gleicher N-Größe trotz unterschiedlicher Stückzahl austauschbar sind, gilt dies für BtM nicht! Der Austausch darf hier nur stück- bzw. mengengenau erfolgen. Inzwischen stehen einige BtM-Arzneimittel jedoch auf der Substitutionsausschlussliste (▶ Kap. 9.3.2), sodass sie auch ohne Aut-idem-Kreuz nicht mehr auszutauschen sind.

> **Praxistipp** BtM-Rezepte dürfen wegen des erhöhten Arbeitsaufwands mit 2,91 Euro BtM-Gebühr pro Zeile zusätzlich abgerechnet werden. Dies wird vom Kassenprogramm normalerweise automatisch im Abrechnungsfeld aufgedruckt.

Übrigens dürfen auch Nicht-BtM-Arzneimittel auf einem BtM-Rezept stehen, jedoch nur zusammen mit mindestens einem BtM-Arzneimittel.

Die „A-M-D-Merkregel"
Die drei wichtigsten Punkte, auf die man beim formalen Check eines BtM-Rezepts in der Apotheke achten sollte, lassen sich in Form der „A-M-D-Regel" besser merken:
- Liegt das **A**usstelldatum nicht länger als acht Tage zurück? (BtM-Rezepte sind nach dem Ausstelldatum noch sieben Tage gültig)
- Ist die **M**enge des verschriebenen BtM-Arzneimittels exakt genannt?
- Ist eine konkrete **D**osierung mit Einzel- und Tagesdosis genannt oder ein Hinweis auf einen Dosierungsplan vorhanden?

Höchstmengen
Bei BtM-Rezepten sind sogenannte Höchstmengen zu beachten. Darunter versteht man die in §2 BtMVV genannten Wirkstoffmengen in mg, die ein Arzt einem Patienten innerhalb von 30 Tagen maximal verordnen darf (zum Beispiel Fentanyl 500 mg, Morphin 24.000 mg). Wird diese mg-Obergrenze überschritten oder verschreibt der Arzt mehr als zwei BtM-Wirkstoffe gleichzeitig, muss er das betreffende Rezept mit einem „A" (für „Ausnahmeverordnung") kennzeichnen.

> **Achtung** Bei den Höchstmengen handelt es sich um eine Höchstmengenbegrenzung für die Verordnung des Arztes, nicht um eine Beschränkung der Einnahmedauer für den Patienten! Die Höchstmengen stellen also keine Reichweitenbegrenzung dar. In der Apotheke muss daher nicht nachgerechnet werden, ob der Patient 30 oder mehr Tage mit der Verordnung auskommt. Denn selbst wenn die verordnete Wirkstoffmenge laut Dosierung länger als 30 Tage reicht, ist kein „A" auf dem Rezept erforderlich, solange die mg-Höchstmenge nicht überschritten wurde.

Bei nicht vorhandenem „A" sollte in der Apotheke stets überprüft werden, ob der Arzt für diesen Patienten mit dem vorliegenden Rezept oder zusammen mit den innerhalb der letzten 30 Tage ausgestellten Rezepten die Höchstmenge des verordneten BtM-Wirkstoffs überschritten hat. Wenn ja, muss das Rezept nachträglich noch mit einem „A" gekennzeichnet werden – auch wenn es für sich alleine betrachtet unterhalb der Höchstgrenze liegt.

Von A bis Z: Buchstaben auf BtM-Rezepten
Für BtM-Rezepte existieren verschiedene Buchstaben-Sonderkennzeichnungen, womit Ärzte Besonderheiten auf einem BtM-Rezept kennzeichnen können. Diese bedeuten:

„**A**": Bei Überschreitung der Höchstmenge sowie bei Verordnung von mehr als zwei BtM-Wirkstoffen liegt eine **A**usnahmeverordnung vor, die mit einem „A" zu kennzeichnen ist.

„**K**": Hiermit werden BtM-Verordnungen für **K**auffahrteischiffe gekennzeichnet (§ 7 BtMVV)

„**N**": Hat der Arzt für eine BtM-Notfallverschreibung (zum Beispiel beim Hausbesuch) ein rosa Rezeptformular genutzt, muss die unverzüglich **n**achzureichende BtM-Verordnung mit einem „N" gekennzeichnet werden. Beide Rezepte sind in der Apotheke dauerhaft miteinander zu verbinden.

„**S**": Verschreibungen über ein Arzneimittel zur **S**ubstitution für Drogenabhängige müssen mit einem „S" gekennzeichnet sein.

„**T**": Nach der dritten Änderung der BtMVV im Jahr 2017 sind **T**ake-Home-Rezepte nach dem „S" zusätzlich mit einem „T" zu kennzeichnen.

„**Z**": Erhält ein Substitutions-Patient neben seinem Sichtbezug zusätzlich eine bis zu zwei Tagen ausreichende Substitutionsmittel-Verschreibung (zum Beispiel zur Überbrückung von Wochenenden oder Feiertagen bis zu maximal fünf Tagen), muss das Rezept neben dem „S" noch ein „Z" tragen.

BtM im Krankenhaus

Zur Vereinfachung des Bestellvorganges sowie zur Senkung des Kosten- und Verwaltungsaufwands bei der Bundesopiumstelle werden BtM für den Stationsbedarf auf Anforderungsscheinen verordnet (▶Kap. 9.1.7). Alle Angaben bis auf die Arztunterschrift können auch durch nichtärztliches Personal gemacht werden. Eine missbräuchliche Verwendung der Anforderungsscheine als Rezept ist praktisch ausgeschlossen.

Mit BtM auf Reisen

Grundsätzlich können BtM ins Ausland mitgenommen werden. Allerdings muss der Patient für jedes ins Ausland mitgenommene BtM eine vom Arzt ausgestellte und durch die Landesbehörde beglaubigte Bescheinigung mitführen.
Bei Reisen in Staaten des Schengener Abkommens ist hierfür ein vom BfArM online zur Verfügung gestelltes Formular ausreichend. Bei Reisen in andere Staaten gilt es, die jeweiligen länderspezifischen Vorschriften rechtzeitig mit der in Deutschland ansässigen Botschaft des Ziellandes abzuklären.

9.1.4 Privatrezept

Bestimmt ist Ihnen auch schon aufgefallen, dass Privatrezepte in den verschiedensten Farben und Formen vorkommen. Inzwischen nutzen zwar die meisten Ärzte die hellblauen Querformate. Doch vor allem naturheilkundlich ausgerichtete Arztpraxen oder Frauenärzte verwenden manchmal sehr individuell gestaltete, hochformatige, übergroße, violette, bunte oder blumige Formulare. Das ist in Ordnung, denn für Privatrezepte existiert im Gegensatz zum GKV-Rezept **kein vorgeschriebenes Formularmuster** (außer für Privat-BtM-Rezepte, ▶Kap. 9.1.3). Auch das GKV-Formular dürfen Ärzte für Privatpatienten verwenden. Sie kennzeichnen es dann im Feld „Krankenkasse bzw. Kostenträger" meist lediglich mit „Privat". Das ist legitim, für Sie im Apothekenalltag allerdings mit der Gefahr verbunden, dass man es beim Bearbeiten leicht übersieht und dann fälschlich als GKV-Rezept behandelt.

Pflichtangaben, Gültigkeit, Besonderheiten

Privatrezepte unterscheiden sich von GKV-Rezepten außer in ihrer variablen Optik vor allem darin, dass keine Rabattverträge zu beachten sind und sie drei Monate lang gültig sind. Einzige Ausnahme: Privatrezepte mit einem BtM-Rezept müssen auf dem gelben Formular

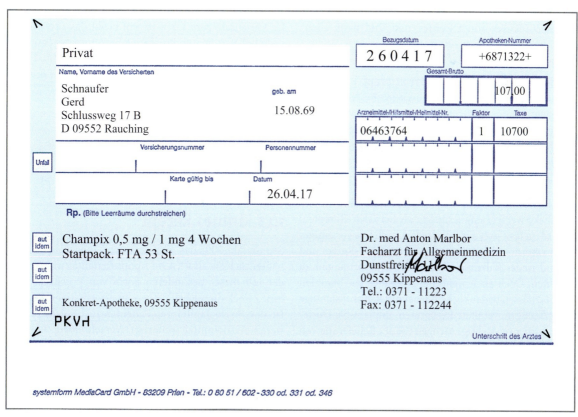

Abb. 9.8 Für Privatrezepte gibt es keine Vorgaben zur äußeren Form.

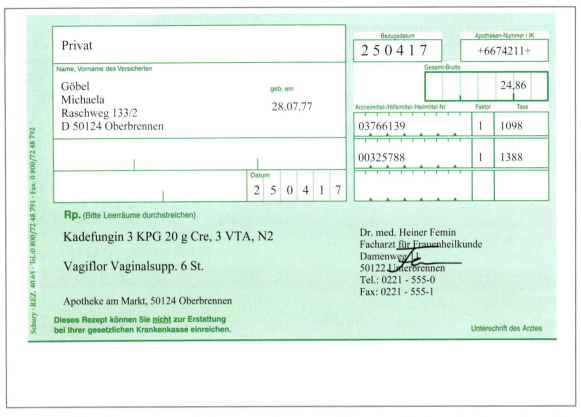

○ **Abb. 9.9** Auf ein grünes Rezept schreibt der Arzt seine Empfehlung für nicht verschreibungspflichtige Medikamente.

(▶ Kap. 9.1.3) verordnet werden und sind dann ebenfalls nur acht Tage lang gültig.

Pflichtangaben auf einem Privatrezept
Auf einem ordnungsgemäß ausgestellten Privatrezept mit rezeptpflichtigen Arzneimitteln muss der Arzt die in der Arzneimittelverschreibungsverordnung (AMVV § 2) geforderten Angaben gemacht haben (▶ Kap. 9.1.1).

Die Belieferungsregeln bei Privatrezepten sind in der Apotheke weniger eng festgelegt als bei GKV-Rezepten; außerdem lässt sich auf Privatrezept nach wie vor einiges mehr verordnen bzw. abrechnen als auf GKV-Rezept und es sind weder Rabattverträge noch Reimportquoten zu beachten. Doch auch wenn der Kunde es bar bezahlen würde, müssen bedenkliche Arzneimittel, unvollständige Verordnungen, veraltete Rezepturen, unplausible Dosierungen oder verdächtige Mengen vor der Belieferung von Ihren PTA- oder Apotheker-Kollegen durch Rücksprache mit dem Arzt abgeklärt werden.

 Achtung Bedenkliche Verordnungen dürfen niemals kritiklos abgegeben werden, nur weil sie ein Arzt ausgestellt hat!

Im Gegensatz zum GKV-Rezept bleibt das Privatrezept nach Belieferung und Bezahlung Eigentum des Patienten und wird ihm daher quittiert wieder ausgehändigt. Damit kann der Versicherte es gegebenenfalls bei seiner privaten Krankenversicherung zur Erstattung einreichen.

 Achtung Auch ein Privatrezept darf nur einmal beliefert werden, wenn verschreibungspflichtige Medikamente darauf verordnet sind.

9.1.5 Grünes Rezept

Seit im Jahr 2004 das „Grüne Rezept" eingeführt wurde, haben auch Sie als PKA im Apothekenalltag immer wieder mit dieser besonderen Form von Privatrezept zu tun. Zweck dieser hellgrünen, querformatigen Rezepte ist, dass Ärzte damit ihren Patienten auch solche rezeptfreien Arzneimittel weiterhin „verschreiben" können, die aus der GKV-Erstattung herausgefallen sind. Dabei handelt es sich oft um nicht verschreibungspflichtige Medikamente. Genau genommen stellt ein Grünes Rezept also nur eine schriftliche Merkhilfe für eine ärztliche Empfehlung dar. Dieser Hintergrund ist jedoch vielen Kunden nicht klar – bis sie im HV darüber aufgeklärt werden, dass sie die Kosten der darauf notierten

Arzneimittel komplett selbst bezahlen müssen. Inzwischen erstatten einige GKV bei Vorlage des Grünen Rezepts ihren Versicherten jedoch einen Anteil der Kosten zurück. Manche Kunden wollen die Beträge auch dem Finanzamt gegenüber als außergewöhnliche Belastungen in ihrer Steuererklärung geltend machen. In jedem Fall sollte ein Grünes Rezept dem Kunden in der Apotheke quittiert wieder ausgehändigt werden.

Vorschriften und Gültigkeit

In der Apotheke werden Grüne Rezepte erst mal wie Privatrezepte behandelt, taxiert und bedruckt. Im Gegensatz zum Privatrezept erfordert ein Grünes Rezept keine speziellen Pflichtangaben und ist zeitlich unbegrenzt gültig – es sei denn, der Arzt hat ein verschreibungspflichtiges Präparat darauf verordnet. Da es für Privatrezepte keine Formvorschriften gibt, darf das Rezept in der Apotheke dann wie ein Privatrezept beliefert werden. Allerdings müssen in diesem Fall auch alle anderen Voraussetzungen für ein Privatrezept erfüllt sein (▸ Kap. 9.1.4), wie die Pflichtangaben und auch die Gültigkeitsfrist von maximal drei Monaten nach Ausstelldatum.

9.1.6 T-Rezept

Nicht in jeder Apotheke sind T-Rezepte an der Tagesordnung. Dennoch sollten Sie wissen: Arzneimittel mit den Wirkstoffen Lenalidomid, Pomalidomid und Thalidomid werden in der modernen Medizin bei bestimmten Krebserkrankungen eingesetzt. Diese Arzneistoffe sind jedoch fruchtschädigend (Thalidomid war auch der Wirkstoff in Contergan®). Um Missbildungen an Neugeborenen zu verhindern, unterliegen diese Arzneimittel strengen Verschreibungsvorschriften für den Arzt und besonderen Abgabevorschriften für die Apotheke. So dürfen diese Präparate nur auf einem speziellen Rezeptformular, dem sogenannten T-Rezept verordnet und abgegeben werden.

Besonderheiten

T-Rezepte bestehen aus einem speziellen, fortlaufend nummerierten, zweiteiligen Formular: einem Deckblatt (Teil I) mit Durchschlag (Teil II). Während das Deckblatt der Apotheke zur Abrechnung mit der Krankenkasse dient, müssen die Durchschläge mit Apothekenstempel auf der Rückseite von der Apotheke wöchentlich dem Bundesinstitut für Arzneimittel und Medizinprodukte (BfArM) zur Auswertung übermittelt werden. Nach dem Versand der Durchschriften ist das Datum des Versands zusätzlich zu den nach §17 (6b) ApBetrO erforderlichen Angaben in der Apotheke zu dokumentieren (▸ Kap. 4.2.1). Wichtig: T-Rezepte sind nur sechs Tage nach dem Ausstelldatum gültig!

Jedes T-Rezept ist mit einer fortlaufenden T-Rezeptnummer versehen, die dem verschreibenden Arzt zugeordnet ist. Auf den neuen T-Rezepten darf nur

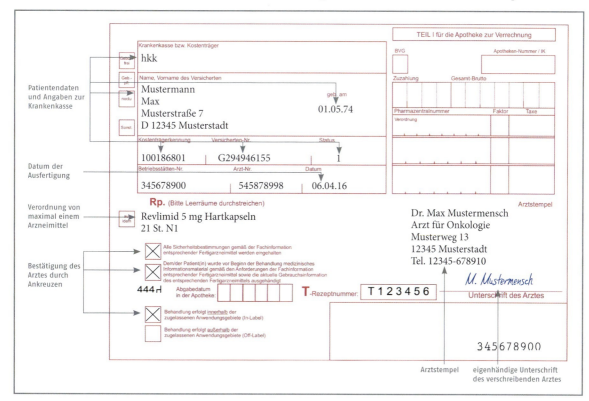

Abb. 9.10 T-Rezepte sind Sonderrezepte, die ausschließlich zur Verschreibung von Arzneimitteln mit den Wirkstoffen Lenalidomid, Pomalidomid und Thalidomid verwendet werden dürfen.

noch eines der oben genannten wirkstoffhaltigen Arzneimittel verordnet werden (früher bis zu drei).

 Achtung Die Gültigkeit von T-Rezepten beträgt nur 7 Tage: Ausstelldatum + 6 Tage.

Spezielle Pflichtangaben

Neben den allgemeinen Vorgaben für Verschreibungen (nach AMVV § 2 (1)) muss auf T-Rezepten vom Arzt (nach AMVV § 3a) zusätzlich angegeben werden:
- die Bestätigung, dass spezielle Sicherheitsmaßnahmen gemäß Fachinformation eingehalten werden (geeignete Informationsmaterialien an Patienten ausgehändigt, erforderlichenfalls ein Schwangerschafts-Präventionsprogramm durchgeführt),
- ein Vermerk, ob die Behandlung innerhalb („in-label") oder außerhalb des zugelassenen Anwendungsgebiets („off-label") erfolgt.

Diese Angaben können vom Arzt durch Ankreuzen der entsprechenden Felder auf dem T-Rezept gemacht werden.

Außerdem sind bei T-Rezepten Verschreibungshöchstmengen zu beachten: im Normalfall darf nur der Bedarf für zwölf Wochen verordnet werden, bei Frauen im gebärfähigen Alter ist die Menge auf den Bedarf für vier Wochen begrenzt. Die Apotheke hat diesbezüglich jedoch keine Prüfpflicht.

Was in der Apotheke zu überprüfen ist

Die Kosten für T-Rezepte werden von den GKV übernommen. Die Patienten haben wie bei gewöhnlichen GKV-Rezepten nur eine Zuzahlung zu leisten. Neben den üblichen Anforderungen an eine ordnungsgemäße Verschreibung sind in der Apotheke bei T-Rezepten zusätzlich folgende Angaben zu überprüfen:
- Ist das Rezept vor nicht mehr als sechs Tagen ausgestellt? (Gültigkeit: sechs Tage + Ausstelldatum)
- Ist wirklich nur einer der Wirkstoffe Lenalidomid, Pomalidomid oder Thalidomid verordnet? (Arzneimittel mit anderen Wirkstoffen dürfen auf T-Rezepten übrigens nicht mit verordnet werden)
- Hat der Arzt durch ein Kreuz im entsprechenden Rezeptfeld bestätigt, dass alle Sicherheitsbestimmungen eingehalten sind?
- Wurde vom Arzt das Feld angekreuzt, dass dem Patienten das notwendige Informationsmaterial ausgehändigt wurde?
- Hat er durch Ankreuzen eines der beiden möglichen Felder angegeben, ob die Behandlung „innerhalb" oder „außerhalb" des zugelassenen Anwendungsbereichs stattfindet?

 Achtung Es müssen drei der vier Felder im Verschreibungsfeld des T-Rezepts vom Arzt angekreuzt sein. Ansonsten darf das T-Rezept nicht beliefert werden.

9.1.7 Krankenhausanforderungsschein

Innerhalb eines Krankenhauses wird von einzelnen Abteilungen und Stationen oft mit Anforderungsscheinen an die Klinikapotheke oder das Labor gearbeitet. Hierfür gibt es keine verbindlichen Formvorlagen, sodass jede Einrichtung ihre eigenen Formulare verwendet.

Genau vorgeschrieben sind dagegen die Formvorschriften beim Bezug von BtM für den Stationsbedarf, den Notfallbedarf und den Rettungsdienstbedarf auf dem dreiteiligen BtM-Anforderungsschein. Laut BtMVV (§ 10 und § 11) müssen dabei folgende Pflichtangaben vorhanden sein:

Pflichtangaben auf einem BtM-Anforderungsschein
- Bezeichnung und Anschrift der Einrichtung, für die die Betäubungsmittel bestimmt sind,
- Ausstellungsdatum,
- eindeutige Bezeichnung und Menge (mit Gewichtsmenge je abgeteilter Form) der verschriebenen Arzneimittel,
- Name des verschreibenden Arztes einschließlich Telefonnummer, Unterschrift des verschreibenden Arztes.

Darüber hinaus werden in Kliniken noch weitere Anforderungsscheine eingesetzt, so zum Beispiel für die Bestellung von Zytostatika-Zubereitungen für Krebspatienten aus der Klinikapotheke. Weitere Beispiele sind Anforderungsscheine für spezielle labormedizinische, humangenetische oder mikrobiologische Untersuchungen.

9.2 Kosten und Kostenträger

Wenn Sie als PKA in einer öffentlichen Apotheke arbeiten, sind Sie direkt am Gesundheitssystem beteiligt. Denn Apotheken sichern in Deutschland die Versorgung der Bevölkerung mit Arzneimitteln und sind durch das Rezept-Prinzip direkt mit dem Krankenkassensystem verzahnt. Außerdem sind Apotheken automatisch auch Anlaufstelle für Kundenfragen rund um die Kostenbildung und Zuzahlung bei Arzneimitteln, Medizinprodukten und Hilfsmitteln. Hierzu gibt es definierte Regeln und natürlich jeweils auch einige Ausnahmen.

9.2.1 Gesetzliche Zuzahlungen

GKV-Versicherte müssen sich an den Kosten für Arzneimittel, Verbandstoffe und Hilfsmittel in Form einer Zuzahlung beteiligen. Gesetzliche Grundlage bilden hierfür mehrere Paragrafen aus dem Sozialgesetzbuch V.

Grundsätzlich sind alle Arznei-, Verband- und Hilfsmittel zuzahlungspflichtig (Ausnahmen siehe ▶ Kap. 9.2.2).

Zuzahlung für Arzneimittel

Für die Zuzahlung zu Arzneimitteln auf GKV-Rezept gilt: 10 Prozent des Apothekenverkaufspreises pro Packung, jedoch mindestens 5,– Euro und maximal 10,– Euro (Tab. 9.1). Das gleiche gilt auch für Rezepturen.

> **Achtung** Ein Arzneimittel auf Rezept kostet den Versicherten nie mehr als ohne Rezept, da die Zuzahlung den Gesamtarzneimittelpreis nie übersteigt.

Zuzahlung zu Verbandmitteln

Für die Zuzahlung von Verbandmitteln auf GKV-Rezept gelten prinzipiell die gleichen Regeln wie für Arzneimittel. Der Zuzahlungsbetrag errechnet sich hier jedoch anteilig aus dem Gesamtbetrag je Verordnungszeile und nicht wie bei Arzneimitteln pro abgegebener Packung.

Zuzahlung zu Hilfsmitteln

Für die Zuzahlung von Hilfsmitteln gilt ebenfalls: 10 Prozent für jedes Hilfsmittel, jedoch mindestens 5,– Euro, höchstens 10,– Euro. Eine Ausnahme stellen Hilfsmittel zum Verbrauch dar (zum Beispiel Pen-Kanülen, Lanzetten, Inkontinenzprodukte): Statt der 5-Euro-Mindestzuzahlung fallen hier auch unterhalb exakt die 10 Prozent an, weshalb es zu Zuzahlungsbeträgen wie zum Beispiel 3,48 Euro (bei einem Gesamtpreis von 34,80 Euro) kommen kann.

Tab. 9.1 Die Zuzahlungsbeträge ergeben sich somit je nach Arzneimittelpreis folgendermaßen

Bruttopreis des Arzneimittels	Zuzahlung für den Patienten
bis 5 Euro	Preis = Zuzahlung
5 bis 50 Euro	5 Euro
50 bis 100 Euro	10 % des Bruttopreises
über 100 Euro	10 Euro

 Praxistipp Die genannten Zuzahlungen dürfen den Kunden nicht erlassen werden. Apotheken sind gesetzlich verpflichtet, diese Beträge einzuziehen und an die GKV weiterzugeben. Ein vollständiger oder teilweiser Verzicht auf gesetzlich vorgeschriebene Eigenanteile der Patienten bzw. deren Erstattung gilt als unlauterer Wettbewerb.

Zuzahlung zur künstlichen Befruchtung

Gesetzlich versicherte verheiratete Paare haben nach § 27a SGB V Anspruch auf Maßnahmen zur künstlichen Befruchtung. Voraussetzungen sind unter anderem, dass Aussicht auf Erfolg besteht, die Frau 25 bis 40 und der Mann 25 bis 50 Jahre alt ist. Für Arzneimittel zur künstlichen Befruchtung erstattet die Krankenkasse nur 50 Prozent der Kosten. Die restlichen 50 Prozent sind in der Apotheke von der Kundin privat zu kassieren. Eine extra Zuzahlung fällt darüber hinaus nicht an. Die hälftige Preisberechnung lässt sich in der Regel mit der Apothekensoftware durchführen. Da jedoch manche Arzneimittel zur künstlichen Befruchtung auch für andere Zwecke eingesetzt werden, kann die Software nicht automatisch erkennen, ob es sich um ein Präparat nach § 27a SGB V handelt. Daher ist bei der Rezeptbelieferung allein der Vermerk des Arztes wie „§ 27a", „nach § 27a SGB V" oder „künstl. Befruchtung" ausschlaggebend. Fehlt so ein Vermerk, darf das Rezept mit der üblichen Zuzahlung abgerechnet werden.

9.2.2 Zuzahlungsbefreiungen

Kann ein Kunde zu seinem GKV-Rezept keinen gültigen Befreiungsausweis vorlegen, gilt er automatisch als gebührenpflichtig – auch wenn das Feld „Geb.pfl." am linken Rezeptrand nicht angekreuzt ist. Ist das Rezeptfeld „Gebühr frei" angekreuzt, muss der Versicherte dennoch zusätzlich einen gültigen Befreiungsausweis in der Apotheke vorlegen. Ansonsten hat er die Zuzahlungen auf Arznei-, Verband- und Hilfsmittel zu leisten. Mit einer Quittung kann er sich im Nachhinein an seine Krankenkasse wenden. Diese prüft dann, ob er die Voraussetzung für eine Zuzahlungsbefreiung erfüllt. Ist dies der Fall, erhält er die bereits gezahlten Zuzahlungen von der Krankenkasse zurück.

Grundsätzlich zuzahlungsfrei

Es gibt einige Fälle, in denen auch ohne Vorlage eines Befreiungsausweises die Zuzahlungen in der Apotheke auf Rezept grundsätzlich entfallen. Hierzu zählen:

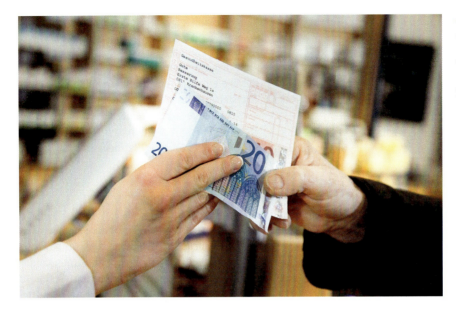

Abb. 9.11 GKV-Versicherte müssen sich an den Kosten für Arzneimittel, Verbandstoffe und Hilfsmittel in Form einer Zuzahlung beteiligen.

- Kinder und Jugendliche bis zum vollendeten 18. Lebensjahr,
- Verordnungen für die Unfallbehandlung auf Kosten einer Berufsgenossenschaft (BG, ▶ Kap. 9.2.5),
- Verordnungen im Zusammenhang mit Schwangerschaftsbeschwerden oder der Entbindung,
- Personen, denen die freie Heilfürsorge zusteht (wie Bundeswehr, Polizei) sowie BVG-Versicherte,
- verordnete Urin- und Blutzucker-Teststreifen auf GKV-Rezept.

Für Angehörige des Bundesgrenzschutzes und der Postbeamtenkasse A sind lediglich Hilfsmittelverordnungen zuzahlungsfrei.

Zuzahlungsfrei aufgrund Belastungsgrenze

Damit GKV-Versicherte durch Zuzahlungen finanziell nicht übermäßig belastet werden, gibt es eine sogenannte Belastungsgrenze (§ 62 SGB V): Die jährlichen Zuzahlungen und Eigenanteile eines GKV-Versicherten sind nur bis zum Betrag von 2 Prozent des jährlichen Familien-Bruttojahreseinkommens zumutbar. In die Berechnung fließen dabei sämtliche Zuzahlungen ein, zum Beispiel für Arznei-, Verband- und Hilfsmittel, Eigenanteil für stationäre Behandlungen, Zuzahlungen zu Heilmitteln und häuslicher Krankenpflege. Weil zu Jahresbeginn der Umfang anfallender Zuzahlungen oft noch nicht absehbar ist, empfiehlt es sich für GKV-Versicherte, sämtliche Quittungen während des Jahres zu sammeln. Apotheken müssen wie alle Leistungserbringer die Quittungen mit Namen kostenfrei ausstellen.

Das für die Ermittlung der persönlichen Belastungsgrenze maßgebliche Familien-Bruttojahreseinkommen errechnet sich aus dem Bruttoeinkommen des Versicherten und aller seiner Angehörigen, die mit im Haushalt leben (Ehepartner, eingetragene Lebenspartner, Kinder bis zum vollendeten 18. Lebensjahr, ältere familienversicherte Kinder). Zum Bruttoeinkommen zählen nicht nur krankenversicherungspflichtige oder steuerrelevante Einnahmen, sondern sämtliche Einnahmen für den Lebensunterhalt wie beispielsweise Arbeitseinkommen, Krankengeld, Arbeitslosengeld, Elterngeld, Alters- und Witwenrenten, Mieten, Kapitalvermögen. Von dieser Summe werden bestimmte Freibeträge für jeden Familienangehörigen abgezogen (im Jahr 2016 für Ehepartner 5.229 Euro und für jedes Kind 7.248 Euro). Diese Berechnung ergibt das zu berücksichtigende Familien-Bruttojahreseinkommen, worauf sich die zweiprozentige Belastungsgrenze bezieht. Wer diesen Betrag an Zuzahlungen im Laufe des Jahres erreicht hat, kann bei seiner Krankenkasse einen Befreiungsausweis beantragen, der allerdings nur bis Jahresende gilt und dann in der Regel wieder neu beantragt werden muss.

Für chronisch Kranke liegt die individuelle Belastungsgrenze nur bei einem Prozent. Als chronisch krank gilt, wer ein Jahr oder länger mindestens einmal im Quartal ärztlich wegen einer Erkrankung behandelt wurde (zum Beispiel Diabetes, MS).

Bei Sozialhilfe- und Hartz IV-Empfängern wird der sogenannte Regelsatz als Einkommen veranschlagt und darauf die zwei bzw. ein Prozent als zumutbar erachtet.

Zuzahlungsrechner. Im Internet gibt es inzwischen sogenannte Zuzahlungsrechner, so zum Beispiel auf www.aponet.de sowie auf den Websites einiger Krankenkassen. Dort können sich GKV-Versicherte ihre persönliche Belastungsgrenze ausrechnen lassen, ihre Zuzahlungen elektronisch dokumentieren und gegebenenfalls auch gleich online das Formular für einen Befreiungsantrag ausfüllen.

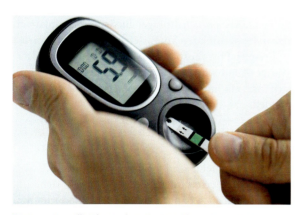

Abb. 9.12 Für Blutzucker-Teststreifen, die auf einem GKV-Rezept verordnet wurden, müssen die Patienten keine Zuzahlung leisten.

Zuzahlungsfrei durch Festbeträge oder Rabattverträge

In folgenden Fällen von Zuzahlungsbefreiung sind genau genommen nicht die versicherten Personen befreit, sondern aufgrund bestimmter Regularien entfällt die Zuzahlung zu einzelnen Handelspräparaten:

- Arzneimittel, deren Apothekeneinkaufspreis inklusive Mehrwertsteuer um mindestens 30 Prozent unter dem jeweils gültigen Festbetrag (▶ Kap. 9.2.3) liegt, kann der GKV-Spitzenverband von der Zuzahlung freistellen (§ 31 (3) Satz 4 SGB V). GKV-Versicherte müssen zu solchen verordneten Präparaten auch dann keinen Eigenanteil leisten, wenn sie zuzahlungspflichtig sind. Werden die Festbeträge neu festgelegt, können Zuzahlungen jedoch wieder anfallen.
- Auch einzelne GKV können per Rabattverträge die Zuzahlung für bestimmte Präparate ermäßigen oder ganz aufheben (§ 31 (3) Satz 5 SGB V). Hiervon machen einige GKV Gebrauch. Die Patienten müssen zu diesen Präparaten auf GKV-Rezept, auch wenn sie keinen Befreiungsausweis besitzen, dann keine Zuzahlung leisten. Ändern sich die Rabattverträge, können zuzahlungsbefreite Medikamente jedoch wieder kostenpflichtig werden.

9.2.3 Festbeträge und Mehrkosten

Auf dem deutschen Arzneimittelmarkt gibt es innerhalb mancher Medikamentengruppen Präparate mit vergleichbarer Wirkung oder identischem Wirkstoff, deren Preise unterschiedlich hoch sind. Um die GKV vor überhöhten Preisen zu schützen, wurde bereits in den 1980er-Jahren das sogenannte Festbetragssystem eingeführt. Unter einem **Festbetrag** versteht man den Höchstpreis für eine bestimmte Arzneimittelgruppe, der von der GKV für ein Präparat dieser Gruppe erstattet wird. Wenn eine Pharmafirma den Preis für ihr Arzneimittel nicht auf das Festbetragsniveau absenkt, entsteht eine Preisdifferenz, die sogenannten Mehrkosten. Diese müssen vom Versicherten zusätzlich zur normalen Zuzahlung selbst getragen werden. **Mehrkosten** fallen selbst für solche Versichertengruppen an, die von der Zuzahlung befreit sind wie unter 18-Jährige, BVG- und BG-Versicherte. Lediglich Bundeswehr und Bundespolizei übernehmen Mehrkosten. Eine Befreiung von Mehrkosten ist für GKV-Versicherte nicht möglich.

> → **Definition** Festbeträge sind gesetzlich festgelegte Höchstpreise für bestimmte Arzneimittel-Wirkstoffgruppen. Bietet ein Arzneimittelhersteller sein Medikament dennoch teurer an, entsteht eine Preisdifferenz, die sogenannten **Mehrkosten**, die der Versicherte selbst zu zahlen hat.

Auf Grundlage von § 35 SGB V entscheidet der Gemeinsame Bundesausschuss (G-BA), für welche Arzneimittelgruppen Festbeträge festgelegt werden. Im nächsten Schritt werden die eigentlichen Festbeträge vom GKV-Spitzenverband ermittelt und dann vom Deutschen Institut für Medizinische Dokumentation und Information (DIMDI), das dem Bundesgesundheitsministerium angegliedert ist, veröffentlicht. Die Festbeträge werden in der Regel einmal pro Jahr überprüft und gegebenenfalls angepasst.

> ⚠ **Achtung** Mehrkosten, die GKV-Versicherten durch verschreibungspflichtige Arzneimittel auf Rezept entstehen, werden nicht als Zuzahlung gewertet, können also beim Antrag auf Zuzahlungsbefreiung nicht mit berücksichtigt werden.

9.2.4 Verordnungs- und Erstattungsfähigkeit

GKV-Versicherte haben laut SGB V Anspruch auf Krankenbehandlung, welche die Versorgung mit Arzneimitteln sowie Verband-, Heil- und Hilfsmitteln umfasst. Bei GKV-Versicherten ist der verschreibende Arzt gesetzlich verpflichtet, seine Verordnungen nach wirtschaftlichen Gesichtspunkten vorzunehmen. Für die Arztpraxen sind dazu verschiedene Steuerungsmechanismen entwickelt worden wie zum Beispiel die Arztgruppen-spezifischen Richtgrößen. Anhand derer wird die wirtschaftliche bzw. unwirtschaftliche Verordnungsweise analysiert und gegebenenfalls sanktioniert – schlimmstenfalls durch sogenannte Regresse (Rückforderungen durch die Krankenkasse).

Beachten Sie bitte dabei den Unterschied zwischen **Verordnungsfähigkeit** (das Präparat oder Produkt darf prinzipiell verschrieben werden) und **Erstattungsfähigkeit** (das Präparat oder Produkt wird von der Krankenkasse bezahlt; hier bestehen zwischen den GKV und den Privatkrankenkassen oft große Unterschiede). Um Kosten zu sparen, wurden in den letzten Jahren immer mehr Präparate und Leistungen von der Erstattungsfähigkeit der GKV ausgeschlossen.

Ob die GKV die Kosten für ein Arzneimittel für einen Versicherten übernimmt, hängt von einer Vielzahl gesetzlicher Regelungen und Richtlinien ab. Diese haben größtenteils ihre juristische Grundlage im SGB V. So gibt es eine Arzneimittel-Richtlinie für Ärzte, die in mehreren Anlagen die Verordnungsfähigkeit bestimmter Medikamentengruppen einschränkt oder ausschließt. Zwar betrifft die Frage der Verordnungsfähigkeit in erster Linie den verschreibenden Arzt. In der Apotheke werden jedoch auch Sie als PKA immer wieder damit konfrontiert. Beispielsweise beim Bearbeiten von Rezepten mit OTC-Arzneimitteln, bestimmten Rezepturen oder wenn Kunden Sie am Telefon fragen, ob ein konkretes Präparat vom Arzt verschrieben werden kann. Beim Beantworten derartiger Fragen ist stets Zurückhaltung ratsam, denn: Nicht alles, was eine GKV grundsätzlich erstattet, kann und möchte ein Arzt im konkreten Fall auch zulasten der GKV verordnen. Dies ist und bleibt die Entscheidung des Arztes. Auch hier zeigt sich, dass Erstattungsfähigkeit nicht automatisch auch Verschreibungsfähigkeit bedeutet. Hierzu einige typische Fälle aus dem Apothekenalltag.

Freiverkäufliche, nicht apothekenpflichtige Medikamente

Freiverkäufliche Medikamente sind von der GKV-Erstattung grundsätzlich ausgeschlossen. Dasselbe gilt für Kosmetika, Pflegemittel und Nahrungsergänzungsmittel. Lediglich Spezialnahrungen für Schwerstkranke werden unter bestimmten Voraussetzungen übernommen.

Beispiel: Phytohustil® auf GKV-Rezept für ein sechsjähriges Kind wird von der GKV nicht erstattet, da es sich um ein nicht-apothekenpflichtiges Arzneimittel handelt.

Nicht verschreibungspflichtige Medikamente (OTC-Medikamente)

OTC-Medikamente sind für über 18-jährige GKV-Versicherte nicht erstattungsfähig (Ausnahmen siehe unten). Das gilt auch dann, wenn der Arzt ein ordnungsgemäßes GKV-Rezept dazu ausgestellt hat.

Beispiel: Sinupret® extract auf GKV-Rezept für eine 25-jährige Patientin; das Präparat wird trotz des vorliegenden Rezepts von der GKV nicht erstattet und muss in der Apotheke privat abgerechnet werden.

Einige OTC-Medikamente, die in einer Liste zur Arzneimittelrichtlinie (Anlage I, „OTC-Ausnahmeliste") aufgeführt sind, **dürfen** auch für erwachsene GKV-Versicherte auf Rezept **abgerechnet werden**. In dieser Liste sind Wirkstoffe wie zum Beispiel Calciumverbindungen, Folsäure, Eisenverbindungen, Lactulose oder Nystatin genannt. Ihre Verordnungsfähigkeit ist dabei jedoch an bestimmte Voraussetzungen oder Indikationen gebunden. Ob diese vorliegen, kann nur der Arzt entscheiden. Ist ein Präparat der OTC-Liste auf GKV-Rezept verordnet, darf es in der Apotheke abgegeben werden. Eine Prüfpflicht besteht also nicht – es sei denn, der Arzt hat zusätzlich die Diagnose auf dem Rezept genannt. Dann muss in der Apotheke überprüft werden, ob diese durch die OTC-Ausnahmeliste abgedeckt ist. Wenn nicht, muss mit dem verschreibenden Arzt Rücksprache gehalten werden.

Beispiel: das rezeptfreie Eisenpräparat ferro sanol® duodenal darf für eine 41-Jährige auf GKV-Rezept abgeben werden.

Lifestyle-Medikamente

Auch die sogenannten Lifestyle-Medikamente sind von der Erstattung durch die GKV ausgeschlossen – selbst dann, wenn sie rezeptpflichtig sind. Die betroffenen Arzneimittel sind in Anlage I zur Arzneimittelrichtlinie genannt. Hierzu zählen unter anderem Abmagerungsmittel, Potenzmittel, Präparate zur Raucherentwöhnung sowie Mittel zur Haarwuchsförderung.

Beispiel: Ein GKV-Rezept über das rezeptpflichtige Raucherentwöhnungs-Präparat Zyban® (Wirkstoff: Bupropion) kann in der Apotheke nur als Privatrezept abgerechnet werden.

Medizinprodukte mit Arzneicharakter

Medizinprodukte mit Arzneicharakter werden nur dann von der GKV erstattet, wenn sie in Anlage V zur Arzneimittelrichtlinie aufgeführt sind („Medizinpro-

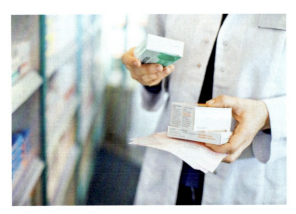

Abb. 9.13 OTC-Medikamente sind nur in wenigen Ausnahmefällen erstattungsfähig. In der Regel müssen sie privat abgerechnet werden.

dukte-Positivliste"), wie beispielsweise EtoPril®, Hylo®-Gel, Movicol®, Nyda® oder Vismed®. Die Liste wird vom G-BA erstellt und immer wieder aktualisiert. Dabei kommen Produkte hinzu, andere werden gestrichen. Die Verordnungsfähigkeit mancher darin gelisteter Produkte ist von vornherein zeitlich befristet.

Beispiel: Olynth® salin für ein zweijähriges Kind auf GKV-Rezept wird von der GKV nicht erstattet, da es sich um ein Medizinprodukt handelt, das in der Medizinprodukte-Positivliste nicht geführt ist (Stand Dezember 2016). Das Präparat muss also auch für ein Kind und trotz vorliegendem GKV-Rezept in der Apotheke privat abgerechnet werden.

9.2.5 Kostenträger

Die Gesetzliche Krankenversicherung (GKV) hat als Solidargemeinschaft laut Sozialgesetzbuch (SGB V § 1) die Aufgabe, die „Gesundheit der Versicherten zu erhalten, wiederherzustellen oder ihren Gesundheitszustand zu bessern", wobei die Versicherten für ihre Gesundheit selbst mitverantwortlich sind. Die GKV sollen eine bedarfsgerechte, vollwertige medizinische Versorgung unter Beachtung des Wirtschaftlichkeitsgebots (SGB V § 12) sicherstellen.

Im deutschen Gesundheitswesen gibt es zwei große Gruppen von Kostenträgern: die **gesetzlichen Krankenversicherungen** (**GKV**) und die **privaten Krankenversicherungen** (**PKV**). Die meisten Deutschen (rund 90 Prozent) gehören einer GKV an. Den GKV angegliedert sind noch ein paar wenige sonstige Kostenträger.

Für GKV-Versicherte gilt im Allgemeinen das **Sachleistungsprinzip**: Der Patient erhält die Leistung (Arztbehandlung, Arzneimittel usw.) und die Kosten werden direkt vom Kostenträger übernommen. Der Patient hat also selbst, abgesehen von der Eigenbeteiligung, nichts zu bezahlen. Die Apotheke erhält ihr Geld daher auch nicht direkt vom Kunden, sondern erst zeitversetzt von der GKV.

> **Kassenarten**
> Innerhalb der GKV unterscheidet man sechs verschiedene Kassenarten:
> - Allgemeine Ortskrankenkassen (AOK),
> - Ersatzkassen (EK),
> - Betriebskrankenkassen (BKK),
> - Innungskrankenkassen (IKK),
> - Landwirtschaftliche Krankenkasse (LKK),
> - Knappschaft.

Im Jahr 1996 wurde die freie Kassenwahl für alle gesetzlich Versicherten eingeführt. Damit hat die Unterscheidung der einzelnen GKV-Arten an Bedeutung verloren.

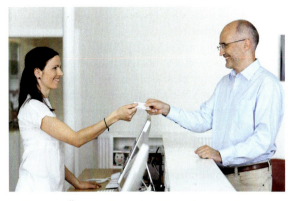

Abb. 9.14 Ärzte rechnen die Behandlungskosten von GKV-Patienten direkt mit den Krankenkassen ab. In der Praxis legt der Versicherte lediglich seine Gesundheitskarte vor.

Alle Arbeitnehmer mit einem Einkommen unterhalb der Einkommenspflichtgrenze sind in der GKV pflichtversichert. Sie müssen GKV-Beiträge bis zur sogenannten Beitragsbemessungsgrenze zahlen. Diese wird von Jahr zu Jahr neu definiert und ist in den letzten Jahren kontinuierlich gestiegen. Wer als Arbeitnehmer mit seinem Jahreseinkommen über dieser Grenze liegt sowie Selbstständige haben die Wahl: Sie können sich freiwillig bei einer GKV oder bei einer Privatkasse versichern lassen.

Gesetzliche Krankenkassen (GKV)

Alle GKV bieten ihren Versicherten grundsätzlich die gleichen gesetzlich vorgegebenen Pflichtleistungen. Darüber hinaus können die einzelnen GKV jedoch noch eine Fülle von unterschiedlichen Mehrleistungen und Zusatzservices anbieten, deren Kosten sie ganz oder anteilig übernehmen, wie zum Beispiel Naturheilverfahren, professionelle Zahnreinigung, osteopathische Behandlungen, extra Leistungen für Familien und Kinder, Gesundheitspräventionskurse oder Bonusprogramme. Somit kann sich, je nach individuellem Bedarf eines Versicherten, der Vergleich verschiedener GKV durchaus lohnen.

Innerhalb der GKV unterscheidet man die **Primärkassen**, früher auch **RVO** (Reichsversicherungsordnung)-Kassen genannt, von den **Ersatzkassen**. Ihre unterschiedliche Entstehung ist historisch bedingt. Primär- und Ersatzkassen bilden zusammen die gesetzliche Krankenversicherung nach SGB V.

Primärkassen. Zu den Primärkassen gehören (Stand 2017):
- **Die Allgemeinen Ortskrankenkassen (AOK):** Derzeit existieren in Deutschland elf rechtlich selbstständige AOK-Krankenkassen, bei denen insgesamt etwa 24 Millionen Menschen, das heißt rund ein Drittel der Bevölkerung, versichert sind. Damit sind

die AOK nach den Ersatzkassen die zweitgrößte GKV-Kassenart.
- **Die Betriebskrankenkassen (BKK):** Sie unterscheiden sich in geöffnete und geschlossene BKK. Circa 70 Prozent der BKK sind inzwischen geöffnet und somit für jeden Versicherten zugänglich, was früher nur bestimmten Firmenangehörigen vorbehalten war. Mit einem Marktanteil von 17 Prozent bilden die 92 BKK in Deutschland die drittgrößte GKV-Kassenart.
- **Die Innungskrankenkassen (IKK):** Die IKK gehen auf die Gesellenbruderschaft und die Zünfte zurück. Sie haben mit rund 5,5 Millionen Versicherten einen Marktanteil von rund 8 Prozent. Momentan gibt es sechs IKK, die aber nicht alle bundesweit geöffnet sind.
- **Landwirtschaftliche Krankenkasse (LKK):** In dieser GKV sind landwirtschaftliche Unternehmer sowie ihre Familienangehörigen pflichtversichert. Ein Wahlrecht wie bei anderen GKV-Kassenarten besteht bei dieser berufsständischen Krankenkasse also nicht. Die LKK zählt derzeit circa 700.000 Versicherte.
- **Deutsche Rentenversicherung Knappschaft-Bahn-See (KBS):** Bei der Knappschaft handelt es sich um eine bundesweit geöffnete GKV. Ihren Ursprung hatte sie bei den Bergleuten, welche sich aufgrund besonderer Gefahren im Bergbau absichern wollten. Die Knappschaft gilt als älteste Sozialversicherung der Welt und zählt in Deutschland derzeit fast zwei Millionen Versicherte.

Ersatzkassen. Die sechs Ersatzkassen in Deutschland zählen derzeit zusammen über 26 Millionen Versicherte und haben somit einen Marktanteil von rund 37 Prozent. Sie bilden damit die größte Krankenkassenart überhaupt. Die Ersatzkassen haben sich im Verband der Ersatzkassen (vdek) als Interessensvertretung zusammengeschlossen. Zu den Ersatzkassen zählen derzeit (mit Gesamtmarktanteil an Versicherten, Stand 2017):
- Techniker Krankenkasse (TK): circa 7,3 Prozent (damit derzeit die größte GKV in Deutschland),
- Barmer Gmünder Ersatzkasse (Barmer GEK): circa 6,7 Prozent,
- Deutsche Angestellten Krankenkasse (DAK Gesundheit): circa 4,8 Prozent,
- Kaufmännische Krankenkasse (KKH): circa 1,4 Prozent,
- Handelskrankenkasse (hkk): circa 0,4 Prozent,
- Hanseatische Krankenkasse (HEK): circa 0,4 Prozent.

Berufsgenossenschaften (BG)

Bei Arbeitsunfällen oder einer Berufskrankheit übernimmt nicht die jeweilige GKV oder die PKV des Patienten, sondern die gesetzliche Unfallversicherung die Krankheitskosten. Träger der gesetzlichen Unfallversicherung sind in erster Linie die Berufsgenossenschaften (BG). Für Apothekenmitarbeiter zuständig ist die **Berufsgenossenschaft für Gesundheitsdienst und Wohlfahrtspflege** (BGW). Daneben gibt es weitere Unfallversicherungsträger, beispielsweise die für die Gemeinden eingesetzten „Gemeinde-Unfallversicherungsverbände", die unter anderem für die Kindergärten und Schulen zuständig sind.

Für Verordnungen zulasten einer BG verwendet der Arzt die normalen rosa GKV-Rezeptformulare. Hinsichtlich der Belieferung und Abrechnung von BG-Re-

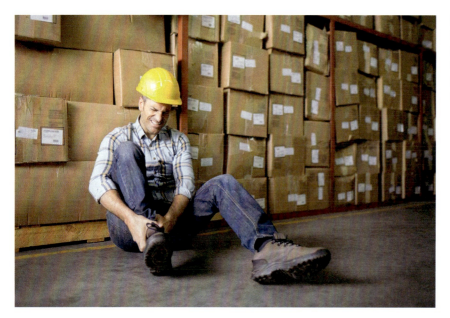

Abb. 9.15 Die Krankenkosten von Arbeitsunfällen übernimmt nicht die GKV oder die PKV, sondern die gesetzliche Unfallversicherung.

zepten gibt es zwar viele Gemeinsamkeiten, aber auch einige Unterschiede zu GKV-Rezepten.

- Auf BG-Rezept fallen keine Zuzahlungen an, die Patienten werden also in der Apotheke wie befreit betrachtet.
- Mehrkosten muss der Patient auch auf BG-Rezept selbst tragen – es sei denn, der Arzt hat auf dem Rezept deutlich gemacht, dass er auf die Abgabe des Arzneimittels, das über dem Festbetrag liegt, besteht (zum Beispiel durch ein gesetztes Aut-idem-Kreuz).
- Auf BG-Rezept dürfen sämtliche Arzneimittelarten verordnet und abgeben werden: verschreibungspflichtige, nicht verschreibungspflichtige und freiverkäufliche.
- Auch sämtliche Verbandmittel, Medizinprodukte und apothekenübliche Waren (nach §1a (10) ApBetrO) sowie Hilfsmittel können auf BG-Rezept abgerechnet werden.
- BG und Unfallkassen ist keine IK-Nummer zugeordnet, mit der man den Kostenträger in der Apothekensoftware suchen kann. Die Apotheken-Kassenprogramme sehen daher in der Regel eine extra Eingabemöglichkeit von BG-Rezepten vor.
- Seit kurzem ist die Angabe des Unfalltags und des Unfallbetriebs in den links unten vorgesehenen Feldern auf dem GKV-Rezeptformular nicht mehr zwingend notwendig.
- Das Rezeptfeld „Arbeitsunfall" am linken Rezeptformularrand wird nur dann angekreuzt, wenn es sich tatsächlich um einen Arbeitsunfall handelt. Steht die Verordnung dagegen im Zusammenhang mit einer anerkannten Berufskrankheit, entfällt sowohl dieses Kreuz als auch die Angabe des Unfalltags.

 Achtung Auf einem BG-Rezept fallen keine Zuzahlungen an und es dürfen auch nicht verschreibungspflichtige und sogar freiverkäufliche Arzneimittel abgegeben werden.

Sonstige Krankenkassen

Das Feld „Sonstige" am linken Rand des GKV-Rezeptformulars wird angekreuzt, wenn die Verordnung zulasten eines anderen Kostenträgers als einer GKV erfolgt wie zum Beispiel: Bundespolizei, Bundeswehr, Postbeamtenkrankenkasse, Sozialamt, Bundesamt für Zivildienst, Freie Heilfürsorge der Polizei.

BVG. Das Feld Nr. 6 „BVG" am rechten oberen Rand des rosa GKV-Rezeptformulars kreuzt der Arzt an, wenn die Verordnung für einen Anspruchsberechtigten laut Bundesversorgungsgesetz (BVG) ausgestellt ist. Bei BVG-Anspruchsberechtigten handelt es sich um

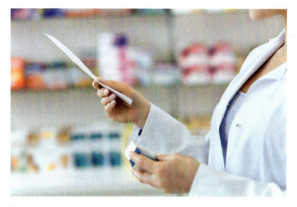

Abb. 9.16 Privatpatienten müssen die Arzneimittelkosten in der Apotheke selbst bezahlen. Im Anschluss können Sie die Ausgaben bei ihrer PKV zurückfordern.

Kriegsopfer, ehemalige Kriegsgefangene oder Wehrdienstbeschädigte. Diese Patienten sind von der Zuzahlung befreit, müssen jedoch eventuell anfallende Mehrkosten bezahlen.

Private Krankenkassen (PKV)

Neben den GKV sind die privaten Krankenversicherungen (PKV) die zweite, deutlich kleinere Gruppe von Kostenträgern im deutschen Gesundheitssystem. Nur rund 10 Prozent der Deutschen sind privat krankenversichert. Im Gegensatz zur GKV gilt bei der PKV das **Kostenerstattungsprinzip**: Die Versicherten müssen zunächst in finanzielle Vorleistung treten und daher in der Apotheke ihre Arzneimittel umgehend selbst bezahlen. Mit dem quittierten Privatrezept können die Versicherten dann die Kosten bei ihrer PKV zurückfordern. Welchen Kostenanteil die Privatkasse im konkreten Fall letztlich übernimmt, hängt von den Konditionen des individuell abgeschlossenen Versicherungstarifs ab und kann sich daher von Privatpatient zu Privatpatient sehr unterscheiden. Entsprechend sind die PKV-Beitragssätze nicht wie bei den GKV für alle gleich, sondern richten sich nach Alter und Gesundheitszustand der versicherten Person sowie nach den jeweiligen abgesicherten Leistungen.

Beispiele für gängige PKV in Deutschland sind (Reihenfolge absteigend nach Marktanteilen, Stand 2016): Debeka, DKV, Allianz, Axa, Signal, Central, Barmenia, Continentale, Hallesche, HUK-Coburg, HanseMerkur, Gothaer.

Beamte sind in der Regel nur zu einem Anteil privat versichert. Für den Rest tritt die sogenannte Beihilfe ein, eine Institution, die einen Teil der Kosten für sämtliche Gesundheitsleistungen für Beamte übernimmt. Die Beihilfe wird von jedem Bundesland selbst organisiert, da keine bundeseinheitlichen Beihilfevorschriften existieren.

9.3 Arzneilieferverträge und Rabattverträge

Als PKA in der öffentlichen Apotheke begegnen Ihnen im Zusammenhang mit der Bearbeitung von GKV-Rezepten und Fragen zur Preisbildung immer wieder Begriffe wie „Arzneiliefervertrag", „Rabattverträge" oder „regionale Lieferverträge". Auch wenn sich dahinter komplizierte, juristische Konstrukte verbergen, die man nicht im Detail kennen muss, sollten Ihnen einige wichtige Grundprinzipien dazu im Ansatz geläufig sein. Schließlich hat mancher Paragraf davon für Ihre Bearbeitung von GKV-Rezepten im Apothekenalltag ganz konkrete Bedeutung.

9.3.1 Arzneilieferverträge

Wichtigste juristische Grundlage für die Abrechnung von GKV-Rezepten in der Apotheke ist der Rahmenvertrag über die Arzneimittelversorgung nach § 129 (2) SGB V – kurz „der Rahmenvertrag". Dieser etwa 30 Seiten lange Vertrag zwischen dem Spitzenverband Bund der Krankenkassen („GKV-Spitzenverband") und dem Deutschen Apothekerverband e. V. (DAV) regelt Näheres über die Abgabe von:
- preisgünstigen Arzneimitteln bei Wirkstoffverordnungen,
- Arzneimitteln ohne bestehenden Rabattvertrag,
- preisgünstigen (Re)Importen,
- Arzneimitteln, für die ein Rabattvertrag besteht,
- wirtschaftlichen Einzelmengen (Stückelung, Mehrfachverordnung).

Als Ergänzungsvertrag zum Rahmenvertrag nach § 129 SGB V werden weitere Arzneiversorgungsverträge auf Bundesebene (zum Beispiel zwischen DAV und Ersatzkassen, BG, Postbeamtenkrankenkasse) und auf Landesebene (zum Beispiel zwischen LAV und Primärkassen wie AOK, BKK, IKK) geschlossen. Daher sind die Regelungen für die Belieferung von Rezepten zulasten der Ersatzkassen bundesweit einheitlich, während es bei den Primärkassen regional Unterschiede in den Detailregelungen geben kann. Darüber hinaus existieren noch gesonderte Verträge, zum Beispiel über die Belieferung und Berechnung des Sprechstundenbedarfs in Apotheken auf GKV-Rezept zwischen dem LAV einzelner Bundesländer und verschiedenen GKV.

9.3.2 Rabattverträge

Den Grundstein für die Arzneimittel-Rabattverträge nach § 130a (8) SGB V – kurz „Rabattverträge" – haben verschiedene Gesetze gelegt (zum Beispiel das Beitragssatzsicherungsgesetz, Arzneimittelversorgungs-Wirtschaftlichkeitsgesetz, GKV-Wettbewerbsstärkungsgesetz). Ein Rabattvertrag ist eine vertragliche Vereinbarung zwischen einzelnen Arzneimittelherstellern und einzelnen GKV. Durch die Verträge werden den GKV Rabatte auf die Arzneimittelpreise bestimmter Präparate eingeräumt. Im Gegenzug sind die jeweiligen Pharmafirmen exklusiver Lieferant für diese GKV. Die Rabattvereinbarungen können sich dabei auf das Gesamtsortiment eines Herstellers, auf einzelne Wirkstoffe oder sogar auf einzelne Packungsgrößen beziehen. Zweck der Rabattverträge sind einerseits Kosteneinsparungen für die GKV und andererseits Umsatzsteigerungen beim Arzneimittelhersteller. Die Vertragspartner werden durch Ausschreibungen für die einzelnen Wirkstoffe ermittelt. Die genauen Inhalte der Verträge sind geheim, so zum Beispiel die ausgehandelten Rabatte und das konkrete Einsparvolumen. Daher kann man Kunden in der Apotheke auch die Frage, wie viel die GKV denn für ein Rabattarzneimittel zahlt, nicht beantworten.

Inzwischen schließen die GKV Rabattverträge nicht mehr nur vorwiegend mit Generika-Anbietern, sondern auch mit Herstellern von Originalpräparaten ab. Seit dem Jahr 2011 beträgt die Laufzeit von Rabattverträgen zwei Jahre. Rabattverträge können massive Marktverschiebungen und in der Folge Lieferengpässe auslösen, was im Apothekenalltag schon zu großen Problemen bei der Belieferung von GKV-Rezepten geführt hat.

Umgang mit Rabattverträgen

Hat ein Arzt den Austausch eines Medikaments nicht durch Ankreuzen des Aut-idem-Felds auf dem GKV-Rezept ausgeschlossen, ist die Apotheke an die Belieferung gemäß Rabattvertrag gebunden. Sie muss also das verordnete Arzneimittel gegen ein rabattbegünstigtes Präparat austauschen. Dies bedeutet für den Patienten, dass er nicht das Medikament von der auf seinem Rezept genannten Pharmafirma erhält, sondern das entsprechende Medikament des Rabattvertragspartners seiner GKV. Patienten, die seit Jahren das Arzneimittel eines bestimmten Herstellers gewohnt waren, fällt diese Umstellung oft schwer. Es dürfen jedoch nur solche Arzneimittel gegeneinander ausgetauscht werden, die die im Folgenden aufgeführten Kriterien erfüllen.

> **Voraussetzungen für den Austausch eines Arzneimittels**
> - gleicher Wirkstoff,
> - gleiche Wirkstoffstärke,
> - gleiche N-Packungsgröße,
> - mindestens ein gemeinsames Anwendungsgebiet,
> - vergleichbare Darreichungsform (legt G-BA in einer Liste fest).

Form, Farbe und enthaltene Hilfsstoffe dürfen beim Austauscharzneimittel dagegen anders sein!

Ausnahmen der Rabattverträge

In wenigen definierten Ausnahmefällen darf in der Apotheke anstelle des rabattbegünstigten Fertigarzneimittels das auf dem Rezept namentlich verordnete Präparat oder eines der drei preisgünstigsten abgegeben werden. So ein Sonderfall muss von der Apotheke auf dem GKV-Rezept mit dem Nichtverfügbarkeits-Sonderkennzeichen (= PZN 02567024) und einem Faktor, der im Rezept-Feld „Faktor" erscheint, kenntlich gemacht werden. Wurde das Rezept vertragsgemäß mit einem **rabattbegünstigten Fertigpräparat** beliefert, erscheint im Faktorfeld eine „1".

Die Faktoren haben folgende Bedeutung:

- „2" = **Rabattarzneimittel nicht verfügbar:** Ist kein Rabattarzneimittel lieferbar, muss dies durch eine Defektmeldung des pharmazeutischen Großhändlers für eventuelle Beweisgründe apothekenintern dokumentiert werden. Es darf dann das namentlich verordnete oder eines der drei preisgünstigsten oder ein preisgünstiger Reimport abgegeben werden.
- „3" = **kein (Re)Import verfügbar:** Auch hier muss die Nichtlieferbarkeit aller Reimporte, welche die 15/15-Regel erfüllen würden (entweder 15,– Euro oder 15 Prozent Einsparung gegenüber dem Netto-Abgabepreis des deutschen Originals) apothekenintern dokumentiert und bei Bedarf nachgewiesen werden.
- „4" = **weder Rabattarzneimittel noch (Re)Import verfügbar:** Die Voraussetzungen für Fall 2 und 3 sind gleichzeitig gegeben.
- „5" = **wegen Akutversorgung oder Notdienst kein Rabattarzneimittel abgegeben:** Sowohl im Notdienst als auch wenn die Versorgung eines Patienten aus medizinischen Gründen dringend notwendig ist (zum Beispiel mit einem Antibiotikum oder Schmerzmittel), darf in der Apotheke statt eines Rabattarzneimittels ausnahmsweise entweder das verordnete oder eines der preisgünstigsten Austauschpräparate oder ein preisgünstiger Reimport abgeben werden. Der Abgebende sollte einen erklärenden Vermerk zur Akutversorgung auf dem Rezept notieren und mit Datum abzeichnen.
- „6" = **wegen Pharmazeutischer Bedenken kein Rabattarzneimittel abgegeben**: In begründeten Einzelfällen können in der Apotheke Pharmazeutische Bedenken geltend gemacht werden, um einen aus ihrer Sicht therapiegefährdenden Austausch gegen ein Rabattarzneimittel zu verhindern. Gründe, um Pharmazeutische Bedenken geltend zu machen, können zum Beispiel sein:

- eine Hilfsstoffunverträglichkeit des Patienten,
- ein vom Patienten trotz intensiver Beratung nicht akzeptierter Wechsel der Darreichungsform, Nichtteilbarkeit der Tabletten des Austauschpräparats,
- die Compliance des Patienten wäre durch den Austausch gefährdet,
- eine Krankheit, die eine besonders schwierige und genaue medikamentöse Einstellung des Patienten erfordert.

Auch hier sollte eine nachvollziehbare Erklärung vom Abgebenden mit Datum auf dem Verordnungsfeld vermerkt werden. Und auch hier darf trotzdem nicht jedes beliebige Wunschpräparat des Kunden abgegeben werden, sondern nur das verordnete Präparat oder eines der drei preisgünstigsten oder ein günstiger Reimport.

- „7" = **Abgabe des vom Versicherten verlangten Wunscharzneimittels:** Der Versicherte bezahlt in der Apotheke wie ein Privatpatient den gelisteten Apothekenverkaufspreis. Die Apotheke reicht das Rezept ein und erhält eine Aufwandsentschädigung von 0,50 Euro. Der Kunde erhält eine Rezeptkopie und den Kassenbon, um damit bei seiner GKV die Kostenübernahme zu beantragen. Die GKV erstattet dem Versicherten jedoch nicht die Gesamtkosten, sondern nur einen um eine Pauschale für den entgangenen Rabatt reduzierten Betrag abzüglich Verwaltungskosten.

> **Praxistipp** Hat ein Arzt ein Arzneimittel verordnet, wozu bei der zuständigen GKV kein Rabattvertrag existiert, darf entweder das namentlich verordnete Präparat oder eines der drei preisgünstigsten oder ein preisgünstiger Reimport abgegeben werden.

Sonderfall: Substitutions-Ausschlussliste

Die vom G-BA erstellte sogenannte Substitutionsausschlussliste umfasst eine Reihe von Wirkstoffen, für die in bestimmten Darreichungsformen in der Apotheke ein absolutes Austauschverbot besteht. Das bedeutet: Hat der Arzt ein Fertigarzneimittel mit einem Wirkstoff der Substitutionssausschlussliste ohne Aut-idem-Kreuz verordnet, wird das Rezept in der Apotheke so bearbeitet, als ob das Aut-idem-Feld angekreuzt wäre. Auf der Substitutionsausschlussliste stehen derzeit zum Beispiel: Carbamazepin, Ciclosporin, Digitoxin, Levothyroxin, Phenprocoumon.

9.4 Genehmigungsanträge stellen

In der Apotheke kommt es immer wieder vor, dass man für einen Kunden erst einen Antrag auf Kostenübernahme bei der GKV stellen muss, bevor man das Rezept beliefern darf. Dies ist zum Beispiel der Fall bei manchen Hilfsmitteln, Pflegehilfsmitteln, einzelimportierten Arzneimitteln nach § 73 AMG.

Am häufigsten haben Sie als PKA in der öffentlichen Apotheke mit solchen Genehmigungsanträgen zu tun, die sich auf die Bewilligung eines verordneten Hilfsmittels beziehen, weshalb hier auf diesen Fall näher eingegangen werden soll. Da manche Krankenkassen bei bestimmten Hilfsmitteln auf ein extra Genehmigungsverfahren verzichten – zum Beispiel bei Hilfsmitteln, die unterhalb einer bestimmten Preisgrenze liegen – empfiehlt es sich, bei der jeweiligen GKV oder beim LAV zunächst abzuklären, ob für das Hilfsmittel überhaupt ein Antrag auf Kostenübernahme gestellt werden muss. Wenn ja, gilt es, ein entsprechendes Formular mit Kostenvoranschlag und ärztlicher Verordnung an die GKV einzureichen, was in der Regel per Fax oder online erfolgt.

> **Praxistipp** Für die Kostenübernahmeanträge gibt es keine definierten Formvorschriften. Sie können also in der Apotheke selbst Formulare für diesen Zweck entwerfen oder auf Formulare zurückgreifen, welche die Landesapothekerverbände zur Verfügung stellen. Oft sind diese Formulare auch im Rahmen des QMS der Apotheke als Formatvorlage vorhanden oder inzwischen auch in einigen Warenwirtschaftssystemen integriert.

Der Antrag sollte folgende Angaben umfassen, wobei sich die drei ersten Punkte am einfachsten durch eine Rezeptkopie übermitteln lassen:
- Name der Krankenkasse,
- Name, Versichertennummer, Anschrift und Geburtsdatum des Versicherten,
- Name des verordnenden Arztes, seine Kassenarzt-Nummer (LANR), das Verordnungsdatum,
- Name, Adresse, Telefon- und Faxnummer sowie das Institutionskennzeichen (IK) der Apotheke,
- möglichst konkrete Bezeichnung des Hilfsmittels, des Herstellers, die zugehörige Hilfsmittel- oder Pharmazentralnummer sowie die verordnete Menge,
- Diagnose, weshalb das Hilfsmittel benötigt wird,
- Kostenvoranschlag mit Preis des Hilfsmittels inklusive Mehrwertsteuer, gegebenenfalls abzüglich der Zuzahlung des Versicherten,
- Datum und Stempel der Apotheke sowie Unterschrift des Bearbeiters in der Apotheke.

Die Krankenkasse muss über einen Genehmigungsantrag innerhalb von drei Wochen nach Antragseingang entscheiden. Kann die Krankenkasse diese Frist nicht einhalten, muss sie rechtzeitig eine schriftliche Begründung liefern. Reagiert der Kostenträger nicht innerhalb dieser Drei-Wochen-Frist, gilt der Antrag als bewilligt (§ 13 (3a) SGB V).

> **Praxistipp** Wurde ein Antrag auf Kostenübernahme genehmigt, empfiehlt es sich in der Apotheke, auf dem zugehörigen Rezept zu notieren, an welchem Datum die Genehmigung erfolgte. Außerdem sollte die Genehmigung zusammen mit einer Rezeptkopie in der Apotheke archiviert werden, um bei Bedarf nachweisen zu können, dass die Zusage auf Kostenübernahme vorlag.

9.5 Abgabe auf Rezept

In einer öffentlichen Apotheke als PKA mitzuarbeiten bedeutet: Teamwork! Die letzten Änderungen der Ausbildungsordnung für PKA hat Ihre Kompetenz im kaufmännisch-organisatorischen Bereich noch weiter in den Vordergrund gestellt. Doch natürlich hat Ihre berufliche Tätigkeit auch zahlreiche pharmazeutische Aspekte. Nicht umsonst erwerben Sie in Ihrer Ausbildung Fachkenntnisse zu den apothekenüblichen Waren. Doch obwohl „pharmazeutisch" in Ihrer Berufsbezeichnung steckt, gehören PKA nicht zum pharmazeutischen Personal (▶ Kap. 1.3.3).

9.5.1 Was dürfen PKA?

Als PKA dürfen Sie laut § 3 (5a) ApBetrO das pharmazeutische Personal bei der Vorbereitung der Arzneimittel zur Abgabe unterstützen. Die Abgabe apothekenpflichtiger Arzneimittel und die Beratung dazu sind dagegen ausschließlich Sache des pharmazeutischen Personals. Dies bedeutet für Sie hinsichtlich der Bearbeitung von Rezepten im Apothekenalltag konkret: Sie dürfen die dafür notwendigen Arzneimittel bestellen, auf Rezept bereitlegen, beschriften und auszeichnen. Die Kontrolle Ihrer Vorarbeiten sowie die eigentliche Abgabe im Kundenkontakt sind Ihren Teamkollegen mit pharmazeutischer Ausbildung vorbehalten.

> **Achtung** PKA dürfen das pharmazeutische Personal in der Apotheke bei der Vorbereitung der Arzneimittel zur Abgabe nur unterstützen.

9.5.2 Rezepte zur Abgabe vorbereiten

PKA in der Apotheke wird häufig die Aufgabe übertragen, Rezepte zur Bestellung zu bearbeiten und für die Abgabe vorzubereiten. So kommt es im Apothekenalltag zum Beispiel immer wieder vor, dass Rezepte von Kunden, die größere Bestellungen aufgeben möchten, nur rasch hereingereicht werden. Ihre HV-Kollegen sind dann froh, wenn sie diese an Sie übergeben können und Sie die Rezepte zur Abgabe vorbereiten. Dabei sind folgende Arbeitsschritte notwendig.

> **Checkliste zur Vorbereitung von Rezepten zur Abgabe**
> - Ist das Rezept korrekt ausgestellt und enthält es alle notwendigen Angaben?
> - Ist das Rezept noch gültig?
> - Ist der Patient gebührenpflichtig oder von der Zuzahlung befreit?
> - Besteht für den Kunden in der Apotheke ein Kundenkonto, wo der Vorgang zugebucht werden soll?
> - Welche Arzneimittel sind vorrätig und können sofort zugeordnet werden?
> - Welche Arzneimittel müssen noch bestellt werden? Sind diese bis zum gewünschten Zeitpunkt lieferbar?
> - Liegt ein Hilfsmittelrezept vor: Darf das Hilfsmittel durch die Apotheke beliefert werden? Muss vorher noch ein Kostenübernahmeantrag gestellt werden?
> - Hat der Arzt Aut-idem-Kreuze gesetzt? Ansonsten müssen zu den verordneten Medikamenten die entsprechenden rabattbegünstigten Arzneimittel herausgesucht werden.
> - Handelt es sich um hochpreisige Arzneimittel, deren Abholung erst in ein paar Tagen geplant ist? Dann können Sie den Lieferanten und Zeitpunkt der Lieferung steuern und so die bestmöglichen Großhandelskonditionen für die Apotheke nutzen.
> - Zeigt Ihr Apothekensystem Warnhinweise möglicher Wechselwirkungen der verordneten Medikamente an? Zu deren Beurteilung und Abklärung müssen Sie einen Kollegen des pharmazeutischen Personals hinzuziehen.
> - Sind Ihnen sonstige Angaben auf dem Rezept unklar oder erscheinen Ihnen zweifelhaft, sollten Sie einen PTA- oder Apotheker-Kollegen zur Abklärung einschalten.

Im konkreten Einzelfall können auch noch weitere Bearbeitungsschritte hinzukommen. Dadurch wird klar:

Auch wenn Sie bei der Rezeptbelieferung nicht im direkten Kundenkontakt tätig werden dürfen, haben Sie als PKA eine hohe Verantwortung und jede Menge Aufgaben bei der Vorbereitung zur Abgabe, was viel Konzentration und Kompetenz erfordert!

Einzelimporte

Die Einfuhr von in Deutschland nicht zugelassenen Arzneimitteln aus dem Ausland ist nur in Ausnahmefällen möglich. Rechtsgrundlage dafür ist § 73 (3) AMG.

> **Zulässigkeit von Einzelimporten**
> Voraussetzungen für einen sogenannten Einzelimport nach § 73 Abs. 3 AMG sind:
> - Für das Arzneimittel sind hierzulande hinsichtlich des Wirkstoffs keine identischen und hinsichtlich der Wirkstärke keine vergleichbaren Arzneimittel für das betreffende Anwendungsgebiet verfügbar.
> - Der Import erfolgt auf Bestellung einer einzelnen Person in nur geringer Menge; eine Lagerhaltung in der Apotheke ist nicht erlaubt.
> - Das zu importierende Arzneimittel muss im Herkunftsland rechtmäßig in Verkehr sein.

Durch diese Hürden soll der deutsche Arzneimittelmarkt vor Präparaten, welche den Anforderungen an Qualität, Wirksamkeit und Unbedenklichkeit der deutschen Zulassungsbehörden nicht entsprechen, geschützt werden. Andererseits soll die Möglichkeit des Einzelimports eventuelle Versorgungslücken für deutsche Patienten schließen.

Für die Frage, ob die Abgabe eines aus einem EU- oder EWR-Staat als Einzelimport eingeführten Arzneimittels eine ärztliche Verordnung erfordert, ist allein die deutsche Gesetzeslage maßgebend: Ist ein Wirkstoff nach deutschem Recht verschreibungspflichtig, ist ein ärztliches Rezept notwendig. Ist das Präparat im Aus-

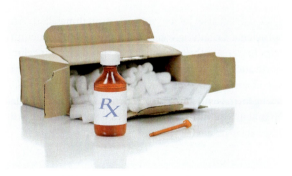

Abb. 9.17 Die Einfuhr von in Deutschland nicht zugelassenen Arzneimitteln aus dem Ausland ist nur in Ausnahmefällen möglich.

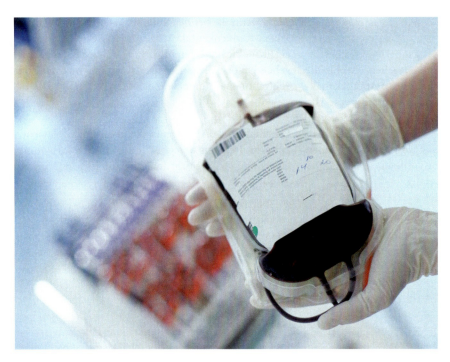

Abb. 9.18 Das Transfusionsgesetz schreibt eine lückenlose Dokumentation vom Spender über die Herstellung bis zur Anwendung von Blutprodukten am Patienten vor.

land verschreibungspflichtig, in Deutschland jedoch nicht, wird kein Rezept benötigt. Der Verschreibungsstatus des Arzneimittels im Herkunftsland ist also unerheblich. Für Arzneimittel-Einzelimporte von Arzneimitteln aus Drittstaaten, also Nicht-EU bzw. Nicht-EWR-Vertragsstaaten (auch der Schweiz), ist dagegen grundsätzlich eine ärztliche Verordnung erforderlich. Gemäß Apothekenbetriebsordnung ist für importierte Arzneimittel in der Apotheke eine Einzelimport-Dokumentation zu führen (▶ Kap. 4.2.1).

> **Achtung** Nur nicht verschreibungspflichtige Arzneimittel können ohne Rezept aus einem EU- oder EWR-Staat bestellt und abgegeben werden. Bei Bezug aus einem Drittstaat ist auch bei nicht verschreibungspflichtigen Einzelimporten eine ärztliche Verschreibung notwendig.

GKV-Versicherte haben nur in Ausnahmefällen Anspruch auf Erstattung von einzelimportierten Arzneimitteln. In der Apotheke empfiehlt es sich daher, Einzelimporte auch bei Vorlage eines GKV-Rezepts entweder privat abzurechnen oder nur dann zulasten einer GKV abzugeben, wenn eine entsprechende Genehmigung der Krankenkasse vorliegt. Manche GKV verzichten auf Anfrage auch auf ein Genehmigungsverfahren.

Chemikalien

Chemikalien zählen laut Apothekenbetriebsordnung (ApBetrO § 1a Abs. 10) zu den apothekenüblichen Waren. Bevor in der Apotheke eine Chemikalie abgegeben werden kann, sind einige Vorschriften zu beachten, wie zum Beispiel die Chemikalienverbotsverordnung, die Gefahrstoffverordnung, die EU-Explosivgrundstoffverordnung oder das Grundstoffüberwachungsgesetz.

Die Apotheke trägt bei der Abgabe von Chemikalien an Endverbraucher eine große Verantwortung. Es besteht dabei kein Kontrahierungszwang, also **keine grundsätzliche Verpflichtung zur Abgabe**. Möchte ein Kunde eine Chemikalie erwerben, muss er zunächst eingehend nach dem Verwendungszweck befragt werden. Die Chemikalie darf nur dann abgegeben werden, wenn für deren Einsatz vom Kunden nachvollziehbare, legale und vernünftige Zwecke plausibel dargelegt werden können.

> **Achtung** Erscheint der angegebene Zweck merkwürdig, unzulässig, zu gefährlich oder bleiben sonstige Bedenken bestehen, muss die Abgabe einer Chemikalie verweigert werden.

Bei der Abgabe einer Chemikalie müssen die für den Umgang notwendigen Schutz- und Vorsichtmaßnahmen, Lagerungsbedingungen sowie ordnungsgemäße Entsorgungsmöglichkeiten erklärt werden. Bei bestimmten Chemikalien ist die Abgabe außerdem in der Apotheke zu dokumentieren (▶ Kap. 4.2.1).

Blutprodukte

Das Transfusionsgesetz (TFG) regelt nicht nur Aspekte der Blutspende und Bluttransfusion. Um die Übertragung von Viruserkrankungen wie AIDS oder Hepatitis durch medizinische Blutprodukte zu verhindern bzw. rasch eine Klärung bei Verdachtsfällen zu ermöglichen, besteht seit dem Jahr 1998 auch eine Dokumentationskette von der Spende bis zum behandelten Patienten. Diese Dokumentationspflicht gilt auch für den Erwerb und die Abgabe von Blutprodukten durch Apotheken (▶ Kap. 4.2.1). In der Regel macht Sie beim Wareneingang die Apothekensoftware mit einem entsprechenden Hinweis darauf aufmerksam, wenn Sie ein Arzneimittel vorliegen haben, das nach Transfusionsgesetz dokumentationspflichtig ist, damit Sie die für die Dokumentation notwendigen Daten erfassen können.

Verschreibungspflichtige Tierarzneimittel

Auch Tierarzneimittel zählen zu den apothekenüblichen Waren. Sie spielen jedoch in deutschen Apotheken nur eine untergeordnete Rolle, da Tierärzte für Tierarzneimittel hierzulande das Dispensierrecht besitzen. Sie dürfen also Arzneimittel für die von ihnen behandelten Tiere an die Tierhalter selbst ausgeben.

Dem Erwerb und der Abgabe von verschreibungspflichtigen Tierarzneimitteln ist in der Apothekenbetriebsordnung ein eigener Paragraf gewidmet (§ 19 ApBetrO). Werden in der Apotheke auf ein tierärztliches Rezept verschreibungspflichtige Tierarzneimittel abgegeben, so sind diese Vorschriften zu beachten. So sind über Erwerb und Abgabe von verschreibungspflichtigen Tierarzneimitteln Nachweise zu führen (▶ Kap. 4.2.1). Hauptunterschied zur Belieferung von Humanarzneimitteln für Menschen ist, dass zu verschreibungspflichtigen Tierarzneimitteln auch die Chargennummer des abgegebenen Präparats dokumentiert werden muss.

 Achtung Verschreibungspflichtige Arzneimittel, die zur Anwendung bei Tieren bestimmt sind, die der Gewinnung von Lebensmitteln dienen, dürfen nur auf eine Verschreibung abgegeben werden, die in zweifacher Ausfertigung vorgelegt wird. Das Original der Verschreibung ist für den Tierhalter bestimmt, die Durchschrift verbleibt in der Apotheke. Auf dem Original ist die Chargenbezeichnung des abgegebenen Arzneimittels anzugeben (siehe ApBetrO § 19 Abs. 2).

Welche Angaben ein tierärztliches Rezept über die sonstigen Anforderungen an eine ordnungsgemäße Verschreibung noch enthalten muss, ist in der AMVV § 2 (1) Nr. 9 geregelt.

9.5.3 Was mache ich, wenn Kunden mir ein Rezept geben?

Im Berufsalltag einer PKA kommt es häufig vor, dass ein Kunde ein Arzneimittel wünscht oder ein Rezept vorlegt. Für dieses Thema müssen Sie als PKA Kollegen mit pharmazeutischer Ausbildung heranziehen, zum Beispiel eine PTA oder einen Apotheker. Als PKA dürfen Sie Kunden zwar zu Verbandmitteln, Krankenpflegematerial, Medizinprodukten, Ernährung, Kosmetika und einigen weiteren Themen beraten, jedoch nicht zu apothekenpflichtigen Arzneimitteln. Kunden wissen in der Regel nichts von dieser Rechtsvorschrift für die Apotheke. Deswegen ist das eine besondere Herausforderung: Eben hat der Kunde noch mit Ihnen über Körperpflege gesprochen, und nun legt er Ihnen ein Rezept vor. Sie verstehen sicher, dass er sich wundert, wenn Sie ihn jetzt nicht weiter beraten.

Machen Sie sich bewusst, dass Sie sich absolut korrekt verhalten, wenn Sie für diesen Kunden kein Rezept beliefern. Bleiben Sie ganz ruhig und freundlich. Geben Sie dem Kunden Zeit, diese Information aufzunehmen. Möchten Sie bei Stammkunden und Bekannten gerne näher darauf eingehen, wer in der Apotheke welche Tätigkeitsschwerpunkte hat? Dann können Sie ihnen das durchaus erklären. Meistens jedoch genügt es, wenn Sie die Kunden an ein Teammitglied mit pharmazeutischer Ausbildung weiterleiten, zum Beispiel mit den Worten: „Die Beratung zu den Arzneimitteln übernimmt jetzt meine Kollegin, Frau …".

So leiten Sie einen Kunden weiter

Kunde: „Ja, dann nehme ich diese Creme. – So, und jetzt habe ich noch ein Rezept für meine Frau."

PKA: „Dazu hole ich schnell meine Kollegin, die kann Sie hier kompetent beraten."

Kunde: „Wieso denn, das können Sie doch auch machen, Sie haben mich doch gerade sehr gut beraten!"

PKA: „Wenn es um Rezepte geht, ist meine Kollegin genau dafür ausgebildet – Petra, kommst du bitte mal?"

Die Kollegin kommt, Sie als PKA bleiben noch einen Moment dabei.

Kunde: „Also, das verstehe ich nicht, wieso muss ich denn jetzt zwei Leute beschäftigen, das hätten doch auch Sie machen können?"

PTA: „Meine Kollegin ist verantwortlich für die Beratung zu Kosmetika, für Hautpflege und für die kaufmännischen Themen in unserer Apotheke. Wenn es um Arzneimittel geht, bin ich verantwortlich oder auch unsere Chefin. – Was für ein Rezept haben Sie denn?"

Kunde: „Das ist ein Rheumamittel, das nimmt meine Frau schon länger."

PTA (schaut das Rezept an): „Ja, das haben wir da. Wie kommt Ihre Frau denn damit zurecht?"

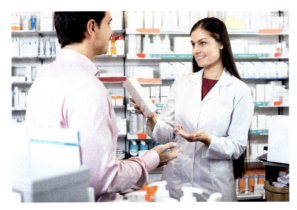

Abb. 9.19 Legt Ihnen ein Kunde ein Rezept vor, müssen Sie als PKA ihn an einen Kollegen vom pharmazeutischen Personal verweisen.

Jetzt können Sie sich als PKA unauffällig zurückziehen, denn der pharmazeutische Beratungsdialog zwischen PTA und Kundin hat begonnen, und der Kunde hat sich darauf eingelassen.

> **Kommunikationstipp** Zwei Punkte sind bei der Weiterleitung des Kunden wichtig:
> 1. Verwirren Sie Ihr Gegenüber nicht damit zu sagen, „Ich darf Sie dazu nicht beraten." Das löst sinnlose Phantasien bei dem Kunden aus, zum Beispiel dass der Chef das nicht zulässt. Abzuraten ist auch von dem Wort „zuständig", das hört sich unangenehm einschränkend an. „Meine Kollegin ist verantwortlich für …" klingt wertschätzender. Damit wird die Beratung aufgewertet.
> 2. Man wechselt den Ansprechpartner, indem man das Thema wechselt: Der Kunde hat ja bereits ein neues Thema angesprochen, im Beispiel war es das Rezept für seine Frau. Die heikle Situation, warum denn nun Ihre Kollegin weitermacht mit der Beratung, brauchen Sie nicht weiter zu vertiefen. Sie müssen sich auch nicht entschuldigen. Wenn der Kunde ausdrücklich wissen will, warum das so ist, können Sie ihm eine ausführlichere Erklärung geben, wie sich die Berufe in der Apotheke unterscheiden. (Aber wirklich nur, wenn jemand es ausdrücklich so genau wissen will!)

Kunden kennen es auch aus anderen Berufen, dass in einer Beratung der Ansprechpartner wechselt: In vielen Bekleidungsgeschäften ist es ganz normal, dass Hosen und Blusen von getrennten Verkäuferinnen betreut werden, ebenso wie im Baumarkt die Beratung zu Elektrik und zu Sanitärartikeln getrennt ist. Haben Sie Mut, diesen Wechsel beherzt anzugehen, und leiten Sie die Kunden ganz selbstverständlich weiter.

> **Praxistipp** Nutzen Sie Namensschilder mit Berufsbezeichnung: So erkennen Kunden schneller die drei prominenten Berufe in der Apotheke (PKA, PTA, Apotheker), und die Erwähnung der weniger bekannten Berufsbezeichnungen, zum Beispiel Pharm. Ing. könnte sogar Neugier wecken. Für PKA sind die Namensschilder eine Hilfe, um Kunden daran zu gewöhnen, dass pharmazeutische Fachberatung von PTA und Approbierten geleistet wird.

Verhalten Sie sich auch bei der telefonischen Beantwortung von Fragen zu Arzneimitteln korrekt: Wenn Sie als PKA erkennen, dass der Anrufer eine pharmazeutische Beratung braucht, bitten Sie entweder direkt eine Kollegin hinzu oder notieren Sie die Anfrage des Kunden und versprechen Sie ihm einen Rückruf. Dazu sollte unbedingt im Apothekenteam abgesprochen werden, was Sie als PKA den Kunden versprechen dürfen und was die Kollegen dann auch einhalten, zum Beispiel ein Rückruf innerhalb der nächsten halben Stunde.

9.6 Sprechstundenbedarf

Sprechstundenbedarf für Arztpraxen zur Abgabe vorzubereiten, ist eine typische Aufgabe für PKA in der öffentlichen Apotheke. Für den Bezug von Sprechstundenbedarf nutzen Arztpraxen das rosa GKV-Rezeptformular. Dabei sollte bei Verordnungen über Arznei- und Verbandmittel das Feld 9 „Spr.-St.Bedarf" oben rechts auf dem Rezeptformular angekreuzt sein, bei Impfstoffen zusätzlich das Statusfeld 8 „Impfstoff", bei Hilfsmitteln außerdem Feld 7 „Hilfsmittel". Die Kosten des Sprechstundenbedarfs trägt in jedem Bundesland immer eine bestimmte GKV (in Bayern zum Beispiel die AOK Bayern, in Baden-Württemberg die AOK Baden-Württemberg). Dabei kann sich die Kostenträgerkennung jedoch auch noch innerhalb eines Bundeslandes regional unterscheiden. So gibt es allein in Baden-Württemberg vier regional unterschiedliche Kostenträgerkennungen (für die Regionen Freiburg, Karlsruhe, Stuttgart, Reutlingen), die im Feld „Kostenträgerkennung" im Rezeptformular korrekt eingetragen sein muss. Auch ein Sprechstundenbedarfsrezept ist ab Ausstelldatum nur einen Monat lang gültig.

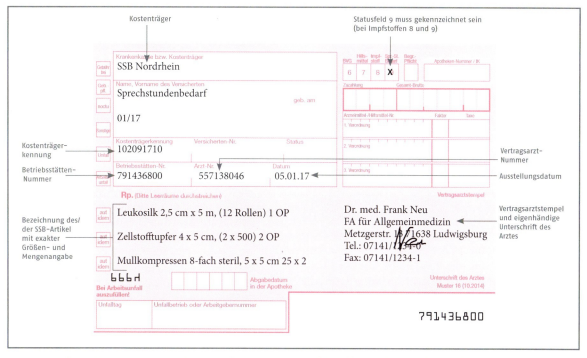

○ **Abb. 9.20** Verordnungen von Sprechstundenbedarf müssen auf dem Rezept im Markierungsfeld „9" durch Eintragung der Ziffer 9 gekennzeichnet werden.

9.6.1 Was darf verordnet werden?

Was ein Arzt genau als Sprechstundenbedarf verordnen darf, ist durch Vereinbarungen zwischen den kassenärztlichen Vereinigungen und den jeweiligen Kostenträgern geregelt. Arzneimittel, Verbandstoffe und Medizinprodukte dürfen nicht zusammen mit Hilfsmitteln auf einem Rezept stehen. Impfstoffe als Sprechstundenbedarf sollten stets auf einem separaten Rezept verordnet werden.

9.6.2 Wie wird abgerechnet?

Achten Sie beim Taxieren von Sprechstundenbedarfsrezepten darauf, zuvor an Ihrem Kassencomputersystem den Modus „Sprechstundenbedarf" zu aktivieren, da sich manche Aufschlagsätze (zum Beispiel für Impfstoffe) von den Aufschlägen der Arzneimittelpreisverordnung für Einzelverordnungen unterscheiden.

Bei Sprechstundenbedarfsrezepten müssen zwar auch die Vorgaben der Arzneimittelverschreibungsverordnung beachtet werden, aber keine Rabattverträge. Ausnahme: Für bestimmte Impfstoffe – derzeit nur für Grippeimpfstoffe (Stand Frühjahr 2017) – bestehen Rabattverträge. Ansonsten gilt bei der Belieferung von Sprechstundenbedarfsrezepten: N-Packungsgrößen habe keine Bedeutung. Dafür hat die wirtschaftliche Belieferung – also so günstig wie möglich – höchste Priorität! Das bedeutet für die Apothekenpraxis, dass es oft wirtschaftlicher ist, nicht normierte Jumbopackungen (also Packungen, welche die vorgegebene größte Messzahl N_{max} übersteigen) abzugeben. Auch Stückeln mit unterschiedlichen Mengen ist erlaubt bzw. sogar notwendig, wenn dadurch die entstehende Kostensumme niedriger ausfällt. Achtung: Manchmal ist die Abgabe mehrerer kleiner Packungen dennoch wirtschaftlicher als eine entsprechende Großpackung!

Reimporte dürfen auf Sprechstundenbedarf zwar abgegeben werden. Sie gehen jedoch im Gegensatz zur Abgabe auf Einzelverordnungen nicht in die Reimport-Quote der Apotheke ein. Da die Festbetragsregelung auch für Sprechstundenbedarfsrezepte gilt, sind eventuelle Mehrkosten, die bei der Belieferung von Sprechstundenbedarf anfallen, der Arztpraxis in Rechnung zu stellen.

> ⚠ **Achtung** Bei Sprechstundenbedarfsrezepten gelten einige Besonderheiten. So haben N-Größen und Rabattverträge (außer bei bestimmten Impfstoffen) hier keine Bedeutung. Stattdessen hat die wirtschaftliche Belieferung stets Vorrang!

9.7 Rezepte für die Abrechnung vorbereiten

Der Umsatz auf GKV-Rezept ist für die meisten öffentlichen Apotheken nach wie vor die wichtigste wirtschaftliche Säule. Es sollte Ihnen daher bewusst sein: Die in der Apotheke bedruckten GKV-Rezepte sind wie Schecks bares Geld wert, da ihr Gegenwert von den GKV an die Apotheke erstattet wird. Die eigentliche Abrechnung läuft dabei in der Regel nicht direkt zwischen Apotheke und den einzelnen Krankenkassen, sondern wird über sogenannte Abrechnungszentren abgewickelt. Von diesen gibt es in Deutschland mehrere wie zum Beispiel ARZ Service GmbH, AvP Deutschland GmbH, Norddeutsches Apotheken-Rechenzentrum e. V. (NARZ) oder die VSA GmbH. Die Dienstleistung dieser Unternehmen besteht im Kern darin, die bearbeiteten Rezepte elektronisch auszuwerten und für die Apotheken den Zahlungsverkehr mit den Krankenkassen zu organisieren.

Im Rechenzentrum werden die Rezepte mit einem Hochgeschwindigkeitsscanner eingelesen, Rezept-Images erstellt und alle erfassten Daten nach vorgegebenen Kriterien sortiert und ausgewertet.

Rezeptdaten, die maschinell nicht erkannt werden konnten, müssen manuell nacherfasst werden. Abschließend versendet das Rechenzentrum die sortierten Rezepte an die Kostenträger. Die juristischen Details zum Abrechnungsverkehr mit den GKV sind in § 300 SGB V sowie den dazugehörigen technischen Anlagen geregelt.

 Praxistipp Neben der monatlichen Abrechnung bieten die Abrechnungszentren Apotheken auch umfangreiche statistische Auswertungen ihrer eingereichten Rezepte wie zum Beispiel Produktgruppen- und Kundengruppen-spezifische Umsatzstatistiken. Diese Daten können von Apothekenleitern genutzt werden, um ihre Apotheke wirtschaftlich noch besser auszurichten. Darüber hinaus bieten diese Dienstleistungsunternehmen den Apotheken inzwischen noch weitere Serviceleistungen an, wie zum Beispiel die Vorabkontrolle der Rezepte auf mögliche Taxierungsfehler oder ein online verfügbares Rezeptarchiv für den Zugriff auf bereits abgerechnete Rezepte mit spezifischen Suchfunktionen.

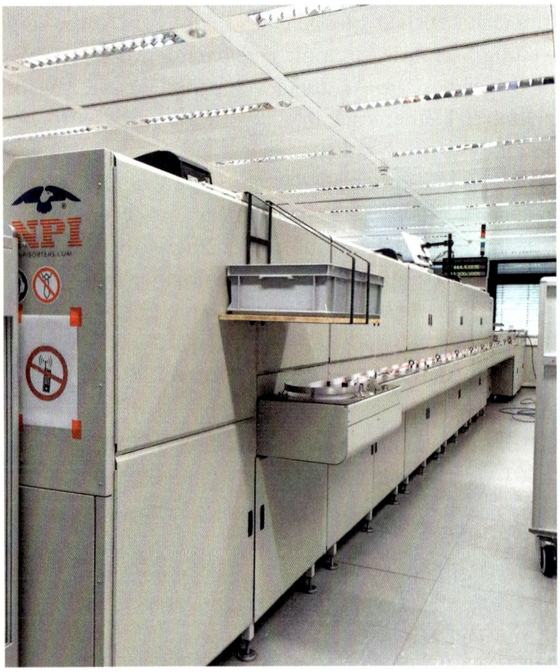

Allen Abrechnungszentren gemeinsam ist, dass sie in regelmäßigen Abständen die für die Abrechnung bereitgestellten Rezepte in der Apotheke abholen. Zuvor sollten die Rezepte apothekenintern nochmal kontrolliert und für den Versand vorbereitet werden. Letzteres ist eine typische Aufgabe für PKA.

Checkliste für die abschließende Rezeptkontrolle
- Ist das Rezept innerhalb der gesetzlichen Gültigkeit bedruckt worden?
- Hat der Arzt die Verordnung eigenhändig unterschrieben?
- Wurde der Zuzahlungsstatus des Versicherten (befreit oder zuzahlungspflichtig) beachtet?
- Sind alle verschriebenen Positionen in der richtigen Stückzahl abgegeben worden? Wurde insbesondere bei der Abgabe hochpreisiger Original-Arzneimittel ohne Reimport-Alternative das Nichtverfügbarkeitskennzeichen Reimport aufgedruckt, um die Apotheke vor einem Quoten-Malus zu schützen?
- Hat bei Hilfsmittelrezepten der Kunde den Empfang per Unterschrift auf der Rezeptrückseite bestätigt?
- Sind die für die Abrechnung relevanten Daten (Apotheken-IK, Gesamt-Brutto, die einzelnen Pharmazentralnummern) gut lesbar aufgedruckt?
- Wurden bei nicht vorhandenem Aut-idem-Kreuz die jeweiligen Rabattverträge beachtet?

Abb. 9.21 Im Rechenzentrum werden die Rezepte mit großer Geschwindigkeit durch einen Großscanner geführt, mit einem Kennzeichen bedruckt und mehrfach fotografiert.

9.7.1 Abschließende Rezeptkontrolle

Ob, wann, wie oft und von wem die bereits bearbeiteten Rezepte apothekenintern nochmal kontrolliert werden, ist in jeder Apotheke etwas anders organisiert. Im Wesentlichen kommt es dabei darauf an, typische Formfehler, die zu Retaxationen oder sonstigen Abrechnungsproblemen führen können, noch vor Rezeptabholung zu entdecken und auszumerzen. Hier eine Art Checkliste, worauf Sie bei der Rezept-Endkontrolle achten sollten.

9.7.2 Rezepte für die Abholung vorbereiten

Für die Rezeptabholung legt Ihr Rechenzentrum genau definierte Termine fest, die Sie im apothekeninternen Kalender notieren sollten. Besonders wichtig ist dabei die Monatsendabrechnung. Manche Apotheken kopieren für diesen Zweck die vom Kunden noch nicht abgeholten, aber bereits taxierten Rezepte, um diese dem Rechenzentrum schon übergeben zu können. Für die eigentliche Abholung stellen die Rechenzentren spezielle Boxen bereit. Durch Trennstege lassen sich die Rezepte in der Box nach Monatstagen, hochpreisigen Rezepten über 500 Euro, Sprechstundenbedarfsrezepten und Sonderbelegen für den Nacht-Notdienstfond sortieren. Der befüllten, abholfertigen Box wird ein Versandschein beigelegt, auf dem entweder der aufaddierte Wert der gesammelten Rezepte, das Gewicht aller Rezepte in Gramm sowie weitere Daten angegeben werden. Die verschlossene Box nimmt ein Kurierfahrer des Rechenzentrums gegen Unterschrift in Empfang. Die Rezepte sind übrigens während der gesamten Prozesskette – von der Abholung in der Apotheke bis zur Einreichung beim Kostenträger – versichert. Schließlich enthält die Box umgerechnet oft mehrere tausend Euro und viele hochsensible Gesundheitsdaten noch dazu.

9.8 Retaxationen bearbeiten

Auch dem erfahrensten Apothekenmitarbeiter unterlaufen beim Bearbeiten von GKV-Rezepten hin und wieder Taxationsfehler. Nicht immer werden diese bei der apothekeninternen Kontrolle oder vom Abrechnungszentrum erkannt. Dann kommt es in der Regel zu einer Kostenübernahmeverweigerung der Krankenkasse, einer sogenannten Retaxation. Diese kann in einem geringfügigen Abzug des zu erstattenden Geldbetrags bis hin zur gefürchteten Null-Retaxation hoher Summen reichen.

 Achtung Nicht jede Retaxation der Krankenkasse ist auch berechtigt! Daher lohnt es sich für Apotheken trotz mühsamer Verfahren oft, gegen Retaxationen Einspruch einzulegen.

9.8.1 Häufige Retaxationsgründe

Im Juni 2016 wurde gesetzlich geregelt, dass Apotheken wegen unbedeutender Formfehler auf GKV-Rezepten nicht mehr retaxiert werden dürfen (§ 3 des Rahmenvertrags). Hierzu zählen solche punktuellen Formfehler, welche weder die Arzneimittelsicherheit noch die Wirtschaftlichkeit beeinträchtigen. Als geringfügig gilt beispielsweise das Fehlen von Telefonnummer oder Vorname des Arztes im Praxisstempel oder eine fehlende Betriebsstättennummer oder Arztnummer im dafür vorgesehenen Rezeptfeld. Außerdem dürfen Apotheken teilweise nach Rücksprache mit dem verordnenden Arzt nun manche Angaben auf einem Rezept vor dem Einreichen noch korrigieren oder ergänzen, wobei diese vom Abgebenden mit Datum abzuzeichnen sind. Hierzu zählen zum Beispiel:

- Krankenkasse-IK,
- Geburtsdatum des Versicherten,
- Zusammensetzung und Gebrauchsanweisung bei Rezepturarzneimitteln,
- Darreichungsform des verschriebenen Arzneimittels.

Trotz des Formfehler-Retax-Kompromisses bleiben die sonstigen Abgaberegeln des Rahmenvertrags weiterhin bestehen. Um Retaxationen zu vermeiden, muss also nach wie vor auf vollständig ausgestellte und korrekt bedruckte Rezepte geachtet werden. Häufige Retax-Gründe sind zum Beispiel:

- Trotz Rabattvertrag und nicht vorhandenem Aut-idem-Kreuz wurde kein rabattbegünstigtes Arzneimittel abgegeben.
- Auf BtM-Rezept wurde die Belieferungsfrist von maximal sieben Tagen nach Ausstelldatum überschritten.
- Es wurde ein Medizinprodukt abgegeben, das nicht auf der aktuellen Liste der erstattungsfähigen Medizinprodukte steht.
- Das abgegebene Präparat ist eine Jumbopackung (= Packungsgröße jenseits von N3).
- Bei nicht vorhandenem Rabattvertrag wurde keine der drei günstigsten Aut-idem-Austauschmöglichkeiten, sondern ein teureres als das verordnete Arzneimittel abgegeben.

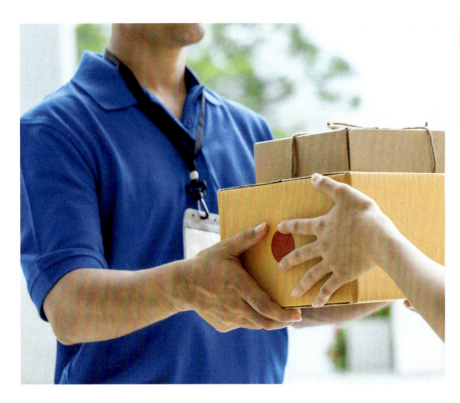

○ **Abb. 9.22** In Deutschland ist der Versand von Arzneimitteln an Endverbraucher nur mit einer behördlichen Erlaubnis aus einer öffentlichen Apotheke heraus zulässig.

- Bei einem verordneten Reimport wurde der Preisanker nicht beachtet und ohne Sonderkennzeichen ein teurerer Reimport abgerechnet.
- Auf ein Rezept zur künstlichen Befruchtung nach § 27a SGB V wurde nur die gesetzliche Zuzahlung statt die 50 Prozent der Arzneimittelkosten einbehalten.

⚠ **Achtung** Fehlerhafte Rezepte, die vom Rechenzentrum als solche erkannt und an die Apotheke zurückgeschickt werden, können je nach Fehlerquelle in der Apotheke noch nachbearbeitet und dann erneut eingereicht werden. Die nachträgliche „Heilung" eines bereits der GKV vorliegenden und dort beanstandeten Rezepts ist dagegen nicht mehr möglich!

9.8.2 Einspruch gegen Retaxationen einlegen

Apotheken können gegen Retaxationen der Krankenkassen innerhalb einer bestimmten Frist Einspruch einlegen. Bewährt hat sich dabei, die Beanstandung vom zuständigen Landesapothekerverband, die Experten für diese Aufgabe beschäftigen, durchführen zu lassen. Die Form- und Fristenregelungen für den Einspruch sind in den jeweiligen Lieferverträgen definiert und unterscheiden sich zwischen Primär- und Ersatzkassen.

Die GKV hat innerhalb von zehn bis 25 Monaten (meist zwölf Monaten) nach Ende des Kalendermonats, in dem die Rezeptbelieferung durch die Apotheke erfolgte, die Beanstandung unter Beifügung von Rezeptkopien mit Begründung vorzubringen. Die Einspruchsfrist darauf seitens der Apotheke beträgt je nach GKV zwei bis vier Monate. Im nächsten Schritt erfolgt die Einspruchsentscheidung, wofür die Frist je nach GKV zwei bis sechs Monate beträgt. Sollte der Einspruch abgelehnt worden sein, bleibt der Apotheke noch der Rechtsweg. Für Streitigkeiten zwischen GKV und Apotheken sind die Sozialgerichte zuständig.

9.9 Versand verschreibungspflichtiger Arzneimittel

In Deutschland ist der Versandhandel sowohl mit verschreibungspflichtigen als auch mit nicht verschreibungspflichtigen Arzneimitteln grundsätzlich erlaubt. Deutsche Apotheken, die Arzneimittel versenden, müssen eine öffentliche Apotheke betreiben und benötigen zusätzlich die Erlaubnis der zuständigen Behörde. Als Voraussetzung müssen sie hierfür einige Auflagen erfüllen (▶ Kap. 9.1.1).

Auch ausländische Versandapotheken dürfen Arzneimittel nach Deutschland versenden, wenn sie nach ihrem nationalen Recht zum Versandhandel befugt sind und wenn mit deutschem Recht vergleichbare Standards existieren. Derzeit ist der Versand von Arzneimitteln aus Island, den Niederlanden, Schweden, Tschechien und dem Vereinigten Königreich nach Deutschland ausdrücklich zugelassen. Für Tschechien ist nur der Versandhandel mit nicht verschreibungspflichtigen Arzneimitteln und für Schweden nur mit verschreibungspflichtigen Arzneimitteln erlaubt. Für eine niederländische Apotheke ist der Versandhandel nach Deutschland erlaubt, wenn die Apotheke gleichzeitig eine Präsenzapotheke betreibt.

Lange galt die deutsche Preisbindung für verschreibungspflichtige Arzneimittel auch für EU-ausländische Versandapotheken, wenn sie Arzneimittel nach Deutschland verbringen wollten. Im Oktober 2016 hat der Europäische Gerichtshof in Luxemburg jedoch durch ein Urteil den europäischen Versandapotheken Rabatte und Boni für rezeptpflichtige Arzneimittel erlaubt. Deutsche Apotheken müssen sich aber weiterhin an die im Inland gültige Preisbindung für rezeptpflichtige Arzneimittel halten. Dadurch entstand eine von vielen Seiten als unfair kritisierte Wettbewerbssituation zugunsten ausländischer Versandapotheken. Denn so könnten nun EU-Versandapotheken selektiv durch attraktive Rabatte die für sie lohnende Rezepte zum Beispiel von chronisch Kranken und mit hochpreisigen Arzneimitteln an sich ziehen, während deutsche Vor-Ort-Apotheken weiterhin keine Preisnachlässe gewähren dürfen und außerdem nicht lukrative Aufgaben wie Rezepturherstellung oder Nacht- und Notdienstversorgung weiter erfüllen müssen. Sowohl die deutsche Bundesregierung bzw. das Bundesgesundheitsministerium als auch die ABDA wollen daher dagegen vorgehen. Ob hierzu ein generelles Versandverbot für rezeptpflichtige Medikamente („Rx-Versandverbot") oder ein neues Gesetz angestrebt wird, bleibt abzuwarten.

Kurzgefasst

- Jedes Rezept ist eine Urkunde, deren Bearbeitung in der Apotheke an genau definierte Vorgaben gebunden ist. Diese sind in verschiedenen Gesetzen und Verordnungen geregelt wie zum Beispiel in der AMVV, BtMVV, ApBetrO und den Arzneilieferverträgen.
- In der öffentlichen Apotheke kommt am häufigsten das rosa GKV-Rezept vor. Es ist einen Monat lang gültig und erfordert einige Pflichtangaben wie Patientenname, Krankenkassennummer oder die Unterschrift des Arztes. Das Formular wird auch für einige andere Kostenträger sowie zur Abrechnung von Sprechstundenbedarf genutzt.
- BtM-Rezepte sind nur acht Tage lang gültig und erfordern noch zusätzliche Pflichtangaben wie die genaue Mengenangabe zum Arzneimittel und eine konkrete Dosierungsangabe. Außerdem sind hier die sogenannten Höchstmengen in der Apotheke zu beachten.
- Die Zuzahlungen auf GKV-Rezepte zu Arzneimitteln, Verbandstoffen und Hilfsmitteln folgen meist der 10 %-Regel mit Ober- und Untergrenzen, wovon es einige Ausnahmen gibt. Ob und wann ein Versicherter eine Zuzahlungsbefreiung von seiner GKV erhält, hängt von seinen persönlichen finanziellen, familiären und gesundheitlichen Verhältnissen ab. Von Mehrkosten ist keine Befreiung möglich. In Deutschland ist das Verhältnis zwischen GKV-Versicherten zu Privatversicherten statistisch etwa 9:1. GKV folgen dem Sachleistungsprinzip, PKV dem Kostenerstattungsprinzip. Die GKV untergliedern sich in Primärkassen und Ersatzkassen. BG sind Kostenträger bei Arbeitsunfällen und Berufskrankheiten.
- Der Rahmenvertrag über die Arzneimittelversorgung regelt die Abrechnung der Apotheken von Arzneimitteln mit den GKV. Details werden in gesonderten Verträgen zwischen Ersatzkassen bzw. Primärkassen mit den Apothekerverbänden geregelt. Rabattverträge verpflichten Apotheken, bestimmte Handelspräparate bei bestimmten GKV-Rezepten abzugeben. Davon darf nur in wenigen, zu erklärenden Ausnahmefällen abgewichen werden.
- PKA dürfen in der Apotheke das pharmazeutische Personal bei der Vorbereitung der Arzneimittel zur Abgabe unterstützen. Hierzu gehören die Bestellung und das Bereitlegen von Arzneimitteln auf Rezept sowie die Bearbeitung von Genehmigungsanträgen. Aber auch die Kontrolle und Vorbereitung der gesammelten belieferten Rezepte für den Versand ins Abrechnungszentrum fallen ins Aufgabengebiet von PKA.

Autorinnen

Christiane Weber, Vera Naumann
(Kommunikationsteil ▶ Kap. 9.5.3)

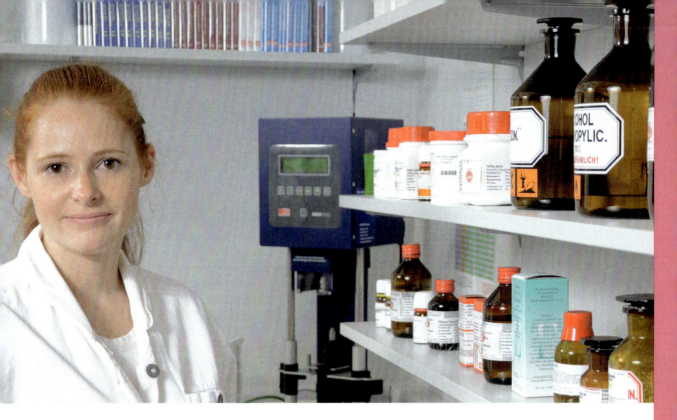

In der Neuen Stadt-Apotheke werden täglich zahlreiche Rezepturen hergestellt – vor allem halbfeste Zubereitungen wie Salben, Cremes und Pasten. Der in unmittelbarer Nähe praktizierende Dermatologe hat sich auf die Behandlung seiner Patienten mit individuellen Rezepturen spezialisiert. Für die Herstellung hält die Neue Stadt-Apotheke zahlreiche Ausgangsstoffe – Salbengrundlagen, Wirk- und Hilfsstoffe – bereit. Außerdem wird in der Apotheke eine Creme zur Behandlung von Neurodermitis als Defektur hergestellt. PKA Eleonora unterstützt die beiden PTA Caroline und Tugba in der Rezeptur, sie hilft beim Abfassen der Zubereitungen, schreibt Etiketten und berechnet die Abgabepreise.

Lernfeld 10
Bei der Herstellung und Prüfung von Arzneimitteln mitwirken

10.1 **Fachbegriffe in Labor und Rezeptur** 404

10.2 **Bücher und Datenbanken** 406

10.3 **Geräte in Labor und Rezeptur** 408

10.4 **Eichrecht** 414
→ Eichpflicht
→ Kennzeichnung und Gültigkeit

10.5 **Lagerung der Arzneistoffe in Labor und Rezeptur** 415

10.6 **Gefahrstoffe in Labor und Rezeptur** 417
→ Gefahrstoffrecht
→ Arbeitsschutzmaßnahmen
→ Persönliche Schutzausrüstung

10.7 **Wasser in der Rezeptur** 419

10.8 **Wichtige Hygieneregeln** 420
→ Gesetzliche Vorschriften
→ Personalhygiene
→ Desinfektion der Arbeitsflächen
→ Herstellung mikrobiologisch einwandfreier Arzneimittel

10.9 **Herstellung von Arzneimitteln in der Apotheke** 424
→ Planung der Herstellung
→ Herstellung des Arzneimittels
→ Kontrollen durchführen

10.10 **Berechnungen zur Herstellung von Arzneimitteln** 428
→ Abwiegen kleiner Flüssigkeitsmengen
→ Angaben der Konzentration
→ Rezepturkonzentrate

10.11 **Abgabebehältnisse für Arzneimittel** 431
→ Grundausstattung mit Primärpackmitteln
→ Prüfung der Primärpackmittel
→ Lagerung der Primärpackmittel

10.12 **Kennzeichnung eines Rezepturarzneimittels** 434
→ Wirk- und Hilfsstoffe
→ Angabe der Haltbarkeit
→ Ist eine Gefahrenkennzeichnung nötig?
→ QMS-Prozessbeschreibung

10.13 **Preisberechnung in der Rezeptur** 438
→ Berechnung der Verkaufspreise für einzelne Stoffe
→ Berechnung der Verkaufspreise für Zubereitungen

10.14 **Arzneimittelrisiken melden** 440
→ Aufgaben der AMK
→ AMK-Berichtsbogen

10.15 **Das Zentrallaboratorium Deutscher Apotheker** 442

Lernfeld 10: Bei der Herstellung und Prüfung von Arzneimitteln mitwirken

Als PKA können und dürfen Sie das pharmazeutische Personal in Rezeptur und Defektur sowie bei der Kennzeichnung und Taxierung der hergestellten Arzneimittel unterstützen. Diese Arbeiten erstrecken sich auch auf Überwachungsarbeiten der im Gang befindlichen Apparaturen sowie deren Pflege und Reinigung.

In der Apothekenbetriebsordnung (ApBetrO) ist genau geregelt, bei welchen Aufgaben PKA und PKA-Auszubildende mitwirken dürfen. Das Umfüllen einschließlich Abfüllen und Abpacken sowie Kennzeichnen von Arzneimitteln darf unter Aufsicht eines Apothekers von PKA durchgeführt werden. Außerdem darf sich das pharmazeutische Personal bei den folgenden Tätigkeiten helfen lassen:
- Herstellung und Prüfung von Arzneimitteln,
- Prüfung der Ausgangsstoffe,
- Vorbereitung der Arzneimittel zur Abgabe,
- Bedienung, Pflege sowie Instandhaltung der Arbeitsgeräte,
- Abfüllen und Abpacken oder Kennzeichnen der Arzneimittel.

Oberstes Prinzip bei allen pharmazeutisch-technischen Arbeiten ist, dass diese nur unter Einsatz eines Qualitätsmanagementsystems und unter Aufsicht eines Apothekers durchgeführt werden dürfen. Weitere Voraussetzungen sind die Teilnahme an regelmäßigen Schulungen, Verantwortungsgefühl aufseiten der PKA, persönliche Sauberkeit und Arbeitsplatzhygiene. Wie für die Industrie gelten auch in der Apotheke Standards, wie eine ordentliche Arbeit auszusehen hat (GMP = Good Manufacturing Practice, Gute Herstellungspraxis für Arzneimittel). Zu den wichtigsten Punkten zählen dabei:
- Sorgfalt bei der Herstellung, Verpackung und Lagerung von Arzneimitteln,
- Vermeidung von Verwechslungen,
- Vermeidung von Verunreinigungen,
- Einhaltung hygienischer Vorschriften,
- Anfertigung schriftlicher Protokolle aller Herstellungsstufen (Dokumentation),
- ständige Qualitätskontrolle.

10.1 Fachbegriffe in Labor und Rezeptur

Nachdem Sie die unterschiedlichen Darreichungsformen im ▶ Kap. 3.2.3 bereits kennengelernt haben, geht es an dieser Stelle um die Herstellung. Damit Sie das pharmazeutische Personal in der Rezeptur unterstützen

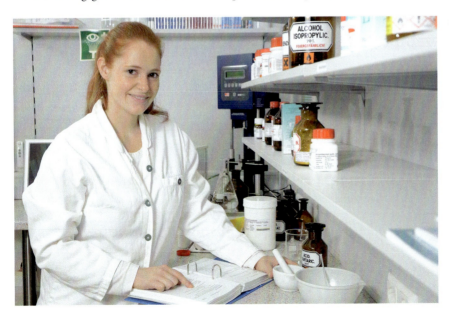

○ **Abb. 10.1** PKA können und dürfen das pharmazeutische Personal bei der Herstellung und Prüfung von Arzneimitteln unterstützen.

können, sollten Sie die folgenden Fachbegriffe und ihre Bedeutung kennen.

Abfassen. Das Abfüllen fertig hergestellter Arzneimittel wie Salben, Pulver oder Teemischungen in die entsprechenden Abgabegefäße (▶ Kap. 10.11) wird als Abfassen bezeichnet.

Mischen von Pulvern, Flüssigkeiten und halbfesten Arzneiformen. Feststoffe werden in der Rezeptur normalerweise in Pulverreibschalen oder Pulvermörsern mit rauer Innenfläche und rauem Pistill gemischt. Zum Mischen von Flüssigkeiten eignen sich verschließbare Gefäße, die ein Umschütteln ermöglichen. Salbenschalen mit glatter Innenfläche und glattem Pistill finden Verwendung bei der Herstellung halbfester Zubereitungen.

Unter **Emulgieren** versteht man zunächst das Verteilen von zwei nicht miteinander mischbaren Flüssigkeiten ineinander (zum Beispiel Wasser in Öl), sodass eine milchähnliche Flüssigkeit entsteht, die sich nicht mehr in ihre einzelnen Bestandteile trennt. Diesen Zustand kann man durch den Zusatz von Emulgatoren und die Zerteilung beider Bestandteile in feinste Tröpfchen erreichen.

Lösen ist das Vermischen eines Feststoffes mit einer Flüssigkeit (Lösungsmittel), wobei eine klare Lösung entsteht. Als Lösungsmittel wird meistens Wasser verwendet, aber auch Alkohole wie Ethanol oder Isopropanol kommen zum Einsatz.

Verreiben bezeichnet sorgfältiges Vermischen von verschiedenen Feststoffen unter gleichzeitiger Zerkleinerung des Gemischs. Als Arbeitsgeräte dienen Reibschalen mit rauer Innenfläche und rauem Pistill. Während des Verreibens bilden sich an Schalenwand und Pistill Krusten, die regelmäßig mithilfe von Kartenblättern abzukratzen sind. Vereinzelt werden zur Herstellung von Verreibungen – speziell in der Homöopathie – auch Verreibungsmaschinen eingesetzt.

Trennen. Um Stoffe voneinander zu trennen oder bestimmte Substanzen zu extrahieren, gibt es unterschiedliche Möglichkeiten. Hier einige Beispiele.

Das **Abdampfen** dient der Entfernung einer Flüssigkeit aus einer Lösung oder einem Drogenextrakt. Zur Verflüchtigung des Lösungsmittels wird Wärme mithilfe von Wasserbädern oder elektrischen Heizplatten zugeführt. Das Abdampfen feuergefährlicher Lösungsmittel (Alkohol, Ether) erfordert besondere Vorsicht.

Destillieren ist ein Reinigungsschritt, bei dem eine Flüssigkeit bis über ihren Siedepunkt erhitzt wird und daher zunächst verdampft. Anschließend wird diese Flüssigkeit mithilfe eines Kühlsystems wieder in den flüssigen Zustand überführt. Eine Destillation eignet sich zur Trennung von Substanzen mit unterschiedlichen Siedepunkten (▶ Kap. 10.7).

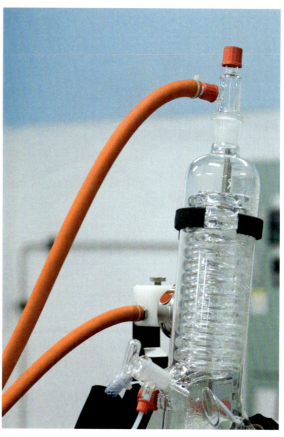

Abb. 10.2 Beim Destillieren werden Substanzen mit unterschiedlichen Siedepunkten getrennt.

Als **Filtrieren** bezeichnet man die Trennung von Feststoffen und Flüssigkeiten. Als Filtermaterialien eignen sich dabei verschiedene Stoffe wie Aktivkohle, Watte, Kunststoffe oder am häufigsten einfach Papier. In der Apotheke kommen folgende Filter zum Einsatz:
- gehärtetes Filterpapier zum Sammeln von Niederschlägen,
- engporiges Filterpapier zum Filtrieren wässriger und alkoholischer Lösungen,
- weitporiges Filterpapier zur Klärung von Sirupen und Ölen.

Bakterienfilter zur keimfreien Herstellung von Augentropfen sind Spezialfilter mit besonders feiner Porenweite, die sogar das Entfernen von Bakterien aus wässrigen Lösungen erlauben.

Das **Sieben** dient dem Entfernen grober oder zu feiner Anteile aus einer Pulvermischung. Im Arzneibuch sind dabei 18 verschiedene Siebe zu finden. Die angegebenen Siebnummern beziehen sich auf die lichte Maschenweite in Mikrometern, also in tausendstel Millimetern. In der Apotheke kommen meist Siebe aus Metall oder aus Stoffgewebe zum Einsatz. Das Siebgut wird dabei in kleinen Anteilen auf das jeweilige Sieb gebracht

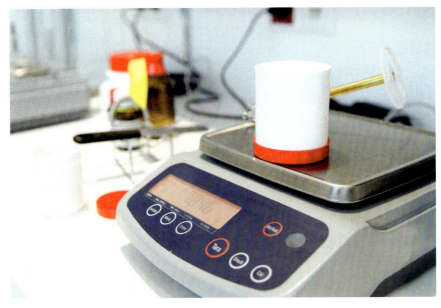

Abb. 10.3 Das genaue Abwiegen von Arzneistoffen ist sehr wichtig – Fehler führen zu qualitativ minderwertigen Arzneimitteln.

und durch Schütteln oder durch Zuhilfenahme eines Kartenblattes getrennt.

Beim **Trocknen** wird aus einem Stoffgemisch Wasser entzogen – meist mithilfe von Wärme. Der Feststoff wird dabei im Trockenschrank getrocknet. Es können aber auch wasseranziehende Substanzen wie Blaugel oder konzentrierte Schwefelsäure in speziellen Exsikkatoren (▶ Kap. 10.3) verwendet werden.

Feste, schwerere Teile können aus Flüssigkeiten durch **Zentrifugieren** abgetrennt werden. Die benötigte Zentrifugalkraft wird mithilfe schnell rotierender Zentrifugen erzeugt. Die verwendeten Zentrifugenröhrchen aus Glas oder Kunststoff unterscheiden sich von den Reagenzgläsern durch ihre besondere Form und ihre höhere Stabilität.

Sterilisieren. Als Sterilisation wird die Abtötung oder Entfernung aller vermehrungsfähigen Keime und damit die weitreichendste antimikrobielle Maßnahme bezeichnet. Das Ergebnis einer Sterilisation ist ein keimfreies Material. Dabei gilt ein Gegenstand als steril, wenn er einem Sterilisationsverfahren unterzogen und anschließend kontaminationssicher verpackt wurde. Arzneiformen müssen sterilisiert werden, wenn sie zur Anwendung am Auge bestimmt sind oder parenteral bzw. direkt auf Wunden appliziert werden. Zur Entkeimung können in der Apotheke folgende Verfahren verwendet werden:

- Dampfsterilisation,
- Heißluftsterilisation,
- Keimfiltration.

Bei der **Dampfsterilisation** erzeugt man in einem geschlossenen Druckgefäß gesättigten, gespannten Wasserdampf bei vorgeschriebenem Überdruck. Die Dauer der Sterilisation beträgt bei 121 °C 15 Minuten, bei 134 °C genügen zur Erreichung der Keimfreiheit fünf Minuten. Diese Art der Sterilisation im Autoklav (▶ Kap. 10.3) eignet sich für temperaturstabile Arzneimittel, Verbandsstoffe, Glasflaschen oder Kleidung.

Bei der **Heißluftsterilisation** werden meist temperaturunempfindliche Hilfsstoffe wie Talkum oder Ton in einem Trockenschrank bei 180 °C für 30 Minuten erhitzt. Weiterhin können auch Geräte aus Glas, Metall oder Porzellan, wasserfreie Salbengrundlagen sowie Fette und Öle keimfrei gemacht werden.

Die **Keimfiltration** spielt besonders bei der Herstellung von Augentropfen eine Rolle. Die noch unsterile Lösung wird dabei in eine Spritze aufgezogen und unter Entkeimungsfiltration in das Abgabegefäß gefüllt. Dazu wird eine sterile Filtereinheit mit einem engmaschigen Filter (Porengröße maximal 0,22 µm) auf die Spritze aufgeschraubt.

Wiegen. Das genaue Abwiegen von Arzneistoffen zählt zu den entscheidenden Schritten während der Herstellung einer Zubereitung. Fehler beim Wiegen lassen sich später nicht mehr ausgleichen und führen zu qualitativ minderwertigen Arzneimitteln. Unter- und Überdosierungen der Wirkstoffe sind dabei häufig auf ein nicht korrektes Arbeiten mit der Waage zurückzuführen.

10.2 Bücher und Datenbanken

Die Apothekenbetriebsordnung schreibt vor, dass folgende Literatur in der Apotheke vorhanden sein muss:
- wissenschaftliche Hilfsmittel zur Herstellung und Prüfung von Arzneimitteln und Ausgangsstoffen,
- wissenschaftliche Hilfsmittel zur Information und Beratung des Kunden,

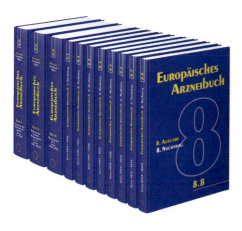 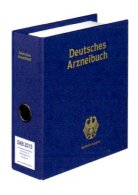 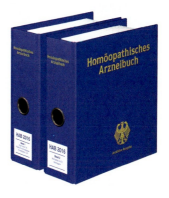

○ **Abb. 10.4** Das amtliche Arzneibuch besteht aus dem Europäischen, dem Deutschen und dem Homöopathischen Arzneibuch.

- wissenschaftliche Hilfsmittel zur Information und Beratung von Ärzten, Zahnärzten und Tierärzten,
- Gesetzestexte der für den Apothekenbetrieb maßgeblichen Rechtsvorschriften.

Die vorgeschriebene Pflichtliteratur darf dabei auch in elektronischer Form benutzt werden. Allerdings müssen elektronische Hilfsmittel in der Apotheke tatsächlich vorhanden sein und dürfen nicht erst bei Bedarf im Internet heruntergeladen werden.

> **Definition** Das **Arzneibuch** ist eine vom Bundesinstitut für Arzneimittel und Medizinprodukte (BfArM) im Einvernehmen mit dem Paul-Ehrlich-Institut (PEI) und dem Bundesamt für Verbraucherschutz und Lebensmittelsicherheit (BVL) bekannt gemachte Sammlung anerkannter pharmazeutischer Regeln über die Qualität, Prüfung, Lagerung, Abgabe und Bezeichnung von Arzneimitteln und den bei ihrer Herstellung verwendeten Stoffen.

Das **amtliche Arzneibuch** besteht aus drei Teilen (○ Abb. 10.5):
- Europäisches Arzneibuch (Ph. Eur., EuAB),
- Deutsches Arzneibuch (DAB),
- Homöopathisches Arzneibuch (HAB).

Alle drei Arzneibücher haben grundsätzlich die gleiche Struktur und bestehen aus einem allgemeinen und einem speziellen Teil. Der allgemeine Teil beschreibt unter anderem allgemeine Prüfverfahren und Reagenzien, während der spezielle Teil die einzelnen Monographien enthält. Mehr dazu lesen Sie im ▶ Kap. 5.1.

Praxistipp Im Deutschen Arzneibuch sind mittlerweile nur noch Regeln zu finden, die noch nicht im Europäischen Arzneibuch aufgeführt sind. Die Vorschriften des Europäischen Arzneibuches ersetzen nach und nach die nationalen Regeln.

Neben den Arzneibüchern kann zur Herstellung von Rezepturen und zur Prüfung von Ausgangsstoffen auf weitere praxisrelevante Hilfen zurückgegriffen werden.

Der **Deutsche Arzneimittel-Codex (DAC)** und das **Neue Rezeptur-Formularium (NRF)** stellen eine Ergänzung zum Arzneibuch dar (○ Abb. 10.5). Das DAC/NRF-Werk enthält Monographien und Prüfverfahren zur alternativen Identifizierung von Ausgangsstoffen und standardisierte Rezepturvorschriften mit apothekengerechten Herstellungsmethoden sowie pharmazeutischen

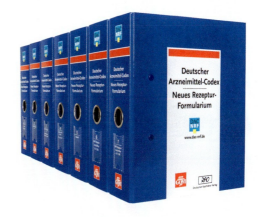

○ **Abb. 10.5** Der Deutsche Arzneimittel-Codex und das Neue Rezeptur-Formularium ergänzen das amtliche Arzneibuch.

und medizinischen Erläuterungen. Der DAC erleichtert die Eingangsprüfung von Ausgangsstoffen in der Apotheke und trägt so wesentlich zur Qualitätssicherung bei der Rezepturherstellung bei. Die Vorschriften sind nach den Vorgaben des Arzneibuchs aufgebaut und es wird darauf geachtet, dass zumindest der Nachweis der Identität in jedem normalen Apothekenlabor durchgeführt werden kann. Das NRF enthält zahlreiche geprüfte Rezepturvorschriften. Diese sind nach Anwendungsgebieten (Gruppe 1 bis 34) und innerhalb dieser alphabetisch nach den Anfangsbuchstaben des Wirkstoffes im Titel der Rezeptur angeordnet. Für jede aufgeführte Zubereitung sind die einzelnen Bestandteile, die Herstellung und ein Vorschlag für ein Packmittel angegeben.

> **Praxistipp** Ein weiteres Werk, das in jeder Apotheke zu finden ist, ist das sogenannte **Synonymverzeichnis**. Dabei handelt es sich um ein Verzeichnis aller gebräuchlichen Bezeichnungen für Arzneimittel und ihre Ausgangsstoffe. Weitere Literaturtipps zur Herstellung und Prüfung von Arzneimitteln finden Sie auch im Internet unter **www.deutscher-apotheker-verlag.de**.

10.3 Geräte in Labor und Rezeptur

Im Folgenden werden die wichtigsten Gerätschaften, die bei der Herstellung von Arzneimitteln und bei der Arbeit im Labor eine Rolle spielen, erläutert.

Autoklav. Ein Autoklav ist ein druckfester, verschraubbarer Behälter aus Metall, der beheizbar ist (Abb. 10.6). Er dient vorwiegend zur Sterilisation mit

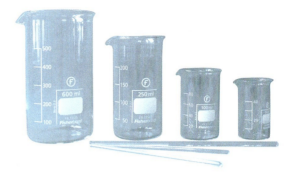

Abb. 10.7 Bechergläser dienen als Ansatzgefäße im Labor. Die Rührstäbe aus Glas dienen zum Lösen von Feststoffen in Flüssigkeiten.

gespanntem Wasserdampf. Normalerweise wird dazu ein Druck von 2 bis 3 bar angewandt, was Temperaturen von 121 bis 132 °C entspricht. In vielen Apotheken wird ein herkömmlicher Schnellkochtopf als Kleinautoklav verwendet.

Bechergläser. Die sogenannten Bechergläser bestehen aus hitzebeständigem Glas (Abb. 10.7). Sie dienen als Ansatzgefäße für kleinere Mengen wirkstoffhaltiger Lösungen oder auch Reagenzlösungen im Labor.

Bunsenbrenner. Der Bunsenbrenner ist ein Gerät, das häufig zum Erhitzen von Stoffproben oder Flüssigkeiten benutzt wird. Bunsenbrenner bestehen aus einem Rohrstück, in dem zugeführtes Gas emporströmt. Durch eine regulierbare Öffnung wird Luft angesaugt. Am oberen Ende des Rohrs wird das Gas gezündet und verbrannt. Je nach Weite der Öffnung entsteht dann eine Flamme geringerer oder höherer Temperatur.

DC-Ausrüstung. Durch eine Dünnschichtchromatographie (DC) lassen sich im Labor der Apotheke Identitätsprüfungen von Ausgangsstoffen und Drogen und auch Untersuchungen von Fertigarzneimitteln durchführen. Als Ausrüstung werden eine dicht verschließbare Glaskammer sowie speziell beschichtete Platten aus Kunststoff oder Glas benötigt (Abb. 10.8). Das Auftragen einer Testflüssigkeit auf die DC-Platte erfolgt mittels feiner Kapillaren aus Glas. Weiteres Zubehör eines DC-Arbeitsplatzes sind Einrichtungen zum Besprühen der Platten, ein Fön und eine UV-Lampe.

Destillationsapparatur. Durch den Einsatz einer Apparatur zum Destillieren kann sowohl die Siedetemperatur einer Flüssigkeit bestimmt als auch destilliertes Wasser gewonnen werden. Die Flüssigkeit wird dazu in den Destillierkolben eingefüllt und zum Sieden erhitzt. Nun kann die Siedetemperatur abgelesen werden. Bei der Gewinnung von destilliertem Wasser strömt dem Kondensat in der Glasspirale des Kühlers kaltes Wasser

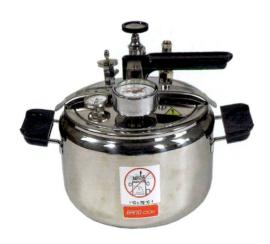

Abb. 10.6 Ein Autoklav wird vorwiegend zur Sterilisation benötigt.

entgegen. Dadurch wird der Wasserdampf wieder kondensiert und kann in einer Vorlage aufgefangen werden.

Dreiwalzenstuhl. Bei der Herstellung von halbfesten Zubereitungen mit ungelösten Wirkstoffpartikeln kommt in der Rezeptur häufig ein sogenannter Dreiwalzenstuhl zum Einsatz (o Abb. 10.9). Mithilfe dieses auch als Salbenmühle bezeichneten Geräts können die Teilchengröße und die Homogenität von Salben oder Cremes kontrolliert werden. Der Dreiwalzenstuhl besteht aus drei beweglichen Walzen. Durch Druck, Reibungs- und Scherkräfte können Feststoffteilchen zerkleinert und Pulveraggregate zerstört werden. Die aus Hartporzellan oder Steingut bestehenden Walzen werden über einen Elektromotor in rotierende Bewegungen versetzt.

Elektrothermalgerät. Zur Bestimmung des Schmelzpunktes werden Elektrothermalgeräte eingesetzt. Darin werden drei Kapillaren – eine mit der Reinsubstanz, eine mit der zu prüfenden Substanz und eine mit einer Mischung beider Substanzen – erhitzt und so überprüft, ob die zu untersuchende Substanz den im Arzneibuch vorgeschriebenen Schmelzpunkt hat. Zur Bestimmung des Erstarrungspunktes wird die Substanz anschließend wieder abgekühlt. Neben den Elektrothermalgeräten werden auch sogenannte Schmelzblöcke für die Untersuchungen eingesetzt.

Exsikkator. Ein Exsikkator ist ein starkwandiges Glasgefäß mit aufgeschliffenem Deckel (o Abb. 10.10). Es dient zum Trocken von Substanzen. Im Sockel befindet sich ein Trockenmittel (zum Beispiel Blaugel oder Calciumchlorid), das von einer gelochten Porzellanplatte abgedeckt wird. Beim Vakuumexsikkator verfügt das Gefäß über einen Glasstutzen mit Glashahn, durch den der Exsikkator an eine Wasserstrahlpumpe angeschlossen und so ein leichtes Vakuum erzeugt werden kann. Im luftverdünnten Raum läuft der Trocknungsprozess dann schneller ab.

Filtrationsgeräte. Zum Filtrieren wird in der Apotheke normalerweise ein normaler **Glastrichter** mit einer Filtereinlage aus Papier verwendet. Glastrichter, die an der Innenseite nach unten laufende Rillen aufweisen, beschleunigen das Ablaufen der filtrierten Flüssigkeit

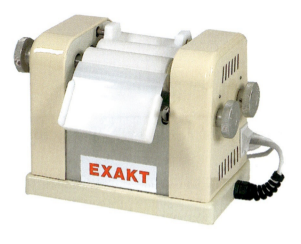

o **Abb. 10.9** Der auch als Salbenmühle bezeichnete Dreiwalzenstuhl wird zur Zerkleinerung von Feststoffteilchen in Salben eingesetzt.

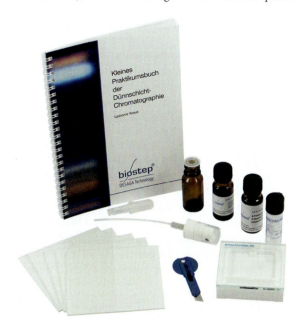

o **Abb. 10.8** Eine DC-Ausrüstung wird für Identitätsprüfungen im Labor verwendet.

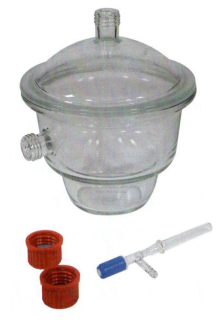

o **Abb. 10.10** Ein Exsikkator wird zum Trocknen von Substanzen verwendet.

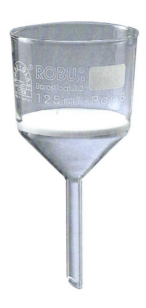

Abb. 10.11 Filternutschen sind Trichter mit einer Siebplatte, auf die als Filter eine runde Papierscheibe gelegt wird.

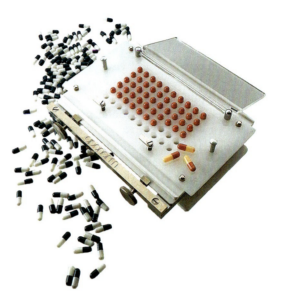

Abb. 10.12 Füllgerät für Hartgelatine-Steckkapseln.

und werden als **Schnelllauftrichter** bezeichnet. **Nutschen** sind besonders geformte Porzellan- oder Glastrichter mit einer Siebplatte, auf die als Filter eine runde Papierscheibe gelegt wird (o Abb. 10.11). Mithilfe von Unterdruck durch Verwendung einer Wasserstrahlpumpe kann die Flüssigkeit dann in eine Saugflasche filtriert werden.

Gewichte. In manchen Apotheken kommen neben modernen elektronischen Waagen auch mechanische Balkenwaagen zum Einsatz. Diese dürfen nur mit sogenannten Präzisionsgewichten betrieben werden. Die Gewichte sind dabei zu Gewichtssätzen zusammengefasst und werden meistens im Waagekasten aufbewahrt. Die Gewichte im Gramm-Bereich sind zylindrisch und haben einen kleinen Knopf zum Greifen. In Zahlen ist das entsprechende Gewicht eingeprägt. Die kleineren Gewichte im Milligramm-Bereich liegen unter Glas und besitzen, um Verwechslungen vorzubeugen, verschieden Formen:
- sechseckig: 500 mg, 50 mg und 5 mg,
- viereckig: 200 mg, 20 mg, 2 mg,
- dreieckig: 100 mg, 10 mg, 1 mg.

Ionenaustauscher. Für die Herstellung von Wasser für pharmazeutische Zwecke kommen in der Apotheke häufig sogenannte Ionenaustauscher zum Einsatz. Dabei wird Trinkwasser demineralisiert. Organische Bestandteile und Keime können so allerdings nicht entfernt werden (▶ Kap. 10.7).

Kapselfüllgeräte. Die Kapselfüllgeräte werden zur rezepturmäßigen Befüllung von Hartgelatinekapseln benötigt. Apothekenüblich ist dabei das aponorm®-Kapselfüllgerät für die Verarbeitung von maximal 60 Kapseln pro Arbeitsgang (o Abb. 10.12). Es besteht aus einem Metallrahmen und auswechselbaren Lochplatten aus Kunststoff für die gängigen Kapselgrößen. Beim Abfüllen kleinerer Stückzahlen können die freien Löcher mit Klebestreifen verschlossen werden. Vor Beginn der Herstellung muss immer das richtige Einlegen der Lochplatten geprüft werden, der Buchstabe R und zusammenpassende Zahlen müssen dabei rechts oben stehen.

Kartenblätter. Kartenblätter bestehen meist aus Kunststoff und kommen hauptsächlich in der Rezeptur zum Einsatz. Dort dienen sie zum Abstreichen von halbfesten Zubereitungen und gemischten Pulvern, aber auch als Unterlage beim Abwiegen kleiner Mengen von Feststoffen.

Kolben. Kolben sind im Apothekenlabor verwendete Glasgeräte. Die sogenannten **Erlenmeyerkolben** werden auch als Titrierkolben bezeichnet, da sie bei Titrationen Verwendung finden (o Abb. 10.13). **Messkolben** sind Stehkolben aus Glas, die einen engen Hals und eine Ringmarke mit Angabe des Fassungsvermögens haben. Ihr Fassungsvermögen ist geeicht, da sie zur Herstellung von Reagenzien und volumetrischen Lösungen dienen.

Laborthermometer. Messgeräte zur Bestimmung der Temperatur werden als Thermometer bezeichnet. Flüssigkeitsthermometer nutzen die Volumenänderung

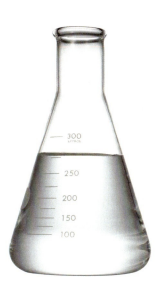

○ **Abb. 10.13** Erlenmeyer- oder Titrierkolben werden oft bei Titrationen eingesetzt.

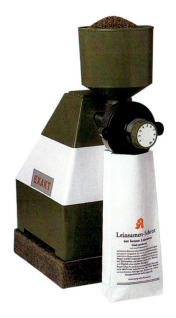

○ **Abb. 10.14** Leinsamenschroter werden zur Zerkleinerung von Leinsamen oder Getreide verwendet.

einer Flüssigkeit in Kapillaren bei Temperaturerhöhung aus, der Messwert kann dabei unmittelbar an einer Skala abgelesen werden.

Laminar-Air-Flow-System. Die Herstellung steriler Zubereitungen, die weder durch Hitzebehandlung noch durch eine Keimfiltration sterilisiert werden können, muss in der Apotheke unter laminarer Strömung einer speziell ausgestatteten Werkbank oder in einem Reinraum erfolgen. Die Raumluft wird dabei mit einem Gebläse durch einen Vorfilter gesaugt und strömt dann durch einen Feinfilter in den Herstellungsbereich. Der Bereich wird zusätzlich von einer Verdrängungsströmung (Laminar flow) durchflossen, die auftretende Partikel entfernt.

Leinsamenschroter. Ein Leinsamenschroter ist ein elektrisches Gerät, das zum Zerkleinern von Leinsamen, Getreide oder Wurzeldrogen verwendet wird (○ Abb. 10.14).

Messzylinder. Hohe Standzylinder aus Glas mit unterschiedlichem Fassungsvermögen und eingeätzter Einteilung.

Mikroskop. Ein Mikroskop dient der starken Vergrößerung von Objekten, die mit dem bloßen Auge nicht erkennbar sind (○ Abb. 10.15). In der Apotheke kommen hauptsächlich sogenannte Lichtmikroskope zum Einsatz. Prinzipiell besteht ein Mikroskop aus zwei Linsen (**Okular** und **Objektiv**). Das zwischen einem **Objektträger** und einem **Deckglas** befindliche Untersuchungsobjekt ist dabei dem Objektiv zugewandt. Der Betrachter sieht durch das Okular hin-

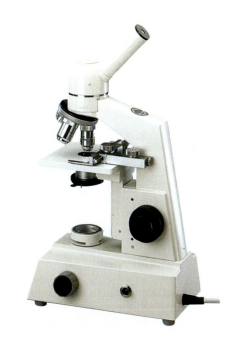

○ **Abb. 10.15** Ein Mikroskop wird zur Identifizierung von Teedrogen benutzt.

durch und kann mithilfe einer Mikrometerschraube den Abstand zwischen den beiden Linsen zum Scharfstellen des Bildes verändern. Zu jedem Mikroskop gehören mehrere Objektive und Okulare, die die erforderliche Vergrößerung des Objekts ergeben.

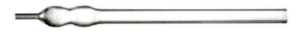

Abb. 10.16 Ein Normaltropfenzähler wird zur Einwaage kleiner Flüssigkeitsmengen verwendet.

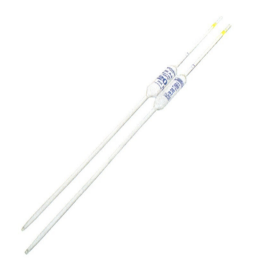

Abb. 10.17 Vollpipetten erkennt man an ihrem bauchigen Mittelteil.

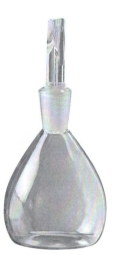

Abb. 10.18 Pyknometer werden zur Bestimmung der Dichte von Flüssigkeiten verwendet.

Mörser. Zur Herstellung von Arzneimitteln spielt der sogenannte Pulvermörser die größte Rolle. Er besteht aus Porzellan mit angerauter Innenseite und wird mit einem ebenfalls angerauten Pistill für die Herstellung und Verreibung von Pulvern verwendet.

Normaltropfenzähler. Zur Einwaage kleiner Mengen an Flüssigkeiten bietet sich die Verwendung eines Normaltropfenzählers an (○ Abb. 10.16). Das Abtropfen aus dem Zähler erfolgt bei Ausschluss von Erschütterungen mithilfe einer aufgelegten Fingerkuppe. Zur Gewährleistung einer exakten Dosierung ist es wichtig, dass der Normaltropfenzähler grundsätzlich senkrecht gehalten wird.

Pipetten. Pipetten sind Messgeräte zur genauen Entnahme bestimmter Flüssigkeitsmengen. Man unterscheidet dabei:
- **Vollpipetten**: Glasröhren mit einem bauchigen Mittelteil (○ Abb. 10.17). Der obere Teil trägt eine Ringmarke. Das Fassungsvermögen ist auf der Erweiterung im Mittelbau eingeätzt.
- **Messpipetten**: Mit Graduierung versehene Glasröhren verschiedener Weite. Mithilfe dieser Pipetten können beliebige Volumina an Flüssigkeiten abgemessen werden.

Pipettenständer aus Holz, Kunststoff oder Metall dienen der Aufnahme der empfindlichen Glaspipetten. Diese werden grundsätzlich mit ihrer Auslaufspitze nach unten aufgehängt.

Pyknometer. Dieser Messkolben aus Glas wird im Apothekenlabor zur Bestimmung der Dichte von Flüssigkeiten verwendet (○ Abb. 10.18).

Reagenzgläser. Diese dünnwandigen Glaszylinder haben ein verschmolzenes Ende und werden für zahlreiche chemische Prüfungen benötigt. Reagenzgläser werden beim Erhitzen mit einer Holzzange festgehalten. Ein Gestell aus Kunststoff oder Metall dient dem sicheren Aufstellen der einzelnen Reagenzgläser.

Rührsysteme. Neben Salbenschale und Pistill spielen bei der Herstellung halbfester Zubereitungen auch elektrische Rührsysteme eine große Rolle. Diese werden von den Herstellerfirmen unter dem Namen TopiTec® (○ Abb. 10.19 A) und Unguator® (○ Abb. 10.19 B) vertrieben. Die Zubereitung mithilfe von Rührsystemen wird auch als Eintopfmethode bezeichnet. Durch die Kennzeichnung wird aus dem Herstellungsgefäß das Abgabegefäß. Dazu werden alle Substanzen in eine Kruke gegeben, entsprechende Parameter am Gerät ausgewählt und anschließend mithilfe eines Elektromotors gerührt.

Salbenschale. Salben- oder auch Fantaschalen mit glattem Pistill dienen in der Rezeptur zur Herstellung verschiedener Arzneiformen wie Salben, Cremes, Gelen oder Pasten. Diese Schalen bestehen aus verschiedenen Materialien wie Metall oder Glas (○ Abb. 10.20). Schalen aus Melamin sollen aufgrund neuerer Erkennt-

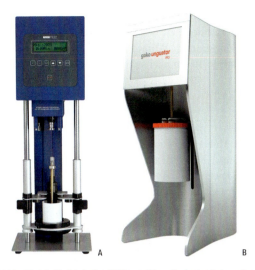

Abb. 10.19 Elektrische Rührgeräte wie beispielsweise ein TopiTec® (A) oder der Unguator® (B) spielen bei der Herstellung halbfester Zubereitungen eine große Rolle.

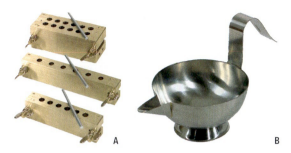

Abb. 10.22 Suppositoriengießformen in verschiedenen Größen (A) und eine Schale, die zum Ausgießen von Zäpfchen verwendet wird (B).

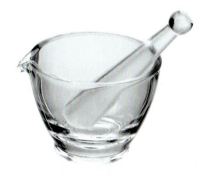

Abb. 10.20 Salbenschalen aus Glas sollen denen aus Melamin vorgezogen werden.

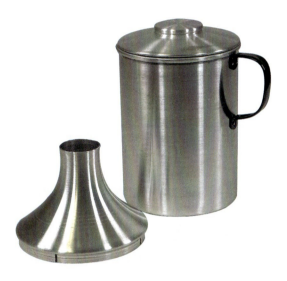

Abb. 10.23 Teemischdose mit Trichter.

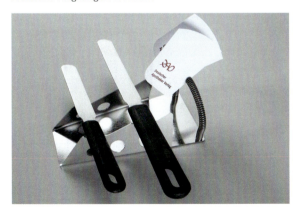

Abb. 10.21 Spatelschlitten dienen der sauberen Ablage von Spateln und Kartenblättern.

nisse nicht mehr verwendet werden. Sie absorbieren während der Herstellung manche Arzneistoffe, sind zudem nicht säurefest und auch nur bis zu einer Temperatur von 70 °C hitzebeständig.

Spatel. Dieses spatenförmige Kleingerät aus Metall, Kunststoff oder selten aus Horn dient dem Entnehmen von Salben oder Cremes aus Vorratsgefäßen. Der **Spatelschlitten** wird zum sauberen Ablegen von Spateln, Pistillen oder Kartenblättern verwendet (○ Abb. 10.21).

Suppositoriengießform. Diese Metallformen werden zur Herstellung von Zäpfchen im Rezepturmaßstab benötigt. Sie können auseinandergenommen werden und lassen sich mit Flügelschrauben verschließen (○ Abb. 10.22 A). Die Zäpfchenmasse wird flüssig ausgegossen. Nach dem Erstarren kann man die fertigen Suppositorien dann entnehmen.

Teemischdose. Ein Aluminiumgefäß mit Deckel und Griff zum Mischen verschiedener Drogen wird als Teemischdose bezeichnet (○ Abb. 10.23).

Trockenschrank. Der Trockenschrank dient dem Trocknen sowie der Heißluftsterilisation von Geräten und mikrobiell verunreinigten Ausgangsstoffen. Mithilfe dieses doppelwandigen, wärmeisolierten Schran-

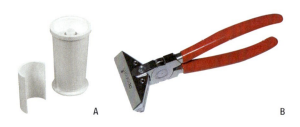

Abb. 10.24 Mithilfe von Tubenfüllgeräten (A) und Tubenschließzangen (B) lassen sich Salben einfach abfüllen.

kes können Temperaturen bis 250 °C eingestellt und über einen Thermostat konstant gehalten werden.

Tubenfüllgerät. Zum Abfüllen von Salben oder Cremes werden Tubenfüllgeräte verwendet. Dazu wird zunächst ein Hohlgefäß mit der Zubereitung gefüllt und durch vorsichtiges Herunterdrücken eines Stempels in die aufgeschraubte Tube überführt. Die Tube wird abgenommen, mit einem Deckel zugeschraubt und mit einer **Tubenschließzange** verschlossen (○ Abb. 10.24 B).

Waagen. Zu den wichtigsten Arbeitsgeräten bei der Herstellung von Arzneimitteln zählt die Waage, die für das korrekte Abwiegen von Wirk- und Hilfsstoffen benötigt wird. In der Apotheke sind dabei unterschiedliche Typen von Waagen zu finden. Mechanische Waagen und Handwaagen sollen wegen mangelnder Eichfähigkeit zur Herstellung von Arzneimitteln nicht mehr zum Einsatz kommen. Üblicherweise werden in der Apotheke heutzutage elektronische Digitalwaagen verwendet. Grundsätzlich müssen zur Herstellung und Prüfung von Arzneimitteln verwendete Waagen alle zwei Jahre geeicht werden (▶ Kap. 10.4). Eichfähige Waagen können in vier Genauigkeitsklassen eingeteilt werden. In der Apotheke spielen allerdings nur Waagen der Klasse I und II eine Rolle:
- Klasse I: **Fein- und Analysenwaagen** (○ Abb. 10.25 A),
- Klasse II: **Präzisions- und Rezepturwaagen** (○ Abb. 10.25 B).

Wasserbad. Diese Metallbehälter besitzen Ringeinsätze zur Aufnahme verschieden großer Gefäße und werden meist elektrisch beheizt. In der Rezeptur werden feste Substanzen in Salbenschalen gegeben und im Wasserbad geschmolzen.

10.4 Eichrecht

Messgeräte dürfen erst in Verkehr gebracht werden, wenn sie ein Konformitätsbewertungsverfahren durchlaufen haben. Damit sie auch nach längerer Zeit noch korrekte Ergebnisse liefern, müssen sie geeicht sein, weil sie mit der Zeit verschleißen und an Genauigkeit einbüßen können. Worauf bei der Eichung zu achten ist, erfahren Sie im nächsten Abschnitt.

10.4.1 Eichpflicht

Messgeräte müssen den Anforderungen entsprechen, die im Mess- und Eichgesetz (kurz MessEG) und der Mess- und Eichverordnung (kurz MessEV) festgelegt sind. Verwendet werden dürfen danach ausschließlich Messgeräte, die geeicht sind – also von staatlicher Stelle geprüft wurden.

Geräte unterliegen der Eichpflicht, wenn sie zur Bestimmung der Masse, des Volumens, des Drucks, der Temperatur, der Dichte und des Gehalts bei der Herstellung von Arzneimitteln in Apotheken aufgrund ärztlicher Verschreibung oder für Analysen in medizinischen und pharmazeutischen Laboratorien bestimmt sind.

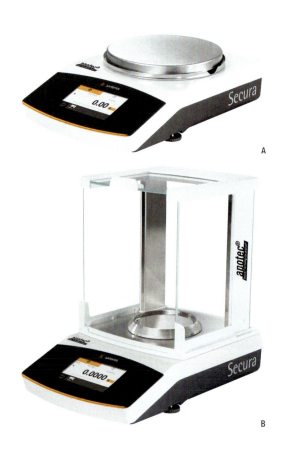

Abb. 10.25 Rezeptur- (A) und Analysenwaagen (B) dürfen in keiner Apotheke fehlen.

10.4.2 Kennzeichnung und Gültigkeit

Eichung und Nacheichung bestehen aus einer eichtechnischen Prüfung durch die zuständige Behörde sowie dem Aufbringen eines Kennzeichens auf dem Messgerät.

Das Eichkennzeichen besteht im linken Teil aus einem gewundenen Band mit dem Buchstaben „D" (o Abb. 10.26 A). Oberhalb des Bandes ist die Kennung der jeweiligen Eichaufsichtsbehörde und unterhalb des Bandes ist ein sechsstrahliger Stern angebracht. Anstelle des Sterns kann auch die Kennung des prüfenden Eichamtes verwendet werden. Rechts neben dem Band steht in einem auf der Spitze stehenden Quadrat mit nach innen gewölbten Kanten die Jahresangabe, bestehend aus den beiden letzten Ziffern des Jahres, in dem die Eichfrist beginnt.

Wird das Eichkennzeichen als Marke verwendet, kann dieses in einer rechteckigen oder runden Form erfolgen (o Abb. 10.26 B). Die Marke kann den Namen der Eichbehörde enthalten. Die Hintergrundfarbe der Marke ist gelb.

Für die eichtechnische Prüfung müssen die Messgeräte gereinigt und ordnungsgemäß hergerichtet werden und ungehindert zugänglich sein. Messgeräte, die nicht am Gebrauchsort geeicht werden, müssen bei der zuständigen Behörde oder an einem von der zuständigen Behörde angegebenen Prüfungsort vorgeführt werden.

Die Gültigkeitsdauer der Eichung ist bei den meisten Messgeräten befristet. Grundsätzlich beträgt die Frist zwei Jahre, wenn nichts anderes bestimmt ist. Der Beginn der Frist ist auf dem Eichkennzeichen erkennbar. Bei einem vorschriftswidrigen Messgerät wird das Eichkennzeichen entwertet oder ein Entwertungszeichen angebracht.

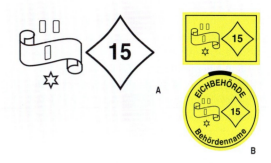

o **Abb. 10.26** A Eichkennzeichen nach Anlage 8 der MessEV | B als Marke.

Standgefäße. Die sogenannten Standgefäße, zum Beispiel aus Porzellan oder Steingut, werden auch als Vorratsgefäße bezeichnet und dienen zur Lagerung von Ausgangsstoffen für die Rezepturherstellung (o Abb. 10.27). Wenn nichts anderes vorgeschrieben ist, werden Arzneistoffe grundsätzlich bei Temperaturen unter 25 °C gelagert. Kühl zu lagernde Stoffe werden in einem temperaturkontrollierten Kühlschrank bei 2 bis 8 °C aufbewahrt.

Standgefäße werden erst dann neu befüllt, wenn sie vorher gereinigt und desinfiziert worden sind. Außerdem ist es nicht zulässig, verschiedene Chargen einer Substanz in einem Vorratsgefäß zu mischen.

10.5 Lagerung der Arzneistoffe in Labor und Rezeptur

Ausgangsstoffe zur Arzneimittelherstellung werden in der Apotheke meist in der Originalverpackung des Herstellers aufbewahrt oder in Standgefäße umgefüllt. Sekundärverpackungen wie Kartons oder Pappe sind oft mit Schmutz oder Keimen belastet und dürfen daher nicht in den Bereich der Herstellung gebracht werden. Nach Entfernen der äußeren Verpackung außerhalb des Herstellungsbereichs sind die Außenflächen der Gefäße zunächst zu reinigen und zu desinfizieren. Befinden sich Labor und Rezeptur in einem Raum, ist es besonders wichtig, dass Ausgangsstoffe für die Rezeptur deutlich getrennt vom Chemikaliensatz der Apotheke aufbewahrt werden.

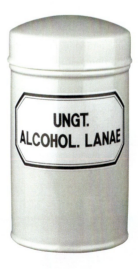

o **Abb. 10.27** Standgefäße aus Porzellan dienen der Aufbewahrung von Salbengrundlagen.

> **Kennzeichnung von Vorratsgefäßen**
>
> Standgefäße müssen mit gut lesbarer und dauerhafter Aufschrift versehen werden, der Inhalt muss eindeutig bezeichnet sein. Zur Benennung des Inhaltes muss eine gebräuchliche wissenschaftliche Bezeichnung verwendet werden. Auf dem Behältnis ist das Verfalldatum oder gegebenenfalls das Nachprüfdatum anzugeben. Folgende Tipps haben sich in der Praxis bewährt:
> - Erstellen der Etiketten in ausreichender Schriftgröße mit dem Computer,
> - Etiketten mit Transparentklebestreifen überziehen,
> - Chargenbezeichnung der Substanz laut Herstellungsprotokoll angeben,
> - Benennung mit einer im Synonymverzeichnis aufgeführten Bezeichnung.

Falls nötig, werden die Angaben auf dem Etikett durch Gefahrenhinweise ergänzt. Die in der alten Apothekenbetriebsordnung bis Sommer 2012 vorgeschriebenen Kennzeichnungen der Vorratsgefäße mit roter Schrift auf weißem Grund für Separanda beziehungsweise weißer Schrift auf schwarzem Grund für Venena sind mittlerweile entfallen.

Eng- und Weithalsgefäße. Je nach Beschaffenheit des Inhalts (dünnflüssig, zähflüssig) kommen Eng- oder Weithalsgefäße zum Einsatz (o Abb. 10.28). Bei leicht klebrigen Substanzen wie Sirupen oder sehr fetten Ölen empfiehlt es sich, den üblichen Glasstopfen durch einen Dreikantstopfen aus Kunststoff zu ersetzen.

Hygroskopische Substanzen (zum Beispiel Trockenextrakte) ziehen aus der Luft leicht Feuchtigkeit an und werden daher bevorzugt in Gefäßen mit Trockenmittelstopfen aufbewahrt. Diese Stopfen enthalten als Trockenmittel meist Blaugel.

Druckausgleichsstopfen sind für die Lagerung von Flüssigkeiten mit hohem Dampfdruck (zum Beispiel Wasserstoffperoxid-Lösung) erforderlich. Für den Verschluss der Öffnung sorgt eine an einer Feder befestigte Kugel. Tritt in der Flasche ein Überdruck auf, wird die Kugel hochgedrückt und so eine Explosion verhindert.

Säurekappengefäße. Diese Gefäße sorgen für einen doppelten Schutz vor ätzenden Säuredämpfen. Der Flaschenhals wird dabei von einem kleinen Schliffstopfen verschlossen, darüber ist zusätzlich eine Glaskappe gestülpt (o Abb. 10.29).

Salzkottener Gefäße. Brennbare Flüssigkeiten wie Benzin oder Ether unterliegen bei der Lagerung besonderen Vorschriften und dürfen in der Offizin nur in begrenzten Mengen aufbewahrt werden. Für die Übervorräte solcher Flüssigkeiten eignen sich Salzkottener Gefäße. Das sind explosionssichere Metallkannen mit speziellem Ausguss und einem Belüftungsventil (o Abb. 10.30).

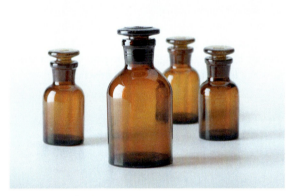

o **Abb. 10.28** Enghalsgefäße aus Glas werden zur Lagerung von Ausgangsstoffen benutzt.

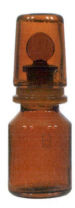

o **Abb. 10.29** Säurekappengefäße schützen vor ätzenden Säuredämpfen.

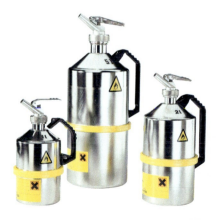

o **Abb. 10.30** Salzkottener Gefäße enthalten brennbare Flüssigkeiten wie Benzin oder Ether.

Teedosen. Drogen müssen grundsätzlich trocken und vor Staub- und Insektenbefall geschützt aufbewahrt werden. Die Gefäße müssen dicht schließen. Besonders wichtig ist dies bei Teedrogen, die leicht flüchtige ätherische Öle enthalten. Gut geeignet zur Aufbewahrung von Teedrogen sind beispielsweise Horo-Dosen aus Metall (o Abb. 10.31).

10.6 Gefahrstoffe in Labor und Rezeptur

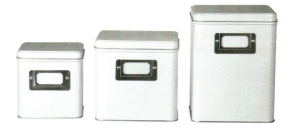

o **Abb. 10.31** Horo-Dosen werden zur Lagerung von Teedrogen verwendet.

Bei der Herstellung von Arzneimitteln in der Apotheke werden auch Gefahrstoffe verarbeitet. Da in der Apothekenpraxis der Austausch von Gefahrstoffen in ärztlich verordneten Zubereitungen selbstverständlich nicht möglich ist, müssen alle Mitarbeiter über die entsprechenden Gefahren bei der Arzneimittelherstellung und die anzuwendenden Schutzmaßnahmen informiert sein. Grundsätzlich trägt der Apothekenleiter zudem die Verantwortung für den Arbeitsschutz seiner Mitarbeiter (▶ Kap. 2).

10.6.1 Gefahrstoffrecht

> → **Definition** Die Verordnung zum Schutz vor Gefahrstoffen (Gefahrstoffverordnung, kurz GefStoffV) dient dem Schutz von Mensch und Umwelt vor stoffbedingten Schädigungen. Dafür enthält die Verordnung unter anderem Regelungen zur Einstufung, Kennzeichnung und Verpackung von Gefahrstoffen.

Das Gefahrstoffrecht befindet sich seit einigen Jahren im Umbruch. Mit dem Global Harmonised System (GHS) zur Einstufung und Kennzeichnung von Chemikalien der Vereinten Nationen wurden bestehende nationale Systeme zum Schutz der menschlichen Gesundheit und der Umwelt weltweit vereinheitlicht. Anfang 2009 trat die europäische Verordnung (EG) Nr. 1272/2008 – CLP-Verordnung (Regulation on Classification, Labelling and Packaging of substances and mixtures) genannt – in Kraft. Sie regelt seither in der Europäischen Union die Einstufung, Kennzeichnung und Verpackung von Stoffen und Gemischen (▶ Kap. 5.4). Die nationalen Regelungen werden nach und nach an die neuen EU-Vorgaben angepasst.

Die Verordnung über Verbote und Beschränkungen des Inverkehrbringens gefährlicher Stoffe, Zubereitungen und Erzeugnisse nach dem Chemikaliengesetz (Chemikalien-Verbotsverordnung, kurz ChemVerbotsV) verbietet es grundsätzlich, bestimmte gesundheitsschädliche oder umweltgefährdende Stoffe ohne entsprechende behördliche Erlaubnis in Verkehr zu bringen. Apotheken bedürfen jedoch keiner solchen Genehmigung, da das pharmazeutische Personal die zur Abgabe von Gefahrstoffen erforderliche Sachkenntnis bereits besitzt. Ein gesonderter Nachweis ist daher nicht notwendig.

10.6.2 Arbeitsschutzmaßnahmen

Die Auswahl und Festlegung geeigneter Arbeitsschutzmaßnahmen bei der Arzneimittelherstellung stellt einen wichtigen Teil der Planung der Herstellung dar. Im Folgenden werden dazu einzelne Punkte für sicheres Arbeiten erläutert.

Sachkundiges Personal. Im Herstellungsbereich sollten sich grundsätzlich nur Mitarbeiter aufhalten, die unmittelbar an der Zubereitung der Arzneimittel beteiligt sind. Diese Mitarbeiter müssen zudem wissen, welchen Gefahren sie beim Umgang mit Gefahrstoffen ausgesetzt und welche Schutzmaßnahmen anzuwenden sind (▶ Kap. 4.2.1).

Laborabzug. Arbeiten mit Gefahrstoffen wie beispielsweise das Ab- oder Umfüllen sollten möglichst unter einem geeigneten Laborabzug stattfinden. Beim Öffnen von Gefäßen mit pulverförmigen Ausgangsstoffen können gefährliche Stäube entstehen und der Abzug sollte daher möglichst geschlossen bleiben.

Rezepturkonzentrate. Bei der Herstellung von Arzneimitteln trägt der Einsatz sogenannter Stammverreibungen wesentlich zum Arbeitsschutz bei. Stammverreibungen oder auch Rezepturkonzentrate sind dabei Mischungen eines Wirkstoffes mit einem oder mehreren Hilfsstoffen in einem bestimmten Verhältnis. Beim Einsatz von typischen Rezepturgrundstoffen wie Tretinoin, Metronidazol oder Methoxsalen, die auch als Gefahrstoffe gelten, können so Ausmaß und Dauer der Exposition wirkungsvoll begrenzt werden (▶ Kap. 10.10.3).

Umgang mit der Waage. Grundsätzlich sollte beim Abwiegen von Substanzen die Schiebetür der Analysenwaage zügig geschlossen werden, damit es nicht zur

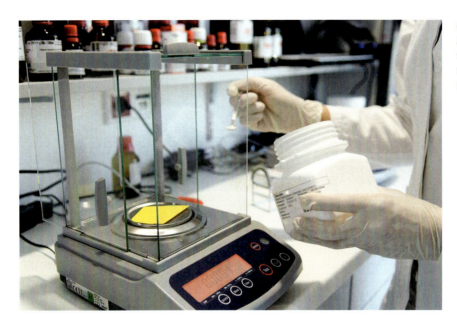

Abb. 10.32 Beim Abwiegen von Substanzen sollte die Tür der Analysenwaage zügig geschlossen werden.

Tab. 10.1 Beispiele für häufig in der Arzneimittelherstellung eingesetzte Wirk- und Hilfsstoffe, die als Gefahrstoff gelten

Substanz	Gefährdung
Citronensäure	Einatmen von Stäuben, Hautkontakt
Clobetasolpropionat	
Clotrimazol	
Dithranol	
Erythromycin	
Kaliumsorbat	
Metronidazol	
Prednisolon	
Salicylsäure	
Triamcinolonacetonid	
Triclosan	
Ethanol 96 % (V/V)	Einatmen von Dämpfen, Hautkontakt, Verspritzen mit Gefahr für die Augen, Entstehung explosions- oder brandfördernder Gemische
Ethanol 70 % (V/V)	
Isopropanol	
Isopropanol 70 % (V/V)	
Ätherische Öle	Hautkontakt, Verspritzen mit Gefahr für die Augen
Milchsäure	
Natriumhydroxid-Lösung	

Verteilung von Stäuben kommt. Zum Transport werden Feststoffe vor der Entnahme aus der Waage abgedeckt. Ist aus Sicherheitsgründen die Einwaage eines Stoffes unter dem Laborabzug nötig, so muss der Abzug während des Abwiegens kurz ausgeschaltet werden, da der Luftzug die Genauigkeit der Waage beeinflussen kann.

10.6.3 Persönliche Schutzausrüstung

Bei Tätigkeiten mit Gefahrstoffen ist das Tragen einer persönlichen Schutzausrüstung entscheidend für den Schutz der Mitarbeiter. Der schon aus hygienischen Gründen vorgeschriebene **Rezepturkittel** trägt zusätzlich zum Arbeitsschutz bei und ist bei jedem Umgang mit Gefahrstoffen vorgeschrieben.

> **Praxistipp** Werden Standgefäße mit Gefahrstoffen nach dem von der Bundesapothekerkammer empfohlenen Farbsystem gekennzeichnet, können die Mitarbeiter auf einen Blick die jeweils nötige persönliche Schutzausrüstung erkennen (▸ Kap. 5.4).

Beim Umgang mit Gefahrstoffen, die eine Gefahr für die Augen darstellen, ist konsequent eine **Schutzbrille** mit seitlichem Spritzschutz zu tragen. Ein weiterer wichtiger Bestandteil der persönlichen Schutzausrüstung ist eine **Atemschutzmaske**. Diese wird beim Verarbeiten staubender Gefahrstoffe und der damit verbundenen Gefahr des Einatmens benötigt. Als Atemschutzmasken werden sogenannte partikelfiltrierende Halbmasken (filtering facepiece, FFP) empfohlen, die im Gegensatz zu den meisten OP-Masken einen dichten

Sitz garantieren. Beim Arbeiten mit Gefahrstoffen in der Apotheke sind dabei FFP2-Masken üblich. Diese sind grundsätzlich für den Einmalgebrauch bestimmt und sollten daher in ausreichender Anzahl vorhanden sein.

Beim Umgang mit hautschädigenden Stoffen müssen geeignete **Schutzhandschuhe** getragen werden. Diese sind je nach Eigenschaft des Gefahrstoffes auszuwählen. Im Sicherheitsdatenblatt der einzelnen Substanzen (▶ Kap. 5.4) finden sich Angaben zu geeigneten Handschuhen.

10.7 Wasser in der Rezeptur

Wasser zählt zu den Stoffen, die in der Rezeptur besonders häufig zum Einsatz kommen. Dabei werden im Arzneibuch gereinigtes Wasser (Aqua purificata) und Wasser für Injektionszwecke (Aqua ad injectabilia) unterschieden.

Gereinigtes Wasser wird aus Leitungswasser hergestellt, welches mithilfe eines Ionenaustauschers (▶ Kap. 10.3) entmineralisiert wird. Dazu wird der Ionenaustauscher an eine Wasserleitung angeschlossen, dann wird das Wasser mithilfe von Ionenaustauscherharzen von den enthaltenen Salzen befreit. Das demineralisierte Wasser muss vor der Verwendung für die Arzneimittelherstellung unbedingt keimvermindernden Maßnahmen unterzogen werden. In der Apothekenpraxis kommen dabei zwei Verfahren zur Anwendung:
- Aufkochen des demineralisierten Wassers, mindestens fünf Minuten sieden und anschließend in einem abgedeckten Gefäß aus Glas abkühlen lassen.
- Filtration durch bakterienzurückhaltende Filter. Diese Sterilfilter können auch direkt an den Abflussschlauch des Ionenaustauschers angebracht werden.

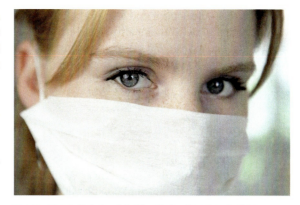

Abb. 10.33 Bei der Arbeit mit staubenden Gefahrstoffen sollte eine Atemschutzmaske getragen werden – besser als diese abgebildete OP-Maske ist jedoch eine partikelfiltrierende Halbmaske.

Tab. 10.2 Wasser in der Rezeptur

Abkürzung	Lateinische Bezeichnung	Deutsche Bezeichnung
aq.	aqua	Wasser
aq. dem.	aqua demineralisata	Entmineralisiertes Wasser
aq. dest.	aqua destillata	Destilliertes Wasser
aq. purif(ic.)	aqua purificata	Gereinigtes Wasser
aq. ad. inject.	Aqua ad injectabilia	Wasser für Injektionszwecke

Wasser für Injektionszwecke wird aus demineralisiertem bzw. gereinigtem Wasser gewonnen. Dazu wird das Wasser in einer Destillationsapparatur aufgekocht und verdampft. Der bei diesem Vorgang entstehende Was-

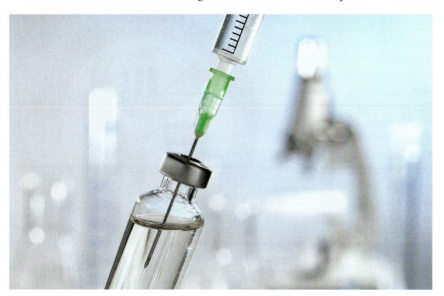

Abb. 10.34 Wasser für Injektionszwecke wird beispielsweise zur Herstellung von Augentropfen verwendet.

serdampf wird aufgefangen und abgekühlt. Das so entstandene destillierte Wasser enthält die im Leitungswasser gelösten Salze und Verunreinigungen nicht mehr und kann daher zur Herstellung von Lösungen besonderer Reinheit wie Augentropfen, Infusionen oder Injektionen verwendet werden.

10.8 Wichtige Hygieneregeln

Zur Herstellung qualitativ einwandfreier Arzneimittel in der Apotheke ist ein gut funktionierendes Hygienemanagement eine unabdingbare Voraussetzung. Die nötigen Maßnahmen zur Einhaltung der Hygienevorschriften können dabei unabhängig von der Zubereitung einer bestimmten Darreichungsform festgelegt werden.

10.8.1 Gesetzliche Vorschriften

In der Apothekenbetriebsordnung werden die Anforderungen an einen Arbeitsplatz zur Herstellung von Arzneimitteln ausführlich erläutert. Zunächst einmal muss der Herstellungsbereich von drei Seiten von den übrigen Apothekenräumen abgetrennt sein, Teemischungen oder sonstige Produkte aus Teedrogen müssen aufgrund einer möglichen Entstehung mikrobiell belasteter Stäube an einem anderen Arbeitsplatz zubereitet werden.

> **§ 4 Apothekenbetriebsordnung**
> (2b) Für die Herstellung von nicht zur parenteralen Anwendung bestimmten Arzneimitteln ist ein eigener Arbeitsplatz vorzusehen. Der Arbeitsplatz ist von mindestens drei Seiten raumhoch von anderen Bereichen der Apotheke abzutrennen, sofern sich dieser Arbeitsplatz nicht in einem Betriebsraum befindet, der gleichzeitig ausschließlich als Laboratorium dient. Seine Wände und Oberflächen sowie der Fußboden müssen leicht zu reinigen sein, damit das umgebungsbedingte Kontaminationsrisiko für die herzustellenden Arzneimittel minimal ist. Der Arbeitsplatz kann auch für die Herstellung von Medizinprodukten oder apothekenüblichen Waren nach § 1a Absatz 10 Nummer *2 (Mittel sowie Gegenstände und Informationsträger, die der Gesundheit von Menschen und Tieren unmittelbar dienen oder diese fördern)*, 3 *(Mittel zur Körperpflege)* oder 9 *(Mittel zur Aufzucht von Tieren)* genutzt werden.
> (2c) Für die Herstellung von Arzneimitteln, die Drogen oder Drogenmischungen sind, oder für die sonstige Verarbeitung von Drogen als Ausgangsstoffe, ist ein gesonderter Arbeitsplatz vorzusehen. Absatz 2b Satz 2 und 3 finden keine Anwendung.

 Praxistipp Empfehlungen zu den nötigen Hygienemaßnahmen bei der Herstellung von Zubereitungen in der Apotheke sind in den Leitlinien der Bundesapothekerkammer (BAK) „Herstellung und Prüfung der nicht zur parenteralen Anwendung bestimmten Rezeptur- und Defekturarzneimittel" zu finden (www.abda.de). Außerdem sind in der BAK-Leitlinie „Hygienemanagement" und im Hygieneleitfaden der Gesellschaft für Dermopharmazie (GD, www.gd-online.de) detaillierte Vorgaben zu den Hygieneanforderungen aufgeführt.

10.8.2 Personalhygiene

Die hygienisch einwandfreie Herstellung von Arzneimitteln hängt entscheidend von den beteiligten Mitarbeitern ab. Der Mensch stellt prinzipiell das größte mikrobiologische Risiko für die Verunreinigung einer Zubereitung dar. Folgende Hygieneregeln und Arbeitsabläufe sind daher unbedingt einzuhalten:

- Im Herstellungsbereich sind Essen und Trinken generell verboten.
- Husten, Niesen und Sprechen in Richtung des offenen Produkts sollten vermieden werden.
- Die Zubereitung selbst und produktberührende Gegenstände sollten von den Mitarbeitern möglichst nicht berührt werden.
- Bei ansteckenden Krankheiten oder Verletzungen der Haut eines Mitarbeiters muss der Apothekenleiter über die Einsatzfähigkeit der betroffenen Person entscheiden.

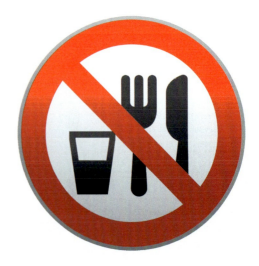

Abb. 10.35 Im Herstellungsbereich sind Essen und Trinken generell verboten.

◘ **Tab. 10.3** Hygieneplan zur Personalhygiene (nach GD-Hygieneleitfaden für Apotheken zur Herstellung von nicht sterilen pharmazeutischen Zubereitungen)

Was	Wann	Wie	Womit	Wer
Schmuck	Vor Händereinigung, vor Herstellungsbeginn	Ablegen von Ringen, Armbanduhr und längeren Ohrringen		Alle in der Herstellung tätigen Mitarbeiter
Lange Haare	Vor Händereinigung, vor Herstellungsbeginn	Haare zusammenbinden und Kopfhaube tragen		Alle in der Herstellung tätigen Mitarbeiter
Händereinigung	Vor Herstellungsbeginn, nach Herstellung, nach Unterbrechung, nach Verschmutzung	Sorgfältige Reinigung mit warmem Wasser und Waschlotion, gründlich mit Wasser nachspülen, gut abtrocknen	Hautschonende Waschlotion aus dem Spender, Papierhandtuch	Alle Mitarbeiter
Händedesinfektion	Vor Arbeit am offenen Produkt und nach der Händereinigung	Händedesinfektionsmittel einmal verreiben, trocknen lassen	Händedesinfektionsmittel aus dem Spender	Mitarbeiter unmittelbar vor der Herstellung
Hautpflege	Nach Bedarf, nicht während der Herstellung	Hautpflegemittel gleichmäßig einmassieren	Geeignete Produkte	Alle Mitarbeiter
Handschuhe	Kontakt mit dem offenen Produkt, bei Eingriffen in den Herstellungsablauf	Handschuhe über desinfizierte, trockene Hände streifen, nach der Tätigkeit Entsorgung der Handschuhe in Abfallbehälter, Händereinigung, ggf. Händedesinfektion	Einmalhandschuhe	Mitarbeiter bei entsprechenden Herstellungsarbeiten
Hygienekleidung	Alle Tätigkeiten im Herstellungsbereich, beim Arbeiten am offenen Produkt	Getrennte Aufbewahrung der Hygienekleidung von der Straßenkleidung, Wechsel wöchentlich oder nach Verschmutzung	Arbeitskittel aus Baumwolle	Alle in der Herstellung tätigen Mitarbeiter
Kopfhauben	Tätigkeiten am offenen Produkt	Gesamtes Haar muss verdeckt sein	Einmalhaube	Mitarbeiter am offenen Produkt
Mund- und Nasenschutz	Tätigkeiten am offenen Produkt	Nase und Mund müssen bedeckt sein, Wechsel nach zwei Stunden	Einmalmundschutz	Mitarbeiter am offenen Produkt

Hygienekleidung. Jedem Mitarbeiter muss vom Leiter der Apotheke persönliche Hygienekleidung zur Verfügung gestellt werden. Der Rezepturkittel sollte dabei aus Baumwolle bestehen, lange Ärmel haben und nur für Tätigkeiten in der Arzneimittelherstellung angezogen werden. Wird während der Arbeit in der Offizin auch ein Kittel getragen, so muss dieser vor der Herstellung von Arzneimitteln gegen einen Rezepturkittel ausgetauscht werden.

Handschuhe. Bei Arbeiten am offenen Produkt sollten schon aus hygienischen Gründen immer Einweghandschuhe getragen werden. Gut geeignet sind dazu beispielsweise puderfreie allergenarme Latexhandschuhe. Diese Einweghandschuhe werden übrigens immer nach der vorschriftsmäßigen Reinigung und Desinfektion der Hände angezogen. Schmuck wie Uhren oder Ringe sind vorher abzulegen, damit eine gründliche Reinigung und ein Desinfizieren überhaupt möglich sind.

Mund- und Nasenschutz. Da Nasensekret und Speichel viele Keime enthalten, sollte bei Arbeiten am offenen Produkt immer ein Mund-Nase-Schutz getragen

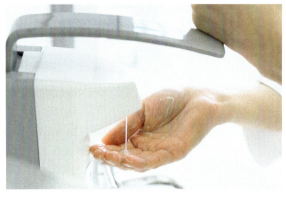

Abb. 10.36 Bevor die Hände desinfiziert werden, sind diese gründlich zu waschen und abzutrocknen.

Tab. 10.4 Wirksamkeit von Desinfektionsmitteln

Keimart	Bezeichnung für keimabtötende Wirkung	Bezeichnung für wachstumshemmende Wirkung
Bakterien	Bakterizid	Bakteriostatisch
Viren	Viruzid	Virustatisch
Pilze	Fungizid	Fungistatisch
Bakteriensporen	Sporozid	

werden. Dieser muss regelmäßig gewechselt werden, da es bei längerer Tragedauer zu einer Durchfeuchtung und in diesem Zusammenhang zu einem Durchbruch von Keimen an der Außenseite kommen kann.

Kopfhaube. Durch Hineinfallen eines Haares in das hergestellte Arzneimittel kann es leicht zu mikrobiologischen Verunreinigungen kommen. Durch vollständige Bedeckung der Haare mit einer Kopfhaube wird das verhindert. Das Aufsetzen der Kopfhaube muss dabei immer vor der Händedesinfektion erfolgen.

10.8.3 Desinfektion der Arbeitsflächen

Eine regelmäßige Reinigung im Bereich der Herstellung führt zwar zu einer deutlichen Reduktion an Keimen, eine keimarme Zubereitung von Arzneimitteln ist letztendlich aber nur durch die Desinfektion von Arbeitsflächen und Geräten möglich.

> **Definition** Bei der Desinfektion werden krankmachende Keime an totem oder lebendem Material vernichtet. Durch diese Maßnahme wird eine wesentliche Reduktion der Ausgangskeimzahl erreicht. Desinfizierte Gegenstände sind allerdings nicht steril, da die Dauerformen von Bakterien (Sporen) nicht erfasst werden können.

Die einzelnen Desinfektionsmittel können hinsichtlich ihrer Eigenschaften, Keime abzutöten (mikrobizid) oder lediglich im Wachstum zu hemmen (mikrobiostatisch), unterschieden werden. Tab. 10.4 zeigt eine Übersicht über die Wirksamkeit von Desinfektionsmitteln gegenüber Mikroorganismen.

Um ein geeignetes Desinfektionsmittel für die Arbeit in der Apotheke zu finden, kann auf eine Zusammenstellung der vom Robert Koch-Institut geprüften und anerkannten Desinfektionsmittel zurückgegriffen werden.

Diese Liste kann auf der Homepage des Instituts unter www.rki.de eingesehen werden. Darin können zu den einzelnen Desinfektionsmitteln auch die jeweilige Anwendungskonzentration und die benötigte Einwirkzeit nachgelesen werden. Diese Vorgaben sind bei einer Desinfektion auf jeden Fall einzuhalten, eine zu geringe Konzentration und eine zu kurze Einwirkzeit können die Wirksamkeit des Desinfektionsmittels vermindern. Feuchte Oberflächen können durch Verdünnungseffekte die Effektivität der Substanzen ebenfalls reduzieren.

Desinfizieren mit Alkoholen. Zur Desinfektion von produktberührenden Flächen sowie der Hände und Handschuhe eignen sich Alkohole besonders gut. Sie wirken innerhalb von 30 Sekunden und verdunsten ohne Rückstand von der Auftragsfläche. Bei der Herstellung von Arzneimitteln werden als Desinfektionsmittel vor allem Ethanol und 2-Propanol (Isopropanol) verwendet. Diese kommen dabei in Konzentrationen von 50 bis 80 Prozent zum Einsatz und wirken bakterizid, fungizid und begrenzt viruzid. Alkohole müssen zur Desinfektion übrigens immer in mit Wasser verdünnter Form angewendet werden, denn reine Alkohole können nur schlecht in eine Bakterienzelle eindringen und schädigen die Keime daher nur äußerlich. Nach dem Verdunsten des Alkohols können diese sich dann weiter vermehren.

Desinfektion bei der Arzneimittelherstellung. Vor der Herstellung von Arzneimitteln werden die Arbeitsflächen gereinigt und anschließend desinfiziert. Art und Häufigkeit der Reinigungs- und Desinfektionsmaßnahmen sind dabei im betriebsinternen Hygienekonzept festgelegt.

Generell können Desinfektionsmittel durch Sprühen oder Wischen auf die Arbeitsfläche aufgetragen werden. Das manuelle Verteilen der Flüssigkeiten sorgt dann für eine lückenlose Benetzung der Flächen und erhöht so die Wirksamkeit der Desinfektion. Vor Ablauf der Einwirkzeit dürfen die benetzten Flächen nicht getrocknet oder mit Wasser nachgereinigt werden.

Desinfektion der Hände. Die Hände eines Menschen tragen sehr leicht zur Verunreinigung von Rezepturen und Defekturen bei. Eine Desinfektion der Hände ist daher bei der Herstellung mikrobiologisch einwandfreier Arzneimittel besonders wichtig. Dazu werden die Hände zunächst gereinigt und mit Einmalhandtüchern abgetrocknet. Anschließend werden sie dann mit einem Händedesinfektionsmittel desinfiziert, wobei das Desinfektionsmittel zur hygienischen Entnahme aus einem Spendersystem per Armhebel entnommen wird. Alkoholische Händedesinfektionsmittel haben eine ausgezeichnete keimreduzierende Wirkung.

> **Praxistipp** Für eine erfolgreiche Desinfektion der Hände ist es zunächst besonders wichtig, dass beim Einreiben alle Bereiche der Hand vollständig benetzt werden (Abb. 10.37). Gut geeignet ist dazu die sogenannte „eigenverantwortliche Einreibemethode":
> - Zunächst wird in die hohle, trockene Hand ausreichend Händedesinfektionsmittel gegeben. Alle Bereiche der Hände müssen mit dem Präparat benetzt sein.
> - Die Flüssigkeit wird dann sorgfältig in die Hände eingerieben, alle Hautpartien sollen dabei erfasst werden. Beim Einreiben sind die Fingerkuppen und die Daumen besonders zu beachten.

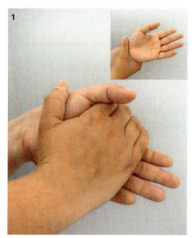

1 Benetzen Sie die Handflächen und reiben Sie die Handflächen gegeneinander. Auch die Handgelenke mit einschließen.

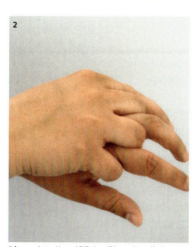

2 Die rechte Handfläche über den linken Handrücken legen und vom Handrücken aus die Finger ineinander verschränkt reiben und umgekehrt.

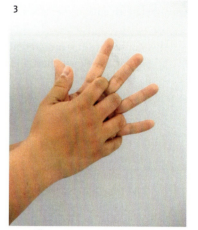

3 Handfläche auf Handfläche legen und mit ineinander verschränkten Fingern reiben.

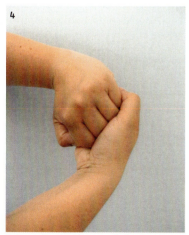

4 Außenseite der Finger auf die gegenüberliegende Handfläche legen und mit verschränkten Fingern reiben.

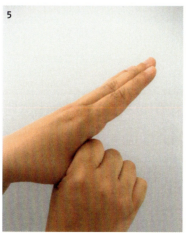

5 Kreisendes Reiben des linken Daumens in der rechten Hand und umgekehrt.

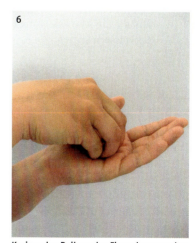

6 Kreisendes Reiben der Fingerkuppen der rechten Hand in der linken Handfläche und umgekehrt.

Abb. 10.37 Beim Desinfizieren der Hände ist es wichtig, dass alle Hautpartien erfasst werden.

10.8.4 Herstellung mikrobiologisch einwandfreier Arzneimittel

Zur Herstellung von Arzneimitteln dürfen grundsätzlich nur mikrobiell einwandfreie Ausgangssubstanzen verwendet werden. Die Qualität muss dabei durch ein Prüfzertifikat sichergestellt sein.

Waschbecken stellen eine Kontaminationsquelle dar. Da Feuchtigkeit die Vermehrung von Keimen begünstigt, sollten sie immer sauber und trocken gehalten werden. Zum Abtrocknen der Hände werden idealerweise keimarme Einmaltücher aus Papier verwendet.

Da es sich bei den Behältern zur Abfallentsorgung um potenziell kontaminierte Oberflächen handelt, dürfen diese während der Arzneimittelherstellung nicht berührt werden. Idealerweise werden als Abfalleimer geschlossene Behälter mit einem Fußpedal verwendet. Am einfachsten ist die Benutzung von Einhängebeuteln, die täglich entsorgt werden können.

> **Praxistipp** Unter hygienischen Aspekten sind bei der Arzneimittelherstellung folgende Punkte zu beachten:
> - Der Bereich der Herstellung ist zu reinigen und alle nicht benötigten Materialien sind zu beseitigen.
> - Die Herstellung selbst sollte möglichst ohne Unterbrechung durchgeführt werden, ansonsten sind offene Produkte abzudecken.
> - Originalrezepte sollten nicht in den Herstellungsbereich gelangen, eine Kopie kann gleichzeitig zur Dokumentation wichtiger Herstellungsschritte dienen.
> - Produktberührende Gegenstände werden mit Isopropanol 70 % (V/V) desinfiziert.
> - Bei regelmäßiger Nutzung des Wasserbades sind die tägliche Reinigung und der Ersatz des Wassers wichtig.

10.9 Herstellung von Arzneimitteln in der Apotheke

Die Apothekenbetriebsordnung unterscheidet bei der Herstellung von Arzneimitteln in der Apotheke zwischen Rezeptur und Defektur. Ein Rezepturarzneimittel ist dabei ein in der Apotheke im Einzelfall auf Grundlage einer ärztlichen Verordnung oder auch bei nicht verschreibungspflichtigen Zubereitungen auf Kundenwunsch hergestelltes Arzneimittel. Es darf nicht schon im Voraus hergestellt werden. Defekturarzneimittel dagegen können im Voraus hergestellt werden. Die Chargengröße ist dabei auf hundert abgabefertige Packungen oder eine entsprechende Menge pro Tag begrenzt. Laut Apothekenbetriebsordnung müssen folgende Darreichungsformen in jeder Apotheke ordnungsgemäß hergestellt werden können:

- Lösungen, Suspensionen und Emulsionen,
- Salben, Cremes, Gele, Pasten,
- Kapseln und Pulver,
- Drogenmischungen,
- Zäpfchen und Ovula,
- sterile Arzneiformen mit der Ausnahme zur parenteralen Anwendung.

Erläuterung zu den einzelnen Arzneiformen finden Sie im ▶ Kap. 3.2.3. In ◻ Tab. 10.5 sind die lateinischen Bezeichnungen der Darreichungsformen sowie die entsprechenden Abkürzungen, die Sie häufig auf Rezepturverordnungen finden, aufgelistet.

Auf Rezepten finden Sie zudem häufig Abkürzungen, hinter denen sich Herstellungsanweisungen verstecken. Diese Rezepturhinweise finden Sie in ◻ Tab. 10.6.

Tab. 10.5 Arzneiformen und ihre lateinischen Bezeichnungen

Arzneiform	Lateinische Bezeichnung	Abkürzung
Lösung	Solutio	Sol.
Suspension	Suspensio	Susp.
Emulsion	Emulsio	Emuls.
Salbe	Unguentum	Ugt., Ungt.
Creme	Cremor	Crem.
Paste	Pasta	Past.
Kapsel, Kapseln	Capsula, ae	Caps.
Tee	Species	Spec.
Zäpfchen	Suppositoria	Supp.
Ovulum, Ovula	Ovulum, a	Ovul.
Tropfen	Gutta, ae	Gtt.
Verdünnung	Dilutio	Dil.
Tinktur	Tinctura	Tinct.,
Sirup	Sirupus	Sir.
Öl	Oleum	Ol.

◻ Tab. 10.6 Lateinische Rezepturhinweise

Abkürzung	Lateinische Bezeichnung	Deutsche Bezeichnung
aa, ana	ana partes aequales	Zu gleichen Teilen
ad man. med.	ad manus medici	Zu Händen des Arztes
ad. us. med.	ad usum medicinalem (medici)	Zum Gebrauch des Arztes
ad us. propr.	ad usum proprium	Zum eigenen Gebrauch
ad us. vet.	ad usum veterinarium	Zum tierärztlichen Gebrauch, zum Gebrauch für Tiere
aut simil.	aut simile, similia	Oder ähnliches
c.	cum	Mit
	Cave	Vermeide, Vorsicht!
	Cito	Schnell
Comp.	Compositus, a, um	Zusammengesetzt
D., d.	Da oder detur	Gib!
D., dos.	Dosis	Gabe
d. t. d.	Dentur tales doses	Solche Mengen sollen gegeben werden
div. i. part. aequ.	Divide in partes aequales	Teile in gleiche Teile
f.	Fiat	Mache!
M. D. S.	Misce, da, signa	Mische, gib, bezeichne
m. f.	Misce fiat	Mische und mache
Pro. D.	Pro die	Pro Tag
Pro infant.	Pro infante; pro infantibus	Für das Kind; für Kinder
q. s.	Quantum satis	Soviel wie nötig ist
R., Rp., Rec.	Recipe	Nimm!
S.	Signa oder signatur	Mache die Aufschrift
s.	Sine	Ohne

10.9.1 Planung der Herstellung

Sowohl bei der Herstellung von Rezeptur- als auch Defekturarzneimitteln sind schriftliche Herstellungsanweisungen vorgeschrieben. Diese sind vor der Herstellung zu erstellen und von einem Apotheker zu unterschreiben.

Für standardisierte Vorschriften aus dem NRF kann die entsprechende Herstellungsvorschrift direkt aus der jeweiligen Monographie übernommen werden. Zur Zubereitung individueller Rezepturen müssen die Herstellungsanweisungen apothekenspezifisch festgelegt werden und sollten dabei Vorschriften zu folgenden Punkten enthalten (Abb. 10.38):

- Herstellung der Arzneiform einschließlich genauer Herstellungstechnik und benötigter Geräte,
- Prüfung auf Plausibilität,
- Arbeitsschutz- und Hygienemaßnahmen,
- Auswahl der Waagen,
- Angabe der Soll-Einwaagen,
- Angaben zum Packmittel und zur Kennzeichnung,
- Durchführung von nötigen Inprozesskontrollen,
- Maßnahmen zur Endkontrolle und zur Freigabe.

10.9.2 Herstellung des Arzneimittels

Für jedes in der Apotheke hergestellte Arzneimittel muss ein Herstellungsprotokoll ausgefüllt werden. Diese Dokumentation muss von der herstellenden Person herstellungsbegleitend durchgeführt werden (◯ Abb. 10.39).

> **Praxistipp** Die Dokumentation der Herstellung eines Arzneimittels muss grundsätzlich zum Zeitpunkt der Herstellung erfolgen, das Vorschreiben der Dokumentation ist unzulässig. Insbesondere Chargenbezeichnungen, Einwaagen von Ausgangsstoffen und Ergebnisse der Inprozesskontrollen sind herstellungsbegleitend zu notieren und mit Namenszeichen zu quittieren.

Nach Apothekenbetriebsordnung müssen folgende Angaben im Herstellungsprotokoll mindestens enthalten sein:
- Ausgangsstoffe mit Chargenbezeichnung und deren Einwaage,
- bei Rezepturen Name des Patienten und bei ärztlichen Verordnungen Name des Arztes,
- bei Tierarzneimitteln: Name des Tierarztes, Name des Tierhalters und die Tierart,
- Herstellungsparameter und Inprozesskontrollen,
- Name der herstellenden Person,
- Freigabe durch einen Apotheker.

Herstellungsanweisung Rezepturarzneimittel
Einarbeitung von Wirkstoff/en in eine Emulsion oder Creme, ohne Wärmeanwendung
ein oder mehrere zu dispergierende/r Feststoff/e in einer Emulsion – Herstellung in der Fantaschale

Kurzname: HfEmuKalt

Schritt 1
Hygienestandards einhalten

Arbeitsplatz/Geräte/Raum
- Arbeitsfläche der Rezeptur mind. 1 x täglich, sowie vor jeder Herstellung reinigen mit
  - [x] Isopropanol 70% (V/V)
  - [ ] _____
- Geräte (Waagen etc.) und Raum regelmäßig reinigen und ggf. desinfizieren gemäß Hygieneplan
- produktberührende Geräte/-teile vor jedem Gebrauch desinfizieren mit Isopropanol 70% (V/V)

Personalhygiene
- vor jeder Herstellung Hände waschen und desinfizieren (chirurgische Händedesinfektion)
- mind. sauberen, geschlossenen, langärmeligen Rezepturkittel tragen, lange Haare zurückbinden (ggf. abdecken)
- Schmuck ablegen

Im Besonderen:

Schritt 2
Plausibilität überprüfen

Bei erstmaliger Anforderung
Beurteilung der Plausibilität unter pharmazeutischen Gesichtspunkten durch einen Apotheker hinsichtlich
- Dosierung/Therapiekonzept
- Applikationsart
- Art, Menge und Kompatibilität der Ausgangsstoffe untereinander
- gleichbleibende Qualität der Ausgangsstoffe im fertigen Rezepturarzneimittel über den Haltbarkeitszeitraum
- Haltbarkeit des Rezepturarzneimittels

Dokumentation der Prüfung auf dem Formblatt „Plausibilitätsprüfung"

Bei wiederholter Anforderung
Bezugnahme auf bereits erfolgte Plausibilitätsprüfung

Dokumentation
Bestätigung des positiven Prüfergebnisses auf dem Herstellungsprotokoll

Schritt 3
Herstellung planen und vorbereiten

Herstellungsort: Rezeptur

Herstellungsanweisung gültig für Ansatzgrößen bis _____

Zeitplanung
Ungestörtes Arbeiten garantieren für den Zeitraum der Herstellung

Waagenauswahl
von _1,0_ g bis _100,0_ g Waage _PT 908 XA_ (d = _0,1_)
von _0,01_ g bis _1,0_ g Waage _LV 620 QB_ (d = _0,001_)
bis _0,1_ g mit Stammverreibung/Stammlösung arbeiten
ggf. Einwaagekorrektur vornehmen

Ausgangsstoffe
geprüfte und freigegebene Stoffe bereitstellen

Herstellungsgeräte und Packmittel vorbereiten und effektiv angeordnet bereitstellen
- Vorbereitung Feststoff/e: Reibschale, Pistill, Siebsatz, Wägegläschen, Petrischale zum Abdecken, Spatelschlitten, Kartenblätter, Löffel/Spatel
- Verarbeitung: Fantaschale, Pistill, Löffel, Spatel, Spatelschlitten, Kartenblätter
- Abfüllung: Abgabegefäß, ggf. Tubenfüllgerät

Arbeitsschutzmaßnahmen
Auswahl nach Gefährdungsbeurteilung, Dokumentation im Herstellungsprotokoll

Dokumentation
Herstellungsprotokoll vorbereiten und bereitstellen

Einarbeitung von Wirkstoff/en in eine Emulsion oder Creme, ohne Wärmeanwendung

Schritt 4
Rezeptur herstellen

Die Herstellung herstellungsbegleitend auf dem Herstellungsprotokoll dokumentieren

Vorbereitung Feststoff/e
- bei Bedarf in Reibschale verreiben, ggf. sieben
- einwiegen, Wägegut staubgeschützt transportieren/bereitstellen

Verarbeitung
- zu dispergierende/n Wirkstoff/e in Fantaschale vorlegen
- mit etwa gleicher Menge Salbengrundlage homogen verreiben, begleitet durch häufiges Abkratzen mit dem Kartenblatt
- im Verhältnis 1:1 schrittweise weitere Mengen Salbengrundlage zugeben und homogen verreiben, jeweils unter häufigem Abkratzen mit dem Kartenblatt, bis Endmasse erreicht ist

Schritt 5
Kontrollen durchführen

Die Prüfung herstellungsbegleitend auf dem Herstellungsprotokoll dokumentieren

Inprozesskontrolle
Wenn möglich ist eine Inprozesskontrolle durchzuführen, z.B.
- keine Feststoffagglomerate vorhanden
- homogene Anreibung
- homogene Emulsion
- Farbe, Geruch
- physikalische Stabilität
- Abfüllmenge
- Funktionsfähigkeit Packmittel

Mindestkontrolle
- organoleptische Prüfung der Zubereitung durch Apotheker

– _Ausstrich auf Objektträger_

Schritt 6
Zubereitung abfüllen

Zubereitung in Spenderdose, Tube oder Kruke sauber abfüllen und verschließen, ggf. Applikationshilfe (Spatel) beifügen

Bei Spenderdose Boden möglichst weit hochdrücken

Schritt 7
Gefäß etikettieren

Mindestangaben: Name/Anschrift der herstellenden Apotheke, Inhalt nach Gewicht, Art der Anwendung, Gebrauchsanweisung, Wirkstoffe nach Art und Menge, sonstige Bestandteile nach Art, Herstellungsdatum, „Verwendbar bis" mit Datumsangabe, bei Verschreibung Name des Patienten, ggf. Haltbarkeit nach Öffnen, ggf. Vorsichtsmaßnahmen

Im Besonderen:

Hergestelltes Arzneimittel vor Abgabe an den Patienten/Kunden durch Apotheker freigeben lassen

Herstellungsanweisung gültig ab _09.08.2017_
Unterschrift Apotheker _Clara Muster_   Datum, Stempel der Apotheke _11. 8. 2017_

○ Abb. 10.38 Herstellungsanweisung mit Vorder- und Rückseite.

Herstellungsprotokoll

für in der Apotheke hergestellte Rezeptur- oder Defekturarzneimittel

Herstellungsdatum	Kurzname Rezeptur/Defektur	Herstellende Person

Hier ggf. Rezeptkopie einkleben, dann Charge direkt auf Rezeptkopie eintragen

Dokumentation Defektur	Dokumentation Rezeptur	
Chargengröße	Name Patient/Kunde/Tierhalter	☐ Plausibilität geprüft Kurzname der Prüfungsdokumentation
Chargenbezeichnung	Ggf. Tierart	
	Verschreibender Arzt/Zahnarzt/Tierarzt	

Ausgangsstoffe	Soll-Einwaage	Chargen-/Prüfnummer	Ist-Einwaage	Namenszeichen

Zugrunde liegende Herstellungsanweisung (HA)	Herstellungsparameter/Anpassungen der Herstellungsanweisung
☐ HA nach Darreichungsform ☐ NRF Rezeptur ☐ Apothekeneigene HA ☐ Andere HA Kurzname o. NRF-Nummer, ggf. Quelle	Bei Defekturherstellung zusätzlich Angabe der Gesamtausbeute nach Anzahl und/oder Menge, Verfall- oder Nachtestdatum, sowie Unterschrift der herstellenden Person
Arbeitsschutzmaßnahmen	
☐ Handschuhe ☐ Atemschutzmaske ☐ Schutzbrille	
Primärpackmittel	

Art der Inprozesskontrolle und/oder der organoleptischen Prüfung	Sollwert	Ergebnis

Freigabe durch Apotheker/in	
☐ Hergestelltes Arzneimittel entspricht dem angeforderten Rezepturarzneimittel bzw. der Herstellungsanweisung	Datum/Unterschrift Apotheker/in
☐ Qualität durch Herstellungsverfahren und organoleptische Prüfung gewährleistet (nur bei Rezeptur möglich)	
☐ Qualität geprüft und freigegeben: siehe Prüfprotokoll ______	

Deutscher Apotheker Verlag, Vordruck 121400192/2012

Abb. 10.39 Vorlage für ein Herstellungsprotokoll für Rezepturarzneimittel.

10

Als Anlage zum Herstellungsprotokoll wird empfohlen, die Herstellungsanweisung und ein Musteretikett beizufügen.

Wird in der Apotheke ein Defekturarzneimittel hergestellt, so muss der Herstellungsprozess ebenfalls dokumentiert werden. Neben den oben genannten Punkten enthält dieses Protokoll noch weitere Angaben:
- Chargenbezeichnung des Arzneimittels,
- Gesamtausbeute beziehungsweise Anzahl der abgeteilten Darreichungsformen,
- Verfalldatum oder Nachtestdatum,
- Prüfung des Defekturarzneimittels.

10.9.3 Kontrollen durchführen

Laut Apothekenbetriebsordnung kann bei einem Rezepturarzneimittel von einer analytischen Prüfung abgesehen werden, sofern die Qualität des Arzneimittels durch das Herstellungsverfahren gesichert ist. Auf jeden Fall muss aber vor der Abgabe an den Patienten die Zubereitung organoleptisch überprüft und durch einen Apotheker schriftlich freigegeben werden. Nach der Unterschrift des Apothekers auf dem Herstellungsprotokoll dürfen keine Änderungen im Protokoll mehr durchgeführt werden. Als einfache organoleptische Prüfungen sind beispielsweise folgende Kontrollen geeignet:

- Geruch und Farbe des Arzneimittels,
- Homogenität bei Zäpfchen, Pulvermischungen oder halbfesten Arzneiformen,
- Klarheit bei Lösungen,
- Überprüfung der Funktion des Primärpackmittels.

Bei der Herstellung von Defekturarzneimitteln ist dagegen eine Prüfung zwingend vorgeschrieben. Dazu ist eine Prüfanweisung anzufertigen, die von einem Apotheker zu unterschreiben ist. Diese Anweisung muss mindestens Angaben zur Probenahme, zur Prüfmethode und zu der Art der Prüfungen, einschließlich der zulässigen Soll- oder Grenzwerte enthalten. Die Prüfung ist gemäß dieser Prüfanweisung durchzuführen und von der durchführenden Person in einem Prüfprotokoll zu dokumentieren (o Abb. 10.40).

10.10 Berechnungen zur Herstellung von Arzneimitteln

Vor der eigentlichen Herstellung einer Zubereitung sind zunächst fast immer Berechnungen durchzuführen. Ein korrektes Ausrechnen der einzelnen Einwaagen ist dabei Voraussetzung für das Erhalten einer fehlerfreien Zubereitung.

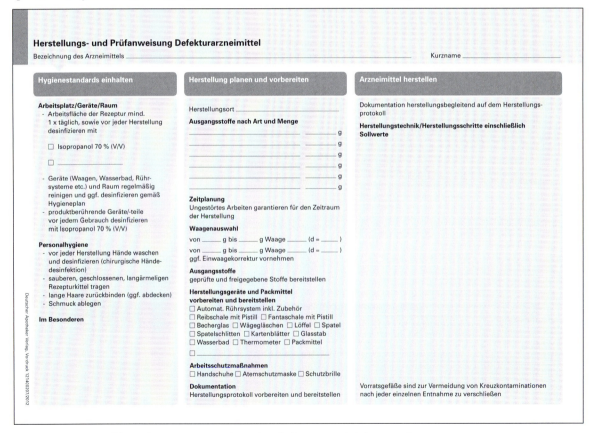

o **Abb. 10.40** Eine Prüfanweisung muss von einem Apotheker unterschrieben werden.

Bei der Berechnung der einzelnen Mengen an Wirk- oder Hilfsstoffen sind genaue Kenntnisse wichtiger Abkürzungen von lateinischen Bezeichnungen und ihrer Bedeutung sehr wichtig. Sollen die verordneten Substanzen auf eine bestimmte Gesamtmenge aufgefüllt werden, so wird häufig statt einer genauen Zahl die lateinische Präposition ad (= bis zu) vor die Gesamtmasse geschrieben.

Weizenstärke	25,0 g
Talkum	25,0 g
Weißes Vaselin	ad 100,0 g

Zur Herstellung dieser Salbe sind also 50 g Weiße Vaseline abzuwiegen, die Gesamtmasse der Zubereitung beträgt demnach 100 g.

Bei gleichen Massen mehrerer Bestandteile eines Arzneimittels ist es üblich, nur bei dem zuletzt genannten die Menge anzugeben und diese mit dem Zeichen aa (ana partes aequales = zu gleichen Teilen) zu versehen.

Zinkoxid	
Olivenöl	aa 25,0 g

Der Feststoff Zinkoxid ist in Olivenöl unlöslich, es entsteht als Arzneiform also eine Suspension. Die Einwaage beider Substanzen beträgt dabei jeweils 25 g, die Gesamtmasse der Zubereitung liegt bei 50 g.

Soll mit zwei oder mehr Substanzen in gleichen Anteilen eine bestimmte Gesamtmasse erreicht werden, schreibt man auf Rezepten bei dem zuletzt genannten Stoff aa ad (= zu gleichen Anteilen) mit der gewünschten Gesamtmasse der Darreichungsform.

Zinkoxid	
Talkum	aa 20,0 g
Glycerol 85 %	
Gereinigtes Wasser	aa ad 100,0 g

Zur Herstellung dieser Zinkoxid-Schüttelmixtur müssen also folgende Mengen abgewogen werden:

Zinkoxid	20,0 g
Talkum	20,0 g
Glycerol 85 %	30,0 g
Gereinigtes Wasser	30,0 g

Weitere Abkürzungen, die auf Rezepten häufig zu finden sind, finden Sie in ◘ Tab. 10.6.

10.10.1 Abwiegen kleiner Flüssigkeitsmengen

Bei der Herstellung von Arzneimitteln wird zur genauen Einwaage kleiner Flüssigkeitsmengen häufig auf einen Normaltropfenzähler (◘ Abb. 10.16) zurückgegriffen.

Eine Tabelle mit verschiedenen flüssigen Substanzen, die über die Anzahl an Tropfen in einer Rezeptur verarbeitet werden können, ist im Deutschen Arzneimittel-Codex (DAC) in der Anlage E zu finden. Die nötige Menge an Tropfen kann dabei mithilfe eines einfachen Dreisatzes (▶ Kap. 3.3.1) berechnet werden.

Campher	0,50 g
Menthol	0,25 g
Eukalyptusöl	0,20 g
Terpentinöl	0,40 g
Weißes Vaselin	ad 10,0 g

Eukalyptusöl (Oleum Eucalypti) und Terpentinöl (Oleum Terebinthinae) sind als ätherische Öle Flüssigkeiten und werden zur Herstellung dieser Hustensalbe mit einem Normaltropfenzähler abgemessen.

Eukalyptusöl	1 g entspricht 54 Tropfen
	0,20 g entsprechen x Tropfen
	→ 54 × 0,20 : 1 = 11 Tropfen
Terpentinöl	1 g entspricht 57 Tropfen
	0,40 g entsprechen x Tropfen
	→ 57 × 0,40 : 1 = 23 Tropfen

10.10.2 Angaben der Konzentration

In der Pharmazie werden Angaben zur Konzentration einer Lösung oder einer halbfesten Zubereitung normalerweise in Prozent angegeben. Die einzelnen Angaben können dabei jedoch verschiedene Bedeutungen haben.

Massenprozent

Grundsätzlich gilt die Regel, dass wenn bei einer Konzentrationsangabe (c) keine weitere Angabe gemacht wird, Massenprozent gemeint sind. Darunter versteht man die Masse (m) eines Stoffes (in g) bezogen auf die Gesamtmasse der Mischung (in g).

$$c(\%) = \frac{m(\text{Substanz})}{m(\text{Mischung})} \times 100 \qquad \text{Gleichung 10.1}$$

Beispiel: Es werden 50 g einer Natriumchlorid-Lösung 0,9 % hergestellt. Wie viel Gramm an Feststoff, also Natriumchlorid, müssen abgewogen und in Gereinigtem Wasser aufgelöst werden?

◘ Gleichung 10.2 wird zur Berechnung zunächst nach m (Substanz) aufgelöst:

$$m(\text{Substanz}) = \frac{c\% \times m(\text{Mischung})}{100} = m$$
$$= \frac{0,9 \times 50}{100} = 0,45 \qquad \text{Gleichung 10.2}$$

Zur Zubereitung von 50 g isotonischer Kochsalz-Lösung 0,9 % müssen 0,45 g Natriumchlorid eingewogen werden.

Volumenprozent

Mischungen aus den beiden Flüssigkeiten Ethanol oder Isopropanol und Wasser werden als Alkohol-Wasser-Gemische bezeichnet. Sie werden normalerweise in Volumenprozent angegeben. Unter Volumenprozent versteht man dabei das Volumen einer Substanz (in ml) im Verhältnis zum Gesamtvolumen der Mischung (in ml).

$$c(\text{Vol \%}) = \frac{V(\text{Substanz})}{V(\text{Mischung})} \times 100$$

Gleichung 10.3

Beispiel: Wie viel Milliliter Isopropanol 70 % (V/V) können aus 100 ml reinem Isopropanol gewonnen werden? Isopropanol wird auch als 2-Propanol bezeichnet, ohne Angabe einer Konzentration ist immer Isopropanol 100 % (V/V) gemeint.

Gleichung 10.4 wird nach V(Mischung) aufgelöst:

$$V(\text{Mischung}) = \frac{V(\text{Substanz}) \times 100}{c(\text{Vol\%})} = \frac{100 \times 100}{70} = 142{,}9$$

Gleichung 10.4

Es können also 142 ml 2-Propanol 70 % (V/V) gewonnen werden.

Häufig müssen in der Apotheke auch verschiedene Ethanol-Konzentrationen hergestellt werden. Da es beim Mischen von Alkohol und Wasser zu einer Kontraktion des Volumens kommt, müssen solche Gemische immer durch Abwiegen der beiden Flüssigkeiten zubereitet werden. Zur Berechnung der erforderlichen Ethanol- und Wassermengen jeweils in g kann folgende Eselsbrücke verwendet werden:

$$x = \frac{\text{Arzt} \times \text{Arzt}}{\text{Apotheker}}$$

x: Menge des abzuwiegenden Ethanols (g)
Arzt: Menge des gewünschten Ethanols (g)
Arzt: Konzentration des gewünschten Ethanols in Massenprozent (m/m)
Apotheker: Konzentration des vorrätigen Ethanols in Massenprozent (m/m)

Gleichung 10.5

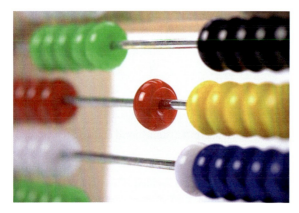

○ **Abb. 10.41** Bei der Berechnung von Masseprozenten wird die Masse eines Stoffes bezogen auf die Gesamtmasse der Mischung ermittelt.

Beispiel: Es sollen 100 g Ethanol 50 % (V/V) aus Ethanol 96 % (V/V) hergestellt werden. Mithilfe der ○ Gleichung 10.5 berechnet man die Menge an Ethanol 96 % (V/V), die abgewogen werden muss. Zunächst werden dazu in der Ethanol-Dichtetabelle des Europäischen Arzneibuchs die entsprechenden Konzentrationsangaben von Ethanol in Massenprozent nachgeschlagen. Diese lauten:

- Ethanol 96 % (V/V) entspricht 93,84 % (m/m)
- Ethanol 50 % (V/V) entspricht 42,43 % (m/m)

$$x = \frac{100{,}0 \times 42{,}43}{93{,}84} = 45{,}2$$

Zur Herstellung von 100 g Ethanol 50 % werden 45,2 g Ethanol 96 % und 54,8 g Gereinigtes Wasser abgewogen.

Masse-Volumen-Prozent (m/V)

Diese Art der Konzentrationsangabe spielt in der Apotheke beispielsweise bei der Abgabe von Antibiotikasäften eine Rolle. Es handelt sich dabei um das Verhältnis der Masse (m) einer Substanz (in g) zum Gesamtvolumen (V) der Mischung in ml.

$$c\%(\text{m/V}) = \frac{m(\text{Substanz})}{V(\text{Mischung})} \times 100$$

Gleichung 10.6

Beispiel: Zur Therapie einer bakteriellen Infektion verordnet ein Kinderarzt 100 ml eines 2,5 %igen Cefaclor-Saftes. Das Kind soll dabei dreimal täglich 125 mg des Antibiotikums einnehmen. Wie viel Milliliter muss das Kind dabei als Einzeldosis einnehmen?

100 ml Saft enthalten 2,5 g des Antibiotikums, die Einmaldosis für das Kind beträgt 125 mg, also 0,125 g. Über einen Dreisatz kann diese Menge in Milliliter umgerechnet werden.

2,5 g entsprechen 100 ml
0,125 g entsprechen x ml
→ 100 × 0,125 : 2,5 = 5 ml

Das Kind muss also dreimal täglich 5 ml Cefaclor-Saft einnehmen, die Dosierung erfolgt dabei am besten mithilfe einer Spritze.

10.10.3 Rezepturkonzentrate

Bei der Herstellung von Arzneimitteln werden manchmal nicht die reinen Arzneistoffe eingesetzt, sondern Mischungen des entsprechenden Wirkstoffes mit einem oder mehreren Hilfsstoffen. Die Konzentrationen können dabei nach verschiedenen Möglichkeiten angegeben werden:

- 1 % = Massengehalt des Arzneistoffes beträgt 1 % (m/m),
- 1:100 = 1 g Arzneistoff ist in 100 g Rezepturkonzentrat enthalten,
- 1+99 = 1 g Arzneistoff ist mit 99 g Hilfsstoff verarbeitet.

Tab. 10.7 Gehaltsangaben bei Rezepturkonzentraten

1 %	1:100	1+99
5 %	5:100 oder 1:20	1+19
10 %	10:100 oder 1:10	1+9
50 %	50:100 oder 1:2	1+1

Tab. 10.7 gibt einen Überblick über die wichtigsten Gehaltsangaben bei Rezepturkonzentraten.

10.11 Abgabebehältnisse für Arzneimittel

Zur Herstellung von Arzneimitteln dürfen grundsätzlich nur solche Verpackungsmaterialien verwendet werden, die die Zubereitungen vor physikalischen, chemischen und mikrobiologischen Veränderungen schützen. **Primärpackmittel** oder Abgabebehältnisse sind dabei Packmittel, die in unmittelbarem Kontakt mit der Arzneiform stehen, während **Sekundärpackmittel** als äußere Umhüllung zum Schutz des Primärpackmittels und der Kennzeichnung dienen. Am Ende des Herstellungsprozesses sollten Rezepturarzneimittel ohne Verzögerung in ein geeignetes Primärpackmittel gefüllt werden.

> **Praxistipp** Nach Möglichkeit sollten Flüssigkeiten direkt aus dem jeweiligen Standgefäß abgefüllt werden. Dabei ist darauf zu achten, dass keine Flüssigkeit über die Beschriftung läuft. Aus diesem Grund und auch, um jederzeit den Inhalt der Flasche überprüfen zu können, zeigt beim Ausgießen einer Flüssigkeit das Etikett immer nach oben. Das Abfüllen größerer Mengen leicht verdunstender und damit leicht entzündlicher Flüssigkeiten wie Benzin, Aceton oder Ether sollte im Abzug erfolgen.

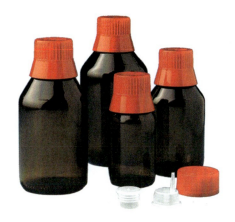

Abb. 10.42 Medizinflaschen mit Gießring und Schraubverschluss, der auch als Dosierbecher verwendet werden kann.

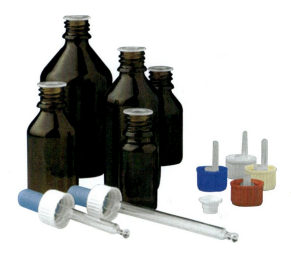

Abb. 10.43 Tropfflaschen werden auch als Allround-Gläser bezeichnet, da sie sowohl mit Tropfeinsätzen als auch mit Aufsätzen für Pinsel, kleinen Spateln oder Pipetten versehen werden können.

Aponorm-Medizinflaschen sind rund und besitzen einen Gießrand aus Kunststoff sowie einen Standard-Schraubverschluss (Abb. 10.42). Die Flaschen mit einem Inhalt von 50 bis 1.000 ml können eine Nennmarke für das Volumen sowie einen Luftraum zum Schütteln aufweisen. Der Verschluss eignet sich auch als Dosierkappe zum Abmessen von flüssigen Arzneimitteln in der Menge 10 ml und 15 ml.

Allround-Gläser können zur Verpackung kleinerer Mengen (bis 100 ml) flüssiger Arzneiformen eingesetzt werden. Sie bieten durch Tropf- und Pinseleinsätze, Spatelmonturen oder Pipettenaufsätze für Nasen- und Ohrentropfen viele Variationsmöglichkeiten (Abb. 10.43).

Augentropfengläser werden einzeln und luftdicht verpackt in Plastikbeuteln bereits sterilisiert angeboten (Abb. 10.44). Der Tropfaufsatz besteht entweder aus Gummi oder heutzutage meistens aus Kunststoff. Bei der Herstellung von Augentropfen in der Apotheke kann die Sterilfiltration der Lösung durch die Plastikhülle direkt in die Flasche erfolgen. Erst nach dem Schließen der Flasche wird die schützende Hülle entfernt.

Infusionsflaschen mit Gummidurchstechstopfen zur Herstellung von Parenteralia spielen in der Apothekenpraxis normalerweise keine Rolle. Gleiches gilt für **Glasampullen** zur Aufnahme von Injektionen.

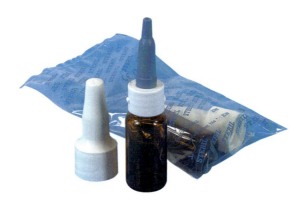

○ **Abb. 10.44** Steril verpackte Augentropf-Montur.

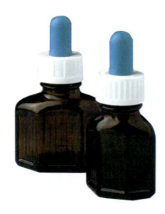

○ **Abb. 10.45** Pipettengläser sind vorne und hinten abgeflacht.

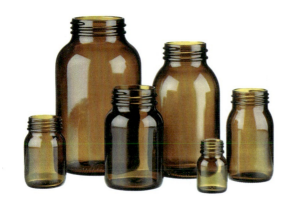

○ **Abb. 10.46** In Weithalsgläsern können dickflüssige Arzneiformen abgefasst werden.

Pipettengläser sind vorne und hinten abgeflacht und fassen ein Volumen von 10 bis 20 ml (○ Abb. 10.45). Sie werden beispielsweise zur Herstellung von Nasentropfen verwendet.

Größere Mengen dickflüssiger Arzneiformen, beispielsweise Gele, können auch in **Weithalsgläsern** mit Schraubverschluss abgegeben werden (○ Abb. 10.46).

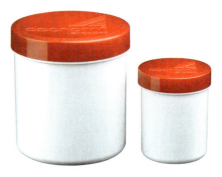

○ **Abb. 10.47** In diesen Schraubdeckelkruken sollten nur mikrobiologisch nicht anfällige Zubereitungen abgefasst werden.

Die Palette der im Handel angebotenen Größen reicht von 25 ml bis fünf Liter.

In der Apothekenrezeptur kommen zum Abfüllen von Dermatika häufig Salbenkruken oder Schraubdeckeldosen zum Einsatz (○ Abb. 10.47). Es gibt sie in den Größen von 10 bis 100 g. Beim Abfüllen mit dem Spatel in einfache **Kruken** ist darauf zu achten, dass Lufträume vermieden werden, die Oberfläche am Ende glattgestrichen und der Rand vor dem Verschließen gesäubert wird.

Kruken haben zwar den Vorteil, dass Arzneistoffe sehr leicht eingefüllt werden können, sie sind aber aus hygienischen Gründen für die Aufnahme von wasserreichen Cremes und Hydrogelen nicht geeignet. Salbenkruken sollen daher nur noch zur Abfüllung mikrobiologisch nicht anfälliger Zubereitungen, wie beispielsweise wasserfreier Salben, verwendet werden.

Spenderdosen sind zur Abgabe von Cremes und Gelen grundsätzlich den Kruken vorzuziehen. Ihr Boden dient als Kolben zum Herausdrücken des Arzneimittels, der Krukendeckel kann dagegen verschlossen bleiben – nur der Schraubverschluss muss zur Entnahme geöffnet werden. Zu den Spenderdosen zählen auch die sogenannten Unguator®- oder Topitec®-Kruken (○ Abb. 10.48).

Tuben aus Aluminium mit Innenschutzlackierung bieten für halbfeste Zubereitungen einen ausreichenden Licht- und Verdunstungsschutz (○ Abb. 10.49). Auch für den Patienten ist eine einfache und saubere Anwendung seines Arzneimittels ohne Probleme möglich.

Pulver werden häufig in **Pulverdosen** aus Kunststoff gefüllt (○ Abb. 10.50), für einzeldosierte Pulver kommen meist **Pulverbriefchen** zum Einsatz. Einzeln portionierte Pulver wurden früher auch in Wachs- oder Oblatenkapseln gefüllt, diese Behältnisse sind aber mittlerweile obsolet. Zur Herstellung einzeldosierter Pulver wird eine bestimmte Menge direkt in ein Briefchen gewogen und dieses nach dem Füllen an beiden Enden geknickt, ineinandergeschoben und so verschlossen.

Puderdosen aus Kunststoff haben zur Applikation auf die Haut einen gelochten Streueinsatz. Ein Deckel sorgt dafür, dass kein Inhalt ungewollt austritt.

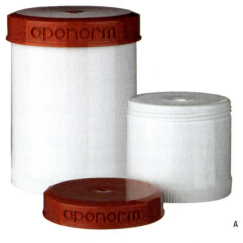

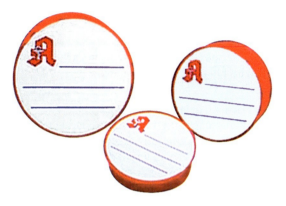

○ **Abb. 10.50** Pulverdosen aus Kunststoff werden heute nur noch selten verwendet.

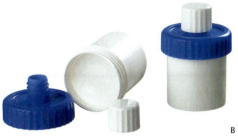

○ **Abb. 10.48** Spenderdosen wie die Topitec®- (A) oder Unguator®-Kruken (B) sind den herkömmlichen Kruken grundsätzlich vorzuziehen.

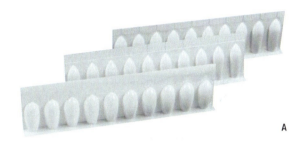

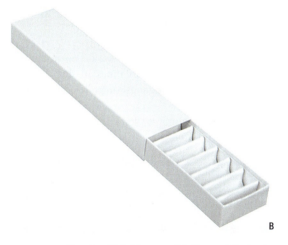

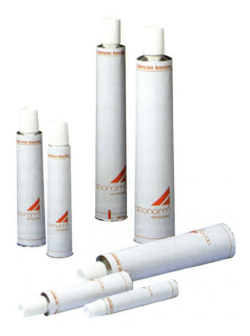

○ **Abb. 10.51** Kunststoffgießformen (A) dienen häufig der Herstellung von Zäpfchen, Suppositorienkästchen (B) der Abgabe.

Schutz erreicht man durch Einwickeln der Arzneiform in Stanniolpapier. Idealerweise werden Suppositorien im Rezepturmaßstab bereits in einer **Kunststoffgießform** hergestellt (○ Abb. 10.51 A). Zur Abgabe muss diese dann nur noch mit einer Klebefolie verschlossen werden.

Zur Abgabe von Tabletten eignen sich **Tablettenröhrchen** oder **Schnappdeckelgläser** mit Rollrand und Deckel aus elastischem Kunststoff.

Teebeutel mit spezieller Wandbeschichtung werden hauptsächlich zur Abgabe von Teemischungen verwendet. Aufgrund des Materials, aus dem sie hergestellt

○ **Abb. 10.49** Tuben aus Aluminium sind sehr anwenderfreundlich in der Handhabung.

Zur Abgabe von Zäpfchen an den Patienten dienen **Suppositorienkästchen** aus Kunststoff für sechs oder zwölf Zäpfchen (○ Abb. 10.51 B). Einen zusätzlichen sind, garantieren sie eine gute Haltbarkeit des Inhaltes. Nach dem Abfüllen des Tees ist auf ein sorgfältiges und gleichmäßiges Verschließen des Beutels zu achten. Das Fassungsvermögen reicht von wenigen Gramm (**Flachbeutel**) bis hin zu 5 kg (**Bodenbeutel**).

> **Praxistipp** Im NRF ist im Kapitel III.3 ein Bezugsquellennachweis für Packmittel zu finden. Hier sind auch für seltener gebrauchte Verpackungen die einzelnen Herstellerfirmen aufgeführt.

10.11.1 Grundausstattung mit Primärpackmitteln

Die Apothekenbetriebsordnung macht keine genauen Vorschriften zur Grundausstattung einer Apotheke mit Abgabebehältnissen. Es empfiehlt sich aber ein gewisser Vorrat zur Herstellung verschiedener Arzneiformen, da ärztliche Verordnungen grundsätzlich in angemessener Zeit ausgeführt werden müssen. Eine Empfehlung zur Grundausstattung mit Primärpackmitteln ist im Kommentar zur Leitlinie der Bundesapothekerkammer zur Herstellung von Arzneimitteln in der Apotheke zu finden und in Tab. 10.8 zusammengefasst.

10.11.2 Prüfung der Primärpackmittel

Auch bei Primärpackmitteln muss in der Apotheke grundsätzlich eine Eingangskontrolle durchgeführt werden. Dazu wird eine apothekeninterne Prüfnummer vergeben und eine visuelle Kontrolle nach folgenden Punkten durchgeführt:
- Feststellung der Identität,
- Prüfung auf Sauberkeit und Unversehrtheit,
- Kontrolle des Prüfzertifikats.

Beim Erwerb eines Primärpackmittels mit Prüfzertifikat können weitere Kontrollen entfallen. Über die Prüfung der Behältnisse wird analog zur Prüfung von Ausgangsstoffen ein Prüfprotokoll ausgefüllt (Abb. 10.52). Das Prüfzertifikat des Herstellers ist dabei Bestandteil des Protokolls.

10.11.3 Lagerung der Primärpackmittel

Da Packmittel verpackt und keimarm geliefert werden, können sie ohne Reinigung direkt zum Abfüllen von hergestellten Arzneimitteln verwendet werden. In der Apotheke werden sie so aufbewahrt, dass eine nachträgliche Verunreinigung verhindert wird:
- übersichtliche Lagerung getrennt nach Art, Größe und Charge,
- grundsätzlich verschlossen,
- Lagerung von Applikationshilfen in verschlossenen Behältnissen.

Aus Gründen der Arzneimittelsicherheit sind Primärpackmittel nicht zum mehrmaligen Gebrauch bestimmt.

10.12 Kennzeichnung eines Rezepturarzneimittels

Wenn ein Arzneimittel in der Apotheke hergestellt wird, muss es anschließend richtig beschriftet werden. Alle Angaben müssen dabei zunächst einmal in gut lesbarer Schrift und dauerhaft erfolgen. Um die Schrift ohne Anstrengung lesen zu können, ist das Schreiben der Rezepturetiketten mithilfe des Computers auf jeden Fall empfehlenswert. Damit die Beschriftung innerhalb des Verwendungszeitraums gut auf dem Arzneimittel haften bleibt, können durchsichtige selbstklebende Überzugsfolien über das Etikett geklebt werden.

Ein Rezepturarzneimittel muss laut Apothekenbetriebsordnung vor der Abgabe an den Patienten mit folgenden Angaben versehen werden (Abb. 10.53):
- Name und Anschrift der Apotheke,
- Inhalt nach Gewicht, Rauminhalt oder Stückzahl,
- Art der Anwendung,
- Gebrauchsanweisung,
- Wirkstoffe nach Art und Menge und sonstige Bestandteile nach der Art,

Tab. 10.8 Empfehlung zur Vorratshaltung von Abgabegefäßen

Arzneiform	Primärpackmittel
Feste Zubereitungen	■ Innen beschichtete Teebeutel, ■ Pulverbeutel, ■ Verpackungen aus Kunststoff für Erwachsenen- und Kinderzäpfchen sowie Vaginalzäpfchen
Halbfeste Zubereitungen	■ Tuben aus Aluminium, ■ Kruken aus Kunststoff, ■ Spenderdosen
Flüssige Zubereitungen	■ Gewindeflaschen aus Braunglas, einschließlich Tropfflaschen und Weithalsgläser, ■ Steril verpackte Augentropfenflaschen
Applikationshilfen und Verschlüsse	■ Tropfeinsätze, ■ Pipettenmonturen, ■ Deoroller, ■ Kindergesicherte Verschlüsse

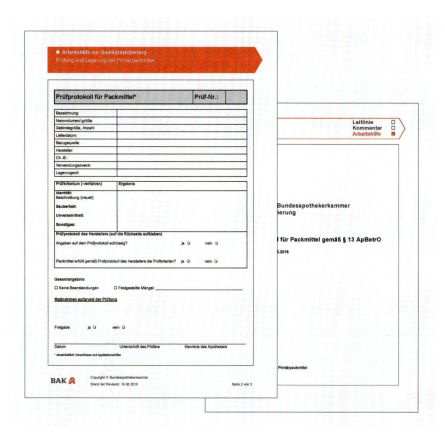

○ **Abb. 10.52** Als Prüfprotokoll für Packmittel kann ein Formblatt der Bundesapothekerkammer verwendet werden (www.abda.de).

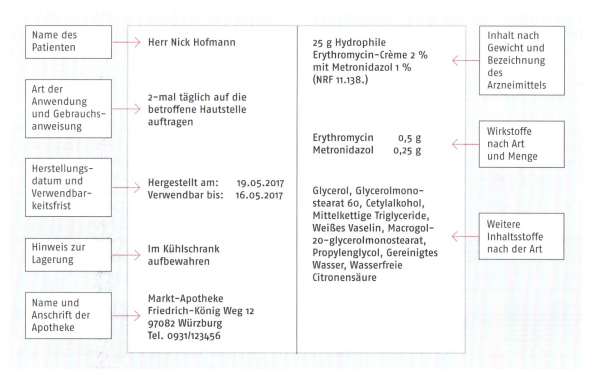

○ **Abb. 10.53** Kennzeichnung eines Rezepturarzneimittels

- Herstellungsdatum,
- Verwendbarkeitsfrist mit dem Hinweis „verwendbar bis" unter Angabe von Tag, Monat und Jahr,
- erforderliche Hinweise zur Anwendung, Lagerung, Entsorgung und auf besondere Vorsichtsmaßnahmen,
- Name des Patienten bei Herstellung auf Verschreibung.

Zusätzlich ist das Arzneimittel mit der richtigen Arzneiform zu kennzeichnen. Handelt es sich bei der Zubereitung um eine Rezeptur aus dem NRF, so ist die Ziffer dieser Vorschrift anzugeben. Um die Patientensicherheit zu erhöhen, können diese gesetzlich vorgeschriebenen Pflichtangaben durch weitere Hinweise ergänzt werden. Im Anschriftenteil des Etiketts ist es beispielsweise auf jeden Fall sinnvoll, die Telefonnummer der herstellenden Apotheke zu ergänzen.

Die Hinweisetiketten „äußerlich" oder „Nicht zum Einnehmen" sind veraltet und sollen nicht mehr verwendet werden. Sie beschreiben die Applikationsart eines Arzneimittels zu ungenau. Der Patient muss die Art der Anwendung des für ihn hergestellten Arzneimittels eindeutig verstehen können. Beispielsweise ist bei der Abgabe einer Salbe der Hinweis „Zum Auftragen auf die Haut" gut geeignet, bei der Kennzeichnung von Zäpfchen darf die Angabe „Zum Einführen in den Darm" nicht fehlen. Bei verschreibungspflichtigen Arzneimitteln stellt die Gebrauchsanweisung eine Pflichtangabe auf der ärztlichen Verordnung dar. Fehlt die Angabe, muss die Apotheke diese Unklarheit durch Rücksprache mit dem verordnenden Arzt beseitigen. Die Gebrauchsanweisung kann dann mit der Art der Anwendung in einer Wortgruppe verbunden werden. Auch bei nicht verschreibungspflichtigen Rezepturen ist die Angabe der Gebrauchsanweisung aus Gründen der Arzneimittelsicherheit empfehlenswert. Der Patient kann damit wirkungsvoll vor einer falschen Anwendung geschützt werden.

10.12.1 Wirk- und Hilfsstoffe

Alle enthaltenen Arzneistoffe eines Arzneimittels müssen nach Art und Menge auf dem Etikett deklariert werden. Bei Verwendung eines Rezepturkonzentrates ist zu beachten, dass auf dem Etikett der tatsächliche Wirkstoffgehalt ausgerechnet werden muss. Wird beispielsweise zur Zubereitung 2,0 g Salicylsäure-Verreibung 50 % DAC verwendet, so muss bei der Beschriftung die tatsächlich eingesetzte Menge an Salicylsäure (1,0 g) angegeben werden.

Im Sinne einer Volldeklaration des hergestellten Arzneimittels besteht auch die Verpflichtung zur Angabe aller eingesetzten Hilfsstoffe. Die Bezeichnung einer offizinellen Grundlage (zum Beispiel Wollwachsalkoholsalbe DAB) oder einer standardisierten Rezeptur (zum Beispiel Nichtionisches wasserhaltiges Liniment DAC NRF S.39.) ist dabei nicht ausreichend. Da die Apothekenbetriebsordnung für kleine Gefäße keine vereinfachte Kennzeichnung vorsieht, können bei der Beschriftung kleiner Abgabegefäße die Angaben gegebenenfalls auf einem Zusatzetikett gemacht werden.

Eine Ausnahme bezüglich der Deklaration aller Inhaltsstoffe gibt es dagegen für Fertigarzneimittel, die als Ausgangsstoffe für Rezepturarzneimittel eingesetzt werden. Hier reicht der Name des Fertigarzneimittels aus, eine einzelne Aufschlüsselung der Bestandteile braucht nicht zu erfolgen.

10.12.2 Angabe der Haltbarkeit

Die Aufbrauchsfrist einer Rezeptur ist mit einem konkreten Datum und dem Hinweis „verwendbar bis" anzugeben. Im NRF sind dazu Richtwerte für Aufbrauchsfristen für bestimmte Arzneiformen zu finden (Tab. 10.9).

Bei der Abgabe einer Suspension oder Emulsion darf der wichtige Hinweis zur arzneimittelspezifischen Anwendung „Vor Gebrauch schütteln!" nicht fehlen. Muss eine Rezeptur vom Patienten im Kühlschrank aufbewahrt werden, so wird die Angabe „Im Kühlschrank aufbewahren" auf das Etikett geschrieben.

10.12.3 Ist eine Gefahrenkennzeichnung nötig?

Von der Apotheke hergestellte Rezepturarzneimittel, die gefährliche Stoffe oder Gemische enthalten, bedürfen nach der Apothekenbetriebsordnung keiner Gefahrenkennzeichnung. Soweit erforderlich, müssen jedoch auf den Behältnissen bzw. Umhüllungen Hinweise auf besondere Vorsichtsmaßnahmen angegeben werden, etwa für

Tab. 10.9 Richtwerte für Aufbrauchsfristen

Darreichungsform	Aufbrauchsfrist
Kapseln	1 Jahr
Pulver	1 Jahr
Zäpfchen auf Hartfett-Basis	1 Jahr
Teemischungen (gepulvert oder angestoßen, mit flüchtigen Bestandteilen)	2 Wochen
Lipophile Cremes (konserviert; Tube)	1 Jahr
Hydrophile Cremes und Hydrogele (konserviert; Tube)	1 Jahr
Augentropfen (wässrig, konserviert)	4 Wochen

die Aufbewahrung oder für die Beseitigung von nicht verwendeten Arzneimitteln oder für sonstige besondere Vorsichtsmaßnahmen, um Gefahren für die Umwelt zu vermeiden. Deshalb kann es sinnvoll sein, leicht zu verstehende Angaben wie „Vor Feuer schützen" aufzubringen.

Anders verhält es sich, wenn nicht Rezepturen, sondern Chemikalien in der Apotheke abgegeben werden. Bevor gefährliche Stoffe und Gemische an den Endverbraucher gelangen, sind diese mit folgenden Angaben zu kennzeichnen:

- Name, Anschrift und Telefonnummer der Apotheke,
- Nennmenge des Stoffes oder Gemischs in der Verpackung,
- Angaben, die die Identifizierung des Stoffes oder Gemischs ermöglichen („Produktidentifikatoren"),
- Gefahrenpiktogramme (schwarze Symbole auf weißem Hintergrund in roten Rauten),
- Signalwörter („Gefahr" oder „Achtung"),
- Gefahrenhinweise (H-Sätze = Hazard Statements),
- Sicherheitshinweise (P-Sätze = Precautionary Statements).

 Praxistipp Eine Auflistung aller H- und P-Sätze finden Sie zum Beispiel auf der Internetseite der Bundesanstalt für Arbeitsschutz und Arbeitsmedizin unter www.baua.de

Über die Abgabe gewisser Gefahrstoffe – insbesondere giftige, brandfördernde und hochentzündliche – ist ein Abgabebuch (ein sogenanntes Gefahrstoffbuch) zu führen, welches Angaben über Art und Menge der Stoffe und Zubereitungen, das Abgabedatum, den Verwendungszweck, den Namen und die Anschrift des Erwerbers und den Namen des Abgebenden enthält. Der Empfang des Gefahrstoffs ist vom Erwerber bzw. Abholenden durch Unterschrift zu bestätigen. Aufzeichnungen und Bestätigungen sind mindestens fünf Jahre aufzubewahren. Abgegeben werden dürfen Gefahrstoffe nur an Personen über 18 Jahren.

10.12.4 QMS-Prozessbeschreibung

In Tab. 10.10 finden Sie eine Übersicht, welche Punkte im QM-Handbuch für die Prozessbeschreibung „Kennzeichnung einer Individualrezeptur" berücksichtigt werden sollten. Die Übersicht dient lediglich der Orientierung und muss für den jeweiligen Apothekenbetrieb individuell ausformuliert und angepasst werden.

Tab. 10.10 QMS-Prozessbeschreibung: Kennzeichnung einer Individualrezeptur

Prozessparameter	Beschreibung der Vorgänge
Was?	Kennzeichnen einer Individualrezeptur im Rahmen der Herstellung
Warum?	Bestimmungsgemäße Anwendung des Arzneimittels sicherstellen, Informationsbedarf des Patienten und Anforderungen der ApBetrO erfüllen
Wer?	Pharmazeutisches Personal im Zusammenhang mit der Herstellung oder PKA
Wo?	Bildschirmarbeitsplatz in der Rezeptur
Wann?	Unmittelbar nach der Herstellung eines Rezepturarzneimittels (in Zusammenarbeit mit dem herstellenden Personal), vor der Freigabe der Rezeptur
Wie?	Direkte Übergabe durch das herstellende Personal, um Verwechslungen von Gefäßen zu vermeiden Angaben mit dem herstellenden Personal klären: - zusammenhängende Formulierung für Art der Anwendung und Gebrauchsanweisung, - Mengen für alle Inhaltsstoffe, ggf. Konzentration von Vorprodukten beachten, - nicht auf der Verordnung vermerkte Hilfsstoffe, - Aufbrauchfrist gemäß NRF, Tabelle I.4.-2. - besondere Hinweise zur Anwendung, Lagerung, Feuer- oder Explosionsgefahr oder Entsorgung – insbesondere Kühllagerung bedenken. Eingaben in die Rezeptursoftware, Abschnitt Kennzeichnung, soweit diese noch nicht vom herstellenden Personal vorgenommen wurden, dabei alle Daten gemäß §14 ApBetrO plus Darreichungsform, ggf. NRF-Vorschrift, ggf. verarbeitetes Fertigarzneimittel und weitere Angaben siehe oben eingeben Zum Gefäß passende Etikettengröße auswählen, Etikett ausdrucken, auf Gefäß anbringen und mit Schutzfolie überziehen Bei besonders kleinen Gefäßen Etikett als Fahne anbringen Gekennzeichnete Rezeptur zur Freigabe weiterleiten

◻ Tab. 10.10 QMS-Prozessbeschreibung: Kennzeichnung einer Individualrezeptur (Fortsetzung)

Prozessparameter	Beschreibung der Vorgänge
Schnittstellen	Herstellung einer Individualrezeptur Freigabe einer Individualrezeptur
Sonstiges	BAK-Leitlinie: Herstellung und Prüfung der nicht zur parenteralen Anwendung bestimmten Rezeptur- und Defekturarzneimittel § 14 ApBetrO NRF Rezeptur-Software GefStoffV

10.13 Preisberechnung in der Rezeptur

In der Arzneimittelpreisverordnung (AMPreisV) ist geregelt, wie die Preise für unverändert abgegebene Stoffe und für in der Apotheke hergestellte Zubereitungen zu ermitteln sind. Vorgeschrieben ist diese Preisbildung allerdings nur für verschreibungspflichtige Stoffe und Zubereitungen. Außerdem ist diese Preisbildung in den meisten Arzneilieferverträgen für alle weiteren in Apotheken hergestellten Arzneimittel vereinbart, sofern diese von der Gesetzlichen Krankenversicherung erstattet werden. Für alle anderen Stoffe und Zubereitungen ist die Preisbildung dagegen frei. Für nicht verschreibungspflichtige Stoffe und Zubereitungen, die an selbst zahlende Kunden verkauft werden, können Apotheken den Preis also frei bilden. Die gängigen Apothekencomputer bieten für solche Fälle meist einen Orientierungspreis an, der nach der AMPreisV ermittelt wird.

10.13.1 Berechnung der Verkaufspreise für einzelne Stoffe

Den Ausgangswert für die Preisberechnung gemäß AMPreisV bildet der Einkaufspreis des Arznei- oder Hilfsstoffes in seiner üblichen Abpackung. Bei verschiedenen Anbietern und im Laufe der Zeit kann dieser allerdings schwanken und muss daher nicht für alle Apotheken immer gleich sein.

Allerdings gestattet die AMPreisV den Spitzenverbänden der Krankenkassen und der Apotheker, Vereinbarungen über Einkaufspreise zu treffen, die als Ausgangspunkt für die Berechnungen dienen sollen. Dies haben die Spitzenverbände getan. Das Ergebnis ist die sogenannte Hilfstaxe (○ Abb. 10.54). In dieser Hilfstaxe sind diejenigen Einkaufspreise verzeichnet, die als Grundlage für die Berechnung der Preise von Stoffen und Zubereitungen aus der Apotheke dienen sollen. Dazu gehören Einkaufspreise sowohl für Stoffe als auch für Packmittel. Außerdem sind in der Hilfstaxe die Verkaufspreise für gebräuchliche Abgabemengen handelsüblicher Stoffe verzeichnet. Im Apothekenalltag können diese Angaben aus dem Apothekencomputer entnommen werden. Für einige selten verwendete Stoffe gibt es allerdings keine Angaben in der Hilfstaxe. Dann muss der Preis nach den Regeln der Arzneimittelpreisverordnung (AMPreisV) ermittelt werden.

Unverarbeitet abgegebene Stoffe können Arzneistoffe, Hilfsstoffe oder Teedrogen sein. Gemäß § 4 AMPreisV gilt folgender Rechenweg für die Preise von Stoffen, die unverändert in Apotheken abgegeben werden: Ausgehend vom Einkaufspreis für die üblicherweise eingekaufte Menge wird mithilfe des Dreisatzes (▶ Kap. 3.3.1) der Einkaufspreis für die abgegebene Menge ermittelt. Zu diesem Preis wird der Einkaufspreis für die verwendete erforderliche Verpackung hinzugerechnet. Auf die so ermittelte Zwischensumme werden 100 Prozent aufgeschlagen, die Zwischensumme wird also verdoppelt. Das

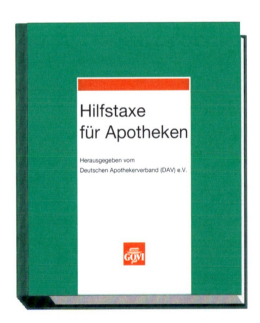

○ Abb. 10.54 Mithilfe der Hilfstaxe werden die Preise in der Rezeptur kalkuliert.

Ergebnis ist der Verkaufspreis ohne Mehrwertsteuer. Auf diesen wird die gesetzliche Mehrwertsteuer von derzeit 19 Prozent aufgeschlagen, um den Verkaufspreis einschließlich Mehrwertsteuer zu ermitteln.

In der Hilfstaxe wird in der Spalte „100 %" der Preis für die zwei Spalten weiter links angegebene Menge einschließlich des 100-prozentigen Aufschlags angegeben. Dieser Preis bezieht sich nur auf den Stoff ohne Verpackung. In den weiter rechts stehenden Spalten sind die Verkaufspreise für verschiedene gebräuchliche Abgabemengen jeweils mit Verpackung angegeben. Dabei ist allerdings nicht sicher, ob die tatsächlich verwendeten Packmittel für die dort unterstellten Preise zu erhalten sind. Auch die Einkaufspreise der Stoffe können sich seit der Vereinbarung für die Hilfstaxe verändert haben. Doch sind die Preise in der Hilfstaxe gegenüber den Krankenkassen vereinbart.

10.13.2 Berechnung der Verkaufspreise für Zubereitungen

In § 5 AMPreisV ist vorgeschrieben, wie die Preise für Zubereitungen aus einem oder mehreren Stoffen, die in Apotheken angefertigt werden, zu ermitteln sind. Auch für diesen Fall gelten die Vereinbarungen in der Hilfstaxe in ähnlicher Weise wie für unverarbeitete Stoffe. Entscheidend sind dabei die vereinbarten Einkaufspreise für Stoffe und Packmittel. Allerdings gibt es angesichts der praktisch unbegrenzten Vielfalt der Zubereitungen in der Hilfstaxe nur wenige Angaben zu Preisen für die abzugebenden Rezepturen.

> **Achtung** Nur für einige sehr gebräuchliche Verdünnungen von Flüssigkeiten und einige Salben gibt es sogenannte Taxhilfen. Für Zubereitungen ist daher der Rechenweg in der Praxis wichtig. Zwar ist auch die Berechnung mithilfe der Apothekensoftware möglich, doch um die Bedeutung der nötigen Eingaben einschätzen zu können, ist es wichtig, den Rechenweg zu kennen.

Gemäß § 5 AMPreisV gilt folgender Rechenweg für Zubereitungen, die in Apotheken hergestellt werden: Ausgehend von den Einkaufspreisen für die üblicherweise einkaufte Menge werden mithilfe des Dreisatzes (▶ Kap. 3.3.1) die Einkaufspreise für die verarbeiteten Mengen aller verwendeten Stoffe ermittelt und addiert. Dazu wird der Einkaufspreis für die verwendete erforderliche Verpackung hinzugerechnet. Auf diese erste Zwischensumme werden 90 Prozent aufgeschlagen. Zu der so ermittelten zweiten Zwischensumme werden ein Festzuschlag von 8,35 Euro und ein sogenannter Rezepturzuschlag nach den weiter unten erklärten Regeln hinzugerechnet. Das Ergebnis ist der Verkaufspreis ohne Mehrwertsteuer. Auf diesen wird die gesetzliche Mehrwertsteuer von derzeit 19 Prozent aufgeschlagen, um den Verkaufspreis einschließlich Mehrwertsteuer zu ermitteln.

Um diese Rechnung ausführen zu können, fehlt also noch der erwähnte Rezepturzuschlag. Dieser ist als eine Art Arbeitspreis für die Herstellung der Zubereitung zu verstehen, obwohl die festgesetzten Beträge weitaus geringer sind als die Kosten für die Arbeitszeit, die üblicherweise für eine solche Herstellung nötig ist. Dieser Rezepturzuschlag ist ebenfalls in der Arzneimittelpreisverordnung geregelt und hängt von der Darreichungsform der hergestellten Zubereitung und von ihrer Menge ab. Die dort genannten Preise beziehen sich jeweils auf alle Mengen bis zu einer bestimmten Grundmenge. Für jede über die Grundmenge hinausgehende kleinere bis höchstens gleich große Menge erhöht sich der Rezepturzuschlag um jeweils 50 Prozent des Rezepturzuschlags, der für die Grundmenge gilt. Der Rezepturzuschlag beträgt 3,50 Euro

- für die Herstellung eines Arzneimittels durch Zubereitung aus einem oder mehreren Stoffen bis zu einer Grundmenge von 500 g,
- für die Anfertigung eines gemischten Tees, die Herstellung einer Lösung ohne Anwendung von Wärme oder das Mischen von Flüssigkeiten bis zu einer Grundmenge von 300 g.

Der Rezepturzuschlag beträgt 6,– Euro

- für die Anfertigung von Pudern, ungeteilten Pulvern, Salben, Pasten, Suspensionen und Emulsionen bis zu einer Grundmenge von 200 g,
- für die Anfertigung einer Lösung unter Anwendung von Wärme, Mazerationen, Aufgüssen und Abkochungen bis zu einer Grundmenge von 300 g.

Der Rezepturzuschlag beträgt 8,– Euro

- für die Anfertigung von Pillen, Tabletten und Pastillen bis zu einer Grundmenge von 50 Stück,
- für die Anfertigung von abgeteilten Pulvern, Zäpfchen, Vaginalkugeln und für das Füllen von Kapseln bis zu einer Grundmenge von zwölf Stück,
- für die Anfertigung von Arzneimitteln mit Durchführung einer Sterilisation, Sterilfiltration oder aseptischen Zubereitung bis zu einer Grundmenge von 300 Gramm,
- für das Zuschmelzen von Ampullen bis zu einer Grundmenge von sechs Stück.

Für jede Zubereitung darf stets nur ein Rezepturzuschlag berechnet werden. Folgendes Beispiel verdeutlicht die Ermittlung des Rezepturzuschlags bei

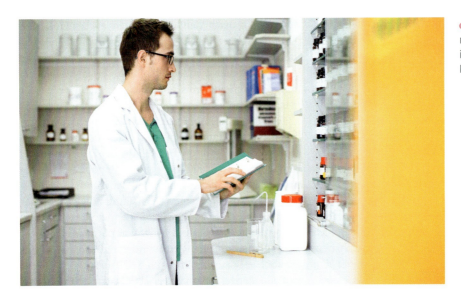

Abb. 10.55 Zur Preisberechnung von Rezepturen in der Apotheke wird die Hilfstaxe eingesetzt.

Mengen oberhalb der Grundmenge: Es sollen 500 g einer Salbe hergestellt werden. Der Rezepturzuschlag für die Grundmenge (200 g) beträgt 6,– Euro. Für die folgenden 200 g werden 50 Prozent davon (3,– Euro) addiert. Es verbleiben weitere 100 g, also weniger als die Grundmenge. Dafür werden wiederum 50 Prozent des Preises für die Grundmenge (3,– Euro) addiert. Der Rezepturzuschlag für 500 g Salbe beträgt damit 12,– Euro.

Im Apothekenalltag werden die Preise für Rezepturarzneimittel vom Apothekencomputer ermittelt. Dafür ist es jedoch nötig, die richtigen Eingaben zu machen. Die Darreichungsform muss korrekt angegeben werden. Bei allen Mengenangaben muss die Einheit beachtet werden. Mengen müssen in der Einheit eingegeben werden, die auch der Rechnung in der Hilfstaxe zugrunde liegt. Bei Gefäßen ist die Dichte der hergestellten Zubereitung zu beachten. Beispielsweise wird für 100 g einer Flüssigkeit, deren Dichte unter 1 g pro Milliliter liegt, eine Flasche mit einem Volumen von mehr als 100 Millilitern benötigt.

> **Praxistipp** Achten Sie bei Flüssigkeiten darauf, ob Mengen als Volumina (in Litern oder Millilitern) oder als Masse (in Kilogramm oder Gramm) angegeben werden sollen.

10.14 Arzneimittelrisiken melden

Apotheken sind dazu verpflichtet, Hinweise auf Arzneimittelnebenwirkungen und -missbrauch oder Qualitätsmängel von Fertigarzneimitteln zu melden. Wann, wie und an wen diese Meldungen zu erfolgen haben, erfahren Sie im folgenden Abschnitt.

Grundsätzlich schreibt die Apothekenbetriebsordnung vor, Fertigarzneimittel stichprobenweise zu prüfen. Eine Sinnesprüfung, das heißt Sehen, Riechen, Fühlen, reicht meist aus – außer es gibt Anhaltspunkte dafür, dass das Arzneimittel keine ordnungsgemäße Qualität besitzt. Sofern Beanstandungen bekannt werden – insbesondere zu Arzneimittelrisiken wie Qualitäts- und Verpackungsmängeln, Mängeln der Kennzeichnung und Packungsbeilage, Nebenwirkungen, Wechselwirkungen mit anderen Arzneimitteln, Gegenanzeigen oder eine missbräuchliche Anwendung – sind sie dem Apothekenleiter oder dem von ihm beauftragten Apotheker unverzüglich mitzuteilen, damit er die Arzneimittel überprüfen und die erforderlichen Maßnahmen zur Gefahrenabwehr veranlassen kann. Sofern bei Arzneimitteln oder Ausgangsstoffen, die die Apotheke bezogen hat, vom Hersteller verursachte Qualitätsmängel vorliegen, ist die zuständige Behörde unverzüglich zu benachrichtigen. Gleiches gilt im Fall eines Rückrufes von Arzneimitteln, die in der Apotheke hergestellt worden sind, sowie beim Auftreten von Arzneimittelfälschungen.

Die Berufsordnungen der Landesapothekerkammern beinhalten ebenfalls die Verpflichtung, bei der Ermittlung, Erkennung, Erfassung, Weitergabe und Verhinderung von Risiken und Fälschungen mitzuwirken. Insbesondere Feststellungen oder Beobachtungen zu Arzneimittelnebenwirkungen und -interaktionen sind unverzüglich der zuständigen Behörde sowie der Arzneimittelkommission der Deutschen Apotheker (AMK) mitzuteilen.

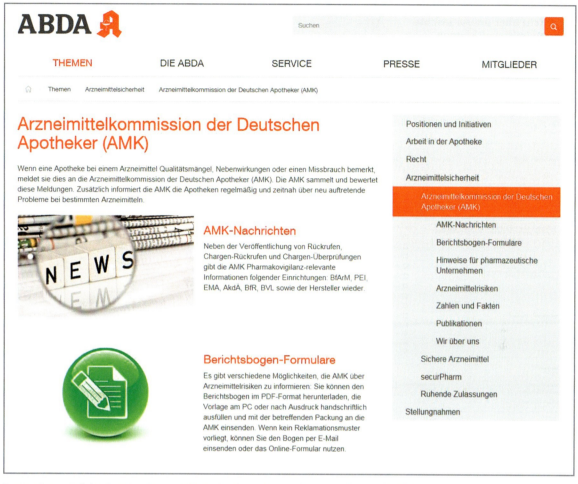

Abb. 10.56 Auf der Homepage der AMK finden Sie unter anderem auch aktuelle Meldungen.

10.14.1 Aufgaben der AMK

Die AMK ist ein mit Fachleuten besetztes Gremium, das für die Apothekerschaft insbesondere die im Arzneimittelgesetz definierten Aufgaben im Bereich der Pharmakovigilanz und Arzneimittel(therapie)sicherheit wahrnimmt – also die laufende und systematische Überwachung der Sicherheit eines Fertigarzneimittels sowie die sichere Anwendung von Arzneimitteln über die reinen Anwendungs- bzw. Einnahmeanweisungen hinaus. Die Geschäftsstelle der AMK hat ihren Sitz in Berlin.

→ **Definition** Unter Pharmakovigilanz versteht man die Überwachung der Sicherheit eines Fertigarzneimittels.

10.14.2 AMK-Berichtsbogen

Die AMK ist Anlaufstelle und Ansprechpartner für Apotheken, die Hinweise auf oder Kenntnisse über solche Vorkommnisse haben. Zur Meldung stehen entsprechende Formulare, die sogenannten Berichtsbögen, zur Verfügung einer für Berichte über unerwünschte Arzneimittelwirkungen (Abb. 10.57) und einer für Berichte über Verdachtsfälle auf Qualitätsmängel von Arzneimitteln bzw. Ausgangsstoffen oder Nahrungsergänzungsmitteln (Abb. 10.58).

Praxistipp Die Berichtsbögen sowie weitere Informationen zur AMK sind auf der Homepage der ABDA zu finden: www.abda.de > Themen > Arzneimittelsicherheit > Arzneimittelkommission der Deutschen Apotheker (AMK) > Berichtsbogen-Formulare.

Die AMK-Geschäftsstelle sammelt und sichtet die eingehenden Berichtsbögen und erfasst alle Meldungen in einer Datenbank. Dabei wird jede Beanstandung auf das Vorliegen weiterer, gleichlautender Meldungen überprüft. Meldungen von Nebenwirkungen und Verdachtsfälle auf solche werden nach ihrem Eingang unverzüglich an den betroffenen pharmazeutischen Un-

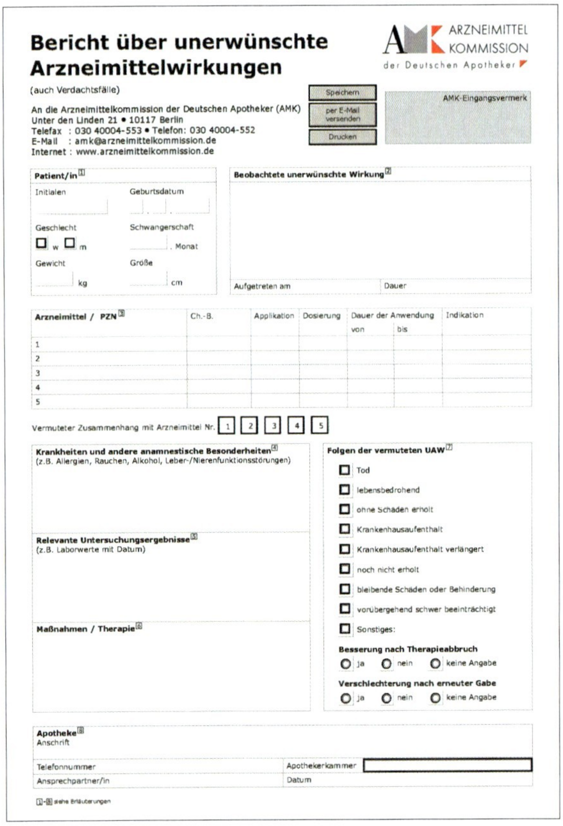

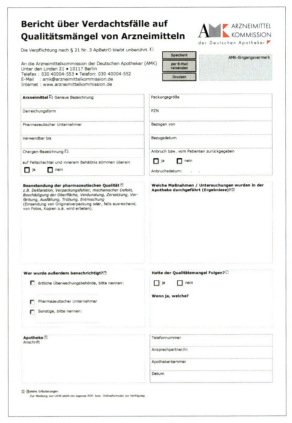

○ **Abb. 10.57** Um Qualitätsmängel oder unerwünschte Arzneimittelwirkungen zu melden, stellt die AMK diese Berichtsbögen zur Verfügung.

○ **Abb. 10.58** Um Qualitätsmängel oder unerwünschte Arzneimittelwirkungen zu melden, stellt die AMK diese Berichtsbögen zur Verfügung.

ternehmer sowie das Bundesinstitut für Arzneimittel und Medizinprodukte (BfArM) weitergeleitet. Das BfArM leitet – je nach Art und Umfang des Risikos – regulatorische Maßnahmen auf Grundlage des Arzneimittelgesetzes ein (sogenanntes Stufenplanverfahren): von der intensivierten Beobachtung des Arzneimittels, einer Einschränkung seiner Anwendungsgebiete, einer Änderung der Fachinformation, der Unterstellung des betroffenen Arzneimittels unter die Verschreibungspflicht bis hin zum Widerruf seiner Zulassung. Diese Maßnahmen veröffentlicht die AMK auf ihrer Homepage und in den pharmazeutischen Fachzeitschriften, um die Apotheken auf dem Laufenden zu halten.

> **Praxistipp** In jeder Ausgabe der Deutschen Apotheker Zeitung (DAZ) und der Pharmazeutischen Zeitung (PZ) gibt es eine Rubrik, in der die Mitteilungen der AMK veröffentlicht werden. Sie sollten gelesen und entsprechend den Anweisungen gehandelt werden, beispielsweise soll mangelhafte Ware an den Hersteller oder Pharmagroßhandel zurückgesendet werden.

10.15 Das Zentrallaboratorium Deutscher Apotheker

Das Zentrallaboratorium Deutscher Apotheker, kurz ZL, hat seinen Sitz in Eschborn bei Frankfurt am Main und wird von den Apothekerkammern der Bundesländer getragen. Es wurde 1971 gegründet, um die Sicherheit von Arzneimitteln zu erhöhen. Bekannt ist das ZL in vielen Apotheken auch, weil von hier aus die mehrfach im Jahr stattfindenden Rezeptur-Ringversuche organisiert und bearbeitet werden. Durch die Teilnahme

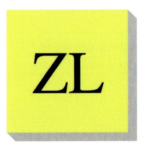

○ **Abb. 10.59** Das Zentrallaboratorium Deutscher Apotheker wurde gegründet, um die Sicherheit von Arzneimitteln zu erhöhen.

an diesem Versuch können Apotheken die Qualität einer von ihr hergestellten Rezeptur überprüfen lassen.

Im ZL werden apothekenübliche Waren geprüft und überprüft, die beispielsweise aus öffentlichen Apotheken direkt oder über die AMK dort eingehen. Man kann sich das ZL also vorstellen wie ein sehr großes Labor. Verschiedenste Prüfungen, die in einem „normalen" Apothekenlabor gar nicht zu bewerkstelligen wären, weil sie viel zu aufwendig sind, können hier durchgeführt werden. Wenn Sie in der Apotheke Ausgangsstoffe mit einem ZL-Prüfsiegel erhalten, gelten für das pharmazeutische Personal außerdem vereinfachte Prüfbedingungen.

Kurzgefasst

- Um das pharmazeutische Personal in der Rezeptur unterstützen zu können, ist es wichtig, Fachbegriffe und ihre Bedeutung zu kennen. Außerdem sollten Sie die Gerätschaften in Labor und Rezeptur kennen.
- Bücher und Datenbanken sind hilfreich bei der Herstellung von Rezepturen und Defekturen.
- Geräte, die zur Bestimmung der Masse, des Volumens, des Drucks, der Temperatur, der Dichte und des Gehalts bestimmt sind, müssen fristgerecht geeicht werden.
- Ausgangsstoffe werden in unterschiedlichen Gefäßen gelagert, um ihre Qualität zu erhalten. Auch bei den Abgabegefäßen ist es wichtig, ein auf die Anforderungen des Arzneimittels zugeschnittenes Packmittel auszuwählen.
- Beim Umgang mit Gefahrstoffen in Rezeptur und Labor sind verschiedene Vorschriften zu beachten.
- Um die Qualität einer Rezeptur zu gewährleisten, gelten hohe Hygienestandards.
- Eine Apotheke muss in der Lage sein, bestimmte Darreichungsformen innerhalb eines angemessenen Zeitraums herstellen zu können.
- Bevor eine Rezeptur hergestellt werden kann, müssen die Einwaagen ausgerechnet werden.
- Zur Kennzeichnung von Rezepturen macht die Apothekenbetriebsordnung genaue Vorgaben.
- Die Preise für Stoffe, die unverändert abgegeben werden, und für Zubereitungen, die in der Apotheke hergestellt werden, müssen nach den Vorschriften der AMPreisV gebildet werden.
- Hinweise auf Arzneimittelnebenwirkungen, -missbrauch oder Qualitätsmängel von Ausgangsstoffen oder Fertigarzneimitteln müssen unverzüglich an die zuständige Behörde und die AMK gemeldet werden, um eine systematische Überwachung zu gewährleisten.
- Das Zentrallaboratorium Deutscher Apotheker (ZL) ist für die Prüfung und Überprüfung von apothekenüblichen Waren und Ausgangsstoffen zuständig. Außerdem wird von dort der Rezeptur-Ringversuch organisiert.

Autoren

Annina Bergner, Thomas Müller-Bohn, Juliane Seidel

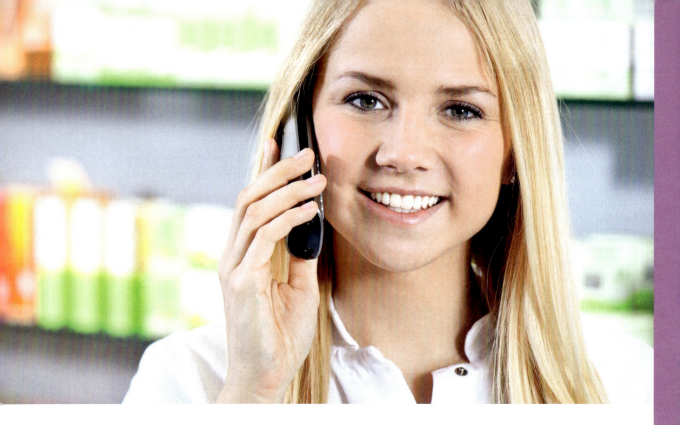

PKA Alina arbeitet in der Rathaus-Apotheke. Diese befindet sich, wie ihre Filiale, die Sonnen-Apotheke, in einem großen Einkaufszentrum. Der Kundenstamm besteht überwiegend aus Laufkundschaft – Touristen, Angestellte der umliegenden Geschäfte und Büros, Gelegenheitseinkäufer und Patienten der Fachärzte im Umkreis. Die Besitzer der Apotheken, das Ehepaar Breitenbach, beschäftigen insgesamt 15 Mitarbeiter. Außer Alina sind das noch vier weitere PKA, acht PTA und zwei Apothekerinnen. Die fünf PKA betreuen abwechselnd den Freiwahlbereich und sind die ersten Kontaktpersonen am Telefon. Sie kümmern sich außerdem um die Korrespondenz der Apotheken und besuchen regelmäßig Kommunikationsseminare. Natürlich achten sie nicht nur auf ihre Ausdrucksweise, sondern auch auf ein gepflegtes Äußeres. Schließlich ist es der Apothekenleitung wichtig, dass alle Mitarbeiter sympathisch und kompetent sind und die Kunden angemessen angesprochen werden.

Lernfeld 11
Schwierige und komplexe Gesprächssituationen bewältigen

11.1 Grundregeln der Kommunikation 446
- Verbale und nonverbale Kommunikation
- Körperhaltung und -sprache
- Kommunikationspsychologische Aspekte
- Schriftliche Kommunikation
- Fremdsprachen und Dialekt

11.2 Kundentypen erkennen und ansprechen 456
- Offenherzig oder nach innen gekehrt?
- Intuitiv oder sensorisch?
- Fühler oder Denker?
- Beispiele für Typeneigenschaften im Zusammenhang

11.3 Konflikte austragen, Kompromisse finden 459
- Ursachen erforschen und deeskalieren
- Kompromisse finden

11.4 Wie sage ich es nur? 460
- Richtig telefonieren
- Gespräche mit Firmenvertretern
- Ladendiebstahl
- Stresssituationen

11.5 Reklamationen und Beschwerden 464
- Reklamation seitens des Kunden
- Reklamation seitens der Apotheke

11.6 Diskretion und Schweigepflicht 468

11.7 Teambesprechungen und Personalplanung 469
- Teambesprechungen vorbereiten
- Wer arbeitet wann?
- Urlaubspläne

11.8 Der Blick in den Spiegel 474
- Seriöses Auftreten
- Reaktion auf Kritik

Lernfeld 11: Schwierige und komplexe Gesprächssituationen bewältigen

Ihre Kommunikation mit Kunden, Kollegen und Geschäftspartnern soll den Kontakt mit Ihnen zu einem positiven Erlebnis machen. Daher ist es ein Erfolg, wenn der Kunde findet, wonach er sucht, oder dass er auf etwas aufmerksam wird, was ihn erfreut oder was er als nützlich empfindet. Und auch beim Aufeinandertreffen mit Geschäftspartnern ist es wichtig, die richtigen Worte zu finden, ebenso wie in Gesprächen mit Ihren Kollegen – denn wie heißt es so schön? Der Ton macht die Musik.

11.1 Grundregeln der Kommunikation

Kommunikation findet auf zwei Ebenen statt: Die verbale Kommunikation ist das, was in Worten, Sätzen und Texten mitgeteilt wird, als nonverbale Kommunikation hingegen wird die Körpersprache bezeichnet. Und auch die Körperhaltung spielt in der Kommunikation eine wichtige Rolle.

11.1.1 Verbale und nonverbale Kommunikation

Die **verbale Kommunikation** sollte folgende Bedingungen erfüllen:
- Verständlich: Fremdwörter und Fachausdrücke müssen erklärt werden. Abkürzungen in einer Gebrauchsanweisung, einem Brief oder einer Mail werden einmal ausgeschrieben, damit sie garantiert verstanden werden. Verwenden Sie lieber kurze Sätze, gerne Aufzählungen. Nennen Sie die Hauptsache im Hauptsatz.
- Relevant: Gehen Sie auf Fragen Ihrer Gesprächspartner ein oder sprechen Sie übliche Fragen von sich aus an. Überlegen Sie sich: Was soll man mit den Informationen anfangen, die Sie geben? Wie werden Ihre Informationen nützlich sein?
- Interessant: Machen Sie es Ihren Gesprächspartnern leicht, zuzuhören. Verwenden Sie konkrete, anschauliche Beispiele, wenn möglich aus der Lebenswelt der Kunden, Geschäftspartner oder Kollegen. Auch Spaß darf sein.
- Aktuell: Sorgen Sie stets für aktuelle Zahlen, Daten und Fakten. Nutzen Sie dabei Quellen mit zeitnah erhobenen Informationen.

Ebenso wichtig wie das, was man sagt, ist aber auch das, wie man es sagt: „Der Ton macht die Musik". Das geschieht durch die **nonverbale Kommunikation**.

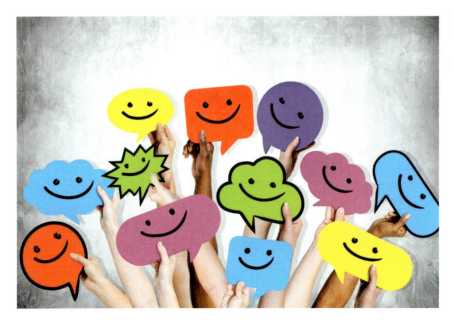

○ **Abb. 11.1** Nonverbale Kommunikation erfolgt auch in Form sogenannter Emojis.

Nonverbale Sprache, die Körpersprache, ist ebenfalls ein Teil unserer Kommunikation. Sie ist so wichtig, dass sogar in SMS und E-Mails Mimik-Bildchen eingebaut werden, die sogenannten Emojis. Am bekanntesten ist der Smiley. Selbst in reinen Textnachrichten hinterlässt die nonverbale Kommunikation Spuren, zum Beispiel wirken drei !!! oder Großbuchstaben wie eine LAUTE, aggressive Stimme.

Bereits unser Gesichtsausdruck verrät in Sekundenbruchteilen, was wir meinen und vielleicht gleich sagen werden. Emotionale Anteile einer Botschaft werden überwiegend durch nonverbale Kommunikation übermittelt (○ Abb. 11.2).

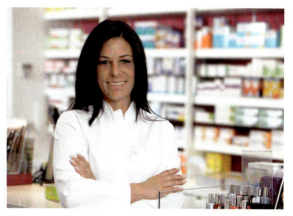

○ **Abb. 11.3** Obwohl die Frau auf dem Foto ihre Arme verschränkt, was häufig als Zeichen der Abwehr gewertet wird, wirkt sie sympathisch. Einzelne Gesten zu deuten ist also zu oberflächlich.

> **Kommunikationstipp** Das gehört zur Körpersprache:
> - Position im Raum: „Chefplatz" oder „am Rand", Zugang zu wichtigen Gegenständen, Blick zur Tür,
> - Nähe zum Publikum bzw. zum Gegenüber und Berührungen,
> - Stand und Körperhaltung, zum Beispiel aufrecht, passende Grundspannung, zugewandt,
> - Mimik: Gesichtsausdruck, Lächeln, Augenbrauen, Nicken,
> - Gestik: „mit Händen und Füßen reden",
> - paraverbale Körpersprache, also gleichzeitig mit Worten: die Stimme,
> - Kleidung, zum Beispiel formell „bedeckt" wie bei korrekter Berufskleidung in der Apotheke,
> - Accessoires, zum Beispiel Brille, Schuhe, Gürtelschnalle; Statussymbole, zum Beispiel ein teurer Kugelschreiber.

Wer körpersprachliche Zeichen interpretieren will, sollte sich vor Einzelbildern hüten. Erst im Zusammenhang lassen sich realistische Aussagen darüber machen, was jemand meint, was unbewusst offenbart wird oder welche Absicht dahintersteckt. Interpretationen von Körpersprache sind meist nur aus dem gesamten Verlauf einer Kommunikation sinnvoll. Einzelne Gesten zu deuten, wie zum Beispiel verschränkte Arme, ist zu oberflächlich.

Jeder Mensch zeigt eine für ihn typische Körpersprache (in verschiedenen Situationen). Manche Menschen können über Blickkontakt in Gesprächen wunderbar Kontakt herstellen; andere sehen vielleicht ungern in die Augen ihres Gegenübers, haben aber eine fein ausgeprägte Gestik, die viel zur Verständigung beiträgt. Hilfreich ist es noch am ehesten, die Verspannung oder Anspannung bei einem Gesprächspartner wahrzunehmen, denn hier kann durch die Kommunikation mit Worten und durch respektvolle, einfühlsame Körpersprache möglicherweise Spannung abgebaut werden.

> **Praxistipp** Als PKA führen Sie viele Gespräche, am Telefon, im Team und mit Kunden. Achten Sie deswegen besonders auf Ihre Stimme und auf Ihre Körperhaltung. So klingt Ihre Stimme angenehm:
> - sauber artikuliert, man hört alle Laute,
> - flüssig und mit moderaten Pausen,
> - langsam genug, um verständlich zu sein,
> - der Satz hat am Ende einen Punkt,
> - melodisch und gleichzeitig authentisch („echt", natürlich),
> - eher warm und zugewandt als kühl und distanziert.
>
> Weitere Tipps zur Stimme finden Sie im ▶ Kap. 11.4.1.

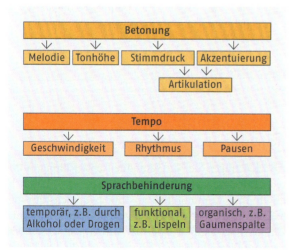

○ **Abb. 11.2** Sprachbegleitende nonverbale Kommunikation.

11.1.2 Körperhaltung und -sprache

Als PKA sind Sie ein vollwertiges Mitglied des Teams. Das sollten Sie auch mit ihrer Körpersprache zeigen. Dafür ist vor allem die Körperhaltung wichtig. Wer sich „duckt" und die Schultern hängen lässt, erscheint unwichtiger als ein aufrecht stehender Mensch mit einem Willkommenslächeln.

Körperhaltungen werden in hohem Maße gelernt. Erinnerungen an intensive emotionale Erlebnisse prägen sich auch körperlich ein. Man kann lernen, etwas im besten, positiven Sinne zu „verkörpern", zum Beispiel die aufrechte Haltung.

Die innere Haltung beeinflusst die äußere Haltung: Was wir von jemandem oder einer Sache halten, zeigt sich in unserer Körpersprache. Wer von sich überzeugt und mit sich im Reinen ist, strahlt das aus und zeigt eine aufrechte, offene und angemessen energetische Körperspannung. Charisma ist kein Zufall, sondern ein Ergebnis. Umgekehrt beeinflusst die äußere Haltung aber auch die innere Haltung. Überprüfen Sie diese daher regelmäßig: Was erwarte ich von mir? Wie realistisch ist das? Wer fördert mich, und wer hält mich davon ab, in meinem Beruf gut zu sein? Gestehe ich mir zu, eine Kundin zum Staunen zu bringen, weil sie „an meinen Lippen hängt"? Oder will ich mich hinter „der Sache" verstecken, weil ich als Person im Grunde keinen Einfluss auf mein Gegenüber nehmen will?

Stellen Sie neben der inneren auch Ihre äußere Haltung auf Erfolg: Eine positive Resonanz beim Gesprächspartner wird verstärkt, wenn man vor dem Auftritt eine Pose der Macht und der positiven Ausstrahlung einnimmt: Ausgebreitete Arme wie zu einem ausladenden Willkommensgruß, ein wahrhaft strahlendes Lächeln (man kann ja an ganz liebe Menschen denken, die man kennt) und eine aufrechte Haltung.

> **Praxistipp** Probieren Sie für eine aufrechte Haltung im Stehen folgende Empfehlungen aus:
> - **Füße ausrichten:** Füße in leichter V-Stellung in Hüftbreite. Mitte der Ferse und das Großzehengelenk am Boden verankern. Knie entspannen. Mindestens eine Fußbreite Abstand sollte in jedem Fall zwischen den Füßen sein, höchstens eine Fußlänge.
> - **Becken aufrichten:** Sitzbeinhöcker, Schambein und Steißbein Richtung Ferse verlängern. Die Vorstellung hilft, dass die Beine hinten länger werden. Beckenboden aktivieren: Sitzbeinhöcker zusammenziehen. Bauchnabel leicht zum Brustbein hochziehen.
> - **Wirbelsäule aufspannen:** Wirbel um Wirbel in die Vertikale dehnen, den Kronenpunkt (ganz oben auf dem Kopf) genau über dem Damm (der liegt zwischen Anus und Geschlechtsteil) ausrichten. Beim Ausatmen mit leicht geöffneten Lippen geht es besser.
> - **Kopf hoch:** Der Kopf thront schwerelos auf dem letzten Halswirbel. Man kann sich vorstellen, eine unsichtbare Krone aus Energie oder einen Heiligenschein zu tragen, die den Kopf mit ihren Strahlen leichtmachen.
> - **Schultern setzen:** Schlüsselbeine zart auseinander dehnen, Schultern nach außen unten fließen lassen. Arme loslassen. Nicht geeignet ist der militärische Tipp „Bauch rein, Brust raus". Das verklemmt die Atmung, und manchen Frauen ist es peinlich.
> - **Vertikal denken:** Von Sohle bis Scheitel in die Vertikale aufspannen – und entspannen. Die Vorstellung von einem majestätischen oder sympathischen Tier kann helfen, zum Beispiel ein Schwan oder ein Adler, ein aufgerichtetes Eichhörnchen oder eine stolze Leitstute.
>
> (nach Benita Cantieni: Wie gesundes Embodiment selbst gemacht wird)

11.1.3 Kommunikationspsychologische Aspekte

Als PKA tragen Sie zur Gesundheitsentwicklung in Ihrem Team und bei Ihrer Kundschaft bei – nämlich durch Ihre Kommunikation. Ihre Gesprächsführung hat psychologische Auswirkungen, und die Kommunikation Ihrer Gesprächspartner mit Ihnen wirkt sich auch auf Ihr Befinden aus. Wie das geschieht, erklärt die Kommunikationspsychologie.

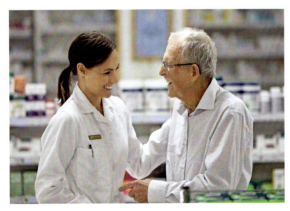

Abb. 11.4 Freundliches, offenes Auftreten erzeugt eine positive Resonanz beim Gesprächspartner.

> **Definition** Kommunikation folgt bestimmten Mustern: Innere Einstellungen und Erfahrungen spiegeln sich in Gesprächen wieder, und unsere Art zu kommunizieren erzeugt bestimmte Einstellungen und Erfahrungen. Kommunikationspsychologie erklärt, wie Kommunikation und seelische Prozesse sich wechselseitig beeinflussen.

Positiv sprechen

Im Apothekenteam gibt man sich gegenseitig Feedback. Dieses Feedback sollte die Zusammenarbeit und die Arbeitsqualität fördern. Offensichtlich ist Nörgeln und Jammern da fehl am Platz. Viel motivierender ist ermutigendes Feedback und konstruktive Kritik. Die Kommunikationspsychologie zeigt, dass bereits die Ausdrucksweise wesentliche Weichen für die Wirkung des Feedbacks stellt. Dazu dient zum Beispiel das positive Sprechen. Wir betrachten hier zunächst die verbale Kommunikation.

Positiv formulieren bedeutet, das Mögliche in Worte zu fassen anstatt das Unmögliche, das Ziel zu beschreiben anstatt den Mangel, das Wünschenswerte in den Blick zu nehmen anstatt das Unerwünschte – vor allem geht es darum, die Zukunft zu gestalten, anstatt über die Vergangenheit zu lamentieren (◘ Tab. 11.1).

Wer positiv spricht, beschreibt Ziele und Möglichkeiten. Das vermittelt Hoffnung, Kompetenz und Verantwortungsbereitschaft. Die innere Einstellung ist auf Erfolg gerichtet. Das steckt auch die Gesprächspartner an.

Stimme und Stimmung

Kommunikationspsychologisch höchst wirksam ist auch der Ton, in dem etwas gesagt wird, also die nonverbale Kommunikation über die Stimme. An der Stimmlage kann man einiges über seinen Gesprächspartner erkennen (◘ Tab. 11.2). Insbesondere am Telefon, wo man den Gesprächspartner nicht sieht, ist die Stimmführung eine wichtige Informationsquelle.

Rückschlüsse darauf, ob sich jemand in der Sache auskennt oder gar auf die gesamte Persönlichkeit sind aus einem einzigen Gespräch oder Telefonat kaum zu ziehen. Die Tagesform, der Gesundheitszustand, der Blutzuckerspiegel, die Wichtigkeit des Themas – all das beeinflusst, wie wir sprechen, und ist hoch veränderlich.

11.1.4 Schriftliche Kommunikation

Als PKA sind Sie für eine Menge Schriftstücke in der Apotheke verantwortlich. Das können einfache Handnotizen sein, aber auch Geschäftsbriefe und Mailings an Kunden. Dafür gibt es einige Vorgaben und Hilfsmittel.

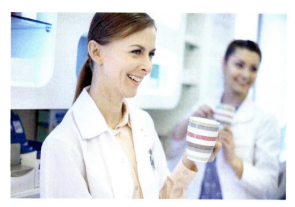

◘ **Abb. 11.5** In einem Team spricht man miteinander und gibt sich gegenseitig Feedback, welches die Zusammenarbeit und die Arbeitsqualität fördern soll.

Für geschäftliche Briefe gibt es eine Norm, die DIN 5008. Hat Ihre Apotheke eine Vorgabe, ein spezielles Corporate Design (▶ Kap. 1.5)? Auch hier sollte die DIN berücksichtigt werden. Dies gilt für die gesamte Korrespondenz, also Briefe, Faxe und E-Mails. Verwenden Sie grundsätzlich die Rechtschreibhilfe in Ihrem Textverarbeitungsprogramm.

Briefe und Faxe

Denken Sie immer daran: Sie gehen in der Apotheke mit der Gesundheit von Menschen und mit ganz speziellen Waren um. Da soll die Form Ihres Schriftwechsels auch ausstrahlen, dass Sie sich an Regeln halten können und dass Sie zuverlässig sind.

Das gilt auch für handgeschriebene Briefe – es ist eine besondere Ehre für den Empfänger, wenn Sie sich diese Mühe machen. Hat Ihre Apotheke vorgedruckte Grußkarten mit Logo und Adresse? Diese können Sie auch von Hand beschriften: „Sehr geehrte Frau Liebig, wie versprochen finden Sie anbei die Liste der Inhaltsstoffe für Ihre Creme. Mit freundlichen Grüßen, Alina Hansen". Die Handschrift sollte selbstverständlich gut lesbar sein und die Rechtschreibung muss stimmen.

> **Praxistipp** Eine korrekte Form lässt Ihre Briefe seriös wirken. Das muss Ihr Schreiben enthalten:
> - Absender mit Apothekenlogo,
> - Adressfeld des Empfängers,
> - formelle Anrede mit Namen, meist „Sehr geehrte Frau …" bzw. „Sehr geehrter Herr …",
> - ausgeschriebener Gruß am Schluss, meist „Mit freundlichen Grüßen" oder „Freundliche Grüße",
> - mehrere Freizeilen im Text entsprechend der DIN 5008.

Tab. 11.1 Positive Aussagen beschreiben Ziele und Möglichkeiten

Oft gehört	Positiv formuliert
„Das ist keine schlechte Idee." (Doppelte Negation)	„Das ist eine gute Idee." (Einfach positiv)
„Ich verstehe Sie ja, aber …" (Einschränkung)	„Ich verstehe Sie. Und für mich ist wichtig …" (Erweiterung)
„Wenn Sie nicht, dann können wir nicht …!" (Abwehr)	„Sobald Sie …, können wir …!" (Bedingung)
„Ich bezweifle, ob das geht!" (Geht oder geht nicht.)	„Ich sehe nicht, wie das geht!" (Es geht jedenfalls – aber wie?)
„Das kann gar nicht sein."	„Ich verstehe noch nicht, wie …"
„Wirklich? Das hat noch nie einer gesagt."	„Ich bin sehr erstaunt darüber, ich höre das zum ersten Mal."

Tab. 11.2 Was die Stimmlage über den Gesprächspartner verrät

Wenn Sie dies hören …	… können Sie folgendes vermuten:
Druck, Anspannung	Druck, Anspannung, eventuell auch Sorge, Angst
Hektisch, unkonzentriert	Zeitdruck, viel zu tun, hohe Anforderungen; auch: selbstgemachter Stress
Gehauchtes, druckloses Sprechen; kraftlos	Müdigkeit oder Trauer
Abgehackt, mit unangenehmen Pausen	Muss sich sehr konzentrieren; ist vorsichtig
„Ohne Punkt und Komma"	Angst, Suche nach Verständnis und Zuwendung
Tonlos, ausdruckslos, kaum Melodie	Hält sich sehr zurück oder ist erschöpft; eventuell auch ein Hinweis auf starke Medikamente
Nuscheln oder Lispeln	Sprachfehler
Nuscheln, unzusammenhängender Text, gleichzeitig auffällige Melodie oder Tonlosigkeit	Extreme Müdigkeit, Alkohol oder Medikamente
Überakzentuiert in Artikulation oder Melodie, übertrieben freundlich	Beeinträchtigtes Selbstwertgefühl oder bemüht darum, alles richtig zu machen
Aggressiv, drohend	Echtes, maßgebliches Problem oder Choleriker
Weinerlich	Echte Verzweiflung oder Kindchen-Schema
Bekannter Gesprächspartner spricht plötzlich kühl und distanziert	Zurückgehaltener Ärger, der oft aber auch etwas anderes betrifft als dieses Gespräch bzw. Telefonat
Gesprächspartner spricht meistens kühl und distanziert	Eventuell ist das ein introvertierter Mensch, das ist kein Problem; nicht „aus der Reserve locken"

Modern ist, was der Leser versteht. Das Wichtigste an einem Geschäftsbrief ist die Kundenorientierung: Der Empfänger soll den Brief ohne Mühe lesen und seinen Inhalt sofort verstehen können. Der erste Satz sollte dem Leser bereits ein „Ja!" entlocken, zum Beispiel „Sie haben uns gebeten, die Hinweise für Ihre Standby-Medikation zur Malaria-Prophylaxe aufzuschreiben." Damit erinnern Sie den Leser daran, was er wollte. „Sie-" Formulierungen sind kundenorientierter als „Ich habe Ihnen versprochen …, zusammenzufassen."

Sie können fast so schreiben, wie Sie sprechen: Kurze Sätze, zusammengesetzte Vergangenheitsformen. Altmodisch: „Sie telefonierten gestern mit meiner Kollegin und teilten ihr mit, dass Sie … suchen." Sprechen wür-

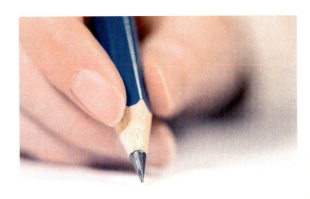

○ **Abb. 11.6** Egal ob kurze Notizen, Geschäftsbriefe oder Mailings – wenn Sie in der Apotheke etwas schreiben, müssen bestimmte Grundregeln beachtet werden.

den Sie jedoch eher so: „Sie haben gestern mit meiner Kollegin telefoniert. Sie suchen ein ..." So können Sie es auch schreiben, das ist leichter verständlich.

„Hauptsachen im Hauptsatz" ist eine hilfreiche Regel für gutes Schreiben. Wichtiges soll vorne im Satz stehen. Komplizierte Konstruktionen sind total „out", damit hat man früher versucht, sich wichtig zu machen: „In Anbetracht der erheblichen Kosten, die bei dieser Vorgehensweise entstehen könnten, möchten wir Ihnen vorschlagen, sich doch lieber auf ... zu konzentrieren." Das wirkt umständlich und wird schwer verstanden. Besser klingt: „Dieses Verfahren ist teuer. Wenn Sie ... nehmen, wird es günstiger."

Als PKA haben Sie vielleicht auch einmal mit Kunden oder einem Chef zu tun, die das Briefeschreiben vor Jahrzehnten in der Schule durchgenommen und seither nichts dazugelernt haben. Sie benutzen verschrobene Formulierungen wie „Ihrer baldigen Antwort dankbar entgegensehend", „... verbleiben wir mit freundlichen Grüßen" oder sogar noch „hochachtungsvoll". Diese Floskeln sind heute nicht mehr üblich, sie können sogar unangenehm provozierend wirken (□ Tab. 11.3).

Das gilt auch für eine früher übliche Anrede für Frauen: „Fräulein" ist seit 1972 offiziell abgeschafft.

Weibliche Erwachsene (und auch minderjährige Auszubildende) sind grundsätzlich mit „Frau" anzureden. Ausnahme: Wenn Sie eine betagte Kundin haben, die stolz darauf ist, ihr ganzes Leben „ohne einen Mann an ihrer Seite" gemeistert zu haben und die auf „Fräulein" besteht, können Sie diese Anrede natürlich verwenden.

Fantasie beim Grüßen ist in Maßen erlaubt. „Sehr geehrte Frau ..." ist die übliche Anrede im Geschäftsbrief. Wenn Sie seit Langem und regelmäßig mit jemandem korrespondieren, können Sie auch „Liebe Frau ..." schreiben. „Hallo" klingt nicht seriös. Die Standard-Grußformel unter jedem Brief ist „Mit freundlichen Grüßen". Damit liegen Sie immer richtig. Bei guten Stammkundschaft und wenn kein Ärgernis den Briefwechsel trübt, können Sie auch „Mit herzlichen Grüßen" schließen. „Liebe Grüße" sind privaten Kontakten vorbehalten.

Unter dem Suchbegriff DIN 5008 finden Sie im Internet eine ausführliche Beschreibung aller Regeln und viele gute Beispiele für professionell geschriebene Briefe!

> **Kommunikationstipp** Zwischen „wie besprochen" und „wie versprochen" gibt es einen kleinen, aber feinen Unterschied: Wenn Sie schreiben, „wie versprochen erhalten Sie ...", dann lernt der Empfänger nebenbei: Diese PKA bzw. diese Apotheke hält ihre Versprechen ein. Das fördert die Kundenbindung!

E-Mails und Anhänge

Die oben angesprochene DIN 5008 gilt auch für E-Mails. Selbst wenn Sie an eine Mail ein Briefdokument anhängen, muss die kurze Mail einen Mini-Brief mit Anrede, Inhalt und Gruß enthalten. Dabei ist „Hallo" sehr informell, taucht in E-Mails aber immer wieder auf. Überlegen Sie sich: Wie würde ein Dritter reagie-

□ **Tab. 11.3** Ansprache bei schriftlicher Kommunikation

So nicht:	Besser:
Hallo Frau Rösler, ...	Guten Morgen, Frau Rösler, ... (nur per Fax oder E-Mail und wenn Sie wissen, dass die Empfängerin die E-Mail morgens bekommt)
Wie besprochen!	Wie versprochen erhalten Sie anbei ...
Dies zu Ihrer Information. (Weglassen!)	■ Im Anhang (bei einer E-Mai) ... ■ In der Anlage (beim Brief) finden Sie ...
Beste Grüße ... (Gibt es zweitbeste Grüße?)	Wir wünschen Ihnen eine gute Reise! (Konkret etwas wünschen!) Mit freundlichen Grüßen ...

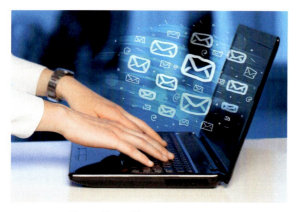

○ **Abb. 11.7** Wenn Sie Mailings und Newsletter schicken ist es wichtig, dass schon aus der Betreffzeile hervorgeht, worum es sich handelt.

ren, der diese Mail liest? Werden Sie damit noch ernst genommen?

In vielen Apotheken finden sich Formatvorlagen für Geschäftsbriefe, die ausgedruckt oder als Anhang einer Mail versendet werden können. Außerdem sollten Sie darauf achten, dass Ihre E-Mails eine Signatur enthalten, aus der alle Kontaktdaten und die Öffnungszeiten der Apotheke hervorgeben. Eine solche Signatur kann in den E-Mail-Programmen eingerichtet werden (meist unter „Einstellungen").

Mailings und Newsletter

Als PKA sind Sie auch für die Marketing-Kommunikation mit Ihren Kunden verantwortlich. Die neuen Medien bieten eine Fülle von Möglichkeiten, Kunden zu anzusprechen. Wählen Sie ganz gezielt aus und analysieren Sie, auf welchen Kanälen Ihre Kunden normalerweise Informationen suchen bzw. empfangen, und welche Themen ihnen wichtig sind. Wer sich für Mailings und Newsletter entscheidet, geht davon aus, dass die Leser nicht in erster Linie selbst nach den angebotenen Informationen suchen (zum Beispiel auf der apothekeneigenen Homepage), sondern dass man ihnen diese Infos aktiv präsentieren muss.

> **Achtung** Beachten Sie den Datenschutz: Versenden Sie Ihre Newsletter und Mailing so, dass die Empfänger in der E-Mail-Adresse verborgen bleiben, also als sogenannte „Blindkopie" im bcc-Feld. Keinesfalls darf Ihr E-Mail-Verteiler in unbefugte Hände geraten.

Aufmerksamkeit ist das teuerste Gut. Wenn Ihre Kunden eine E-Mail aus der Apotheke bekommen, durchläuft dieser Eintrag im Posteingang in Sekundenschnelle mehrere Aufmerksamkeitsfilter: Ist der Absender bekannt oder unbekannt? Wählen Sie daher eine geeignete Absenderkennung, zum Beispiel „Rathaus-Apotheke Neustadt". Schon ein unspezifischer Absender wie „Ihre Apotheke" könnte dazu führen, dass die Mail gleich gelöscht wird oder sogar in den Spam-Ordner wandert.

Auch die Betreffzeile sollte bereits relevante Informationen enthalten: „Oktober-Newsletter" sagt schon, um welche Art Dokument es sich handelt, das unterstützt auch die Wiedererkennung bei den Abonnenten. Danach darf aber als sogenannter Anleser oder Teaser ruhig noch ein aktuelles Themenstichwort stehen, beispielsweise „Grippeschutzimpfung – Für und Wider". Stellen Sie sich dieses Themenstichwort etwa so vor wie den Titel einer Zeitschrift: Was ist so wichtig, dass es den Rang einer Titelgeschichte bekommt?

Wenn es Ihnen gelingt, den Kunden zum Öffnen Ihrer Mail zu bringen, haben Sie bereits eine große Hürde genommen. Newsletter und Mailings konkurrieren mit vielen anderen E-Mails um die Aufmerksamkeit der Empfänger. Da kann der Inhalt noch so interessant sein – der Kunde muss erst einmal bereit sein, die Mail überhaupt zu öffnen.

Newsletter und Mailings brauchen ebenso eine möglichst persönliche Anrede wie ein Brief, sie sollten einen plausiblen Anlass nennen und mit einem freundlichen Gruß schließen – das gilt für E-Mails genauso wie für Drucksachen.

> **Seriös texten in Newslettern und Mailings**
> - Nette Anrede, die Frauen und Männer berücksichtigt, zum Beispiel: „Liebe Besucherinnen und Besucher unserer Rathaus-Apotheke, ..." (das schließt auch die Kontakte potenzieller Kunden über Ihre Homepage ein).
> - 100 % korrekte Rechtschreibung nach den neuesten Regeln.
> - Abschluss: „Freundliche Grüße und einen guten Start in den bunten Herbst! Ihre Sonnen-Apotheke in Neustadt".

Von der Form Ihrer schriftlichen Kommunikation schließt der Kunde direkt auf die Qualität Ihrer Produkte: Sind Rechtschreibfehler oder Zahlendreher im Text? Der Kunde denkt: Wie macht diese Apotheke das eigentlich bei der Belieferung von Rezepten – wird da auch mal danebengegriffen? Kaum ein Kunde wird das sagen; aber er wird es denken. Nutzen Sie deswegen eine aktuelle Rechtschreibhilfe, und lassen Sie den Text noch von jemand anderem lesen. Bei Newslettern und Mailings ist diese Sorgfalt wegen der großen Zahl von Empfängern besonders wichtig. Kommen Sie schnell zur Sache, damit der Empfänger Lust hat, weiterzulesen. Zwei Regeln sollten Sie daher für Newsletter und Mailings akribisch befolgen: Das Wichtigste, Aktuelle,

Grundregeln der Kommunikation

Tab. 11.4 Newsletter und Mailings richtig verfassen

Regeln befolgt:	Regeln missachtet:
[Anleser:] Der Herbst kommt, die Tage werden kürzer: Zeit für einen kräftigen, heißen Tee! Ingwer entfacht unsere innere Wärme und tut der Verdauung gut. [Mehr ...]	Schon vor 1000 Jahren wurde Ingwer auf der ganzen Welt als Heilmittel genutzt. Auch die berühmte Klosterfrau, Hildegard von Bingen, nahm ihn in ihre Rezeptsammlung auf.
Schon in der Naturheilkunde der Hildegard von Bingen ...	Noch heute spielt der Ingwer in der Naturheilkunde eine wichtige Rolle: ...
Ingwer fördert den Kreislauf und regt die Durchblutung an.	Seit langem ist bekannt, dass Ingwer den Kreislauf fördert und die Durchblutung anregt.

Relevante kommt gleich am Anfang und die Hauptsache steht, wie schon erwähnt, im Hauptsatz (◘ Tab. 11.4).

Bieten Sie innerhalb eines Textes ausreichend Kontaktmöglichkeiten an: Eine geeignete E-Mail-Adresse, zum Beispiel news@rathaus-apotheke-neustadt.de. Es ist Ihre Aufgabe, sich um den Rücklauf zu Ihrem Mailing oder Ihrem Newsletter zu kümmern. Wie sonst auch, sprechen Sie bei allen pharmazeutischen Fragen jemanden vom pharmazeutisch ausgebildeten Personal an. Es bleibt aber Ihre Aufgabe als PKA, den Versand der Antwort an den Fragesteller auch zu kontrollieren.

Die Option, den E-Mail-Kontakt zu beenden, muss für Ihre Kunden wählbar sein: Machen Sie deutlich, wie man den Newsletter abbestellen kann oder wie man von der Mailingliste genommen wird, zum Beispiel durch eine vorformatierte, anklickbare E-Mail. Sie sind gesetzlich dazu verpflichtet, diese Möglichkeit anzubieten.

Mailings und Newsletter sollen sich einfügen in das Gesamtpaket der Kommunikation, die Sie mit Ihrer Kundschaft pflegen. Bei jedem Beratungsgespräch, in dem ein Thema eines aktuellen oder vergangenen Newsletters auftaucht, sollten Sie diesen erwähnen. Archivieren Sie vergangene Newsletter eine Zeit lang (zum Beispiel ein Jahr) auf Ihrer Homepage. So wird Ihre Apotheke auch dann gefunden, wenn jemand eine Internetrecherche macht und die entsprechenden Suchworte eingibt.

Sprechen Sie Ihre Kunden aktiv an, ob sie Ihren Newsletter abonnieren möchten. (Den Skeptikern wird es helfen, wenn der Prozess zum Abbestellen sehr einfach ist.) Selbst wenn der eine oder andere Kunde entsetzt abwehrt, weil er bereits mit E-Mails überschüttet wird: Bieten Sie diese Informationen trotzdem immer wieder an und verweisen Sie darauf, dass man die letzten Themen ja auch im Archiv nachlesen kann.

 Praxistipp Kontakte in Newslettern sollten anklickbar sein. Beachten Sie daher folgende Punkte:
- Überprüfen Sie, ob alle anklickbaren Links funktionieren und lassen Sie sie so programmieren, dass ein neues Fenster aufgeht und der Newsletter weiterhin geöffnet bleibt.
- Geben Sie die Kontaktadresse als Klick so an, dass gleich ein Fenster zum Schreiben einer E-Mail aufgeht.
- Schreiben Sie die Telefonnummern anklickbar, also mit Vorwahl und ohne Klammern, Schräg- und Bindestriche – dann können auch Kunden mit internetfähigem Smartphone direkt durchwählen.
- Stellen Sie in jedem Newsletter, in jedem Mailing eine Kontaktzeile zu Ihrer Apothekenhomepage ein, in der mindestens folgende Stichworte anklickbar sind: Anrufen, E-Mail, Adresse, Öffnungszeiten, und wann Ihre Apotheke Notdienst hat.

 Praxistipp Folgende Punkte sorgen dafür, dass Ihre Informationen attraktiv präsentiert werden:
- Bild als Blickfang auswählen,
- aktuelles Themenstichwort auffällig gestaltet (Fettdruck, Farbe),
- als Anleser die ersten 20 bis 30 Wörter zu jedem Thema schreiben: das Wichtigste kurz und knackig,
- Schlüsselwörter fett drucken,
- bei jedem Thema einen Klick einrichten für mehr Info oder zum Weiterlesen,
- maximal eine Bildschirmseite füllen, alles andere anklickbar in Unterartikeln hinterlegen.

Mailings und Newsletter sind ein wichtiger Beitrag zu Ihrem Marketing. Wenn sie gut gemacht sind und der Kunde darin einen Nutzen erkennt, zeigen Sie mit diesen Informationsangeboten auch Ihre Kompetenz und dass Sie Ihre Kunden in dieser Apotheke wirklich gerne beraten.

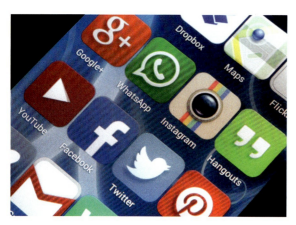

○ **Abb. 11.8** Auch über das Smartphone können Sie Kunden ansprechen, beispielsweise in Form von Nachrichten, die Sie über WhatsApp oder Twitter verbreiten.

tung kann darin bestehen, einen vom pharmazeutischen Personal formulierten, ganz konkreten Einnahmehinweis per SMS an den Kunden zu versenden: „Sehr geehrter Herr Primo, bitte nehmen Sie Ihr *[Präparatename]* dreimal täglich ein, je zwei Stück mit viel Flüssigkeit. Gute Besserung, Ihre Sonnen-Apotheke". Der Kunde kann diese SMS in seinen Kalender einfügen, ihn täglich mit entsprechenden Uhrzeiten hinterlegen und sich – wie an einen Geschäftstermin – auch an die pünktliche Einnahme erinnern lassen. Mit zunehmender Weiterentwicklung der Software werden diese Prozesse automatisiert.

> **Diese Mails werden ungelesen gelöscht:**
> - unbekannter bzw. unerkannter Absender,
> - unspezifischer oder fehlender Betreff,
> - Verwechslung mit typischem Spam wegen zu reißerischer Stichworte,
> - zu lange Mail,
> - umfangreiche Dateianhänge (alles über 2 MB ist kritisch – und wozu etwas anhängen, statt die Info auf die Homepage zu stellen?),
> - Dateianhänge mit „verdächtigen" Namen, Sorge vor Computerviren,
> - Layout und Schriftbild unattraktiv, beispielsweise zu kleine Schrift oder Steuerzeichen im Text.

> **Textnachrichten an Kunden**
> - Hoch serviceorientiert für Kunden, die Textnachrichten regelmäßig verwenden.
> - Textnachrichten an Kunden ermöglichen es, dass diese die Telefonnummer der Apotheke bei sich einspeichern (und öfter nutzen).
> - Telefonanlage prüfen: Können von dort Textnachrichten verschickt werden?
> - Optimal: Telefonie wird mit der EDV verbunden, Textnachrichten können ins Dokumentenmanagement-System aufgenommen werden.
> - Alternative: Bildschirmfoto einer einzelnen SMS oder WhatsApp archivieren, wenn diese besonders wichtig ist, zum Beispiel bei einer Reklamation.

SMS und WhatsApp, Telegram und Co.

Smartphones und Tablets werden zunehmend in Dienstleistungen einbezogen. Deswegen sind für den Schriftverkehr der Apotheke mit ihren Kunden auch Textnachrichten, zum Beispiel als SMS oder über WhatsApp, relevant.

Der überwiegende Teil der Handynutzer hat sein Mobiltelefon überall dabei. Für Kunden, die den ganzen Tag erreichbar oder online sind, kann die Apotheke ganz besondere Dienstleistungen anbieten, die wenig Aufwand kosten, aber eine hohe Kundenbindung ermöglichen. Diese können auf Premiumkunden beschränkt bleiben oder nur für bestimmte Einsatzzwecke genutzt werden. Ihre Aufgabe als PKA ist es, der Apothekenleitung Möglichkeiten aufzuzeigen, die Sie erkennen und als nützlich empfinden. Nutzen Sie dabei Ihre persönliche Erfahrung.

Berücksichtigen Sie aber auch, dass Informationen, die als Textnachricht versandt werden, vom Smartphone-Nutzer in andere Anwendungen übertragen werden können, zum Beispiel in den Kalender: Ihre Dienstleis-

Kunden wissen es sehr zu schätzen, wenn sie genau die richtigen Informationen zum passenden Zeitpunkt bekommen. Einige Arzt- und auch Tierarztpraxen arbeiten bereits mit telefonischen oder schriftlichen Erinnerungen; Autowerkstätten behalten TÜV-Termine im Auge; auch an die Wartung technischer Anlagen werden Kunden durch entsprechende Dienstleister persönlich erinnert. Mobiltelefone werden sehr persönlich und meist auch besonders vertraulich genutzt, daher sind sie als Kommunikationsmittel mit Patienten und Gesundheits-Kunden besonders gut geeignet.

> 💡 **Praxistipp** Nutzungsmöglichkeiten für Textnachrichten an Kunden:
> - mitteilen, dass bestellte Ware eingetroffen und abholbereit ist,
> - Tipps zur Medikamenteneinnahme oder Anwendung als SMS verschicken (einmal),
> - ganz bestimmte (Premium-)Kunden an Medikamenteneinnahme erinnern,
> - saisonale Grippeschutzimpfung ankündigen mit dem Tipp, einen Termin beim Hausarzt zu machen,
> - Bevorratung für Urlaubs- oder Reisevorbereitung empfehlen.

Handschriftliche Notizen

Eine schlichte Handnotiz hat auch im Zeitalter der modernen Medien noch ihren wichtigen Platz. Wenn Sie zum Beispiel nach einer ausführlichen Beratung zu einer Kosmetik-Pflegeserie die wichtigsten Anwendungstipps für die Kundin niederschreiben, wird sie sich an die Beratung besser erinnern.

Hat ein Kunde etwas bei Ihnen bestellt und möchte es später abholen? Schreiben Sie ihm auf, was er bestellt hat und ab wann seine Ware für ihn bereit liegt.

Machen Sie Ihren Notizzettel zu einem Werbeträger, den Sie dem Kunden ganz selbstverständlich überreichen. Manche Kunden heben solche Zettel noch länger auf, weil Telefonnummer und Öffnungszeiten Ihrer Apotheke darauf stehen, und hängen Ihre Notiz zu Hause an die Pinnwand. Auch als Erinnerung an komplizierte Präparatenamen ist so eine Handnotiz viel wert – sie ermöglicht es Kunden beispielsweise, mit dieser Notiz wiederzukommen oder das gleiche Präparat telefonisch erneut zu bestellen.

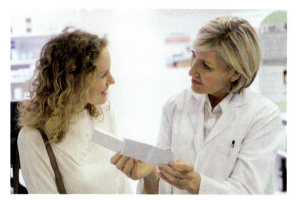

Abb. 11.9 Wenn Sie für Kunden etwas notieren und ihnen den Zettel mitgeben, sollten auf diesem auch die Telefonnummer und die Öffnungszeiten der Apotheke aufgedruckt sein.

> **Praxistipp** Diese Drucksachen mit Logo, allen Kontaktdaten und Öffnungszeiten sollte Ihre Apotheke nutzen:
> - Abreißblock oder Haftnotizen im Postkartenformat (nicht kleiner) für Handnotizen,
> - bedruckbare Karten im Format DIN lang (circa 105 mm × 210 mm), maximale Stärke 160 g/m² (dann können sie von den meisten Druckern mit Einzelblatteinzug bedruckt werden),
> - geschäftliches Briefpapier, Seite 1 mit komplettem Logo, Seite 2 nur mit Adresszeile am unteren Rand.

11.1.5 Fremdsprachen und Dialekt

Die Apotheke ist ein Ort der Vielfalt, sowohl was die Waren und Dienstleistungen angeht als auch was das Personal und den Kundenkreis betrifft. Als PKA tragen Sie zu dieser Vielfalt ganz persönlich bei. Schon längst gibt es PKA mit bikulturellem oder mehrsprachigem Hintergrund, die mit ihrer Sprachkompetenz die Beratung bereichern. Aber auch die Fremdsprachen, die Sie in der Schule gelernt haben, sind eine wichtige Ressource.

Eine Fremdsprache zu benutzen, erfordert manchmal Mut. Die richtigen Worte zu finden dauert etwas länger, und wer gerne alles richtig macht, will eine korrekte Grammatik verwenden. Fassen Sie sich ein Herz und probieren Sie es einfach. Jeder Versuch zur Verständigung zählt. In verschiedenen Sprachen grüßen, bitte und danke sagen, das ist jedes Mal ein liebevolles Willkommenszeichen für Menschen, die unsere Landessprache noch nicht können oder die als Touristen in die Apotheke kommen.

Gewöhnen Sie sich daran, bei jeder Gelegenheit zu üben, was Sie in anderen Sprachen können. Sie kennen wahrscheinlich mehr, als Ihnen bewusst ist. „Grazie", „merci", „tesekkür ederim" – diese verschiedenen Wörter für „danke" haben Sie wahrscheinlich alle schon gehört. Bringen Sie sich gegenseitig im Team bei, was Sie können. Damit sinkt allmählich Ihre Hemmschwelle, auch mal ein Beratungsgespräch in einer Fremdsprache zu führen.

Wenn Sie mehrere Sprachen gut sprechen, zum Beispiel außer Deutsch auch Türkisch, Russisch oder Arabisch, dann sollte Ihr Team das wissen und nutzen. Bieten Sie aktiv an, dass Sie in einer Beratung übersetzen. Kunden sind sehr dankbar dafür.

Ihr Team darf gerne wissen, worüber Sie gesprochen haben, wenn die Kollegen die Sprache nicht verstehen. Fassen Sie kurz zusammen, worum es ging, zum Beispiel: „Die Kundin hat mir von ihrem Umzug erzählt, sie hat beim Treppensteigen zu schwer getragen" oder

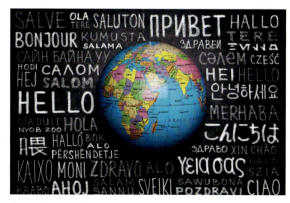

Abb. 11.10 Wenn Sie eine Fremdsprache sprechen, sollten Sie Ihre Kollegen darüber informieren. Eventuell können Sie als Dolmetscher fungieren.

„Der Kunde wollte wissen, ob er das Pflaster auch auf Rezept bekommen kann".

Beratungskompetenz ist auch Sprachkompetenz. Unterschiedliche Sprachen und auch Dialekte sind dafür eine Bereicherung. Man lernt, Höflichkeit und Freundlichkeit in verschiedenen Sprachen auszudrücken. Diese Sensibilität ist in einem kundennahen Beruf immer ein Gewinn.

Wer nicht akzentfrei oder nicht „perfekt" Deutsch spricht, sollte angemessen langsam sprechen und alle Buchstaben deutlich artikulieren. Trainieren Sie höfliche Sätze und Redewendungen, die Sie häufig brauchen, zum Beispiel: „Danke, dass Sie gefragt haben", „das erkläre ich Ihnen gerne" und „ich wünsche Ihnen gute Besserung".

Sprechen Sie einen Dialekt? Das ist vollkommen in Ordnung, wenn Sie langsam und ausdrucksvoll sprechen. Bewegen Sie fleißig Lippen und Zunge, artikulieren Sie also deutlich; das reicht meistens aus, um verstanden zu werden. Betrachten Sie Ihren Dialekt ganz stolz als eine bereichernde kulturelle Eigenschaft!

11.2 Kundentypen erkennen und ansprechen

Wie nehmen Ihre Kunden ein Beratungsangebot wahr? Fragen sie aktiv danach, oder muss man sie erst ansprechen? Wollen sie erst einmal in Ruhe über die Sache nachdenken, oder entscheiden sie sich gleich? Sind sie sachlichen Argumenten zugänglich, oder ist es ihnen wichtiger, mit ihrem persönlichen Befinden wahrgenommen zu werden? Aufgrund Ihrer Beratung lernen und entscheiden Menschen auf sehr unterschiedliche Weise – also ist es sinnvoll, die Beratung an den jeweiligen Typ anzupassen.

Nach Kundentypen zu suchen wie „der ängstliche Kunde" oder „der pedantische Kunde" ist nicht sinnvoll. Angst weist auf ein legitimes Sicherheitsbedürfnis

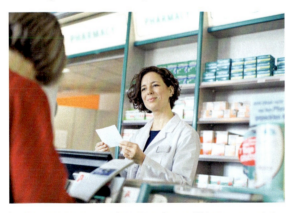

○ **Abb. 11.11** Introvertierte Kunden erzählen nur so viel, wie unbedingt nötig ist. Sie wirken oft sehr schüchtern, meiden manchmal sogar den Blickkontakt.

oder auf schlechte Erfahrungen hin, pedantisch erscheinende Menschen können in Wirklichkeit sehr interessiert an Sachinformationen sein. Wenn Sie Ihren Kunden grundsätzlich fundierte, gesicherte Informationen geben, nach ihren Erfahrungen und ihren Bedürfnissen fragen und auf ihre Fragen eingehen, dann brauchen Sie solche Typisierungen nicht. Eine viel nützlichere Typologie für Menschen ist der MBTI (Myers-Briggs Typen-Indikator). Dieser unterscheidet folgende vier Dimensionen:
- extrovertiert oder introvertiert,
- intuitiv oder sensorisch,
- fühlen oder denken,
- strukturorientiert oder wahrnehmungsorientiert.

Als Persönlichkeitstest misst der MBTI, welche Herangehensweise ein Mensch bevorzugt, die Typisierung misst also Präferenzen. Jeder ist in der Lage, sein Handeln den aktuellen Gegebenheiten anzupassen und von der bevorzugten Verhaltensweise auch einmal abzuweichen. So kann zum Beispiel eine Kundin, die sich eigentlich lieber spontan (intuitiv) für eine bestimmte Gesichtscreme entscheidet, auch einmal verschiedene Proben mitnehmen und sich Zeit dafür nehmen, die Produkte zu vergleichen (sensorisch). Für Sie als PKA ist wichtig: Was ist der Kundin lieber? Wie macht sie es üblicherweise?

Wichtig ist, dass Sie nicht automatisch davon ausgehen: Was für Sie selbst eine wünschenswerte Umgangsweise oder eine gelungene Beratung ist, gilt auch für andere. Je besser Sie die Unterschiede zwischen sich und anderen Menschen erkennen, umso schneller werden Sie auch die Kundinnen und Kunden einordnen und auf sie eingehen können.

> **Definition** Der MBTI ist ein sehr häufig eingesetzter Persönlichkeitstest. Er beruht auf der Persönlichkeitspsychologie von Carl Gustav Jung und wurde bereits 1921 von Katharine Briggs und Isabel Myers entwickelt. Über ihn liegen relativ viele Messdaten aus verschiedenen Studien vor. Viele seriöse Selbsthilfebücher beziehen sich auf die Typisierungen des MBTI.

11.2.1 Offenherzig oder nach innen gekehrt?

Extrovertierte Menschen tragen sozusagen „das Herz auf der Zunge". Solche Kunden berichten freimütig über ihre Beschwerden; es ist für sie eine Form der Beziehungsgestaltung, sich anderen Menschen im Gespräch anzuvertrauen. Wenn Diskretion für sie wichtig ist, werden sie Ihnen das sagen. Ansonsten kann es vorkommen, dass sie sich von Mithörern nicht im Mindesten stören lassen. Manche extrovertierten Menschen würden dagegen sogar noch andere Kunden ins Gespräch einbeziehen. Bei diesen Kunden sollten Sie einfach zuhören, was sie erzählen, bis Sie eine konkrete Frage gestellt bekommen oder bis der Kunde eine Pause macht und Sie fragend ansieht.

Introvertierte Menschen dagegen lassen sich nicht so gerne in die Karten schauen, schon gar nicht in Gegenwart mehrerer Zuhörer. Sie erzählen nur so viel, wie unbedingt nötig ist, damit ihr Anliegen überhaupt verstanden wird, oder legen gar stumm ein Rezept auf den HV. Sie empfinden auch gut gemeinte Fragen schnell als zudringlich und ziehen sich dann zurück wie in ein Schneckenhaus. Diese Kunden profitieren sehr von 1:1-Gesprächen im diskreten Beratungsraum, aber das müssen Sie aktiv anbieten. Für solche Menschen ist es außerdem hilfreich, wenn Sie Ihre Fragen anmoderieren: „Sie sagen, Sie haben immer wieder trockene, schuppende Haut. Ich möchte Ihnen gerne ein paar Fragen dazu stellen, damit ich Ihnen genau das Richtige dagegen empfehlen kann."

Extrovertierte Menschen erliegen gelegentlich der Versuchung, bei der Schilderung ihrer Beschwerden zu übertreiben; introvertierten Menschen passiert es eher, dass sie untertreiben, weil sie jegliches – aus ihrer Sicht überflüssiges – Gequatsche verabscheuen.

Introvertierte Menschen brauchen Zeit für sich alleine. Man kann ein Beratungsgespräch mit ihnen durchaus auch mal unterbrechen, damit sie zum Beispiel in Ruhe selbst in der Freiwahl weiterstöbern können: „Ich lasse Sie einfach in Ruhe schauen und komme nachher noch mal zu Ihnen, ja?" bei einem extrovertierten Kunden sollten Sie das nicht machen – er wird sich fragen, warum Sie ihm jetzt Ihre Aufmerksamkeit entziehen.

11.2.2 Intuitiv oder sensorisch?

Intuition ist die Fähigkeit und die Bereitschaft, schnell und mit wenigen Informationen eine Entscheidung zu treffen und diese Entscheidung auch umzusetzen. Oft stellt sich eine intuitive Entscheidung später als goldrichtig heraus. Es kann aber auch passieren, dass bei der Entscheidungsgeschwindigkeit ein wichtiges Detail übersehen wurde.

In der Beratung dieser Kunden sollten Sie aufs Tempo achten: Lassen Sie sich nicht davon abbringen, eine Empfehlung für eine Alternative anzubringen, nur weil der Kunde sagt: „Ja, dieses Gesichtswasser nehme ich, das hatte ich früher schon mal, das riecht gut" – und schon den Geldbeutel zückt.

Verzögern Sie die Entscheidung aber auch nicht zu lange, denn das wird dem Kunden lästig, was Sie alsbald an Zeichen von Ungeduld erkennen werden. Sagen Sie

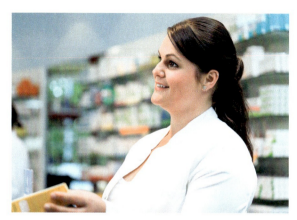

○ **Abb. 11.12** Rational agierende Kunden analysieren gerne Produkteigenschaften und fordern Informationen.

ganz klar und deutlich: „Ich sehe, Sie können sich schnell entscheiden. Zwei Fragen möchte ich dazu unbedingt noch klären, damit wir auf der sicheren Seite sind: ..."

Wer intuitiv entscheidet, interessiert sich in der Regel sehr wenig für Testberichte, aufwändige Rechercheprozesse oder Wirksamkeitsstudien. Verschonen Sie diese Kunden also damit, ihnen alles allzu detailliert zu erklären, sondern machen Sie nur ein kurzes Angebot: „Wenn Sie mehr über Hyaluronsäure wissen möchten, können Sie mich gerne fragen" – mit diesem Angebot lassen Sie dem Kunden die Wahl, wie genau er es denn wissen will.

Genau andersherum geht es den Typen, die aufgrund ihrer sinnlichen Wahrnehmung urteilen und die lieber erst einmal vergleichen, was denn alles zur Verfügung steht. Man kann sich leicht vertun und solche Kunden für entscheidungsschwach, geizig oder zögerlich halten; in Wirklichkeit haben sie aber einfach noch nicht genug Daten gesammelt. Natürlich gibt es das auch: Sie machen einem Kunden einen Vorschlag, und er traut sich nicht zu sagen, „das ist mir zu teuer".

Probieren Sie es einfach mal aus, indem Sie beim nächsten zögerlichen Kunden fragen: „Möchten Sie noch ein bisschen mehr darüber wissen, bevor Sie sich entscheiden?" Wer Ihnen dann mit leuchtenden Augen antwortet, „Ja, gibt es vielleicht noch eine Alternative?", der ist noch mitten in seiner „sensorischen" Prüfung.

Dieser Kundentyp ist sehr aufgeschlossen für Testberichte und Vergleichsstudien, im Prinzip für alles, was zeigt: Dieses Präparat hat sich bewährt.

11.2.3 Fühler oder Denker?

Diese beiden Typen könnte man auch unterscheiden mit der Frage: Persönlicher Bezug oder Zahlen, Daten, Fakten? Kunden, die eher aufgrund von Gefühlen entscheiden, reagieren auf persönliche Empfehlungen und den Hinweis auf andere Verbraucher sehr positiv: „Ich

◻ **Tab. 11.5** Beurteilen Sie einmal selbst, wie es um Ihre Konfliktkompetenz bestellt ist: ++ heißt, „stimmt" oder „das kann ich besonders gut" oder „das fällt mir besonders leicht".

Situationsbeschreibung	- -	-	o	+	++
Vor Konflikten an sich habe ich keine Angst; sie gehören zum Leben.	☐	☐	☐	☐	☐
Ich nutze viele Möglichkeiten zur Früherkennung von Konflikten und kann dadurch Eskalationen (Verschlimmerungen) vermeiden.	☐	☐	☐	☐	☐
Ich wäge bewusst ab, welche Verantwortung ich an einem Konflikt habe oder welche Verantwortung für dessen Lösung ich übernehmen möchte.	☐	☐	☐	☐	☐
Ich kann genau ermessen, mit wie viel Durchsetzungskraft ich meine Interessen verteidige, und dosiere das in Konflikten entsprechend.	☐	☐	☐	☐	☐
In Konflikten überlege mir immer genau, was ein erstrebenswertes Ziel ist, was realistischerweise erreichbar ist und womit alle leben können.	☐	☐	☐	☐	☐
Ich handle nicht vollkommen unüberlegt, aber ich tue in Konflikten durchaus oft intuitiv das Richtige, wie sich später herausstellt.	☐	☐	☐	☐	☐
Ich kann mitfühlen, wie es anderen geht, selbst wenn ich inhaltlich ganz anderer Meinung bin als meine Konfliktgegner.	☐	☐	☐	☐	☐
Meine Mitmenschen sehen mich in Konflikten als fairen Gegner, der auch in emotionalen Situationen die Fassung wahrt.	☐	☐	☐	☐	☐
Wenn ich einen Fehler gemacht habe, bemühe ich mich ernsthaft, dadurch entstandene Probleme auch wieder zu beheben, selbst wenn ich dafür anderen gegenüber meinen Fehler eingestehen muss.	☐	☐	☐	☐	☐
Wenn mich jemand ernsthaft um Verzeihung bittet, dann kann ich auch vergeben, selbst wenn es noch ein bisschen dauert.	☐	☐	☐	☐	☐

nehme das auch", „das wird bei uns sehr oft nachgefragt", „ich kenne viele Kunden, die schwören darauf".

Für die eher rationalen Entscheider ist ein allzu persönlicher Bezug eher befremdlich. Sie brauchen Informationen, die personenunabhängig sind. Wenn es schon einen Bezug zu anderen Nutzern gibt, dann muss dieser sehr viel spezifischer sein, zum Beispiel „das wird gerne im Sport eingesetzt, weil es sofort wirkt" oder „das wird von Kindern sehr gut akzeptiert, weil es nicht brennt". Rationale Entscheider analysieren gerne Produkteigenschaften, und sie finden es spannend, wie etwas funktioniert. Fachausdrücke schrecken sie nicht ab, das passiert eher den gefühlsorientierten Typen.

11.2.4 Beispiele für Typeneigenschaften im Zusammenhang

Alle Dimensionen sind frei miteinander kombinierbar, der MBTI weist also 16 Typen aus. Dabei wird die vierte Dimension hier nicht weiter erörtert, weil sie vor allem bei längeren Beratungsgesprächen relevant ist, die in den Aufgabenbereich des pharmazeutischen Personals fallen.

Betrachten wir einmal zwei gegensätzliche Typen: Einem introvertierten, sensorisch prüfenden, analytisch orientierten Menschen würden Sie ein bestimmtes Deodorant verkaufen, indem Sie ihm sagen: „Dieses Deo ohne Aluminiumsalze vermindert den Körpergeruch, indem es durch keimhemmende Substanzen die Ursache bekämpft. Der unangenehme Schweißgeruch entsteht nämlich, wenn Bakterien den Schweiß zersetzen. Wichtig zu wissen ist für Sie, dass Deos ohne Aluminiumsalze nicht die Schweißabsonderung an sich verringern. Es gibt sie auch parfümfrei."

Der extrovertierte, intuitive Typ, der nach Gefühl entscheidet, reagiert auf ganz andere Signale: „Sie haben berichtet, dass Sie weder nach Schweiß noch nach Deo riechen möchten, und dass Sie nicht übermäßig stark schwitzen. Dann werden Sie sich mit diesem Deo bestimmt wohlfühlen. Immer mehr Kunden fragen seit einiger Zeit nach aluminiumfreien Deos, deswegen haben wir verschiedene zur Auswahl, auch dieses unparfümierte."

11.3 Konflikte austragen, Kompromisse finden

Wo Menschen zusammenleben und miteinander arbeiten, treffen immer unterschiedliche Interessen aufeinander. Interessenkonflikte können friedlich beigelegt werden, aber sie können sich auch verschlimmern, also eskalieren.

11.3.1 Ursachen erforschen und deeskalieren

Als PKA am Telefon und als Teammitglied im Verkauf kommen Sie regelmäßig in Konfliktsituationen, in denen Besonnenheit und Deeskalation gefragt sind. Deeskalieren heißt, Sie verhindern ein Aufschaukeln von Ärger, Schuldzuweisungen und Forderungen. Stattdessen nehmen Sie Ihre Gesprächspartner ernst und wägen Erwartungen und Möglichkeiten vernünftig gegeneinander ab. Auch ein Kompromiss kann eine gute Konfliktlösung sein, wenn jeder dem anderen ein bisschen entgegenkommt. Das beginnt damit, auf Provokationen und Anschuldigungen beherrscht zu reagieren, nicht pampig zu werden, sondern dem anderen zu signalisieren, „deine Botschaft ist angekommen, ich habe dich verstanden".

Manche Konflikte handeln nur oberflächlich von der Situation, in der sie angesprochen werden. Dann ist es wichtig, sich auch um das eigentliche Problem zu kümmern. Hadert die Kundin mit dem Blutdruckmessgerät vielleicht mit der Diagnose und der Empfehlung des Arztes und will eigentlich gar nicht ihren Blutdruck messen? Hat der Kunde Angst, dass er nicht rechtzeitig vor Geschäftsschluss in die Apotheke kommen kann? Ärgert sich die Kollegin, weil sie lieber das Team im HV unterstützt, anstatt die Waren selbst einzuräumen? Vor allem: Kommt das öfter vor?

Konflikte, die einmalig auftreten und sich auch mit vergleichsweise wenig Aufwand lösen lassen, haben meist keine langen Vorgeschichten. Sie entstehen oft aus neuen oder ungewohnten Lebens- oder Arbeitssituationen. Wenn ein solcher Konflikt frühzeitig angegangen wird, kostet die Lösung sehr viel weniger Anstrengung als der Versuch, die Sache „auszusitzen".

Wenn ein Konflikt bereits eine Vorgeschichte hat, ist nicht immer eine einfache Lösung zu finden. Das wäre für manche Menschen sogar geradezu beschämend, denn angesichts einer simplen sachlichen Lösung müssten sie sich vielleicht eingestehen, dass sie einen naheliegenden Weg übersehen oder nicht intensiv genug nach einer Lösung gesucht haben. Viele Beziehungsprobleme, privat wie beruflich, erzeugen solche Konflikte – jeder einzelne Fall stellt dann die Vorgeschichte für das nächste Problem dar.

Einige Konflikte sind auch deshalb nicht so leicht komplett aus der Welt zu schaffen, weil sie sozusagen

> **Beispiele für Konfliktsituationen**
> - Eine Kundin bringt ein Blutdruckmessgerät zurück und sagt, dass es nicht funktioniert. Sie fordert ihr Geld zurück oder will ein anderes Gerät. PKA Andrej ahnt, dass es sich um einen Bedienungsfehler handeln könnte. Deeskalation: „Es tut mir leid, dass Sie deswegen extra noch mal herkommen mussten. Ich möchte gerne mit Ihnen durchgehen, wie Sie das Gerät verwendet haben, damit ich verstehe, warum es nicht funktioniert."
> - Ein Kunde erreicht die PKA Lin am Telefon. Er möchte ein Medikament zurücklegen lassen. Dazu hat er aber noch eine Frage. In der Apotheke herrscht Hochbetrieb, alle Kollegen beraten gerade Kunden, deswegen kann Lin ihm nicht sofort einen Ansprechpartner ans Telefon holen. Der Kunde wird unwirsch und wirft ihr vor, dass sie sich nicht auskennt. Deeskalation: „Ich verstehe, dass Sie jetzt direkt eine Antwort möchten. Ich bin eine kaufmännische Angestellte, und Ihre Frage kann nur von pharmazeutischen Mitarbeitern beantwortet werden."
> - Eine Kollegin fährt PKA Rana an: „Lass doch den Pharmavertreter warten, hier steht überall Ware herum, die zuerst eingeräumt werden muss!" Deeskalation: „Ich weiß, dass wir mit dem Einräumen noch nicht fertig geworden sind. Jetzt bin ich mitten in der Verhandlung neuer Konditionen. Sobald wir fertig sind, mache ich mit der Ware weiter."

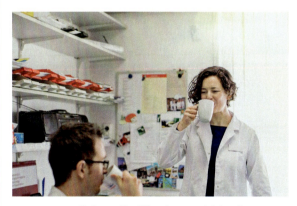

Abb. 11.13 Kleinere Konflikte lassen sich in einem offenen Gespräch oft schnell und mit vergleichsweise wenig Aufwand lösen.

zum Geschäft gehören oder in der Natur der Sache liegen. Zum Beispiel möchte ein Arbeitgeber sicherstellen, dass immer genügend Personal im Dienst ist. Grundsätzlich möchte das Apothekenteam das auch, aber jeder einzelne Angestellte hat ja auch persönliche Anforderungen an den Dienstplan, und alle wollen gerecht behandelt werden. Diese Interessen sind manchmal schwer in Einklang zu bringen, darin besteht der Konflikt.

11.3.2 Kompromisse finden

Als PKA nehmen Sie einige Aufgaben wahr, in denen Sie Kompromisse aushandeln müssen, zum Beispiel bei der Organisation des Arbeitsalltags, bei der Personalplanung, der Urlaubsplanung und in Reklamationsgesprächen mit Kunden. Beispiele:

- Die Kundin mit dem Blutdruckmessgerät hat erkannt, warum das Gerät bei ihr bisher nicht funktioniert hat. Sie hat beim Ausprobieren und durch die Beratung von Andrej gelernt, dass sie während des Messens wirklich ganz stillsitzen muss und auch nicht reden sollte. Andrejs Kompromissvorschlag: „Probieren Sie das Gerät noch zwei Wochen aus. Wenn Sie dann immer noch nicht damit zurechtkommen, bringen Sie es mir wieder zurück, und wir suchen nach einer anderen Lösung."
- Rana spricht ihre Kollegin am Abend auf die unschöne Situation an und erklärt ihr, dass der Termin mit dem Pharmavertreter kein spontaner Besuch war, sondern eine terminlich vereinbarte Besprechung der Konditionen. Ranas Kompromissvorschlag: „Ich werde beim nächsten Termin darauf achten, dass ich vorher alle Waren einräume. Wenn ich sehe, dass ich das nicht alleine schaffen kann, gebe ich rechtzeitig Bescheid, damit mir eventuell jemand helfen kann."
- Im Rahmen der Urlaubsplanung erkennt die PKA Lin einen Konflikt zwischen zwei Apothekerinnen, die Mütter schulpflichtiger Kinder sind. Beide wollen exakt dieselben drei Sommerwochen frei nehmen. Lins Kompromissvorschlag: „Wenn eine von euch eine Woche früher Urlaub nimmt und die andere eine Woche später, dann haben wir nur noch eine Woche, in der ihr beide fehlt. Dann kann ich die Chefin fragen, ob sie diese Woche komplett übernehmen kann."

Ein guter Kompromiss ist manchmal einfacher zu finden als die perfekte Lösung für alle Beteiligten.

11.4 Wie sage ich es nur?

Sowohl am Telefon als auch in Gesprächen mit Firmenvertretern ist es wichtig, klar zu sagen, „was Sache" ist – und dabei dennoch freundlich zu bleiben. Das fällt vielen PKA oft leicht, weil es ja zu ihrer täglichen Arbeit gehört. Anders ist es in einer nicht ganz alltäglichen Situation: Wenn man einen Ladendieb auf frischer Tat ertappt. Doch auch hier findet sich in der Regel eine Lösung, ebenso wie in Situationen, in denen es aufgrund von Hochbetrieb zu Stress kommt.

11.4.1 Richtig telefonieren

Telefonate sind ein ganz normaler Teil der PKA-Arbeit. Erfolgreich telefonieren kann man aber nicht, wenn das Umfeld nicht stimmt und man gestört oder abgelenkt ist. Sorgen Sie daher für günstige Bedingungen und fordern Sie das auch immer wieder vom ganzen Team ein.

Ein gutes Gesprächsklima hängt nicht nur vom Verhalten der Gesprächsteilnehmer ab, sondern auch von der räumlichen Umgebung. Arbeitsplätze, an denen viel telefoniert wird, sollten deswegen folgende Anforderungen erfüllen:

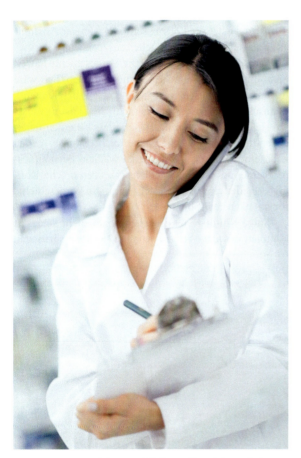

Abb. 11.14 So nicht! Das Telefon sollte nicht zwischen Ohr und Schulter eingeklemmt werden – das belastet die Halswirbel und führt zu Nackenschmerzen.

- **Diskret:** Der Anrufer soll nicht das Gefühl haben, dass alle Welt das Gespräch mithört.
- **Ungestört:** Wer telefoniert, darf nicht gleichzeitig für andere Aufgaben zuständig sein und es sollte tabu sein, Kollegen in einem Telefonat zu unterbrechen.
- **Leise:** Kein Maschinenlärm oder Lärm durch Drucker oder ein Radio.
- **Mitschreiben:** Notizmöglichkeiten müssen verfügbar sein.
- **Vorbereitung:** Leichter Zugriff auf Unterlagen, die häufig benötigt werden. Ausgehende Telefonate vorbereiten, insbesondere Rückrufe.
- **Haltung:** Keinesfalls den Telefonhörer zwischen Ohr und Schulter einklemmen – wer viel telefoniert, sollte entweder laut stellen können oder ein Headset haben, um die Halswirbelsäule zu schonen.
- **Telefoneinstellungen:** Die Funktion „Anklopfen" am Telefon ausschalten – sonst hört der Anrufer einige Male das Freizeichen und wundert sich, dass keiner rangeht, und dann erst kommt das Belegtzeichen – das ist ärgerlich!
- **Nur ein Telefon gleichzeitig bedienen:** Falls mehrere Telefone im Raum sind, sollte der Betriebsablauf so gestaltet und die Telefonanlage so eingestellt werden, dass man immer nur ein Telefonat auf einmal führt.

Auch wenn ein Anrufer ungeduldig wird, müssen Sie Ruhe bewahren. Wenn Sie einen Namen nicht verstanden haben, sagen Sie höflich: „Bitte sagen Sie mir noch mal Ihren Namen." (Nicht: „Wie war Ihr Name?") Oder sie buchstabieren den Namen so, wie Sie ihn verstanden haben: „Entschuldigen Sie, dass das so schwierig ist, ich möchte Ihren Namen gerne richtig verstehen. Was ist der erste Buchstabe, F wie Fenster oder S wie Sonne?" Mit diesem Satz können Sie viele Situationen entschärfen, wenn Sie ihn vergnügt aussprechen: „Ich wünschte, ich hätte für den Rest meines Lebens nur noch solche lösbaren Probleme!"

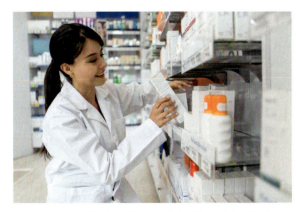

○ **Abb. 11.15** In Vorbereitung auf das Gespräch mit einem Firmenvertreter sollten Sie die Warenbestände prüfen um zu sehen, welche Produkte nachbestellt werden müssen.

> **Kommunikationstipp** Mit Verständigungsproblemen wegen schlechtem Empfang oder schwieriger Sprechweise können Sie so umgehen:
> - Mobilnetz ist nicht stabil, die Verbindung wird immer wieder unterbrochen: Das Telefonat beenden mit „ich höre Sie nicht mehr, ich lege jetzt auf, bitte probieren Sie es wieder!"
> - Rauschen oder Lärm im Hintergrund: „Ich kann Sie kaum verstehen, könnten bitte Sie an einen ruhigeren Platz zum Telefonieren gehen?"
> - Schlecht justiertes Mikrofon, Ton ist zu leise: „Ich höre Sie kaum, können Sie etwas am Mikrofon verstellen?"
> - Starker Akzent oder Sprachfehler: „Ich bin nicht sicher, ob ich Sie richtig verstanden habe: Sie möchten ein ..." (wiederholen Sie, was bei Ihnen angekommen ist).
> - Unklar, ob ein Herr oder eine Dame am Telefon ist: „Sagen Sie mir bitte noch mal Ihren Namen. ... und der Vorname?" Wenn das auch nicht hilft: Später gegebenenfalls dort anrufen und eventuell jemand anderen fragen, ob es ein Herr oder eine Dame war.

11.4.2 Gespräche mit Firmenvertretern

Firmenvertreter avisieren ihren Besuch in der Apotheke, das heißt, sie kündigen ihn schriftlich an. PKA haben die Aufgabe, vorher alle nötigen Informationen für dieses Gespräch einzuholen. Damit unterstützen sie die Apothekenleitung dabei, gemeinsam mit den Firmenvertretern die richtigen Einkaufsentscheidungen zu treffen. In manchen Apotheken sind PKA für den Wareneinkauf in großem Umfang selbst verantwortlich. Selbstständig Einkaufsentscheidungen treffen zu dürfen, ist ein bedeutender Schritt in der Karriere von PKA. Dies kann auch in Teilbereichen beginnen, zum Beispiel mit der Kosmetik. In jedem Fall sind Ihre kaufmännische Vorarbeit und gezielte, begründete Entscheidungsvorschläge eine wichtige Entlastung für die Apothekenleitung.

Welche Entscheidungen werden Sie selbst treffen, und welche Informationen geben Sie zur Entscheidung an Ihre Führungskraft weiter? Lassen Sie den Firmenvertreter dies gleich zu Beginn des Gespräches wissen, denn die Beratung für Sie richtet sich danach: Der Vertreter wird Ihnen zum Beispiel in den relevanten Produktbeschreibungen zeigen, wo Ihr Chef bestimmte Informationen nachlesen kann (damit Sie sich nicht al-

☐ **Tab. 11.6** Gespräche mit Firmenvertretern

Gesprächsvorbereitung

- Lesen Sie den Avis des Firmenvertreters: Welche Themen sollen besprochen werden? Welche Informationen werden gebraucht? Werden Neuheiten vorgestellt?
- Bestände durchgehen und gegebenenfalls ausdrucken: Vorhandener Bestand, Absatz, Retouren.
- Sicht- und Freiwahl prüfen: Was verfällt bald und gehört zu den Retouren?
- Gewünschten Bedarf für die neue Bevorratung ermitteln.
- Vorschläge und Fragen zu Konditionen notieren.
- Prüfen Sie den Dienstplan und stellen Sie sicher, dass Sie mindestens 15 Minuten ungestört mit dem Firmenvertreter reden können.
- Fragen Sie Ihr Team: Welche Informationen sollen Sie weitergeben, zum Beispiel Rückmeldungen von Kunden, Reklamationen, Fragen zum Produkt oder zur Beratung?
- Sprechen Sie sich mit ihrer Führungskraft ab, falls Sie zu zweit mit dem Vertreter reden: Wer bringt welches Thema ein?
- Räumen Sie Ihren Arbeitsplatz auf. Vertrauliche Informationen, zum Beispiel über Patienten, müssen entfernt werden. Stellen Sie einen Stuhl bereit, sodass Sie im Gespräch mit dem Firmenvertreter auf Informationen Ihrer EDV zugreifen können.
- Im Team darum bitten, dass Sie nicht gestört werden.

Gesprächsführung

- Den Vertreter willkommen heißen und einander persönlich bekannt machen, wenn er oder sie neu ist.
- Bestände besprechen.
- Absätze besprechen.
- Retouren besprechen.
- Rückmeldung zu Produkten geben.
- Fragen aus dem Team weiterleiten.
- Neuheiten kennen lernen.
- Änderungen durchsprechen.
- Konditionen ansprechen.
- Für spezielle Projekte nach Unterstützung fragen.
- Abwicklung durchgehen.
- Entscheidungsvorschlag besprechen.
- Entscheidung treffen (oder später mit der Führungskraft).
- Retouren mitgeben.

les merken müssen). Wenn Sie jedoch selbst entscheiden, wird der Vertreter Ihnen seine Einkaufsvorschläge persönlich erklären. Sehen Sie sich und den Firmenvertreter als ein Team: Sie sind beide daran interessiert, die beste Wahl für die Apotheke zu treffen.

Ein ungestörtes Gespräch ist wichtig, damit Sie sich konzentrieren können. Den Vertreter am HV zu „parken" ist nicht nur unhöflich, sondern führt auch zu Zeitverschwendung, weil jeder Kundenkontakt das Gespräch unterbricht und man immer wieder neu ansetzen muss.

Außerdem sollten Sie zum Beispiel Einkaufspreise oder Reklamationsfälle so vertraulich besprechen, dass Kunden keinesfalls etwas davon mitbekommen.

Sie als kaufmännische Angestellte sollen über den Warenabsatz Bescheid wissen bzw. sich die entsprechenden Informationen verschaffen, damit Sie die jeweiligen Mengen im Gespräch erörtern können. Ebenso sollten alle Retouren vorbereitet sein, die diese Firma betreffen. Es wäre lästig und peinlich, wenn Sie unter den Augen des wartenden Vertreters erst beginnen, verschiedene Lagerplätze und womöglich noch die Frei- und Sichtwahl auf demnächst verfallende Produkte abzusuchen, oder wenn Sie dann erst Kollegen um Rat fragen müssen.

Auch Neuheiten und Änderungen sind Teil des Gesprächs. Welche Waren wollen Sie neu aufnehmen, welchen wollen Sie aus dem Sortiment nehmen? Klären Sie gleich auch mit dem Vertreter die konkrete Abwicklung.

 Praxistipp Der Firmenvertreter kann Sie auch zu Platzierung und Dekoration beraten. Werbehilfen, Muster, Proben und Deko-Artikel – fragen Sie danach! Hier können Sie sich viele Anregungen holen und auch Zeit und Kosten sparen. Planen Sie demnächst einen Themenschwerpunkt oder eine Aktion? Was könnte diese Firma dazu beitragen? Nutzen Sie die Erfahrung des Firmenvertreters, um Informationen über andere Apotheken zu erhalten. Gibt es Trends, die Sie kennen sollten?

Wenn Sie Ihre Apothekenleitung wirksam entlasten wollen, ist es nötig, dass Sie an dem Gespräch teilnehmen und auch selbst etwas dazu beitragen. Falls Sie das Gespräch seitens der Apothekenleitung zu zweit führen, vereinbaren Sie vorher, wer wann „dran" ist (◘ Tab. 11.6).

Planen Sie auch Zeit ein, um das Gespräch nachzubereiten: Vervollständigen Sie Ihre Notizen und dokumentieren Sie alles Wichtige. Leiten Sie die relevanten Informationen ans Team weiter oder setzen Sie das Thema auf die Agenda für die nächste Teambesprechung. Informieren Sie die Apothekenleitung über Entscheidungsvorschläge oder getroffene Entscheidungen, persönlich oder per E-Mail. Erledigen Sie die Nacharbeiten, die Sie mit dem Firmenvertreter vereinbart haben.

 Praxistipp Ihre Firmenvertreter können Sie alles fragen, was Ihnen rund um Beratung und Verkauf, Produkte und Betriebswirtschaft einfällt – sie werden Ihnen gerne antworten, denn das ist ihre Aufgabe! Machen Sie gute Gespräche mit den Firmenvertretern zu Ihrer persönlichen Qualifizierung im PKA-Beruf.

11.4.3 Ladendiebstahl

Wenn Sie als PKA einen Ladendiebstahl entdecken, holen Sie möglichst sofort Hilfe und weihen Sie eine Führungskraft ein. Leider kommen als Ladendiebe nicht nur „Kunden" infrage, sondern alle Personen, die Zugang zur Apotheke und zum Lager haben, also auch Angestellte, Hilfskräfte und Lieferanten.

Da die Apotheke laut Apothekenbetriebsordnung zu jeder Zeit von einer approbierten Kraft beaufsichtigt sein muss, ist diese auch verantwortlich für Maßnahmen. Sprechen Sie vorsorglich darüber, was in bestimmten Fällen Ihre Aufgabe ist, wenn schnelle Reaktionen gefordert sind.

> **Kommunikationstipp** Kommt Ihnen jemand in der Apotheke komisch vor? Sprechen Sie ihn freundlich an, „Suchen Sie etwas Bestimmtes? Kann ich Ihnen helfen?"
> - Wenn Sie jemanden auf frischer Tat ertappen, versuchen Sie, den Diebstahl noch abzuwenden: „Bitte bringen Sie die Packung zur Kasse und bezahlen Sie sie!"
> - Versuchen Sie nicht, einen flüchtigen Dieb festzuhalten oder zu stellen, wenn Sie nicht ganz sicher sind, dass Sie das körperlich unbeschadet überstehen.
> - Gehen Sie vorsichtig mit Kindern und Senioren um. Wenn Sie ein Kind anschreien, das Bonbons gemopst hat, oder einen betagten Menschen grob festhalten, der eine Salbe einsteckt, wird der Schaden ungleich größer.
> - Wenn jemand Wertsachen entwendet und aus der Apotheke flüchtet, rufen Sie laut um Hilfe.
> - Dokumentieren Sie schnellstmöglich nach einem Vorfall, woran Sie sich erinnern. Fertigen Sie umgehend eine Notiz mit Datum, Uhrzeit, Anwesenden und relevanten Details zum Tathergang an, das kann auch ein Sprachmemo auf dem Handy sein. Diese Empfehlungen sollten Sie niemals im Alleingang umsetzen, sondern nur nach ausdrücklicher vorheriger Klärung, entweder mit einer Führungskraft oder wenigstens nach Rücksprache mit Kollegen. Bringen Sie sich keinesfalls selbst in Gefahr.

Wenn Ihre Apotheke an einem Standort liegt, an dem bewaffnete Raubüberfälle zu befürchten sind, sollten Sie die Apothekenleitung bitten, eine Teamschulung

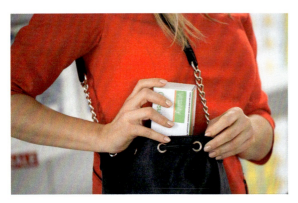

○ **Abb. 11.16** Wenn Sie entdecken, dass ein Kunde oder eine Kundin stiehlt, sollten Sie umgehend mit Ihren Kollegen besprechen, wie in diesem Fall vorzugehen ist.

durch die Kriminalpolizei zu veranlassen, damit diese Sie über Sicherheitsmaßnahmen informiert.

11.4.4 Stresssituationen

Die Arbeit als PKA kann gelegentlich recht stressig werden, nämlich wenn in der Apotheke Hochbetrieb herrscht. Wer gut organisieren kann und auch bei vielen verschiedenen Anforderungen den Überblick bewahrt, wird solche Herausforderungen gut meistern. Durch vorausschauende Planung lässt sich so mancher Stress vermeiden, zum Beispiel wenn ein Aktionstag gut vorbereitet ist, wenn für Krankheitsfälle ein Vertretungsplan besteht oder wenn man nicht alles „auf den letzten Drücker" erledigt.

In ▫ Tab. 11.7 sehen Sie links zehn Empfehlungen, wie Sie erfolgreich arbeiten können. Rechts stehen zehn Beschreibungen, bei denen Verbesserungsbedarf für Ihre Organisationsfähigkeit besteht.

Der Umgang mit Stresssituationen und Hochbetrieb ist nicht nur eine Organisationsfrage, sondern hängt auch vom persönlichen Selbstmanagement ab. Sprechen Sie mit Ihrem Team oder mit Ihrer Apothekenleitung darüber, falls Sie einen der folgenden Punkte häufiger erleben, und holen Sie sich Unterstützung:

- Sie nehmen sich Stress und Kritik so zu Herzen, dass Sie aus Angst Fehler machen.
- Sie werden für Versäumnisse kritisiert, die Sie nicht beeinflussen konnten.
- Sie fühlen sich überfordert oder sind unsicher, was genau Ihre Aufgaben und Prioritäten sind, zum Beispiel was sofort erledigt werden muss und was warten kann.
- Sie erhalten von verschiedenen Teammitgliedern widersprüchliche Anweisungen.
- Sie erkennen Verbesserungsbedarf für wiederkehrende Probleme und möchten einen Vorschlag machen.

11.5 Reklamationen und Beschwerden

Ein anspruchsvoller und nicht immer angenehmer Bereich der PKA-Arbeit ist der Umgang mit Beschwerden und Reklamationen aller Art. Am Telefon werden Sie von einem unzufriedenen Kunden überrascht, oder die Apothekenleitung bittet Sie um ein Schreiben, weil die Warenlieferung nicht geklappt hat wie gewünscht.

Jede Beschwerde ist eine Reklamation. Wenn ein Kunde sich unhöflich behandelt fühlt und erbost die Apothekenleitung sprechen will, ist dies eine Reklamation zu den Umgangsformen im Geschäftsgebaren. Wenn Ihr Team sich über unangemeldete Vertreterbesuche ärgert und Sie um bessere Absprache mit den Lieferanten bittet, ist dies auch eine Reklamation.

Reklamieren kann man zu allem, womit man nicht zufrieden ist. Umgangssprachlich sagt man eher, „der Kunde hat sich über die Wartezeit beschwert", und im Schriftverkehr schreibt man eher von der „Kundenreklamation wegen der langen Lieferzeit".

Welche Reklamationen gibt es?
- Falschlieferung: Nicht die bestellte Ware wurde geliefert, sondern etwas Anderes.
- Produktqualitätsreklamation: Ein Produkt hat nicht die zugesicherten Eigenschaften, zum Beispiel riecht eine Creme verdorben. Auch ein fehlender Beipackzettel gehört hierzu.
- Reklamation wegen fehlender oder mangelhafter Beratung.
- Mengenreklamation: Zu viel oder zu wenig wurde geliefert.
- Liefertermin-Reklamation: Ein versprochener Liefertermin wurde nicht eingehalten, es wurde zu früh oder zu spät oder noch gar nicht geliefert.
- Reklamationen zu Verpackung und Transport: Fehlende, beschädigte oder verschmutzte Verpackung.
- Preisreklamation: Ein vereinbarter Preis wurde nicht eingehalten. Dazu zählen auch Rabatte oder Sonderkonditionen.
- Servicereklamation: Reklamation zur Abwicklung oder zu den persönlichen Umgangsformen.

◻ **Tab. 11.7** Durch gute Planung lässt sich Stress reduzieren

Kompetenz	Zu verbessern
Ich plane meine Aufgaben und passe diese Planung nach Bedarf sofort an.	Ich plane kaum etwas, weil sich ständig etwas ändert.
Meine Pläne funktionieren für gewöhnlich gut, selbst wenn ich sie wegen äußerer Einflüsse anpasse.	Wenn ich plane, ist der Plan meist schnell überholt und funktioniert nicht mehr.
Ich wäge bewusst ab, welche Prioritäten ich setze, wenn ich eine Aufgabe verschiebe.	Aufgaben bleiben bei mir eher übrig als dass ich sie bewusst verschiebe.
Wenn ich abschätze, wie lange etwas dauert, plane ich gegebenenfalls einen Puffer ein, und die Zeit reicht mir.	Meine Schätzungen, wie lange etwas dauert, sind fast immer zu kurz, und ich komme in Zeitnot.
Ich sorge dafür, dass ich alle meine Aufgaben jederzeit überblicken kann.	Ich habe nur einen ungefähren Überblick über alle meine Aufgaben.
Wenn ich eine Zusage gebe, um eine Aufgabe zu erledigen, halte ich sie für gewöhnlich ein.	Meine Zusagen sind optimistische Absichtserklärungen – und ich werde meistens später fertig.
Unterlagen und Informationen, auch in E-Mails, finde ich zügig wieder und verschwende keine Zeit.	Ich verbringe mehr Zeit mit der Suche nach Unterlagen und Informationen, als mir lieb ist.
Ich sorge dafür, dass Unterlagen und Daten so abgelegt werden, dass man sie auch ohne meine Hilfe findet.	Wenn ich Unterlagen und Daten ablege, werden sie von anderen nicht selbstständig gefunden.
Wenn ich auf eine Antwort warte, entgeht mir nicht, wenn jemand länger dazu braucht, und frage nach.	Oft merke ich zu spät, dass eine Antwort oder Information nicht geliefert wurde.
Ich sage „nein", „später" oder „erst, sobald …", um nicht zu viele Aufgaben anzuhäufen.	Ich kann nicht „nein" sagen und lade mir häufig mehr Aufgaben auf, als ich schaffen kann.

11.5.1 Reklamation seitens des Kunden

Eine freundlich und zügig bearbeitete Reklamation kann den Kundenkontakt sogar verbessern – in diesem Sinne ist jede Reklamation eine Chance. Im Umgang mit Reklamationen können Sie beweisen, dass Sie wirklich am Wohlergehen Ihrer Kunden interessiert sind. Das betrifft nicht nur die sachliche Lösung des gegebenen Problems, sondern vor allem die Art und Weise, wie Sie miteinander umgehen.

Wenn ein Kunde telefonisch oder bei einem persönlichen Besuch in der Apotheke eine Reklamation an Sie heranträgt, hören Sie zunächst einmal ruhig zu. Stellen Sie sicher, dass Sie die Art der Reklamation verstanden haben.

Lassen Sie sich nicht provozieren, wenn Kunden sehr ungehalten oder unverschämt mit Ihnen umgehen. Bedauern Sie lieber, dass sie so aufgebracht sind, weil ein Problem aufgetreten ist, ganz gleich, wer sich später als Verantwortlicher für dieses Problem herausstellt. Sehen Sie sich immer als Teil der Lösung und treten Sie entsprechend bemüht auf.

Sicher haben Sie schon den Satz gehört: „Der Kunde hat immer Recht." Das bedeutet eigentlich: „Der Kunde hat aus seiner Sicht immer Recht." Wenn Sie eine Reklamation annehmen oder mit einem Kunden unterschiedlicher Meinung sind, ist es ganz wichtig, dass Sie dem Kunden seine Meinung zugestehen, ob sie nun sachlich richtig ist oder nicht. Ihre anspruchsvolle Auf-

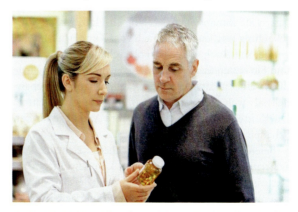

○ **Abb. 11.17** Wenn Kunden mit einer Reklamation in die Apotheke kommen, sollten Sie zuerst einmal Verständnis zeigen und ihnen ihre Meinung zugestehen.

gabe als PKA besteht darin, den Kunden so zu beraten, dass er zuhört, wie Sie die Sache beurteilen, begreift, welche Vorgaben und Gesetze in diesem Fall eine Rolle spielen und zu einem neuen Urteil kommen kann, ohne das Gesicht zu verlieren.

> **Praxistipp** Erste Schritte bei einer Reklamation:
> - Erkennen, dass es sich um eine Reklamation handelt, und um was für eine.
> - Zuhören; am Telefon ausführlich Notizen machen.
> - „Das tut mir leid!"
> - In sachlichen Worten zusammenfassen, was Sie verstanden haben (zum Beispiel: „Sie haben beim Öffnen der Creme einen sehr unangenehmen Geruch bemerkt, ganz anders als bei unserem Tester, und möchten die Creme gerne zurückgeben.").
> - Erkennen, ob Sie ohne weitere Rücksprache selbst eine Entscheidung treffen können.
> - Dem Kunden zusichern, was Sie jetzt als nächstes tun werden; am Telefon: verbindlich versprechen, wann Sie sich wieder melden.
> - Intern Rücksprache halten, wenn erforderlich, und eine Entscheidung herbeiführen.
> - Den Kunden über die Entscheidung informieren.
> - Wenn passend: Kulanzleistung anbieten.

Bei Reklamationen gibt es eine Reihe rechtlicher Bedingungen zu berücksichtigen. Dokumentieren Sie, was geschehen ist, und stellen Sie Produkte sicher: Solange nicht entschieden wurde, wer für einen reklamierten Schaden die Verantwortung übernimmt, müssen Sie alle Produkte beiseite stellen, die Ihnen übergeben wurden. Beschriften Sie den betreffenden Gegenstand und lagern Sie ihn an einem geeigneten Platz, bis die Entscheidung gefallen ist und auch vom Kunden akzeptiert wurde. Sollte sich später ein Folgeschaden herausstellen und Sie hätten das Produkt weggeworfen, dann würde dies in einer juristischen Auseinandersetzung so behandelt, als wenn Sie ein Beweismittel vernichtet hätten. Die Konsequenz kann sein, dass Ihre Apotheke für den Schaden aufkommen muss.

Seien Sie vorsichtig mit Absprachen, welche die Versicherung der Apotheke betreffen könnten: Ihre Apotheke ist gegen bestimmte Risiken versichert. Sie dürfen gegenüber Dritten jedoch keine Zusagen machen, die in die Entscheidungsfreiheit Ihres Versicherers eingreifen. Sie dürfen zum Beispiel nicht versprechen, „das zahlt unsere Versicherung". Sie können jedoch sagen: „Ich übergebe das unserer Versicherung."

> **Achtung** Diese Sätze sind beim Annehmen einer Reklamation Gift für die Kundenbeziehung:
> - „Das kann gar nicht sein!" (Besser: „Ich kann gar nicht begreifen, wie das kommen konnte.")
> - „Das kann ich mir gar nicht vorstellen." (Besser: „Das überrascht mich.")
> - „Das hat noch nie einer gesagt!"
> - „So etwas ist noch nie vorgekommen!"
> - „Das höre ich zum allerersten Mal!"
> - „Diese Reklamation lehnen wir ab." (Korrekt: „Für diesen Schaden kommen wir nicht auf" oder „das tauschen wir nicht um".)

Abgesehen vom Ärger, erzeugt eine Reklamation für den Kunden und für die Apotheke einen extra Aufwand. Der Ärger und der Aufwand sollten jedoch möglichst gering bleiben. Nicht immer lohnt es sich, genau herauszufinden, was eigentlich der Auslöser für eine Reklamation war – war die Creme wirklich schon abgelaufen, als sie der Kunde gekauft hat, oder versucht jemand, Sie zu betrügen? Nur ganz wenige Kunden „versuchen diese Masche". Ein Kunde, der reklamiert und sich dann auch noch verdächtigt und ins Kreuzverhör genommen fühlt, macht in jedem Fall mehr Ärger und verursacht mehr Aufwand. So überrascht Sie auch sein mögen, versuchen Sie erst einmal zu verstehen, was der Kunde Ihnen schildert und was er von Ihnen will.

Kulanzleistungen

Kulanzleistungen sind insbesondere bei Reklamationen mit geringem Warenwert und unerheblichen Schäden der wesentlich wirtschaftlichere Weg, einen Konflikt zu lösen. Sie können also in bestimmten Fällen darauf verzichten, dem Kunden ein eigenes Verschulden nachzuweisen und die Ware kulanterweise ersetzen. Damit wenden Sie auch einen Imageschaden von der Apotheke ab, denn verärgerte Kunden erzählen überall herum, was ihnen zugestoßen ist.

> → **Definition** Eine Kulanzleistung ist eine freiwillige Entschädigungsleistung für einen Kunden, der reklamiert. Wenn der Kunde das Kulanzangebot akzeptiert, hat das in manchen Fällen Auswirkungen auf weitergehende Ansprüche, weil der Fall mit der Annahme der Kulanzleistung abgeschlossen ist. Je nach Produkt kommen hier jedoch arzneimittelrechtliche Haftungsregeln ins Spiel. Da Sie in der Apotheke mit dem sehr hohen Gut der menschlichen Gesundheit zu tun haben, ist in jedem Fall Ihre ganz besondere Sorgfalt erforderlich.

Allerdings sollten Sie unbedingt deutlich machen, dass es sich um eine Kulanzleistung handelt. Falls Ihre Kasse es ermöglicht, auf dem Kassenbon „Kulanz" auszuweisen, nutzen Sie diese Möglichkeit; sagen Sie dem Kunden aber in jedem Fall, dass Sie eine Kulanzleistung erbringen, denn sonst könnte der kostenlose Austausch der Ware als Schuldeingeständnis gewertet werden.

Um Entschuldigung bitten

Ein Kunde, der mit einer Reklamation auf Sie zukommt, braucht als allererstes Ihre freundliche Zuwendung und Ihre volle Aufmerksamkeit – und eine Entschuldigung wirkt manchmal Wunder.

Wenn Sie um Entschuldigung bitten, tun Sie das möglichst nur aufrichtig. Übertreiben Sie nicht, wenn Sie befürchten, dass Ihr Gesprächspartner Ihre Worte nicht ernst nehmen, sondern sich lächerlich gemacht fühlen könnte. „Bedauern" Sie bitte immer „sehr", das klingt aufrichtiger. Eine kleine Spitzfindigkeit: Man kann sich nicht selbst entschuldigen – man muss den anderen schon bitten, diese Entschuldigung zu erteilen. Bitten Sie also um Entschuldigung, anstatt „sich" zu entschuldigen.

Finden Sie, an der Sache haben Sie keine Schuld? Oder möchten Sie das jetzt nicht zugeben, weil Sie die Folgen nicht absehen können? Dann bitten Sie nicht um Entschuldigung, sondern bedauern Sie und sagen Sie, „Das tut mir leid!" Mit dieser Formulierung ist noch kein Schuldeingeständnis verbunden.

> **Kommunikationstipp** Beispiele für Entschuldigungs-Formulierungen:
> - „Das tut mir leid."
> - „Die Verzögerung tut uns sehr leid."
> - „Dass Sie damit mehr Aufwand hatten, tut uns sehr leid."
> - „Ich bitte Sie für … um Entschuldigung."
> - „Ich bitte Sie für … um Verzeihung."
> - „Bitte entschuldigen Sie unser Versehen."
> - „Bitte verzeihen Sie uns die Verzögerung."
> - „Ich bedaure sehr, dass …"
> - „Ich bedaure sehr, dass Ihnen durch unser … solche Unannehmlichkeiten entstanden sind."

Verbinden Sie eine Entschuldigung oder Ihr Bedauern keinesfalls durch ein anschließendes „aber" oder „jedoch" mit dem weiteren Gespräch. Das klingt nämlich, als würde Ihre Entschuldigung nicht mehr gelten. Schließen Sie eine Erklärung ohne Übergang an, das klingt besser.

Erwägen Sie je nach Umfang der Reklamation, Ihr Bedauern schriftlich auszudrücken und dem Kunden eine Entschuldigungskarte zu schreiben. Hier bietet sich auch eine gute Möglichkeit, auf eine Kulanzregelung hinzuweisen. Manchen Kunden ist diese Geste wesentlich wichtiger als der Ausgleich von Kosten.

Entsprechende Maßnahmen veranlassen

Reklamationen sind ein Teil der Qualitätssicherung in der Apotheke: Dem Kunden ist möglicherweise ein Mangel aufgefallen, der auch andere Produkte betrifft. Deswegen sind über die individuelle Entscheidung bezüglich dieses einzelnen Kunden oft noch weitere Maßnahmen erforderlich:

- Team informieren, gegebenenfalls auch Führungskraft informieren.
- Qualitätsmanagementsystem nutzen, QMS-Beauftragte ansprechen.
- Bestandskontrolle: Sind weitere Produkte vorrätig von der Art, die reklamiert wurde?
- Bestandsprüfung: Welche Prüfung ist nötig, um die Qualität dieser Lagerware sicherzustellen? Eine einfache Sichtprüfung können Sie als PKA vornehmen: Packungen äußerlich in Ordnung, Chargenaufdruck korrekt und übereinstimmend mit Umverpackung, Verfalldatum liegt noch in der Zukunft?
- Wenn erwünscht und möglich, Prüfung der Ware durch das pharmazeutische Personal veranlassen.
- Ware aus dem Verkehr ziehen: Entweder weil weitere Mängel festgestellt wurden oder weil der Mangel nicht mit einfacher Sichtprüfung festgestellt werden kann.

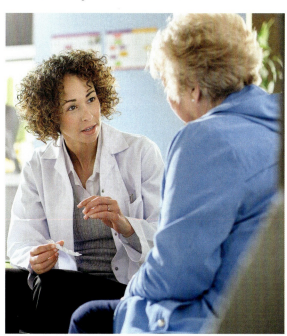

○ **Abb. 11.18** Wenn Sie wegen einer Reklamation um Entschuldigung bitten, sollten Sie das auch so meinen. Sind Sie der Meinung, es gäbe nichts zu entschuldigen, bitten Sie erst gar nicht darum.

- Information zuständiger Stellen und Retoure veranlassen: Wenn Sie als PKA durch die Kundenreklamation Kenntnis erhalten von weiteren möglichen Mängeln bei den bei Ihnen gelagerten Produkten, dann sind Sie so lange verantwortlich dafür, diese „gefährdete" Ware von weiteren Kunden fern zu halten, bis Sie von dieser Pflicht ausdrücklich entbunden worden sind.

11.5.2 Reklamation seitens der Apotheke

Auch die Apotheke kann eine reklamierende Kundin sein – nämlich bei ihren Lieferanten. Ihre Aufgabe als PKA ist es, den Wareneingang zu kontrollieren. Auch hier wird es gelegentlich Anlass zu Reklamationen geben. Sie machen es Ihrem Lieferanten und auch sich selbst einfacher, wenn Sie in höflichem Ton und mit klaren Angaben Ihre Reklamation vorbringen, zum Beispiel so:
- „Ich habe eine Reklamation zu Ihrer Lieferung von heute: Wir hatten auch … bestellt, aber die sind nicht mitgekommen."
- „Wir beziehen von Ihnen regelmäßig … Dazu haben wir heute eine Kundenreklamation erhalten. Mit wem kann ich denn darüber sprechen?"

Für Ihren Ansprechpartner ist es hilfreich, wenn er schnell erkennen kann, dass Sie eine Reklamation haben, und um was für eine Art von Reklamation es sich handelt. Möglicherweise werden Reklamationen, die Liefertermine oder Mengen betreffen, von anderen Mitarbeitern betreut als die Reklamationen, die mit der Produktqualität zu tun haben. Wenn Sie das gleich zu Beginn des Gesprächs signalisieren, brauchen Sie Ihre Geschichte nicht mehrmals zu erzählen, sondern können sich gleich mit dem Mitarbeiter, verbinden lassender für dieses Thema verantwortlich ist. Beispiele für Formulierungen:
- „Ich habe eine Preisreklamation zu Ihrer Abrechnung von …"
- „Ich habe eine Reklamation zu einem Transportschaden: …"
- „Wir haben von einem Kunden eine Reklamation zur Produktqualität: …"

11.6 Diskretion und Schweigepflicht

In Ihrem Beruf als PKA erhalten Sie jeden Tag eine Menge vertraulicher Informationen. Sorgen Sie dafür, dass diese persönlichen und betrieblichen Informationen auch vertraulich bleiben. Sie sind gesetzlich dazu verpflichtet, aber es sollte Ihnen auch ein persönliches Anliegen sein, dass andere Menschen sich auf Sie verlassen können. Diskretion ist mehr als Datenschutz – Diskretion ist auch eine innere Einstellung.

In der Apotheke gibt es am HV Diskretionszonen. Diese sollen so eingerichtet sein, dass andere Kunden nicht mithören können, wenn jemand beraten wird. Falls Sie mit einer Kundin vor der Freiwahl stehen und ein vertrauliches Thema besprochen wird, zum Beispiel die Pflege des Intimbereichs nach einer Geburt, bieten Sie der Kundin an, in den Beratungsraum der Apotheke zu gehen. Auch wenn Sie „nur" über eine sanfte Waschlotion sprechen, tut es der Kundin möglicherweise gut, sich Ihnen in einem geschützten Raum anzuvertrauen.

Ihre Schweigepflicht umfasst sämtliche Informationen über Kundschaft und betriebsinterne Vorgänge.

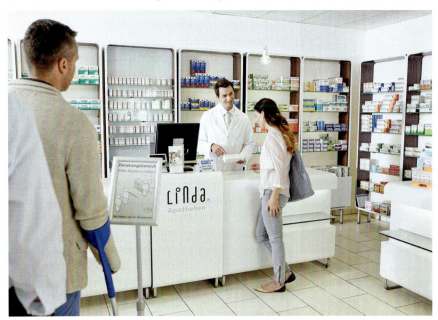

Abb. 11.19 In vielen Apotheken gibt es Aufsteller, die auf den Diskretionsabstand hinweisen.

Vermutlich ist es für Sie selbstverständlich, dass Sie Frau Huber nicht einfach erzählen, wie Herr Weber seine Warzen behandelt. Das gilt aber auch dann noch, wenn Frau Huber Sie direkt fragt, wie Herr Weber das denn macht, „der nimmt doch auch ...?" Antworten Sie ihr, „Fragen Sie ihn doch lieber persönlich."

Manche Stammkunden können einen zu Indiskretionen verleiten, die gar nicht böse gemeint sind, die aber trotzdem gesetzeswidrig wären. Da bittet Sie zum Beispiel eine Kundin um eine Geschenkempfehlung für ihre Nachbarin. „Die kauft doch immer ihre Gesichtscreme bei Ihnen, da würde ich ihr gerne eine schenken." Geht nicht! Bieten Sie einen Gutschein an und geben Sie mehrere Proben mit, dann sind Sie auf der sicheren Seite.

Auch im Familien- und Freundeskreis dürfen Sie nichts verraten über konkrete Personen und deren Einkäufe oder Nachfragen. In allgemeiner Form ist das natürlich kein Problem: Die Empfehlung „damit beugen einige unserer schwangeren Kundinnen den Schwangerschaftsstreifen vor" verrät ja nichts über einzelne Personen.

Die Schweigepflicht gilt auch, wenn Ihnen Personalinformationen über Kollegen bekannt werden. Normalerweise ist es Pflicht der Apothekenleitung, bestimmte Informationen unter Verschluss zu halten. Wenn Ihnen trotzdem bekannt wird, dass zum Beispiel einem Apotheker der Lohn gepfändet wird, weil er seinen Unterhaltsforderungen nicht nachkommt, dann dürfen Sie nicht einmal eine Andeutung dazu machen.

Mehr über Ihre gesetzlichen Pflichten zu Datenschutz und Schweigepflicht lesen Sie im ▶ Kap. 2.6.

11.7 Teambesprechungen und Personalplanung

Als PKA haben Sie zahlreiche Organisationsaufgaben, zu denen beispielsweise auch das Vorbereiten von Teambesprechungen gehört. Gut geplante Besprechungen sparen Zeit und machen Spaß. Teambesprechungen sind zwar ein Führungsinstrument und daher Aufgabe der Apotheken- oder Filialleitung. Diese werden jedoch auch Vorschläge aufgreifen, wenn das Team gute Gründe hat, sich zusammenzusetzen. Als PKA sind Sie eine wichtige Kommunikationsschnittstelle im Team und können zu einer gelungenen Besprechung von Anfang an beitragen. Und auch bei der Personal- und Urlaubsplanung können Sie sich aktiv einbringen.

11.7.1 Teambesprechungen vorbereiten

Die Zeit für Besprechungen ist in einer Apotheke meistens knapp. Deswegen ist es umso wichtiger, dass jede Besprechung gut vorbereitet wird. Besprechungszeit

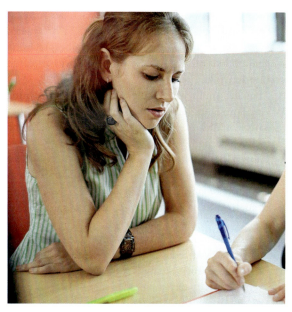

○ **Abb. 11.20** Die Zeit für Teambesprechungen ist oft knapp bemessen, daher ist es wichtig, dass diese Mitarbeitertreffen gut organisiert sind.

sparen kann man, indem Informationen an das Team nicht immer in der Besprechung selbst vorgetragen oder vorgelesen werden; oft gibt es ja Dokumente, zum Beispiel zu neuen Regelungen oder Abläufen, welche von den Teammitgliedern vorbereitend gelesen werden können. In der eigentlichen Besprechung wird dann nur noch auf Fragen dazu oder auf einige wesentliche Punkte eingegangen.

Effizienter werden Besprechungen auch dadurch, dass sich die Teilnehmer zu bestimmten Fragen schon in den Tagen vorher Gedanken machen, anstatt von Themen überrascht zu werden.

Stellen Sie sicher, dass bei jedem Punkt auf der Tagesordnung klar wird: Was ist das Ziel? Was wollen wir damit erreichen, dass dies hier besprochen wird? Soll hierzu eine Entscheidung getroffen werden? Muss das Thema wirklich in dieser Besprechung bearbeitet werden, oder geht es auch anders? Bei der Terminplanung für eine Teambesprechung ist zu berücksichtigen:

- Alle Teammitglieder sollten teilnehmen können, denn es geht nicht nur um die geplanten Inhalte, sondern die Besprechung verbindet auch die Menschen.
- Eine Teambesprechung sollte etwas Zeit vorsehen für informelles Beisammensein. 15 Minuten machen viel aus. Planen Sie diese Zeit zum Plaudern lieber am Anfang ein und achten Sie dann auf einen pünktlichen Anfang der offiziellen Besprechung.
- Während der Öffnungszeiten der Apotheke eine Teambesprechung abzuhalten, ist extrem ungünstig und sollte möglichst vermieden werden.

- Liegt die Teambesprechung abends nach der Arbeitszeit, dann sollte sie nicht länger als bis 22 Uhr dauern.
- Wird die Mittagspause für eine Teambesprechung genutzt, dann sollte es auch für alle etwas zu essen und zu trinken geben.
- Manche Apotheken können für eine Besprechung eine Stunde früher oder ausnahmsweise einmal über Mittag schließen. Erwägen Sie das, wenn das Thema der Besprechung sehr wichtig ist.
- Längere Besprechungen außer Haus können von der Apothekenleitung genutzt werden, um das Team zu einem schönen Essen einzuladen, zum Beispiel wenn es auch etwas zu feiern gibt.

Ergebnissicherung für Besprechungen ist auch Ihre Aufgabe als PKA. Selbst ein in der Besprechung von Hand geschriebenes Stichwortprotokoll ist besser als die hehre Absicht, dass sich jeder schon merken wird, was er zu tun hat. Im Arbeitsalltag geht vieles verloren, deswegen muss es aufgeschrieben werden.

Praxistipp Zur Vorbereitung der Teambesprechung können PKA folgendes beitragen:
- Tagesordnung aufstellen mit allen Themen, die besprochen werden sollen. Schreiben Sie auch zu „Verschiedenes" einige Stichworte auf, sonst kann sich dieser Punkt unerwartet hinziehen.
- Stimmen Sie mit der verantwortlichen Führungskraft oder dem entsprechenden Teammitglied ab, ob diese Tagesordnung so verwendet werden kann.
- Versenden Sie diese Tagesordnung an alle Besprechungsteilnehmer, zum Beispiel per E-Mail, und hängen Sie sie am „schwarzen Brett" aus. Insbesondere Teilzeitkräfte, die nicht jeden Tag in der Apotheke sind, sollten die Einladung per E-Mail erhalten.
- Bitten Sie die Besprechungsteilnehmer darum, sich vorzubereiten, zum Beispiel dass sie Informationen in einer angehängten Datei lesen, oder dass namentlich benannte Kolleginnen zu bestimmten Themen nähere Informationen vorbereiten sollen (zum Beispiel ein Bericht über eine Fortbildung).
- Stellen Sie für die Besprechung eine einfache Möglichkeit bereit, Ergebnisse zu dokumentieren. Ein Flipchart ist dazu sehr gut geeignet, denn so können Vereinbarungen in Stichworten gleich mitgeschrieben werden. Das vermeidet Missverständnisse. Als Digitalfoto mit Datum und Besprechungsthema im Dateinamen wird das Plakat abgespeichert – ein weiterer Aufwand für ein Protokoll ist damit oft nicht erforderlich.

11.7.2 Wer arbeitet wann?

Personalplanung in der Apotheke ist eine anspruchsvolle, hoch kommunikative Aufgabe. Als PKA können Sie durch eine sorgfältige Planung viel zum Teamgeist und zur Arbeitsatmosphäre beitragen und die Apothekenleitung wirksam entlasten. Die Personalplanung richtet sich nach dem Personalbedarf und nach den Beschäftigungsverhältnissen der Angestellten (Vollzeit, Teilzeit). Im Folgenden nehmen wir die internen Gespräche und die konkreten Schritte in den Blick, wenn PKA diese Personalplanung erstellen oder wenn sie eine Führungskraft dabei unterstützen, den Personaleinsatz zu planen.

Personalplanung wird nicht in jeder Apotheke durch PKA gemacht, und nicht überall wird die Personalplanung für alle Angestellten in einem einzigen Plan erstellt. Das liegt an den unterschiedlichen Aufgaben der Berufsgruppen in einer Apotheke. Da ja immer Approbierte anwesend sein müssen, sprechen in manchen Apotheken zum Beispiel die Apotheker untereinander ab, wer welche Dienste übernimmt, einschließlich des Notdienstes. Ebenso stimmt die Berufsgruppe der PTA ihren Personaleinsatz ab, genau wie die PKA. In großen Apotheken wird der Dienstplan für das Back Office getrennt von dem Personaleinsatzplan des pharmazeutischen Personals erstellt.

Ihre Aufgabe als PKA besteht also im einfachsten Fall darin, einen Überblick aus allen Berufsgruppen herzustellen und die Daten einzutragen, die Ihre Teammitglieder Ihnen mitteilen. Wenn das Personal ganz frei eingeteilt wird, ist die Aufstellung des Dienstplanes am schwierigsten.

Praxistipp Diese Schritte haben sich bei der Aufstellung eines Dienstplanes als praktikabel erwiesen:
- Kundenfrequenzanalyse als Grundlage nutzen – wann muss wie viel Personal anwesend sein?
- Rezepturen zubereiten, Zytostatika herstellen, Botendienste erbringen: Zu welchen Zeiten werden PTA gebraucht, die das können?
- Welche Mitarbeiter können nur zu bestimmten, festen Zeiten arbeiten, bzw. wem wurden feste Zeiten zugesagt?
Nach diesen ersten drei Schritten können Sie für den weiteren Bedarf andere Teammitglieder einplanen.

Am besten erstellen Sie einmal ein Grundgerüst, das in Urlaubs- und Ferienzeiten angepasst wird. Zu klären ist dafür, ob in diesen Zeiten vom anwesenden Personal Überstunden gemacht werden oder ob extra Kräfte geholt werden.

Um dieses Grundgerüst zu erstellen, empfiehlt es sich, erst einmal einen Bedarfsplan aufzustellen und daraus im nächsten Schritt einen Dienstplan mit den tatsächlichen Namen zu erarbeiten – das wird Ihre Arbeit und die Kommunikation mit dem Team sehr erleichtern.

Beispiel für eine Bedarfsplanung

Eine Apotheke hat folgendes Personal (Namenskürzel in Klammern):

- ein Apotheker als Inhaber (Jo), als Mitarbeiter in der Kundenberatung mit 40 Stunden eingerechnet (darüber hinaus nimmt er Aufgaben der Betriebsführung wahr),
- eine Apothekerin in Teilzeit, 25 Stunden pro Woche (Ka),
- eine PTA in Teilzeit, 30 Stunden pro Woche (Pe),
- eine PTA in Teilzeit, zehn Stunden pro Woche (Si),
- eine PTA in Ausbildung, derzeit mit 40 Stunden pro Woche (Je),
- eine PKA in Vollzeit, 40 Stunden pro Woche (Da).

Zusammengerechnet kann diese Apotheke in einer „normalen" Woche also die Kapazität von 185 Stunden Personal nutzen. Da aber alle Angestellten irgendwann auch Urlaub machen, sollte diese Kapazität nicht jede Woche voll ausgenutzt werden, denn sonst würden ja sofort Überstunden für alle anderen anfallen, wenn jemand fehlt. Auch für Aktionen, die einen höheren Personaleinsatz erfordern, müssen noch Kapazitäten zur Verfügung stehen. Öffnungszeiten dieser Apotheke sind montags bis freitags 8:00 bis 12:30 Uhr und 14:30 bis 18:30 Uhr, samstags 8:00 bis 12:30 Uhr. Im Bedarfsplan wird auch eingetragen, wann diese Apotheke Notdienst hat. Das sollte möglichst frühzeitig vorgenommen werden – sobald die Termine bekannt sind.

- Kapazitätsplanung: Der volle Arbeitstag hat also neun Stunden. Die Mittagspausen sind keine Arbeitszeit. Damit hat die Arbeitswoche in dieser Apotheke 49,5 Stunden. Wenn immer etwa drei Teammitglieder anwesend sein sollen, sind also circa 150 Stunden auf das gesamte Team zu verteilen.
- Aufgeschlüsselt nach Berufsgruppen stehen 65 Apothekerstunden pro Woche zur Verfügung, 80 PTA-Stunden und 40 PKA-Stunden.
- Regeln: Zu jeder Zeit muss mindestens eine approbierte Kraft da sein und eine weitere Angestellte. Mehr als fünf Teammitglieder (inklusive voll mitarbeitender Inhaber) sollten im Normalfall nicht gleichzeitig anwesend sein.
- Für die Angestellten, die bis zum Geschäftsschluss bleiben, muss abgesprochen werden, wer die Kasse macht und die Räume ordnungsgemäß schließt. (Hier im Beispiel sind der Chef oder die angestellte Apothekerin eingeplant.)
- Für die verschiedenen Berufsgruppen gibt es im Bedarfsplan Farbcodes; Auszubildende und Praktikanten werden entsprechend ihrer Befugnisse dargestellt (Tab. 11.8):
  - Approbierte,
  - PTA und weiteres Personal, das Kunden pharmazeutisch beraten darf,
  - kaufmännische Angestellte, also PKA.

Erklärung zu dieser Planung:

- Dieser Plan enthält 156 Arbeitsstunden, wenn alle Anwesenheitszeiten im Team zusammengezählt werden.
- Da diese Apotheke nur eine einzige PKA mit 40 Wochenstunden hat, kann die PKA nicht immer anwesend sein. Alle sechs Wochen muss auch die PKA einmal samstags arbeiten.
- Wenn montags und freitags am Nachmittag bis Geschäftsschluss besonders viel los ist, sollten dann auch die Apotheker zu zweit sein.

Tab. 11.8 Der Wochen-Bedarfsplan dieser Apotheke könnte zum Beispiel so aussehen:

Zeiten	Mo	Di	Mi	Do	Fr	Sa
8–9:00	🟧🟨	🟧🟩	🟧🟩	🟧🟨	🟧🟩	🟧🟩
9–10:00	🟧🟩🟨	🟧🟩🟩	🟧🟩🟩	🟧🟩🟨	🟧🟩🟩🟨	🟧🟩🟩
10–11:00	🟧🟩🟨	🟧🟩🟩	🟧🟩🟩	🟧🟩🟩	🟧🟩🟩🟨	🟧🟩🟩
11–12:30	🟧🟩🟨	🟧🟩🟩	🟧🟩🟩	🟧🟩🟩	🟧🟩🟩	🟧🟩🟩
Mittagspause						
14–15:00	🟧🟩🟨	🟧🟩🟩	🟧🟩🟩	🟧🟩🟩	🟧🟩🟨	
15–16:00	🟧🟩🟨	🟧🟩🟩	🟧🟩🟩	🟧🟩🟩	🟧🟩🟨	
16–17:00	🟧🟩🟨	🟧🟩🟩	🟧🟩🟩	🟧🟩🟩🟨	🟧🟩🟩🟨	
17–18:30	🟧🟩🟩	🟧🟩🟩	🟧🟩🟩	🟧🟩🟩	🟧🟩🟩🟨	

- Wenn die Angestellten nicht gerade „um die Ecke" der Apotheke wohnen, sollte niemand für eine vergleichsweise kurze Arbeitszeit am Tag kommen müssen.
- Die tatsächlichen Arbeitsstunden aller Teammitglieder müssen erfasst und aufsummiert werden.

Zu leistende Stunden in dieser Woche:

Johannes, Apotheker:	$9 + 4{,}5 + 4{,}5 + 4{,}5 + 9$	$= 31{,}5$
Karin, Apothekerin:	$3{,}5 + 4{,}5 + 4{,}5 + 4{,}5 + 3{,}5 + 4{,}5$	$= 25$
Petra, PTA:	$8 + 4{,}5 + 4{,}5 + 8 + 3{,}5$	$= 28{,}5$
Silke, PTA:	$4{,}5 + 4{,}5$	$= 9$
Jennifer, PTA:	$8 + 4{,}5 + 8 + 4{,}5 + 3{,}5$	$= 28{,}5$
Dagmar, PKA:	$7{,}5 + 4{,}5 + 8 + 4{,}5 + 8$	$= 32{,}5$
Gesamtstunden:		155

Einen Dienstplan zu erstellen (Tab. 11.9) erfordert Geduld, Konzentration und umso mehr Kommunikation, je komplexer die Anforderungen sind, welche die einzelnen Teammitglieder stellen. Stellen Sie sich darauf ein, dass es kaum möglich sein wird, es allen im Team jede Woche recht zu machen.

Betrachten Sie Ihren Plan als Vorschlag an das Team. Wenn Sie bemerken, dass einzelne Teammitglieder oder auch die Apothekenleitung sich ungerecht verhalten, suchen Sie ein persönliches Gespräch unter vier Augen und machen Sie diejenigen darauf aufmerksam. Wenn die Dienstpläne in Ihrer Verantwortung liegen, könnte auch dem Chef durchaus entgangen sein, dass bestimmte Dienste ungerecht verteilt sind.

Bemühen Sie sich, langfristig eine ausgeglichene Planung zu erstellen, in der alle Teammitglieder fair behandelt werden. Holen Sie sich mindestens zweimal im Jahr ein Feedback aus dem Team, wie zufrieden alle mit Ihrer Art zu planen sind und was Sie eventuell besser oder anders machen könnten.

> **Praxistipp** Das sollten Sie grundsätzlich im Team oder mit der verantwortlichen Führungskraft festlegen:
> - Bis wann soll der Dienstplan feststehen? Empfehlung: Möglichst langfristig, insbesondere was die Wochenenden betrifft.
> - Welche kurzfristigen Änderungen sind akzeptabel? Empfehlung: Wenn zwei sich einig sind, Dienste zu tauschen, ist dies sehr kurzfristig möglich.
> - Wer vertritt wen, wenn jemand krank ist oder Urlaub hat? Empfehlung: Stellvertretungsplan erarbeiten und vereinbaren, wann die Vertretung eingearbeitet wird bzw. wann die Übergabe stattfindet.
> - Wer schlichtet oder hat das letzte Wort, wenn anderweitig keine Einigung zustande kommt? Empfehlung: Der Inhaber oder ein Teammitglied, das von allen sehr gut akzeptiert wird.

Personalplanung für Aktionen

Auch Aktionen, die in der Apotheke durchgeführt werden, müssen in der Personalplanung berücksichtigt werden. Lassen Sie sich von der jeweiligen Ansprechpartnerin für diese Aktion darüber informieren, welche Arbeitsschritte geplant sind und wie viel Zeit dafür vorgesehen ist. Für die professionelle Planung einer Aktion sollte ein Arbeitsplan erstellt und gepflegt werden. Legen Sie fest, wie Aktualisierungen dieser Planung zwi-

Tab. 11.9 Der Wochen-Dienstplan für diese Apotheke könnte zum Beispiel so aussehen:

Zeiten	Mo	Di	Mi	Do	Fr	Sa
8–9:00	Jo Da	Ka Si	Ka Pe	Ka Si	Jo Je	Ka
9–10:00	Jo Pe Da	Ka Si Je	Ka Pe Da	Ka Si Je	Jo Je Pe Da	Ka Pe Je
10–11:00	Jo Pe Da	Ka Si Je	Ka Pe Da	Ka Si Je	Jo Je Pe Da	Ka Pe Je
11–12:30	Jo Pe Da	Ka Si Je	Ka Pe Da	Ka Si Je	Jo Je Pe Da	Ka Pe Je
Mittagspause						
14–15:00	Jo Pe Da	Jo Je Da	Jo Je Da	Jo Je Pe Da	Jo Pe Da	
15–16:00	Jo Ka Pe Da	Jo Je Da	Jo Je Da	Jo Je Pe Da	Jo Ka Pe Da	
16–17:00	Jo Ka Pe Da	Jo Je Da	Jo Je Da	Jo Je Pe Da	Jo Ka Pe Da	
17–18:30	Jo Ka Pe	Jo Je Da	Jo Je Da	Jo Je Pe Da	Jo Ka Pe Da	

schen den Aktionsverantwortlichen und Ihnen abgestimmt und weitergegeben werden.

Ein Arbeitsplan kann als Tabelle im PC geführt werden, aber auch handschriftlich oder als Plakat, zum Beispiel auf einer Flipchart. Wichtig ist, dass der Arbeitsplan immer aktuell ist. Wenn ein Termin verschoben wird, muss diese Änderung sofort eingetragen werden, ebenso wenn eine Aufgabe hinzukommt, jemand ausfällt oder wenn sich der Personalbedarf sonst ändert.

Verwenden Sie bei der Beschreibung der Aufgaben immer anschauliche Formulierungen, so wird die Aufgabe besser verständlich und man kann den Zeit- und Personalbedarf besser abschätzen.

Die Planung, wie lange jemand für eine Aufgabe braucht, kann sich als schwierig erweisen. Schätzen Sie den Aufwand in diesem Fall oder bitten Sie die Ansprechpartnerin für die Aktion um eine ungefähre Angabe.

11.7.3 Urlaubspläne

Auch die Abstimmung diverser Urlaubswünsche im Team erfordert viel Geschick. Folgende Fragen sind zu berücksichtigen:
- Ist die Apotheke das ganze Jahr über geöffnet, oder gibt es einen für alle verbindlichen Betriebsurlaub?
- Möchte der Inhaber eine approbierte Vertretung einbeziehen, die sonst nicht in dieser Apotheke arbeitet? (Gelegentlich vertreten sich befreundete Apotheker gegenseitig in ihren Urlauben.)
- Sind Schulferien von Belang, zum Beispiel weil Teammitglieder schulpflichtige Kinder haben? Schließen Kindergärten in bestimmten Wochen?
- Wie lange im Voraus soll der Urlaub geplant werden?
- Welcher Anteil der Urlaubstage darf oder soll langfristig festgelegt werden, welcher Anteil kurzfristig? (Empfehlung: ein Drittel langfristig und fix, ein Drittel langfristig als erfüllbarer Wunsch mit Option zum Ändern, ein Drittel frühestens vier Wochen vorher.)

> 💬 **Kommunikationstipp** Als PKA können Sie den Abstimmungsprozess moderieren, indem Sie alle relevanten Informationen sammeln und veranschaulichen. Ziel der Abstimmung ist, dass die Apotheke nach wie vor arbeitsfähig bleibt und dass sich die Teammitglieder fair behandelt fühlen.

Mit diesen Hilfsmitteln erleichtern Sie sich die Kommunikation im Team:
- Nutzen Sie zur Veranschaulichung einen großformatigen Jahreskalender, in dem der Urlaub eingetragen

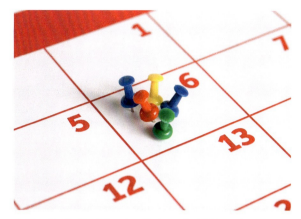

○ **Abb. 11.21** In vielen Apotheken sind PKA an der Personal- und Urlaubsplanung beteiligt.

wird. Wenn Sie ein elektronisches Planungssystem nutzen, stellen Sie sicher, dass alle Teammitglieder Zugang zur Jahres-Urlaubs-Übersicht haben. Falls möglich, schicken Sie die Datei mit der Jahresübersicht an einen Copyshop und lassen Sie sie in Großformat ausdrucken.
- Geben Sie jedem Teammitglied (auch der Apothekenleitung) einen persönlichen Jahreskalender in DIN A4 oder DIN A3 und bitten Sie alle, ihre Urlaubswünsche mit Leuchtstift darin zu markieren. In diesem Kalender sollten Feiertage, Brückentage und die relevanten Schulferien bereits von Ihnen eingetragen sein.
- Erarbeiten Sie aus den diversen Wünschen einen Planvorschlag, der aus Ihrer Sicht fair ist und der angesichts der vermutlich auftretenden Interessengegensätze einen Kompromiss darstellt. Geben Sie jedem Teammitglied eine Kopie davon und machen Sie ganz deutlich, dass dies ein Vorschlag ist, keine endgültige Planung.
- Geben Sie diesem Abstimmungsprozess Zeit, fragen Sie aber selbstständig die anderen Teammitglieder nach ihrer Meinung zu dem Vorschlag. Überarbeiten Sie den Plan, wenn Teammitglieder sich abgestimmt haben (zum Beispiel hat eine an Ostern frei, ein anderer an Weihnachten).
- Notieren Sie Vereinbarungen, die bereits das nächste Jahr betreffen, zum Beispiel wer über bestimmte Feiertage oder in den Schulferien frei bekommen wird. Dies ist ein häufig auftretender Streitpunkt in Teams.

Eine faire Balance herzustellen kann schwierig sein – eine allein erziehende Mutter ist möglicherweise davon abhängig, zu den Schließzeiten des Kindergartens Urlaub zu nehmen; die kinderlosen Singles wollen aber nicht den ganzen Sommer durcharbeiten. Ihre Rolle als PKA ist es, Informationen zu sammeln (zum Beispiel wann diese Schließzeiten sind), aber die Entscheidung

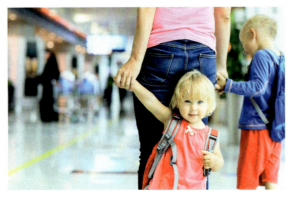

Abb. 11.22 Teammitglieder mit kleinen Kindern müssen bei der Urlaubsplanung genauso berücksichtigt werden wie Auszubildende – auch sie können nur in den Schulferien in den Urlaub fahren.

liegt beim Arbeitgeber. Versuchen Sie, erst eine Abstimmung im gesamten Team zu finden, bevor offizielle Urlaubsanträge eingereicht und genehmigt werden. Verwahren Sie die Urlaubsgenehmigungen sorgfältig. Tragen Sie in den ausgehängten Urlaubsplan genehmigten Urlaub so ein, dass er von reinen Urlaubswünschen unterscheidbar ist.

11.8 Der Blick in den Spiegel

Ihr PKA-Beruf ist ein Teil Ihrer Persönlichkeit. Die vielen Erwartungen an Ihre Berufsrolle werden in diesem Buch beschrieben. Mindestens so wichtig für Ihre erfolgreiche Berufsausübung ist aber auch der Teil Ihrer Persönlichkeit, den Sie schon in die Ausbildung mitbringen. Was macht Sie als Mensch aus, wie gehen Sie mit anderen Menschen um, kurz, wie steht es mit Ihrer Sozialkompetenz?

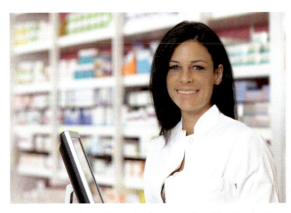

Abb. 11.23 Ein weißer Kittel unterstützt die Glaubwürdigkeit Ihrer Aussagen und damit das Vertrauen der Kundschaft in Sie.

Für Ihren persönlichen Erfolg und für Ihre gute Zusammenarbeit im Team ist ein realistisches Selbstbild nützlich. Holen Sie regelmäßig Feedback zu Ihrem Verhalten am Arbeitsplatz ein. Warten Sie damit nicht bis zu den jährlichen Mitarbeitergesprächen oder bis zum Ende Ihrer Probezeit, sondern betrachten Sie es als Teil Ihrer Ausbildung, auch über sich selbst als Mensch etwas zu lernen.

11.8.1 Seriöses Auftreten

Kleider machen Leute – auch in der Apotheke. Drei wesentliche Merkmale tragen dazu bei, dass man Sie als PKA bzw. als Teammitglied erkennen kann:
- Sie stehen hinter dem HV-Tisch, im Lager oder im Büro, wo sich niemals Kunden aufhalten.
- Sie tragen ein Namensschild, das Sie als Mitarbeiterin oder Mitarbeiter der Apotheke ausweist.
- Sie und Ihre Kolleginnen tragen Berufskleidung, die Sie von der Kundschaft unterscheidet, egal wo in der Apotheke Sie sich aufhalten.

Die Kleidung soll auf den ersten Blick signalisieren: Bitte sprechen Sie mich an, ich arbeite hier. Der weiße Kittel und auch andere einheitliche Outfits erfüllen aber auch noch andere Zwecke, zum Beispiel unterstützen sie die Glaubwürdigkeit Ihrer Aussagen und damit das Vertrauen der Kundschaft in Sie. Wir alle haben nämlich innere Bilder, die wir mit bestimmten Berufen verbinden. Wenn wir dann entsprechende Leistungen in Anspruch nehmen, zum Beispiel bei einer Behandlung oder einer Beratung, vergleichen wir unser Gegenüber automatisch mit diesen Bildern und beurteilen den anderen danach.

Ihre fachliche Empfehlung kommt beim Kunden seriöser und glaubwürdiger an, wenn Sie professionelle Kleidung tragen. Menschen folgen Anweisungen eher, wenn diese aus berufenem Munde kommen und wenn das äußere Erscheinungsbild dazu passt. Deswegen wird Zahnpasta von Schauspielern im Zahnarztkostüm beworben und nicht von Rauchern in „Räuberzivil", obwohl diese sicher glaubwürdige Zeugen zum Thema wären.

Warum weiße Kittel?

In unserer Kultur steht Weiß für Reinheit und Makellosigkeit. Auf reinweißen Textilien sieht man Flecken besonders gut – das erlaubt den Umkehrschluss, dass jemand „sauber" gekleidet ist, wenn keine Verschmutzungen zu sehen sind.

Sauberkeit ist ein sichtbares Qualitätsmerkmal. Reinheit bei einem Produkt, symbolisiert durch makelloses Weiß, kann der Kunde jedoch nicht immer selbst überprüfen, sondern er muss sie sich erschließen. Das tut er unbewusst über die Menschen, die ihm diese Produkte aushändigen, und wenn diese sauber auf ihn wirken, dann wird er auch von den Produkten annehmen, dass sie „sauber" sind. Das gilt selbstverständlich auch für Tester und Packungen.

Mittlerweile bietet der Markt außer dem klassischen weißen Kittel noch viele weitere Kleidungsstücke, die im Apothekenalltag nützlich sind, zum Beispiel Poloshirts im Sommer und Fleecejacken im Winter. Für professionelle Berufskleidung gibt es viele Anbieter, sodass Ihnen eine große Auswahl an Stil und Gestaltung zur Verfügung steht. Das hauseigene Logo kann man einarbeiten lassen.

Selbstverständlich müssen Farbe und Schnitt der Kleidung zu jedem Teammitglied in der Apotheke passen. Kittel in abgetöntem Weiß stehen mehr Menschen als Reinweiß, das den einen oder anderen sehr blass aussehen lässt. Auffälligere Teamkleidung sollte gut mit dem Erscheinungsbild der gesamten visuellen Kommunikation in der Apotheke abgestimmt werden, dann vermittelt sie wirklich eine kompakte Botschaft: Kraftvolle Farben für Oberteile, zum Beispiel Karminrot oder Aquamarinblau, wirken in Kombination mit weißen Hosen edel, energetisch und modern.

> **Gepflegtes Aussehen ist ein Muss!**
> Um gepflegt auszusehen, sollten Sie diese Fehler vermeiden:
> - durchscheinende oder durchsichtige Kleidung in mehreren Schichten (zum Beispiel bei Seidenhemden oder -blusen),
> - schwingende, wehende, flatternde, zipfelige, bauschige, flauschige Kleidung; deutlich zu große Hemden oder Pullover,
> - Kleidung, die ungebügelt ist oder so aussieht,
> - Trachten, wenn sonst niemand Trachten trägt,
> - zu kurze Ärmel, zu kurze Hosenbeine, zu enge Kleidung,
> - Materialien oder Schnitte, die keine Anstrengung (Schweiß!) vertragen,
> - dunkle Wäsche oder dunkles T-Shirt unter hellem Oberteil; helle Wäsche, die unter dunklem Oberteil durchscheint; weißes T-Shirt, das aus einem dunklen Hemdkragen hervorleuchtet,
> - (Unter-)Wäsche, die regelmäßig unter den Blicken der Öffentlichkeit zurechtgezupft werden muss; die Herren ziehen bitte nicht die Hosen auffällig hoch, weil sie dauernd herunterrutschen,
> - fehlende Knöpfe, eingerissene Reißverschlüsse, Löcher und Flecken sind tabu und müssen ausgebessert oder ersetzt werden.

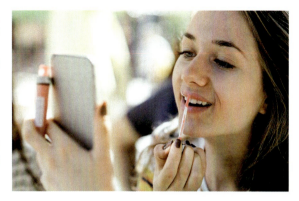

Abb. 11.24 Make-up sollte dezent aufgetragen werden – so wirken Sie sauber und gepflegt.

Frisur, Make-up und Schuhe

Auch in Sachen Frisur und Make-up gibt es jede Menge Problemfälle. So sollten Sie darauf achten, dass Ihre Haare weder ungewaschen noch fettig sind. Wer seine Haare färbt, darf nicht vergessen, den Ansatz regelmäßig nachfärben zu lassen. Auch Make-up, das nicht zur Hautfarbe passt oder als Tages-Make-up ungeeignet ist, sollte nicht verwendet werden.

Achten Sie außerdem auf gute Schuhe, auch wegen Ihrer Gesundheit. Diese sollten weder abgetragen noch zu auffällig sein. Und auf Hotpants oder Miniröcke sollte während der Arbeitszeit ebenfalls verzichtet werden.

> **Praxistipp** Damit sind Sie auf der sicheren Seite:
> - saubere Kleidung, die ausreichend Bewegungsfreiheit bietet und Körperfeuchtigkeit geruchsfrei durchlässt,
> - unauffällige, saubere Schuhe, mit denen Sie den ganzen Tag gehen und stehen können,
> - tägliche Körperpflege, die Haut und Haare gesund und frisch aussehen lässt und keinen auffälligen Duft oder Geruch ausströmt,
> - gepflegte Hände und Fingernägel,
> - maßvolles Make-up und Haarstyling.

Kleidung und das Aussehen fördern das Image

Wenn wir einschätzen, ob wir dem Rat eines Menschen vertrauen können, nehmen wir die ganze Person in den Blick und hören nicht nur, was sie sagt. Manche Menschen tun das völlig unbewusst und könnten nachher nicht mehr sagen, was Sie genau an hatten; andere würden sogar sehen, wenn ein Knopfloch am Kittel ausgerissen ist. Wirken wird Ihre Kleidung aber in jedem Fall, und das Gefühl „passt so" fördert die Kaufbereitschaft und die Compliance, während der Eindruck „da passt was nicht zusammen" ein Zögern auslösen kann.

Aus diesem Grunde ist Berufskleidung ein wichtiger Imagefaktor.

Über die Qualität Ihrer Beratung sagt die Kleidung natürlich überhaupt nichts aus – aber das Äußere gestaltet den subjektiven Eindruck mit, den Ihre Kundinnen und Kunden von der Beratung haben. Mit einem weißen Kittel oder professioneller Teamkleidung wirkt eine neutrale Information eben objektiver.

11.8.2 Reaktion auf Kritik

Kritik einstecken muss man lernen. Als PKA werden Sie vor allem in Ihrer Ausbildungszeit, aber auch darüber hinaus immer wieder Feedback zu Ihrer Arbeit und zu Ihrem Umgang mit anderen Menschen erhalten. Wer arbeitet und Verantwortung übernimmt, macht auch mal einen Fehler. Aber lieber 99-mal richtig entschieden und einmal falsch gelegen, als hundertmal nicht entschieden.

Konstruktive Kritik von einem Menschen, der es gut mit Ihnen meint und der Ihnen zutraut, dass Sie sich weiterhin verbessern, ist am leichtesten anzunehmen. Sie können schon von Beginn des Gesprächs an spüren, dass Sie jemand fördern will. Von solchen Menschen können Sie auch aktiv Kritik einholen. Wer wirklich offen ist für Kritik und das auch zeigt, macht es seiner Umgebung leichter, Kritik direkt auszusprechen, anstatt mit Andeutungen oder über andere Kollegen etwas loszuwerden. So mancher Teamkonflikt entsteht, weil sich keiner traut, ein kritisches Thema anzusprechen.

Kritik kann aber auch verletzend und beschämend sein. Sie dürfen sofort vorschlagen, „können wir das bitte unter vier Augen besprechen?" wenn jemand ansetzt, Sie vor dem Team oder gar vor Kunden zu kritisieren. Autoritäre Führungskräfte und leider auch manche Kollegen machen sich mit solcher Kritik auf Kosten anderer groß. Sagen Sie am Ende des Gesprächs etwas wie:

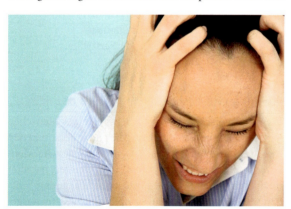

○ **Abb. 11.25** Niemand wird gerne kritisiert – aber es nützt nichts, wütend zu werden oder sich „in sein Schneckenhaus" zurückzuziehen. Gehen Sie offen mit Kritik um.

„Danke, dass Sie mir das gesagt haben. Ich denke darüber nach." Wägen Sie gut ab, ob Sie jetzt den Mumm haben, der verletzenden Kritik etwas entgegenzusetzen, oder ob ein anderer Zeitpunkt besser wäre.

In beiden Fällen jedoch sollten Sie zunächst einfach zuhören und den anderen ausreden lassen. Verteidigen Sie sich nicht, solange der andere nicht fertig ist. Wenn Sie merken, dass die Kritik berechtigt ist, brauchen Sie sich aber auch nicht noch kleiner zu machen. Lassen Sie die Kritik so stehen, besonders wenn Sie ziemlich betroffen sind und nur noch „oh!" sagen können. Reagieren Sie in keinem Fall mit Ausreden, Beleidigtsein oder Krankschreibung, das wird die Situation eher verschlimmern.

> **Kommunikationstipp** Fragen Sie nach, was der andere von Ihnen erwartet, falls das durch die Kritik noch nicht klargeworden sein sollte. Sie können zum Beispiel so fragen:
> - „Bitte sagen Sie mir, was Sie jetzt von mir erwarten."
> - „Ich bin nicht ganz sicher, was Sie stattdessen von mir erwarten. Können Sie mir bitte sagen, wie ich es richtigmachen soll?"
> - „Ich möchte es gerne richtigmachen. Bitte geben Sie mir ein Beispiel."
>
> Wenn Sie sich durch die Kritik unberechtigt angegriffen fühlen, sollten Sie das in angemessener Form sagen. Leiten Sie Ihre Antwort mit einer Frage oder mit einer Ankündigung ein, zum Beispiel so:
> - „Ich möchte Ihnen gerne darauf antworten."
> - „Ich habe gehört, was Sie an mir kritisieren. Ich würde Ihnen gerne meine Meinung dazu erklären."
> - „Ich habe die Situation anders erlebt und würde Ihnen gerne sagen, wie das aus meiner Sicht aussieht."

Warten Sie ab, ob Ihr Gegenüber Ihnen nun wirklich Gelegenheit geben möchte zu antworten. Manchmal wird das nicht der Fall sein, weil die Zeit drängt oder weil man erst einmal darüber schlafen sollte. Lassen Sie die Kritik dann nicht einfach auf sich beruhen, sondern greifen Sie das Thema in den nächsten Tagen noch einmal auf. Sie können auch eine interne E-Mail schreiben mit Ihrer Antwort. Dazu sollten Sie aber wirklich eine Nacht darüber schlafen, bevor Sie diese abschicken.

Sie müssen sich nicht jede Kritik gefallen lassen. Niemand hat das Recht, Sie persönlich anzugreifen. Kritik soll sich immer nur das konkrete Verhalten beziehen, nicht auf die ganze Person. Anstatt jemandem vorzuwerfen, „Sie sind anscheinend nicht für Kundenkontakte geeignet!" wäre es besser zu sagen, „Sie werden in heiklen Situationen mit Kunden sehr schnell ungehalten, so wie bei dem Telefongespräch heute morgen." Beantworten Sie überzogene Kritik mit dem Vorschlag, „bitte lassen Sie uns über die konkrete Situation reden."

Für berechtigte Kritik und auf konstruktive Vorschläge, was Sie tun könnten, sollten Sie Ihrem Gesprächspartner zeigen, dass Sie die Kritik ernst nehmen. „Danke, dass Sie mich darauf ansprechen und mir Tipps geben." Auch Sätze wie „ich werde mir Mühe geben" oder „ich werde beim nächsten Mal daran denken" hilft oft, ein heikles Kritikgespräch positiv zu beenden.

Beobachten Sie auch, ob Sie immer nur dann Feedback bekommen, wenn es etwas zu kritisieren gibt. Der Führungsstil „nichts gesagt ist gelobt genug" stammt aus dem letzten Jahrtausend, kommt aber leider immer noch vor. Machen Sie es besser und fragen Sie nach: „Gibt es auch etwas, womit Sie schon zufrieden sind und was ich weiterhin so machen sollte?"

Kurzgefasst

- Körpersprache ist ein wichtiger Teil der Kommunikation. Mit unserer Stimme und durch unsere Körperhaltung vermitteln wir viele emotionale Botschaften.
- Für die schriftliche Kommunikation ist die DIN 5008 maßgeblich. Sie gilt für Geschäftsbriefe, Faxe und auch für E-Mails oder Anhänge daran. Aussagekräftige Notizen sind wichtig für die Arbeitsorganisation und die Kommunikation im Team.
- Verschiedene Kundentypen brauchen eine unterschiedliche Beratung, da sie Informationen unterschiedlich bewerten und ihre Entscheidungen jeweils anders herbeiführen.
- Konflikte gehören zum Leben. Sie sind keine „Unfälle", sondern ein Zeichen ganz normaler Interessengegensätze. Wenn die Konfliktparteien aufeinander zugehen und aktiv eine Lösung aushandeln, kann der Konflikt beigelegt werden.
- Telefonate sind ein Kernbestandteil der PKA-Arbeit. Sie sollten in einer geeigneten Umgebung stattfinden und gut vorbereitet bzw. gut dokumentiert werden.
- Gespräche mit Firmenvertretern gehören zu den anspruchsvollsten Aufgaben von PKA. Bereiten Sie sich gut vor und dokumentieren Sie alle Absprachen.
- Für gefährliche Situationen wie Ladendiebstahl oder gar einen Überfall sollten in Ihrer Apotheke klare Absprachen bestehen, wie man im Notfall reagiert.
- Stresssituationen kommen in den meisten Berufen vor, zum Beispiel wenn in der Apotheke Hochbetrieb herrscht. Eine gute Organisation trägt wesentlich dazu bei, solche Herausforderungen zu meistern.
- Reklamationen sind ein Teil des Geschäftslebens. Beschwerden sollte man ernst nehmen und in ruhigem Ton eine vernünftige Lösung finden.
- Diskretion ist vor allem eine Sache der Einstellung. Dann fällt es leicht, die Schweigepflicht zu beachten.
- Gut vorbereitete Teamgespräche und gute Personal- und Urlaubspläne bedürfen vieler Absprachen. Dann tragen Sie in hohem Maße zu einem zufriedenen Team bei.
- Sauberes, gepflegtes Aussehen fördert eine gute Ausstrahlung und lässt uns kompetent erscheinen.
- Kritik sollten Sie in Ruhe anhören, darüber nachdenken und nötigenfalls nachfragen, was von Ihnen erwartet wird.

Autorin
Vera Naumann

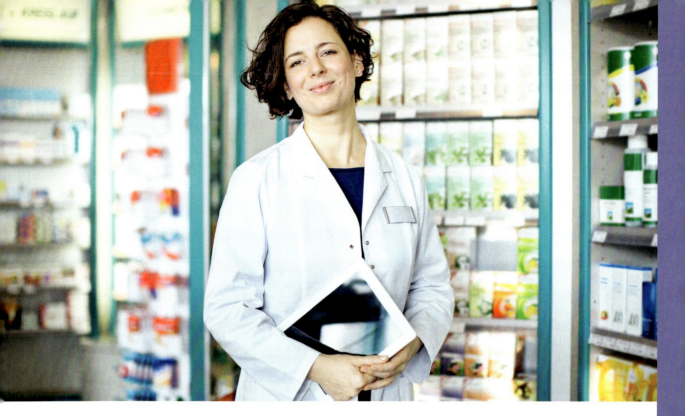

Im Wohngebiet „In der Aue" ist die Sonnen-Apotheke neu eröffnet worden. Hier hat PKA Kristin ihre erste Arbeitsstelle nach Abschluss der Ausbildung erhalten. Die Sonnen-Apotheke möchte gleich mit einem Aktionstag auf ihr umfassendes Angebot im Bereich Diabetikerbetreuung aufmerksam machen, außerdem soll es im Frühjahr eine Aktion zum Thema Sonnenschutz geben. Wie ein Aktionstag zu planen, durchzuführen und zu reflektieren ist, hat Kristin bereits während ihrer Ausbildung in Fortbildungsveranstaltungen zum Thema Marketing, die speziell für PKA angeboten wurden, erfahren. Diplom-Pharmazeutin Frau Smirkowa, die Leiterin der Sonnen-Apotheke, gibt Kristin daher gern den Auftrag, den Tag zu organisieren.

Lernfeld 12
Ein Marketingprojekt durchführen

12.1 **Bedeutung des Marketings in der Apotheke** 480

12.2 **Den Markt analysieren** 480
- → Marktsituation
- → Informationsbeschaffung

12.3 **Bereiche des Marketings** 481
- → Kommunikationspolitik
- → Preispolitik
- → Sortimentspolitik
- → Distributionspolitik

12.4 **Marketing-Rahmenbedingungen** 483
- → Verbot irreführender Werbung
- → Verbot von unlauteren Geschäftshandlungen
- → Berufsrechtliche Verbote für Apotheker

12.5 **Festlegung von Marketingzielen** 485
- → Ökonomische Marketingziele
- → Ökologische Marketingziele

12.6 **Marketinginstrumente** 486
- → Corporate Identity
- → Werbung
- → Kundenkarten
- → Kundenzeitschriften
- → Zugaben

12.7 **Projektideen verwirklichen** 489
- → Aktionsthemen
- → Aktionen planen

12.8 **Budgetierungen** 490

12.9 **Aktionspreise kalkulieren** 491

12.10 **Werbematerialien** 491
- → Allgemeines zu Werbematerialien
- → Beispiele für Werbematerialien

12.11 **Schaufenster- und Offizingestaltung** 493
- → Schaufenster
- → Offizin
- → Sicht- und Freiwahl
- → Category Management
- → HV-Tisch

12.12 **Durchführung einer Aktion** 495

12.13 **Messung der Kundenzufriedenheit** 496
- → Kundenbefragungen
- → Kassenbon-Analyse
- → Umsatzanalyse
- → Kundenfrequenzanalyse

Lernfeld 12: Ein Marketingprojekt durchführen

Wie kann eine Apotheke erreichen, dass sie mehr Kunden und Patienten hat als die Apotheke zwei Straßen weiter? Sie muss besser sein! Aber nur besser sein allein reicht nicht. Die Apotheke muss den Kunden und Patienten auch zeigen und mitteilen, dass sie besser ist – gemäß dem Sprichwort „Tue Gutes und rede darüber". Marketing und Werbung sind Instrumente, die dabei helfen können, die Vorzüge einer Apotheke zu vermitteln. Der Apotheke stehen verschiedene Marketingmaßnahmen zur Verfügung, die sie gezielt einsetzen kann. Auf Marketing kann heute keine Apotheke mehr verzichten.

12.1 Bedeutung des Marketings in der Apotheke

Was ist Marketing? Marketing wird von manchen gerne mit Werbung gleichgesetzt. Das ist allerdings zu eng gedacht. Werbung ist nur ein Teil des Marketings. Marketing ist mehr: Es umfasst die Gesamtheit aller Tätigkeiten in Unternehmen, die zu einer besseren Positionierung und damit zum Erfolg im Wettbewerb beitragen. Zum Marketing gehören neben der Werbung zum Beispiel Maßnahmen wie Sonderangebote, Botendienste, Dienstleistungsangebote der Apotheke, Aktionstage und -wochen, aber auch die Freundlichkeit aller Mitarbeiter. Selbst das Fachwissen, die gute Aus-, Fort- und Weiterbildung der Mitarbeiter, kann beim Marketing von Bedeutung sein.

Unter Wettbewerb versteht man den Leistungskampf verschiedener Anbieter (hier: Apotheken) auf einem Markt (Gesundheits- bzw. Arzneimittelmarkt) um die Gunst der Nachfrager (Kunden und Patienten). Man möchte einen Vorsprung im Vergleich zu seinen Mitbewerbern erreichen. Marketingmaßnahmen haben auch das Ziel, die angebotenen Produkte zu gewinnbringenden Preisen zu verkaufen. Marketing soll dabei den wahrgenommenen Nutzen aus dem Blickwinkel des Kunden vergrößern. Im Mittelpunkt des Apotheken-Marketings stehen die Kunden und Patienten.

12.2 Den Markt analysieren

Um Marketing zu betreiben, um Marketingmaßnahmen zu planen und durchzuführen, ist es zunächst notwendig, sich einen Überblick über den Markt zu verschaffen und zu schauen, in welcher Marktsituation sich die Apotheke befindet.

12.2.1 Marktsituation

Damit sich die Marktsituation richtig einschätzen lässt, muss man wissen, wie das Umfeld der eigenen Apotheke beschaffen ist. Denn das wirkt sich entscheidend auf das Geschäft der Apotheke aus. Ganz wichtig: Wo haben die Ärzte ihre Praxen? Im Haus der Apotheke, in unmittelbarer Nähe oder ein paar Straßen entfernt? Gibt es ein Ärztehaus in der Umgebung? Ist ein Krankenhaus, ein Pflegeheim, ein Seniorenwohnheim in der Nähe? Gibt es noch andere Einrichtungen oder Institute, die für die Apotheke von Bedeutung sein könnten?

Dann sollte man sich über die Konkurrenzsituation ein Bild machen: Wo liegen die unmittelbaren Mitbewerber, wo haben die anderen Apotheken ihren Standort? Wo gibt es weitere Geschäfte, die mit der Apotheke in Teilgebieten des Sortiments im Wettbewerb sind, beispielsweise Drogeriemärkte, Supermärkte, Reformhäuser, Sanitätshäuser?

Um Marketingmaßnahmen planen und durchführen zu können, sollte man auch wissen, ob sich in der Nähe der Apotheke weitere attraktive Geschäfte befinden, die Kunden anlocken, zum Beispiel Einkaufszentren. Aber auch Haltestellen von Bus und Bahn, Bahnhöfe oder Parkplatzmöglichkeiten können sich auf den Erfolg einer Apotheke auswirken.

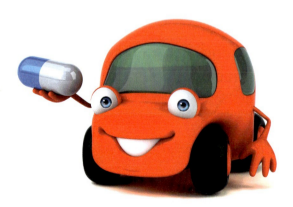

○ **Abb. 12.1** Neben der Werbung gehört auch das Anbieten von Botendiensten zum Marketing einer Apotheke.

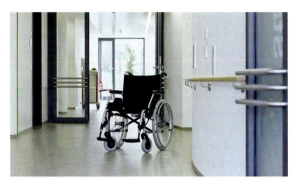

Abb. 12.2 In eine Marktanalyse sollte auch einfließen, ob sich Krankenhäuser in der Umgebung der Apotheke befinden.

Und nicht zu vergessen: Man sollte sich im Klaren darüber sein, mit welchen Kunden man es in der Regel zu tun hat. Ist der überwiegende Teil der Kunden Laufkundschaft (zum Beispiel wenn die Apotheke in einer Fußgängerzone liegt) oder Stammkundschaft (zum Beispiel in Wohngebieten). Wohnen im Umfeld der Apotheke eher ältere Menschen oder eher jüngere Familien, Mütter mit Kindern? Liegt die Apotheke in einem Viertel mit einem hohen Anteil an ausländischen Mitbürgern, Migranten? In diesem Fall kann es sinnvoll sein, Mitarbeiter mit Fremdsprachenkenntnissen einzustellen.

12.2.2 Informationsbeschaffung

Um Informationen über den Markt, in dem sich die Apotheke befindet, zu bekommen, gibt es mehrere Möglichkeiten. Man kann beispielsweise einen Stadtplan nehmen und die Geschäfte eintragen, die für die Apotheke als Mitbewerber von Bedeutung sind (zum Beispiel andere Apotheken, Drogeriemärkte), außerdem Geschäfte im Umfeld der Apotheke, die Kunden anlocken (Frequenzbringer). Es ist dabei durchaus sinnvoll, einen Rundgang durch das Viertel zu machen, in dem die Apotheke liegt, und sich die anderen Apotheken und Geschäfte selbst anzusehen, um sich von ihrer Lage, ihrem Marktauftritt und ihrem Äußeren ein Bild zu machen.

Die Adressen und die Lage der Arztpraxen, Krankenhäuser, Senioren- und Pflegeheime lassen sich leicht über Telefonbücher oder im Internet recherchieren (offizielle Seiten der Städte und Gemeinden).

 Praxistipp Um zu erfahren, wie die Apothekenkunden die eigene Apotheke einschätzen, was sie an der Apotheke mögen, aber auch was sie kritisieren, was sie vermissen, was besser sein könnte, bietet es sich an, eine Kundenbefragung durchzuführen.

Hier lohnt es sich oft, bei Apotheken-Marketingberatern, Großhandlungen und Kooperationszentralen anzufragen, ob sie Kundenfragebögen zur Verfügung stellen und die Auswertung übernehmen können.

12.3 Bereiche des Marketings

Die Marketingmaßnahmen lassen sich in verschiedene Bereiche einteilen. So kann man beispielsweise Marketing im Bereich der Kommunikation betreiben, mit der Preisgestaltung, mit dem Sortiment und mit der Distribution, also der Art der Verteilung der Waren. Ein gutes Marketing wird meistens ein Mix aus allen Bereichen sein und je nachdem, was sich für den jeweiligen Standort der Apotheke anbietet, den einen oder anderen Bereich ein wenig stärker hervorheben. Wir wollen uns im Nachfolgenden diese Bereiche kurz ansehen.

12.3.1 Kommunikationspolitik

Maßnahmen im Bereich der Kommunikation zielen darauf ab, die Bekanntheit der Apotheke zu steigern, die Besonderheiten und das Einzigartige der Apotheke herauszustellen und den Kunden mitzuteilen. Keine Apotheke wird auf eine gute Kommunikation mit den Kunden verzichten können. Dafür stehen verschiedene Kommunikationswege zur Verfügung. Welche Wege die Apotheke hier auswählt, ist auch davon abhängig, wie viel Geld man dafür ausgeben möchte und wie die Vorlieben derjenigen sind, die diese Kommunikationsmaßnahmen umsetzen. Meistens wird die Apotheke einen Mix aus verschiedenen Kommunikationsformen einsetzen.

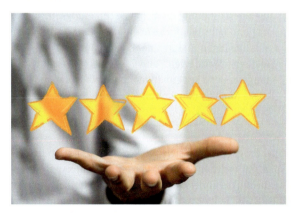

Abb. 12.3 Um zu erfahren, wie Apothekenkunden die eigene Apotheke einschätzen, können Kundenbefragungen durchgeführt werden.

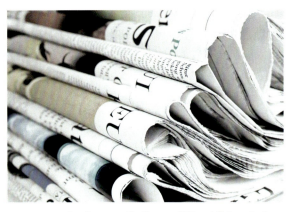

○ **Abb. 12.4** Zur Kommunikationspolitik gehört auch das Schalten von Werbeanzeigen in der Zeitung.

→ **Definition** Zu den **Kommunikationswegen** gehören das Apotheken-Schaufenster, Werbeanzeigen, Zeitungsartikel, Kundenanschreiben (Mailings), Plakate, die Internetseite der Apotheke, Social Media wie Facebook, WhatsApp und ähnliche Medien.

12.3.2 Preispolitik

Die richtige Preispolitik für die apothekenüblichen Waren zu finden, die nicht der Preisbindung unterliegen (nicht verschreibungspflichtige Arzneimittel, freiverkäufliche Arzneimittel und Waren des Ergänzungssortiments), steht bei den Marketingmaßnahmen mit an vorderster Stelle.

> Die Preisgestaltung für nicht verschreibungspflichtige und freiverkäufliche Arzneimittel ist von verschiedenen Faktoren abhängig: vom Marktumfeld, vom Wettbewerb, also von den Apotheken, Drogerie- und Supermärkten in der Nähe der Apotheke und von den Preisen, die der Versandhandel bietet.

Eine Frage, die man sich hier stellen muss, ist zum Beispiel: Zu welchen Preisen werden dort bekannte Markenprodukte und sogenannte Indikatorartikel (Artikel, die nahezu jeder Kunde kennt) verkauft? Aber nicht nur das unmittelbare Umfeld der Mitbewerber ist hier von Interesse. Auch die Preise der Versandapotheken spielen bei der richtigen Preispolitik für die eigene Apotheke eine Rolle. Außerdem ist die Preispolitik davon abhängig, zu welchen Konditionen die Apotheke selbst beim Großhandel oder Hersteller eingekauft hat, ob sie Sonderangebote wahrnehmen konnte oder größere Stückzahlen bestellt hat. Und schließlich ist für die richtige Preispolitik wichtig, wie groß die Nachfrage nach einem Produkt ist: Im Winter lassen sich Erkältungspräparate leichter und schneller verkaufen als im Sommer. Man kann sich somit im Herbst mit größeren Mengen an Erkältungspräparaten zu einem günstigeren Preis bevorraten.

Zur Preispolitik gehört aber auch, ob die Apotheke Rabatte anbietet, den Kunden Taler oder sonstige Vergünstigungen gewährt, ob sie EC- und Kreditkarten annimmt und ob in bestimmten Fällen Arzneimittel auch auf Rechnung geliefert werden.

12.3.3 Sortimentspolitik

Bei der Sortimentspolitik ist die Frage zu beantworten: Welche Sortimente – neben Arzneimitteln – führt die Apotheke und innerhalb der Sortimente welche Marken und Preisklassen? Um auf diese Fragen Antworten geben zu können, ist es wichtig, die Kundenstruktur im Umfeld der Apotheke und die Kundenwünsche zu kennen (eine Kundenumfrage kann helfen, diese Fragen zu beantworten).

Ein Beispiel: Wohnt im Umfeld der Apotheke eher eine zahlungskräftige Bevölkerungsschicht? Dann ist es einfacher, hochwertige Apothekenkosmetik ins Sortiment zu nehmen und sie zu verkaufen.

Ein anderes Beispiel: Befindet sich in Apothekennähe ein Drogeriemarkt? Dann wird sich eine Apotheke mit typischen Drogerieartikeln aus dem Bereich der Gesundheitspflege schwertun. Die gängigen Zahnpasten beispielsweise werden in der Apotheke kaum nachgefragt werden; hier sollte man sich eventuell überlegen, ob man eher apothekenexklusive Spezialzahnpasten und Mundwässer führt, die nicht im Drogeriemarkt erhältlich sind.

12.3.4 Distributionspolitik

Zur richtigen Distributionspolitik gehören alle Entscheidungen und Aktivitäten, die dazu dienen, die Produkte und Leistungen der Apotheke von der Apotheke zum Kunden zu bringen. An erster Stelle ist hier natürlich der Standort zu nennen, die Lage der Apotheke und ihre Öffnungszeiten (durchgehend über die Mittagszeit geöffnet, abends bis 19:00 oder 20:00 Uhr geöffnet oder rund um die Uhr, zum Beispiel Bahnhofs- oder Flughafen-Apotheken). Zur Distributionspolitik gehört aber auch, welche Dienste die Apotheke zusätzlich anbietet, beispielsweise den Botendienst (Auslieferung durch Boten per Auto oder Fahrrad), einen Drive-in-Schalter oder einen Versandhandel.

12.4 Marketing-Rahmenbedingungen

Apotheken müssen bei Marketing- und Werbemaßnahmen zahlreiche Vorschriften beachten. Einige haben Sie bereits kennen gelernt – insbesondere in den ▸ Kap. 1, 6 und 7. Im folgenden Abschnitt lesen Sie, welche weiteren Bestimmungen berücksichtigt werden müssen, wenn Werbeaktionen geplant und umgesetzt werden.

12.4.1 Verbot irreführender Werbung

Nach dem Heilmittelwerbegesetz (HWG) ist es bei der Werbung für Arzneimittel, Medizinprodukte oder andere Mittel grundsätzlich unzulässig, Zuwendungen und sonstige Werbegaben, das bedeutet Waren oder Leistungen, anzubieten, anzukündigen oder zu gewähren – Angehörigen der Fachkreise ist auch deren Entgegennahme untersagt.

> **§ 7 Heilmittelwerbegesetz**
> (1) Es ist unzulässig, Zuwendungen und sonstige Werbegaben (Waren oder Leistungen) anzubieten, anzukündigen oder zu gewähren oder als Angehöriger der Fachkreise anzunehmen, es sei denn, dass
> 1. es sich bei den Zuwendungen oder Werbegaben um Gegenstände von geringem Wert, die durch eine dauerhafte und deutlich sichtbare Bezeichnung des Werbenden oder des beworbenen Produkts oder beider gekennzeichnet sind, oder um geringwertige Kleinigkeiten handelt; Zuwendungen oder Werbegaben sind für Arzneimittel unzulässig, soweit sie entgegen den Preisvorschriften gewährt werden, die auf Grund des Arzneimittelgesetzes gelten;
> 2. die Zuwendungen oder Werbegaben in
>   a) einem bestimmten oder auf bestimmte Art zu berechnenden Geldbetrag oder
>   b) einer bestimmten oder auf bestimmte Art zu berechnenden Menge gleicher Ware gewährt werden;
>   Zuwendungen oder Werbegaben nach Buchstabe a sind für Arzneimittel unzulässig, soweit sie entgegen den Preisvorschriften gewährt werden, die aufgrund des Arzneimittelgesetzes gelten; Buchstabe b gilt nicht für Arzneimittel, deren Abgabe den Apotheken vorbehalten ist;
> 3. die Zuwendungen oder Werbegaben nur in handelsüblichem Zubehör zur Ware oder in handelsüblichen Nebenleistungen bestehen; als handelsüblich gilt insbesondere eine im Hinblick auf den Wert der Ware oder Leistung angemessene teilweise oder vollständige Erstattung oder Übernahme von Fahrtkosten für Verkehrsmittel des öffentlichen Personennahverkehrs, die im Zusammenhang mit dem Besuch des Geschäftslokals oder des Orts der Erbringung der Leistung aufgewendet werden darf;
> 4. die Zuwendungen oder Werbegaben in der Erteilung von Auskünften oder Ratschlägen bestehen oder
> 5. es sich um unentgeltlich an Verbraucherinnen und Verbraucher abzugebende Zeitschriften handelt, die nach ihrer Aufmachung und Ausgestaltung der Kundenwerbung und den Interessen der verteilenden Person dienen, durch einen entsprechenden Aufdruck auf der Titelseite diesen Zweck erkennbar machen und in ihren Herstellungskosten geringwertig sind (Kundenzeitschriften).
>
> Werbegaben für Angehörige der Heilberufe sind unbeschadet des Satzes 1 nur dann zulässig, wenn sie zur Verwendung in der ärztlichen, tierärztlichen oder pharmazeutischen Praxis bestimmt sind. § 47 Abs. 3 des Arzneimittelgesetzes bleibt unberührt.

Allerdings gibt es bei der Werbung Ausnahmen von diesem Verbot, etwa wenn es sich dabei um Gegenstände von geringem Wert oder um geringwertige Kleinigkeiten handelt. Wann eine solche Geringwertigkeit vorliegt, hängt vom Einzelfall ab. Gerichte haben die Grenze der Geringwertigkeit bei einem Wert von über einem Euro als überschritten angesehen.

Erlaubt sind auch Zuwendungen oder Werbegaben, die in der Erteilung von Auskünften oder Ratschlägen bestehen oder unentgeltliche Kundenzeitschriften, die in ihren Herstellungskosten geringwertig sind. Auch die Gewährung von Bar- oder Naturalrabatten ist grundsätzlich möglich, sofern die Arzneimittelpreisverordnung (AMPreisV) keine Preisregelung trifft – also bei OTC-Arzneimitteln und sonstigen Produkten des Randsortiments, die keiner Preisbindung unterliegen.

Zu beachten ist dabei, dass ein Verstoß gegen die arzneimittelrechtliche Preisbindung auch dann vorliegen

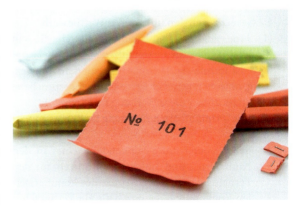

○ **Abb. 12.5** Das Heilmittelwerbegesetz verbietet die Verlosung von Arzneimitteln.

kann, wenn für ein preisgebundenes Arzneimittel zwar der korrekte Preis angesetzt ist, dem Kunden aber – gekoppelt mit dem Erwerb des Arzneimittels – Vorteile gewährt werden, die den Erwerb für ihn wirtschaftlich günstiger erscheinen lassen.

Das HWG verbietet es außerdem, außerhalb der Fachkreise für Arzneimittel, Verfahren, Behandlungen, Gegenstände oder andere Mittel zu werben.

12.4.2 Verbot von unlauteren Geschäftshandlungen

Wer gegen eine gesetzliche Vorschrift verstößt, die auch dazu bestimmt ist, im Interesse der Marktteilnehmer das Marktverhalten zu regeln, handelt unlauter im Sinne des Gesetzes gegen den unlauteren Wettbewerb (UWG), wenn der Verstoß geeignet ist, die Interessen von Verbrauchern, sonstigen Marktteilnehmern oder Mitbewerbern spürbar zu beeinträchtigen (▶ Kap. 6.3.4).

Zu den in diesem Zusammenhang zu beachtenden apothekenspezifischen Normen zählen insbesondere die Bestimmungen der Apothekenbetriebsordnung. Darüber hinaus regelt etwa das Apothekengesetz (ApoG), dass Apotheken mit Ärzten oder anderen Personen, die sich mit der Behandlung von Krankheiten befassen, grundsätzlich keine Absprachen treffen dürfen, die eine bevorzugte Arzneimittellieferung, Patientenzuführung, Rezeptzuweisung oder die Fertigung von Arzneimitteln ohne volle Angabe der Zusammensetzung beinhalten.

Das UWG selbst untersagt es zudem, einen Marktteilnehmer durch eine geschäftliche Handlung in unzumutbarer Weise zu belästigen, insbesondere durch Werbemaßnahmen. Eine solche unzumutbare Belästigung ist beispielsweise die Werbung per Telefonanruf – vor allem unter Verwendung einer automatischen Anrufmaschine –, eines Faxgeräts oder elektronischer Post – jeweils ohne vorherige ausdrückliche Einwilligung des Verbrauchers.

> **§ 7 Gesetz gegen den unlauteren Wettbewerb**
> (1) Eine geschäftliche Handlung, durch die ein Marktteilnehmer in unzumutbarer Weise belästigt wird, ist unzulässig. Dies gilt insbesondere für Werbung, obwohl erkennbar ist, dass der angesprochene Marktteilnehmer diese Werbung nicht wünscht.
> (2) Eine unzumutbare Belästigung ist stets anzunehmen
> 1. bei Werbung unter Verwendung eines in den Nummern 2 und 3 nicht aufgeführten, für den Fernabsatz geeigneten Mittels der kommerziellen Kommunikation, durch die ein Verbraucher hartnäckig angesprochen wird, obwohl er dies erkennbar nicht wünscht;
> 2. bei Werbung mit einem Telefonanruf gegenüber einem Verbraucher ohne dessen vorherige ausdrückliche Einwilligung oder gegenüber einem sonstigen Marktteilnehmer ohne dessen zumindest mutmaßliche Einwilligung,
> 3. bei Werbung unter Verwendung einer automatischen Anrufmaschine, eines Faxgeräts oder elektronischer Post, ohne dass eine vorherige ausdrückliche Einwilligung des Adressaten vorliegt, oder
> 4. bei Werbung mit einer Nachricht,
>   a) bei der die Identität des Absenders, in dessen Auftrag die Nachricht übermittelt wird, verschleiert oder verheimlicht wird oder
>   b) bei der gegen § 6 Absatz 1 des Telemediengesetzes verstoßen wird oder in der der Empfänger aufgefordert wird, eine Website aufzurufen, die gegen diese Vorschrift verstößt, oder
>   c) bei der keine gültige Adresse vorhanden ist, an die der Empfänger eine Aufforderung zur Einstellung solcher Nachrichten richten kann, ohne dass hierfür andere als die Übermittlungskosten nach den Basistarifen entstehen.
> (3) Abweichend von Absatz 2 Nummer 3 ist eine unzumutbare Belästigung bei einer Werbung unter Verwendung elektronischer Post nicht anzunehmen, wenn
> 1. ein Unternehmer im Zusammenhang mit dem Verkauf einer Ware oder Dienstleistung von dem Kunden dessen elektronische Postadresse erhalten hat,
> 2. der Unternehmer die Adresse zur Direktwerbung für eigene ähnliche Waren oder Dienstleistungen verwendet,
> 3. der Kunde der Verwendung nicht widersprochen hat und
> 4. der Kunde bei Erhebung der Adresse und bei jeder Verwendung klar und deutlich darauf hingewiesen wird, dass er der Verwendung jederzeit widersprechen kann, ohne dass hierfür andere als die Übermittlungskosten nach den Basistarifen entstehen.

12.4.3 Berufsrechtliche Verbote für Apotheker

Berufsrechtlich regeln die Berufsordnungen der Landesapothekerkammern die Grenzen des Wettbewerbs und damit auch die Grenzen des Marketings. In der Berufsordnung der Apothekerkammer Baden-Württemberg finden sich beispielsweise die unten aufgeführten Passagen.

§§ 18 und 19 der Berufsordnung der Apothekerkammer Baden-Württemberg

Unlauterer Wettbewerb
(1) Der Apotheker hat Wettbewerbsmaßnahmen zu unterlassen, soweit sie unlauter sind. Als unlauter sind solche Wettbewerbsmaßnahmen anzusehen, die nach den wettbewerbsrechtlichen Vorschriften, insbesondere dem Gesetz gegen den unlauteren Wettbewerb und dem Heilmittelwerbegesetz, verboten sind.
(2) Die Bevölkerung soll darauf vertrauen können, dass der Apotheker seinen beruflichen Auftrag, die ordnungsgemäße Versorgung der Bevölkerung mit Arzneimitteln und Medizinprodukten sicherzustellen, erfüllt. Das Vertrauen der Bevölkerung in die berufliche Integrität des Apothekers soll erhalten und gefördert werden.

Beispiele unlauteren Wettbewerbs
Unzulässig sind insbesondere folgende Wettbewerbshandlungen:
1. Vortäuschen einer besonderen Stellung der eigenen Apotheke, insbesondere durch irreführende Namensgebung.
2. Überlassen von Flächen der Apotheke gegen Entgelt (Waren oder sonstige Leistungen) für die Empfehlung von apothekenpflichtigen Produkten.
3. Anbieten oder Gewähren von Geschenken oder sonstiger Vorteile (zum Beispiel Rückvergütung) bei Abgabe von Arzneimitteln oder zu einem späteren Zeitpunkt, das geeignet ist, die freie Wahl der Apotheke zu beeinflussen, einzuschränken oder zu beseitigen.
4. Fordern, sich versprechen lassen und annehmen von Geschenken oder anderen Vorteilen für sich oder Dritte, wenn dadurch die apothekerliche Unabhängigkeit beeinflusst wird.
5. Vollständiger oder teilweiser Verzicht auf gesetzlich zwingend vorgeschriebene Eigenanteile der Patienten (zum Beispiel Zuzahlung) und Gebühren oder auf Mehrkosten des Versicherten sowie die teilweise oder vollständige Erstattung von gesetzlich vorgeschriebenen Eigenanteilen der Patienten (zum Beispiel Praxisgebühr).
6. Kostenlose Abgabe und kostenloses Verblistern oder Stellen von Arzneimitteln sowie kostenloses Durchführen von Untersuchungen jeder Art, zum Beispiel physiologisch-chemische Untersuchungen, Blutdruckmessungen sowie Werbung hierfür.
7. Werbung, die einen Mehrverbrauch oder Fehlgebrauch von Arzneimitteln fördert oder begünstigt.
8. Angebot und Abgabe von nicht apothekenüblichen Waren sowie Werbung für nicht apothekenübliche Waren.
9. Erbringung von nicht apothekenüblichen Dienstleistungen sowie Werbung hierfür.

12.5 Festlegung von Marketingzielen

Die unterschiedlichen Marketingmaßnahmen dienen dazu, die Bekanntheit der Apotheke zu steigern, mehr Kunden für die Apotheke zu gewinnen und letztlich den Umsatz und den Ertrag der Apotheke zu erhöhen. Um feststellen zu können, ob die jeweiligen Marketingmaßnahmen etwas gebracht haben und welche Maßnahmen im Einzelfall am besten gewirkt haben, sollte man sich zunächst Marketingziele setzen: Was wollen wir mit der Apotheke in diesem Jahr, im nächsten Halbjahr, in diesem Monat erreichen? Und wie können wir dieses Ziel am besten erreichen?

12.5.1 Ökonomische Marketingziele

Als Marketingziel kann sich eine Apotheke beispielsweise vornehmen, den Umsatz innerhalb eines bestimmten Zeitraums zu steigern. Anhand solcher ökonomischer Ergebnisse lässt sich der Erfolg der Marketingziele messen. Wie hat sich der Umsatz der Apotheke erhöht? Was ist nach Abzug aller Kosten für die Marketingaktion übrig geblieben? Ebenso kann sich die Apotheke auch vornehmen, bestimmte Ausgaben einzusparen, zum Beispiel bestimmte Werbeausgaben zu reduzieren.

12.5.2 Ökologische Marketingziele

Neben den ökonomischen Marketingzielen bietet es sich für Apotheken auch an, ökologische Marketingziele festzulegen. So kann die Apotheke versuchen, die Kosten für Energie zu senken (Strom, Gas, Wasser).
Ein Beispiel: Der Austausch von normalen Glühlampen gegen stromsparende LED-Leuchten kann hier von

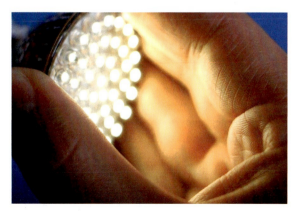

Abb. 12.6 Der Einsatz stromsparender LED-Leuchten zählt zu den ökologischen Marketingzielen.

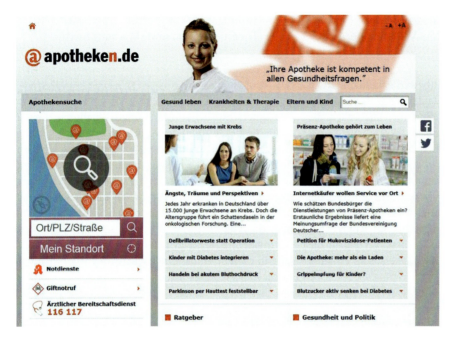

○ **Abb. 12.7** Anbieter wie www.apotheken.de unterstützen Sie bei der Gestaltung Ihrer Apotheken-Homepage.

Vorteil sein. Oder die Apotheke setzt bei den Büroartikeln, bei den Putz- und Verbrauchsmaterialien auf umweltschonende Produkte. Auch beim Papierverbrauch lassen sich mitunter Einsparungen erzielen. Solche ökologischen Maßnahmen kann die Apotheke nutzen, den Kunden und Lieferanten mitzuteilen, dass sie sich für mehr Umweltbewusstsein einsetzt, mit Energie und Rohstoffen sorgfältig und zurückhaltend umgeht.

12.6 Marketinginstrumente

Um Marketing zu machen, also Marketingmaßnahmen umzusetzen, stehen verschiedene Marketinginstrumente zur Verfügung. Mit zu den besten und günstigsten, gleichzeitig aber auch zu den schwersten Marketingmaßnahmen zählt die Freundlichkeit aller Mitarbeiterinnen und Mitarbeiter gegenüber den Kunden und Patienten. Denn Freundlichkeit ist auch eine innere Einstellung, eine Haltung eines Menschen. Freundlichkeit sollte in einer Apotheke an erster Stelle stehen. Wenn Kunden gefragt werden, was sie an ihrer Apotheke besonders schätzen, wird die Freundlichkeit der Mitarbeiterinnen und Mitarbeiter meistens an erster Stelle genannt. Wenn das Personal dem Kunden freundlich gegenübertritt, kommen Kunden gerne wieder. Zur Freundlichkeit gehören die eigene Ausstrahlung, ein Lächeln, die freundliche Ansprache des Kunden, Höflichkeit und Hilfsbereitschaft gegenüber den Kunden.

→ **Definition** Als USP, die sogenannte Unique Selling Proposition, wird ein Alleinstellungsmerkmal, ein einzigartiger Nutzen eines Produkts oder auch einer Dienstleistung bezeichnet. Dieses Merkmal sollte dann natürlich auch im Marketing besonders hervorgehoben werden.

12.6.1 Corporate Identity

Unter dem Begriff der Corporate Identity (CI) versteht man das persönliche und einzigartige Erscheinungsbild der Apotheke nach außen, ihre Identität, das, was sie unverwechselbar erscheinen lässt, ihre Alleinstellungsmerkmale. Man spricht auch von der Unternehmenspersönlichkeit der Apotheke. Es ist letztendlich das, was die Kunden veranlasst, wieder in diese Apotheke zu gehen. Während bei anderen Geschäften auch die Waren zu den Alleinstellungsmerkmalen gerechnet werden können, ist dies bei Apotheken nicht möglich, denn jede Apotheke führt im Prinzip die gleichen Arzneimittel oder kann sie zumindest beschaffen. Nur im Randsortiment (Freiwahl) und bei den Dienstleistungen kann eine Apotheke besondere Angebote machen, die eine andere Apotheke nicht hat.

Zur Corporate Identity gehören beispielsweise der Name der Apotheke, das Logo, die Ladeneinrichtung (man spricht hier auch von Corporate Design). Die Gestaltung der Apothekenfassade, die Leuchtschrift an der Hauswand und der Bereich unmittelbar vor der Apotheke sind Teile der CI. Der Internetauftritt, die Facebook-Seite der Apotheke, die Beschriftung des Firmenfahrzeugs, eine einheitliche Kleiderordnung für die Mitarbeiterinnen und Mitarbeiter sind ebenfalls Teil der Corporate Identity (▶ Kap. 1.5). Und nicht zu vergessen: Zur Corporate Identity gehören, wie bereits erwähnt, auch freundliche Mitarbeiterinnen und Mitarbeiter.

12.6.2 Werbung

Werbung gehört zu den Marketingmaßnahmen, auf die keine Apotheke verzichten kann. Eines der wichtigsten Werbemittel der Apotheke ist nach wie vor das **Apotheken-Schaufenster**. Hier kann die Apotheke sich selbst darstellen, aber auch auf Produkte hinweisen.

Als weitere wichtige Werbemöglichkeiten stehen außerdem **Handzettel, Flugblätter** und **Werbeanzeigen** in Kundenzeitschriften oder regionalen Zeitungen zur Verfügung. Mit Handzetteln, die den Kunden mitgegeben oder mit in die Tüte gepackt werden, weist die Apotheke auf besondere Warenangebote (Sonderangebote) aus der Freiwahl hin. Handzettel lassen sich aber auch dazu nutzen, Kunden über besondere Gesundheitsthemen aufzuklären oder sie auf Apothekenaktionen aufmerksam zu machen. Mit diesem Werbeinstrument kann die Apotheke außerdem auf besondere Dienstleistungen hinweisen, zum Beispiel auf die Möglichkeit, Blutwerte in der Apotheke messen zu lassen, auf den Verleih von Babywaagen, auf besondere Beratungsangebote wie Fernreiseimpfberatung, Homöopathieberatung und ähnliches. Handzettel lassen sich mithilfe des PC und einem Textverarbeitungsprogramm sehr leicht selbst gestalten und herstellen (Apothekenlogo nicht vergessen!). Die Texte sollte der Apothekenleiter verantwortlich kontrollieren.

> **Praxistipp** Hilfestellung für die Erstellung von Flyern und Handzetteln bieten auch Apothekenkooperationen oder Großhandlungen. Im Internet unter www.ptaheute.de finden Sie ebenfalls Handzettel zu ganz unterschiedlichen Themen. Diese können Sie einfach ausdrucken und mit Ihrem Apothekenstempel versehen.

Auf alle Fälle sollte eine Apotheke mit einer gut aufgebauten **Homepage** im Internet vertreten sein: Immer mehr Menschen – und nicht nur die jüngeren – informieren sich über eine Apotheke und ihre Dienstleistungen zuerst im Internet. Eine Homepage der Apotheke ist für die Kunden zur Apotheken-Visitenkarte geworden, sie informiert über die Apotheke selbst, über das Apothekenpersonal, die Besonderheiten der Apotheke, die Dienstleistungen, Apothekenaktionen und aktuelle Angebote. Außerdem kann die Apotheken-Homepage aktuelle, ständig wechselnde Gesundheitsinformationen bereitstellen. Eine gute Homepage muss so gestaltet und gepflegt werden, dass es sich für den Besucher lohnt, immer wieder bei dieser Apothekenseite vorbeizuschauen. Eine eigene Internetseite ist heute für jede Apotheke zu geringen Kosten erschwinglich: Dienstleistungsunternehmen und Verlage bieten eine Fülle von Vorlagen an, die nach eigenen Wünschen verändert werden können.

Wenn eine Apotheke außerdem bei **Facebook** oder einer anderen Social-Media-Plattform vertreten ist, kann sie sich zusätzlich gut präsentieren und auf ihre Besonderheiten aufmerksam machen (▶ Kap. 12.10.2).

Mailingaktionen werden auch bei Apotheken immer beliebter. Sind die Kundendaten wie Adresse, Mailadresse und Geburtsdatum sowie die Einkäufe in der Apotheke auf dem Kundenkonto gespeichert, kann die Apotheke diese Daten nutzen, um den Kunden per Post oder E-Mail anzuschreiben – sofern der Kunde dem zugestimmt hat. Solche Mailings können wichtige Informationen zu seiner Therapie oder zu seinen Arzneimitteln enthalten, aber auch werbliche Informationen oder Einladungen zu Aktionstagen der Apotheke bis hin zu Glückwünschen zum Geburtstag. Ist die Mobilfunknummer des Kunden bekannt, können kurze Infos oder Erinnerungen auch per SMS oder WhatsApp versandt werden.

12.6.3 Kundenkarten

Von der Ausgabe und dem Einsatz von Kundenkarten, die heute wohl von den meisten Apotheken eingesetzt werden, profitieren Kunde und Apotheke gleichermaßen. Gespeichert werden in der Regel persönliche Daten des Kunden wie Name, Geburtstag, Adresse, Krankenkasse, eine etwaige Zuzahlungsbefreiung sowie die gekauften oder auf Rezept erhaltenen Arzneimittel. Werden auf dem Konto des Kunden mithilfe der Kundenkarte Produkte und Dienstleistungen gespeichert, kann die Apotheke den Kunden gezielt beraten, auch und vor allem in pharmazeutischen Fragen, zur Arzneimitteltherapiesicherheit und zu Neben- und Wechselwirkungen. Darüber hinaus kann man dem Kunden anhand der gespeicherten Daten maßgeschneiderte Angebote unterbreiten, die für seinen Gesundheitszustand passend sind.

> **Achtung** Werden Kundendaten im EDV-System der Apotheke gespeichert, muss der Kunde der Datenspeicherung zustimmen und eine Einverständniserklärung unterschreiben. Apotheken, die Kundenkarten einsetzen, haben entsprechende Formulare hierfür vorbereitet.

12.6.4 Kundenzeitschriften

Zu den beliebtesten Marketinginstrumenten von Apotheken gehören Kundenzeitschriften. Mittlerweile haben sich einige Verlage auf diesen Bereich spezialisiert und bringen gut aufgemachte, informative und attraktiv gestaltete Kundenzeitschriften heraus, die den Kunden über Gesundheitsthemen aller Art ausführlich informieren. Viele Kundenzeitschriften können mit einem Fernsehprogrammteil bezogen werden.

Manche Verlage haben auch Zeitschriften in ihrem Programm für spezielle Zielgruppen. So gibt es zum Beispiel Zeitschriften für Kinder, für Senioren, für Diabetiker oder für Mütter. Daneben gibt es Kundenzeitschriften, die teilweise von der Apotheke mit Bild und Text selbst gestaltet werden können. Hier können Apothekerinnen, Apotheker und das Personal selbst über Themen schreiben, die ihnen für ihre Kunden wichtig erscheinen.

12.6.5 Zugaben

Unter Zugaben versteht man kleine Geschenke und Aufmerksamkeiten, die dem Kunden als Dankeschön für seinen Besuch in der Apotheke mitgegeben werden. Manche Apotheken setzen Zugaben als Marketinginstrumente ein, um Kunden für sich zu gewinnen bzw. an die Apotheke zu binden. Bis auf wenige Ausnahmen sind Zugaben jedoch nicht erlaubt oder fragwürdig. Die Berufsordnungen der Apothekerkammern haben dem Zugabewesen enge Grenzen gesetzt (▶ Kap. 12.4.3). Zwar ist gegen eine kleine Packung Papiertaschentücher, die dem Kunden mit der laufenden Nase geschenkt werden, oder einem Traubenzucker für Kinder kaum etwas zu sagen, aber größere und vor allem teurere Geschenke wie Flaschenöffner, Spielzeug für Kinder, Kerzen oder Kaffeebecher gehören eher nicht zu den erlaubten Zugaben. Eine offizielle Ausnahme sind Kalender zum Jahreswechsel. Sie dürfen dem Kunden als Zugabe mitgegeben werden.

> ⚠ **Achtung** Einige Apotheken bieten ihren Kunden Taler, Gutscheine und ähnliche Vorteile an, wenn sie ihre Arzneimittel in dieser Apotheke kaufen. Taler und Gutscheine können dann in der Apotheke oder in anderen Geschäften gegen Prämien eingelöst werden. Solche Arten von Zugaben und finanziellen Vorteilen sind in der Rechtsprechung allerdings sehr umstritten.

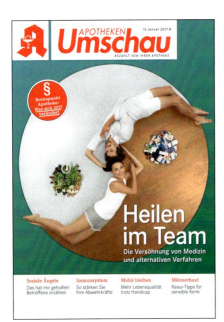
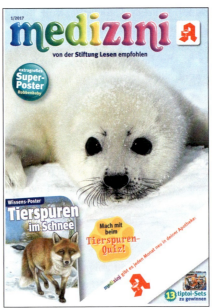

○ **Abb. 12.8** Kundenzeitschriften gehören zu den beliebtesten Marketinginstrumenten von Apotheken.

12.7 Projektideen verwirklichen

Den richtigen Einsatz, einen guten Mix von Marketinginstrumenten muss jede Apotheke für sich herausfinden. Wenn eine Apotheke als aktiv wahrgenommen werden will, wird sie beispielsweise um Aktionstage und Aktionswochen nicht herumkommen.

12.7.1 Aktionsthemen

Durch Aktionstage oder Aktionswochen kann die Apotheke vor allem auf Dienstleistungen oder Gesundheitsthemen hinweisen. Solche Aktionstage sollten sorgfältig geplant werden. Hier können die verschiedenen Marketinginstrumente sinnvoll genutzt und ergänzend eingesetzt werden.

Ein Beispiel: Die Apotheke plant eine Aktionswoche zum Thema Sonnenschutz. Aus den zahlreichen in der Apotheke gängigen Sonnenschutzmitteln werden einige Präparate ausgesucht, von deren Qualität man überzeugt ist, die besonders herausgestellt und angeboten werden sollen (zum Beispiel Sonnenschutzpräparate mit verschiedenen Lichtschutzfaktoren, wasserfeste Sonnenschutzpräparate und Pflegeprodukte nach dem Sonnenbad). Das Apothekenpersonal macht sich über den Einsatz dieser Sonnenschutzmittel besonders kundig. Hierzu wird noch einmal entsprechende Literatur zurate gezogen, um sich fit für die Beratung zu machen. Den Kunden muss kompetent erklärt werden können, was ein Lichtschutzfaktor bedeutet, welches Präparat für welchen Hauttyp das richtige ist und wann Lichtschutzpräparate aufgetragen werden sollten. Unterstützend dazu kann ein Handzettel entworfen werden, der die wichtigsten Punkte in leicht verständlichen Worten erklärt. Im Schaufenster sollte mit einer auffallenden Schaufensterdekoration auf diese Aktion hingewiesen werden und in der Offizin sollten diese Produkte in der Freiwahl besonders herausgestellt werden: Ein Freiwahlregal an prominenter Stelle in der Offizin könnte zum Beispiel vollständig unter der Überschrift „Sonnenschutzmittel" oder „Schutz vor Sonne" mit Ware bestückt werden, damit dem Kunden die Auswahl aus den Präparaten erleichtert wird. Ein Straßenaufsteller weist mit einem Plakat auf diese Aktion hin.

Auf der Internetseite der Apotheke werden die Aktionstage herausgestellt und weitere Informationen dazu bekannt gemacht. Auch über Mailings per Post, E-Mail oder auch SMS können die Kunden auf die Aktionstage aufmerksam gemacht und dazu eingeladen werden.

> **Praxistipp** Besonders aktive Apotheken veranstalten Kunden- und Patientenseminare oder Vortragsabende. In aller Regel bietet es sich an, hierfür einen Raum außerhalb der Apotheke anzumieten, da die Apothekenräume meist zu klein sind, um mehreren Zuhörern Platz zu bieten. Der Apotheker, die Apothekerin oder ein auswärtiger Referent behandelt in diesem Vortrag das Thema des Aktionstages in leicht verständlicher Form.

Als Aktionsthemen bieten sich neben dem Thema Sonnenschutz noch viele andere Gesundheitsthemen an, beispielsweise Vitamine und Mineralstoffe, Vorbeugung gegen Erkältung, Blutdruckmessung, Blutzuckermessung, Haut- und Haaranalyse, Knochendichtemessung, Homöopathie, Sportlerernährung oder Schlankheitsmittel.

12.7.2 Aktionen planen

Es hat sich bewährt, Marketingaktionen rechtzeitig zu planen und zu terminieren. Am besten ist es, wenn sich das Apothekenteam zusammen mit der Apothekenleitung einmal im Jahr zusammensetzt, etwa im Herbst, um sich über mögliche Aktionen für das kommende Jahr auszutauschen und einen Plan zu machen, wann und wie lange welche Aktion laufen soll und wer für die Aus- und Durchführung der Aktion zuständig und verantwortlich sein soll, mit welchen Werbemitteln sie bekanntgemacht und beworben wird, wie sich die Mitarbeiterinnen und Mitarbeiter auf diese Aktionswoche vorbereiten, wie viel sie voraussichtlich kostet und wie der Erfolg kontrolliert wird. Der Vorteil einer solchen Teamsitzung: Mehrere Personen sind meist kreativer und haben mehr Einfälle als eine einzelne Person (▶ Kap. 11.7).

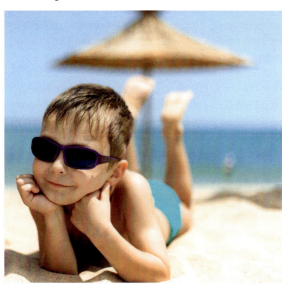

Abb. 12.9 Wer eine Aktion, beispielsweise zum Thema Sonnenschutz, plant, sollte sich gut vorbereiten.

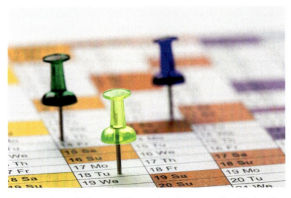

Abb. 12.10 Aktionen können in einem großen Kalender eingetragen werden, es gibt aber auch sogenannte Timelines, die auf eine Aktion ganz individuell abgestimmt werden. Diese finden Sie auf Seite XXX.

Der **Aktionsplan** sollte dem gesamten Team in der Apotheke gut zugänglich sein, damit alle darüber informiert sind. Das „Schwarze Brett" ist hierfür hervorragend geeignet, die Übersicht über die Aktivitäten in den kommenden Wochen bei allen Mitarbeiterinnen und Mitarbeitern im Blick zu halten.

Zunächst sollte man festlegen, wie viele Aktionen man im Jahr durchführen möchte. Monatlich eine Aktion hat sich bewährt. Dann folgt die Überlegung, welche Themen man als Marketingprojekte umsetzen möchte. Dabei wird man sich in der Regel an Jahreszeiten, an saisonalen Schwerpunkten (zum Beispiel Erkältungsvorbeugung, Sonnenschutz), an Festtagen (Geschenke aus der Apotheke), an Gesundheitstagen (Tag der Zahngesundheit) orientieren. Man kann darüber hinaus auch Besonderheiten und Schwerpunkte, die die Apotheke bietet, als Marketingaktion ausbauen (zum Beispiel Teilnahme der Apotheke an einem regionalen Gesundheitstag, Diabetesaktionen, Messung von Blutwerten).

 Praxistipp Aktionsthemen und -tage können auch zusammen mit anderen Kooperationspartnern im Gesundheitsmarkt durchgeführt werden, beispielsweise mit Krankenkassen, mit dem Sanitätsfachhandel, mit pharmazeutischen Herstellern.

Interessant für die Apotheke wird es vor allem, wenn sie an Gesundheitstagen von Gemeinden und Städten teilnimmt. Hier bedarf es allerdings einer umfangreichen Planung und Koordination der Aktivitäten. Eine schriftliche Planung, wer welche Aktion durchführt, ist hier von Vorteil.

12.8 Budgetierungen

Wenn Marketingprojekte durchgeführt werden sollen, fragen Sie die Apothekenleitung, ob hierfür ein eigenes Budget im Jahr zur Verfügung steht: Wie viel Geld darf ein Marketingprojekt kosten? Die Höhe des Budgets, also des Betrags, der für Marketing und Marketingprojekte zur Verfügung steht, ist von Apotheke zu Apotheke verschieden. Er ist unter anderem von der Größe der Apotheke abhängig, vom Umsatz und nicht zuletzt von der Marketingstrategie einer Apotheke. So gibt es Apothekenleiter, die ein großes Budget für Marketing zur Verfügung stellen, aber es gibt auch solche, die nur wenig Geld für Marketing und Werbung ausgeben wollen oder können.

Um die Übersicht zu behalten, gehört daher zur Planung von Aktionsthemen auch eine Zusammenstellung der zu erwartenden Kosten. Es empfiehlt sich, eine Liste anzulegen, in die alle Kosten, mit denen man voraussichtlich rechnen muss, übersichtlich eingetragen werden.

Nehmen wir ein Beispiel: PKA Kristin hat die Aufgabe, eine Aktionswoche zum Thema Sonnenschutz vorzubereiten. Die erste Überlegung: Wie soll auf die Aktionswoche aufmerksam gemacht werden und wo fallen Kosten an? Die Aktionswoche soll beispielsweise mit Flyern und Handzettel beworben werden, außerdem durch eine kleine Werbeanzeige im örtlichen Gemeindeblatt. PKA Kristin informiert sich über die Druckkosten für Flyer und Handzettel und schreibt verschiedene Druckereien an, um Angebote einzuholen. Außerdem erfragt sie die Anzeigenpreise beim Gemeindeblatt.

Weitere Kosten können entstehen, wenn die Flyer verteilt werden müssen, beispielsweise per Post oder durch einen eigenen Briefausträger. Auch die Kosten für die Schaufenstergestaltung sind mit in die Kostenaufstellung einzurechnen: Wird Dekomaterial benötigt, müssen ein Schaufenster-Poster oder ein Plakat hergestellt werden?

Weitere Überlegungen der PKA: Müssen für die Aktion Geräte ausgeliehen oder gekauft werden, beispielsweise ein Gerät zur Bestimmung des Hauttyps? So sind natürlich auch die Leihgebühren oder der Kaufpreis mit in die Kostenaufstellung einzurechnen.

Rechnet PKA Kristin alle Kosten für das Marketingprojekt zusammen, stellt sie sehr schnell fest, ob sie im Budget liegen oder das Budget sprengen. Sollten die Kosten zu hoch sein, kann die PKA überlegen, an welcher Stelle Einsparungen möglich sind. Beispielsweise ist zu überlegen, ob weniger Flyer gedruckt werden, ob man auf die Werbeanzeige im Gemeindeblatt verzichtet oder ob man andere und günstigere Deko-Materialien verwendet. Denkbar ist natürlich auch, dass die PKA ein Gespräch mit der Apothekenleitung führt und um eine Erhöhung des Budgets bittet.

12.9 Aktionspreise kalkulieren

Bewirbt man Produkte durch Marketingaktionen, erwartet der Kunde auch preislich attraktive Angebote. Im Idealfall bieten sich Sonderangebote an, wenn die Apotheke diese Produkte günstiger einkaufen konnte. So kann ein Produkt mit günstigerem Einkaufspreis auch zu einem niedrigeren Preis an den Kunden verkauft werden (▶ Kap. 4.4.3).

> Bietet die Apotheke Ware, die sie zum normalen Einkaufspreis bezogen hat, günstiger an, erwirtschaftet sie weniger Gewinn, allerdings kann dies durch einen Mehrverkauf der beworbenen Waren ausgeglichen werden, was in der Regel das Ziel einer Marketingaktion ist.

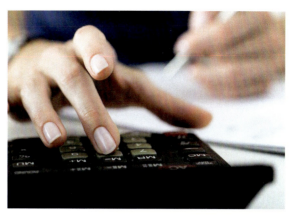

○ **Abb. 12.11** Beim Kalkulieren von Aktionsware sollte auch auf den Gewinn geachtet werden.

Ein Beispiel macht dies deutlich: Wenn eine Ware zum Einstandspreis von zehn Euro (alle Angaben ohne Mehrwertsteuer) bezogen wird und die Apotheke mit einem Aufschlagssatz von 40 Prozent zur Deckung aller Kosten kalkuliert, könnte das Produkt kostendeckend für 14,– Euro (plus Mehrwertsteuer) verkauft werden, das heißt, bei einem Verkaufspreis von 14,– Euro wären zwar alle Kosten abgedeckt, aber noch nichts verdient. Setzt man als Verkaufspreis 16,– Euro (plus Mehrwertsteuer) fest, ergeben sich zwei Euro Gewinn pro Packung. Verkauft die Apotheke in diesem Beispiel zehn Packungen, so hat sie 20,– Euro Gewinn gemacht.

Sollen nun bei einer Marketingaktion zusätzliche Käufer angelockt werden, kann man sich überlegen, den Erfolg durch eine Preissenkung zu vergrößern. Ein Rechenbeispiel zeigt, wie viele preislich günstigere Packungen man verkaufen müsste, um den gleichen Gewinn zu erzielen: Senkt man den Preis um nur einen Euro auf 15,– Euro (plus Mehrwertsteuer), müsste die verkaufte Menge doppelt so groß sein, um den gleichen Gesamtgewinn zu erzielen, da sich der Gewinn pro Packung von zwei Euro auf einen Euro halbiert. Die Apotheke müsste also statt zehn Packungen für 16,– Euro insgesamt 20,– Packungen für 15,– Euro verkaufen, um 20,– Euro Gewinn zu machen.

Ist das Ziel der Apotheke zusätzlichen Gewinn zu erzielen, müsste sie in diesem Fall also mehr als die doppelte Menge, in unserem Beispiel mehr als 20 Packungen, verkaufen.

Bei der Kalkulation der Aktionspreise muss man sich daher auch überlegen, mit wie vielen Verkäufen man bei den einzelnen Produkten rechnen kann: Ist es realistisch, durch die Marketingaktion einen Mehrverkauf der Produkte zu erreichen?

12.10 Werbematerialien

→ **Definition** Ziel des Apothekenmarketings und der Apothekenwerbung ist es, Kunden und Patienten auf die eigene Apotheke und auf die Dienstleistungen besonders aufmerksam zu machen. Der Kunde soll sich an Ihre Apotheke erinnern, wenn er eine Apotheke benötigt, und dann bei Ihnen sein Rezept einlösen, seine Arzneimittel und apothekenüblichen Waren kaufen.

Hier liegt also der Unterschied zum normalen Einzelhandel: Die Marketing- und Werbemaßnahmen sollen nicht den Absatz der Ware Arzneimittel um jeden Preis fördern, sie sollen vielmehr den Kunden dazu anregen und daran erinnern, in Ihre – und nur in Ihre – Apotheke zu gehen, wenn er Arzneimittel benötigt oder andere apothekenübliche Waren braucht.

12.10.1 Allgemeines zu Werbematerialien

Unabhängig davon, welche Werbematerialien man einsetzt, ist darauf zu achten, dass ein Werbetext und werbliche Hinweise für den Leser gut verständlich formuliert sind, nicht zu lang sind, in einer leicht lesbaren Schriftgröße und -schriftfarbe geschrieben sind (zum Beispiel auf Plakaten) und – ganz wichtig – nicht gegen das Heilmittelwerbegesetz verstoßen.

12.10.2 Beispiele für Werbematerialien

Auf den letzten Seiten haben Sie bereits einige Werbematerialien kennengelernt. Durch die Beispiele hier wird unsere „Werbematerialien-Parade" vervollständigt.

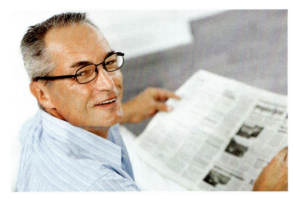

Abb. 12.12 Für nicht rezeptpflichtige Arzneimittel und für freiverkäufliche Arzneimittel darf eine Apotheke in gewissem Umfang in Zeitungsanzeigen werben.

Flyer und Handzettel. Immer mehr Apotheken nutzen Flyer und Handzettel als Werbematerialien. Die Begriffe Flyer und Handzettel werden heute oft gleichbedeutend verwendet. Es sind Druckerzeugnisse, die meistens aus einem oder mehreren Blättern bestehen und manchmal gefaltet sind. Sind die Blätter zu einer kleinen mehrseitigen Broschüre gefaltet, spricht man auch von Foldern. Mit Flyern, Handzetteln und Foldern wirbt die Apotheke für besondere Preisaktionen und Sonderangebote. Manche Apotheken nutzen diese Werbematerialien aber auch, um auf ihre besonderen Dienstleistungen aufmerksam zu machen (▶ Kap. 12.6.2).

Mit Softwareprogrammen lassen sich solche Flyer und Handzettel heute relativ einfach erstellen. Manche Firmen oder Apothekenkooperationen bieten Hilfe bei der Erstellung dieser Werbematerialien an.

Plakate und Straßenaufsteller. Um beispielsweise auf eine Aktion oder ein besonderes Warenangebot der Apotheke aufmerksam zu machen, bietet sich ein großes Plakat im Schaufenster, in der Offizin oder in einem Straßenaufsteller an. Auf einem Plakat sollte allerdings der Textumfang klein gehalten werden, meistens arbeitet man hier mit wenigen Schlagworten und großen Buchstaben. Um Aufmerksamkeit zu schaffen, werden die Buchstaben in kräftigen, leuchtenden Farben geschrieben bzw. gedruckt. Für die Erstellung von Plakaten gibt es Software-Programme, Hilfestellung von Druckereien und Grafikfirmen – oder man schreibt ein Plakat selbst mit der Hand – allerdings sollte man hier ein wenig Erfahrung in Plakatschrift mitbringen.

Zeitungsanzeigen. Für nicht rezeptpflichtige Arzneimittel und für freiverkäufliche Arzneimittel darf eine Apotheke in gewissem Umfang in Zeitungsanzeigen werben. Hier ist unbedingt darauf zu achten, dass die Vorschriften des Heilmittelwerbegesetzes und die Vorschriften für die Preisangaben beachtet werden. Zeitungsanzeigen kann man selbst am Computer entwerfen, wenn man über die geeignete Hard- und Software verfügt und weiß, wie man Vorlagen für Druckereien erstellt. Ist man in diesen Dingen weniger geübt, bietet es sich an, sich von einer Werbeagentur helfen zu lassen oder ein Grafikbüro damit zu beauftragen. Ein guter Kompromiss besteht darin, sich von einer Werbeagentur eine schön gestaltete Vorlage erstellen zu lassen, bei der man dann am Apothekencomputer selbst die Produkte und Texte einfach austauschen kann.

Zeitschriften. Kundenzeitschriften sind ein beliebtes Werbemedium für die Apotheke. So bieten manche Verlage an, die Zeitschriften mit dem Apothekennamen und dem Logo der Apotheke zu bedrucken. Bei anderen ist es möglich, eine oder mehrere Seiten selbst mit Text oder Produktwerbung zu füllen. Die einfachste Variante ist, die Kundenzeitschrift mit dem Stempel der Apotheke zu versehen.

Kalender. Zum Jahreswechsel sind Kalender ein beliebtes und erlaubtes Werbemittel für die Apotheke. Um einen möglichst großen Werbeeffekt zu haben, sollten auch hier der Apothekenname und das Apothekenlogo gut sichtbar aufgedruckt werden, sodass der Kunde ganzjährig auf die Apotheke aufmerksam gemacht wird.

Kassenbons. Als Werbemedium kann auch der Kassenbon dienen, der dem Kunden ausgehändigt wird. Er ist nicht nur Quittung und Nachweis für seinen Einkauf, sondern kann auch als Marketinginstrument genutzt werden. Auf dem Kassenbon lassen sich bei vielen Kassensystemen Zusatzinformationen ausdrucken, beispielsweise der Hinweis auf Aktionstage, auf Sonderangebote, auf Dienstleistungen und vieles mehr.

Visitenkarten. Wenn Kunden in der Apotheke beraten werden, kommt es vor, dass sie es sich zuerst in Ruhe überlegen möchten, ob ein Produkt gekauft wird oder nicht. In diesen Fällen ist es sinnvoll, dem Kunden eine Visitenkarte mitzugeben, auf der neben den Daten der Apotheke auch der Name der Kollegin oder des Kollegen vermerkt ist, der die Beratung durchgeführt hat. So kann der Kunde beim nächsten Mal gezielt nach dieser Person fragen.

Mailings. Sind die persönlichen Daten von Kunden in der Apotheke bekannt, ist es möglich, Briefe an Stammkunden oder gezielt an bestimmte Kundengruppen zu schicken (zum Beispiel an alle Diabetiker). In der Fachsprache des Marketings bezeichnet man dies als Mailing. Mit Mailings können Aktionen oder neue Serviceleistungen der Apotheke, die sich an bestimmte Kundengruppen richten, gezielt bekannt gemacht werden. Mailings lassen sich heute preisgünstig und bequem per E-Mail versenden.

Newsletter. Manche Apotheken bieten ihren Kunden auch an, einen monatlichen oder sogar wöchentlichen Newsletter per E-Mail zu erhalten. Darunter versteht man einen kleinen Informationsbrief, der beispielsweise interessante Informationen zum Gesundbleiben, zum Vorbeugen und zu Apothekenaktionen enthält. Zusätzlich kann der Newsletter auch auf aktuelle Angebote aus der Apotheke hinweisen. Mit einem Newsletter bleibt die Apotheke kostengünstig ständig mit ihren Kunden in Kontakt und bringt sich bei ihnen in Erinnerung. Allerdings macht ein Newsletter ein wenig Arbeit, er sollte regelmäßig erscheinen und interessante Informationen enthalten.

Internetseite, Facebook und mehr. Für eine fortschrittliche Apotheke sollte es selbstverständlich sein, mit einer eigenen **Apothekenseite im Internet** vertreten zu sein. Die Internetseite einer Apotheke gibt den Kunden einen ersten Eindruck von den Serviceleistungen der Apotheke und von speziellen Dienst- und Beratungsleistungen. Die auf solchen Seiten übliche Rubrik „Über uns" zeigt Fotos vom Team, von den Apothekenräumen, sodass sich der Kunde schon ein Bild von der Apotheke machen kann. Mit Internetseiten kann man natürlich auch auf Produkt- und Sonderangebote der Apotheke aufmerksam machen. Sinnvoll ist es, wenn der Kunde übers Internet seine gewünschten Waren zur Abholung in der Apotheke vorbestellen kann. Einige Apotheken, die eine Erlaubnis zum Versandhandel haben, haben ihre Internetseite auch mit einem Onlineshop verbunden.

Immer mehr Apotheken nutzen die Möglichkeit, sich mit einer eigenen **Facebook-Seite** im Netz zu präsentieren. Die Vorteile liegen auf der Hand: Mit einer Facebook-Seite erreicht man sehr viele Menschen, die Seiten sind kostenlos und lassen sich für wenig Geld bewerben. Allerdings sollte ein Facebook-Auftritt gepflegt werden, das heißt, täglich sollte mindestens eine Meldung, am besten mit Foto, gepostet werden. Einfach nur Werbung für Produkte zu machen, kommt bei den meisten Facebook-Nutzern nicht gut an. Auf Facebook erwartet man eher Gesundheitstipps oder einfach nur Menschliches und Interessantes aus dem Apothekenalltag.

12.11 Schaufenster- und Offizingestaltung

Bei der Durchführung eines Marketingprojekts spielen die Gestaltung des Schaufensters und der Offizin eine wichtige Rolle. Über das Schaufenster können Kunden und Passanten auf die Aktionen, die Angebote der Apotheke aufmerksam gemacht werden (siehe hierzu auch die Ausführungen im ▶ Kap. 6). In der Offizin sollten sich dann weitere Hinweise auf die Aktion zeigen und Schwerpunkte gesetzt werden.

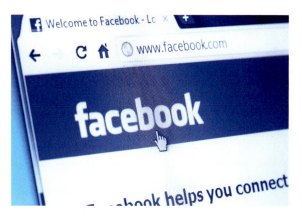

○ **Abb. 12.13** Viele Apotheken habe eine Facebook-Seite.

12.11.1 Schaufenster

An Apotheken-Schaufenstern gehen täglich viele Menschen vorbei, in günstigen Lauflagen sogar 3.000 und mehr. Viele von ihnen nehmen das Schaufenster nicht oder kaum wahr, weil sie abgelenkt sind durch ihre Gedanken, durch den Blick aufs Smartphone, durch Gespräche. Aber ein Großteil von ihnen wirft im Vorübergehen schon ein, zwei Blicke ins Schaufenster, vor allem, wenn im Schaufenster Interessantes, Auffälliges, Ungewöhnliches zu sehen ist. Da die Zeit, während die Passanten am Schaufenster vorbeigehen, nur wenige Sekunden beträgt und damit relativ kurz ist, um Aufmerksamkeit zu erregen, muss eine gute Schaufenstergestaltung einen besonderen Blickfang, einen Eyecatcher, haben: Das kann ein ungewöhnlicher Gegenstand sein, den man im ersten Moment nicht in einem Apothekenschaufenster erwartet, das kann ein tolles großes Bild sein, ein besonders auffällig gestaltetes Plakat, das können auch Lichteffekte sein oder Gegenstände, die sich bewegen. Hier ist Phantasie gefragt! Im Mittelpunkt sollte als kurze und rasch erfassbare Botschaft stehen, was man vermitteln will.

Ein Beispiel: Wenn man eine Marketingaktion zum Thema Sonnenschutz durchführt, könnte der Blickfang im Schaufenster natürlich ein großes Posterfoto von einem sonnigen Himmel, Strand und Meer sein. Auch ein kleiner Sonnenschirm, Sand und bunte Sandförmchen sind denkbar. Ob diese Ideen aber ein starker Blickfang sind? Wenn im Schaufenster allerdings ein kleiner Grill steht, auf dem ein dunkelbraunes Hähnchen (natürlich als Plastik-Attrappe) liegt und auf einem Poster zu lesen ist „Damit Sie nicht wie gegrillt aussehen …" und dann ein Hinweis auf Sonnenschutzprodukte folgt, wird dies sicher mehr Passanten zum Hinschauen verleiten, zur Überlegung, ob man nicht doch ein neues Sonnenschutzprodukt braucht, und schließlich einen Kauf auslösen.

Also, überlegen Sie sich, auch zusammen mit Ihrem Team, einen guten Blickfang für ihre Marketingaktion – er steht im Mittelpunkt einer guten Schaufenster-Deko. Was genau Sie bei der Gestaltung beachten sollten, lesen Sie im ▸ Kap. 6.5.

12.11.2 Offizin

Da viele Apotheken große (Schau-)Fensterflächen haben (Einblick-Fenster), die den Blick in die Offizin erlauben, kann die Apotheke dies nutzen und den Passanten schon von außen zeigen, ob und welche Marketingaktion gerade im Mittelpunkt steht. Aber auch in Apotheken ohne Einblick-Fenster sollte die Aktion für den Kunden, der die Apotheke betritt, rasch sichtbar sein und ins Auge springen.

In einer modernen Apotheke, die mit Bildschirmen, Monitoren oder virtuellen Sichtwahl-Wänden ausgestattet ist, lässt sich das Aktionsthema sehr leicht und auffallend auf den Bildschirmen präsentieren. In Apotheken ohne Werbebildschirme kann auf eine Aktion durch Plakate und Poster, durch die Art der Warenpräsentation in den Regalen und Verkaufsinseln aufmerksam gemacht werden. Auch auf den Kassenbildschirmen und Displays, die dem Kunden den Rechnungsbetrag zeigen und weitere Informationen einblenden, ist ein Hinweis auf die Marketingaktion sinnvoll.

> **Praxistipp** Überlegen Sie, ob zur Marketingaktion auch eine Beduftung der Offizin passt. Wenn Sie beispielsweise eine Aktion zum Thema Erkältung bzw. Vorbeugung vor Erkältung durchführen, kann eine dezente Beduftung der Offizin mit ätherischen Ölen (Rosmarin, Eukalyptus oder Ätherisch-Öl-Mischungen) ein besonderes Erlebnis für den Kunden sein. Kostengünstige Geräte zur Beduftung sind im Handel für Apothekenbedarf erhältlich.

Eine weitere Idee, die allerdings ebenfalls nur zurückhaltend eingesetzt werden sollte (und sich nicht für jede Apotheke eignet): Eine leise Hintergrundbeschallung kann bestimmte Marketingaktionen durchaus unterstützen. Eine Aktion für Wellnessprodukte oder Kosmetikprodukte kann verkaufsfördernd durch dezente, beruhigende Musik unterstützt werden.

12.11.3 Sicht- und Freiwahl

Selbstverständlich sollte die Warenpräsentation in der Sicht- und Freiwahl auf die Marketingaktion abgestimmt sein. Das Thema der Aktion (zum Beispiel Sonnenschutz) muss für den Kunden an prominenter Stelle der Sicht- und Freiwahlregale stehen. In manchen Apotheken kann es sinnvoll sein, Regale umzuräumen: Wenn die Sonnenschutzprodukte normalerweise in einem von Kunden weniger beachteten Eckregal stehen, sollten sie während des Aktionszeitraums in ein Regal eingeräumt werden, das für den Kunden beim Betreten der Apotheke sofort sichtbar ist. Vergessen Sie aber nicht, die Beschriftung der Regale zu ändern und anzupassen!

Die Bedeutung einer ansprechenden Freiwahlzone in der Apotheke darf nicht unterschätzt werden. Der Kunde ist es von Drogeriemärkten und Supermärkten gewohnt, Waren selbst auswählen zu können und sie in die Hand zu nehmen, um sich über ihren Inhalt zu informieren. Schenken Sie der Freiwahl, zu der in vielen Apotheken meist ein Apothekenkosmetikangebot gehört, also besondere Aufmerksamkeit. Der Kunde sucht heute ein Einkaufserlebnis, eine besondere Atmosphäre, in der er in Ruhe auswählen und sich informieren kann. Eine ansprechende und saubere Präsentation der Waren ist in der Freiwahl von großer Bedeutung. Deshalb muss die Freiwahlzone der Apotheke, insbesondere der Bereich der Apothekenkosmetik, immer gepflegt aussehen (Staub wischen, Preise auszeichnen, ordentliche Präsentation der Packungen).

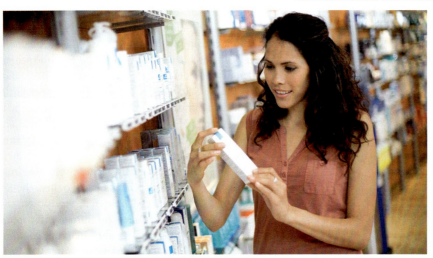

Abb. 12.14 Aus Drogeriemärkten sind es die Kunden gewohnt, Ware in die Hand nehmen zu können – daher tun sie das auch in der Apotheke oft gern.

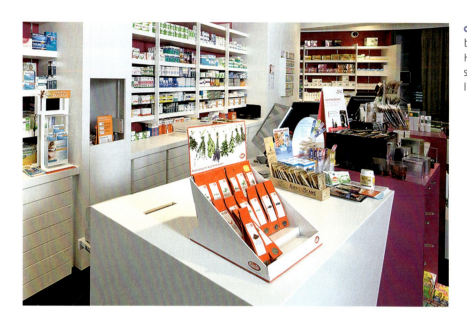

○ **Abb. 12.15** Viele Firmen bieten Aufsteller für den HV-Tisch an – allerdings sollte dieser nicht überladen werden.

12.11.4 Category Management

Es hat sich bewährt, die Regale der Frei- und Sichtwahl nach Regeln des Category Managements einzuräumen (▸ Kap. 6.4.4). Großhandlungen und Zentralen von größeren Apothekenkooperationen können dabei helfen, die Regale verkaufsoptimiert zu bestücken. Sie haben maßgeschneiderte Pläne, wie Regale optimal mit Ware bestückt werden, oder können für das individuelle Apothekenregal Pläne erstellen, welches Produkt an welcher Stelle des Regals und in welcher Menge stehen sollte, damit es optimal vom Kunden wahrgenommen wird. Abverkaufszahlen zeigen, dass sich eine Regalbestückung nach Regeln des Category Managements positiv auf den Verkauf der Produkte auswirkt.

12.11.5 HV-Tisch

Bitte vergessen Sie bei Marketingaktionen nicht den Handverkaufstisch! Waren, Aufsteller oder auch elektronische Displays, die auf dem HV-Tisch platziert werden, stehen besonders im Blickfeld des Kunden, wenn er auf seine Arzneimittel wartet. Hier können zum Beispiel Aktionswaren präsentiert werden. Wichtig: Wird auf dem Handverkaufstisch ein Aufsteller mit apothekenpflichtigen Arzneimitteln präsentiert, so darf der Aufsteller nur von der dem Kunden abgewandten Seite offen sein; der Kunde darf sich hier nicht selbst bedienen können, er darf keinen Zugriff zur Ware haben.

 Achtung Achten Sie darauf, dass der Handverkaufstisch nicht mit Hinweisschildern, Displays und Aufstellern zugebaut wird, sondern noch genügend Platz bleibt, um die Arzneimittel, die der Kunde auf Rezept erhält oder für die Selbstmedikation erwirbt, abstellen zu können. Achten Sie darauf, dass der Handverkaufstisch stets sauber und aufgeräumt aussieht.

12.12 Durchführung einer Aktion

Planen Sie die Marketingaktionen am besten mit Hilfe von Checklisten. Ein Vorschlag: Legen sie für jede Aktion eine eigene Liste an, auf der die wichtigsten Punkte eingetragen werden, die für die Durchführung einer Aktion wichtig sind.

Am Beispiel der Aktion „Schöne Haut" könnte eine solche Liste in etwa so aussehen (hier nur ein paar Anhaltspunkte, an die man denken muss und die ausgestaltet werden müssen):

- Thema: Schöne Haut.
- Termin: 15. bis 20. März.
- Verantwortlich: PKA Kristin.
- Wie hoch ist das Budget für die Aktion?
- Ziel der Aktion: bessere Positionierung der Apothekenkosmetik/Umsatzförderung der Apothekenkosmetik: Steigerung des Umsatzes um 20 Prozent.
- Bewerbung über Flyer und Handzettel, Schaufenster, Zeitungsannonce, Freiwahlplatzierung, Einladung von Kunden zur Hautanalyse per Mailing oder persönliche Ansprache.

- Wer erstellt die Texte, die Flyer, die Handzettel? Welche Fotos werden verwendet?
- Wer erstellt Hinweise auf die Aktion auf der Internetseite der Apotheke und auf Facebook?
- Wichtig für alle im Verkauf: Sich rechtzeitig vorher über die Produkte informieren, um fürs Beratungsgespräch fit zu sein.
- Gerät zur Hautanalyse anmieten oder kaufen.
- Freiwahl umräumen, Kosmetikregale optimieren.
- Schaufenster-Deko erstellen: Welcher Blickfang, welche Deko-Materialien, welche Poster?
- Rechtzeitiger Wareneinkauf (welche Produkte sollen beworben werden, wie viel soll eingekauft werden?) Sonderangebote für bestimmte Kosmetikprodukte festlegen.
- Controlling: Was hat die Aktion gebracht?

12.13 Messung der Kundenzufriedenheit

Nachdem eine Aktion beendet ist, möchte man natürlich wissen, ob sie erfolgreich war. Dabei steht der Kunde im Mittelpunkt aller Bemühungen in der Apotheke. Das gilt für das gesamte Apothekenteam und selbstverständlich auch für Sie als PKA. Sogar wenn Sie bei Ihrer Arbeit gar nicht mit Kunden ins Gespräch kommen, zielt doch alle Arbeit letztlich darauf, die Kunden zufrieden zu stellen oder sogar von der Apotheke zu begeistern. Doch werden die Erwartungen der Kunden wirklich erfüllt? Sind sie zufrieden oder denken wir das nur? Haben die Kunden vielleicht ganz andere Erwartungen als wir vermuten?

Antworten auf diese Fragen zu finden, ist für viele Arbeitsbereiche in der Apotheke bedeutsam. Dies sind zentrale Fragen des Qualitätsmanagements. Denn Qualität ist das Erfüllen von Anforderungen und hängt daher wesentlich von den Anforderungen der Kunden ab (▶ Kap. 1.7). Außerdem zielt das Marketing auf die Reaktionen der Kunden. Die Antworten auf die obigen Fragen zeigen damit, welchen Erfolg das Marketing gebracht hat. Die Methoden, um die Fragen zu beantworten, können als Teil des Controllings verstanden werden. **Controlling** ist ein Sammelbegriff für viele Maßnahmen zur Planung, Steuerung und Überwachung der wirtschaftlich bedeutsamen Tätigkeiten im Unternehmen. Hier geht es um den Teilbereich des Marketingcontrollings. Von anderen Teilen des Controllings wird später die Rede sein (▶ Kap. 13.5).

Eine Grundidee des Controllings ist, Ergebnisse mit messbaren Kennzahlen zu bestimmen, um objektive Maßstäbe für den Erfolg oder Misserfolg zu haben. Typische Kennzahlen im Marketingcontrolling sind Kundenzahlen, Teilnehmerzahlen bei Aktionen und Umsatzveränderungen bei bestimmten Produkten, Teilsortimenten oder in der gesamten Apotheke. Solche Daten lassen sich indirekt als Ausdruck der Kundenzufriedenheit auslegen, weil zufriedene Kunden eher in die Apotheke kommen und mehr kaufen. Eine direktere Möglichkeit, um die Kundenzufriedenheit zu ermitteln, bieten Kundenbefragungen. Letztlich zielen alle diese Maßnahmen darauf, den Erfolg des bisherigen Marketings möglichst objektiv zu bewerten und Anregungen für Verbesserungen zu bekommen.

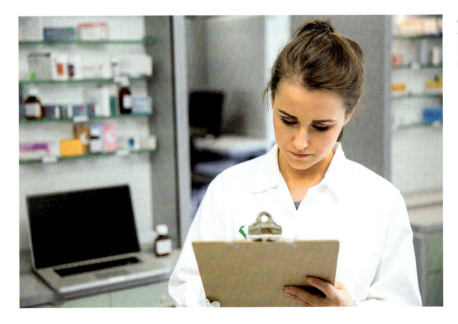

○ **Abb. 12.16** Kundenbefragungen sind wichtige Hilfsmittel zur Messung der Kundenzufriedenheit.

12.13.1 Kundenbefragungen

> **Praxistipp** Das wichtigste Hilfsmittel zur Messung der Kundenzufriedenheit sind Kundenbefragungen. Sie sollen deutlich machen, was die Kunden wollen und wie sie die Apotheke bewerten. Dabei können die Kunden der Apotheke befragt werden (Kundenbefragung im engeren Sinn) oder auch Passanten vor der Apotheke (Passantenbefragung).

Nur die Kunden zu befragen, ist einfacher. Außerdem können nur die Kunden einer Apotheke ihre Leistungen bewerten. Um die Zufriedenheit mit bestimmten Leistungen der Apotheke zu messen, ist eine solche Befragung vorzuziehen. Doch eine Passantenbefragung kann helfen zu erkennen, warum manche Menschen nicht in eine bestimmte Apotheke gehen. Diese neuen Kunden zu gewinnen, ist ein wesentliches Ziel für die Apotheke. Daher kann eine Passantenbefragung langfristig mehr Ideen für die weitere Entwicklung der Apotheke bieten.

Bei einer Passantenbefragung sollte ein Interviewer die Menschen ansprechen und die Fragebögen ausfüllen. So können die Fragen bei Verständnisproblemen erläutert werden. Die befragten Passanten oder Kunden sollten zufällig ausgewählt werden. Befragte Kunden sollten selbst wählen, ob sie persönlich befragt werden oder den Fragebogen allein ausfüllen möchten. Es dürfen keineswegs nur Stammkunden angesprochen werden, denn dies würde die Ergebnisse verzerren. Diese Argumente sprechen auch für eine anonyme Befragung. Eine solche Befragung gemeinsam mit anderen Apotheken zu organisieren, bietet viele Vorteile. Für die Gestaltung des Fragebogens stehen mehr Ideen und mehr Arbeitskraft zur Verfügung und die Ergebnisse können gut zwischen verschiedenen Apotheken verglichen werden.

Die richtigen Fragen

Die Auswertung wird erleichtert, wenn bei der Befragung jeweils Antwortmöglichkeiten vorgegeben werden. Insbesondere bei Fragen nach eventuellen künftigen Leistungen der Apotheke sollten jedoch auch Möglichkeiten zu freien Antworten gegeben werden, um von den Ideen der Kunden zu profitieren. Die wichtigsten Punkte bei einer solchen Befragung können in vier Gruppen eingeteilt werden:
- Angaben zum Besuch der Apotheke,
- Fragen zu den Eigenschaften und den bisherigen Leistungen der Apotheke,
- Fragen zu möglichen künftigen Leistungen der Apotheke,
- demografische Daten des Befragten.

Bei den Angaben zum Besuch der Apotheke sollte gefragt werden, wie oft der Befragte die Apotheke aufsucht. Vorgegebene Antwortmöglichkeiten könnten sein: „bisher nie", „ein- oder zweimal", „gelegentlich", „regelmäßig oder bin Stammkunde". Diese Frage ist bei einer Passantenbefragung wesentlich. Denn sie gibt Hinweise darauf, wie viele potenzielle Neukunden täglich an der Apotheke vorbeigehen. Fragen nach der Art des Kundenbesuchs – Rezeptvorlage, OTC-Kauf, Kauf im Randsortiment oder besondere Serviceleistung – sind für die Apotheke dagegen weniger interessant, weil die Verteilung der eigenen Umsätze ohnehin bekannt ist.

> **Kommunikationstipp** Bei den Fragen zu den Eigenschaften und bisherigen Leistungen bietet es sich an, diese aufzulisten und jeweils nach der Zufriedenheit zu fragen.

Als Alternative kann gefragt werden, warum ein Kunde gerade diese Apotheke gewählt hat. Beispiele für wichtige Eigenschaften einer Apotheke sind Qualität der Beratung, Freundlichkeit, Erreichbarkeit, günstige Preise, Nähe zur Wohnung oder zum Arzt, Parkplätze, sofortige Verfügbarkeit der Arzneimittel, besondere Serviceleistungen, Öffnungszeiten, Gestaltung der Apothekenräume oder die Auswahl in der Freiwahl. Spezielle Leistungen, nach denen gefragt werden kann, hängen vom Angebot der Apotheke ab. Beispiele sind der Verleih von Geräten, die Reiseimpfberatung, der Botendienst oder die Messung von Blutwerten. Durch solche Fragen kann das Apothekenteam erfahren, ob die vielleicht mühsam eingeführten Serviceangebote bei den Kunden wirklich bekannt sind und auch wertgeschätzt werden.

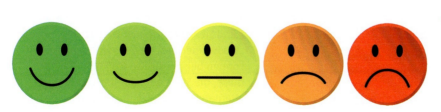

Abb. 12.17 Smileys sind beliebte Elemente in Fragebögen.

Um solche Erkenntnisse aus einer Befragung ableiten zu können, muss bei Fragen nach Eigenschaften oder Leistungen zwischen der Wichtigkeit und der Bewertung einer Eigenschaft oder Leistung unterschieden werden. So kann beispielsweise gefragt werden: „Wie wichtig sind Ihnen die folgenden Eigenschaften bei einer Apotheke?" Dann können die oben genannten Kriterien wie Beratung, Freundlichkeit und so weiter abgefragt werden. Antwortmöglichkeiten können sein „sehr wichtig", „wichtig", „weniger wichtig" und „unwichtig". Zu jedem einzelnen Kriterium muss dann auch gefragt werden, wie der Befragte dies bei der betreffenden Apotheke einschätzt. So stellt sich bei Beratung, Freundlichkeit, Erreichbarkeit und so weiter jeweils auch die Frage, wie zufrieden der Kunde damit in der jeweiligen Apotheke ist. Antworten können „sehr zufrieden", „zufrieden", „weniger zufrieden", „unzufrieden" sein oder als Schulnoten formuliert werden. Auch Smileys sind beliebte Elemente in Fragebögen. Die bedeutsame Unterscheidung zwischen Wichtigkeit und Bewertung gilt auch für die Leistungen der Apotheke. Auch hier muss stets gefragt werden, ob der Kunde eine Leistung wie die Messung von Blutwerten als wichtig einschätzt und wie diese Leistung in der jeweiligen Apotheke bewertet wird.

Weitere Fragen können sich mit möglichen künftigen Leistungen der Apotheke befassen. Welche Leistungen würden die Apothekenkunden gerne in Anspruch nehmen? Die Antworten können zeigen, für welche Leistungen sich Mühen lohnen.

Schließlich gehören zu einer solchen Befragung noch einige Angaben zum Kunden selbst. Bei der Befragung durch einen Interviewer kann dieser das Geschlecht vermerken. Außerdem sollte die Altersgruppe des Befragten grob abgefragt oder eingeschätzt werden. Dies gibt eine Anregung, auf welche Altersgruppen das Marketing der Apotheke ausgerichtet werden sollte. Besonders wichtig ist diese Frage bei Passanten, die bisher nicht Kunde der Apotheke sind. Außerdem kann ein Vergleich mit den demografischen Daten der Stadt einen Hinweis geben, ob die Auswahl der Passanten repräsentativ war. Hilfreich kann auch eine Frage sein, ob der Befragte in der Stadt oder im Stadtteil der Apotheke wohnt oder nicht. Je nach Lage der Apotheke kann auch interessieren, ob der Befragte den Weg zur Apotheke zu Fuß, mit dem Auto oder mit öffentlichen Verkehrsmitteln zurückgelegt hat. Solche Fragen können helfen, das Einzugsgebiet der Apotheke einzuschätzen.

> **Praxistipp** Ein Fragebogen zur Passantenbefragung könnte folgende Fragen und Antwortmöglichkeiten enthalten:
> - „Wie oft haben Sie die xy-Apotheke bisher besucht?" – Antwortmöglichkeiten: „bisher nie", „ein- oder zweimal", „gelegentlich", „regelmäßig oder ich bin Stammkunde".
> - „Wie wichtig sind die folgenden Eigenschaften einer Apotheke für Sie? Gute Beratung, Freundlichkeit, Erreichbarkeit, Öffnungszeiten, günstige Preise, Verfügbarkeit der Arzneimittel, breites Angebot in der Freiwahl?" – Antwortmöglichkeiten jeweils: „sehr wichtig", „wichtig", „weniger wichtig", „unwichtig".
> - „Wie beurteilen Sie die xy-Apotheke hinsichtlich der Eigenschaften gute Beratung, Freundlichkeit, Erreichbarkeit, Öffnungszeiten, günstige Preise, Verfügbarkeit der Arzneimittel, breites Angebot in der Freiwahl?" – Antwortmöglichkeiten jeweils: „sehr gut", „gut", „zufriedenstellend", „verbesserungsfähig", „schlecht".
> - „Wie wichtig sind die folgenden besonderen Angebote in Apotheken für Sie? Reiseimpfberatung, individuelle Medikationsanalyse, Messung von Blutwerten, Verleih von Geräten" – Antwortmöglichkeiten jeweils: „sehr wichtig", „wichtig", „weniger wichtig", „unwichtig".
> - „Wie beurteilen Sie die folgenden Leistungen in der xy-Apotheke? Reiseimpfberatung, individuelle Medikationsanalyse, Messung von Blutwerten, Verleih von Geräten" – Antwortmöglichkeiten jeweils: „sehr gut", „gut", „zufriedenstellend", „verbesserungsfähig", „schlecht", „bisher nicht genutzt".
> - „Welche der folgenden Leistungen würden Sie gerne in der xy-Apotheke nutzen?" – als Antwortmöglichkeiten Angebote nennen, die im Apothekenteam diskutiert werden, und freie Antworten zulassen.
> - „Was wünschen Sie sich sonst zur Verbesserung des Angebots in der xy-Apotheke?" – freie Antworten zulassen.
> - „Wie alt sind Sie?" – Antwortmöglichkeiten: „unter 30 Jahren", „30 bis 49 Jahre", „50 bis 65 Jahre", „über 65 bis 80 Jahre", „über 80 Jahre".
> - „Sind Sie männlich oder weiblich?"
> - „Wo wohnen Sie?" – Antwortmöglichkeiten können beispielsweise der Vorort der Apotheke, die Stadt oder das Umland sein; als Alternative bietet sich die Frage nach der Postleitzahl der Wohnung an.

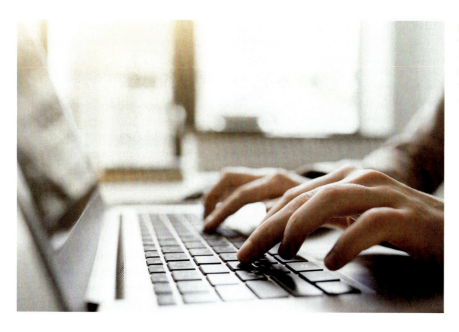

Abb. 12.18 Die Auswertung von Kundenumfragen kann mithilfe eines Programmes wie beispielsweise Microsoft® Excel erfolgen.

Auswertung

Als Ergebnis lassen sich alle hinterfragten Eigenschaften oder Leistungen in vier Gruppen einteilen. Es ergeben sich wichtige und gut gelöste Aufgaben, wichtige und nicht ausreichend gelöste Aufgaben, weniger wichtige Aspekte mit guter Bewertung sowie weniger wichtige Aspekte mit eher schlechter Bewertung. Diese bewusst grobe und vereinfachende Einteilung ist im Marketing sehr weit verbreitet, weil sie die entscheidenden Ergebnisse auf einen Blick erkennen lässt. Die wichtigen und gut bewerteten Leistungen müssen weiter gepflegt und möglichst ausgebaut werden. Diese Stärken weiter auszubauen, sollte das wichtigste Ergebnis der Befragung sein. Wesentlich ist zudem die Erkenntnis, in welchen wichtigen Bereichen noch Verbesserungsbedarf besteht. Die Probleme auf diesen Gebieten sollten behoben werden, soweit dies mit angemessenem Aufwand möglich ist. Wenn weniger wichtige Aspekte gut bewertet werden, können dort möglicherweise übertriebene Mühen reduziert werden. Bei den weniger wichtigen Aspekten mit ungünstiger Bewertung werden in den meisten Fällen kaum ausreichend Zeit und Geld für eine Besserung vorhanden sein, doch können diese eher als andere Bereiche vernachlässigt werden.

In Bereichen, in denen die meisten anderen Apotheken kaum besser sind, ist zusätzlicher Aufwand eher weniger angebracht. Doch bei Aufgaben, die andere Apotheken deutlich besser erfüllen, ist offenbar noch mehr zu erreichen. Die Apotheke mit den besten Ergebnissen in einem Bereich kann als Vorbild für andere Apothekenteams dienen. Eine solche Orientierung an den Besten wird in der Betriebswirtschaft als **Benchmarking** bezeichnet. Die Ergebnisse einer solchen Vergleichsapotheke dienen dann als Zielwerte für künftige Befragungen in anderen Apotheken. Doch auch ohne Vergleich zu anderen Apotheken sollten Ziele für die Ergebnisse künftiger Befragungen festgelegt werden, um den Erfolg der künftigen Arbeit messen zu können.

Wie bei allen anderen Messwerten, die im Controlling ermittelt werden, ist der zeitliche Vergleich auch bei der Auswertung von Kundenbefragungen sehr wichtig. Wenn das Marketing helfen soll, die Kundenzufriedenheit zu verbessern, muss dies aus den Befragungen zu erkennen sein. Daher müssen zumindest einige Fragen wiederholt gestellt werden. Wenn bei ungünstig bewerteten Aspekten langfristig keine Verbesserung zu erkennen ist, muss das ganze Marketing der Apotheke grundsätzlich infrage gestellt werden.

> **Praxistipp** Im Idealfall können die Ergebnisse der Befragung mit anderen Apotheken verglichen werden. Dies setzt gleiche Fragen voraus. Dann kann ein solcher Vergleich zeigen, wie gut die Apotheke im Vergleich abschneidet.

12.13.2 Kassenbon-Analyse

→ **Definition** Als Kassenbon wird vordergründig der kleine Ausdruck der Kasse bezeichnet, den ein Kunde als Quittungsbeleg erhält. Ein Kassenbon ist im übertragenen Sinn zugleich eine Bezeichnung für den Datensatz, der beim Bedienen eines einzelnen Kunden entsteht.

Eine Analyse dieser Daten kann viele hilfreiche Informationen für die Apotheke liefern, besonders für das Marketing und das Controlling. Dies wird Kassenbon-Analyse, Bon-Analyse oder Korb-Analyse – in Anlehnungen an einen gedachten Einkaufskorb des Kunden – genannt. Dabei werden jedoch keine kleinen Zettel für jeden einzelnen Kunden betrachtet, sondern die Daten ausgewertet, die aus der Vielzahl der einzelnen Kundenkontakte entstehen.

Besonders interessant ist die Anzahl der Artikel pro Kassenbon. Sie zeigt, wie viele Artikel der Kunde zusätzlich zu seinem Rezept kauft und welche das sind. Diese Information kann bei der Gestaltung der Frei- und Sichtwahl helfen. Werden nur wenige Artikel zusätzlich erworben, ist das möglicherweise ein wichtiger Hinweis auf eine schlechte Artikelauswahl oder unzureichende Platzierung. Wichtige Maßzahlen sind der prozentuale Anteil der Kassenbons, auf denen Zusatzkäufe getätigt wurden, und deren Höhe. Weitere wichtige Werte beziehen sich, wie schon erwähnt, auf die erzielten Umsätze und die Häufigkeit der Kunden zu verschiedenen Tageszeiten.

12.13.3 Umsatzanalyse

Im Mittelpunkt der Umsatzanalyse innerhalb der Bonanalyse steht der sogenannte **Korbumsatz**. Dies ist der durchschnittliche Umsatz je Kunde und Besuch, also pro Kassenbon. Neben dem Betrag ist wichtig, wie sich der Umsatz auf verschiedene Sortimente verteilt, beispielsweise verschreibungspflichtige Arzneimittel, OTC-Arzneimittel, Kosmetika, Nahrungsergänzungsmittel und sonstige Teile des Randsortiments. Dies zeigt, wie erfolgreich die Marketingbemühungen um verschiedene Teilsortimente bei verschiedenen Kundengruppen sind. Wenn diese Verteilung bekannt ist, kann daraus zumindest grob der Korbertrag geschätzt werden. Dies ist der durchschnittliche Rohertrag pro Kassenbon. Wenn die Bons den verschiedenen Mitarbeitern im Handverkauf zugeordnet werden, lassen sich deren Erfolge vergleichen. So können andere Teammitglieder von besonders erfolgreichen Kollegen lernen. Außerdem lassen sich Kennzahlen wie die Umsätze pro Mitarbeiter oder pro Stunde ermitteln und mit anderen Apotheken vergleichen.

12.13.4 Kundenfrequenzanalyse

Die Bonanalyse zeigt auch, zu welchen Tageszeiten und an welchen Wochentagen im Durchschnitt wie viele Kunden kommen und welche Umsätze dabei erzielt werden. Dies wird Kundenfrequenzanalyse genannt. Wenn sich dabei über viele Wochen immer wieder ähnliche Werte ergeben, kann dies bei der Personaleinsatzplanung helfen. Es ist dann besser vorhersehbar, wie viele Mitarbeiter jeweils in der Apotheke sein sollten.

> **Messung der Mitarbeiterzufriedenheit**
> In großen Apotheken mit vielen Mitarbeitern bietet sich an, auch deren Zufriedenheit systematisch zu erfassen. Denn auch die Mitarbeiterzufriedenheit ist wichtig für den Erfolg der Apotheke. Daher gilt es auch diesen Erfolgsfaktor im Controlling zu prüfen, um mögliche Verbesserungsansätze zu finden. Die Befragung kann nach einem ähnlichen Konzept wie bei Kundenbefragungen stattfinden, allerdings mit anderen Fragen. Bei solchen Befragungen kann beispielsweise nach folgenden Einschätzungen gefragt werden:
> - Zufriedenheit mit der Kommunikation im Team,
> - Zufriedenheit mit der Zusammenarbeit im Team,
> - Zufriedenheit mit der Festlegung von Arbeitsaufträgen,
> - Zufriedenheit mit den räumlichen Arbeitsbedingungen,
> - Zufriedenheit mit den Arbeitszeiten,
> - Ideen für Verbesserungen.

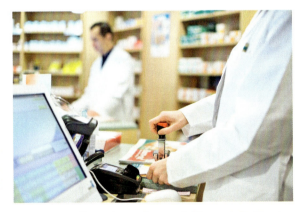

Abb. 12.19 Kassenbons dienen nicht nur als Quittung, sie können auch zu Analysezwecken genutzt werden.

Kurzgefasst

- Zum Marketing gehören neben der Werbung zum Beispiel Maßnahmen wie Sonderangebote, Botendienste, Dienstleistungsangebote der Apotheke, Aktionstage und -wochen, aber auch die Freundlichkeit aller Mitarbeiter. Selbst das Fachwissen, die gute Aus-, Fort- und Weiterbildung der Mitarbeiter, kann beim Marketing von Bedeutung sein.

- Um Marketing zu betreiben, um Marketingmaßnahmen zu planen und durchzuführen, ist es zunächst notwendig, sich einen Überblick über den Markt zu verschaffen und zu schauen, in welcher Marktsituation sich die Apotheke befindet.

- Zu den Bereichen des Marketings zählen die Kommunikations-, die Preis-, die Sortiments- und die Distributionspolitik einer Apotheke.

- Die Grenzen des erlaubten Marketings werden insbesondere festgelegt durch das HWG, das UWG, das ApoG, die ApBetrO sowie die Berufsordnungen der Landesapothekerkammern. Eine unsachliche Beeinflussung der Patienten und Kunden soll so weit als möglich verhindert werden.

- Die Ziele des Marketings lassen sich in ökonomische und ökologische Ziele einteilen.

- Zu den Marketinginstrumenten zählen neben der Corporate Identity auch Werbung, Kundenkarten, Kundenzeitschriften und Zugaben.

- Wer eine Aktion umsetzen möchte, sollte ein Thema finden, dass möglichst viele Kunden anspricht. Dabei sollte aber das Budget im Auge behalten werden. Auch der Einsatz von Werbematerialen ist genau zu planen, ebenso wie die Gestaltung des Schaufensters und der Offizin.

- Kundenbefragungen sind das wichtigste Mittel zur Erfassung der Kundenzufriedenheit.

- Bei der Bon-Analyse werden die Umsätze einzelner Kunden untersucht. Dies gibt Anregungen für die Gestaltung des Sortiments und die Personaleinsatzplanung.

- Bei Kundenbefragungen und Bon-Analysen zeigt der Vergleich mit früheren Daten, wie gut das Marketing der Apotheke wirkt.

Autoren

Peter Ditzel, Thomas Müller-Bohn, Juliane Seidel

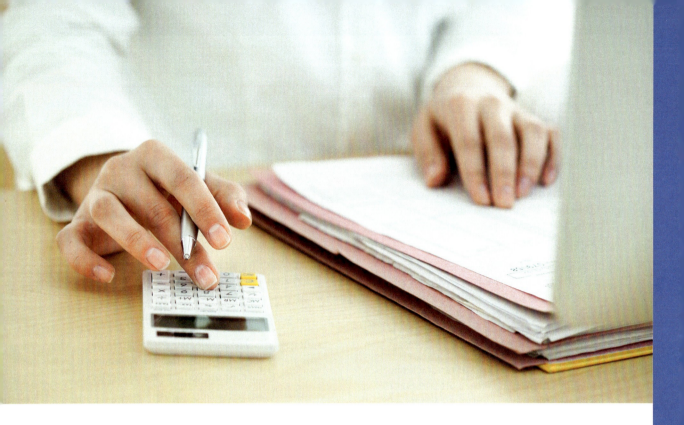

Adrian befindet sich im zweiten Ausbildungsjahr zum PKA. Seine Ausbildungsapotheke ist die Alpen-Apotheke. Adrian rechnet gern und schnell. Die Lernfelder mit wirtschaftlichen Schwerpunkten machen ihm in der Schule am meisten Spaß. Er möchte nach Ausbildungsabschluss baldmöglichst für die Buchführung in seiner Apotheke zuständig werden.
Der Apothekenleiter, Herr Heunstätter unterstützt Adrians ehrgeizige Pläne und erklärt ihm alles, was er über Zahlungsvorgänge, Steuern, Gewinnberechnungen und das Controlling wissen muss.

Lernfeld 13
Geschäftsprozesse erfassen und auswerten

13.1 **Steuern** 504
→ Mehrwertsteuer und Vorsteuer
→ Gewerbesteuer
→ Grundsteuer

13.2 **Das Konto** 506
→ Kredit
→ Onlinebanking

13.3 **Geld und Zahlungen** 507
→ Barzahlung, halbbare Zahlung
→ Bargeldlose Zahlung

13.4 **Roh- und Reingewinn berechnen** 509

13.5 **Controlling** 510
→ Betriebliche Kostenrechnung
→ Kostenartenrechnung
→ Kostenstellen- und Kostenträgerrechnung
→ Fixe und variable Kosten

13.6 **Aufbewahrungsfristen für Unterlagen** 512

Lernfeld 13: Geschäftsprozesse erfassen und auswerten

In diesem Kapitel lernen Sie zunächst einige wichtige Hintergründe zu den Beziehungen zwischen Unternehmen und anderen Institutionen im Wirtschaftsleben kennen. Dabei geht es um wichtige Arten von Steuern, die Unternehmen und Privatpersonen zahlen müssen, und um den Umgang mit Kreditinstituten sowie die verschiedenen Möglichkeiten von Zahlungen.
Dies ist eine Voraussetzung für das zentrale Thema des Kapitels, Geschäftsvorgänge in Unternehmen zu erfassen und auszuwerten. Darum ging es bereits beim gesetzlich vorgeschriebenen Jahresabschluss. Dieser wurde schon früher vorgestellt, weil er das Ergebnis der Buchführung ist (▶ Kap. 8.4 und 8.5). Zusätzlich lernen Sie hier das Controlling besser kennen. Dies ist ein Sammelbegriff für viele Instrumente, mit denen der Geschäftserfolg gemessen und das Unternehmen gesteuert wird.

13.1 Steuern

Im Zusammenhang mit den Abzügen vom Gehalt der Arbeitnehmer wurde bereits die **Einkommensteuer** vorgestellt (▶ Kap. 2.5.1). An die Einkommensteuer sind der Solidaritätszuschlag und die Kirchensteuer gekoppelt. Sie fallen immer dann an, wenn auch Einkommensteuer zu zahlen ist. Die Einkommensteuer betrifft jedoch keineswegs nur Angestellte, sondern ist die Steuer auf alle Einkommen natürlicher Personen. Da Apotheken nur als Einzelunternehmung oder offene Handelsgesellschaft (OHG) betrieben werden dürfen, wird auch der Gewinn aus dem Apothekenbetrieb über die Einkommensteuer des Apothekeninhabers beziehungsweise der Apothekeninhaber versteuert. Auch in diesem Fall kommen der Solidaritätszuschlag und die Kirchensteuer hinzu.

→ **Definition** Steuern sind öffentliche Abgaben, die der Staat erhebt, um seine Ausgaben zu finanzieren. Dabei werden einzelne Steuern nicht bestimmten Ausgaben zugeordnet. Im Unterschied zu Gebühren sind Steuern keine Entgelte für eine direkte Gegenleistung. Die meisten Steuerarten werden nach dem Gegenstand der Besteuerung bezeichnet. Als grobe Gliederung lassen sich Steuern auf erzielte Einkommen von den übrigen Steuern unterscheiden.

Im Unterschied dazu wird der Gewinn von Kapitalgesellschaften zunächst beim Unternehmen selbst versteuert. Diese Steuer heißt **Körperschaftssteuer**. Nur wenn die Kapitalgesellschaft Gewinne an ihre Eigentümer ausschüttet, müssen diese als Erträge aus Kapitalvermögen von den Eigentümern versteuert werden.

Nachfolgend werden einige weitere wichtige Steuerarten vorgestellt.

13.1.1 Mehrwertsteuer und Vorsteuer

Die wichtigste Steuer im Alltag aller Handelsunternehmen ist die Mehrwertsteuer, die auch Umsatzsteuer genannt wird. Sie ist im Umsatzsteuergesetz (UStG) geregelt.
Alle kaufmännischen Unternehmen (und damit auch Apotheken) müssen auf ihre Verkaufspreise die Mehrwertsteuer aufschlagen. Sie führen diese von den Kunden eingenommene Steuer an das Finanzamt ab, ziehen davon aber die **Mehrwertsteuer** ab, die sie selbst bei Einkäufen zahlen. Denn auch die Lieferanten des Unternehmens müssen ihrerseits Mehrwertsteuer auf ihre Preise aufschlagen. Innerhalb jedes Unternehmens muss also zwischen der von den eigenen Kunden eingenommenen und der selbst gezahlten Mehrwertsteuer unterschieden werden. Das Abziehen der vom Unter-

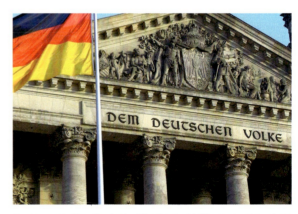

○ **Abb. 13.1** Der deutsche Staat erhebt Steuern, um seine Aufgaben zu finanzieren. Dazu müssen auch Apotheken ihren Beitrag leisten.

nehmen gezahlten Mehrwertsteuer von der selbst eingenommenen Mehrwertsteuer heißt **Vorsteuerabzug**. Dieser Vorsteuerabzug führt dazu, dass auf jeder Handelsstufe nur der dort erwirtschaftete Mehrwert besteuert wird, nicht aber der gesamte Wert der Waren. Dies erklärt auch den Namen der Steuer. Zum Vorsteuerabzug sind allerdings nur Unternehmen berechtigt, die selbst Waren produzieren oder weiterverkaufen und dabei wiederum Mehrwertsteuer auf ihre Preise aufschlagen. Darum müssen letztlich nur die Endverbraucher, die eine Ware privat und nicht für ein kaufmännisches Unternehmen nutzen, die volle Mehrwertsteuer tragen.

> **Praxistipp** Der allgemeine Mehrwertsteuersatz beträgt 19 Prozent (Stand: 2017) und gilt auch für Arzneimittel. Für Lebensmittel, Bücher, Zeitschriften und einige weitere Produkte gilt ein ermäßigter Mehrwertsteuersatz von 7 Prozent. Wenn ein Umsatzbetrag (in €) mit dem jeweiligen Prozentsatz multipliziert wird, ergibt sich der Steuerbetrag (in €). Wegen der unterschiedlichen Mehrwertsteuersätze für verschiedene Produkte muss auf Rechnungen stets angegeben werden, welcher Steuersatz gilt (▶ Kap. 4.4.1).

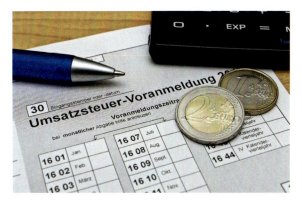

Abb. 13.2 Apotheken sind zum Vorsteuerabzug berechtigt und müssen regelmäßig eine Umsatzsteuervoranmeldung an das zuständige Finanzamt abgeben.

Unternehmen, die zum Vorsteuerabzug berechtigt sind (also auch Apotheken), müssen regelmäßig eine **Umsatzsteuervoranmeldung** an das zuständige Finanzamt abgeben. Meist muss dies monatlich geschehen, bei einigen Unternehmen mit sehr geringen Umsätzen (nicht bei Apotheken) findet es quartalsweise statt. In einer Umsatzsteuervoranmeldung muss die Summe aller erzielten Umsätze getrennt nach den dabei geltenden Steuersätzen angegeben werden. Außerdem muss die Summe aller Mehrwertsteuerbeträge angegeben werden, die das Unternehmen selbst für betriebliche Zwecke gezahlt hat. Dabei geht es nicht nur um die eingekauften Waren für den Weiterverkauf, sondern auch um Ausrüstungsgegenstände, Verbrauchsmittel oder Dienstleistungen, soweit sie betrieblichen Zwecken dienen. Die Summe der eingenommenen Mehrwertsteuern abzüglich der gezahlten Mehrwertsteuern (Vorsteuer) ergibt die zu zahlende Mehrwertsteuer für den jeweiligen Zeitraum. Bei monatlichen Anmeldungen muss die Anmeldung am zehnten Tag des Folgemonats beim Finanzamt vorliegen. Allerdings kann eine Dauerfristverlängerung beantragt werden. Dann verlängert sich die Frist um einen Monat. Als Gegenleistung muss am Anfang des Jahres ein Elftel der Summe der Vorauszahlungsbeträge des Vorjahres gezahlt werden. Diese Zahlung wird später mit der Zahlung für den Dezember verrechnet. In jedem Fall wird die endgültige Umsatzsteuer erst nach Abschluss eines Jahres anhand der Umsatzsteuererklärung festgelegt.

Die Umsatzsteuervoranmeldung wird üblicherweise durch den Steuerberater vorgenommen, zumal dafür ein besonderer elektronischer Meldeweg vorgesehen ist. Doch benötigt der Steuerberater dafür kurzfristig die diesbezüglichen Daten über Einnahmen und Rechnungen aus der Apotheke.

13.1.2 Gewerbesteuer

Neben der Einkommensteuer und der Körperschaftsteuer ist die Gewerbesteuer eine weitere Steuer, die auf den Gewinn von Unternehmen zu zahlen ist. Dies betrifft alle Unternehmen, in denen ein Gewerbe betrieben wird, unabhängig von der Rechtsform oder den Eigentumsverhältnissen. Da der Apothekenbetrieb ein kaufmännisches Gewerbe darstellt, gilt dies auch für Apotheken.

Die Berechnung der Gewerbesteuer geht vom Gewinn aus, der auch die Grundlage für die Ermittlung der Einkommensteuer ist. Für die Gewerbesteuer werden jedoch Hinzurechnungen und Kürzungen für bestimmte Sonderfälle vorgenommen. Außerdem wird ein Freibetrag abgezogen. So ergibt sich der sogenannte Gewerbeertrag. Im nächsten Schritt wird der Gewerbeertrag mit einem Prozentsatz multipliziert, der als Steuermesszahl bezeichnet wird. Seit 2009 beträgt die Steuermesszahl in ganz Deutschland 3,5 Prozent. Das Ergebnis heißt **Steuermessbetrag.** Dieser wird wiederum mit einem weiteren Prozentsatz, dem **Hebesatz,** multipliziert. Das Ergebnis ist die zu zahlende Gewerbesteuer. Sie hängt also vom Gewerbeertrag und vom Hebesatz ab. Der Hebesatz wird von der Stadt oder der Gemeinde festgelegt, in der sich das besteuerte Unternehmen befindet. Denn die Gewerbesteuer kommt im Gegensatz zu den meisten anderen Steuern

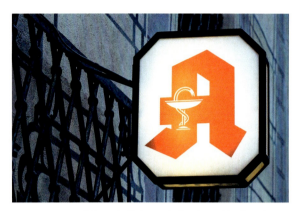

○ **Abb. 13.3** Auf Grundstücke und die darauf befindlichen Gebäude, wie zum Beispiel Apotheken, wird die Grundsteuer erhoben.

direkt der jeweiligen Stadt oder Gemeinde zugute. Eine übliche Größenordnung für den Hebesatz ist etwa 400 Prozent.

13.1.3 Grundsteuer

Auf Grundstücke und die darauf befindlichen Gebäude wird die Grundsteuer erhoben. Sie hängt vom Wert des Grundstücks und des Gebäudes ab und nicht von den dort möglicherweise erzielten Gewinnen. Die Grundsteuer ist also keine einkommensabhängige Steuer. Allerdings geht die Berechnung nicht vom sogenannten Verkehrswert aus, der beim Verkauf des Grundstücks beziehungsweise des Gebäudes erzielt werden könnte. Denn dieser Wert wäre nicht sicher festzustellen, ohne dass tatsächlich ein Verkauf stattfindet. Stattdessen wird aufgrund von Vergleichswerten ein Einheitswert als Berechnungsgrundlage behördlich festgesetzt. Daraus wird in einem mehrstufigen Verfahren die Grundsteuer ermittelt, wobei auch ein ortsabhängiger Hebesatz eingeht.

Die Grundsteuer muss vom Grundstückseigentümer jährlich gezahlt werden. Dies betrifft auch Apotheker, deren Apotheke sich auf ihrem eigenen Grundstück befindet. Außerdem dürfen Vermieter ihren Mietern die von ihnen zu zahlende Grundsteuer im Rahmen der Nebenkostenabrechnung in Rechnung stellen, weil die Mieter die Nutzer des Grundstücks und der Räume sind. Daher können auch Mieter von der Grundsteuer betroffen sein und somit auch Apotheken in gemieteten Räumen.

13.2 Das Konto

Ein Konto ist eine zweispaltige Tabelle, in der auf beiden Seiten jeweils Geldbeträge verzeichnet sind. Aus historischen Gründen tragen die beiden Seiten die Bezeichnungen Soll und Haben. Der Begriff Konto wird in mehreren Zusammenhängen benutzt. Das Konto ist die wichtigste Datenstruktur für die Buchführung (▶ Kap. 8.4). Außerdem werden die Zahlungsflüsse, das Guthaben und die Belastungen eines Kunden bei einem Kreditinstitut über ein Konto organisiert, das wiederum eine solche zweiseitige Tabelle darstellt.

> → **Definition** Kreditinstitute sind kaufmännisch eingerichtete Unternehmen, die Bankgeschäfte betreiben. Dazu zählen Banken und Sparkassen. Die Kreditinstitute wickeln den Zahlungsverkehr für Unternehmen und Privatpersonen ab, sie vergeben Kredite und bieten Geldanlagen an. Diese Kreditinstitute werden auch als Geschäftsbanken bezeichnet, um sie von den Zentralbanken zu unterscheiden. Die Europäische Zentralbank und die Deutsche Bundesbank als Zentralbanken geben die Banknoten aus, regeln den Geldumlauf und die Geldversorgung der Geschäftsbanken. Sie sichern den ordnungsgemäßen Zahlungsverkehr unter den Banken und die Stabilität der Währung.

13.2.1 Kredit

Ein Kredit ist die Überlassung von Geld- oder Sachwerten für eine begrenzte Zeit gegen Entgelt in Form von Zinsen. Im Zusammenhang mit Bankgeschäften wird unter Kredit meist nur die Überlassung von Geld verstanden. Wesentliche Eigenschaft jedes Kredits sind der Zinssatz, der in Prozent pro Jahr angegeben wird, und die Fälligkeit. Das ist der Tag, an dem der Kredit spätestens zurückgezahlt werden muss.

Die Kreditvergabe der Banken ermöglicht es Unternehmen, in aufwendige Anlagen und Gebäude zu investieren, deren wirtschaftlicher Nutzen erst langfristig eintritt. So werden viele Geschäfte erst möglich. Kredite sind damit für ein erfolgreiches Wirtschaftssystem unverzichtbar. Außerdem sind Kredite für die sogenannte Geldschöpfung nötig. Denn die Kredite erhöhen den Gesamtbetrag des Geldes, das in einer Volkswirtschaft zur Verfügung steht.

13.2.2 Onlinebanking

Onlinebanking (auch: Electronic Banking) ist der Sammelbegriff für die Organisation der Geschäftsbeziehung zwischen Kreditinstituten und ihren Kunden mithilfe elektronischer Verfahren. Die elektronische Kontoführung ermöglicht es dem Kunden, alle Bewegungen auf seinem Konto, also Zahlungseingänge und Zahlungsausgänge, ohne zeitliche Verzögerung über eine sichere

Internetverbindung zu verfolgen und selbst vom eigenen Computer aus über sein Geld zu verfügen. Weitere Formen des Onlinebankings betreffen die Nutzung verschiedener Karten für Zahlungsvorgänge (▶ Kap. 13.3.2).

13.3 Geld und Zahlungen

Alle Geldbeträge werden jeweils in Währungseinheiten angegeben. Die Währung ist die Ordnung und Ausgestaltung des Geldwesens eines Staates oder eines Währungsgebiets. Sie bestimmt den Geld- und Zahlungsverkehr innerhalb des Währungsgebiets und die Wertbeziehungen sowie den Zahlungsverkehr zu Staaten mit anderen Währungen. Die Wertverhältnisse verschiedener Währungen zueinander (Wechselkurse) drücken die wirtschaftlichen Verhältnisse verschiedener Volkswirtschaften zueinander aus. Wertgrößen innerhalb einer Volkswirtschaft werden in derselben Währungseinheit gemessen. Die in Deutschland geltende Währung ist der Euro. Ein Euro wird in 100 Cent eingeteilt.

Zahlungen können bar oder bargeldlos geleistet werden. Unabhängig von der Zahlungsweise funktioniert Geld als Tauschmittel, Wertmaßstab, Wertaufbewahrungsmittel und Schuldbefreiungsmittel.

13.3.1 Barzahlung, halbbare Zahlung

Eine Barzahlung ist eine Zahlung mit Bargeld. Dies sind Banknoten und Münzen. Die seit dem 1. Januar 2002 in Deutschland ausgegebenen Banknoten und Münzen lauten auf die Währungseinheiten Euro und Cent. Sie sind in Deutschland das gesetzliche Zahlungsmittel und müssen im geschäftlichen Verkehr akzeptiert werden. Banknoten und Münzen, die auf Deutsche Mark oder Pfennig lauten, können bei den Landeszentralbanken eingewechselt werden.

Bei einer halbbaren Zahlung benötigt einer der Beteiligten ein Konto bei einem Kreditinstitut. Der Zahlende kann Bargeld auf das Konto des Empfängers einzahlen oder der Zahlende kann an den Zahlungsempfänger Bargeld auszahlen lassen. Dies wird bei Barschecks, Reiseschecks, Zahlscheinen und der Postnachnahme genutzt.

13.3.2 Bargeldlose Zahlung

→ **Definition** Bei bargeldlosen Zahlungen benutzen beide Beteiligten ein Konto bei einem Kreditinstitut. Formen der bargeldlosen Zahlung sind Überweisungen, Daueraufträge, Lastschriften, Verrechnungsschecks, Wechsel und verschiedene Formen von Kartenzahlungen sowie Verfahren der elektronischen Zahlung.

Eine Überweisung ist eine bargeldlose Übertragung von Geld zwischen zwei Konten bei Kreditinstituten. Dazu stellt der Zahlende einen schriftlichen Überweisungsauftrag auf einem speziellen Formular aus und übergibt dieses an die Bank. Deutschland ist Mitglied im **Single Euro Payments Area** (SEPA), dem einheitlichen Euro-Zahlungsverkehrsraum. Dazu gehören alle Länder der Europäischen Union und einige weitere europäische Länder, also weit mehr als nur die Länder, in denen der Euro gesetzliches Zahlungsmittel ist. Mit SEPA-Überweisungen kann Geld auf Konten in allen diesen Ländern überwiesen werden. Auf dem Überweisungsauftrag müssen der Name des Empfängers und die **International Bank Account Number** (IBAN) seines Kontos angegeben werden. Die IBAN besteht aus zwei Buchstaben als Länderkennung und 20 Ziffern, in denen die Bankleitzahl zur Identifizierung des Kreditinstituts und die Kontonummer enthalten sind. Der **Bank Identifier Code** (BIC) muss nur bei Überweisungen ins Ausland angegeben werden. Dieser BIC besteht aus elf Buchstaben und Zahlen und bezeichnet jede Bank eindeutig. Außerdem müssen auf dem Überweisungsauftrag der zu überweisende Geldbetrag sowie der Name und die Kontonummer des Zahlenden angegeben und es kann ein Verwendungszweck vermerkt werden. In dem Feld für den Verwendungszweck werden beim Bezahlen von Rechnungen meistens die Kunden- und die Rechnungsnummer angegeben. Auf Rechnungen wird meistens vermerkt, welche Daten bei der Überweisung angegeben werden müssen. Dies ist sehr wichtig, damit der Zahlungsempfänger die Zahlung zuordnen und den Zahlungseingang verbuchen kann. Schlimmstenfalls droht dem Zahlenden sonst eine Mahnung (▶ Kap. 8.2.4). Die Verfügungsberechtigung wird mit der Unterschrift nachgewiesen. Wer über ein Konto

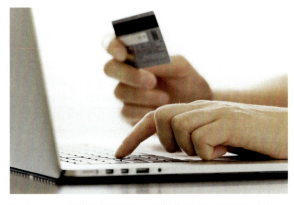

○ **Abb. 13.4** Onlinebanking ermöglicht es, Konten elektronisch zu führen und bargeldlos zu zahlen.

verfügen darf, muss der Kontoinhaber gegenüber der Bank erklären. Alle Verfügungsberechtigten hinterlegen dort eine Unterschriftenprobe. Wenn der Zahlende am Onlinebanking teilnimmt, kann eine Überweisung auch elektronisch über eine gesicherte Internetverbindung an die Bank übertragen werden. Dazu muss sich der berechtigte Nutzer mit einer persönlichen Identifizierungsnummer (PIN) ausweisen. Zusätzlich muss jede Überweisung mit einer Transaktionsnummer (TAN) versehen werden. Während die PIN für einen Nutzer langfristig feststeht, benötigt jede einzelne Überweisung eine neue TAN. Dafür erhält der berechtigte Nutzer vom Kreditinstitut eine Liste mit fortlaufend einzusetzenden TAN, die sicher aufbewahrt werden muss. Auch die Übertragung einer TAN auf das Handy oder über spezielle Generatoren, die aussehen wie Taschenrechner und von Banken zur Verfügung gestellt werden, ist möglich.

Ein Dauerauftrag ist eine besondere Form der Überweisung, die regelmäßig wiederholt wird – beispielsweise bei Mietzahlungen. Bei einer Lastschrift, die auch als Bankeinzug bezeichnet wird, zieht das Kreditinstitut des Zahlungsempfängers die Zahlung vom Konto des Zahlungspflichtigen ein. Dazu muss der Zahlungspflichtige dem Zahlungsempfänger ein entsprechendes Mandat erteilen. Diese Vorgehensweise ist weit verbreitet bei regelmäßigen Zahlungen, deren genauer Betrag schwankt, beispielsweise bei Strom- oder Telefonrechnungen.

Zahlung mit Scheck

Ein Scheck ist eine Urkunde, mit der der Aussteller ein Geldinstitut anweist, aus seinem Guthaben einen bestimmten Betrag zu zahlen, wenn der Scheck vorgelegt wird. Das Kreditinstitut löst den Scheck jedoch nur ein, wenn der Aussteller über ein entsprechendes Guthaben verfügt. Das Formular eines Kreditinstituts ist in diesem Fall keine Zahlungsgarantie.

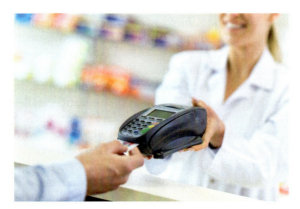

○ **Abb. 13.5** Die Möglichkeit, mithilfe von EC- oder Kreditkarten bargeldlos zu bezahlen, bieten fast alle Apotheken an.

Pflichtangaben auf einem Scheck
Damit ein Dokument als Scheck gilt, müssen folgende Angaben darauf vermerkt sein:
- Bezeichnung als Scheck im Text der Urkunde,
- unbedingte Anweisung, eine bestimmte Geldsumme zu zahlen,
- Name des Bezogenen, das heißt des Kreditinstitutes, das die Zahlung leisten soll,
- Zahlungsort,
- Ort und Tag der Ausstellung,
- Unterschrift des Ausstellers.

Es gibt verschiedene Arten von Schecks. Verrechnungsschecks tragen auf ihrer Vorderseite den Vermerk „Nur zur Verrechnung". Das bedeutet, der Betrag kann nur einem Konto gutgeschrieben werden. Orderschecks tragen den Aufdruck „Orderscheck". Sie müssen vom Einreichenden auf der Rückseite unterschrieben werden, wenn sie einem Kreditinstitut zur Gutschrift vorgelegt werden. Dieser Übertragungsvermerk wird als Indossament bezeichnet. Die selten verwendeten Barschecks können in bar ausgezahlt oder auf einem Konto gutgeschrieben werden.

Der Wechsel ist als Zahlungsmittel selten geworden, soll aber der Vollständigkeit halber erwähnt werden. Ein Wechsel ist ein handelbares Wertpapier. Entscheidend ist die unbedingte Anweisung des Ausstellers an den Bezogenen, zu einem bestimmten Zeitpunkt an einem bestimmten Ort einen bestimmten Betrag zu bezahlen. Der ursprünglich vorgesehene Zahlungsempfänger kann den Wechsel jedoch durch ein Indossament an einen Dritten übertragen und den Wechsel so als Zahlungsmittel verwenden. Doch ist niemand verpflichtet, einen Wechsel als Zahlungsmittel anzunehmen.

Kartenzahlung

Einige Formen der Kartenzahlungen wurden bereits vor Jahrzehnten unabhängig von der elektronischen Kontoführung eingeführt. Inzwischen sind Kartenzahlungen weitgehend mit dem Onlinebanking verschmolzen. Damit sind die elektronischen Zahlungsvorgänge an den Computerkassen des Einzelhandels (und der Apotheken) zu einem wichtigen Teil des Onlinebankings geworden. Dabei wird der Zahlungsvorgang mit einer maschinenlesbaren Karte elektronisch ausgelöst.

Die wichtigsten Formen der Kartenzahlung
- Electronic Cash mit dem girocard-System,
- Geldkarten,
- Kreditkarten.

Die Karten für das **Electronic Cash mit dem girocard-System** der deutschen Kreditinstitute arbeiten als Debitkarten. Das bedeutet, dass die Zahlung aus dem vorhandenen Guthaben des Kontoinhabers geleistet wird. Dies ist praktisch gleichbedeutend mit einer Überweisung, die über eine Karte ausgelöst wird. Dabei wird die Echtheit der Karte über eine Datenverbindung zu einem Rechenzentrum der Kreditinstitute geprüft. Außerdem muss der Kunde seine persönliche Identifizierungsnummer (PIN) in eine Tastatur eingeben, die an die Kasse angeschlossen wird. Dabei wird sofort erkennbar, ob der Kunde über das nötige Guthaben verfügt.

Die **Geldkarte** ist eine mit einem Chip versehene Karte, bei der sich der Chip bei einer Bank mit einem Geldbetrag „aufladen" lässt. Sie kann dann wie eine elektronische Geldbörse verwendet werden. Dabei wird der Geldbetrag von der Karte abgebucht und auf das Konto des Zahlungsempfängers gebucht. Der Unterschied zum Electronic Cash liegt im Zeitpunkt der Belastung des Kontos des Zahlungspflichtigen. Die Geldkarte belastet das Konto schon beim „Aufladen" wie eine Bargeldabhebung, während das Electronic Cash erst im Einzelhandelsgeschäft eine Überweisung auslöst. Die Geldkarte eignet sich besonders für kleine Zahlungsbeträge und kommt daher häufig an Fahrkarten- oder Parkautomaten zum Einsatz.

Eine **Kreditkarte** funktioniert wie ein Ausweis für bargeldlose Zahlungen. Gängige Kreditkarten sind von Anbietern wie American Express, Diners Club, Mastercard und Visa. Solche Kreditkarten ermöglichen es dem Karteninhaber, bei allen Vertragspartnern des Kartenunternehmens einzukaufen. Früher wurden dazu Kreditkartenbelege unterschrieben. Mittlerweile werden auch diese Daten in den allermeisten Fällen elektronisch übermittelt. Im Unterschied zu Debitkarten muss der Zahlungspflichtige zum Zeitpunkt des Einkaufs kein Guthaben auf seinem Konto haben, sondern er erhält vom Kreditkartenunternehmen einen kurzfristigen Kredit. Meistens werden alle Zahlungen eines Monats gesammelt und an einem Tag auf dem Konto des Zahlungspflichtigen belastet. Erst dann muss ein Guthaben auf dem Konto vorhanden sein. Der Zahlungsempfänger hat aber die Sicherheit, dass das Kreditkartenunternehmen auch zahlt, wenn der Kunde nicht zahlungsfähig sein sollte. Allerdings erhält der Zahlungsempfänger nicht den vollen Rechnungsbetrag, sondern es wird eine Provision für das Kreditkartenunternehmen abgezogen. Bei teuren Arzneimitteln mit einer sehr geringen Handelsspanne kann dies für die Apotheke wirtschaftlich problematisch sein.

13.4 Roh- und Reingewinn berechnen

Der **Rohgewinn** bei einem Warenverkauf bezeichnet die Differenz aus dem Verkaufspreis und dem Einstandspreis. Dies wurde bereits bei der Kalkulation für die Preise einzelner Waren erläutert (▶ Kap. 4.4.3). Der Begriff Rohgewinn wird jedoch auch im Zusammenhang mit der Gesamtheit aller Warenverkäufe in einem bestimmten Zeitraum benutzt. So ergibt sich aus allen Warenumsätzen (ohne Mehrwertsteuer) abzüglich der Einstandspreise dieser Waren der Rohgewinn für den betrachteten Zeitraum. Dieser Rohgewinn ist ein Maß für den Erfolg der eigentlichen Handelstätigkeit, also ohne Betrachtung der Kosten für den Betrieb der Apotheke. Dort zeigt sich insbesondere, wie gut es der Apotheke gelingt, günstige Einkaufsbedingungen wahrzunehmen.

Um den Rohgewinn für ein Geschäftsjahr aus den Werten des Jahresabschlusses berechnen zu können, muss auch berücksichtigt werden, wie sich der Wert des Warenlagers in dieser Zeit verändert hat. Damit ergibt sich folgende Berechnungsweise, wobei sich alle Angaben auf das ganze Geschäftsjahr beziehen:

Warenumsätze (ohne Mehrwertsteuer)
+ Anstieg des Wertes des Warenlagers (oder negativer Betrag bei einem Rückgang des Wertes)
− Gesamtbetrag aller Wareneinkäufe (ohne Mehrwertsteuer) unter Berücksichtigung aller Einkaufsvergünstigungen und Nebenkosten des Einkaufs

= Rohgewinn

 Achtung Vom Rohgewinn ist der Reingewinn zu unterscheiden. Der Reingewinn ergibt sich aus dem Rohgewinn nach Abzug der Kosten des Apothekenbetriebs.

Bezogen auf ein einzelnes Produkt ist es wenig sinnvoll, den Reingewinn zu ermitteln. Denn die Frage, welche Kosten welchem Produkt zuzuordnen sind, wird nie sicher zu beantworten sein. In der Zuordnung wird immer eine gewisse Willkür stecken. Doch der Gesamtheit aller Waren müssen alle Kosten zugeordnet werden. Für die Gesamtheit aller Warenumsätze kann daher der **Reingewinn** ermittelt werden. Darunter wird üblicherweise der Jahresüberschuss aus der Gewinn- und Verlustrechnung verstanden (▶ Kap. 8.5.2). Der Reingewinn beziehungsweise der Jahresüberschuss ist damit der Rohgewinn abzüglich

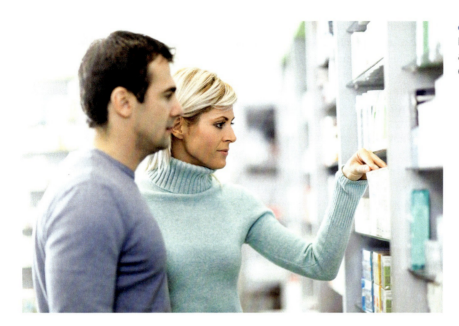

○ **Abb. 13.6** Zum Controlling zählt beispielsweise auch, Kundenzahlen zu ermitteln.

der betrieblichen Aufwendungen sowie abzüglich der Zinsen und Steuern. Wenn ein positiver Reingewinn entsteht, ist das Unternehmen wirtschaftlich erfolgreich. Nur aus diesem Gewinn kann der Eigentümer einen Vorteil aus seinem Einsatz erhalten und nur aus diesem Gewinn können Investitionen für die Zukunft des Unternehmens getätigt werden.

13.5 Controlling

Mit der Buchführung erfüllen die Unternehmen eine gesetzliche Pflicht, aber die dabei ermittelten Daten können auch anderweitig genutzt werden. Außerdem können noch mehr Daten erhoben werden, um Einblicke in die Arbeit des Unternehmens zu gewinnen und um zu sehen, in welchen Bereichen erfolgreich oder weniger erfolgreich gearbeitet wird. Die Grenze zwischen der verpflichtenden Buchführung und dem freiwillig stattfindenden Controlling ist daher an manchen Stellen fließend.

→ **Definition** Das Controlling dient dazu, Daten für die Steuerung des Unternehmens zu gewinnen und die Arbeitsabläufe zu verbessern. Dabei folgt es nicht gesetzlichen Vorgaben, sondern jedes Unternehmen sucht für sich selbst nach angemessenen und erfolgreichen Formen des Controllings.

Die jeweilige Vorgehensweise kann sogar ein Betriebsgeheimnis sein. Denn beim Controlling sind wie in vielen anderen Unternehmensbereichen kluge Ideen gefragt. Wie anderswo geht es auch im Controlling darum, mit begrenztem Aufwand einen möglichst großen Erfolg zu erzielen. In vielen großen Unternehmen arbeiten ganze Abteilungen nur für das Controlling, aber auch in kleineren Unternehmen wie Apotheken werden die Vorteile des Controllings zunehmend deutlich.

Wichtige Instrumente für das Controlling sind Kennzahlen für die unterschiedlichsten Aufgaben im Unternehmen. Beispiele für solche Kennzahlen in Apotheken sind Umsatz, Rohgewinn, Kundenzahl, Mitarbeiterzahl, Zahl der verkauften Packungen und verschiedene Kostengrößen. Im Controlling werden aus solchen Kennzahlen häufig Quotienten gebildet. Beispielsweise werden der durchschnittliche Umsatz pro Kunde, pro Mitarbeiter oder pro Stunde Öffnungszeit oder der Rohgewinn pro Kunde oder pro Packung ermittelt. Solche Kennzahlen wiederum werden im Zeitverlauf oder zwischen verschiedenen Apotheken verglichen. Wenn eine andere Apotheke günstigere Werte erreicht, wird anhand der Kennzahlen untersucht, wie dies möglich ist. Dazu werden ganze Kennzahlsysteme entwickelt, in denen aus vielen Kennzahlen wiederum weitere Kennzahlen gebildet werden. Die Arbeit mit solchen Kennzahlsystemen gehört zur Unternehmensführung und nicht zum üblichen Arbeitsgebiet von PKA. Doch einerseits müssen PKA ebenso wie das übrige Team daran arbeiten, Unternehmensziele bei solchen Kennzahlen zu erreichen und andererseits ist oft auch die Arbeit von PKA nötig, um die Daten zu erhalten. Viele dieser Informationen ergeben sich aus den Kosten im Unternehmen.

13.5.1 Betriebliche Kostenrechnung

Eine einfache Form des Controllings ist die betriebliche Kostenrechnung. Die Kosten sind der bewertete Verbrauch von Gütern und Leistungen, die in einem bestimmten Abrechnungszeitraum zur Erstellung der Leistungen (Dienstleistungen oder Produktion von Gütern) eines Betriebs eingesetzt werden. Demnach stehen Kosten und Leistungen einander gegenüber. Die betriebliche Kostenrechnung versucht, bestimmten Leistungen die Kosten zuzuordnen, die zu ihrer Erstellung nötig sind.

Die häufigste Leistung in einer Apotheke ist die Abgabe von Arzneimitteln mit der dazugehörigen Beratung. Der Aufwand für die eingekauften und unverändert weiterverkauften Waren (Wareneinkauf) wird nicht zu den Kosten gerechnet, weil die Herstellung dieser Produkte keine Leistung eines Handelsunternehmens (hier: der Apotheke) ist. Der Leistung der Apotheke stehen damit insbesondere die Kosten für das Personal, die Räume, die Apothekeneinrichtung, die EDV und die Finanzierung gegenüber. Außerdem fallen in der Apotheke Kosten für Rezepturgeräte, Strom, Heizung, Buchführung und viele weitere betriebliche Aufgaben an. Nur wenige dieser Kosten lassen sich unmittelbar einem einzelnen Kunden zuordnen und doch werden sie aufgebracht, um die Leistungen für die Kunden zu ermöglichen. Die meisten genannten Kosten lassen sich allenfalls insgesamt den Kundenkontakten zuordnen. Die Kosten für das Labor und die Rezeptur dienen jedoch nur der Herstellung von Rezepturen und können damit einer bestimmten Gruppe von Kunden zugeordnet werden. Entsprechendes gilt für die Fahrzeugkosten, die nur bei der Lieferung von Arzneimitteln anfallen. Diese Beispiele zeigen das grundsätzliche Problem der betrieblichen Kostenrechnung, die Kosten einer bestimmten Leistung zuzuordnen. Solche Zuordnungen sind oft nicht eindeutig, sondern hängen von vereinfachenden Annahmen ab.

13.5.2 Kostenartenrechnung

Der erste Schritt der betrieblichen Kostenrechnung ist die Einteilung der Kosten in Kostenarten, die Kostenartenrechnung. Die dafür nötigen Daten können oft aus den Aufwandskonten der Buchführung entnommen werden. Für genaue Betrachtungen können die Kostenarten stärker gegliedert werden, beispielsweise in Personalkosten für verschiedene Berufsgruppen.

Typische Kostenarten in Apotheken
- Personalkosten,
- Raumkosten,
- Abschreibungen für Einrichtung und Geräte,
- Kosten für EDV,
- Kosten für Buchführung und Steuerberatung,
- Kosten für Strom und Heizung.

13.5.3 Kostenstellen- und Kostenträgerrechnung

In großen Unternehmen ist es üblich, die Kostenarten verschiedenen Abteilungen oder Arbeitsplätzen zuzuordnen. Diese Abteilungen werden Kostenstellen genannt. Daher wird diese Zuordnung als Kostenstellenrechnung bezeichnet. Anschließend werden die Kosten, die an verschiedenen Kostenstellen anfallen, auf erstellte Leistungen, meist auf hergestellte Produkte, verteilt. Diese Produkte werden Kostenträger genannt. Die Verteilung der Kosten auf diese Produkte heißt daher Kostenträgerrechnung. Diese Vorgehensweise ist in großen Produktionsunternehmen der Industrie weit verbreitet, denn sie dient insbesondere dazu, die Kosten einem be-

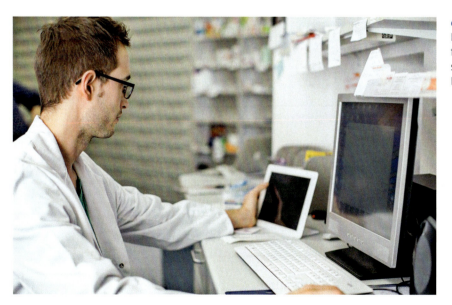

○ **Abb. 13.7** In die betriebliche Kostenartenrechnung fließen neben den Personal- auch Geräte- und Raumkosten mit ein.

stimmten Produkt zuzuordnen, um den Preis angemessen kalkulieren zu können. In Apotheken ist eine solche Zuordnung dagegen kaum möglich, denn die Herstellung hat meist nur eine geringe Bedeutung und ist ohnehin unrentabel. Im Handelsgeschäft hilft die Zuordnung der Kosten zu einzelnen Produkten kaum weiter.

13.5.4 Fixe und variable Kosten

Auch ohne ausführliche Kostenstellen- und Kostenträgerrechnung sind Betrachtungen möglich, inwieweit die Kosten von der Menge der erbrachten Leistungen abhängen. Wenn die Kosten unabhängig von den Leistungen sind, werden sie als fixe Kosten oder Gemeinkosten bezeichnet. Dies sind in einer Apotheke beispielsweise Raumkosten, die nicht von der Zahl der Kunden abhängen. Fixe Kosten können ein Unternehmen bei geringer Auslastung stark belasten. Bei steigender Auslastung fallen sie dagegen immer weniger ins Gewicht. Der Gegenbegriff zu fixen Kosten sind variable Kosten. Diese hängen von der Menge der erbrachten Leistungen ab.

13.6 Aufbewahrungsfristen für Unterlagen

Viele Daten, die in Unternehmen gesammelt werden, können auch nach langer Zeit noch Bedeutung haben. Dies gilt für kaufmännische Daten, weil die unternehmerische Entwicklung auch nach Jahren noch interessant sein kann und weil für die nachträgliche Prüfung steuerlich relevanter Vorgänge auch Einzelheiten noch nach langer Zeit wichtig sein können. In Apotheken werden zudem sehr viele Daten aus apotheken- oder arzneimittelrechtlichen Gründen gesammelt (▶ Kap. 4.2.2). Dabei geht es insbesondere darum, die Qualität von Arzneimitteln auch Jahre nach ihrer Herstellung nachweisen zu können, denn bei einer Schädigung von Patienten stellen sich möglicherweise erst nach langer Zeit Fragen zur Qualität. Daher müssen in Apotheken viele Vorschriften zu Aufbewahrungsfristen für Unterlagen eingehalten werden, die sich aus dem Handelsrecht, dem Steuerrecht, dem Apothekenrecht, dem Arzneimittelrecht, dem Gefahrstoffrecht und vielen weiteren Vorschriften ergeben. Alle Unterlagen müssen mindestens so lange aufbewahrt werden, wie es die jeweiligen Vorschriften fordern. Bilanzen, Jahresabschlüsse und Rechnungen müssen zehn Jahre lang aufbewahrt werden, Handelsbriefe sechs Jahre.

Wenn Apotheken zur Erfassung von Daten und zur Aufbewahrung von Unterlagen verpflichtet sind, müssen sie in diesen Fällen keine Einwilligung zur Speicherung personenbezogener Daten einholen. Allerdings gilt das nur, solange auch die Pflicht zur Aufbewahrung der Daten besteht. Personenbezogene Daten, also insbesondere Daten, aus denen die Namen und Anschriften von Kunden hervorgehen, müssen nach dem Ablauf der jeweiligen Aufbewahrungsfrist gelöscht beziehungsweise vernichtet werden.

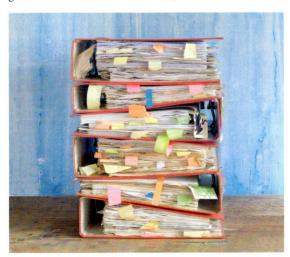

Abb. 13.8 Welche Unterlagen müssen wie lange aufbewahrt werden? Eine detaillierte Auflistung finden Sie im Anhang.

> **Kurzgefasst**
>
> - Unternehmen müssen die von ihren Kunden eingenommene Mehrwertsteuer an das Finanzamt abführen, ziehen dabei aber die selbst an ihre Lieferanten gezahlte Mehrwertsteuer als Vorsteuer ab.
> - Der Begriff Konto wird sowohl für die wichtigste Darstellungsform in der Buchhaltung als auch für die Zusammenstellung eingehender und ausgehender Zahlungen eines Kunden bei einem Kreditinstitut benutzt.
> - Zahlungen können mit Bargeld oder bargeldlos geleistet werden. Bargeldlose Zahlungsmittel sind Überweisungen, Lastschriften, Schecks und verschiedene Arten von Karten.
> - Der Rohgewinn beschreibt den Erfolg eines Handelsgeschäfts. Der Reingewinn oder der Jahresüberschuss beschreibt den Erfolg der gesamten Geschäftstätigkeit.
> - Controlling ist ein Sammelbegriff für die Steuerung und Verbesserung betrieblicher Abläufe mithilfe von Daten aus dem Unternehmen.
> - Bei der Aufbewahrung von Unterlagen müssen viele Vorschriften über die Aufbewahrungsfristen beachtet werden.

Autor

Thomas Müller-Bohn

Anhang

- → Übersicht über die Lernfelder und deren Inhalte **514**
- → Berufsausbildungsvertrag für PKA **520**
- → Ausbildungsplan für PKA **524**
- → Ausbildungsplan: Zeitliche Gliederung **527**
- → Aufbewahrungsfristen für Unterlagen zur Dokumentation **535**
- → Englisch-Vokabeln **536**
- → Maße und Gewichte **547**
- → Literatur und weiterführende Internetadressen **548**
- → Bildnachweis **549**
- → Sachregister **553**
- → Die Herausgeberinnen **579**
- → Die Autoren **580**

Übersicht über die Lernfelder und deren Inhalte

Lernfelder Nr.		Zeitrichtwerte in Unterrichtsstunden		
		1. Jahr	2. Jahr	3. Jahr
1	Die eigene Apotheke präsentieren	40		
2	Die eigene Rolle im Unternehmen mitgestalten	80		
3	Waren beschaffen	80		
4	Wareneingang bearbeiten	80		
5	Waren lagern		80	
6	Sortiment gestalten und Waren präsentieren		40	
7	Über apothekenübliche Waren beraten und Dienstleistungen anbieten		120	
8	Liquidität sichern		40	
9	Mit heilberuflichen Verordnungen umgehen			40
10	Bei Herstellung und Prüfung von Arzneimitteln mitwirken			60
11	Schwierige und komplexe Gesprächssituationen bewältigen			40
12	Ein Marketingprojekt durchführen			80
13	Gesprächsprozesse erfassen und kontrollieren			60
Summen: insgesamt 840 Stunden		280	280	280

Lernfeld 1: Die eigene Apotheke präsentieren

Die Schülerinnen und Schüler verfügen über die Kompetenz, ihre Apotheke adressatengerecht zu präsentieren und beherrschen Lern- und Arbeitsstrategien.

Die Schülerinnen und Schüler analysieren die Stellung und die Aufgaben ihrer Apotheke im Gesundheitssystem.

Sie informieren sich über Aufbau und Struktur ihrer Apotheke. Sie verschaffen sich einen Überblick über Räume, Personal, Sortiment sowie Dienstleistungen.

Sie vergleichen ihre Ergebnisse mit den Vorgaben des Apothekengesetzes und der Apothekenbetriebsordnung.

Die Schülerinnen und Schüler setzen Informations- und Kommunikationssysteme ein, um eine Präsentation vorzubereiten und durchzuführen. Dabei beachten sie das Urheberrecht. Sie wählen geeignete Lern- und Arbeitsstrategien aus. Zur Bewertung von Präsentationen erstellen sie einen Kriterienkatalog.

Die Schülerinnen und Schüler stellen ihre Apotheke vor und präsentieren sie als Teil des Gesundheitssystems. Dabei berücksichtigen sie die Beziehung der Apotheke zu Behörden des öffentlichen Gesundheitswesens und der Standesvertretungen. Sie gehen auf die Rolle des Apothekers als Kaufmann und Heilberufler ein.

Die Schülerinnen und Schüler bewerten ihre Präsentation und nehmen konstruktives Feedback professionell an.

Lernfeld 2: Die eigene Rolle im Unternehmen mitgestalten

Die Schülerinnen und Schüler besitzen die Kompetenz, eigenverantwortlich ihre Rolle im Geschäftsablauf der Apotheke zu gestalten und ihre Rechte und Pflichten zu beachten.

Die Schülerinnen und Schüler analysieren ihre eigene Position im Rahmen der Aufbau- und Ablauforganisation in ihrer Apotheke. Sie informieren sich über Arbeitsmöglichkeiten sowie Fort- und Weiterbildungsmöglichkeiten unter Nutzung von Medien, auch in einer fremden Sprache. Sie differenzieren Zuständigkeiten und nehmen ihre Verantwortung für die von ihnen auszuführenden Tätigkeiten wahr. Sie identifizieren unterschiedliche Führungsstile und realisieren deren Auswirkungen auf sich, auf das Betriebsklima, die Arbeitsmotivation sowie auf die Arbeitsergebnisse. Sie zeigen die Bereitschaft und Flexibilität, auch komplexe Aufgaben engagiert zu bewältigen.

Die Schülerinnen und Schüler informieren sich über die für sie als Arbeitnehmer geltenden arbeits-, sozial- und mitbestimmungsrechtlichen Vorschriften (Jugendarbeitsschutzgesetz, Mutterschutzgesetz, Elternzeitgesetz, Kündigungsschutzgesetz) sowie über die tariflichen Regelungen. Sie prüfen Ausbildungsverträge, Arbeitsverträge und Gehaltsabrechnungen und nutzen ihre Rechte zur Mitbestimmung.

Die Schülerinnen und Schüler achten auf die Arbeitssicherheit und die Erhaltung ihrer Gesundheit (Bewegung, Ernährung, Stressregulation, Sucht), beachten Hygieneregeln und richten ihren Arbeitsplatz unter ergonomischen, ökologischen und ablauforganisatorischen Aspekten ein. Sie berücksichtigen Aspekte der Datensicherheit, auch bezüglich von Schadsoftware. Sie erstellen Checklisten für ihre Arbeitsabläufe und nutzen weitere Techniken des Zeit- und Selbstmanagements.

Sie halten sich an die Schweigepflicht und erfüllen die ihnen zugeordneten Aufgaben sorgfältig und verantwortungsbewusst. Sie arbeiten kooperativ im Team und berücksichtigen bei Entscheidungen die Notwendigkeit von Kompromissen. Sie vertreten gegenüber anderen überzeugend ihre Meinung, entwickeln ihre Kommunikationsfähigkeit (verbale und nonverbale Kommunikationstechniken) und ihr Selbstbewusstsein (Gefühl der Selbstwirksamkeit, realistisches Selbstbild). Sie zeigen im Umgang miteinander, auch sensibilisiert im Sinne des inklusiven Gedankens, Kooperationsbereitschaft und Wertschätzung.

Die Schülerinnen und Schüler entwickeln die Bereitschaft zu lebenslangem Lernen und bewerten die Möglichkeiten der Fort- und Weiterbildung aus beruflicher und persönlicher Perspektive.

Sie beurteilen selbstkritisch ihr Verhalten im Team und ihre Arbeitsergebnisse. Die Schülerinnen und Schüler reflektieren ihren Beitrag zum Betriebserfolg und zur Gestaltung eines angenehmen Betriebsklimas.

Sie hinterfragen die eigene Einstellung zur Arbeit und respektieren die Vorstellungen anderer.

Lernfeld 3: Waren beschaffen

Die Schülerinnen und Schüler besitzen die Kompetenz, Beschaffungsvorgänge durchzuführen.

Die Schülerinnen und Schüler analysieren die zu beschaffenden Waren (Arzneimittel nach Darreichungsformen und Indikationsgruppen, Ausgangsstoffe, Drogen, Medizinprodukte, apothekenübliche Waren) und sonstige in der Apotheke benötigte Güter sowie die dazu nötigen Beschaffungswege unter Berücksichtigung rechtlicher Vorschriften (Arzneimittelgesetz, Apothekenbetriebsordnung, Medizinprodukterecht, Gefahrstoffrecht, Betäubungsmittelrecht). Die Schülerinnen und Schüler recherchieren volkstümliche und wissenschaftliche Bezeichnungen von Drogen und Ausgangsstoffen in Fachmedien.

Sie informieren sich über die Bezugsquellen, nutzen das Warenwirtschaftssystem und weitere Kommunikationswege in schriftlicher, telefonischer und elektronischer Form sowie betriebsinterne Informationen. Die Schülerinnen und Schüler führen Gespräche mit Vertretern in der Apotheke durch.

Sie bestimmen den erforderlichen Bestell- und Lieferzeitpunkt sowie die benötigte Bestellmenge.

Sie erstellen normgerechte Anfragen, bewerten und vergleichen eingehende Angebote auch mit den Vertragskonditionen der Großhändler ihrer Apotheke. Sie kalkulieren Bezugs- und Verkaufspreise und wenden kaufmännische Grundrechenarten (Prozentrechnen, Verteilungsrechnen, Dreisatz) sicher an.

Die Schülerinnen und Schüler bestellen und schließen einen Kaufvertrag ab.

Sie beachten die Vorschriften des Datenschutzes und führen Maßnahmen zur Datensicherungen durch.

Sie bewerten den Ablauf des Beschaffungsprozesses und zeigen Möglichkeiten der Optimierung auf. Sie reflektieren ihr eigenes Verhalten im Umgang mit Lieferanten.

Lernfeld 4: Wareneingang bearbeiten

Die Schülerinnen und Schüler besitzen die Kompetenz, den Wareneingang zu überwachen, zu überprüfen und zu dokumentieren.

Die Schülerinnen und Schüler legen apothekenspezifische und kaufmännische Kriterien zur Überprüfung des Wareneingangs und zur Bewertung der Lieferanten fest.

Sie organisieren zeitlich und räumlich die Warenannahme unter Berücksichtigung spezieller Lagerbedingungen, insbesondere für kühlkettenpflichtige Artikel und Betäubungsmittel, und stellen die erforderlichen Arbeitsmittel und Unterlagen bereit.

Die Schülerinnen und Schüler gleichen den Wareneingang mit der tatsächlichen Bestellung ab, kontrollieren die Ware und erfassen die Artikel, auch unter Nutzung eines Warenwirtschaftssystems. Sie stellen die Ausgangsstoffe und Drogen in Quarantäne. Sie bereiten die Abgabe und Auslieferung individuell bestellter Ware für Kunden vor und erstellen die gesetzlich vorgeschriebenen Dokumentationen unterschriftsreif.

Die Schülerinnen und Schüler überprüfen Rechnungen und bestätigen den Wareneingang im Warenwirtschaftssystem. Die Schülerinnen und Schüler kontrollieren die vom Warenwirtschaftssystem vorgegebenen Abgabepreise für die verschreibungspflichtigen Arzneimittel nach der Arzneimittelpreisverordnung.

Sie erkennen Pflichtverletzungen (Nicht-Rechtzeitig-Lieferung, Schlechtleistung) durch den Lieferanten und dokumentieren diese. Sie schätzen rechtliche und ökonomische Handlungsspielräume ein und kommunizieren problemlösungsorientiert mit den Lieferanten.

Sie veranlassen die Bezahlung der gelieferten Waren unter Berücksichtigung der Zahlungsbedingungen (Rabatte, Skonti, Zahlungsfrist).

Die Schülerinnen und Schüler führen eine Lieferantenbewertung anhand selbst gewählter Kriterien durch.

Zur Qualitätssicherung erstellen sie eine Prozessbeschreibung und entwickeln eigene Ideen zur Verbesserung der Arbeitsabläufe auch unter ökologischen Aspekten.

Sie reflektieren ihre Stärken und Schwächen und ihre Leistungen im Team und treffen Maßnahmen zur Optimierung ihrer Arbeitsweise.

Lernfeld 5: Waren lagern

Die Schülerinnen und Schüler verfügen über die Kompetenz, die Lagerung von Arzneimitteln, Medizinprodukten und apothekenüblichen Waren zu planen, durchzuführen und zu bewerten.

Die Schülerinnen und Schüler informieren sich über die Lagerorganisation, den Lageraufbau und die gesetzlichen Lagervorschriften. Sie recherchieren auch die Vorschriften zu Arbeits- und Umweltschutz und die Vorschriften zur Entsorgung von Arzneimitteln, Chemikalien und Verpackungsmaterial.

Sie führen die sachgerechte Lagerung und Zwischenlagerung durch, indem sie Lagerungsgrundsätze sowie die gesetzlichen Lagerungsvorschriften beachten. Mit Gefahrstoffen gehen sie verantwortungsbewusst um und halten die gefahrstoffrechtlichen Vorschriften ein.

Auf der Basis fälliger Kundenaufträge, insbesondere von Krankenhäusern, Heimen und Arztpraxen, kommissionieren sie die Waren und stellen sie zur Abgabe bereit.

Die Schülerinnen und Schüler retournieren oder entsorgen umweltgerecht Waren. Sie bearbeiten Rückrufe und geben kommissionierte Ware im Bedarfsfall zurück. Dies dokumentieren sie.

Sie prüfen kontinuierlich den Lagerbestand unter qualitativen und quantitativen Aspekten und wirken bei der Inventur mit.

Sie nutzen Lagerkennziffern (Umschlagshäufigkeit, Lagerdauer, Mindestbestand) aus dem Warenwirtschaftssystem zur wirtschaftlichen Optimierung der Lagerbestände.

Sie reflektieren die Ergebnisse der Lagerbestandsprüfung. Sie entwickeln Optimierungsmöglichkeiten in Bezug auf die Erhaltung auch der gesetzlich vorgeschriebenen Lieferfähigkeit einer Apotheke bei gleichzeitiger Mitverantwortung für die Lagerkosten.

Sie sind sich ihrer Verantwortung im Arbeitsprozess bewusst.

Lernfeld 6: Sortiment gestalten und Waren präsentieren

Die Schülerinnen und Schüler besitzen die Kompetenz, Vorschläge für die Gestaltung des Sortiments der Apotheke zu entwickeln und Waren zu präsentieren.

Die Schülerinnen und Schüler analysieren das Sortiment ihrer Apotheke hinsichtlich der aktuellen Nachfrage. Dazu definieren sie die Zielgruppen ihrer Apotheke und ermitteln deren Bedürfnisse. Sie informieren sich in entsprechenden Medien und beobachten gegenwärtige Trends und lokale Themen, die bei der Festlegung und Präsentation des Apothekensortiments und der Schaufenstergestaltung berücksichtigt werden können.

Sie gleichen den Bedarf mit dem vorhandenen Sortiment ab und stellen Veränderungsbedarf fest. Sie ermitteln die Möglichkeiten der Sortimentsgestaltung (Sortimentsbereinigung, -diversifikation und -differenzierung) und Warenpräsentation unter Berücksichtigung der gesetzlichen Bestimmungen (Apothekenbetriebsordnung, Heilmittelwerbegesetz, Gesetz gegen den unlauteren Wettbewerb, Berufsordnung der zuständigen Apothekerkammer). Sie unterscheiden zwischen verschreibungspflichtigen, apothekenpflichtigen und freiverkäuflichen Arzneimitteln sowie Medizinprodukten und apothekenüblichen Waren.

Sie eruieren Möglichkeiten, Bedarfslücken im Sortiment zu schließen und Überhänge abzubauen.

Sie entwerfen ein aktuelles Konzept für die Warenpräsentation im Verkaufsraum und die Schaufenstergestaltung.

Die Schülerinnen und Schüler entwickeln und unterbreiten Vorschläge zur Gestaltung der Breite und Tiefe des Sortiments vor dem Hintergrund der jeweiligen aktuellen Situation.

Sie präsentieren die Ware im Verkaufsraum unter Berücksichtigung der üblichen Zonen der Warenpräsentation sowie der Platzierungsregeln und weiterer verkaufspsychologischer Aspekte. Sie zeichnen die Ware verkaufswirksam aus und beachten dabei die rechtlichen Bestimmungen (Preisangabenverordnung).

Sie dekorieren ein Schaufenster unter Berücksichtigung von Gestaltungsgrundsätzen und gesetzlichen Vorgaben.

Die Schülerinnen und Schüler holen ein Feedback im Team und bei Kunden über die Warenpräsentation und die Schaufenstergestaltung ein und überdenken alternative Präsentationsmöglichkeiten.

Sie reflektieren über Gründe, die zur Akzeptanz oder Nichtakzeptanz ihrer Vorschläge zur Sortimentsgestaltung geführt haben.

Lernfeld 7: Über apothekenübliche Waren beraten und Dienstleistungen anbieten

Die Schülerinnen und Schüler besitzen die Kompetenz, über apothekenübliche Waren zu beraten, diese zu verkaufen sowie apothekenspezifische Dienstleistungen anzubieten und durchzuführen.

Die Schülerinnen und Schüler definieren ihren Verantwortungsbereich beim Führen von Verkaufs- und Beratungsgesprächen in der Apotheke. Sie klassifizieren die in ihrer Apotheke angebotenen apothekenüblichen Waren (Verbandmittel, Mittel und Gegenstände zur Kranken- und Säuglingspflege, Hygiene- und Hautpflegeprodukte, Diätetika) und erkunden das Dienstleistungsangebot. Sie sind bereit, mit anderen zusammenzuarbeiten und nehmen Kunden als wichtige Partner wahr.

Die Schülerinnen und Schüler informieren sich über die Eigenschaften, die Anwendung und die umweltgerechte Entsorgung von Medizinprodukten und apothekenüblichen Waren sowie über die geltenden Rechtsvorschriften (Apothekenrecht, Medizinprodukterecht, Lebensmittelrecht, Kosmetikverordnung) für den Umgang mit diesen.

Die Schülerinnen und Schüler stellen sich auf Verkaufs- und Beratungsgespräche ein. Sie bereiten Dienstleistungen vor und berücksichtigen dabei die Interessen der Apotheke und die individuellen Bedürfnisse der Kunden, auch im Sinne der Inklusion.

Die Schülerinnen und Schüler informieren Kunden über die angebotenen Dienstleistungen und führen diese durch.

Sie beraten Kunden über apothekenübliche Waren. Sie drücken sich situationsgerecht aus und nehmen die Wünsche und Emotionen der Kunden wahr. Dabei achten sie auf ein positives Erscheinungsbild und setzen Kommunikationstechniken gezielt ein. Bei Bedarf geben sie einfache Auskünfte in einer fremden Sprache.

Die Schülerinnen und Schüler entwickeln ein Verständnis für ihre Kunden und bauen ein Vertrauensverhältnis auf. Im Gespräch setzen sie Impulse zur Umsetzung von Maßnahmen der Gesundheitsvorsorge und Prävention. Nach erfolgter Beratung schließen sie das Verkaufsgespräch ab. Sie nehmen Zahlungen bar und in bargeldloser Form entgegen. Sie bedienen die Kasse entsprechend den betrieblichen Bestimmungen und schließen Kassiervorgänge ab. Der Einsatz von Verpackungsmaterialien bei der Abgabe an den Kunden erfolgt umweltbewusst.

Die Schülerinnen und Schüler nutzen Instrumente zur Bewertung der Kundenzufriedenheit. Sie durchdenken ihr eigenes Verhalten in den jeweiligen Situationen und ziehen daraus Schlussfolgerungen für ihren künftigen Umgang mit Kunden.

Lernfeld 8: Liquidität sichern

Die Schülerinnen und Schüler besitzen die Kompetenz, Zahlungseingänge zu überwachen und Maßnahmen zur Liquiditätssicherung zu ergreifen.

Die Schülerinnen und Schüler führen Kassenabrechnungen durch, erstellen Kassenberichte und werten sie aus. Sie analysieren Verbindlichkeiten und Forderungen der Apotheke.

Sie recherchieren die Haftungsregelungen in den unterschiedlichen Rechtsformen der Unternehmen für den Fall eines endgültigen Zahlungsausfalls.

Die Schülerinnen und Schüler legen ein Verfahren zur Überprüfung von Zahlungseingängen und -ausgängen und zur Durchführung von Mahnverfahren fest.

Zur Sicherung der Liquidität überwachen die Schülerinnen und Schüler die Zahlungseingänge und -ausgänge.

Sie ergreifen Maßnahmen bei Zahlungsverzug (außergerichtliches und gerichtliches Mahnverfahren). Dabei berechnen sie den gesamten Forderungsbetrag unter Berücksichtigung der Verzugszinsen und beachten die in diesem Zusammenhang relevanten Verjährungsfristen.

Sie bewerten die Eignung der verschiedenen Mahnverfahren unter betriebswirtschaftlichen Gesichtspunkten.

Sie bewerten, ob ihre Maßnahmen zur Sicherung der Liquidität beigetragen haben und berücksichtigen das Bewertungsergebnis bei ihrem weiteren Vorgehen.

Lernfeld 9: Mit heilberuflichen Verordnungen umgehen

Die Schülerinnen und Schüler verfügen über die Kompetenz, die Abgabe der Arzneimittel und Medizinprodukte zu planen, wobei sie die gesetzlichen Vorschriften einhalten.

Die Schülerinnen und Schüler sondieren ihre Möglichkeiten, das pharmazeutische Personal bei der Bearbeitung von heilberuflichen Verordnungen zu unterstützen.

Die Schülerinnen und Schüler informieren sich über die gesetzlichen Vorschriften (Verschreibungsverordnung, Betäubungsmittelrecht, abgeleitete Vorschriften aus dem Fünften Buch Sozialgesetzbuch, Arzneimittelpreisverordnung, Apothekenbetriebsordnung, Recht des Versandhandels) zu Form, Inhalt und Umgang mit einer heilberuflichen Verordnung einschließlich eines Krankenhausanforderungsscheines. Sie informieren sich über die Einspruchsmöglichkeiten bei Retaxationen.

Die Schülerinnen und Schüler priorisieren Arbeitsschritte und planen ihre Arbeitsabläufe selbstständig.

Sie prüfen die unterschiedlichen ärztlichen Verordnungen auf Vollständigkeit.

Für genehmigungspflichtige Medizinprodukte beantragen sie die Genehmigung und dokumentieren diesen Vorgang.

Die Schülerinnen und Schüler ordnen die Verordnungen den jeweiligen Kostenträgern zu und kontrollieren den Abgabepreis. Sie stellen die aufgrund einer heilberuflichen Verordnung erforderlichen Arzneimittel und Medizinprodukte zur Abgabe bereit. Sie bedrucken die Verordnungen oder führen diesen Vorgang in elektronisch lesbarer Form durch.

Sie bereiten die Abgabe der Verordnungen an die Abrechnungszentren vor.

Bei Retaxationen überprüfen sie Einspruchsmöglichkeiten und erheben ggf. Einspruch.

Sie dokumentieren die Abgabe von Betäubungsmitteln, Einzelimporten, bestimmten Chemikalien, die Abgabe von Blutprodukten und verschreibungspflichtigen Tierarzneimitteln und legen die erstellten Unterlagen dem Apotheker unterschriftsreif vor.

Sie beurteilen ihre Planung der Arbeitsabläufe, bewerten die Durchführung und entwickeln Strategien zur Optimierung.

Sie hinterfragen, inwieweit sie konsequent ihrer Verantwortung in diesem Arbeitsbereich gerecht werden.

Lernfeld 10: Bei der Herstellung und Prüfung von Arzneimitteln mitwirken

Die Schülerinnen und Schüler verfügen über die Kompetenz, das pharmazeutische Personal bei der Prüfung und Herstellung von Arzneimitteln zu unterstützen.

Die Schülerinnen und Schüler nehmen die besonderen Anforderungen an die Sorgfalt und die Verantwortung bei der Herstellung und Prüfung von Arzneimitteln wahr. Sie signalisieren Arbeitsbereitschaft, nehmen Anweisungen bereitwillig entgegen und antizipieren Arbeitsprozesse.

Die Schülerinnen und Schüler ermitteln ihre Befugnisse im Rahmen der Herstellung und Prüfung von Arzneimitteln. Sie informieren sich über die Hygienerichtlinien.

Die Schülerinnen und Schüler unterstützen den Herstellungs- und Prüfungsprozess von Arzneimitteln. Sie stellen entsprechend den Vorgaben Arbeitsgeräte und Ausgangsstoffe für die herzustellenden oder zu prüfenden Arzneimittel zusammen. Sie bereiten die erforderlichen Dokumentationsunterlagen vor. Sie berechnen die Ausgangsstoffmengen, füllen die hergestellten Arzneimittel in die Abgabegefäße ab und kennzeichnen diese nach den gesetzlichen Vorschriften. Sie pflegen die Arbeitsgeräte und Vorratsbehältnisse und halten sie instand.

Sie halten den Hygieneplan ein und dokumentieren die Maßnahmen.

Die Schülerinnen und Schüler ermitteln die Verkaufspreise für Stoffe und für Zubereitungen nach der Arzneimittelpreisverordnung, dabei nutzen sie die pharmazeutische Terminologie.

Sie bereiten die nach Apothekenbetriebsordnung vorgeschriebenen Dokumentationsunterlagen für Ausgangsstoffe, Primärpackmittel, Rezeptur- und Defekturarzneimittel vor.

Bei auftretenden Qualitätsmängeln im Rahmen der Ausgangsstoff-, Primärpackmittel- und Fertigarzneimittelprüfung füllen sie den Berichtsbogen an die zuständige Behörde oder Arzneimittelkommission im Rahmen ihrer Befugnisse aus.

Die Schülerinnen und Schüler bewerten ihren Arbeitsprozess hinsichtlich der eingehaltenen Sorgfalt. Dazu formulieren sie Prozessbeschreibungen und Checklisten.

Sie holen Rückmeldungen zu ihrer Arbeitsweise ein und gehen konstruktiv mit Kritik um. Sie berücksichtigen die Anregungen in ihrer zukünftigen Arbeit.

Lernfeld 11: Schwierige und komplexe Gesprächssituationen bewältigen

Die Schülerinnen und Schüler besitzen die Kompetenz, in Sonderfällen des Verkaufs, bei Reklamationen sowie in Stresssituationen sachgerecht und angemessen zu handeln.

Die Schülerinnen und Schüler erfassen die speziellen Anforderungen, die besondere Gesprächssituationen, auch in einer fremden Sprache, mit sich bringen. Sie differenzieren dabei Kundentypen, situationsbezogene Aspekte (Telefongespräch, Hochbetrieb, Stresssituationen, Ladendiebstahl) und produktbezogene Angelegenheiten (Umtausch, Reklamation, Beschwerden). Sie nehmen die emotionale Lage der Kunden wahr und erfassen die eigenen Stimmungen und Reaktionstendenzen in besonderen Gesprächssituationen.

Die Schülerinnen und Schüler informieren sich über Möglichkeiten des Umgangs mit den Kunden in besonderen Gesprächssituationen. Dazu recherchieren sie kommunikationspsychologische Aspekte sowie rechtliche und betriebliche Regelungen.

Die Schülerinnen und Schüler wägen die eigenen Interessen und Bedürfnisse mit denen der Kunden ab. Sie entwickeln Strategien für einen verständnisvollen Umgang mit Kunden, zum Stressabbau und zur Konfliktbewältigung. Sie berücksichtigen dabei die Wirkung ihrer eigenen Persönlichkeit.

Die Schülerinnen und Schüler meistern eigenständig besondere Gesprächssituationen. Im Umgang mit Kunden zeigen sie Einfühlungsvermögen und handeln selbstbewusst (realistisches Selbstbild, Auftreten, Körperhaltung, Reaktionen auf Kritik).

Sie erkennen in einer Gesprächssituation mögliche Konflikte und meistern schwierige und emotional geprägte Situationen durch verantwortliches Verhalten dem Kunden und sich selbst gegenüber. Sie setzen versiert verbale und nonverbale Ausdrucksformen kundenorientiert ein.

Die Schülerinnen und Schüler evaluieren ihr Verhalten in besonderen Gesprächssituationen und ziehen Schlüsse für ihr künftiges Vorgehen.

Lernfeld 12: Ein Marketingprojekt durchführen

Die Schülerinnen und Schüler verfügen über die Kompetenz, ein Marketingprojekt zu planen, es durchzuführen und auszuwerten.

Die Schülerinnen und Schüler analysieren die Marktsituation ihrer Apotheke (Lage, Kundenstruktur, Konkurrenz, Profil) und realisieren die Bedeutung von Marketing für den betriebswirtschaftlichen Erfolg ihrer Apotheke. Daraus entwickeln sie unter Berücksichtigung des Leitbildes ihrer Apotheke Marketingziele unter ökonomischer und ökologischer Ressourcennutzung.

Sie sondieren unterschiedliche Methoden (Marktanalyse, Marktbeobachtung, Marktprognose) zur Beschaffung von Informationen über den Markt.

Die Schülerinnen und Schüler informieren sich über Bereiche des Marketings (Kommunikationspolitik, Preispolitik, Sortimentspolitik, Distributionspolitik) der Apotheke und rechtliche Rahmenbedingungen (Heilmittelwerbegesetz, Apothekenbetriebsordnung, Gesetz gegen den unlauteren Wettbewerb, Berufsordnung der zuständigen Apothekerkammer).

Sie sondieren die für ihre Zielerreichung geeigneten Marketinginstrumente und erstellen daraus selbstständig einen Projektplan (Projektidee, Begründung, Zeit- und Arbeitsplan, Kostenstruktur, Evaluation). Sie argumentieren überzeugend für den Plan, stellen sich möglicher Kritik und gewinnen das Team für die Umsetzung des Plans.

Die Schülerinnen und Schüler setzen den Projektplan um. Sie übernehmen Verantwortung in der Gruppe, halten sich an Vereinbarungen und kommunizieren angemessen.

Sie bewerten die Durchführung des Projekts hinsichtlich der Einhaltung des Zeit- und Arbeitsplans und der Kosten. Sie nehmen einen Soll-Ist-Vergleich vor und ermitteln die Zielerreichung. Sie nutzen hierzu auch Tabellenkalkulationsprogramme.

Die Schülerinnen und Schüler hinterfragen ihr Verhalten während des Projekts und beziehen dabei auch Beobachtungen anderer ein. Sie evaluieren die Projektziele sowie die Auswahl und Umsetzung der eingesetzten Marketinginstrumente. Sie ziehen daraus Konsequenzen für die Durchführung zukünftiger Projekte.

Lernfeld 13: Geschäftsprozesse erfassen und kontrollieren

Die Schülerinnen und Schüler besitzen die Kompetenz, Geschäftsprozesse sorgfältig und verantwortungsbewusst zu planen, zu steuern und zu kontrollieren.

Die Schülerinnen und Schüler erfassen die Geschäftsbeziehungen der Apotheke zu Kunden und Lieferanten anhand von Informations-, Geld- und Warenflüssen und stellen diese übersichtlich dar.

Die Schülerinnen und Schüler informieren sich über wesentliche Einflussfaktoren für den wirtschaftlichen Erfolg der Apotheke und über umsatzsteuerliche Vorschriften.

Sie planen den zeitlichen und organisatorischen Ablauf der Arbeitsschritte bei der Erfassung der Geschäftsprozesse.

Sie sortieren und dokumentieren Belege und bereiten sie für die Finanzbuchhaltung vor. Sie beachten die für die Belegverwaltung relevanten Grundsätze. Die Schülerinnen und Schüler stellen Aufwand und Ertrag gegenüber und ermitteln so den Erfolg der Apotheke. Sie stellen die Veränderung der Bilanz durch die Gewinnverwendung bzw. durch Verluste dar.

Die Schülerinnen und Schüler bewerten den Geschäftserfolg und reflektieren ihren Beitrag zu diesem. Sie entwickeln Vorschläge zur Verbesserung der Geschäftsprozesse.

Berufsausbildungsvertrag für PKA

Berufsausbildungsvertrag für Pharmazeutisch-kaufmännische Angestellte

Zwischen dem/der **Apothekenleiter/in** (Ausbildende/r)

_____ _____
Name   Apotheke

_____ _____
Straße / Hausnummer / Postfach   PLZ / Ort

und dem/der **Auszubildenden gesetzlich vertreten durch**[1]

_____ _____
Name   Name

_____ _____
Straße / Hausnummer   Straße / Hausnummer

_____ _____
PLZ / Ort   PLZ / Ort

_____
geb. am _____ in _____

wird nachstehender Berufsausbildungsvertrag für Pharmazeutisch-kaufmännische Angestellte (PKA) geschlossen:

§ 1 – Ausbildungszeit

1. **(Dauer)**
   Das Berufsausbildungsverhältnis dauert _____ aufeinander folgende Monate.
   Es beginnt am _____ und endet am _____.
2. **(Probezeit)**
   Die ersten _____ Monate der Ausbildungszeit gelten als Probezeit. Wird die Ausbildung während der Probezeit um mehr als ein Drittel dieser Zeit unterbrochen, so verlängert sich die Probezeit um den Zeitpunkt der Unterbrechung.[2]
3. **(Vorzeitige Beendigung des Berufsausbildungsverhältnisses)**
   Besteht der Auszubildende vor Ablauf der unter Nr. 1 vereinbarten Ausbildungszeit die Abschlussprüfung, so endet das Berufsausbildungsverhältnis mit Bestehen der Abschlussprüfung.
4. **(Verlängerung des Berufsausbildungsverhältnisses)**
   Besteht der Auszubildende die Abschlussprüfung nicht, so verlängert sich das Berufsausbildungsverhältnis auf sein Verlangen bis zur nächstmöglichen Wiederholungsprüfung, höchstens um ein Jahr.

§ 2 – Pflichten des Ausbildenden

Der Ausbildende verpflichtet sich,

1. **(Ausbildungsziel)**
   dafür zu sorgen, dass dem Auszubildenden die Fertigkeiten und Kenntnisse vermittelt werden, die zum Erreichen des Ausbildungszieles erforderlich sind, und die Berufsausbildung so durchzuführen, dass das Ausbildungsziel in der vorgesehenen Ausbildungszeit erreicht werden kann;
2. **(Ausbilder)**
   selbst auszubilden oder einen fachlich und persönlich geeigneten Ausbilder damit zu beauftragen;
3. **(Ausbildungsmittel)**
   dem Auszubildenden kostenlos die betrieblichen Ausbildungsmittel zur Verfügung zu stellen, die für die Berufsausbildung und zum Ablegen der Prüfungen erforderlich sind;
4. **(Berufsschulbesuch, Berichtsheftführung)**
   den Auszubildenden zum Besuch der Berufsschule sowie zum Führen von Berichtsheften anzuhalten, soweit diese im Rahmen der Berufsausbildung verlangt werden, und diese durchzusehen. Dem Auszubildenden ist die Gelegenheit zu geben, das Berichtsheft während der Ausbildungszeit zu führen;
5. **(Ausbildungsbezogene Tätigkeit)**
   dem Auszubildenden nur Verrichtungen zu übertragen, die dem Ausbildungszweck dienen und seinen körperlichen Kräften angemessen sind;
6. **(Sorgepflicht)**
   dafür zu sorgen, dass der Auszubildende charakterlich gefördert sowie sittlich und körperlich nicht gefährdet wird;

---

[1] Vertretungsbefugt sind beide Eltern gemeinsam, soweit nicht die Vertretungsberechtigung nur einem Elternteil zusteht. Ist ein Vormund bestellt, so bedarf dieser zum Abschluss des Ausbildungsvertrages der Genehmigung des Vormundschaftsgerichts.

[2] Nach **§ 20 Berufsbildungsgesetz** beginnt das Berufsausbildungsverhältnis mit der Probezeit. Sie muss mindestens einen Monat und darf höchstens vier Monate betragen. Nach § 19 Abs. 2 des Bundesrahmentarifvertrags für Apothekenmitarbeiter gelten die ersten drei Monate des Arbeitsverhältnisses als Probezeit.

7. **(Freistellung)**
den Auszubildenden für die Teilnahme am Berufsschulunterricht und an Prüfungen sowie für die Teilnahme an

Ausbildungsmaßnahmen, die außerhalb der Ausbildungsstätte zu den Ausbildungsinhalten _____

_____ durchgeführt werden, freizustellen; [3]

8. **(Untersuchungen)**
sich von dem jugendlichen Auszubildenden die ärztlichen Bescheinigungen nach dem **Jugendarbeitsschutzgesetz** vorlegen zu lassen (vgl. **§ 3 Nr. 9)**;

9. **(Eintragungsantrag)**
unverzüglich nach Abschluss des Berufsausbildungsvertrages die Eintragung in das Verzeichnis der Berufsausbildungsverhältnisse bei der Apothekerkammer unter Beifügung einer zweifachen Vertragsniederschrift zu beantragen und bei späteren Änderungen des wesentlichen Vertragsinhalts entsprechend zu verfahren; [4]

10. **(Anmeldung zu Prüfungen)**
den Auszubildenden rechtzeitig zu den von der Apothekerkammer angesetzten Prüfungen anzumelden.

§ 3 – Pflichten des Auszubildenden

Der Auszubildende hat sich zu bemühen, die Fertigkeiten und Kenntnisse zu erwerben, die erforderlich sind, um das Ausbildungsziel zu erreichen. Er verpflichtet sich insbesondere,

1. **(Lernpflicht)**
die im Rahmen seiner Berufsausbildung aufgetragenen Verrichtungen sorgfältig auszuführen;

2. **(Berufsschulunterricht, Prüfungen und sonstige Maßnahmen)**
am Berufsschulunterricht und an Prüfungen teilzunehmen, für die er nach § 2 Nr. 7 freigestellt wird; und dem Ausbilder die Berufsschulzeugnisse zur Gegenzeichnung vorzulegen;

3. **(Weisungsgebundenheit)**
den Weisungen zu folgen, die ihm im Rahmen der Berufsausbildung von Ausbildenden, vom Ausbilder oder von anderen weisungsberechtigten Personen erteilt werden;

4. **(Betriebliche Ordnung)**
die für die Ausbildungsstätte geltenden Vorschriften zu beachten;

5. **(Sorgfaltspflicht)**
Geräte, Maschinen, Einrichtungen und sonstige Gegenstände pfleglich zu behandeln;

6. **(Betriebsgeheimnisse)**
über Betriebs- und Geschäftsvorgänge Stillschweigen zu bewahren;

7. **(Berichtsheftführung)**
ein Berichtsheft ordnungsgemäß zu führen und regelmäßig vorzulegen;

8. **(Benachrichtigung)**
bei Fernbleiben von der Arbeit oder vom Berufsschulunterricht dem Ausbildenden unter Angabe von Gründen unverzüglich Nachricht zu geben und ihm bei Krankheit oder Unfall spätestens am dritten Tag eine ärztliche Bescheinigung vorzulegen oder vorlegen zu lassen;

9. **(Untersuchung)**
soweit auf ihn die Bestimmungen des **Jugendarbeitsschutzgesetzes** Anwendung finden, sich gemäß **§§ 32, 33** dieses Gesetzes ärztlich
a) vor Beginn der Ausbildung untersuchen sowie
b) vor Ablauf des ersten Ausbildungsjahres nachuntersuchen zu lassen und die Bescheinigung hierüber dem Ausbildenden vorzulegen.[5]

§ 4 – Vergütung

1. **(Höhe und Fälligkeit)**
Die Vergütung beträgt monatlich

€ _____ brutto   € _____ brutto   € _____ brutto
im 1. Ausbildungsjahr   im 2. Ausbildungsjahr   im 3. Ausbildungsjahr

Soweit Vergütungen tariflich geregelt sind oder während der Dauer der Ausbildung tariflich geregelt werden, gelten mindestens die tariflichen Sätze. Die Vergütung ist spätestens am letzten Arbeitstag des Monats zu zahlen.
Die Beiträge für die Sozialversicherung tragen die Vertragsschließenden nach Maßgabe der gesetzlichen Bestimmungen.

---

[3] Nach § 4 Abs. 1 Nr. 3 in Verbindung mit **§ 11 Abs. 1 Berufsbildungsgesetz** sind Angaben zu Ausbildungsmaßnahmen außerhalb der Ausbildungsstätte im Berufsausbildungsvertrag erforderlich, wenn nicht alle gemäß Ausbildungsrahmenplan festgelegten Ausbildungsinhalte (z. B. Erwerb der Qualifikation als Ersthelfer nach den Vorschriften der Berufsgenossenschaft) im Betrieb vermittelt werden können.

[4] Der Eintragungsantrag muss vor Beginn des Berufsausbildungsverhältnisses gestellt werden, nicht erst während der Probezeit. Bei Auszubildenden unter 18 Jahren ist außerdem eine Kopie oder Mehrfertigung der ärztlichen Bescheinigung über die Erstuntersuchung gemäß **§ 32 Jugendarbeitsschutzgesetz** beizufügen.

[5] Nach **§ 32 Jugendarbeitsschutzgesetz** darf ein Jugendlicher, der in das Berufsleben eintritt, nur beschäftigt werden, wenn er innerhalb der letzten 14 Monate von einem Arzt untersucht worden ist (Erstuntersuchung) und dem Arbeitgeber eine von diesem Arzt ausgestellte Bescheinigung vorliegt. Der Arbeitgeber hat sich darüber hinaus nach **§ 33 Jugendarbeitsschutzgesetz** ein Jahr nach Aufnahme der ersten Beschäftigung die Bescheinigung des Arztes darüber vorlegen zu lassen, dass der Jugendliche nachuntersucht worden ist (Erste Nachuntersuchung). Der Arbeitgeber handelt ordnungswidrig, wenn er vorsätzlich oder fahrlässig den Vorschriften des **§ 32 Abs. 1 oder des § 33 Abs. 3 Jugendarbeitsschutzgesetz** zuwiderhandelt.

2. (Fortzahlung der Vergütung)
Dem Auszubildenden wird die Vergütung auch gezahlt
1. für die Zeit der Freistellung gemäß § 2 Nr. 7 bzw. § 3 Nr. 2;
2. für die Dauer von sechs Wochen, wenn er
   a) sich für die Berufsausbildung bereithält, diese aber ausfällt, oder
   b) infolge unverschuldeter Krankheit nicht an der Berufsausbildung teilnehmen kann oder
   c) aus einem sonstigen, in seiner Person liegenden Grund unverschuldet verhindert ist, seine Pflichten aus dem Berufsausbildungsverhältnis zu erfüllen.

§ 5 – Ausbildungszeit und Urlaub

1. (Ausbildungszeit)
Die wöchentliche Ausbildungszeit beträgt _____ Stunden, die regelmäßige tägliche Ausbildungszeit beträgt _____ Stunden.

2. (Urlaub)
Der Ausbildende gewährt dem Auszubildenden Urlaub nach den jeweils geltenden Bestimmungen des Bundesrahmentarifvertrages für Apothekenmitarbeiter.[6] Es besteht ein Urlaubsanspruch unter Weiterzahlung der Vergütung in folgender Höhe:

von _____ Werktagen im Kalenderjahr _____

von _____ Werktagen im Kalenderjahr _____

von _____ Werktagen im Kalenderjahr _____

von _____ Werktagen im Kalenderjahr _____

3. (Lage des Urlaubs)
Der Urlaub soll zusammenhängend in der Zeit der Berufsschulferien erteilt und genommen werden.
Der Auszubildende darf während des Urlaubs keine dem Urlaubszweck widersprechende Erwerbsarbeit leisten.

§ 6 – Kündigung

1. (Kündigung während der Probezeit)
Während der Probezeit kann das Berufsausbildungsverhältnis ohne Einhaltung einer Kündigungsfrist und ohne Angabe von Gründen gekündigt werden.

2. (Kündigung nach der Probezeit, Kündigungsgründe)
Nach der Probezeit kann das Berufsausbildungsverhältnis nur gekündigt werden
a) aus wichtigem Grund ohne Einhaltung einer Kündigungsfrist oder
b) vom Auszubildenden mit einer Kündigungsfrist von 4 Wochen, wenn er die Berufsausbildung zum/zur Pharmazeutisch-kaufmännischen Angestellten aufgegeben hat oder sich für eine andere Berufstätigkeit ausbilden lassen will.

3. (Form der Kündigung)
Die Kündigung muss schriftlich, im Falle der Nr. 2 unter Angabe der Kündigungsgründe erfolgen.

4. (Unwirksamkeit einer Kündigung)
Eine Kündigung aus einem wichtigen Grund ist unwirksam, wenn die ihr zugrunde liegenden Tatsachen dem zur Kündigung Berechtigten länger als zwei Wochen bekannt sind.

5. (Schadensersatz bei vorzeitiger Beendigung)
Wird das Berufsausbildungsverhältnis nach Ablauf der Probezeit vorzeitig gelöst, so kann der Ausbildende oder der Auszubildende Ersatz des Schadens verlangen, wenn der andere den Grund für die Auflösung zu vertreten hat.
Das gilt nicht bei Kündigung wegen Aufgabe oder Wechsels der Berufsausbildung (Nr. 2b). Der Anspruch erlischt, wenn er nicht innerhalb von drei Monaten nach Beendigung des Berufsausbildungsverhältnisses geltend gemacht wird.

§ 7 – Zeugnis

Der Ausbildende stellt dem Auszubildenden bei Beendigung des Berufsausbildungsverhältnisses ein Zeugnis aus.
Hat der Ausbildende die Berufsausbildung nicht selbst durchgeführt, so soll auch der Ausbilder das Zeugnis unterschreiben.
Es muss Angaben enthalten über Art, Dauer und Ziel der Berufsausbildung sowie über die erworbenen Fertigkeiten und Kenntnisse des Auszubildenden, auf Verlangen des Auszubildenden auch Angaben über Führung, Leistung und besondere fachliche Fähigkeiten.

---

[6] Für Jugendliche enthält das **Jugendarbeitsschutzgesetz** besondere Bestimmungen über den Urlaub. Für Auszubildende, die noch Jugendliche sind, also das 18. Lebensjahr noch nicht vollendet haben, gelten ausschließlich diese Bestimmungen, da der Bundesrahmentarifvertrag für Apothekenmitarbeiter den Urlaubsanspruch nur für über 18-jährige Apothekenmitarbeiter regelt. Jugendliche haben für jedes Kalenderjahr Anspruch auf bezahlten Erholungsurlaub. Der Urlaub beträgt jährlich

- mindestens 30 Werktage, wenn der Jugendliche zu Beginn des Kalenderjahres noch nicht 16 Jahre alt ist,
- mindestens 27 Werktage, wenn der Jugendliche zu Beginn des Kalenderjahres noch nicht 17 Jahre alt ist,
- mindestens 25 Werktage, wenn der Jugendliche zu Beginn des Kalenderjahres noch nicht 18 Jahre alt ist.

Stichtag für die Höhe des Urlaubs ist stets der 1. Januar des Urlaubsjahres. Es kommt also nicht darauf an, wie alt der Jugendliche zu Beginn des Urlaubs ist.

§ 8 – Weiterbeschäftigung

Wird der Auszubildende im Anschluss an das Berufsausbildungsverhältnis beschäftigt, ohne dass hierüber ausdrücklich etwas vereinbart worden ist, so gilt ein Arbeitsverhältnis auf unbestimmte Zeit als begründet.

§ 9 – Beilegung von Streitigkeiten

Etwaige Streitigkeiten aus dem bestehenden Berufsausbildungsverhältnis sind vor Inanspruchnahme des Arbeitsgerichtes der Apothekerkammer vorzutragen.

§ 10 – Erfüllungsort

Erfüllungsort für alle Ansprüche aus diesem Vertrag ist der Sitz der Apotheke.

§ 11 – Sonstige Vereinbarungen

_____
_____
_____
_____

Rechtswirksame Nebenabreden, die das Berufsausbildungsverhältnis betreffen, können nur durch schriftliche Ergänzung im Rahmen des § 11 dieses Berufsausbildungsvertrages getroffen werden. Soweit in diesem Berufsausbildungsvertrag Regelungen nicht getroffen worden sind, finden die Bestimmungen des Berufsbildungsgesetzes, des Bundesrahmentarifvertrages für Apothekenmitarbeiter sowie die sonstigen gesetzlichen Bestimmungen Anwendung[7].

Der/die Auszubildende erklärt sich damit einverstanden, dass dem Ausbildungsbetrieb die Prüfungsergebnisse der Abschlussprüfung mitgeteilt werden.

Vorstehender Vertrag ist in drei gleich lautenden Ausfertigungen (bei Mündeln vierfach) ausgestellt und von den Vertragsschließenden eigenhändig unterschrieben worden.

_____, den _____

_____   _____
Der/Die Ausbildende (Stempel und Unterschrift)   **Der/Die Auszubildende** (Voller Vor- und Zuname)

Die gesetzlichen Vertreter des/der Auszubildenden:
(Falls ein Elternteil verstorben, bitte vermerken)

Vater: _____
und   oder
Mutter: _____   Vormund: _____
                                                                          (Voller Vor- und Zuname)

Dieser Vertrag ist anerkannt und in das Verzeichnis der Berufsausbildungsverhältnisse eingetragen am _____

unter Nr. _____

(Siegel)   Apothekerkammer

---

[7] Es dürfen keine Vereinbarungen getroffen werden, die mit dem Sinn und Zweck der Berufsausbildung im Widerspruch stehen oder zu Ungunsten des Auszubildenden von den Vorschriften des Berufsbildungsgesetzes abweichen. Unzulässig sind insbesondere Vereinbarungen, die den Auszubildenden für die Zeit nach Beendigung des Berufsausbildungsverhältnisses in der Ausübung seiner beruflichen Tätigkeit beschränken. Vertragsstrafen dürfen nicht vereinbart werden. Ebenso unzulässig sind Vereinbarungen über den Ausschluss oder die Beschränkung von Schadensersatzansprüchen und über die Festsetzung der Höhe eines Schadensersatzes in Pauschbeträgen.

Ausbildungsplan für PKA

Ausbildungsplan für Pharmazeutisch-kaufmännische Angestellte

Für die Ausbildung der/des Auszubildenden _____
Vorname und Name

in der _____ in _____
Apotheke   Ort

wird folgender Ausbildungsplan erstellt:*

Ausbildungsabschnitte gemäß Ausbildungsrahmenplan (Anlage II zu § 3 Abs.1 Satz 2 der Ausbildungsverordnung)	Ausbildungsdauer in Monaten
1. Ausbildungsjahr	
1. Ausbildungsabschnitt	4 – 5
Abschnitt A 1.1 Beschaffung und Warenwirtschaftssysteme d), e), i), j)**	
Abschnitt A 1.6 Anwenden apothekenspezifischer Fachsprache a) - c)	
Abschnitt A 3 Informations- und Kommunikationssysteme a) - d)	
Abschnitt A 6 Kommunikation a), b), f)	
Abschnitt A 8 Apothekenübliche Dienstleistungen c)	
Abschnitt A 10 Apothekenspezifische qualitätssichernde Maßnahmen a)	
Abschnitt B 1.1 Stellung, Rechtsform und Struktur der Apotheke a) - e)	
Abschnitt B 1.2 Berufsbildung, Arbeits-, Sozial- und Tarifrecht a), b), e)	
2. Ausbildungsabschnitt	4 – 5
Abschnitt A 1.2 Lagerlogistik b), c)	
Abschnitt A 1.3 Arzneistoffe und Darreichungsformen a) - c)	
Abschnitt A 1.4 Arzneimittelgruppen b)	
Abschnitt A 1.5 Chemikalien und Gefahrstoffe a), b)	
Abschnitt A 2.1 Rechnerische Abwicklung und Zahlungsverkehr e)	
Abschnitt A 5.1 Tätigkeiten nach Apothekenbetriebsordnung b), c)	
Abschnitt B 1.3 Sicherheit und Gesundheitsschutz bei der Arbeit a), b), d), e)	
Abschnitt B 1.4 Umweltschutz b) - d)	
3. Ausbildungsabschnitt	2 – 4
Abschnitt A 4.1 Preisbildung a), c)	
Abschnitt A 9 Marketing f), g)	

* Gemäß § 4 der Verordnung über die Berufsausbildung zum PKA vom 12. Juli 2012 ist die/der Ausbildende verpflichtet, unter Zugrundelegung des Ausbildungsrahmenplanes für den/die Auszubildende einen Ausbildungsplan zu erstellen. Zwei Exemplare sind für die beiden Vertragsparteien, das dritte ist für die Apothekerkammer bestimmt.

** Die den Ausbildungsgegenständen vorangestellten Abschnitte mit den dazu gehörenden Dezimalen bzw. die im Zusammenhang mit den „Lernzielen" genannten Buchstaben a bis n beziehen sich auf die Anlage I zu § 3 der Verordnung über die Berufsausbildung zum PKA vom 12. Juli 2012. Im beiliegenden Ausbildungsplan – zeitliche Gliederung – sind die Angaben der Anlage I nach Ausbildungsabschnitten chronologisch aufgelistet.

Ausbildungsabschnitte gemäß Ausbildungsrahmenplan (Anlage II zu § 3 Abs.1 Satz 2 der Ausbildungsverordnung)	Ausbildungsdauer in Monaten

2. Ausbildungsjahr

1. Ausbildungsabschnitt — 2 – 3

Abschnitt A 1.4 Arzneimittelgruppen c)
Abschnitt A 7 Beratung und Verkauf b) - f)
Abschnitt A 8 Apothekenübliche Dienstleistungen b)

2. Ausbildungsabschnitt — 2 – 3

Abschnitt A 9 Marketing a), c), e), h)
Abschnitt B 2.1 Arbeitsorganisation a) - c)
Abschnitt B 2.2 Bürowirtschaft a) - c)

3. Ausbildungsabschnitt — 3 – 4

Abschnitt A 1.1 Beschaffung und Warenwirtschaftssysteme b), f), h), k)
Abschnitt A 1.2 Lagerlogistik a), d), e), f), g)
Abschnitt A 1.4 Arzneimittelgruppen a)
Abschnitt A 3 Informations- und Kommunikationssysteme e)
Abschnitt A 5.1 Tätigkeiten nach Apothekenbetriebsordnung a), d)
Abschnitt A 5.2 Dokumentation a)
Abschnitt A 6 Kommunikation e)
Abschnitt A 10 Apothekenspezifische qualitätssichernde Maßnahmen c)
Abschnitt A 1.6 Anwenden apothekenspezifischer Fachsprache a) - c)
Abschnitt B 1.4 Umweltschutz a)

4. Ausbildungsabschnitt — 3 – 4

Abschnitt A 1.1 Beschaffung und Warenwirtschaftssysteme l)
Abschnitt A 2.1 Rechnerische Abwicklung und Zahlungsverkehr a), b)
Abschnitt A 4.1 Preisbildung b), d), e)
Abschnitt A 4.2 Leistungsabrechnung a) - c)

Ausbildungsabschnitte gemäß Ausbildungsrahmenplan (Anlage II zu § 3 Abs.1 Satz 2 der Ausbildungsverordnung)	Ausbildungsdauer in Monaten

3. Ausbildungsjahr

1. Ausbildungsabschnitt — 2 – 4

Abschnitt A 1.1   Beschaffung und Warenwirtschaftssysteme a), c), g), m), n)
Abschnitt B 2.1   Arbeitsorganisation a)

2. Ausbildungsabschnitt — 3 – 5

Abschnitt A 6   Kommunikation c), d), g)
Abschnitt A 7   Beratung und Verkauf a), g)
Abschnitt A 8   Apothekenübliche Dienstleistungen a)
Abschnitt A 6   Kommunikation a)
Abschnitt B 1.2   Berufsbildung, Arbeits-, Sozial- und Tarifrecht c), d), f)
Abschnitt B 1.3   Sicherheit und Gesundheitsschutz bei der Arbeit c)

3. Ausbildungsabschnitt — 4 – 6

Abschnitt A 2.1   Rechnerische Abwicklung und Zahlungsverkehr c), d)
Abschnitt A 2.2   Kaufmännische Steuerung a) - c)
Abschnitt A 2.3   Statistik a)
Abschnitt A 9   Marketing b), d), i), j)
Abschnitt A 10   Apothekenspezifische qualitätssichernde Maßnahmen b)

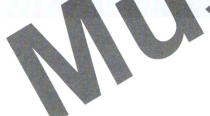

Den vorstehenden Ausbildungsplan nebst zeitlicher Gliederung habe ich zur Kenntnis genommen.

_____   _____
Ort / Datum   Unterschrift der Ausbilderin / des Ausbilders

_____   _____
Ort / Datum   Unterschrift der / des Auszubildenden

Ausbildungsplan: Zeitliche Gliederung

Ausbildungsplan: Zeitliche Gliederung

1. Ausbildungsjahr	Zeit in der die Fertigkeiten, Kentnisse und Fähigkeiten vermittelt wurden

1. Ausbildungsabschnitt
Betriebliche Nettoausbildungszeit 4 Monate
Es sind **schwerpunktmäßig** nachfolgende Fertigkeiten, Kenntnisse und Fähigkeiten zu vermitteln:

Beschaffung und Warenwirtschaftssysteme
- Gebräuchliche Arzneiformen nach ihren Anwendungsweisen unterscheiden
- Indikationsgruppen unterscheiden und gebräuchliche Arzneimittel zuordnen
- Bestellungen und Lieferungen unter Beachtung rechtlicher Grundlagen vorbereiten und durchführen
- Waren annehmen sowie nach Beschaffenheit, Art, Menge und Preis überprüfen und erfassen

Anwenden apothekenspezifischer Fachsprache
- Pharmazeutische Nomenklatur einschließlich gebräuchlicher Abkürzungen anwenden
- Bezeichnungen für Stoffe, Drogen und Zubereitungen sowie gebräuchliche volkstümliche Namen anwenden
- Zusammenhänge zwischen der Namensgebung von Fertigarzneimitteln und ihren Anwendungsgebieten herstellen

Informations- und Kommunikationssysteme
- Datenverarbeitungssysteme im Apothekenbetrieb nutzen, Systemfehler erkennen und Maßnahmen einleiten
- Vorschriften des Datenschutzes anwenden
- Daten pflegen und sichern
- Externe und interne Netze und Dienste nutzen

Kommunikation
- Formen der verbalen und nonverbalen Kommunikation im Umgang mit Kunden anwenden
- Telefonate führen und nachbereiten
- Betrieblichen Schriftverkehr durchführen

Apothekenübliche Dienstleistungen
- Zustellung von Arzneimitteln und apothekenüblichen Waren unter Berücksichtigung unterschiedlicher Versorgungsstrukturen vorbereiten

Apothekenspezifische qualitätssichernde Maßnahmen
- Qualitätssichernde Maßnahmen im eigenen Arbeitsbereich anwenden

Und im Zusammenhang damit sind nachfolgende integrative Fertigkeiten, Kenntnisse und Fähigkeiten zu vermitteln:

Stellung, Rechtsform und Struktur der Apotheke
- Stellung, Rechtsform und Struktur der Apotheke in Gesellschaft und Wirtschaft beschreiben
- Aufgaben der Apotheke im System sozialer und gesundheitlicher Versorgung und Vorsorge erläutern
- Aufgaben der für den Apothekenbetrieb, für Arbeitgeber und Arbeitnehmer wichtigen Organisationen und Behörden beschreiben
- Für den Apothekenbetrieb geltende Rechtsvorschriften beachten
- Fachliche und rechtliche Zuständigkeiten des Personals in der Apotheke erläutern

1. Ausbildungsjahr	Zeit in der die Fertigkeiten, Kentnisse und Fähigkeiten vermittelt wurden

1. Ausbildungsabschnitt

Berufsbildung, Arbeits-, Sozial- und Tarifrecht
- Die Rechte und Pflichten aus dem Ausbildungsverhältnis feststellen und die Aufgaben der Beteiligten im dualen System beschreiben
- Den betrieblichen Ausbildungsplan mit der Ausbildungsordnung vergleichen und unter Nutzung von Arbeits- und Lerntechniken zu seiner Umsetzung beitragen
- Arbeits-, sozial- und mitbestimmungsrechtliche Vorschriften sowie die für den Ausbildungsbetrieb geltenden tariflichen Regelungen beachten

2. Ausbildungsabschnitt
Betriebliche Nettoausbildungszeit 4 Monate
Es sind **schwerpunktmäßig** nachfolgende Fertigkeiten, Kenntnisse und Fähigkeiten zu vermitteln:

Lagerlogistik
- Bestände und zur Abgabe bereit stehende Waren auf erkennbare Mängel überprüfen und Verfallsdaten überwachen
- Waren unter Beachtung apotheken-, arzneimittel- und gefahrstoffrechtlicher Vorschriften sowie warenspezifischer Erfordernisse lagern

Arzneistoffe und Darreichungsformen
- Stoffe, Drogen und Zubereitungen sowie ihre Anwendung unterscheiden
- Kennzeichnungs- und Lagerungsvorschriften von Stoffen, Drogen und Zubereitungen beachten
- Vorrats- und Abgabebehältnisse für Arzneimittel verwenden

Arzneimittelgruppen
- Verschreibungspflichtige, apothekenpflichtige und freiverkäufliche Arzneimittel sowie Betäubungsmittel unterscheiden und die Unterschiede bei der Lagerung beachten

Chemikalien und Gefahrstoffe
- Gefährlichkeitsmerkmale und Gefahrensymbole unterscheiden
- Sicherheitsvorschriften beachten sowie Schutz- und Sicherheitsvorkehrungen treffen

Rechnerische Abwicklung und Zahlungsverkehr
- Bei Inventuren mitwirken

Tätigkeiten nach Apothekenbetriebsordnung
- Maßnahmen zur Hygiene ergreifen
- Arbeitsgeräte bedienen, pflegen und instandhalten

Und im Zusammenhang damit sind nachfolgende integrative Fertigkeiten, Kenntnisse und Fähigkeiten zu vermitteln:

Sicherheit und Gesundheitsschutz bei der Arbeit
- Gefährdung von Sicherheit und Gesundheit am Arbeitsplatz feststellen und Maßnahmen zu ihrer Vermeidung ergreifen
- Berufsbezogene Arbeitsschutz- und Unfallverhütungsvorschriften anwenden
- Maßnahmen der allgemeinen und persönlichen Hygiene ergreifen
- Vorschriften des vorbeugenden Brandschutzes anwenden; Verhaltensweisen bei Bränden beschreiben und Maßnahmen zur Brandbekämpfung ergreifen

1. Ausbildungsjahr	Zeit in der die Fertigkeiten, Kentnisse und Fähigkeiten vermittelt wurden

2. Ausbildungsabschnitt

Umweltschutz

Zur Vermeidung betriebsbedingter Umweltbelastungen im beruflichen Einwirkungsbereich beitragen, insbesondere
– für den Ausbildungsbetrieb geltende Regelungen des Umweltschutzes anwenden
– Möglichkeiten der wirtschaftlichen und umweltschonenden Energie- und Materialverwendung nutzen
– Abfälle vermeiden; Stoffe und Materialien einer umweltschonenden Entsorgung zuführen

3. Ausbildungsabschnitt
Betriebliche Nettoausbildungszeit 2 Monate
Es sind schwerpunktmäßig nachfolgende Fertigkeiten, Kenntnisse und Fähigkeiten zu vermitteln:

Preisbildung
– Preise für erstattungsfähige Fertigarzneimittel bilden
– Preise für freiverkäufliche und apothekenpflichtige Arzneimittel sowie apothekenübliche Waren unter Berücksichtigung der Marktbedingungen kalkulieren

Marketing
– Verschiedene Arten der Warenauszeichnung durchführen
– Warenangebot im Verkaufsbereich unter Einhaltung von Platzierungsregeln präsentieren und regelmäßig auf Vollständigkeit prüfen

2. Ausbildungsjahr

Zeit in der die Fertigkeiten, Kentnisse und Fähigkeiten vermittelt wurden

1. Ausbildungsabschnitt
Betriebliche Nettoausbildungszeit 2 Monate

Es sind **schwerpunktmäßig** nachfolgende Fertigkeiten, Kenntnisse und Fähigkeiten zu vermitteln:

Arzneimittelgruppen
- Das Sortiment freiverkäuflicher Arzneimittel und deren Anwendungskriterien beschreiben

Beratung und Verkauf
- Geltende Rechtsvorschriften für apothekenübliche Waren beachten, insbesondere Medizinprodukterecht und Lebensmittelrecht
- Beschaffenheit und Anwendung gebräuchlicher Verbandmittel erläutern
- Beschaffenheit, Funktion und Anwendung von Mitteln und Gegenständen zur Kranken- und Säuglingspflege erläutern
- Arten, Eigenschaften und Anwendung von Mitteln der Haut- und Körperpflege sowie von Mitteln und Gegenständen der Hygiene erläutern
- Art und Verwendung von Diätetika sowie von Stoffen und Zubereitungen zur Nahrungsergänzung erläutern

Apothekenübliche Dienstleistungen
- Die in der Apotheke angebotenen Dienstleistungen unter Beachtung apothekenrechtlicher Bestimmungen durchführen

2. Ausbildungsabschnitt
Betriebliche Nettoausbildungszeit 2 Monate

Es sind **schwerpunktmäßig** nachfolgende Fertigkeiten, Kenntnisse und Fähigkeiten zu vermitteln:

Marketing
- Apothekenspezifische rechtliche Regelungen bei der Umsetzung von Marketingmaßnahmen beachten
- Möglichkeiten der Kontaktaufnahme zu Kunden und Interessenten unter Berücksichtigung moderner Medien zielgruppenorientiert nutzen
- Bei der Betreuung und Ausweitung des Kundenkreises mitwirken
- Präsentationsflächen im Rahmen der betrieblichen Werbung gestalten

Und im Zusammenhang damit sind nachfolgende integrative Fertigkeiten, Kenntnisse und Fähigkeiten zu vermitteln:

Arbeitsorganisation
- Arbeitsabläufe planen, durchführen und kontrollieren; dabei inhaltliche, organisatorische, zeitliche und wirtschaftliche Aspekte berücksichtigen
- Möglichkeiten funktionaler und ergonomischer Arbeitsplatz- und Arbeitsraumgestaltung nutzen
- Betriebliche Arbeits- und Organisationsmittel wirtschaftlich und umweltgerecht einsetzen

Bürowirtschaft
- Posteingang bearbeiten, Postverteilung durchführen und Postausgang kostenbewusst bearbeiten
- Registratur- und Dokumentationsarbeiten unter Beachtung gesetzlicher Aufbewahrungsfristen durchführen
- Termine planen und überwachen sowie bei Terminabweichungen erforderliche Maßnahmen einleiten

2. Ausbildungsjahr

Zeit in der die Fertigkeiten, Kentnisse und Fähigkeiten vermittelt wurden

3. Ausbildungsabschnitt
Betriebliche Nettoausbildungszeit 3,5 Monate

Es sind **schwerpunktmäßig** nachfolgende Fertigkeiten, Kenntnisse und Fähigkeiten zu vermitteln:

Beschaffung und Warenwirtschaftssysteme
- Betriebsinterne und betriebsexterne Informationen für die Warenbeschaffung nutzen
- Arzneimittel den komplementären Therapierichtungen zuordnen
- Angebote einholen, vergleichen und bewerten
- Apothekenspezifische Transport- und Verpackungsformen bei Bestellungen und Lieferungen verwenden

Lagerlogistik
- Unterschiedliche Arten der Lagerorganisation sowie Lagersysteme bei der Optimierung von Arbeitsabläufen berücksichtigen
- Mängel reklamieren, Retouren und Rückrufe bearbeiten
- Laufende Bestandsoptimierung durchführen
- Waren in Quarantäne stellen
- Arzneimittel und Medizinprodukte sowie Sonderabfälle unter Berücksichtigung der geltenden Rechtsvorschriften entsorgen

Arzneimittelgruppen
- Vorschriften für den Umgang mit Arzneimitteln anwenden

Informations- und Kommunikationssysteme
- Informationen beschaffen und bewerten

Tätigkeiten nach Apothekenbetriebsordnung
- Arzneimittel und Chemikalien umfüllen, abpacken, kennzeichnen und zur Abgabe vorbereiten
- Prüfungen von Stoffen, Drogen, Zubereitungen, Fertigarzneimitteln und apothekenpflichtigen Medizinprodukten vorbereiten

Dokumentation
- Dokumentationen unter Beachtung apothekenrelevanter Rechtsvorschriften vorbereiten

Kommunikation
- Medizinische Fachbegriffe anwenden

Apothekenspezifische qualitätssichernde Maßnahmen
- Bei der Dokumentation qualitätssichernder Maßnahmen mitwirken

Und im Zusammenhang damit sind nachfolgende Fertigkeiten, Kenntnisse und Fähigkeiten zu vertiefen:

Anwenden apothekenspezifischer Fachsprache
- Pharmazeutische Nomenklatur einschließlich gebräuchlicher Abkürzungen anwenden
- Bezeichnungen für Stoffe, Drogen und Zubereitungen sowie gebräuchliche volkstümliche Namen anwenden
- Zusammenhänge zwischen der Namensgebung von Fertigarzneimitteln und ihren Anwendungsgebieten herstellen

2. Ausbildungsjahr	Zeit in der die Fertigkeiten, Kentnisse und Fähigkeiten vermittelt wurden

3. Ausbildungsabschnitt

Sowie im Zusammenhang damit sind nachfolgende integrative Fertigkeiten, Kenntnisse und Fähigkeiten zu vermitteln:

Umweltschutz
Zur Vermeidung betriebsbedingter Umweltbelastungen im beruflichen Einwirkungsbereich beitragen, insbesondere
– mögliche Umweltbelastungen durch den Ausbildungsbetrieb und seinen Beitrag zum Umweltschutz an Beispielen erklären

4. Ausbildungsabschnitt
Betriebliche Nettoausbildungszeit 3 Monate
Es sind **schwerpunktmäßig** nachfolgende Fertigkeiten, Kenntnisse und Fähigkeiten zu vermitteln:

Beschaffung und Warenwirtschaftssysteme
– Eingangsrechnungen kontrollieren und bearbeiten sowie Einkaufs- und Lieferkonditionen überwachen

Rechnerische Abwicklung und Zahlungsverkehr
– Rechnungen erstellen und Belege für die Finanzbuchhaltung erfassen, dabei Grundsätze einer ordnungsgemäßen Buchführung beachten
– Zahlungsmethoden unterscheiden, Zahlungsvorgänge rechnerisch bearbeiten und abwickeln

Preisbildung
– Preise für in Rezeptur und Defektur hergestellte Arzneimittel bilden
– Preise für apothekenübliche Dienstleistungen kalkulieren
– Preise für verschiedene Warengruppen unter Berücksichtigung der vertraglichen Vereinbarungen mit den Krankenkassen und anderen Kostenträgern bilden

Leistungsabrechnung
– Abrechnung über die zentralen Rechenzentren vorbereiten
– Sprechstundenbedarf sowie spezielle Warengruppen, insbesondere Verbandmittel und Hilfsmittel, mit verschiedenen Kostenträgern abrechnen
– Genehmigungsverfahren mit verschiedenen Kostenträgern durchführen

3. Ausbildungsjahr	Zeit in der die Fertigkeiten, Kentnisse und Fähigkeiten vermittelt wurden

1. Ausbildungsabschnitt
Betriebliche Nettoausbildungszeit 2,5 Monate
Es sind **schwerpunktmäßig** nachfolgende Fertigkeiten, Kenntnisse und Fähigkeiten zu vermitteln:

Beschaffung und Warenwirtschaftssysteme
- Bedarfsermittlung durchführen
- Möglichkeiten und Grenzen rationeller Warenbewirtschaftung bewerten
- Bezugsquellen und Bestellverfahren auswählen, Bestellvorgänge planen
- Zusammenhang zwischen Waren- und Datenfluss bei Lagerbewegungen berücksichtigen
- Warenwirtschaftssysteme selbstständig handhaben

Und im Zusammenhang damit sind nachfolgende integrative Fertigkeiten, Kenntnisse und Fähigkeiten zu vertiefen:

Arbeitsorganisation
- Arbeitsabläufe planen, durchführen und kontrollieren; dabei inhaltliche, organisatorische, zeitliche und wirtschaftliche Aspekte berücksichtigen

2. Ausbildungsabschnitt
Betriebliche Nettoausbildungszeit 3,5 Monate
Es sind **schwerpunktmäßig** nachfolgende Fertigkeiten, Kenntnisse und Fähigkeiten zu vermitteln:

Kommunikation
- Kundenreklamationen entgegennehmen und Maßnahmen veranlassen
- Gespräche mit Firmenvertretern vorbereiten und durchführen
- Teameinsatz und Teambesprechungen vorbereiten und mitgestalten

Beratung und Verkauf
- Verkaufs- und Beratungsgespräche unter Beachtung der apothekenrechtlichen Bestimmungen führen
- Bei Maßnahmen der Gesundheitsvorsorge und Prävention mitwirken

Apothekenübliche Dienstleistungen
- Vorschläge für die Entwicklung und Ausgestaltung apothekenüblicher Dienstleistungen unterbreiten

Und im Zusammenhang damit sind nachfolgende Fertigkeiten, Kenntnisse und Fähigkeiten zu vertiefen:

Kommunikation
- Formen der verbalen und nonverbalen Kommunikation im Umgang mit Kunden anwenden

Sowie im Zusammenhang damit sind nachfolgende integrative Fertigkeiten, Kenntnisse und Fähigkeiten zu vermitteln:

Berufsbildung, Arbeits-, Sozial- und Tarifrecht
- Lebensbegleitendes Lernen als Voraussetzung für die berufliche und persönliche Entwicklung begründen; branchenbezogene Fortbildungsmöglichkeiten ermitteln
- Wesentliche Inhalte eines Arbeitsvertrages erklären
- Arten und Bestandteile von Entgeltabrechnungen erklären

3. Ausbildungsjahr	Zeit in der die Fertigkeiten, Kentnisse und Fähigkeiten vermittelt wurden

2. Ausbildungsabschnitt

Sicherheit und Gesundheitsschutz bei der Arbeit
– Aufgaben eines Ersthelfers nach den Unfallverhütungsvorschriften ausüben

3. Ausbildungsabschnitt
Betriebliche Nettoausbildungszeit 4,5 Monate
Es sind **schwerpunktmäßig** nachfolgende Fertigkeiten, Kenntnisse und Fähigkeiten zu vermitteln:

Rechnerische Abwicklung und Zahlungsverkehr
– Forderungen und Verbindlichkeiten unter Berücksichtigung der Zahlungsund Kreditmöglichkeiten überwachen
– Vorgänge des Mahnwesens bearbeiten

Kaufmännische Steuerung
– Die Sortimentsstruktur analysieren und insbesondere im Hinblick auf Standortbedingungen und Marktgegebenheiten abgleichen; Vorschläge zur Angebotsanpassung unter Berücksichtigung der Einkaufskonditionen und saisonaler Aspekte erarbeiten sowie bei deren Umsetzung mitwirken
– Betriebswirtschaftliche Daten für die Kalkulation ermitteln, dabei insbesondere für die Preisbildung Umsatzzahlen, Einkaufskonditionen und Marktanalysen berücksichtigen
– Kosten und Erträge betrieblicher Leistungen berechnen und bewerten

Statistik
– Daten für die Erstellung von Statistiken beschaffen und pflegen, Auswertungen erstellen und für Entscheidungsfindungen aufbereiten

Marketing
– Bei Kunden- und Marktanalysen mitwirken, Ergebnisse aufbereiten, Kundenerwartung ermitteln und mit Warensortiment abgleichen
– Marketingmaßnahmen auswählen und Marketinginstrumente einsetzen, Budgetvorgaben berücksichtigen
– Bei der Sortimentsgestaltung mitwirken
– Erfolg der Marketingmaßnahmen beurteilen

Apothekenspezifische qualitätssichernde Maßnahmen
– Zur kontinuierlichen Verbesserung von Arbeitsprozessen beitragen

Aufbewahrungsfristen für Unterlagen zur Dokumentation

Aufzeichnung	Aufbewahrungsdauer
Ausgangsstoffe und Drogen (Prüfprotokoll)	Mindestens 5 Jahre und 1 Jahr nach Verfalldatum
Tierarzneimittel, verschreibungspflichtig (Erwerb und Abgabe)	Mindestens 5 Jahre und 1 Jahr nach Verfalldatum
Importarzneimittel (Abgabe)	Mindestens 5 Jahre und 1 Jahr nach Verfalldatum
Arzneimittel, die aus Blutbestandteilen gewonnen werden (Bezug und Abgabe)	Mindestens 30 Jahre, danach sind die Daten zu anonymisieren, wenn sie aufbewahrt werden
Thalidomid, Lenalidomid, Pomalidomid	Mindestens 5 Jahre und 1 Jahr nach Verfalldatum
Betäubungsmittelzugang bzw. Erwerb, Abgabe, Retouren, Vernichtung	3 Jahre nach der letzten Eintragung
Prüfung von Fertigarzneimitteln und apothekenpflichtigen Medizinprodukten	Mindestens 5 Jahre und 1 Jahr nach Verfalldatum
Defektur (Herstellungsprotokoll)	Mindestens 5 Jahre und 1 Jahr nach Verfalldatum
Stationsbegehungen in Krankenhäusern und Heimen	5 Jahre (empfohlen)
Substitutionsmitteleinnahme (Patientenkartei)	3 Jahre nach der letzten Eintragung
Gefahrstoffe (Empfang und Abgabe)	5 Jahre nach der letzten Eintragung
Alkoholbezug	10 Jahre
Endverbleibserklärung für überwachungspflichtige Grundstoffe	3 Jahre nach Ende des Kalenderjahres
CMR – Liste der Beschäftigten, die mit CMR-Stoffen arbeiten	Bis 40 Jahre nach Ende der Exposition
Medizinprodukte (Herstellung, Risiken, Rückrufe)	Mindestens 5 Jahre und 1 Jahr nach Verfalldatum
Standardzulassungen (werden einmalig gemeldet)	Mindestens 5 Jahre und 1 Jahr nach Verfalldatum
Kosmetik – hauseigene Kosmetik (Herstellungsprotokoll)	Mindestens ein Jahr nach Ablauf des Mindesthaltbarkeitsdatums
Ersthelferbescheinigung	Bis zum Ablauf der Gültigkeit (alle zwei Jahre erneuern)
Datenschutzbeauftragter (Bestellungsurkunde)	Aufbewahrung bis zur Änderung
Mitarbeiterschulungen	5 Jahre
Rechnungen, Bilanzen, Jahresabschlüsse, Inventarlisten	10 Jahre
Handelsbriefe	6 Jahre

Wenn Apotheken zur Erfassung von Daten und zur Aufbewahrung von Unterlagen verpflichtet sind, müssen sie in diesen Fällen keine Einwilligung zur Speicherung personenbezogener Daten einholen. Allerdings gilt das nur, solange auch die Pflicht zur Aufbewahrung der Daten besteht. Personenbezogene Daten, also insbesondere Daten, aus denen die Namen und Anschriften von Kunden hervorgehen, müssen nach dem Ablauf der jeweiligen Aufbewahrungsfrist gelöscht beziehungsweise vernichtet werden.

Englisch-Vokabeln

Parts of the human body – Körperteile

Englisch	Deutsch
head	**Kopf**
cheek	Wange
chin	Kinn
ear	Ohr
eye	Auge
eyeball	Augapfel
eyebrow	Augenbraue
eyelash, lash	Wimper
eyelid	Lid
face	Gesicht
forehead	Stirn
hair	Haare
hairline	Haaransatz
lip	Lippe
mouth	Mund
nose	Nase
nostril	Nasenloch
mouth	**Mund**
gum	Zahnfleisch
jaw	Kiefer
▪ lower jaw	▪ Unterkiefer
▪ upper jaw	▪ Oberkiefer
palate	Gaumen
tongue	Zunge
tooth/teeth	Zahn/Zähne
uvula	Gaumenzäpfchen
skin	**Haut**
normal skin	normale Haut
dry skin	trockene Haut
oily skin	fettige Haut
combination skin	Mischhaut

Parts of the human body – Körperteile

Englisch	Deutsch
sensitive skin	sensible/empfindliche Haut
mature skin	reife Haut
clean	rein, sauber
smooth	geschmeidig, glatt
imperfection	Makel, Unebenheit
visible pores	sichtbare/erkennbare Poren
red patch	roter Fleck
line/wrinkle	Falte
cracked skin	rissige/eingerissene Haut
to peel	sich ablösen/abschälen
itchy	juckend
irritated	gereizt
inflamed	entzündet
pore	die Pore
blackhead	Mitesser
pimple	Pickel
acne	Akne
to tingle	kribbeln/prickeln
body	**Körper**
abdomen	Bauch, Abdomen
ankle	Fußgelenk
arm	Arm
back	Rücken
belly	Bauch
bottom, bum	Po
breast	Brust
buttocks	Gesäß
calf (Plural: calves)	Wade
chest	Brustkorb
elbow	Ellenbogen

Parts of the human body – Körperteile

Englisch	Deutsch
finger	Finger
fingertip	Fingerkuppe
foot/feet	Fuß/Füße
forearm	Unterarm
hand	Hand
head	Kopf
heel	Ferse
hip	Hüfte
knee	Knie
leg	Bein
lower leg	Unterschenkel
neck	Hals
shoulder	Schulter
skin	Haut
thigh	Oberschenkel
thumb	Daumen
toe	Zeh
upper arm	Oberarm
waist	Taille
wrist	Handgelenk

Common illnesses and diseases (OTC) – alltägliche Krankheiten und Leiden

Englisch	Deutsch
respiratory problems	**Krankheiten des respiratorischen Systems**
allergic rhinitis	allergische Rhinitis
bronchitis	Bronchitis
cold	Schnupfen, Erkältung
cough	Husten
flu	Grippe
nasal congestion	verstopfte Nase
pneumonia	Lungenentzündung

Common illnesses and diseases (OTC) – alltägliche Krankheiten und Leiden

Englisch	Deutsch
sinusitis	Sinusitis
sore throat	Halsschmerzen
tonsillitis	Mandelentzündung
gastrointestinal tract problems	**Krankheiten des Gastrointestinaltrakts**
constipation	Verstopfung
diarrhoea	Durchfall
haemorrhoids	Hämorrhoiden
heartburn	Sodbrennen
indigestion	Verdauungsstörung
irritable bowel syndrome (IBS)	Reizdarmsyndrom
motion sickness	Reisekrankheit
mouth ulcer	Aphte
nausea	Übelkeit
vomiting	Erbrechen
skin conditions	**Hautkrankheiten**
acne	Akne
athlete's foot	Fußpilz
blister	Blase
cold sore	Lippenherpes
corn	Hühnerauge
dandruff	Schuppen
dermatitis/eczema	Dermatitis
hair loss	Haarausfall
hard skin	Hornhaut
insect bite	Insektenstich
psoriasis	Schuppenflechte
rash	Ausschlag
scabies	Krätze
wart, verruca	Warze

Common illnesses and diseases (OTC) – alltägliche Krankheiten und Leiden

Englisch	Deutsch
painful conditions	**Schmerzzustände**
pain	Schmerzen
arthritis	Arthritis
back pain	Rückenschmerzen
headache	Kopfschmerzen
migraine	Migräne
muscle ache	Muskelkater
neck pain	Nackenschmerzen
woman's health	**Frauenbeschwerden**
cystitis	Blasenentzündung
dysmenorrhea	Dysmenorrhö
period pain	Regelschmerzen, Menstruationsbeschwerden
vaginal thrush	Scheidenpilz
eye and ear problems	**Erkrankungen an Auge und Ohr**
conjunctivitis	Bindehautentzündung
dry eyes	trockene Augen
ear wax	Ohrenschmalz
inflammation of the middle ear	Mittelohrentzündung
itchy eyes	juckende Augen
red eyes	rote Augen
childhood conditions	**Krankheiten und Zustände bei Kindern**
colic	Kolik
head lice	Kopfläuse
nappy rash	Windeldermatitis
oral thrush	Mundsoor
rash	Hautausschlag
teething	Zahnen
threadworms	Fadenwürmer

Severe illnesses and diseases (prescription) – schwerwiegende Krankheiten und Leiden

Englisch	Deutsch
cardiovascular disorders	**Störungen des Herz- und Gefäßsystems**
angina pectoris	Angina pectoris
blood pressure	Blutdruck
deep vein thrombosis (DVT)	Thrombose in einer tiefen Vene
embolism	Embolie
heart attack	Herzattacke
heart failure	Herzversagen
heart trouble	Herzbeschwerden
irregularities of the heartbeat	Herzrhythmusstörungen
pulmonary embolism	Lungenembolie
stroke	Schlaganfall
thrombosis	Thrombose
varicose veins	Krampfadern
additional severe illnesses and disease	**weitere schwerwiegende Krankheiten und Leiden**
arthritis	Arthritis
asthma	Asthma
cancer	Krebs
chronic obstructive pulmonary disease (COPD)	chronisch obstruktive Lungenerkrankung
cirrhosis of the liver	Leerzirrhose
depression	Depression
diabetes	Diabetes
epilepsy	Epilepsie
operation, surgery	Operation, chirurgischer Eingriff
paralysis	Lähmung
rheumatism	Rheumatismus
tumour	Tumor

Accidents and First Aid – Unfälle und Erste Hilfe

Englisch	Deutsch
injuries	**Verletzungen**
accident	Unfall
ambulance	Krankenwagen
bite wound	Bisswunde
bruise	Blauer Fleck, Quetschung
burn	Brandwunde
concussion	Gehirnerschütterung
consciousness	Bewusstsein
cramp	Krampf
crutches	Krücken
cut	Schnittwunde
emergency	Notfall
first aid	Erste Hilfe
inflammation	Entzündung
injury	Verletzung
pulled muscle	Zerrung
skin abrasion	Hautabschürfung
sprain	Verstauchung
stiffness	Steifheit
to call an ambulance	einen Krankenwagen rufen
unconsciousness	Bewusstlosigkeit
wheelchair	Rollstuhl
wound	Wunde
first aid kit	**Erste Hilfe Kasten**
adhesive tape	Klebeband, Tape
antiseptic cream	desinfizierende Creme
adhesive dressing, plaster	Wundpflaster
bandage	Verband, Bandage, Binde
■ bandage clip	■ Verbandklammer
■ cotton bandage	■ Baumwollverband
■ gauze bandage	■ Mullbinde
■ elastic bandage	■ elastische Binde
■ triangular bandage	■ Dreieckstuch
cotton wool	Baumwolle, Watte

Accidents and First Aid – Unfälle und Erste Hilfe

Englisch	Deutsch
disposable gloves	Einmalhandschuhe
gauze dressing	Mullkompresse
safety pins	Sicherheitsnadeln
scissors	Schere
sterile dressing	steriler Verband, sterile Wundauflage
surgical dressing	chirurgischer Verband
thermometer	Thermometer
tweezers	Pinzette
to bleed	bluten
to clean the wound	die Wunde säubern
to wrap	einwickeln, einbinden, einpacken
to wrap around	umwickeln

Administration/dosage forms – Darreichungsformen

Englisch	Deutsch
oral administration	**orale Einnahme/Verabreichung**
capsule	Kapsel
drops	Tropfen
effervescent tablet	Brausetablette
emulsion	Emulsion
granules	Granulat
infusion	Aufguss
liquid/fluid	Flüssigkeit
pill	Pille
powder	Pulver
powder mixtures	Pulvermischungen
powder for oral suspension	Trockensaft
mixture	Mischung, Gemisch
■ cough mixture/syrup	■ Hustensaft
sachet	Beutel
solid	Feststoff

Administration/dosage forms – Darreichungsformen

Englisch	Deutsch
solution	Lösung
suspension	Suspension
syrup	Sirup
tablet - immediate release tablet - enteric-coated tablet - sustained release tablet	Tablette - Tablette mit sofortiger Freisetzung - magensaftresistente Tablette - Retardtablette
tablet divider/pill splitter	Tablettenteiler
tea	Tee
parenteral administration	**parenterale Verabreichung**
ampoule	Ampulle
infusion	Infusion
injection	Injektion
injection vial	Injektionsflasche
needle	Nadel, Kanüle
sterile	steril
syringe	Spritze
ear and eye administration	**Verabreichung an Ohr und Auge**
contact lens solution	Kontaktlinsenflüssigkeit
contact lenses	Kontaktlinsen
dropping bottle	Tropfflasche
eardrops	Ohrentropfen
eye bath	Augenbad
eye ointment	Augensalbe
eyedrops	Augentropfen
single dose unit	Einzeldosisbehältnis
to instill	einträufeln
nasal administration	**nasale Verabreichung**
nasal irrigator	Nasendusche
nasal spray	Nasenspray
nose drops	Nasentropfen

Administration/dosage forms – Darreichungsformen

Englisch	Deutsch
nose gel	Nasengel
nose ointment	Nasensalbe
pipette	Pipette
pulmonary administration	**pulmonale Verabreichung**
device	Gerät, Apparat
dry powder inhaler (DPI)	Pulverinhalator
inhalation	Inhalation, Einatmung
(pressurized) metered dose inhaler (MDI)	Dosieraerosol (Druckgasdosieraerosol)
puff	Hub
steam inhalation	Dampfinhalation
to inhale	inhalieren
rectal and vaginal administration	**rektale und vaginale Verabreichung**
enema	Klysma
rectal ointment, rectal cream	Rektalsalbe, Rektalcreme
suppositories	Suppositorien = Zäpfchen
to insert	einführen
vaginal cream	Vaginalcreme
vaginal irrigation	Vaginalspülung
vaginal suppositories	Vaginalsuppositorien
dermal and external administration	**dermale und äußerliche Verabreichung**
balsam	Balsam
cream	Creme
emulsion	Emulsion
external use	äußerliche Anwendung
gel	Gel
greasy ointment	Fettsalbe
liniment	Liniment
lotion	Lotion
ointment	Salbe

Administration/dosage forms – Darreichungsformen

Englisch	Deutsch
paste	Paste
plaster	Pflaster
powder	Pulver, Puder
solution	Lösung
spray	Spray
tincture	Tinktur
to apply ■ to apply in a thin layer ■ to apply in a thick layer	auftragen ■ dünn auftragen ■ dick auftragen
to rub thoroughly into the skin	gut einreiben
to spread	verteilen
to cover	bedecken
Wash your hands thoroughly after applying the cream/ointment.	Nach dem Auftragen der Creme/Salbe die Hände gründlich waschen.

Other pharmacy products – weitere Apothekenprodukte

Englisch	Deutsch
beauty care and personal hygiene	**Schönheitspflege- und Hygieneartikel**
base coat	Unterlack
beauty care	Schönheitspflege
cleansing foam	Reinigungsschaum
cleansing lotion	Reinigungslotion
cleansing milk	Reinigungsmilch
concealer/coverstick	Concealer/Abdeckstift
cosmetics	Schönheitsartikel, Schönheitspflegeartikel
cotton wool	Watte, Baumwolle
cream blush	Cremerouge
day cream	Tagescreme
eyeliner	Eyeliner
eye make-up remover	Augen-Make-up-Entferner
eyeshadow	Lidschatten

Other pharmacy products – weitere Apothekenprodukte

Englisch	Deutsch
facial lotion	Gesichtswasser
flavour	Geschmack
foundation	Grundierung/Foundation
fragrance	Duft
illuminating powder	schimmerndes Puder
ingredients	Inhaltsstoffe
lip balm	Lippenpflegestift, Lippenbalsam
lip gloss	Lipgloss
lipliner	Lippenkonturenstifz
lipstick	Lippenstift
makeup	Make-up/Schminke
mascara	Mascara/Wimperntusche
mask	Maske
moisture	Feuchtigkeit
moisturiser	Feuchtigkeitscreme
mouthwash	Mundwasser
nail hardener	Nagelhärter
nail polish/nail varnish	Nagellack
nail polish remover	Nagellackentferner
night cream	Nachtcreme
powder blush	Puderrouge
product line	Produktserie
quality	Qualität
shave	Rasur
shaving cream	Rasierschaum, Rasiercreme
shaving gel	Rasiergel
soap	Seife
sun protection	Sonnenschutz
sun protection factor (SPF)	Sonnenschutzfaktor
sunblock	Sonnenblocker
sunscreen, sun cream	Sonnencreme

Other pharmacy products – weitere Apothekenprodukte

Englisch	Deutsch
texture	Beschaffenheit, Textur
tissue	Papiertuch, Gewebe
toner	Gesichtswasser
to burn	sich verbrennen
to exfoliate	abschälen/peelen
to rinse	ausspülen
toothbrush	Zahnbürste
toothpaste	Zahnpasta

baby care products	Babypflegeprodukte
baby care	Säuglingspflege
baby food	Babynahrung
baby scale	Babywaage
bath thermometer	Badethermometer
bottle warmer	Flaschenwärmer
breast feeding	Stillen
cotton-tipped sticks (Q-tips)	Wattestäbchen
diet	Ernährung, Ernährungsgewohnheiten
dummy (brit.); pacifier (amer.)	Schnuller
feeding bottle	Babyflasche
formula	Milchpulver
fruit juice	Fruchtsaft
lactose	Laktose, Milchzucker
minerals	Mineralstoffe
napkin, nappy (brit.); diaper (amer.)	Windel
porridge	Haferbrei
teat (brit.); nipple (amer.)	Sauger für die Babyflasche
toddler	Kleinkind
vitamins	Vitamine

Other pharmacy products – weitere Apothekenprodukte

Englisch	Deutsch
Aids for daily care	**Hilfsmittel für die tägliche Pflege**
incontinence	Inkontinenz
urine	Urin
faeces	Stuhl
bladder weakness	Blasenschwäche
urge incontinence	Dranginkontinenz
panty liner	Slipeinlage
pad	Vorlage
pants	Windelhose, Pants
incontinence pants	Inkontinenzhosen
incontinence sheet	Krankenunterlage
bed protection sheet/pad	Bettschutzeinlage
urine bottle	Urinflasche
urine beaker	Urinbecher
urinary catheter	Blasenkatheter
bag to collect urine	Urinbeutel
colostomy pouch	Beutel zur Stomaversorgung
disposable syringe	Einmalspritzen
cannula	Kanülen
needle	Nadel
insulin pen	Insulinpen
insulin pump	Insulinpumpe
thermometer	Thermometer
blood pressure monitor	Blutdruckmessgerät
blood glucose meter/blood sugar meter	Blutzuckermessgerät
inhalation device	Inhalationsgerät
steam inhalation	Wasserdampfinhalation
mouthpiece	Mundstück
mask	Maske
metered dose inhaler (MDI)	Dosieraerosol

Other pharmacy products – weitere Apothekenprodukte

Englisch	Deutsch
dry powder inhaler (DPI)	Pulverinhalator
bladder syringe	Blasenspritze
enema/enema syringe	Klistierspritze
vaginal rinsing/vaginal irrigation/vaginal douche	Scheidenspülung
nasal irrigation/nasal douche	Nasendusche
irrigation solution/rinsing solution	Spüllösung
eyewash	Augenspülung
pessary	Pessar
pregnancy test	Schwangerschaftstest
fertility computer	Zykluscomputer
eye patch	Augenklappe
hot and cold compress	Kalt-Warm-Kompresse
hot-water bottle	Wärmflasche
finger cot	Fingerling
crutch	Gehstütze
gripping aid	Greifhilfe
disposable gloves	Einweghandschuhe
cotton gloves	Baumwollhandschuhe
mask/surgical mask	Mundschutz
pill box	Tablettendose
pill splitter	Tablettenteiler
tick tong	Zeckenzange
healthy diet	**gesunde Ernährung**
beans	Bohnen
bread	Brot
carbohydrates	Kohlenhydrate
dairy products	Milchprodukte
eggs	Eier
fat	Fett
fish	Fisch

Other pharmacy products – weitere Apothekenprodukte

Englisch	Deutsch
fruit	Obst/Früchte
low-fat	fettarm/fettreduziert
low-sugar	zuckerarm
meat	Fleisch
pasta	Pasta
potato	Kartoffel
protein	Eiweiß/Protein
pulses	Hülsenfrüchte
rice	Reis
salmon	Lachs
salt	Salz
starchy	stärkehaltig
sugar	Zucker
vegetable	Gemüse
whole-grain	Vollkorn

Prescription and OTC drugs – verschreibungspflichtige und freiverkäufliche Arzneimittel

Englisch	Deutsch
antacid	gegen Magensäure wirksames Mittel
anthelmintic	Anthelmintikum, Wurmmittel
antiallergics	Antiallergika
antiarrhythmic drug	Antiarrhythmikum
antiasthmatic drug	Antiasthmatikum
antibiotics	Antibiotikum
anticoagulant	Antikoagulans, gerinnungshemmendes Mittel
anticonvulsant	Antikonvulsivum, Antiepileptikum
antidepressant	Antidepressivum
antidiabetic drug	Arzneimittel zur Diabetesbehandlung
antidiarrheal drug	Antidiarrhoikum

Prescription and OTC drugs – verschreibungspflichtige und freiverkäufliche Arzneimittel

Englisch	Deutsch
antiemetic drug	Antiemetikum
antihistamine	Antihistaminikum
antihypertensive drug	Bludrucksenkende Arzneimittel
antimycotics	Antimykotikum
antirheumatic drug	Antirheumatikum
antiseptic	Antiseptikum
antiviral drug	Antiviraler Wirkstoff
contraceptive	Kontrazeptivum, Empfängnisverhütungsmittel
diuretic	Diuretikum
immune stimulant	Immunstimulans
immunosuppressant	Immunsuppressivum
laxative	Abführmittel
non-steroidal anti-inflammatory drug (NSAID)	Nicht steroidales entzündungshemmendes Arzneimittel
opioid	Opiat, Opioid
pain killer	Schmerzmittel
remedy (for)	Mittel (gegen)
sedative	Beruhigungsmittel
sleeping pill	Schlafmittel
steroid	Steroid

Conversation at the pharmacy – das Gespräch in der Apotheke

Englisch	Deutsch
beginning of a conversation	**Beginn eines Gesprächs**
Good morning.	Guten Morgen.
Good afternoon.	Guten Tag. (Wird nach 12.00 Uhr verwendet.)
Good evening.	Guten Abend.
Who's next?	Wer ist als Nächstes an der Reihe?

Conversation at the pharmacy – das Gespräch in der Apotheke

Englisch	Deutsch
Next, please.	Der Nächste, bitte.
What can I do for you?	Was kann ich für Sie tun?
Can I help you?	Kann ich Ihnen helfen?
May I help you?	Darf ich Ihnen helfen?
Sorry?/I beg your pardon?	Wie bitte?
Sorry./Excuse me.	Entschuldigung.
Thank you.	Danke.
How are you?	Wie geht es Ihnen?
Do you understand German?	Verstehen Sie deutsch?
Do you speak English?	Sprechen Sie englisch?
I would like …	Ich hätte gerne …
I need …	Ich benötige …
My doctor gave me this prescription.	Mein Arzt hat mir dieses Rezept gegeben.
Do I need a prescription for …?	Benötige ich für … ein Rezept?
storage advice	**Lagerhinweise**
expiry date	Verfallsdatum
fridge; refrigerator	Kühlschrank
storage	Lagerung
to keep	aufbewahren
to store	lagern
away from light; out of direct sunlight	vor Licht geschützt
out of children's reach	außerhalb der Reichweite von Kindern
tightly closed	dicht verschlossen
Keep in a cool place.	Kühl aufbewahren.
Do not freeze.	Nicht einfrieren.
Keep refrigerated.	Im Kühlschrank aufbewahren.

Conversation at the pharmacy – das Gespräch in der Apotheke

Englisch	Deutsch
instructions for use and warnings	Anwendungs- und Warnhinweise
danger	Gefahr
dose	Dosis
measuring spoon	Messlöffel
poison	Gift
to chew	kauen
to dilute	verdünnen
to dissolve	auflösen
to exceed	übersteigen
to inhale	einatmen
to insert	einführen
to shake	schütteln
to swallow	schlucken, hinunterschlucken
to suck	lutschen
to take as needed	nach Bedarf nehmen
external	äußerlich
internal	innerlich
toxic	giftig
undiluted	unverdünnt
with liquid	mit Flüssigkeit
once a day	einmal täglich
twice a day	zweimal täglich
... times a day	... mal täglich
every ... hours	alle ... Stunden
every ... days	alle ... Tage
a. m., am	vormittags (vor 12.00 Uhr)
p. m., pm	nachmittags (nach 12.00 Uhr)
additional information	zusätzliche Informationen
It will take about ...	Es wird ... dauern.
Would you like to come back later?	Möchten Sie später wiederkommen?

Conversation at the pharmacy – das Gespräch in der Apotheke

Englisch	Deutsch
I will have to order your medicine.	Ich muss Ihr Medikament bestellen.
What can I order for you?	Was darf ich Ihnen bestellen?
I'm not sure if we have this item in stock. I will check for you.	Ich bin mir nicht sicher, ob wir diesen Artikel auf Lager haben. Ich werde es für Sie überprüfen.
We can order this medication for this afternoon.	Wir können Ihnen das Medikament für heute Nachmittag bestellen.
Your medicine will be ready for pick up this afternoon.	Ihr Medikament liegt heute Nachmittag für Sie zur Abholung bereit
Our pharmacy is open from ... till ...	Unsere Apotheke ist von ... bis ... geöffnet?
on duty	Notdienst
night duty	Nachtdienst
Do you want us to give you a ring when the medicine is ready for pickup?	Möchten Sie, dass wir Sie anrufen, wenn das Medikament zur Abholung bereit liegt?
Do you want the medication to be delivered to your house?	Möchten Sie, dass wir das Medikament zu Ihnen nach Hause liefern?
Do you want to pay now or when you pick up the medication?	Möchten Sie jetzt oder bei Abholung bezahlen.
pickup slip	Abholschein
pickup number	Abholnummer
This medication is not available.	Dieses Arzneimittel ist nicht lieferbar.
We have to clarify the problem with your doctor.	Wir klären das Problem mit Ihrem Arzt.
The pharmacist can give you advice on how to take your medication.	Der Apotheker kann Sie zur Einnahme Ihres Medikaments beraten.
Please hold on a minute. I will get my colleague for you.	Bitte warten Sie einen Moment. Ich hole meinen Kollegen für Sie.

◻ **Conversation at the pharmacy – das Gespräch in der Apotheke**

Englisch	Deutsch
My colleagues are busy at the moment. Can we give you a ring back? What is your telephone number?	Meine Kollegen sind zur Zeit alle beschäftigt. Dürfen wir Sie zurückrufen? Wie lautet Ihre Telefonnummer?
communication problems	**Verständigungsprobleme**
Sorry?/I beg your pardon?	Entschuldigung?/Wie bitte?
Sorry I do not understand you.	Es tut mir leid, ich kann Sie nicht verstehen.
Could you repeat your question please?	Könnten Sie Ihre Frage bitte wiederholen?
Could you speak slowly please?	Könnten Sie bitte langsamer reden?
Do you have any relatives who speak German/English?	Haben Sie Verwandte, die deutsch/englisch sprechen?
Please wait a minute. I will get my colleague who speaks french/spanish/english…	Bitte warten Sie eine Minute. Ich hole meinen Kollegen, der französisch/spanisch/englisch… spricht.

◻ **Conversation at the pharmacy – das Gespräch in der Apotheke**

Englisch	Deutsch
the end of the conversation	**Ende des Gesprächs**
Here you are!	Bitteschön.
Thank you very much.	Vielen Dank.
You are welcome.	Bitte sehr. Gern geschehen.
Is there anything else I can do for you?	Gibt es sonst noch etwas, was ich für Sie tun kann?
Do you want a plastic bag?	Möchten Sie eine Tüte?
You have to pay …	Sie müssen … bezahlen.
It costs …	Es kostet …
How much is it?	Wieviel kostet es?
I wish you a speedy recovery.	Ich wünsche Ihnen eine schnelle Genesung.
Get well soon.	Gute Besserung.
Have a nice day.	Ich wünsche Ihnen einen guten Tag.
Good luck.	Viel Glück.
Goodbye.	Auf Wiedersehen.

Maße und Gewichte

Vorsatzsilben

Zur Bezeichnung der Bruchteile und Vielfachen (Zehnerpotenzen) dienen u. a. folgende Vorsatzsilben:

M	= Mega-	= 10^6	=	1000000
k	= Kilo-	= 10^3	=	1000
h	= Hekto-	= 10^2	=	100
da	= Deka-	= 10^1	=	10
d	= Dezi-	= 10^{-1}	=	0,1
c	= Zenti-	= 10^{-2}	=	0,01
m	= Milli-	= 10^{-3}	=	0,001
µ	= Mikro-	= 10^{-6}	=	0,00001
n	= Nano-	= 10^{-9}	=	0,000000001

Der Vorsatz ist ohne Zwischenraum vor den Namen der Einheit, das Kurzzeichen des Vorsatzes ohne Zwischenraum vor das Kurzzeichen der Einheit zu setzen.

Länge

km	Kilometer
m	Meter
dm	Dezimeter
cm	Zentimeter
mm	Millimeter
µm	Mikrometer
nm	Nanometer

1 km = 1000 m
1 m = 10 dm = 100 cm = 1000 mm
1 dm = 1/10 m = 0,1 m = 10 cm = 100 mm
1 cm = 1/100 m = 0,01 m = 10 mm
1 mm = 1/1000 m = 0,001 m = 0,1 cm
1 µm = 1/1000000 m = 0,001 mm
1 nm = 0,000000001 m = 0,000001 mm

Rauminhalt (Volumen)

m^3	= Kubikmeter
dm^3	= Kubikdezimeter
cm^3	= Kubikzentimeter
mm^3	= Kubikmillimeter

1 m^3 = 1000 dm^3 = 1000000 cm^3 = 1000000000 mm^3
1 dm^3 = 0,001 m^3 = 1000 cm^3 = 1000000 mm^3
1 cm^3 = 0,000001 m^3 = 0,001 dm^3 = 1000 mm^3
1 mm^3 = 0,001 cm^3

Ein besonderer Name ist der Liter mit dem Einheitenzeichen l.

hl	Hektoliter	1 hl = 100 l = 100 dm^3
l	Liter	1 l = 1 dm^3
dl	Deziliter	1 dl = 0,1 l
cl	Zentiliter	1 cl = 0,01 l
ml	Milliliter	1 ml = 0,001 l

Gewicht

„Gewicht" ist eine seit langem übliche Bezeichnung für Masse. Die Vergleichseinheit ist das Kilogramm. Bereits 1799 wurde in Frankreich ein Urbild für ein Kilogramm geschaffen, das in Paris aufbewahrt wird. Es wurde damals als 1 dm^3 Wasser bei + 4 °C und einem Atmosphärendruck von 760 mm Quecksilbersäule definiert und mit dem Längenmaß „Meter" verbunden.
1000 kg werden auch als „Tonne" (t) bezeichnet.

kg	Kilogramm	1 kg	= 1000 g
g	Gramm	1 g	= 0,001 kg
mg	Milligramm	1 mg	= 0,001 g
µg	Mikrogramm	1 µg	= 0,000001 g

Temperatur

Die Kelvin Temperaturskale (nicht …scala) geht vom absoluten Nullpunkt aus, der bei − 273,15 °C liegt. Es ergeben sich folgende Entsprechungen:
0 K entspricht -273,15 °C (absoluter Nullpunkt)
273,15 K entspricht 0 °C (Eispunkt)
310,15 K entspricht 37 °C (Körpertemperatur)
373,15 K entspricht 100 °C (Siedepunkt)
Umrechnungen:
Bei der Umrechnung von °C in K addiert man zu dem Wert in °C 273,15 (abgerundet 273) hinzu und erhält so die Temperaturangabe in K(elvin). Um K in °C umzurechnen, werden von dem K-Wert 273 abgezogen.

Literatur und weiterführende Internetadressen

Artikelarchiv Deutsche Apotheker Zeitung, Stuttgart
Artikelarchiv PKAaktiv, Stuttgart
Artikelarchiv PTAheute, Stuttgart
Bender S. Körperpflegekunde. 4. Aufl., Wissenschaftliche Verlagsgesellschaft Stuttgart, 2014
Bergner A. Praxishilfe Rezeptur Deutscher Apotheker Verlag, Stuttgart 2015
Bundesvereinigung deutscher Apothekerverbände e. V. (ABDA), Berlin
Cantieni B. Wie gesundes Embodiment selbst gemacht wird. In: Storch M et al. Embodiment. 2. Aufl., Hogrefe Verlag GmbH & Co. KG, Göttingen 2010
Damasio AR. Descartes' Irrtum. List Verlag, Berlin 2006
Deutsche Gesellschaft für Ernährung (DGE). Referenzwerte für die Nährstoffzufuhr. 2. Aufl., Neuer Umschau Buchverlag GmbH, Neustadt an der Weinstraße 2015
DeutschesApothekenPortal (DAP GmbH) Köln
Esser D. Aufsaugende Inkontinenzversorgung – Durchblick im Produktedschungel. Interpharm, Bonn 2016
Fachgesellschaft Stoma, Kontinenz und Wunde e. V. (FgSKW), Selm
Fachinformationen und Beipackzettel der erwähnten Produkte
Gesellschaft für Dermopharmazie e. V. (GD), Köln
Homepages verschiedener Großhandlungen
https://ewo.apotheker.de
Landesapothekerkammern
„Lauer-Taxe" der Lauer-Fischer GmbH, Fürth
Lohmann R. Wundversorgung und Wundmanagement. Interpharm, Berlin 2014
Müller-Bohn T. Betriebswirtschaft für die Apotheke. Deutscher Apotheker Verlag, Stuttgart 2009
Panknin H, Schürmann U. Voice Coaching für Stimme und Ausdruck. Ernst Reinhardt GmbH & Co KG, München 2008
Petsitis X, Kipper K. Dekorative Kosmetik und Gesichtspflege. 2. Aufl., Wissenschaftliche Verlagsgesellschaft Stuttgart, 2013
Raab W, Kindl U. Pflegekosmetik. 5. Aufl., Wissenschaftliche Verlagsgesellschaft Stuttgart, 2012
Rahmenvertrag über die Arzneimittelversorgung nach § 129 Absatz 2 SGB V in der redaktionellen Fassung vom 16.09.2016
Rall B. Ernährungsberatung in der Apotheke. 2. Aufl., Deutscher Apotheker Verlag, Stuttgart 2014
Richter B. Die Stimme: Grundlagen, künstlerische Praxis, Gesunderhaltung. 2. Aufl., Seemann Henschel GmbH & Co. KG, Leipzig 2014
S2e-Leitlinie 084/001: Harninkontinenz bei geriatrischen Patienten, Diagnostik und Therapie, Stand 04/2016
Schäfer C. Dokumentation. Deutscher Apotheker Verlag, Stuttgart 2015
Schäfer C. Top 60 Hilfsmittel und Medizinprodukte. Deutscher Apotheker Verlag, Stuttgart 2017
Schiffter-Weinle M. Stillhilfen aus der Apotheke. Interpharm, Hamburg 2015
Spegg H. Ernährungslehre und Diätetik. 10. Aufl., Deutscher Apotheker Verlag, Stuttgart, 2012
Teamschulung Sonnenschutz Nr. 2/2014, Deutscher Apotheker Verlag, Stuttgart 2014
Weber C. Rezepte für die Beratung. 2. Aufl., Deutscher Apotheker Verlag, Stuttgart 2016
Wepa Apothekenbedarf GmbH & Co KG, Hillscheid
Werner S. Mit Volldampf in die Beratung – Vernebler- und Verdampfersysteme richtig anwenden. Interpharm, Berlin 2017

www.avp.de
www.betanet.de
www.bfarm.de
www.bmjv.de
www.bundesgesundheitsministerium.de
www.bvdva.de
www.bvmed.de
www.bzga.de
www.deutsche-apotheker-zeitung.de
www.dimdi.de
www.g-ba.de
www.gesetze-im-internet.de
www.gkv-spitzenverband.de
www.haut.de
www.iww.de
www.kbv.de
www.krankenkassen.de
www.krankenkasseninfo.de
www.operieren.de (Port-Versorgung)
www.ptaheute.de
www.retax-kompass.de
www.svlfg.de
www.vdek.com
www.vsa.de

Bildnachweis

Bild S. 1	asiseeit/iStockphoto

Kapitel 1

Einstiegsbild	Clineberg/iStockphoto
Abb. 1.1	Deutsches Apotheken-Museum, Heidelberg
Abb. 1.2	BfArM, Bonn
Abb. 1.3	DAV, Stuttgart
Abb. 1.4	Yuri_Arcurs/iStockphoto
Abb. 1.5	ABDA, Berlin
Abb. 1.6–1.7	Kzenon/fotolia
Abb. 1.8	DAV, Stuttgart
Abb. 1.9	PTA*heute*, Stuttgart
Abb. 1.10	Hartmann Tresore, Paderborn
Abb. 1.11	pix4U/fotolia
Abb. 1.12	Eivaisla/iStockphoto
Abb. 1.13	bombuscreative/iStockphoto
Abb. 1.14	alvarez/iStockphoto
Abb. 1.15	mapodile/iStockphoto
Abb. 1.16	JazzIRT/Stockphoto
Abb. 1.17–1.18	DAV, Stuttgart

Kapitel 2

Einstiegsbild	auremar/fotolia
Abb. 2.1	alvarez/iStockphoto
Abb. 2.2	Goodluz/iStockphoto
Abb. 2.3	sturti/iStockphoto
Abb. 2.4	Ridofranz/iStockphoto
Abb. 2.5–2.6	DAV, Stuttgart
Abb. 2.7	pixdeluxe/iStockphoto
Abb. 2.8	Stockfotos-MG/fotolia
Abb. 2.9	jeffbergen/iStockphoto
Abb. 2.10	Adexa, Hamburg
Abb. 2.11	blende11.photo/fotolia
Abb. 2.12	Jürgen Fälchle/fotolia
Abb. 2.13	kupicoo/iStockphoto
Abb. 2.14	ollo/iStockphoto
Abb. 2.15	alvarez/iStockphoto
Abb. 2.16	clu/iStockphoto
Abb. 2.17	dolgachov/iStockphoto
Abb. 2.18	BGW, Hamburg
Abb. 2.19	DAV, Stuttgart
Abb. 2.20	evgenyb/iStockphoto
Abb. 2.21	stevecoleimages/iStockphoto
Abb. 2.22	RioPatuca Images/fotolia
Abb. 2.23	BGW, Hamburg
Abb. 2.24	gilaxia/iStockphoto
Abb. 2.25	Professor25/iStockphoto
Abb. 2.26	Kzenon/fotolia
Abb. 2.27–2.30	DAV, Stuttgart
Abb. 2.31	Neustockimages/iStockphoto
Abb. 2.32	DAV, Stuttgart
Abb. 2.33	Floortje/iStockphoto
Abb. 2.34	cut/fotolia
Abb. 2.35	huseyintuncer/iStockphoto
Abb. 2.36	mediaphotos/iStockphoto
Abb. 2.37	prill/iStockphoto
Abb. 2.38	Elenathewise/iStockphoto
Abb. 2.39–2.40	DAV, Stuttgart
Abb. 2.41	Maica/iStockphoto

Kapitel 3

Einstiegsbild	oneblink-cj/iStockphoto
Abb. 3.1	Neustockimages/iStockphoto
Abb. 3.2	alvarez/iStockphoto
Abb. 3.3	Dan Rac/fotolia
Abb. 3.4	101dalmatians/iStockphoto
Abb. 3.5	securPharm, Frankfurt a. M.
Abb. 3.6–3.7	clu/iStockphoto
Abb. 3.8	damedeeso/iStockphoto
Abb. 3.9	DAV, Stuttgart
Abb. 3.10	cybrain/iStockphoto
Abb. 3.11	Henrik Dolle/fotolia
Abb. 3.12	DAV, Stuttgart
Abb. 3.13	Nach ratiopharm, Ulm
Abb. 3.14	Kontrec/iStockphoto
Abb. 3.15	grinvalds/iStockphoto
Abb. 3.16	CentralITAlliance/iStockphoto
Abb. 3.17	HannesEichinger/iStockphoto
Abb. 3.18	PhotoSG/fotolia
Abb. 3.19	alexei_tm/fotolia
Abb. 3.20	ajt/iStockphoto
Abb. 3.21	g215/iStockphoto
Abb. 3.22–3.23	DAV, Stuttgart
Abb. 3.24	simarik/iStockphoto
Abb. 3.25	aristotoo/iStockphoto
Abb. 3.26	beltado/iStockphoto
Abb. 3.27	clu/iStockphoto
Abb. 3.28	Vitalina/iStockphoto | VitalisG/iStockphoto
Abb. 3.29	PTA*heute*, Stuttgart
Abb. 3.30	Nastco/iStockphoto
Abb. 3.31	DAV, Stuttgart
Abb. 3.32	kzenon/iStockphoto
Abb. 3.33	izusek/iStockphoto
Abb. 3.34	playstuff/fotolia
Abb. 3.35	nicolas/iStockphoto
Abb. 3.36	andresr/iStockphoto
Abb. 3.37–3.38	Lauer-Fischer, Koblenz
Abb. 3.39	andresr/iStockphoto
Abb. 3.40	Linda AG, Köln
Abb. 3.41	Phagro, Berlin
Abb. 3.42	megaflopp/iStockphoto
Abb. 3.43	Phagro, Berlin

Abb. 3.44	kyoshino/iStockphoto		Abb. 5.11	Caesar & Lorentz, Hilden
Abb. 3.45	Phagro, Berlin		Abb. 5.12	DAV, Stuttgart
Abb. 3.46	clu/iStockphoto		Abb. 5.13	shironosov/iStockphoto
Abb. 3.47	Sherry Young/fotolia		Abb. 5.14	BfArM, Bonn
Abb. 3.48	Lauer-Fischer, Koblenz		Abb. 5.15	clu/iStockphoto
Abb. 3.49	DAV, Stuttgart		Abb. 5.16	alvarez/iStockphoto
Abb. 3.50	Noweda, Essen		Abb. 5.17	robertprzybysz/iStockphoto
Abb. 3.51	Wavebreak/iStockphoto		Abb. 5.18	Yuri_Arcurs/iStockphoto
Abb. 3.52	BlackJack3D/iStockphoto		Abb. 5.19	contrastwerkstatt/fotolia
			Abb. 5.20	Lauer-Fischer, Koblenz
			Abb. 5.21	robertprzybysz/iStockphoto

Kapitel 4

Einstiegsbild	Phagro, Berlin		Abb. 5.22	Lauer-Fischer, Koblenz
Abb. 4.1	Noweda, Essen		Abb. 5.23	Dirima/iStockphoto
Abb. 4.2	Phagro, Berlin		Abb. 5.24	Neustockimages/iStockphoto
Abb. 4.3	ratiopharm, Ulm		Abb. 5.25	CentralITAlliance/iStockphoto
Abb. 4.4	BrianAJackson/iStockphoto		Abb. 5.26	Nastasic/iStockphoto
Abb. 4.5	Ziva_K/iStockphoto		Abb. 5.27–5.28	DAV, Stuttgart
Abb. 4.6	DAV, Stuttgart			
Abb. 4.7	securPharm, Frankfurt a. M.			

Kapitel 6

Abb. 4.8–4.9	DAV, Stuttgart		Einstiegsbild	clu/iStockphoto
Abb. 4.10	Lauer-Fischer, Koblenz		Abb. 6.1	clu/iStockphoto
Abb. 4.11	DAV, Stuttgart		Abb. 6.2	GlobalStock/iStockphoto
Abb. 4.12	FrankyDeMeyer/iStockphoto		Abb. 6.3	PKA*aktiv*, Stuttgart
Abb. 4.13–4.14	DAV, Stuttgart		Abb. 6.4	TomekD76/iStockphoto
Abb. 4.15	PhotoSG/fotolia		Abb. 6.5	clu/iStockphoto
Abb. 4.16–4.21	DAV, Stuttgart		Abb. 6.6	Dan Race/iStockphoto
Abb. 4.22	diego_cervo/iStockphoto		Abb. 6.7	clu/iStockphoto
Abb. 4.23	dp@pic/fotolia		Abb. 6.8	abcmedia/fotolia
Abb. 4.24	thebroker/iStockphoto		Abb. 6.9	DAV, Stuttgart
Abb. 4.25	Rostislav_Sedlacek/iStockphoto		Abb. 6.10	clu/iStockphoto
Abb. 4.26	Thomas Madel/fotolia		Abb. 6.11	svetikd/iStockphoto
Abb. 4.27	contrastwerkstatt/fotolia		Abb. 6.12	vovashevchuk/iStockphoto
Abb. 4.28	Boehringer, Ingelheim am Rhein		Abb. 6.13–6.14	DAV, Stuttgart
Abb. 4.29	Sanacorp, Planegg			

Kapitel 7

Abb. 4.30	gilaxia/iStockphoto		Einstiegsbild	DAV, Stuttgart
Abb. 4.31	ABDA, Berlin		Abb. 7.1	alvarez/iStockphoto
Abb. 4.32	laflor/iStockphoto		Abb. 7.2	Syda Productions/fotolia
Abb. 4.33	loraks/iStockphoto		Abb. 7.3	temmuzcan/iStockphoto
Abb. 4.34	Belsana, Bamberg		Abb. 7.4	Szepy/iStockphoto
Abb. 4.35	LordRunar/iStockphoto		Abb. 7.5	contrastwerkstatt/fotolia
			Abb. 7.6	Voyagerix/iStockphoto

Kapitel 5

Einstiegsbild	clu/iStockphoto		Abb. 7.7	alvarez/iStockphoto
Abb. 5.1	skynesher/iStockphoto		Abb. 7.8	megaflopp/iStockphoto
Abb. 5.2	Photographee.eu/fotolia		Abb. 7.9	contrastwerkstatt/iStockphoto
Abb. 5.3	JannHuizenga/iStockphoto		Abb. 7.10	vgajic/iStockphoto
Abb. 5.4	Apothekerkammer Nordrhein, Düsseldorf		Abb. 7.11	PavelRodimov/iStockphoto
			Abb. 7.12	DAV, Stuttgart
Abb. 5.5	Click_and_Photo/iStockphoto		Abb. 7.13	Ramaboin/iStockphoto
Abb. 5.6	Becton Dickinson, Kelberg		Abb. 7.14	BVMed, Berlin
Abb. 5.7	Lauer-Fischer, Koblenz		Abb. 7.15	DAV, Stuttgart
Abb. 5.8	GemaIbarra/iStockphoto		Abb. 7.16	BVMed, Berlin
Abb. 5.9	auremar/fotolia		Abb. 7.17	jacus/iStockphoto
Abb. 5.10	DAV, Stuttgart		Abb. 7.18	B. Braun, Melsungen

Abb. 7.19	metinkiyak/iStockphoto	Abb. 7.75	southerlycourse/iStockphoto
Abb. 7.20	BVMed, Berlin	Abb. 7.76	artpipi/iStockphoto
Abb. 7.21	robertprzybysz/iStockphoto	Abb. 7.77	StudioThreeDots/iStockphoto
Abb. 7.22	DAV, Stuttgart	Abb. 7.78	VladimirFLoyd/iStockphoto
Abb. 7.23	Dron/fotolia	Abb. 7.79	Kirbyphoto/iStockphoto
Abb. 7.24	DAV, Stuttgart	Abb. 7.80	CherriesJD/iStockphoto
Abb. 7.25	andriano_cz/iStockphoto	Abb. 7.81	jgaunion/iStockphoto
Abb. 7.26	jeep5d/iStockphoto	Abb. 7.82	PeopleImages/iStockphoto
Abb. 7.27	AndrewRafalsky/iStockphoto	Abb. 7.83	Squaredpixels/iStockphoto
Abb. 7.28	DAV, Stuttgart	Abb. 7.84	PeopleImages/iStockphoto
Abb. 7.29	Coloplast, Hamburg	Abb. 7.85	Natrue, Brüssel | BDIH, Mannheim
Abb. 7.30	Dr. Frank Milek, Stuttgart	Abb. 7.86	Demeter e. V., Darmstadt
Abb. 7.31	AndrewRafalsky/iStockphoto	Abb. 7.87	Cosmos-standard AISBL, Brüssel
Abb. 7.32	JensGade/iStockphoto	Abb. 7.88	ValuaVitaly/iStockphoto
Abb. 7.33	BVMed, Berlin	Abb. 7.89	veronicagomepola/iStockphoto
Abb. 7.34	dem10/iStockphoto	Abb. 7.90	vitalssss/iStockphoto
Abb. 7.35	aynur_sh/fotolia	Abb. 7.91	Peoplelmages/iStockphoto
Abb. 7.36	vgajic/iStockphoto	Abb. 7.92	gilaxia/fotolia
Abb. 7.37	DAV, Stuttgart	Abb. 7.93	Nomadsoul1/iStockphoto
Abb. 7.38	Breigouze/iStockphoto	Abb. 7.94	Lee Rogers/iStockphoto
Abb. 7.39	Kzenon/fotolia	Abb. 7.95	Jesper Elgaard/iStockphoto
Abb. 7.40	bogdankosanovic/iStockphoto	Abb. 7.96	sudok1/iStockphoto
Abb. 7.41	Pari, Starnberg	Abb. 7.97–7.98	DAV, Stuttgart
Abb. 7.42	Beurer, Ulm	Abb. 7.99	Belsana, Bamberg
Abb. 7.43	RobHainer/iStockphoto	Abb. 7.100	DAV, Stuttgart
Abb. 7.44	Birgit Brandlhuber/fotolia	Abb. 7.101	sunnychicka/fotolia
Abb. 7.45	AndreyPopov/iStockphoto	Abb. 7.102	dml5050/istockphoto
Abb. 7.46	flocu/iStockphoto	Abb. 7.103	kdshutterman/iStockphoto
Abb. 7.47	b-d-s/iStockphoto	Abb. 7.104	FamVeld/iStockphoto
Abb. 7.48	AndreyPopov/iStockphoto	Abb. 7.105	ilmoro100/iStockphoto
Abb. 7.49	Wavebreakmedia/iStockphoto	Abb. 7.106	DAV, Stuttgart
Abb. 7.50	ronstik/iStockphoto	Abb. 7.107	Photodjo/Stockphoto
Abb. 7.51	Gundolf Renze/fotolia	Abb. 7.108	mediaphotos/iStockphoto
Abb. 7.52	bina01/fotolia	Abb. 7.109	Ljupco/iStockphoto
Abb. 7.53	matka_Wariatka/iStockphoto	Abb. 7.110	jarun011/iStockphoto
Abb. 7.54	joecicak/iStockphoto	Abb. 7.111	redmal/iStockphoto
Abb. 7.55	Edin/iStockphoto	Abb. 7.112	Georgijevic/iStockphoto
Abb. 7.56	gpointstudio/iStockphoto	Abb. 7.113	contrastwerkstatt/fotolia
Abb. 7.57	DAV, Stuttgart		
Abb. 7.58	jgaunion/iStockphoto	**Kapitel 8**	
Abb. 7.59	Lanisoh Laboratories, Berlin	Einstiegsbild	Kadmy/fotolia
Abb. 7.60	Medela, München	Abb. 8.1	HconQ/iStockpoto
Abb. 7.61	Ardo medical, Oberpfaffenhofen	Abb. 8.2	Stockfotos-MG/fotolia
Abb. 7.62–7.64	Medela, München	Abb. 8.3	ollo/iStockphoto
Abb. 7.65	andresr/iStockphoto	Abb. 8.4	Axel Bueckert/fotolia
Abb. 7.66	gldburger/iStockphoto	Abb. 8.5	alvarez/iStockphoto
Abb. 7.67	DAV, Stuttgart	Abb. 8.6	Marc Roche/fotolia
Abb. 7.68	dolgachov/iStockphoto	Abb. 8.7	kone/iStockphoto
Abb. 7.69	Milan Markovic/iStockphoto	Abb. 8.8	DAV, Stuttgart
Abb. 7.70	gvictoria/iStockphoto	Abb. 8.9	AndreyPopov/iStockphoto
Abb. 7.71	SolStock/iStockphoto	Abb. 8.10	DAV, Stuttgart | kunertus/iStockphoto
Abb. 7.72	gilaxia/iStockphoto	Abb. 8.11	blende11.photo/fotolia
Abb. 7.73	AndreyPopov/iStockphoto	Abb. 8.12	DAV, Stuttgart
Abb. 7.74	Image Source/iStockphoto	Abb. 8.13	alvarez/iStockphoto

Kapitel 9

Einstiegsbild	alvarez/iStockphoto
Abb. 9.1	alvarez/iStockphoto
Abb. 9.2	Mariemlulu/iStockphoto
Abb. 9.3	G. G. Lattek/fotolia
Abb. 9.4	DIMDI, Köln
Abb. 9.5–9.10	DAV, Stuttgart
Abb. 9.11	pix4U/fotolia
Abb. 9.12	dolgachov/iStockphoto
Abb. 9.13	alvarez/iStockphoto
Abb. 9.14	contrastwerkstatt/fotolia
Abb. 9.15	Wavebreakmedia/iStockphoto
Abb. 9.16	Piksel/iStockphoto
Abb. 9.17	Spiritartist/iStockphoto
Abb. 9.18	JarekJoepera/iStockphoto
Abb. 9.19	JackF/fotolia
Abb. 9.20	DAV, Stuttgart
Abb. 9.21	VSA, München
Abb. 9.22	comzeal/iStockphoto

Kapitel 10

Einstiegsbild	Gerhard Seybert/fotolia
Abb. 10.1	Gerhard Seybert/fotolia
Abb. 10.2	jirapongb/iStockphoto
Abb. 10.3	Picture-Factory/fotolia
Abb. 10.4	DAV, Stuttgart
Abb. 10.5	Avoxa, Eschborn
Abb. 10.6–10.12	Wepa, Hillscheid
Abb. 10.13	studiocaspar/iStockphoto
Abb. 10.14–10.25	Wepa, Hillscheid
Abb. 10.26	DAV, Stuttgart
Abb. 10.27	Wepa, Hillscheid
Abb. 10.28	wasja/iStockphoto
Abb. 10.29–10.31	Wepa, Hillscheid
Abb. 10.32	Picture-Factory/fotolia
Abb. 10.33	bilderstoeckchen/fotolia
Abb. 10.34	Eisenhans/fotolia
Abb. 10.35	chokkicx/iStockphoto
Abb. 10.36	Robert Przybysz/fotolia
Abb. 10.37	PTAheute, Stuttgart
Abb. 10.38–10.40	DAV, Stuttgart
Abb. 10.41	Wolfilser/fotolia
Abb. 10.42–10.51	Wepa, Hillscheid
Abb. 10.52	ABDA, Berlin
Abb. 10.53	DAV, Stuttgart
Abb. 10.54	Avoxa, Eschborn
Abb. 10.55	alvarez/iStockphoto
Abb. 10.56–10.57	ABDA, Berlin
Abb. 10.59	Zentrallaboratorium, Eschborn

Kapitel 11

Einstiegsbild	kaarsten/iStockphoto
Abb. 11.1	Rawpixel/iStockphoto
Abb. 11.2	DAV, Stuttgart
Abb. 11.3	clu/iStockphoto
Abb. 11.4	Yuri_Arcurs/iStockphoto
Abb. 11.5	gpointstudio/iStockphoto
Abb. 11.6	stevanovicigor/iStockphoto
Abb. 11.7	ra2 studio/fotolia
Abb. 11.8	zdravkovic/iStockphoto
Abb. 11.9	WavebreakMediaMicro/fotolia
Abb. 11.10	pepifoto/iStockphoto
Abb. 11.11	alvarez/iStockphoto
Abb. 11.12	kzenon/iStockphoto
Abb. 11.13	alvarez/iStockphoto
Abb. 11.14	sturti/iStockphoto
Abb. 11.15	andresr/iStockphoto
Abb. 11.16	AndreyPopov/iStockphoto
Abb. 11.17	Neustockimages/iStockphoto
Abb. 11.18	sturti/iStockphoto
Abb. 11.19	Linda AG, Köln
Abb. 11.20	julief514/iStockphoto
Abb. 11.21	cnythzl/iStockphoto
Abb. 11.22	Nadezhda1906/iStockphoto
Abb. 11.23	clu/iStockphoto
Abb. 11.24	Mixmike/iStockphoto
Abb. 11.25	hidesy/iStockphoto

Kapitel 12

Einstiegsbild	alvarez/iStockphoto
Abb. 12.1	julien tromeur/fotolia
Abb. 12.2	upixa/fotolia
Abb. 12.3	vege/fotolia
Abb. 12.4	mitrija/fotolia
Abb. 12.5	Waldemar Milz/iStockphoto
Abb. 12.6	janda75/iStockphoto
Abb. 12.7	apotheken.de | DAN, Stuttgart
Abb. 12.8	Wort & Bild Verlag, Baierbrunn
Abb. 12.9	eaniton/iStockphoto
Abb. 12.10	itan1409e/iStockphoto
Abb. 12.11	Dutko/iStockphoto
Abb. 12.12	skynesher/iStockphoto
Abb. 12.13	luchezar/iStockphoto
Abb. 12.14	DAV, Stuttgart
Abb. 12.15	clu/iStockphoto
Abb. 12.16	Wavebreakmedia/iStockphoto
Abb. 12.17	stockphoto-graf/fotolia
Abb. 12.18	golubovy/iStockphoto
Abb. 12.19	alvarez/iStockphoto

Kapitel 13

Einstiegsbild	seb_ra/iStockphoto
Abb. 13.1	Manakin/iStockphoto
Abb. 13.2	Stockfotos-MG/iStockphoto
Abb. 13.3	FooTToo/iStockphoto
Abb. 13.4	photoshkolnik/iStockphoto
Abb. 13.5	Pikesel/iStockphoto
Abb. 13.6	skynesher/iStockphoto
Abb. 13.7	alvarez/iStockphoto
Abb. 13.8	thomas-bethge/iStockphoto

Sachregister

A

ABDA (Bundesvereinigung Deutscher Apothekerverbände) 9
ABDA-Artikelstammdatensatz 86, 142
ABDA-Doppellochkarten 86
– Generalalphabet 195
– Ziehung 207
Abdampfen 405
Abfalleimer 424
Abfassen 405
Abgabebehältnisse
– Arzneimittel 431–434
– Grundausstattung 434
Abgabebelegverfahren, Betäubungsmittel 167
Abgabepreis des pharmazeutischen Unternehmers (ApU) 177–179
Abholung, Rezept vorbereiten 399
Abkochungen 106
Abrechnung, Rezept vorbereiten 398–399
Abrechnungszentren 398
Absaugvorrichtung 15
Abschlussprüfung 36
Abschreibungen 361–362
Absorptionskapseln, Stomabeutel 275
Abwiegen
– Definition 406
– Gefahrstoffe 417–418
– kleine Flüssigkeitsmengen 429
Abzug 15
Acetylsalicylsäure 113
Achselstützen 289
Adexa 40
Adipositas 78
Adstringenzien 97
AEP (Apothekeneinkaufspreis) s. Einkaufspreis
Acrosil® 115
Aerosole 109
– Definition 282
– s. a. Inhalationsgeräte
After-Shave-Präparate 318
After-Sun-Produkte 316
AG (Aktiengesellschaft) 355
AGB (allgemeine Geschäftsbedingungen), Einkauf 134
AIDA-Formel 243–244
Akne, Behandlung 319
Aktiengesellschaft (AG) 355

Aktionspersonalplanung 472–473
Aktionsplanung
– Marketing 489–490
– Schaufenstergestaltung 237
Aktionspreise, Kalkulation 491
Aktionsthemen, Marketing 489
Aktiva, Bilanz 364
aktive Medizinprodukte 253
Aktivkohlefilter, Stomabeutel 275
Aktivkohlekompressen 261
Akutversorgung, Rabattarzneimittel 391
Alaun 113
Alginate 259
Alkalien 112
Alkaloide 118
Alkohol
– am Arbeitsplatz 59
– Desinfektion 422
– Energielieferant 71
alkoholische Drogenauszüge 107
Alkoholsucht 58
Alkoholtupfer 292
Alkohol-Wasser-Gemische, Konzentrationsangabe 429–430
allergieauslösende Parfüminhaltsstoffe 321
allgemeine Geschäftsbedingungen (AGB), Einkauf 134
Allgemeine Ortskrankenkassen (AOK) 387–388
Allround-Gläser 431
Altarzneimittel, Entsorgung 214
Aluminiumacetattartrat-Lösung 115
Aluminiumkaliumsulfat 113
Amara 97
A-M-D-Merkregel 378
Aminosäuren
– essenzielle 69–70
– nichtessenzielle 69
AMK
– Aufgaben 441
– Berichtsbögen 440–442
– Qualitätsprüfung 156–157
Ammoniumcarbonat 113
Ammoniumchlorid 113
AMPreisV s. Arzneimittelpreisverordnung
Ampullen, Gesichtsreinigung 304
AMVV (Arzneimittelverschreibungsverordnung) 94–95, 371

Analgetika 97
– Notfallversorgung 193
Analysenwaagen 414
Angebote, Einholung und Prüfung 132–133
Anionen 113
Anis, Verwendung 120
Anlagevermögen 364
Annahmeverzug 173
Anpassung, Medizinprodukte 336–339
Ansprache, schriftliche Kommunikation 451
Antazida 98
Anthelminthika 98
anthroposophische Mittel 103
Anti-Aging-Produkte 319
Antiallergika 98
Antianämika 98
Antiarrhythmika 98
antibakterielle Wirkstoffe 323
antibakteriell wirksame Wundauflagen 261
Antibiotika 98
Antibiotikasäfte, Konzentrationsangabe 430
Antidementiva 101
Antidepressiva 98
Antidiabetika 98
Antidiarrhoika 98
Antidote 98
Antidysmenorrhoika 100
Antiemetika 98
Antiepileptika 98
Antihistaminika 98
Antihypertonika 98
Antihypoglykämika 98
Antikoagulanzien 99
Antikonvulsiva 99
Antikonzeptiva 100
Antimykotika 99
Antineuralgika 99
Antioxidanzien
– Hautpflege 307, 319
– Kosmetikinhaltsstoffe 323
Antiparasitika 99
Antiphlogistika 99
Antipruriginosa 99
Antipyretika 99
Antirheumatika 99
Antiseptika 99
Anti-Stress-Tipps 64

Antitranspirants 311
Antitussiva 99
Antivarikosa 99
Antivertiginosa 99
Anzeigen, Werbung 492
AOK (Allgemeine Ortskrankenkassen) 387
ApBetrO *s.* Apothekenbetriebsordnung
Aphrodisiaka 99
ApoG (Apothekengesetz) 10–11
Aponorm-Kapselfüllgerät 410
Aponorm-Medizinflaschen 431
Apotheke
– als Arbeitsort 4–27
– Arten 10–11
   Außenauftritt 19–22
– Ausstattung 16
– Datenschutz 46–48
– Dienstbereitschaft 16–17
– Geschichte 4–5
– als Handelsunternehmen 84–85
– in DDR 5
– Krankenhausapotheke 10
– Marketingmaßnahmen
– – *s.* Marketing
– öffentliche 10
– rechtliche Aspekte 9–18
– Rolle im Gesundheitswesen 7
Apotheken-A (Logo) 8–9
Apothekenabgabepreis, Angabe 226
Apothekenassistenten, Berufsbild 13
Apothekenbetriebsordnung (ApBetrO)
– apothekenübliche Waren 220–221, 252
– Betrieb und Einrichtung 11–18
– Dienstleistungen 221, 252
– Hygieneregeln 420
– Lagerhaltung 191–192
– Notfallversorgung 192–194
– Verordnungen 372
– Warenlager 84–85
Apotheken-EDV 142, 145
Apothekeneinkaufspreis (AEP) *s.* Einkaufspreis
apothekenexklusive Artikel 229
Apothekenfacharbeiter 13
Apothekengesetz (ApoG) 10–11
– Krankenhausversorgung 205
– Lagerhaltung 84
– Versorgung von Pflegeeinrichtungen 204–205
Apothekengewerkschaft 40
Apothekenhelfer
– Berufsbild 13
– Geschichte des Berufs 5
Apothekenleiter, Aufgaben 11
Apothekenlogo 19–20
Apothekenmarketing *s.* Marketing
Apotheken-Museum, Heidelberg 4
Apotheken-Nummer/IK 376
Apothekenpersonal, Berufsbild 11–12
apothekenpflichtige Arzneimittel
– Abgabe 93
– Einlagerung 170–171
– nicht verschreibungspflichtige 220
– Preisgestaltung 180, 182–184
– Versandhandel 372
apothekenpflichtige Medizinprodukte
– Besonderheiten des Wareneingangs 156–169
– Prüfprotokoll 156
Apothekenprivileg 5
Apothekensortiment *s.* Sortiment
apothekenübliche Dienstleistungen 14
– Apothekenbetriebsordnung 221, 252
apothekenübliche Waren
– Beratung 252–333
– Pflaster 264–265
– Sortiment 13, 124, 220–221
– Verbandkasten 268
– Verbandmittel 261–263, 266–268
– Verbandstoffe 254–258
– Vorschriften 252–254
– Wundauflagen 258–261
– Wundschnellverbände 263–264
Apothekenverkaufspreis (AVP) 177
Apothekenwerbung *s.* Werbung
Apothekenzuschlag *s.* Zuschläge
Apothekerassistent, Berufsbild 13
Apotheker, Berufsbild 12
Apothekerkammern 7–8
Apothekerverbände 8–9
Applikationshilfen, Primärpackmittel 434
ApU (Abgabepreis des pharmazeutischen Unternehmers) 177
Arbeitgeber, Fürsorgepflicht 60
Arbeitnehmervertretungen 40
Arbeitsanweisungen 24–25
Arbeitsflächen, Desinfektion 422–423
Arbeitsgemeinschaft der Berufsvertretungen Deutscher Apotheker 9
Arbeitskleidung 20
Arbeitslosenversicherung 44
Arbeitsnachweis, schriftlicher 37
Arbeitsplanung 470–473
Arbeitsplätze
– Arzneimittelherstellung 420
– Ergonomie 65
– Vorschriften 16
arbeitsrechtliche Bestimmungen 37–41
Arbeitsschutzgesetz, Gefahrstoffe 198
Arbeitsschutzmaßnahmen, Gefahrstoffe 417–418
Arbeitsunfall, Anzeige 62
Arbeitsverhältnis, Kündigung 38
Arbeitsvertrag 37–38
Arbeitszeitgesetz 38
Areola mammae 294
Arnikablüten, Verwendung 120
Arnikatinktur 115
Aromen, Kosmetikinhaltsstoffe 324
Arteriosklerosemittel 99
Artikel, apothekenexklusive 229
Arzneibuch
– Herstellung und Prüfung 407
– Lagerungsvorschriften 191–192
– Monographien 92–93, 191–192
Arzneiformen
– englische Begriffe 106
– feste 104–105
– flüssige 105–107
– halbfeste 107–108
– Klistiere 109
– lateinische Bezeichnungen 424
– Sprays und Aerosole 109
– sterile 108
– Therapeutische Systeme 109
– *s. a.* Darreichungsformen
Arzneilieferverträge 180, 390
Arzneimittel
– anthroposophische 103
– Anwendung 96–97
– aus Blutbestandteilen 162–163
– Besonderheiten des Wareneingangs 156–169
– *s. a.* Defekturarzneimittel
– Dosierung 97–98
– Einlagerung 170–171
– Entsorgung 214
– *s. a.* Fertigarzneimittel
– fetotoxische 164
– gefälschte 374
– homöopathische 101–103
– *s. a.* Importarzneimittel
– *s. a.* Medikamente
– mikrobiologisch einwandfreie 424
– *s. a.* nicht verschreibungspflichtige Arzneimittel
– Online-Bestellung 372–373
– Preisbindung 401
– Qualität 440

– Qualitätsmängel 442
– s. a. Rezepturarzneimittel
– Risiken 254, 440–442
– Sortiment 220
– für Tiere 103
– umgewidmete 160
– Vergleich mit anderen Waren 226
– Verordnungs- und Erstattungsfähigkeit 385–387
– Versand 372, 400–401
– s. a. verschreibungspflichtige Arzneimittel
– Volldeklaration 436
– Warenbestand 90–104
– Wirkung 96–97
– Zulassung 91–93
– Zustellung 10
– Zuzahlung 383
– zuzahlungsbefreite 385
Arzneimittel-Abgabe
– Arzneimittelgesetz 84
– auf Rezept 392–396
– Behältnisse 431–434
– Sozialrecht 85
Arzneimittelbeschriftung 191
Arzneimittel-Codex 407–408
Arzneimitteldispenser 290
Arzneimittelfälschungen 157
Arzneimittelgesetz (AMG)
– Abgabe von Arzneimitteln 84
– Ausgangsstoffe 109–110
– Definitionen 90–103
– Einhaltung von Vorschriften 17–18
Arzneimittelgruppen 97–101
Arzneimittelhersteller, Rabattverträge 390–391
Arzneimittelherstellung
– Anweisungen 425–426
– Arzneiformen 424–426
– Ausgangsstoffe 109–110
– Berechnungen 428–431
– Desinfektion 422
– Herstellungsprotokoll 425–428
– Kontrolle 428
– Planung 425–426
– und Prüfung 404–443
– standardisierte Vorschriften aus NRF 425
Arzneimittelidentität, Prüfung 152
Arzneimittelimport s. Importarzneimittel
Arzneimittelkommission der Deutschen Apotheker s. AMK
Arzneimittelnachverfolgbarkeit 157

Arzneimittelpreise s. Preisbildung; s. Zuschläge
Arzneimittelpreisverordnung (AMPreisV) 178–182, 372, 438
Arzneimittel-Rabattverträge s. Rabattverträge
Arzneimittelrückrufe 202, 210
Arzneimittelverkehr, Dokumentation 157–158
Arzneimittelverschreibungsverordnung (AMVV) 94–95, 371
Arzneimittelversorgung
– Rahmenvertrag 372, 390
– s. a. Versorgung; Versorgungsauftrag
Arzneimittelweitergabe 157
Arzneimittel-Wirkstoffgruppen, Festbeträge 385
Arzneimittelwirkungen, unerwünschte 441–442
Arzneistoffe, Lagerung in Labor und Rezeptur 415–417
ärztliche Verordnung s. Verordnung
Ascorbinsäure 73, 113
Ataraktika 99
Atemschutzmaske 418–419
ätherische Öle 118
– Wasserdampfinhalation 282
Atommasse 110
Ätznatron 115
Ätzwirkung, Piktogramm 198
Audit 25
Aufbewahrungsfristen, Unterlagen 512
Aufbewahrungsorte, Vorsichtsmaßnahmen 54
Aufbewahrungspflichten, Dokumentation Warenannahme 169
Aufbrauchsfristen, Rezepturen 436
Aufgüsse 107
Aufschlag, Einstandspreis 184
Auftreten, anderen gegenüber 448, 474–476
Aufwandskonten 361
Augenbadewanne 286
Augenbinden 263
Augen, Katheter 273
Augenklappen 263, 288
Augenkompressen 259
Augenlider, geschwollene 308
Augen-Make-up-Entferner 305
Augenokklusionspflaster 265
Augenpflege 308
Augenprodukte, dekorative 326–327
Augensalben 108
Augenspülflasche 286

Augentropfen 108
– Aufbrauchsfrist 436
Augentropfengläser 431
Augenverbände 263
Ausbildende, Pflichten 33
Ausbildung, betriebliche 32–33
Ausbildungsbericht 34–35
Ausbildungsberufsbild PKA 32
Ausbildungsnachweis PKA, Ringbuch 34
Ausbildungsrahmenplan 32
Ausbildungsvergütung 35–36
Ausbildungsvertrag 32–33
Ausbildungszeit 33
Ausgangsstoffe
– in Labor und Rezeptur 113–117
– Lagerung 172, 201–202, 415
– noch nicht geprüfte 202
– Prüfung 167–169
– Sortiment 109–110
– s. a. Gefahrstoffe
Ausgewogenheit, Ernährung 75
Aushänge
– Dienstbereitschaft 17
– Vorschriften 41
ausländische Versandapotheken 400–401
Ausnahmeverordnung 378
Ausrufezeichen, Piktogramm 198
Ausscheidungen, Hilfsmittel 270–275
Ausschlussliste, Substitutionsarzneimittel 391
Außenauftritt, Apotheke 19–22
außer Handel (AH/a. H.) 208
außer Vertrieb (AV/a. V.) 208
Ausstattung, Apotheke 16
Austauscharzneimittel s. Substitutionsarzneimittel
Auszahlungsbetrag 35
Auszubildende
– Pflichten 33–35
– Rechte 35–36
Aut-idem-Kästchen 376
Autoklav 408

B

Babyhaut
– Pflege 316–318
– Sonnenschutz 315
Babymasken, Vernebler 283
Babywaagen 298
– Verleih 339
Backoffice, PKA-Aufgabenbereiche 79
Bäder

– Babypflege 317
– Fußbäder 311
– Wassertemperatur 305
Badesalze 305
Badethermometer 279
BAK
– Gefahrstofffarbkonzept 199
– Leitlinie Hygienemanagement 420
– Leitlinien Arbeitsabläufe 26
Bakterienfilter 405
Baldriantinktur 115
Baldrianwurzel, Verwendung 120
Balkenwaagen 410
Ballaststoffe 69, 75
Balneotherapeutika 99
Balsame, Fußbalsame 312
Bandagen 338–339
Bank Identifier Code (BIC) 507–508
Bareinkaufspreis 183
Bärentraubenblätter, Verwendung 120
bargeldlose Zahlung 507–508
Barmer Gmünder Ersatzkasse (Barmer GEK) 388
Barrabatt 135–136
Barverkaufspreis 183
Barzahlung 175, 359, 507
Basaltemperatur 278–279
Basalzellenschicht 301
Basen 112
Basiscreme DAC 117
Basisplatten, Stomaversorgung 274
Bauchbänder, Stomaversorgung 275
Baumwollhandschuhe 289
BDSG (Bundesdatenschutzgesetz) 46–47
Beamte, Krankenversicherung 389
Bechergläser 408
Bedarfsermittlung, Kundengespräch 245–246
Bedarfsplanung 471–472
Bedenken, pharmazeutische 380, 391
Befreiungsausweis 383
Befruchtung, künstliche, Zuzahlung 383
Begleitnährstoffe 69
Begründungspflicht 375
Begrüßung, Kunden 242–243
Beihilfe 389
Beikost 342–343
Beipackzettel, Pflichtangaben 95
Beißring 293
Beitragshöhe
– Arbeitslosenversicherung 44
– Gesetzliche Rentversicherung 42

– Krankenversicherung 43
– Pflegeversicherung 44
– Unfallversicherung 44
Beitragszahler
– Gesetzliche Rentversicherung 42
– Krankenversicherung 43
– Unfallversicherung 44
Belastungen, körperliche 62–63
Belastungsgrenze, Zuzahlungsbefreiung 384–385
Belastungsinkontinenz 270
Belege, Buchung 362–363
Belegsatz, BtM-Rezept 377
Belieferung, Privatrezept 380
Benzin 116
Beratung
– bedarfsbezogene 244
– s. a. Ernährungsberatung
– Fragenstellung 245–246
– Informationen zum Verkauf 247
– Kundeneinwände 248–249
– s. a. Kundengespräch
– produktbezogene 244
– Rezeptvorlage 395–396
– telefonische 396
– Warenvorlage 246
Berichtsbögen, AMK 440–442
Berichtsheft 34–35
Berufsausbildungsverordnung, PKA 31–32
Berufsausbildungsvertrag 32–33
Berufsbildungsgesetz, PKA 31–32
Berufsgenossenschaft für Gesundheitsdienst und Wohlfahrtspflege (BGW) 49, 388–389
Berufsordnungen, Werbung und Wettbewerb 225
berufsrechtliche Verbote 484–485
berufsständige Versorgungswerke 42
Beschäftigung, geringfügige 41
Beschriftung, Arzneimittel 191
Besenreiser, Kompressionsstrümpfe 336–337
Bestandskonten 361
Bestandsverzeichnis, Medizinprodukte 253
Besteller, Pflichten 133
Bestellkärtchen 207
Bestelloptimierung 143–144, 206, 211–212
Bestellung 130–132
– Hersteller 139–140
– pharmazeutischer Großhandel 139
– Prozessbeschreibung 146

– Re- und Parallelimporte 140–141
– und Kaufvertrag 133–134
– s. a. Einkauf
Bestellvorschläge, Warenwirtschaftssystem 142–143
Bestellvorschlagsliste 130–131
Bestellwege 139–141
Bestellwert, Vergleich mit Rückgabewert 210
Bestimmungen, arbeitsrechtliche 37–41
Betäubungsmittel (BtM) s. a. BtM ...
– Abgabebelegverfahren 167
– Bestandsverzeichnis 216
– Definition 99
– Dokumentation 164–167
– Einlagerung 170
– Entsorgung 214
– Lagerung 201
– Notfallversorgung 193
– Rabattverträge 378
– Reisen 379
– Retouren 211
– Sondervergütung 182
– Stationsbedarf 379
– Vernichtungsprotokoll 215
Betäubungsmittel-Binnenhandelsverordnung (BtMBinHV) 164
Betäubungsmittelverschreibungsverordnung (BtMVV) 371
betriebliche Kostenrechnung 511
Betriebsanweisung, Gefahrstoffverordnung 51
Betriebsbuchführung 360
Betriebsergebnis 184, 365
Betriebserlaubnis 10
Betriebsklima, Führungsstil 64
Betriebskrankenkassen (BKK) 387–388
Betriebsräume, Vorschriften 14–16
Betriebsstättennummer (BSNR) 374
Bettbeutel 273
Bettpfannen 272
Bettschutzeinlagen 272
Beutel, Teemischungen 433–434
Bewegung, Krankheitsvorbeugung 65–66
Bezugspreis 183
BfArM s. Bundesinstitut für Arzneimittel und Medizinprodukte
BG (Berufsgenossenschaften) 388–389
BGA-Nummer 164
BG-Rezepte 388–389
BGW s. Berufsgenossenschaft für Gesundheitsdienst und Wohlfahrtspflege
BIC (Bank Identifier Code) 507–508

Bilanz 364
Bilanzdaten, Auswertung 367
bilanzierte Diät 331–332
Bilanzregel, Goldene 367
Bildschirmarbeit 63
Bimsstein, Fußpflege 311
Bindemittel 322
Binden
– Augenbinden 263
– Fixierbinden 262
– Idealbinden 266
– Kurz-, Mittel- und Langzugbinden 266
– Mullbinden 262
– Ohrenbinden 263
– Pflasterbinden 267
– Zinkleimbinden 268
Biogefährdung, Symbol 197
Biokosmetik 324
Biologicals 99
Biotin 73
Biozide, Lagerung 200
Birkenblätter, Verwendung 120
Bisswunden 255
Bitterer Fenchel, Verwendung 120
Bittersalz 114
Bitterstoffe 119
BKK (Betriebskrankenkassen) 387
Blasenausgang, künstlicher s. Stoma
Blasenkatheter 272–273
Blasenschwäche s. Harninkontinenz
Blasenspritze 285
Blisterung, individuelle 290
Blockbildung, Warenpräsentation 232
Blush s. Rouge
Blutabnahme, Voraussetzungen 52
Blutdruckkontrolle 333–334
Blutdruckmessgeräte 279–280, 333–334
Blutdruckwerte, Erwachsene 333
Blutgerinnungsmessgeräte 280
Blutgewinnung, Stechhilfen 280
Bluthochdruck, Ernährungsberatung 348–349
Blutprodukte, Abgabe 394
Blutuntersuchung, Messgeräte 280
Blutzubereitungen 99
– Dokumentation 162–163
Blutzuckermessgeräte 280
Blutzuckermessung, Einzelschritte 334
Blutzuckerwerte
– Erwachsene 334
– s. a. Diabetes
BMI (Body-Mass-Index) 77–78
BNZ (Brutto-Nutzen-Ziffer) 213, 233

Bodenbeutel 433–434
Body-Mass-Index (BMI) 77–78
Bombe, Piktogramm 198
Bonus 137, 176
BOPSt (Bundesopiumstelle) 164
Border, Produktnamenszusatz 260
Botendienst 172
– Betreuung durch PKA 79
Bougies 273
Brandblasen 256
Brandfall 53–54
Brandschutz 53
Brandwunden, Gelkompressen 260
Brei, Säuglingsnahrung 342–343
brennbare Flüssigkeiten, Lagerung 416
Brennnesselblätter, Verwendung 120
Briefe, formale Aspekte 449–451
Briefgeheimnis, Verletzung 48
Bruchbänder 339
Brustentzündung 297
Brustkompressen 297
Brustwarzen
– Brustaufbau 294
– Pflege 295–297
Brustwarzenformer 296
Brustwarzenschutz 297
Brust, weibliche 294
Brutto-Apothekenverkaufspreis (AVP) 177
Brutto-Bezüge 35
Bruttojahreseinkommen, Zuzahlungsbelastungsgrenze 384
Brutto-Nutzen-Ziffer (BNZ) 213, 233
Bruttoverkaufspreis 184
BSNR (Betriebsstättennummer) 374
BtM ... s. a. Betäubungsmittel
BtM-Abgabebeleg 166
BtM-Anforderungsschein, Pflichtangaben 382
BtMBinHV (Betäubungsmittel-Binnenhandelsverordnung) 164
BtM-Lieferschein 167
BtM-Notfallverschreibung 378
BtM-Nummer 164
– Verbundapotheke 167
BtM-Rezept, GKV 376–379
– Gültigkeitsdauer 377
– Pflichtangaben 377–378
BtM-Rezept, privat 379–380
BtM-Tresor 16, 201
BtMVV (Betäubungsmittelverschreibungsverordnung) 371
BtM-Wirkstoffe, Höchstmengen 378
Bücher

– Pflichtliteratur 406–408
– Preiskalkulation 180
Buchführung 18
– doppelte 360–362
– Grundlagen 359–363
– ordnungsmäßige 360
– Pflicht 356
Buchführungsdaten, Auswertung 367
Buchführungssysteme, DV-gestützte 360
Buchung, Geschäftsvorgang 362
Buchungskonten 361
Buchungssätze 362–363
Buchungsstempel 363
Bückzone 230–231
bukkal 97
Bundesamt für Sera und Impfstoffe s. Paul-Ehrlich-Institut
Bundesamt für Verbraucherschutz und Lebensmittelsicherheit (BVL) 6, 91–92
Bundesapothekerkammer s. BAK
Bundesdatenschutzgesetz (BDSG) 46–47
Bundeselterngeldgesetz 39–40
Bundesinstitut für Arzneimittel und Medizinprodukte (BfArM)
– Arzneimittelzulassung 91–92
– Aufgaben 6
– Betäubungsmittel 164
– unerwünschte Nebenwirkungen 441–442
Bundesinstitut für Risikobewertung (BfR) 6
Bundesministerium für Gesundheit 5–6
Bundesoberbehörden 6
Bundesopiumstelle (BOPSt)
– Aufgaben 164
– BtM-Lieferschein 167
– Lagerung von BtM 201
Bundesrahmentarifvertrag 36
Bundesvereinigung Deutscher Apothekerverbände (ABDA) 9
Bundesversorgungsgesetz (BVG) 389
Bundeswehrapotheke 11
Bunsenbrenner 408
Bürgerliches Gesetzbuch, Zahlungsverzug 357
Büromaterialien 124
Bürsten, Zahnpflege 309
Butterflys 276
BVG (Bundesversorgungsgesetz) 389
BVL s. Bundesamt für Verbraucherschutz und Lebensmittelsicherheit

C

Calciferol 73
Calcium 74
– Osteoporose 349
Calciumcarbonat 114
Calciumsulfat-Dihydrat 114
Campher 114
Category Management 231–232, 495
Causa, Homöopathie 102
CE-Kennzeichnung 124, 253
Cellulose 68–69
Cellulosefasern, verfilzte 262
Cerclage-Pessare 286
Charge, Definition 91
Chargenbezeichnung 155
– Symbol 197
Chargennummer, Tierarzneimittel 395
Chargenüberprüfung 210
Chemie, Definition 111
Chemikalien
– Abgabe 394
– Preiskalkulation 180
– Prüfung 167–169
– Sortiment 110–117
– s. a. Gefahrstoffe
Chemikalienverbotsverordnung (ChemVerbotsV) 198–199, 417
chemische Symbole 111
chemische Verbindung, Definition 110–111
Chemotherapeutika 99
Chlorid 74
Cholagoga 99
Choleretika 99
Cholesterinspiegel, erhöhter 346
Cholesterolwert, Messgeräte 280
Choriongonadotropin, humanes 287–288
CI (Colour-Index-Nummer) 321
CI (Corporate Identity) 20, 486–487
Citronensäure, wasserfreie 114
Claims, nährwertbezogene Angaben 330
Cloud-Speicherung 146
CLP-Verordnung (Classification, Labelling and Packaging) 197–198, 417
cmr-Kennzeichnung 198
Codes (Artikelnummern) 87–88
– 2 D-Code 88
– Code 2/5 interleaved 88
– Code 39 87–88
– EAN-13-Code 87
Colli, Prüfung 151
Colostoma 274
Colostomie, Darmspülung 275
Colour-Index-Nummer (CI) 321
Compact-Foundations 325
Compressi s. Tabletten
Computerausfall, Notdienst 207
Contergan® 381
contourierte Wundauflagen 260
Controlling
– Aufgaben 510–512
– Definition 496
– Kennzahlen 510–511
– Lagerkennzahlen 212–213
Corium 301
Corporate Identity (CI) 20, 486–487
Cramer-Pessar 286
Cream-Foundations 325
Cremerouge 326
Cremes
– Augencremes 308
– Babypflege 317
– als Darreichungsform 108, 306
– Fußcremes 311
– Rasiercremes 318
Cyanocobalamin 73

D

DAB (Deutsches Arzneibuch) 407
DAC (Deutscher Arzneimittel-Codex) 407–408, 429
DAK Gesundheit (Deutsche Angestellten Krankenkasse) 388
Damenbinden 290–291
Dampfinhalatoren 281–282
Dampfsterilisation 406
Darmausgang, künstlicher s. Stoma
Darmrohre 285
Darmspülung
– Colostomie 275
– Klistiere und Rohre 285
Darreichungsformen 104–109
– Aufbrauchsfristen 436
– englische Begriffe 106
– transmucosale 194
– s. a. Arzneiformen
Data-Matrix-Code 157
Daten
– apothekenindividuelle 142–143
– Stammdaten 86, 142
Datenschutz 46–48
– s. a. Schweigepflicht
Datenschutzbeauftragter 47
Datensicherung 145–146
Datenverlust 47–48
Dauerauftrag, Zahlungsart 508
Daumenbandagen 338
DAV (Deutscher Apothekerverband) 8–9
DAZ s. Deutsche Apotheker Zeitung
Debitkarten 509
Debitoren 356
Deckglas 411
Deckungsbeitrag 184
Decocta 106
Defekte 152–153, 209
Defektliste 131–132
Defektquote 213
Defekturarzneimittel
– Definition 424
– Herstellungsprüfung 428
– Prüfung der Ausgangsstoffe 167–169
– s. a. Arzneimittel
Dekoration s. Schaufenstergestaltung
Dekubitus 256
– Prophylaxe 288
demineralisiertes Wasser 419
Deodorants 310–311
depot, Definition 98
Depurativa 99
Dermatika 99
Desinfektion
– Arbeitsflächen 422–423
– bei Arzneimittelherstellung 422
– Hände 53
– mit Alkoholen 422
Desinfektionsmittel
– Funktion 99
– Körperpflege 291–292
– Lagerung 200
– Wirksamkeit 422
Desinfizienta 99
Destillationsapparatur 408–409
Destillieren 405
Deutsche Angestellten Krankenkasse (DAK Gesundheit) 388
Deutsche Apotheker Zeitung (DAZ)
– AMK-Mitteilungen 442
– Arzneimittel-Rückrufformular 202
– Fortbildung 37
Deutsche Bundesbank 506
Deutsche Gesellschaft für Ernährung, Ernährungsgrundsätze 75–77
Deutscher Apothekertag 9
Deutscher Apothekerverband (DAV) 8–9, 390
Deutscher Arzneimittel-Codex s. DAC
Deutsche Rentenversicherung Knappschaft-Bahn-See (KBS) 388
Deutsches Arzneibuch (DAB) 407

Deutsches Institut für medizinische Dokumentation und Information (DIMDI) 373–374
Dextrose 114
Diabetes mellitus
– Blutzuckerwerte 334
– Ernährungsberatung 346–348
– Pens 277
Dialekte, Kundengespräch 456
Diaphragma, Pessar 287
Diät, bilanzierte 331–332
Diätetika 331–332
Diätverordnung (DiätV) 331
Dichtebestimmung 412
Dickdarm, Verdauung 67
dickflüssiges Paraffin 116
Dienstbereitschaft 16–17
Dienstleistungen, apothekenübliche 14, 21–22, 221, 252
Dienstpläne 470–473
Differenzkalkulation 184
Digitalthermometer 278
Digitalwaagen 414
Dilutio 89
Direktbestellungen 139–140
Disaccharide 68–69
Diskretion 468–469
Dispenser 290
Dispensierrecht 160
Dispo-Auftrag 140
Distributionspolitik 482
Diuretika 99
Dokumentation
– Arzneimittel 47, 162–163
– Arzneimittelverkehr 157–158
– Aufbewahrungspflichten 169
– Betäubungsmittel 164–167
– Blutzubereitungen 394–395
– Importarzneimittel 160–162
– Schaufenstergestaltung 237
– Sera 162–163
– Warenannahme 169
Dosieraerosole 284–285
Dosierbecher 288
Dosierspritzen 288
Dosierung, Arzneimittel 97–98
Dosierungsangabe, BtM-Rezept 377–378
Dragees 105
Dranginkontinenz 270
Drehzahl s. Lagerumschlagsgeschwindigkeit
Dreisatz 125–127
Dreiwalzenstuhl 409

Drogen
– Arbeitsplatz zur Herstellung 16
– Identitätsprüfung 167–169
– illegale 59
– Konsum am Arbeitsplatz 59
Drogenauszüge 106–107
Drogenberatungsstelle 58
Druckausgleichsstopfen 416
Druckgeschwür 256
– Prophylaxe 288
Druckluftschlauch, Reinigung 284
Druckluftvernebler 283
Drucksachen, sinnvolle 455
Drüsenläppchen 295
Ductuli 295
Duftstoffe, Kosmetikinhaltsstoffe 324
Dünndarm, Verdauung 67
dünnflüssiges Paraffin 116
Dünnschichtchromatographie (DC), Ausrüstung 408–409
Duschbäder 305
Duschgele 305
Duschöle 305
Duschpflaster 264
Düsenvernebler 283

E

EAN-13-Code 87
Edelgase 113
EDV, Einsatz in der Apotheke 142, 145
eG (eingetragene Genossenschaft) 355
Eibischwurzel, Verwendung 120
Eichenrinde, Verwendung 120
Eichkennzeichen 415
Eichrecht 414–415
Eigenbelege 362–363
Eigenblutnosoden 102
Eigenkapital 364
Einfachzucker 68
eingetragene Genossenschaft (eG) 355
eingetragene Kauffrau (e. K., e.Kfr.) 354
eingetragener Kaufmann (e. K., e.Kfm.) 354
Einkauf 132–138
– Bonus 137
– Checkliste 134
– Gewährleistungsansprüche 138
– grundlegende Schritte 132
– PKA-Aufgabenbereiche 79–80
– Rabatte 134–136
– Retouren 138
– Skonto 136–137
– s. a. Bestellung

Einkaufspreis 177–178, 183, 338
Einkaufsvergünstigungen/-vorteile s. Rabatte
Einkommenspflichtgrenze 387
Einkommensteuer 45, 504
Einlage, anatomisch geformte 270–271
Einlagerung
– Arzneimittel 170–171
– Medizinprodukte 172
– s. a. Lagerhaltung
Einläufe 285
Einmalhandschuhe s. Einweghandschuhe
Einmalkanülen 276
Einmalkatheter 273
Einmalklistiere 285
Einmalspritzen 275–276
Einnahmehilfen 288
Einreibemethode, Händedesinfektion 423
Einspruch, Retaxationen 400
Einstandspreis 137, 183
Eintopfmethode 412
Einwaage, kleine Flüssigkeitsmengen 429
Einweghandschuhe 52, 289, 421
Einweg-Stilleinlagen 295–296
Einzelimporte, Zulässigkeit 393–394
Einzelunternehmen 354
Eisbeutel 288–289
Eisen 74
Eisenbedarf, Sportler 345
Eisessig 116
Eiweißbedarf, täglicher 69–70
Eiweiße 69–70
Eiweißquellen 69–70
EK (Ersatzkassen) 387
Elastin 301
Elektromilchpumpen 298
Elektrothermalgeräte 409
Elemente, chemische 110–111
Elterngeld 39–40
Elternzeit 39–40
EMA (Europäische Arzneimittelagentur) 92, 158–160
E-Mails, formale Aspekte 451–452
E-Mail-Verteiler 452
Emetika 99
Emulgatoren, Kosmetikinhaltsstoffe 322
Emulgieren 405
Emulsionen 106
Energiebedarf
– DGE-Referenzwerte 68

– Senioren 343–344
– Sportler 344
energieliefernde Nährstoffe 67–71
Enghalsgefäße 416
enterale Ernährung 332–333
Entgeltbescheinigung 35
Entkeimung 406
Entsorgung
– Altarzneimittel 214
– Arzneimittel 214–216
– Betäubungsmittel (BtM) 214
– Chemikalien 213
– Verpackungen 186, 213
Enzianwurzel, Verwendung 120
Enzyme 99
Enzympeelings 304–305
Epicondylitis-Bandagen 338
Epidermis 300–301
Epinephrin, Notfallversorgung 193
epitheliale Wundheilung 256
Epithelisierungsphase, Wundheilung 258
Erdnussöl, raffiniertes 116
Erfolgskonten 361
Ergonomie, Arbeitsplatz 65
Erinnerungswerbung 224
Erlenmeyerkolben 410
Ernährung
– fit halten 66–78
– gesunde 75–77
– künstliche 332–333
Ernährungsberatung
– Bluthochdruck 348–349
– Diabetes mellitus 346–348
– Fettstoffwechselstörungen 346
– Osteoporose 349
– Säuglingsnahrung 340–343
– Senioren 343–344
– Sportler 344–345
– Stillende 340–343
– Vegetarismus 340
– zahngesunde Ernährung 310
Ernährungskreis 77
Ernährungsplan, Säuglinge 343
Ernährungsregeln, auf Englisch 76
Ersatzbeleg 363
Ersatzkassen (EK) 387–388
Erstattungsfähigkeit 385–387
Erste Hilfe 60–62
Ertragskonten 361
Erwachsene
– Blutdruckwerte 333
– Blutzucker-Normwerte 334
– Ernährungsberatung 340

ES-Kompressen 258–259
Essenszubereitung 77
Essigsäure 99 % 116
essigsaure Tonerde-Lösung 115
Ethanol
– als Ausgangsstoff 116
– Desinfektion 422
– Konzentrationsberechnung 430
Etikett s. spezifische Kennzeichnungen
Eucerinum® anhydricum 117
EU-Importe s. Importarzneimittel
Eukalyptusöl 116
Europäische Arzneimittelagentur (EMA) 92, 158–160
Europäisches Arzneibuch s. Arzneibuch
Europäische Zentralbank 506
EU-Sicherheitslogo 373–374
EWR-Importe s. Importarzneimittel
Expektoranzien 100
Explosionen 53
Exsikkatoren 406, 409
Exsudationsphase, Wundheilung 256–258
Extrakte 89, 107
Eyecatcher, Schaufenster 236
Eyeliner 327

F

Facebook, Marketinginstrument 20, 487, 493
Fachausdrücke, Kundengespräch 247
Fachrechnen 124–130
Fachsprache, pharmazeutische 88–89
Fachzeitschriften, Heilmittelwerbung 223
Fäkalkollektoren 274
Faktorfeld, GKV-Rezept 391
Fakturierung 173–174
Faltenbildung, Augen 308
Fantaschalen 412–413
Farbkonzept, Gefahrstoffe 199, 418
Farbstoffangabe, Kosmetika 321
Faxe, formale Aspekte 449–451
Feedback, kritisches 476–477
Fehllieferung 150–151
Feinwaagen 414
Fenchel, Bitterer 120
Fermente 99
Fertigarzneimittel
– Definition 91
– Krankenkassenrabatt 183
– Preisbildung 177–178, 181
– Prüfprotokoll 156
– rabattbegünstigte 391

– Sicherheit 441
– s. a. Arzneimittel
Fertigarzneimittelpackungen, Pflichtangaben 94–96
Festbeträge
– Festlegung 385
– Preisgestaltung 177–178
– Verordnungen 385
– zuzahlungsbefreite Arzneimittel 385
feste Zubereitungen, Primärpackmittel 434
Festplatte, Spiegelung 145
Festzuschläge 180–182
fetotoxische Arzneimittel, Dokumentation 164
Fettbedarf
– Sportler 345
– täglicher 71
Fette
– Aufbau, Eigenschaften und Funktion 70–71
– Ernährungsempfehlung 75
– s. a. Körperfett
fette Öle 119
Fettlieferanten 70
fettlösliche Vitamine 72
Fettsäuren 70
Fettstoffwechselstörungen, Ernährungsberatung 346
Feuchthaltefaktoren, Haut 319
Feuchthaltemittel 323
Feuchtigkeitscremes 319
Feuchtigkeitsmasken 304
Feuchtigkeitsspender, Kosmetikinhaltsstoffe 323
Feuer, Brandschutz 53–54
Feuerlöscher 53–54
FFP (filtering facepiece) 418–419
Fibrinolytika 100
Fieber, Merkmale 278
Fieberthermometer 277–278
Filialapotheken 10
Filmbildner 322
Filmtabletten 105
Filter, Sonnenschutz 313
Filtrationsgeräte 409–410
Filtrieren 405
Finanzbuchführung 360
Fingerkuppenpflaster 264
Fingerlinge 289
Fingerpflaster 264
Firewall 47–48
Firmenretouren 210

Firmenvertreter, Kommunikation 140, 461–463
fixe Kosten 512
Fixierbinden 262
Flachbeutel 433–434
Flamme, Piktogramm 198
Fläschchenmilch 341–342
Flavonoide 119
Fliegenmaden, Wundauflagen 261
Flohsamen, Verwendung 120
Flugblätter, Werbung 487, 492
Fluid-Foundations 325
Fluor 74
Fluoridgehalt, Zahnpasten 310
flüssige Zubereitungen, Primärpackmittel 434
Flüssigkeiten
– brennbare 54
– Mischen 405
Flüssigkeitsbedarf
– Erwachsene 72, 77
– Sportler 345
Flüssigkeitsmengen, Einwaage 429
Flüssigkeitsthermometer 410–411
Flüssigkeitszufuhr, Senioren 344
Flyer s. Flugblätter
Folgemilch 341
Folsäureversorgung, Senioren 344
Folsäure, Wirkung 73
Forderungen
– aus Lieferungen und Leistungen 363
– doppelte Buchführung 361
– Verjährung 358
Forderungsverzeichnis 357
Formfehler-Retaxationen 399
Formularmuster, Privatrezept 379
Fortbildung 36–37
Foundation, Make-up 325
Fragenauswahl, Kundenbefragung 497–498
Fragenstellung, Kundengespräche 245–246
Franzbranntwein 116
Frauendusche 285
Frauen, Hilfsmittel 286–288
Frauenthermometer 278–279
freier Markt, Sicherung 224
Freisetzungsrate, BtM-Rezept 377–378
freiverkäufliche Arzneimittel
– Arzneimittelgesetz 93
– Einlagerung 171
– Kostenerstattung 386
– Preisgestaltung 180, 182–184
– Sortiment 220

Freiwahl
– Einlagerung 171, 202–203
– Marketinginstrument 494
– rechtliche Vorgaben 222
– Vorschriften 227
– Warenplatzierung 230–231
Freiwahlregale, Zonen 230–231
Freiwahlständer 230–231
freiwillige Krankenversicherung 43
Fremdbelege 362–363
Fremdkapital 364
Fremdsprachen, Kundengespräch 455
Frisur, Auftritt 475
Fruchtsäurepeelings 305
Fruchtzucker 68, 114
Fructose 68, 114
Führungsstile 64
Fürsorgepflicht, Arbeitgeber 60
Fuß, offener 256
Fußpflege 311–312

G

Galactose 68
Galenik 104
Galinstan 410–411
Gasflasche, Piktogramm 198
Gastrostomie, perkutane endoskopische 332
G-BA (Gemeinsamer Bundesausschuss)
– Festlegung von Festbeträgen 385
– Substitutionsausschlussliste 391
GbR (Gesellschaft bürgerlichen Rechts) 355
GD (Gesellschaft für Dermopharmazie), Hygieneleitfaden 420
Gebärmutterabsenkung, Stützpessar 286
Gebrauchsanweisung, Kennzeichnung Rezepturarzneimittel 436
Gebrauchsanweisung beachten, Symbol 197
Gebrauchsdosis 97
Gebühren, zusätzliche 182
Gefährdungsbeurteilung
– Apotheke 49–50
– Gefahrstoffverordnung 50–51
Gefahrenkennzeichnung, Rezepturarzneimittel 436–437
Gefahrenklassen, Medizinprodukte 253
Gefahrenpiktogramme 198
Gefahrenquellen, Beseitigung 55
Gefahrenübergang 138
Gefahrstoffbuch 437
Gefahrstoffe

– Farbkonzept Bundesapothekerkammer 199
– Kennzeichnung 51, 198–200
– Labor und Rezeptur 417–418
– Umgang 50, 169, 198
– s. a. Chemikalien
Gefahrstoffklassifikation 197
Gefahrstoffrecht 417
Gefahrstoffverordnung (GefStoffV) 52, 417
Gehaltstarifvertrag 36
Gehaltszettel 35
Gehörschutz 289
Gehstützen 289
Gelatinekapseln 104
gelbes Vaselin 117
gelbes Wachs 117
Gelbe Tafel, Notfallversorgung 194
Gelbildner 322
Geld
– Umgang 354–367
– Zahlungsvorgänge 507–508
Geldkarte 509
Geldschöpfung 506
Gele
– Augengele 308
– Eigenschaften 108
– Hautpflege 306
– Rasiergele 318
Gelkompressen, hydroaktive 260
Gemeinde-Unfallversicherungsverbände 388
Gemeinsamer Bundesausschuss s. G-BA
Gemüse, Ernährungsempfehlung 75
Genehmigungsanträge 392
Generalalphabet 194–195
Generika
– Rabatte 390
– Zulassung 93
Genossenschaft, eingetragene 355
Geräte, Labor und Rezeptur 408–414
Gerbstoffe 119
gereinigtes Wasser 419
Geriatrika 100
geringfügige Beschäftigung 41
Gesamtpreis, Angabe 225–226
Gesäßpolster 288
gesättigte Fettsäuren 70
Geschäftsbanken 506
Geschäftsbriefe, Norm 449
Geschäftshandlungen, unlautere 224–225, 484

Geschäftsprozesse, Erfassung und Auswertung 504–513
Geschichte der deutschen Apotheke 4–5
Geschmackskorrigenzien 119
Gesellschaft bürgerlichen Rechts (GbR) 355
Gesellschafter 354
Gesellschaft für Dermopharmazie (GD), Hygieneleitfaden 420
Gesellschaft mit beschränkter Haftung (GmbH) 355
Gesellschaftsrechnung 128
Gesetzbuch, Bürgerliches 357
Gesetz gegen den unlauteren Wettbewerb s. UWG
Gesetz gegen Wettbewerbsbeschränkungen (GWB) 224
Gesetzliche Krankenversicherung (GKV)
– Arten 387–388
– Definition 43
– Kassenarten 387
– Preiskalkulation 177
– Rabattverträge 390–391
– Versorgungsauftrag 387
– s. a. GKV-Rezept
gesetzliche Rentenversicherung 42–43
gesetzliche Sozialversicherung 41–44
gesetzliche Unfallversicherung, Träger 388
Gesetz über den Verkehr mit Arzneimitteln s. Arzneimittelgesetz
Gesichtsmasken 304
Gesichtspuder 325–326
Gesichtsreinigung 304–306
– Schritte 306
Gesichtswässer 304
Gesprächsatmosphäre, Kundenkontakt 251–252
Gesprächssituationen bewältigen 446–477
Gesundheitsgefahr, Piktogramm 198
Gesundheitsleistungen
– Anpassung von Medizinprodukten 336–339
– Ernährungsberatung 340–349
– Gesundheitstests 333–334
– Prävention 350
– Verleih von Medizinprodukten 339
Gesundheitstests 333–334
Gesundheitswesen, öffentliches 5–9
– Aufbau 5–7
– Kostenträger 387

Getreideprodukte, Ernährungsempfehlung 75
Gewährleistungsansprüche 138
Gewebe, Definition 258
Gewerbeertrag 505–506
Gewerbesteuer 45, 505–506
Gewichte 410
Gewinn 183, 365
Gewinnermittlung 360
Gewinn- und Verlustrechnung (GuV) 365
Gewirke, Definition 258
Gewürznelken, Verwendung 121
GHS (Globally Harmonized System of Classification) 197, 417
Giftinformationszentralen, Kontaktdaten 194
Gips, als Ausgangsstoff 114
Gipsverbände 268
girocard-System 509
GKV-Rezept 374–376
– Faktorfeld 391
– Gültigkeitsdauer 375–376
– Hilfsmittel 376
– Medizinprodukte 253
– Pflichtangaben 374–375
– s. a. Gesetzliche Krankenversicherung
GKV-Spitzenverband 390
Glasampullen 431
Glaubersalz 115
Gläubiger 357–358
Glaukommittel 100
globale Artikelidentnummer (GTIN) 87
Global Harmonised System s. GHS
Globuli 102
Glucose 68
Glucose-Monohydrat 114
Glycerin, Fettbestandteil 70
Glycerol 85 % 116
Glykogen 69
Glykoside 119
GmbH (Gesellschaft mit beschränkter Haftung) 355
GoBS (Grundsätze ordnungsmäßiger DV-gestützter Buchführungssysteme) 360
Goldene Bilanzregel 367
Gothaplast GoTa-silber 264
Gramm-Gewichte 410
Granulate 104
Granulationsphase, Wundheilung 258
Greifhilfen 289
Greifzone 230–231
Großbestellungen 212

Große Deutsche Spezialitätentaxe 86, 142
Großhandel
– Bestellweg 139
– Mängelrüge 154
– Warenbeschaffung 130
Großhandelsbestellung, Prozessbeschreibung 146
Großhandelsrabatt 179
Großhandelssendung, Checkliste 185
Großhandelszuschlag 179
Grundierung, Make-up 325
Grundmenge 439–440
Grundpreis
– Angabe 226
– Festlegung 228
Grundsätze ordnungsmäßiger DV-gestützter Buchführungssysteme (GoBS) 360
Grundsteuer 506
Grundwert, Prozentrechnung 127
Grünes Rezept 380–381
GTIN (globale Artikelidentnummer) 87
Gültigkeitsdauer
– BtM-Rezept 377
– Eichung 415
– GKV-Rezept 375–376
– Grünes Rezept 381
– Privatrezept 379–380
– T-Rezept 382
Gummifingerlinge 289
Gürtel, Stomaversorgung 275
Gutta 89
GuV (Gewinn- und Verlustrechnung) 365
GWB (Gesetz gegen Wettbewerbsbeschränkungen) 224
Gynäkologika 100

H

Haarpflegeprodukte 309
HAB (Homöopathisches Arzneibuch) 407
Haftrand-Wundauflagen 260
Haftungsbedingungen, Rechtsformen 354–355
halbbare Zahlung 507
halbfeste Zubereitungen
– Herstellung 412
– Mischung 405
– Primärpackmittel 434
Halskrause 338
Halskrawatte 338
Halsmanschette 338

Haltbarkeit
– Angabe 436
– Prüfung 154–155
– Symbol 197
Hämostyptika 100
Hände
– Desinfektion 423
– Hygiene 53
Handelsaufschlag 233
Handelsgesellschaft, offene 354
Handelsgesetzbuch (HGB) 18
– Wareneingangskontrolle 150–151
Handelskauf, beiderseitiger 18–19
Handelskrankenkasse (hkk) 388
Handelsspanne 184
Handgelenkriemen 289
Handgelenksbandagen 338
Handlungen s. Geschäftshandlungen
Handlungskosten 137
Handlungsvollmacht 18–19
Handmilchpumpen 298
Handschuhe 52, 289, 421
Handschuhpflicht 52–53
Handverkauf 355–356
Handverkaufstisch s. HV-Tisch
Handzettel, Werbung 487, 492
Hanseatische Krankenkasse (HEK) 388
Harninkontinenz
– ableitende Systeme 272–274
– aufsaugende/aufnehmende Produkte 270–272
– Formen 270
– körperferne Hilfsmittel 272
Harnstoff 114
Harnwegsinfektionen 272
Hartfett 114
Hartgelatinekapseln, Befüllung 410
Hauptbuch 362
Haushaltszucker s. Saccharose
Haut
– Aufbau und Funktion 300–303
– Eigenschutz 312–314
– empfindliche 320
– reife 318–319
Hautdesinfektionsmittel 291–292
Hautlipide 301
Hautpflege, Definition 299
Hautpflegeprodukte 299–306
– nach Hauttyp 306–308
Hautreinigung, Produkte 302–305
Hauttypen 302–303
– Sonnenempfindlichkeit 314
hCG (humanes Choriongonadotropin) 287–288

Health-Claims Verordnung 330
Hebesatz 505–506
Heftpflaster 263
– s. a. Pflaster; Wundschnellverbände
Heidelbeeren, getrocknete 121
heilberufliche Verordnungen s. Verordnungen
Heilmittelwerbegesetz (HWG), irreführende Werbung 222–224
Heilmittelwerbung
– gegenüber Fachkreisen 222–223
– gegenüber Patienten 222–223
– Pflichtangaben 223–224
Heimversorgung, PKA-Mitarbeit 80
Heißluftsterilisation 406
HEK (Hanseatische Krankenkasse) 388
Hepatika 100
Herpespflaster 265
Herstellen, Definition 91
Hersteller
– Handelspartner 139–140
– s. a. pharmazeutische Unternehmer
Herstellerabgabepreis (HAP) 177–178
Herstellerabschlag, gesetzlicher 182
Herstellerrabatte, pauschale 178
Herstellerwerbung, Kundenzeitschriften 206
Herstellungsdatum, Symbol 197
Herzmittel 100
Heuschnupfen, Nasendusche 285–286
HGB s. Handelsgesetzbuch
Hilfsmittel
– Antitranspirants 311
– Deodorants 310–311
– Erleichterung des Alltags 288–290
– Frauen 286–288
– Fußpflege 311–312
– GKV-Rezept 376
– Haarreinigung und -pflege 309
– Hautpflege 306–308
– Haut- und Körperpflege 299–306
– Intimpflege 311
– Krankenpflege 268–290
– Mund- und Zahnpflege 309–310
– Preiskalkulation 180, 184–185
– Sonnenschutz 312–316
– Spülungen 285–286
– Zuzahlung 383
Hilfsmittelverzeichnis
– Abgabe von Medizinprodukten 253
– Funktion 270
– Produktgruppen 185
Hilfsstoffe
– Deklaration 436

– gefährliche 418
– Mengenangaben 429
Hilfstaxe 438–439
Himbeerblätter, Verwendung 121
Hinweistext „zu Risiken und Nebenwirkungen" 224
Hirschhornsalz 113
hkk (Handelskrankenkasse) 388
Hochdruckliga, Deutsche 280
Höchstbestand, Definition 211
Höchstmengen, BtM-Wirkstoffe 378
Höchstzuschläge 178, 181
Hodge-Pessar 286
Höllenstein 115
Holunderblüten, Verwendung 121
Homepage, Marketinginstrument 20, 487, 493
Homöopathie, Definition 101
homöopathische Arzneimittel 101–103
– Zulassung 92
homöopathische Komplexmittel 102
Homöopathisches Arzneibuch (HAB) 407
Hopfenzapfen, Verwendung 121
Hormonpräparate 100
Hornschicht 300–301
Horo-Dosen 119, 417
Hörschutz 289
H-Sätze
– Auflistung 437
– Gefahrenhinweise 197–198
Hühneraugenpflaster 265
humanes Choriongonadotropin (hCG) 287–288
HV-Tisch
– Einlagerung 203
– Marketinginstrument 495
– Sichtwahl 229–230
HWG (Heilmittelwerbegesetz), irreführende Werbung 222–224
Hyaluronsäure, Wundauflagen 261
hydroaktive Gelkompressen 260
hydroaktive Wundauflagen 259
hydroaktive Wundschnellverbände 264
Hydrofaserverbände 259–260
Hydrogele
– Aufbrauchsfrist 436
– Wundauflage 260
Hydrogel-Pads 296–297
Hydrokolloidpflaster 260
Hydrokolloidplatten 275
hydrophil, Definition 108
hydrophile Cremes, Aufbrauchsfrist 436

hydrophile Salbe DAB 117
hydrophob, Definition 108
Hydroxycarbonsäuren, Kosmetikinhaltsstoffe 323
Hydroxysäuren, Kosmetikinhaltsstoffe 323
Hygienekleidung 421
Hygienemanagement
– Patienten- und Mitarbeiterschutz 56
– PKA-Mitarbeit 78–79
Hygienemaßnahmen
– Leitlinien 420
– Vernebler 283–284
Hygieneplan, Personalhygiene 421
Hygieneprodukte 290–292
Hygieneregeln
– Apothekenbetriebsordnung 420
– Desinfektion der Arbeitsflächen 422–423
– mikrobiologisch einwandfreie Arzneimittel 424
– Personalhygiene 420–421
hygroskopische Substanzen, Aufbewahrung 416
Hypercholesterinämie, Ernährungsberatung 346
Hypertonie, Ernährungsberatung 348–349
Hypnotika 100

I

IBAN (International Bank Account Number) 507–508
Idealbinden 266
Identität, Arzneimittel 152
Identitätsprüfung, Rezepturausgangsstoffe und Chemikalien 167–169
IKK (Innungskrankenkassen) 387
Ileostoma 274
im Kühlschrank aufbewahren (Hinweis) 436
Immunmodulatoren 100
Impfstoffe 100
Importarzneimittel
– Dokumentation 160–162
– Lieferanten und Bestellwege 140–141
– Verfügbarkeit 391
– Versandhandel 400–401
– Zulassung 93
Importquote, Sozialgesetzbuch 372
Impulsartikel 228
INCI (International Nomenclature Cosmetic Ingredient) 320–321
Indikation, Definition 97

Indikatorartikel 228
Individualrezeptur, QMS-Prozessbeschreibung 437–438
Infusa 107
Infusionen 108
Infusionsbestecke 277
Infusionsflaschen 431
Infusionsnahrung 333
Inhalationsgeräte 281–285
Verleih 339–340
Inhalationstherapie, Formen 281
Inhalierhilfen, Dosieraerosole 284–285
Injektionen
– Arzneiform 108
– Wasser 117
Inkontinenz-Hilfsmittel 270–275
– Hosen/Pants 270–271
– körperferne Hilfsmittel 272
– Tampons 286
Innungskrankenkassen (IKK) 387–388
Inprozesskontrolle 25
INR-Wert 280
Insulin 159
Insulinpens 277
Insulinpumpen 277
Insulinspritzen 276
Interaktionen s. Nebenwirkungen
interaktive Wundauflagen 259
International Bank Account Number (IBAN) 507–508
Internetauftritt, Marketinginstrument 20, 487, 493
Intimpflege 311
intramuskulär, Definition 97
Intrauterinpessare 287
intravenös, Definition 97
Inventar 366
Inventur 366–367
Inventur-Listen 211
Inverkehrbringen, Definition 91
Iod 114
Iodmangel 344
Ionen 113
Ionenaustauscher 410, 419
Irrigator 275, 285
IR-Strahlung, Hauteinwirkung 313
ISO-9000-Normenreihe, Zertifizierung 27
Isopropanol, Desinfektion 116, 422, 424
Ist, Kasse 359

J

Jahresabschluss 363–367
Jahresfehlbetrag 365

Jahresüberschuss 184, 365
Johanniskraut, Verwendung 121
Joule, Definition 67–68
Journal 362
Jugendarbeitsschutzgesetz 34, 38–39
juristische Person 355

K

Kajal 327
Kalender, Marketinginstrument 492
Kalibrierung, Messgeräte 25
Kalium 74
Kaliumcarbonat 114
Kaliumpermanganat 114
Kalkulation s. Preisbildung
Kältekissen 288–289
Kaltmazerate 107
Kamillenblüten, Verwendung 121
Kammerbereiche, Landesapothekerkammern 8
Kanülen
– Funktion 276–277
– Insulinpumpen 277
kanzerogen, Gefahrenhinweis 198
Kapazitätsplanung 471
Kapitalbindung 213
Kapitalerträge, Steuer 45
Kapitalgesellschaften 355
Kappenpessare 287
Kapselfüllgeräte 410
Kapseln
– Arzneiform 104
– Aufbrauchsfrist 436
Kardiaka 100
Kariesprophylaxe 309
Karminativa 100
Kartellrecht 224
Kartenblätter 410
Kartenzahlung 508
Kartoffeln, Ernährungsempfehlung 75
Kassenabrechnung 359
Kassenarten, GKV 387
Kassenbericht 359
Kassenbons
– Analyse Kundenzufriedenheit 500
– Marketinginstrument 492
Kassenführung 359
Kassennummer 374
Kassenrabatte 182–183
Kassenrezept s. GKV-Rezept
Kassenwahl, freie 387
Katheter s. Blasenkatheter
Kathetersets 273
Katheterstöpsel 273

Kationen 113
Käufer, Pflichten 172
Kauffahrteischiffe 378
Kaufmann, eingetragener 354
kaufmännische Aufgaben und Vorschriften 18–19
Kaufmännische Krankenkasse (KKH) 388
Kaufsignale, Kundengespräch 249–250
Kaufvertrag
– Abschluss 172–173
– Einkauf und Bestellung 133–134
– Störungen 173
KBS (Knappschaft-Bahn-See) 388
Keime *s.* Desinfektion
Keimfiltration 406
Keimschicht 300–301
Kennzahlen, Controlling 212–213, 510–511
Kennzeichnungspflicht
homöopathische Arzneimittel 94–95
Kosmetika 299–300
Kernseife 302
Kernsortiment 213
Kettfäden 258
Keulenpessar 286
KfZ-Verbandkasten 268–269
KG (Kommanditgesellschaft) 355
Kinder
– Ernährungsberatung 340
– Sonnenschutz 315
Kirchensteuer 46
Kittel
– Auftritt 474–475
– Rezepturkittel 418, 421
KKH (Kaufmännische Krankenkasse) 388
Klammerpflaster 265
Klebebänder, unelastische 267–268
Klebemasse, Wundschnellverbände 263
Kleberinge, Stomaversorgung 275
Kleidung, Auftritt 474–476
Klistiere 109
Klistierspritze 285
Knappschaft-Bahn-See (KBS) 387–388
Kniebandagen 338–339
Kochsalz 115
kochsalzreduzierte Kost 348
Kohle, medizinische 114
Kohlenhydratbedarf
– Erwachsene 69
– Sportler 344–345
Kohlenhydrate
– Aufbau 68–69

– empfehlenswerte 68
– Entstehung 68
– komplexe 68–69
Kolben 410
Kollagen 261, 301
Kollagenbildung, Anti-Aging-Produkte 319
Kolostrum *s.* Vormilch
Komformitätsbewertung 253
Kommanditgesellschaft (KG) 355
Kommanditisten 355
Kommissionierautomaten 195–196
Kommissionierung 203–205
Kommunikation
– Grundregeln 446–456
– nonverbale 446–448
– schriftliche 449–455
– verbale 446
– *s. a.* Kundengespräch
Kommunikationspolitik 481
Kommunikationspsychologie 448–449
Komplementäre 355
Komplexmittel, homöopathische 102
Kompressen 258–261
Kompressionsklassen 336
Kompressionsstrümpfe
– Anmessen 337
– Anpassung 336–337
Kompressionsverbände 266–268
Kompromisse finden 460
Kondome 292
Kondomurinal 273
Konfliktsituationen 459–460
Königskerzenblüten, Verwendung 121
Konkurrenzsituation, Sortimentsplanung 222
Konservierungsmittel, Kosmetikinhaltsstoffe 323
Kontaktaufnahme, Kunden 242–243
Konto 506
Kontrazeptiva 100
Kontrolle
– staatliche 17–18
– *s. a.* Controlling
Konzentrationsangaben 429–430
Kopfhaube, Hygiene 422
Korbumsatz 500
Korneozyten 301
Körnerkissen 289
Körnerschicht 300–301
Körpereiweiß 69
Körperfett
– Aufgaben 71
– Speicherung 71

Körpergewicht, richtiges 77–78
Körperhaltung, während Telefonat 447
Körperlotionen, Babypflege 317
Körperpeelings 304
Körperpflege
– Desinfektionsmittel 291–292
– Hilfsmittel 299–306
Körperschaft, Definition 8
Körperschaftssteuer 45, 504
Körpersprache 242, 446–448
Körpertemperatur *s.* Thermometer
Kosmetik, dekorative 299, 325–329
Kosmetika 299–306
– Aufgaben 299
– Definition 299
– Einlagerung 172
– INCI-Kennzeichnung 320–321
– Inhaltsstoffe 320–324
– Preiskalkulation 180
Kosmetik-Verordnung 299–300
Kosten 382–387
Kostenartenrechnung 511
Kostenerstattungsprinzip 389
Kosten-Nutzen-Bewertung, Preisgestaltung 178
Kostenrechnung, betriebliche 511
Kostenstellenrechnung 512
Kostenträger 387–389
Kostenträgerrechnung 512
Kostenübernahme, Genehmigungsantrag 392
Kost, kochsalzreduzierte 348
Krampfadern, Kompressionsstrümpfe 336–337
Krankenhausanforderungsschein 382
Krankenhausapotheken 10
– Räumlichkeiten 16
Krankenhäuser, Versorgung 204–205
Krankenkassen
– sonstige 389
– *s. a.* Gesetzliche Krankenversicherung
Krankenkassenrabatte 182–183
Krankenpflege, Hilfsmittel 268–290
Krankenunterlagen 272
Krankenversicherung 43–44
Krankheiten, ernährungsmitbedingte 345–349
Krankheitsfall, Lohnfortzahlung 38
Kratzwunden 255
Kredit 506
Kreditinstitute 506
Kreditkarte 509
Kreditoren 356
Kreide 114

Kritik, Reaktion 476–477
Krücken 289
Kruken 432
Kühlboxen 158
Kühlcreme DAB 117
kühlende Wirkstoffe, Kosmetika 323
Kühlkette 157–160
Kühlkompressen 288–289
Kühlschrank 16, 200
Kühlware 157–160
Kulanzleistungen 466–467
Kümmel, Verwendung 121
Kundenaufträge, Kommissionierung 203–204
Kundenbefragungen 497–499
Kunden, Datenschutz 46–48
Kundendienst 22
Kundenfrequenzanalyse 500
Kundengespräch
– AIDA-Formel 243–244
– Bedarfsermittlung 245–246
– Begrüßung 242–243
– Dialekte 456
– Fragenstellung 245–246
– Fremdsprachen 455
– Gesprächsatmosphäre 251–252
– Kaufmotivation 243–244
– Kaufsignale 249–250
– Kontaktaufnahme 242–243
– Kundeneinwände 248–249
– Kundeninteresse 243–244
– Preisinformation 249–250
– Rezeptvorlage 395–396
– Verabschiedung 251
– Verkaufsberatung 247
– Verkaufshilfen 247
– Warenvorlage 246
Kundenkarten, Marketinginstrument 487
Kundenreklamationen, Umgang 465–466
Kundentypen, erkennen und ansprechen 456–458
Kundenweiterleitung 395–396
Kundenzeitschriften
– Herstellerwerbung 206
– Marketinginstrument 488, 492
Kundenzufriedenheit, Messung 496–500
Kündigung 38
künstliche Befruchtung, Zuzahlung 383
künstliche Ernährung 332–333
Kunststoffgießformen 433
Kuren, Haarpflege 309

Kurzzugbinden 266
kutan, Definition 97

L

Labor
– Gefahrstoffe 417–418
– Lagerung von Arzneistoffen 415–417
– Vorschriften 15
Laborabzug 417
Laborgeräte 408–414
Laborthermometer 410–411
Lactatwerte, Messgeräte 280
Lactose 68–69
Lactose-Monohydrat 114
Lacto-Vegetarier 340
Ladendiebstahl, Verhalten 463–464
Ladenhüter 208, 233
Ladenöffnungsgesetze 16
Lagerbestand, Definition 211
Lagerdrehzahl 213
Lagerhaltung 190–217
– Arzneimittel 194–196
– betriebswirtschaftliche Aspekte 205–212
– Entsorgung von Arzneimitteln, Chemikalien und Verpackungsmaterial 213–216
– Gefahrstoffe 196–200
– gesetzliche Vorschriften 190–193
– Kommissionierung 203–205
– Medizinprodukte 196–197
– QMS-Prozessbeschreibung 214–217
– Sonderlagerorte 200–203
– s. a. Einlagerung; Warenlager
Lagerkennzahlen, Controlling 212–213, 232–233
Lageroptimierung 206–207
Lagerpflege 212
– PKA-Aufgabenbereiche 79
Lagerräume
– Vorschriften 15
– Vorsichtsmaßnahmen 54
Lagersituation, Sortimentsplanung 221
Lagerumschlag 233
Lagerumschlagsgeschwindigkeit (LUG) 213, 232–233
Lagerung, Arzneistoffe in Labor und Rezeptur 415–417
Lagerungsvorschriften, Arzneibuch 191–192
Lagerverlustausgleich 210–211
Laienwerbung 222
LAK s. Landesapothekerkammern
Laminar-Air-Flow-System 411

Landesapothekerkammern (LAK) 8
– Notfalldepots 194
Landesapothekerverbände (LAV) 8
Landesgesundheitsbehörden 6–7
Langsamdreher 228–229
Langzugbinden 266
Lanolin, aufgereinigtes 295
Lanolin DAB 117
LANR (Vertragsarztnummer) 374
Lanzetten 280
– Handhabung 334
lateinische Bezeichnungen
– Arzneiformen 424
– Rezepturhinweise 425
Latexschnuller 293
Lauer-Taxe 86, 142
Laugen 112
– Lagerung 197
LAV (Landesapothekerverbände) 8
Lavendelblüten, Verwendung 121
Laxanzien 100
Lebendimpfstoffe 100
lebenslange Arztnummer (LANR) 374
Lebensmittel
– Arzneimittelkühlschrank 200
– diätetische s. Diätetika
– Einlagerung 172
– Preiskalkulation 180
Lebensmittel-Informationsverordnung (LMIV) 330
Lebensmittel- und Futtermittelgesetzbuch (LFGB) 330
Lebensmittelvielfalt 75
Lebertran 116
Lederfingerlinge 289
Lederhaut 301
LeiKa 22
Leinöl 70
Leinsamenschroter 411
Leinsamen, Verwendung 122
Leistungen, vermögenswirksame 40
Leitsymptome 102
Lenalidomid, T-Rezept 164–165, 381
Leuko-Serie 263
LFGB (Lebensmittel- und Futtermittelgesetzbuch) 330
Lichtmikroskope 411
Lichtschutzfaktor (LSF)
– Definition 313
– Einteilung 316
– UV-Index 312
Lichtschutz, Symbol 197
Lidpflege 327
Lidschatten 327

Lieferanten
– Bestellwege 139–141
– Bewertung 186–187
– Pflichten 133
– Umgang 141
Lieferberechtigungsprüfung 151
Liefereinheiten 151
Lieferengpässe *s.* Defekte
Lieferfähigkeit
– Kennzahl 213
– Maximierung 206
Liefermangel 173
Liefermenge, Kontrolle 152–153
Lieferschein
– Betäubungsmittel 167
– Quittierung 151
Lieferung
– Nebenkosten 137
– über Warenschleuse 152
Lieferungsbedingungen 134
Lieferverzug 151, 173
Lifestyle-Medikamente, Kostenerstattung 386
Lindenblüten, Verwendung 122
alpha-Linolensäure 70
Linolsäure 70
Lipgloss-Präparate 328–329
Lipidsenker 100
Lipliner 328
lipophil, Definition 108
lipophile Cremes, Aufbrauchsfrist 436
lipophob, Definition 108
Lippenpflege 308
Lippenprodukte 327–329
Lippenstifte 328
Liquidität
– Planung 356
– Sicherung 354–367
Liquor 89
Listenpreis 183
Literatur, Pflichtliteratur 406–408
LMIV (Lebensmittel-Informationsverordnung) 330
Lobuli 295
Lohn, Ausbildungszeit 35–36
Lohnfortzahlung im Krankheitsfall 38
Lohnsteuer 45–46
Lokalanästhetika 100
Lösen 405
Lösungen 105
Lösungsmittel, Kosmetikinhaltsstoffe 322
Lotio alba aquosa 117
Lotionen 305–306

LSF *s.* Lichtschutzfaktor
LUG (Lagerumschlagsgeschwindigkeit) 213, 232–233

M

Magen, Verdauung 67
Magnesium 74
Magnesiumsulfat 114
Mahnbescheid 358
Mahnung 358
– Bürgerliches Gesetzbuch 357
Mahnverfahren, gerichtliches 358
Mailings
– formale Aspekte 452–454
– Marketinginstrument 487, 492
Make-up, Auftritt 475
Make-up-Produkte 325–326
Mallorca-Akne 315–316
Mamille 294
Mandelöl 116
Mandrin 276
Mängelprüfung 153
Mängelrüge 153–154
Männerhaut, Pflege 318
Mannitol 114
Manschette, Blutdruckmessung 333–334
Markenschutz 225
Marketing
– Bedeutung für Apotheke 480
– Bereiche 481–482
– Budgetierung 490
– Preispolitik 228
– Rahmenbedingungen 483–485
– Regalbestückung 232
– Schaufenstergestaltung 233–237
– Warenpräsentation 222, 226–233
– Werbematerialien 491–493
Marketingaktionen
– Besonderheiten in der Apotheke 226
– Durchführung 495–496
Marketinginstrumente 486–488
Marketingprojekte, Durchführung 480–501
Marketingziele, Festlegung 485
Marktanalyse, Durchführung 480–481
Marktbeobachtung, Sortimentsplanung 222
Markt, freier 224
Mascara 326
Masken
– Augenpflege 308
– Vernebler 283

Massenprozent 429–430
Masse-Volumen-Prozent (m/V) 430
Maßnahmenplan, Sicherheitsmaßnahmen 55–56
Mastitis 297
MBTI (Myers-Briggs Typen-Indikator) 456
MCT-Fette, Milchnahrung 342
Medikamente
– am Arbeitsplatz 59
– freiverkäufliche, nicht apothekenpflichtige 386
– photosensibilisierende 316
– *s. a.* Arzneimittel
Medikamentenabhängigkeit 59
Medizinflaschen 431
medizinische Kohle 114
Medizinprodukte
– aktive und nichtaktive 253
– Anpassung 336–339
– mit Arzneicharakter 386–387
– Definition 123–124
– Einlagerung 172
– Gefahrenklassen 253
– Meldeformulare 254
– Sortiment 123–124
– Symbole 197
– Verleih 339
– Wartung 253–254
– Werbung 223
Medizinprodukte-Betreiberverordnung (MPBetreibV) 253
– Leihgeräte 339
Medizinproduktebuch 253
Medizinproduktegesetz (MPG)
– Definition von Medizinprodukten 123–124
– Bedeutung in der Apotheke 253–254
– Komformitätsbewertung 253
– Meldung von Risiken 254
– Sortiment 252–253
Medizinproduktesicherheit 124
Medizinprodukte-Sicherheitsplanverordnung (MPV) 254
Mehrfachzucker 68–69
Mehrkosten, Verordnungen 385
Mehrwegsysteme 186
Mehrwertsteuer
– Ausweisung 173–174
– Buchung 363
– im Geschäftsprozess 504–505
– Preisbildung 177
– Steuerart 45
– *s. a.* Umsatzsteuer

Melanozyten 301
Meldebestand, Definition 211
Meldeformulare, Medizinprodukte 254
Meldepflicht
– AMK 440–442
– Medizinproduktegesetz 254
Melissenblätter, Verwendung 122
Mengenangaben
– Flüssigkeiten 440
– Wirk- und Hilfsstoffe 429
Mengenelemente 72–74
Mengenrabatt, Vergleich mit Naturalrabatt 176
Menthol 114
Mercier-Spitze 273
Mesh-Vernebler 283
Messgeräte
– Kalibrierung 25
– Krankenpflege 277–280
Messkolben 410
Messpipetten 412
Mess- und Eichgesetz (MessEG) 414
Messzylinder 411
Metalle 112
Metallkannen 416
Meterware, Wundschnellverbände 264
mikrobiologisch einwandfreie Arzneimittel, Herstellung 424
mikrobiostatisch, Definition 422
mikrobizid, Definition 422
Mikrokapseln 104
Mikroorganismen s. Desinfektion
Mikroskope 411
Milchauffangschalen 296
Milchdrüsen 295
Milchgänge 295
Milchnahrung, MCT-Fette 342
Milchpumpen 297–298
– Verleih 339
Milchsäure 323
Milchspendereflex 298
Milchstau 297
Milchzucker 68–69, 114
Milligramm-Gewichte 410
Mindermengenzuschlag 137
Mindestbestand, Definition 211
Mindestbestandsmengen 211
Mindesthaltbarkeitsdatum 154
Mindestsortiment 14
Mineralstoffbedarf, Sportler 345
Mineralstoffe 72–74
– Definition 100
Min-Max-Thermometer 200–201
Mischen, Rezeptur 405

Mischhaut 302
– Pflege 308
Mischungen, Konzentrationsangaben 429–430
Mitarbeiterunterweisung, Gefahrstoffverordnung 51
Mitarbeiterzufriedenheit, Messung 500
mite, Definition 98
Mitesser s. Akne
Mittelzugbinden 266
Moisturizer 323
Monatsendabrechnung 399
mono, Definition 98
Monographien, Arzneibuch 92–93, 191–192
Monosaccharide 68
Mörser 412
MPBetreibV (Medizinprodukte-Betreiberverordnung)
– Leihgeräte 339
– Medizinprodukteeinsatz in der Apotheke 253
MPV (Medizinprodukte-Sicherheitsplanverordnung) 254
Mullbinden 262
Mullkompressen 258–259
Mulltupfer 258
Mundpflegeprodukte 309–310
Mundschutz 290
– Hygiene 421–422
Mundspülungen 310
Mundstücke, Vernebler 283
Mund, Verdauung 66–67
mups, Definition 98
Muskelrelaxanzien 101
mutagen, Gefahrenhinweis 198
Muttermilch
– Aufbewahrung 297
– Ernährungsberatung 340–341
– Inhaltsstoffe 294
Muttermilchbeutel 297–298
Muttermilchflaschen 297–298
Mutterschutz 39
Mydriatika 101
Myers-Briggs Typen-Indikator (MBTI) 456
Myotika 101
Myrrhentinktur 116

N

N1, N2, N3 96
Nabelkompressen 259
Nachlieferungen 172
Nachtdienstzimmer 15

Nachtpflegeprodukte 307
Nachverfolgbarkeit, Arzneimittel 157
Nagelhärter 329
Nagellacke 329
Nagellackentferner 329
Nährstoffbedarf, Sportler 344–345
Nährstoffe
– energieliefernde 67–71
– nicht energieliefernde 71–75
– Übersicht 66
Nahrungseiweiß 69
Nahrungsergänzungsmittel (NEM) 330–331
Nahrungsergänzungsmittelverordnung (NemV) 330
Nahrungsmittelauswahl 77
Nahrungstipps s. Ernährungsberatung
Namensschilder, mit Berufsbezeichnung 396
Narbenreduktionspflaster 265
Narkotika 101
nasal, Definition 97
Nasenduschen 285–286
Nasenschutz, Hygiene 421–422
nasoenterale Sonde 332
nasograstrale Sonde 332
Nässeschutz, Symbol 197
Natrium 74
Natriumcarbonat 114
Natriumchlorid 115
Natriumhydrogencarbonat 115
Natriumhydroxid 115
Natriumsulfat-Decahydrat 115
Natron 115
Naturalrabatt 136
– Vergleich mit Mengenrabatt 176
naturheilkundliche Präparate 101–103
Naturkautschuk-Schnuller 293
Naturkosmetik 324
Naturkosmetiksiegel 324
Nebenkosten, Lieferung 137
Nebenwirkungen
– Definition 91
– unerwünschte 441–442
Nebenwirkungen und Risiken (Hinweistext) 224
Negativverkäufe 209
Neinverkäufe 209
Nelaton-Spitze 273
NEM (Nahrungsergänzungsmittel) 330–331
NemV (Nahrungsergänzungsmittelverordnung) 330
Netto-Apothekenverkaufspreis 177, 184

Netto-Bezüge/Netto-Abzüge 35
Netzverbände 263
Neues Rezeptur-Formularium
 (NRF) 407–408
Newsletter
– formale Aspekte 452–454
– Marketinginstrument 493
Niacin 73
nicht aktive Medizinprodukte 253
nicht energieliefernde Nährstoffe 71–75
Nichtlieferbarkeit s. Defekte
Nichtmetalle 112
Nichtverfügbarkeits-Sonderkennzeichen 391
nicht verkehrsfähige Präparate
 (NV/n. v.) 208
nicht verschreibungspflichtige Arzneimittel
– Abgabe 93
– Import 393–394
– Kostenerstattung 386
– Zuschläge 182
nicht zum Einnehmen (Hinweis) 436
Nicotinamid 73
Nicotinsäure 73
Niederlassungsfreiheit 5
Nikotinersatztherapie 58–59
Nikotinsucht 58–59
noctu-Kästchen 375
Nootropika 101
Normalgewicht, BMI-Empfehlung 78
Normaltropfenzähler 412, 429
Normdosis 97
Normgrößen 96
Nosoden 102
Notapotheke 11
Notausgänge, Kennzeichnung 53
Notdienst 17
– Rabattarzneimittel 391
Notdienstgebühr 182
Notdienstzuschlag 177, 182
Notfalldepots 193–194
Notfallplan 60–62
Notfallverschreibung, BtM 378
Notfallversorgung 192–194
Notizen, handschriftliche 455
Notruf 62
– wichtige Informationen 256
Novitäten 209–210
NRF (Neues Rezeptur-Formularium)
– Bezugsquellennachweis für Packmittel 434
– Vorschriften Arzneimittelherstellung 407–408, 425

NT, Definition 98
Nylonzahnseide 310

O
Oberflächendesinfektionsmittel 291–292
Oberhaut 300–301
Objektiv 411
Objektträger 411
Oblatenkapseln 104
Obst, Ernährungsempfehlung 75
offene Handelsgesellschaft (OHG) 18, 354
offene Posten 357
Öffentlichkeitswerbung 222
Offizin
– Gestaltung 494
– Orientierung für Kunden 227
– PKA-Aufgabenbereiche 78
– Sauberkeit 227–228
– Vorschriften 15
– Warenpräsentation 222, 226–233
– s. a. Marketing
OHG (offene Handelsgesellschaft) 18, 354
Ohrenbinden 263
Ohrthermometer 278
ökologische Marketingziele 485
ökonomische Marketingziele 485
Okular 411
Ölbäder 305
Öle
– ätherische 118
– Babyöle 317
– Kosmetikinhaltsstoffe 322
Oligosaccharide 68–69
Olivenöl 116
Omega-Fettsäuren 70
Onlinebanking 506–507
Online-Bestellung, Arzneimittel 372–373
Ophthalmika 101
Opioide, Notfallversorgung 194
OP-Masken 418–419
oral, Definition 97
Ordnung, Lagerhaltung 191
Orientierung, Offizin 227
Orthesen 338
Osteoporose, Ernährungsberatung 349
OTC-Präparate
– Einlagerung 170–171, 203
– Kostenerstattung 386
– Sortiment 93, 220
– s. a. Sichtwahl

Otologika 101
Ovo-Lacto-Vegetarier 340
O/W-Emulsionen 107, 306–307
– Fußpflege 311

P
Packmittel s. Verpackungen
Packungsbeilage s. Beipackzettel
Packungsgrößen, Kennzeichnung 95–96
Pakete, Kontrolle 151
PAngV (Preisangabenverordnung) 225–226
Pantothensäure 73
Paraffin
– dickflüssiges 116
– dünnflüssiges 116
Parallelimporte s. Importarzneimittel
parenterale Ernährung 332–333
Parenteralia 108
– Raum zur Herstellung 15–16
Parfüminhaltsstoffe, allergieauslösende 321
Parodontoseprophylaxe 309
Passantenbefragung 497
Passiva, Bilanz 364
Pasten
– Arzneiform 108
– Zahnpflege 309–310
Paul-Ehrlich-Institut (PEI) 6, 91–92
PDCA-Zyklus 26
Peelings 304–305
PEG-Sonde 332
PEI (Paul-Ehrlich-Institut) 6, 91–92
Penner 206, 208–209, 228–229
Pens 277
Perfusor-Spritzen 276
Periodensystem der Elemente
 (PSE) 111–112
perkutan, Definition 97
perkutane endoskopische Gastrostomie 332
Personal
– nicht-pharmazeutisches 12–13
– pharmazeutisches 12–13
Personalhygiene 57, 420–421
Personalkonzessionen 5
Personalplanung 470–473
Personengesellschaften 354–355
Person, juristische 355
persönliche Identifizierungsnummer
 (PIN) 507–509
Persönlichkeitstests 456
Pessare 286–287

Pfefferminzblätter, Verwendung 122
Pflanzenkunde 118–119
pflanzliche Arzneimittel, Zulassung 92
Pflaster
– empfindliche Haut 264–265
– Heftpflaster 263
– Hydrokolloide 260
– mit Salicylsäure 265
– wasserfeste 264
Pflasterbinden 267
Pflasterentfernung 265
Stomaversorgung 275
Pflasterstrips 264
Pflegeeinrichtungen, Versorgung 204–205
Pflegehilfsmittel, Preisbildung 184–185
Pflegeversicherung 44
Pflichtangaben
– BtM-Anforderungsschein 382
– BtM-Rezept, GKV 377–378
– Fertigarzneimittelpackungen 94–96
– GKV-Rezept 374–375
– Grünes Rezept 381
– Heilmittelwerbung 223–224
– Nahrungsergänzungsmittel 330–331
– Privatrezept 380
– Rezept 371
– T-Rezept 382
Pflicht-Aushänge 41
Pflichtliteratur 406–408
Pflichtversicherung 387
Pharmakovigilanz 441
Pharmazentralnummer (PZN) 86, 142
pharmazeutische Assistenten, Berufsbild 13
pharmazeutische Fachsprache 88–89
pharmazeutischer Großhandel 139
pharmazeutische Unternehmer
– Definition 91
– s. a. Hersteller
Pharmazeutische Zeitung (PZ)
– AMK-Mitteilungen 442
– Arzneimittel-Rückrufformular 202
Pharmazeutisch-kaufmännische Angestellte (PKA)
– Arzneimittelabgabe auf Rezept 392–396
– Aufgaben in der Apotheke 30–31, 78–80
– Ausbildung 31–37
– Berufsbild 13
– Mitwirkung bei Herstellung und Prüfung von Arzneimitteln 404–443

Pharmazeutisch-technische Assistenten (PTA) 12
Pharmazieingenieur 13
pH-hautneutrale Waschlotionen 319
Phosphor 74
Phyllochinon 73
Pickel s. Akne
Pillen 105
PIN (persönliche Identifizierungsnummer) 507–509
Pipetten 412
Pipettengläser 432
Pipettenständer 412
Pistill 412–413
PKA s. Pharmazeutisch-kaufmännische Angestellte
PKAaktiv 37
PKV s. private Krankenversicherungen
Placebo, Definition 109
Plakate, Werbung 492
Plasmaproteine, gentechnisch hergestellte 162
Platzierungsregeln (Waren) 229–231
Platzwunden 254–255
Polstermaterialien 261
Polsterwatte 261–262
Polyacrylat-Klebemasse 263
Polysaccharide 68–69
Polysterol-Polster, Dekubitusprophylaxe 288
Polytetrafluorethylen (PTFE), Zahnseide 310
Pomalidomid, T-Rezept 164–165, 381
POR-Systeme 143, 207
Port 276
Portiokappe 287
POS-Systeme 143
– Inventur 211
Posten, offene 357
Potenzieren 101–102
Pottasche 114
PowerPoint, Umgang 22–23
Präparate
– Hormonpräparate 100
– naturheilkundliche 101–103
– s. a. OTC-Präparate
Präsentation, Vorbereitung 22–23
Pravaz-System 276
Prävention, Gesundheitstipps 350
Präzisionswaagen 414
Preisänderungsdienst 210
Preisangabe 225–226
Preisangabenverordnung (PAngV) 225–226

Preisauszeichnung 228
Preisauszeichnungspflicht 226
Preisbildung 177–185
– Apothekeneinkaufspreis 177
– apothekenpflichtige Arzneimittel 180, 182–184
– Apothekenverkaufspreis 177
– Berechnungsschritte 177
– Computereingabe 440
– Fertigarzneimittel 177–178, 181
– freiverkäufliche Arzneimittel 180, 182–184
– Hilfsmittel 184–185
– in der Rezeptur 438–440
– Krankenkassenrabatte 182–183
– rechtliche Rahmenbedingungen 179–180
– Selbstmedikation 182–184
– Zuschläge 178, 180–182
Preisbindung, Arzneimittel 401
Preisgestaltung 228
Preisinformation, Kundengespräch 249–250
Preispolitik 482
Preisschilder, Schaufenster 236–237
Preiszuschläge 178
PRE, Kennzeichnung Säuglingsnahrung 341
Pre-Shave-Präparate 318
primäre Wundheilung 256
Primärkassen 387–388
Primärpackmittel
– Definition 431
– Grundausstattung 434
– Lagerung 434
– Prüfung 434–435
– s. a. Abgabebehältnisse; Verpackungen
Primärverband 258
private Krankenversicherungen (PKV) 43–44
– Kostenträger 387, 389
private Rentenversicherung 42–43
Privatrezept 379–380
produktbezogene Beratung 244
Produktvalidierung 25
2-Propanol s. Isopropanol
Proteinbedarf, Sportler 345
Proteine 69–70
Proteinverdauung 67
Prozentangaben, Konzentration 429–430
Prozentrechnen 127–128

Prüfprotokoll, Fertigarzneimittel und apothekenpflichtige Medizinprodukte 156
Prüfziffer, PZN 86
P-Sätze
– Auflistung 437
– Gefahrenhinweise 197–198
Pseudo-Customer-Besuche 25
Psychopharmaka 101
PTA (Pharmazeutisch-technische Assistenten) 12
PTA*heute* 37
Publikumswerbung 222
Puder
– Fußpuder 312
– Gesichtspuder 325–326
Puderdosen 432
Puderlidschatten 327
Puderrouge 326
Pulver
– Arzneiform 104
– Aufbrauchsfrist 436
– Mischen 405
Pulverbriefchen 432
Pulverdosen 432
Pulverinhalatoren 285
Pulvermörser 412
Pulvis 89
Pütterverband 267
Pyknometer 412
Pyridoxin 73
PZN (Pharmazentralnummer) 86, 142

Q

QM *s.* Qualitätsmanagement
QMS *s.* Qualitätsmanagementsystem
Qualifizierung, Messgerät 25
Qualität, Definition 91
Qualitätskontrolle 24
– nach Warenannahme 153
Qualitätsmanagement (QM)
– Handbuch 25
– PKA-Mitarbeit 78–79
Qualitätsmanagementsystem (QMS)
– Aufgaben und Funktion 23–27
– Kennzeichnung Individualrezeptur 437–438
– Lagerhaltung 214–217
– Schaufenstergestaltung 238
– Warenbeschaffung 146
– Wareneingang 186–187
Qualitätsmängel, Arzneimittel 440, 442
Qualitätssicherung, aufgrund Reklamationen 467–468
Qualitätsüberprüfungen, externe 25
Quarantäne, BtM-Kennzeichnung 201
Quarantäneplätze 202
Quecksilber gefüllte Thermometer 277–278
Quick-Wert 280
Quittungen, Sammlung 359

R

Rabattarzneimittel 391
– Sozialgesetzbuch 372
Rabatte
– Großhandel 179
– Gründe und Arten 175–176
– Krankenkasse 182–183
– Sinn und Zweck 134–136
Rabattverträge
– Ausnahmen 391
– BtM-Arzneimittel 378
– Preisgestaltung 178
– Rezepte 390–391
– Zuzahlungsbefreiung 385
raffiniertes Erdnussöl 116
Rahmenlehrplan, PKA 32
Rahmenvertrag, Arzneimittelversorgung 372, 390
Randsortiment
– Einlagerung 172
– Warengruppen 191
Raspel, Fußpflege 311
Rasur, Pflegeprodukte 318
Raubüberfall, in der Apotheke 53
Rauchen
– Langzeitfolgen 58
– Verbot 54
Raumhygiene 56–57
Räumlichkeiten *s.* Betriebsräume
REACH-Verordnung 197
Reagenzgläser 412
Rechenzentrum, Rezeptverarbeitung 398
Rechnungen, Zweck 356
Rechnungsausstellung 173–175
– notwendige Angaben 175
Rechnungswesen, betriebliches *s.* Buchführung
rechtliche Vorgaben, Warenpräsentation 222–226
Rechtsformen, mit Haftungsbedingungen 354–355
Rechtsmängel 153
Rechtsorientierung, Warenanordnung 230
Rechtsvorschriften 9–10
Reckzone 230–231
Reflexinkontinenz 270
Regalbestückung
– Kundenorientierung 231
– verkaufsoptimierte 232
Regale, Warenanordnung 230–231
Registered Trademark 225
Reimporte *s.* Importarzneimittel
Reingewinn, Berechnung 510
Reinigung, Lagerflächen 191
Reinigungsemulsionen 304
Reinigungsmilch 304
Reinigungsphase, Wundheilung 256–258
Reisen, BtM 379
Reklamationen
– Arten 464
– Qualitätssicherung 467–468
– seitens Apotheke 468
– seitens Kunden 465–466
– Umgang 464–468
– Warenannahme 153
– *s. a.* Retouren
rektal, Definition 97
Renditemaximierung 205–206
Renner 206, 208–209, 228–229
Rentenversicherung
– gesetzliche 42–43
– private 42–43
Repellents 101
reproduktionstoxisch, Gefahrenhinweis 198
resinat, Definition 98
retard, Definition 98
Retaxationen, Bearbeitung 399–400
Retinol 73
Retouren
– betriebswirtschaftliche Aspekte 210–211
– Einkauf und Bestellung 138
– veranlassen 468
– Warenannahme 153–155
– *s. a.* Reklamationen
Retournierbarkeit 207–208
Rettungswege, Kennzeichnung 53
Revisionen 18
Rezept
– Abgabe vorbereiten 393–395
– Abholung vorbereiten 399
– Abrechnung vorbereiten 398–399
– abschließende Kontrolle 398–399
– BG-Rezept 388–389
– BtM-Rezept 376–379
– gesetzliche Regelungen 370–374

– GKV-Rezept 374–376
– Grünes 380–381
– Krankenhausanforderungsschein 382
– Pflichtangaben 371
– Privatrezept 379–380
– Sprechstundenbedarf 396–397
– T-Rezept 381–382
– als Urkunde 370
– Versicherung 399
– Vorlage durch Kunden 395–396
rezeptfreie Arzneimittel 93
Rezept-Images 398
rezeptpflichtige Arzneimittel *s.* Rx-Arzneimittel
Rezeptsammelstellen 17
Rezeptur
– Gefahrstoffe 417–418
– Geräte 408–414
– Lagerung von Arzneistoffen 415–417
– Wassereinsatz 419
Rezepturarzneimittel
– Aufbrauchfristen 436
– Definition 91, 424
– Gefahrenkennzeichnung 436–437
– Herstellungsprüfung 428
– Kennzeichnung 434–438
– *s. a.* Arzneimittel
Rezepturausgangsstoffe *s.* Ausgangsstoffe
Rezepturherstellung
– Arbeitsplatz 16
– im Wandel der Zeit 4–5
Rezepturhinweise, lateinische 425
Rezepturkittel 418, 421
Rezepturkonzentrate
– Arbeitsschutzmaßnahmen 417
– Gehaltsangabe 430–431
Rezeptursubstanzen *s.* Ausgangsstoffe
Rezepturwaagen 414
Rezepturzuschlag 439–440
Rhinologika 101
Riboflavin 73
Ringelblumenblüten, Verwendung 122
Ringpessare 286
Ringversuche 25
Risiken, Meldung 254, 440–442
Risiken und Nebenwirkungen (Hinweistext) 224
Risikoabschätzung, Apotheke 50
Risikoklassen 50
Rizinusöl 116
Robert Koch-Institut (RKI) 6
– Desinfektionsmittel-Liste 422
Roborantien 101

Rohertrag, als Kennzahl 213
Rohgewinn
– Berechnung 509–510
– Definition 184
Rohköstler 340
römische Zahlen 111
Rote-Hand-Brief 202
Rouge 326
R-Sätze, Gefahrenhinweise 198
Rückenbandagen 338
Rückfetter, Kosmetikinhaltsstoffe 323
Rückgabewert, Vergleich mit Bestellwert 210
Rückrufe, Arzneimittel 202, 210
Rückrufformular 202
Rückwärtskalkulation 184
Rügepflicht 153
Rührsysteme 412
Rx-Arzneimittel 93–95, 220
– Versandverbot 401

S

Saccharose
– als Ausgangsstoff 115
– Definition 68–69
– Verwendung bei Diabetes 347
Sachkundenachweis, freiverkäufliche Arzneimittel 171
Sachleistungsprinzip 43, 387
Sachmängel 153
sacral, Produktnamenszusatz 260
sacrum, Produktnamenszusatz 260
Salbeiblätter, Verwendung 122
Salben
– Bezeichnung 89
– Darreichungsform 107
– weiche 117
Salbengrundlagen 107, 117
Salbenkompressen 259
Salbenmühle 409
Salbenschalen 412–413
Saldierung 364
Salicylsäure 115
– Pflaster 265
Salmiak 113
Salze 113
Salz, Ernährungsempfehlung 77
Salzkottener Gefäße 416
Salzlösungen
– Inhalation 281
– Nasendusche 286
Salzsäure 116
Sammelrechnung 205
Saponine 119

Sarkoden 102
Sauberkeit
– Lagerhaltung 191
– Schaufenster 235
Saugkompressen 260
Säuglingsanfangsmilchnahrungen 341
Säuglingsbeikost 342–343
Säuglingsnahrung 340–343
– allergische Reaktionen 343
– Heilnahrung 342
– industriell hergestellte 341–343
Säuglingspflege
– Mittel und Gegenstände 292–298
– Nabelkompressen 259
Säurekappegefäße 416
Säuren 113
– Lagerung 197
Scatula 89
Schachtelhalmkraut, Verwendung 122
Schadenersatz 153, 357–358
Schädlingsbekämpfungsmittel, Lagerung 200
Schadstoffmobile 213
Schafgarbenkraut, Verwendung 122
Schalenpessare 286
Schaufenster, Funktion 21
Schaufenstergestaltung 233–237
– Dokumentation 237
– Gestaltungsgrundsätze 235–236
– Marketinginstrument 493–494
– Preisauszeichnung 226
– Preisschilder 236–237
– QMS-Prozessbeschreibung 238
– Schaufenstertypen 233–235
– Schriften 236
– Verpackungen 236–237
Schaumbäder 305
Schäume, Rasierschäume 318
Schaumpolster, Dekubitusprophylaxe 288
Schaumverbände 260
Schaupackungen 236–237
Scheckzahlung 508
Scheele, Carl Wilhelm 4
Schielpflaster 265
Schildkrötenverband 262
Schlagwörter, Schaufenstergestaltung 236
Schlauchverbände 263
Schleimdrogen 107
Schleimstoffe 119
Schleimzucker 68
Schleuse *s.* Warenschleuse
Schliffstopfen 416

Schlitzkompressen 259
Schmerzpflaster, Notfallversorgung 194
Schmierseife 302
Schmuckdrogen 119
Schnabeltassen 288
Schnelldreher 206, 229
Schnittwunden 255
Schnuller 292–293
Schrift, Schaufenster 236
Schriftwechsel, formale Aspekte 449–455
Schubladenschränke, Generalalphabet 194
Schuhe, Auftritt 475
Schuldner 357–358
Schulterbandagen 338
Schulungen, innerbetriebliche 80
Schuppenbildung 301
Schürfwunden 254–255
Schussfäden 258
Schüßler-Salze 102–103
Schutzausrüstung, Umgang mit Gefahrstoffen 418
Schutzbrille 418–419
Schutzhandschuhe 419
Schutzmaßnahmen, Festlegung 54–55
Schwangere, Ernährungsberatung 340
Schwangerschaftstest 287–288
Schwarzes Brett, Werbeempfehlungen 206
Schwefelsäure 116
Schweigepflicht 48, 468–469
– s. a. Datenschutz
Schwellenpreis 229
Schwingmembranvernebler 283
SecurPharm 157
SecurPharm-Verfahren 88
Sedativa 101
Seide, Zahnpflege 310
Seifen 302–304
– Rasierseifen 318
sekundäre Wundheilung 256
Sekundärpackmittel
– Definition 431
– Vorsichtsmaßnahmen 415
Sekundärverband 258
Selbstbild 474–476
Selbstkostenpreis 183
Selbstmedikation, Preisgestaltung 182–184
Selbstzahler 43–44
Selen 74
semi-essenzielle Fettsäuren 70
Senioren, Ernährung 343–344

Sennesblätter, Verwendung 122
SEPA (Single Euro Payments Area) 507–508
Sera 101
– Dokumentation 162–163
Sertürner, Friedrich Wilhelm 4
SGB
– Arzneimittelversorgung 371–372
– Erstattung Arzneimittelkosten 385–386
– Rabattverträge 390–391
– Rahmenvertrag Arzneimittelversorgung 390
Shampoos 309
– Babyshampoos 317
Sicherheitsbeauftragter 254
Sicherheitsdatenblätter, Gefahrstoffe 169, 199
Sicherheitskanülen 276
Sicherheitskopie, Daten 145
Sicherheitsmaßnahmen, Maßnahmenplan 55–56
Sichtwahl
– Einlagerung 171, 202–203
– Marketinginstrument 494
– rechtliche Vorgaben 222
– Vorschriften 227
– Warenplatzierung 229–230
– s. a. OTC-Präparate
Sichtzone 230–231
Sieben 405–406
Siebpessare 286
Silberionen
– Wundauflagen 259–261
– Wundschnellverbände 264
Silbernitrat 115
Siliciumdioxid, hochdisperses 115
Silikonschnuller 293
Silikonstilleinlagen 296
Silikonwundauflagen 261
Similia smilibus curentur 101
Single Euro Payments Area (SEPA) 507–508
Sirupe 89, 105
Skonto 136–137, 176
SL, Definition 98
Slipeinlagen 291
SMS, formale Aspekte 454
Social-Media-Plattformen
– Marketinginstrument 20, 487
– s. a. Facebook
Soda 114
Sofortkasse 175
Solidaritätszuschlag 46

Solidarprinzip 43
Soll, Kasse 359
Solutio 89
Solventien, Kosmetikinhaltsstoffe 322
Sonden, Trinknahrung 332
Sonderangebote
– Aktionen 208
– befristete 228
– Preispolitik 229
Sonderlagerorte 200–203
Sonderpreise 228
Sondervergütungen 182
Sonderzuwendungen, Verteilungsrechnung 129–130
Sonnenallergien 315–316
Sonnenempfindlichkeit, Hauttypen 314
Sonnenschutzmittel 312–316
– Lichtschutzfaktoren 316
– wasserfeste 315
– Winter 316
Sonnenschutz, natürlicher 312–314
Sortiment
– apothekenübliche Waren 220–221
– Arzneimittel 90–104, 220
– Ausgangsstoffe 109–110
– Chemikalien 110–117
– Darreichungsformen 104–109
– Gestaltung 220–221
– Kernsortiment 213
– Medizinprodukte 252–253
– Randsortiment 172
– vorrätiges 13
– Warengruppen 191
Sortimentsbereinigung 206
Sortimentsbreite 213, 221
Sortimentscontrolling 213
Sortimentsplanung, Grundlagen 221–222
Sortimentspolitik 482
Sortimentstiefe 221
Sozialgesetzbuch s. SGB
Sozialrecht, Arzneimittelabgabe 85
Sozialversicherung, gesetzliche 35, 41–44
Spacer 284–285
Spasmolytika 101
Spatel 413
Species, Teemischung 89
Speichelrollen 262
Speichel, Verdauung 66–67
Speicherung
– Cloud 146
– externe 145
– s. a. Datensicherung

Speiseröhre, Nahrungstransport 67
Spenderdosen 432
Spezialitätentaxe, Große Deutsche 86, 142
SPF (Sun-Protection-Factor) 313
Spiegelung, Festplatte 145
Spiritus 89
Spitzenverband Bund der Krankenkassen 390
Sportler, Ernährung 344–345
Sprachkompetenz 456
Sprays 109
– Fußsprays 312
Sprechstundenbedarf 205
– Rezept 396–397
Spritzen 275–276
Spritzenpumpen 276
Sprühpflaster 265
Spülungen
– Haarpflege 309
– Hilfsmittel 285–286
– Mundpflege 310
Spurenelemente
– Definition 101
– eigene Ernährung 72–74
Stachelzellenschicht 300–301
Stammdatensatz 86, 142
Stammverreibungen 417
Standardarbeitsanweisungen 24–25
Standardzulassungen 92–93
Standesorganisationen 7–9
Standgefäße 415–416
Standortkärtchen 207
Standort, Sortimentsplanung 222
StandZV (Verordnung über Standardzulassungen von Arzneimitteln) 92–93
Stärke 68–69
Stärkekapseln 104
Starrverbände 268
Stationsbedarf, Betäubungsmittel 379
Statistiken, Warenwirtschaftssystem 212
Stechbecken 272
Stechhilfen, Blutgewinnung 280
Steckkapseln 104
Stellenbeschreibungen, Qualitätsmanagement 25
Stellen, Raum zum 15
Sterilisieren 406
– Laminar-Air-Flow-System 411
Sterilität, Symbol 197
Steuermessbetrag 505–506
Steuermesszahl 505–506
Steuern 44–46, 504–506

Steuernummer 174
Steuer/Sozialversicherung 35
Stichtagsinventur 366
Stichwunden 255
Stilleinlagen 295–296
Stillen 294–295
Stillende, Ernährungsberatung 340–343
Stillhilfsmittel 295–298
Stillhütchen 297
Stimmlage 450
Stimmritzenkrampf 282
Stirnthermometer 278
Stoffe
– Definition 110–111
– Verkaufspreisberechnung 438–440
Stoffwindeln 293
Stolperfallen, Gegenmaßnahmen 51–52
Stoma 274
Stomabeutel 274–275
Stomakappe 275
Stomapasten 275
Stomaversorgung 274–275
Stopfen, von Gefäßen 416
Stornierung 359
Straßenaufsteller, Werbung 492
Streckzone 230–231
Stress
– als Arbeitnehmer 64
– Umgang 464
Strichcode 87
Stückeln, wirtschaftliches 372
Stuhlinkontinenz 270, 274
Stützpessare 286
Stützstrümpfe, Anpassung 336–337
Stützverbände 266–268
Subcutis 301–302
subkutan, Definition 97
sublingual, Definition 97
Substitutionsarzneimittel
– Ausschlussliste 391
– Rabatte 390–391
– Verschreibung 378
Succus 89
Suchtberatungsstelle 58
Suchtprävention 57–60
Superabsorber 260, 270
Suppositorien s. Zäpfchen
Suppositoriengießform 413
Suppositorienkästchen 433
Suspensionen 105–106
Suspensorium 339
Süßholzwurzel, Verwendung 122
Süßstoffe 347–348
Symbole

– chemische 111
– Medizinprodukte 197
Syndets
– Babyhautpflege 316–317
– Hautpflege 304
Synonymverzeichnis 408
Systeme, Therapeutische 109

T

Tabletten 89, 105
Tablettenboxen 290
Tablettengläser 433
Tablettenteiler 290
Tagesabschluss 359
Take-Home-Rezepte 378
Talkum 115
Tampons 291
TAN (Transaktionsnummer) 507–508
Tapeverbände 267–268
Tarifverträge 40–41
Tätigkeiten, pharmazeutische 12
Taxationsfehler 399–400
Teambesprechungen, vorbereiten 469–470
Teamkonflikte 476
Techniker Krankenkasse (TK) 388
Teebeutel 433–434
Teedosen 417
Teedrogen 118–123
– Begriffe 119
– Inhaltsstoffe 118–119
– Lagerung 201–202
– Verwendung 118–123
– Zerkleinerungsgrade 119
Teemischdose 413
Teemischungen, Aufbrauchsfrist 436
Teezubereitungen s. Drogenauszüge
Telefonate
– Körperhaltung 447
– richtig führen 460–461
telefonische Beratung 396
Temperatur
– Lagerhaltung 191
– s. a. Thermometer
Temperaturbegrenzung, Symbol 197
Tenside, Kosmetikinhaltsstoffe 322
teratogene Arzneimittel, Dokumentation 164
Tester, Verkaufshilfen 247
Teststreifen, Handhabung 334
Tetanus-Impfstoff, Notfallversorgung 193
Textnachrichten, formale Aspekte 454

TFG (Transfusionsgesetz), Dokumentationspflicht 162–163, 394
Thalidomid, T-Rezept 164–165, 381
Themenblöcke, Warenpräsentation 232
Themenwörter, Schaufenstergestaltung 236
Therapeutische Systeme 109
Thermometer
– digitale 278
– Kühlschrank 200–201
– Labor 410–411
– Messbereiche 279
– Pflegehilfsmittel 277–279
Thiamin 73
Thrombolytika 100
Thymian, Verwendung 123
Tiefpreise, dauerhafte 228
Tiemann-Spitze 273
Tierarzneimittel
– Abgabe 395
– Arzneimittelgruppe 103
– Definition 90–91
– Preiskalkulation 180
– Wareneingang 160–161
– Zuschläge 179, 182
Tinctura 89
Tinkturen 107
Titrierkolben 410
TK (Techniker Krankenkasse) 388
Tocopherol 73
Tonerde-Lösung, essigsaure 115
Tonika 101
topisch, Definition 97
Topitec 412
Topitec-Kruken 432
Totenkopf, Piktogramm 198
Totimpfstoffe 100
Tranquilizer 101
Transaktionsnummer (TAN) 507–508
Transfusionsbestecke 277
Transfusionsgesetz (TFG), Dokumentationspflicht 162–163, 394
Transportverpackungen, Entsorgung 186
Traubenzucker 68, 114
Trennen von Stoffen 405
Tresore, Betäubungsmittel 201
T-Rezept 164–165, 381–382
Triglyceride 70
Triglyceridwerte, Messgeräte 280
Trinkbecher (Einnahmehilfe) 288
Trinknahrung 332–333
Trituration 89, 102
Trockenmittelstopfen 416

Trockensäfte 106
Trockenschrank 413–414
Trocknen von Stoffen 406
Tropfensymbole, Tampons 291
Tropfflaschen 431
Tuben 432
Tubenfüllgerät 414
Tubenschließzange 414
Typisierung, Kunden 456–458
Typografie, Schaufenstergestaltung 236

U

Überdosierungen 406
Überfall, in der Apotheke 53
Übergewicht
– BMI 78
– Ernährungsberatung 345–346
Überlacke 329
Überlaufinkontinenz 270
Übervorrat 196
Überweisung, als Zahlungsart 507–508
Überweisungsaufträge 140
Uhrglasverband 263
Ulcus cruris 256
Ultraschallvernebler 283
umgewidmete Arzneimittel 160
Umlaufvermögen 364
Umsatz, als Kennzahl 213
Umsatzanalyse, Kundenzufriedenheit 500
Umsatzsteuer s. Mehrwertsteuer
Umsatzsteuergesetz 174
Umsatzsteueridentifikationsnummer 174
Umsatzsteuervoranmeldung 505
Umverpackungen 186
Umwelt, Piktogramm 198
Umweltschutz, Verpackungsverordnung 186
unerwünschte Arzneimittelwirkungen, Berichte 441–442
Unfall, Erste Hilfe 60–62
Unfallverhütungsvorschrift 59–60
Unfallversicherung, gesetzliche 44, 388
ungesättigte Fettsäuren 70
Unguator 412
Unguator-Kruken 432
Unguenta s. Salben
Unique Selling Proposition (USP) 486
unlautere Geschäftshandlungen, Verbot 224–225, 484
unlauterer Wettbewerb 485
uno/RR, Definition 98
Unterarmgehstützen 289

Unterdosierungen 406
Untergewicht 78
Unterhaut 301–302
Unterlacke 329
Unterlagen, Aufbewahrungsfristen 512
Unternehmensidentität 20
Unternehmenskennzahlen s. Kennzahlen
Unternehmer, pharmazeutischer (Definition) 91
Unterschenkelgeschwür 256
Urethra-Pessare 286
Urheberrecht, Fotos 23
Urinbecher 272
Urinbeutel 273
Urinflaschen 272
Urinschiffchen 272
Urlaubspläne 473–474
Urlaub, während Ausbildung 36
Urologika 101
Urostoma 274
Urtinktur 102
USP (Unique Selling Proposition) 486
UV-Index 312
UV-Strahlung, Hauteinwirkung 312–313
UWG (Gesetz gegen den unlauteren Wettbewerb) 224, 484

V

vaginal, Definition 97
Vaginalkonen 287
Vaginalkugeln 287
Validierung, Produkte 25
Valuta 175
variable Kosten 512
Vaselin 117
vdek (Verband der Ersatzkassen) 388
Veganer, Ernährungsberatung 340
Vegetarier, Ernährungsberatung 340
Venengymnastik 338
Venenschwäche, Kompressionsstrümpfe 336–337
Venenverweilkanülen 276
Verabschiedung, Kunde 251
Verätzungen 255–256
Verbandbuch 62
Verband der Ersatzkassen (vdek) 388
Verbandkasten 268
Verbandklammern 262
Verbandmittel
– Polstern und Fixieren 261–263
– Stützen und Komprimieren 266–268
– Zuzahlung 383

Verbandmull 258
Verbandpäckchen 259
Verbandstoffe 254–258
Verbandtücher 259
Verbandwatte 261
Verbandzellstoff 262
Verbindlichkeiten
– aus Lieferungen und Leistungen 363
– Bestandskonten 361
– Bilanz 364
Verbindung, chemische 110–111
Verblisterung
– individuelle 290
– PKA-Mitarbeit 80
– Raum zur 15
Verbote
– berufsrechtliche 484–485
– Chemikalienverbotsverordnung (ChemVerbotsV) 198–199, 417
– irreführende Werbung 222–224, 483–484
– Rauchverbot 54
– Rx-Arzneimittel-Versand 401
– unlautere Geschäftshandlungen 224–225, 484
– Versorgungsauftrag 226
Verbrennungen 256
Verbrühungen 256
Verbundapotheke, BtM-Nummer 167
Verdauung 66–67
Verdauungszeiten 67
Verdickungsmittel 322
Verdienstbescheinigung 35
Verdünnung, Homöopathie 102
Verfahrensanweisungen, Qualitätsmanagement 24–25
Verfalldatenkontrolle 207–208
Verfalldatum, Erfassung im Warenwirtschaftssystem 155
Verfügungsberechtigung, Bankkonto 507–508
Vergleichswerbung 225
Verhältnisrechnung s. Dreisatz
Verhütungspessare 287
Verjährung, Forderungen 358
Verkäufer, Pflichten 172
Verkaufsgondeln 230–231
Verkaufshilfen, Kundengespräch 247
Verkaufspreis, Berechnung 177, 184, 438–440
Verkaufspsychologie, Warenpräsentation 229–232
Verkaufsschütten 230–231
Verkaufsverpackungen 186

Verkaufszonen 231
Verleih, Medizinprodukte 339
Verlust 365
vermögenswirksame Leistungen 40
Vernebler, elektrische 282–284
Vernichtungsprotokoll, Betäubungsmittel 215
Verordnungen
– Arzneilieferverträge 390
– bedenkliche 380, 391
– Festbeträge und Mehrkosten 385
– Genehmigungsanträge 392
– gesetzliche Zuzahlungen 383–385
– heilberufliche 370–401
– Kosten 382–387
– Kostenträger 387–389
– Rabattverträge 390–391
– Rezept 370–382
Verordnungsfähigkeit 385–387
Verordnungsfeld 370
Verordnung über die Verschreibungspflicht von Arzneimitteln s. Arzneimittelverschreibungsverordnung
Verordnung über Standardzulassungen von Arzneimitteln (StandZV) 92–93
Verpackungen
– Entsorgung 186
– Fertigarzneimittel 94–96
– Schaufenstergestaltung 236–237
– s. a. Primärpackmittel
Verpackungsbeschädigung, Symbol 197
Verrechnungsscheck 508
Verreibung
– Definition 405
– Homöopathie 102
Versandapotheken, ausländische 400–401
Versandhandel
– Erlaubnis 10
– Rechte 372–374
– verschreibungspflichtige Arzneimittel 400–401
Versandhandelsregister 373–374
Verschlüsse, Primärpackmittel 434
Verschreibung s. Verordnung
verschreibungspflichtige Arzneimittel 93–95, 220
– Einlagerung 170
– Gebrauchsanweisung 436
– Import 393–394
– Preisbildung 179–180
– Versand 400–401
verschreibungspflichtige Tierarzneimittel, Abgabe 395

Versichertenstatus 375
Versicherung, Rezepte 399
Versicherungspflichtgrenze 43
Versorgung
– Krankenhäuser und Pflegeeinrichtungen 204–205
– s. a. Arzneimittelversorgung
Versorgungsauftrag
– Apothekenfunktion 7
– GKV 387
– Lagerkosten 190
– Vorratshaltung 84, 192–194
– Werbeverbot 226
Versorgungswerke, berufsständische 42
Verteilungsrechnung 128–130
Verteilungsschlüssel 128
Vertragsarztnummer (LANR) 374
Vertreter, Kommunikation 140
Vertretung, Apothekenleiter 11
Verweilkatheter 272
– zentralvenöser 276
Verwendbarkeit, Symbol 197
Verzugszinsen 357–358
Vielsatz 126–127
Virenschutzprogramm 47–48
Virusinfektionen, Vermeidung 52
Virustatika 101
Visitenkarten, Marketinginstrument 492
Vitamin A 73
Vitamin B_1 73
Vitamin B_2 73
Vitamin B_6 73
Vitamin B_{12} 73
Vitaminbedarf, Sportler 345
Vitamin-B-Komplex 72
Vitamin C 73, 113
Vitamin D 73
– Osteoporose 349
Vitamin E 73
Vitamin K 73
Vitamine 72–73
– Definition 101
– fettlösliche 72
– wasserlösliche 72
Vitaminmasken 304
Vitaminversorgung, Senioren 344
Vitrum 89
Vliesstoffkompressen 259
Vollpipetten 412
Vollstreckungsbescheid 358
Volumenprozent 429–430
Vorexaminierte, Berufsbild 13
vor Gebrauch schütteln (Hinweis) 436

Vorkasse 175
Vorlagen, anatomisch geformte 270–271
Vorleistung, Verteilungsrechnung 129–130
Vormilch 294, 340
Vorratsbehältnisse, Vorschriften 191, 202
Vorratsgefäße 415–416
– Kennzeichnung 416
Vorratshaltung s. Lagerhaltung
Vorratsräume, Vorsichtsmaßnahmen 54
Vorschriften
– Aushänge 41
– kaufmännische 18–19
Vorsteuerabzug 504–505
Vorwärtskalkulation 184

W

Waagekasten 410
Waagen 414
– Babywaage 298
– Balkenwaage 410
Wachse, Kosmetikinhaltsstoffe 322
Wachs, gelbes 117
Wahrheit, Buchführungsgrundsatz 360
Währung 507
Waren
– apothekenexklusive 229
– apothekenübliche 13, 124, 252–333
Warenannahme 150–155
– Dokumentation 169
Warenanordnung
– in Regalen 230–231
– Rechtsorientierung 230
Warenbeschaffung 84–147
– Datensicherung 145–146
– Einkauf und Bestellung 130–138
– Fachrechnen 124–130
– Lager 84–88
– Lieferanten und Bestellwege 139–141
– Optimierung 143–144
– pharmazeutischer Großhandel 130
– QMS-Prozessbeschreibung 146
– Sortiment 88–124
– Warenwirtschaftssysteme 142–143
Wareneingang 150–187
– Abschluss 172–173
– Arzneimittel und apothekenpflichtige Medizinprodukte 156–169
– QMS-Prozessbeschreibung 186–187
– Warenannahme 150–155
Wareneingangskontrolle
– formale Kriterien 150–151
– nach Warenannahme 151–155
Wareneinkauf, Berechnung 511
Warengruppen 191
Warenkreislauf 143
Warenlager 84–88
– Apotheke als Handelsunternehmen 84–85
– Apothekenbetriebsordnung (ApBetrO) 84–85
– Apothekengesetz 84
– Arzneimittelversorgung der Bevölkerung 84
– PKA-Aufgabenbereiche 79, 85
– s. a. Lager ...
Warenlieferung, verspätete 357–358
Warenpräsentation, Offizin 226–233
– Lagerkennzahlen 232–233
– rechtliche Vorgaben 222–226
– Themenblöcke 232
– Verkaufspsychologie 229–232
Warenprüfung 138
Warenschleuse 152
Warensortiment s. Sortiment
Warenverkehr, kaufmännische Aspekte 85
Warenvorlage 246
Warenwirtschaft, Definition 142
Warenwirtschaftssysteme (WWS)
– Inventur 366–367
– Lageroptimierung 207
– Statistiken 212
– Unterstützung bei Retouren 210
– Verfalldatenerfassung 155
– Warenbeschaffung 142–143
Wärmekissen 288–289
Wärmflaschen 289
Wartung, Medizinprodukte 253–254
Warzenhof 294
Waschbecken, Reinhaltung 424
Waschgele 304
Waschlotionen, pH-hautneutrale 319
Wasser
– für Injektionszwecke 117, 419
– gereinigtes 117
– Haarwasser 309
– in Rezepturen 419
– Nährstoff 71–72
Wasserbad 414
Wasserbedarf, täglicher 72, 77
Wasserdampfinhalatoren 281–282
wasserlösliche Vitamine 72
Wasserstoffperoxid-Lösung 3 % 117
Wassertemperatur, Bad 305
wässrige Drogenauszüge 106–107

Watte
– Hautpflege 291
– Verbandmaterial 261–262
Wechsel (Zahlungsart) 508
Wechseldruckmatratzen 288
Wechselduschen 338
Wechselkurse 507
Wegräumen, Ware s. Lagerung
Wegwerfwindeln 294
weiche Salbe 117
weiche Zinkpaste 117
Weichpolster, Dekubitusprophylaxe 288
Weinsäure 115
Weißdornblätter, Verwendung 123
weißer Kittel, Auftritt 474–475
weißes Vaselin 117
Weiterentwicklung, berufliche 80
Weitergabe, Arzneimittel 157
Weithalsgefäße 416
Weithalsgläser 432
Werbeanzeigen 487
Werbematerialien 491–493
Werbung
– Berufsordnungen 225
– irreführende 222–224, 483–484
– Marketinginstrument 487
– Medizinprodukte 223
Wettbewerb
– Berufsordnungen 225
– unlauterer 224–225
WhatsApp 21
– formale Aspekte 454
Wiederverwendung, Symbol 197
Wiegen 406
Wimpern, Pflege 326
Windeldermatitis 318
Windelhosen/Inkontinenzslips 270–271
Windeln 293
Wirkstoffbeladung, BtM-Rezept 377–378
Wirkstoffe
antibakterielle 323
– Definition 91
– Deklaration 436
– gefährliche 418
– kühlende 323
– Mengenangaben 429
Wirkstofffreisetzung
– transdermale 194
– unmittelbare 193
Wirkung, Arzneimittel 96–97
Wirtschaftsgüter, geringwertige 364
Wochen-Bedarfsplan 471

Wochen-Dienstplan 472
W/O-Emulsionen 107, 306–308
Wollblumenblüten, Verwendung 121
Wollwachs 117
Wollwachsalkoholsalbe DAB 117
Wundarten 254–256
Wundauflagen 258–261
Wundbenzin 116, 265
Wunden
– chronische 256
– nicht abgedeckte 256
Wundexsudat 256–258
Wundfüller 259
Wundgaze 259
Wundheilung, Phasen 256–258
Wundkissen 259–260
Wundnahtstreifen 265
Wundschnellverbände 263–265
– elastische 264
– hydroaktive 264
– sterile 264
– s. a. Pflaster
Wundschutzcremes, Babypflege 317–318
Wundverschlussstreifen 265
Wunscharzneimittel, Abgabe 391
Würfelpessare nach Dr. Arabin 286–287
WWS s. Warenwirtschaftssysteme

X
X-Bon 359

Z
Zahlen, römische 111
Zahlung
– bargeldlose 356, 507–508
– halbbare 507
– mit Scheck 508
– nach Beratungsgespräch 249
Zahlungsbedingungen 134, 175–176
Zahlungseingänge 356

Zahlungserinnerung 358
Zahlungsfrist 357
Zahlungsmittel, Umgang 355–356
Zahlungsverkehr 506
– Überwachung 355–358
Zahlungsverzug 173, 357–358
Zahlungsziel 175, 357
Zahnbürsten 309
Zahnpasten 309–310
Zahnpflegeprodukte 309–310
Zahnseide 310
Zahnwatte 262
Zahnzwischenraumbürsten 310
Zäpfchen
– Aufbrauchsfrist 436
– Bezeichnung 89
– Darreichungsform 105
– Herstellung 413
Z-Bon 359
Zeckenkarten 290
Zeckenpinzetten 290
Zeckenschlingen 290
Zeckenzangen 290
Zeitplanung 470–473
Zeitungsanzeigen, Werbung 492
Zellstofftupfer 262
Zentralbanken 506
Zentrallaboratorium Deutscher Apotheker (ZL) 442–443
zentralvenöser Verweilkatheter (Port) 276
Zentrifugalkraft 406
Zertifizierung
– ISO-9000-Normenreihe 27
– Naturkosmetik 324
Zeugnis, Ausbildungsabschluss 36
Ziehschränke, Generalalphabet 195
Zieleinkaufspreis 183
Zielgruppen, Sortimentsplanung 221
Zielverkaufspreis 184
Zink 74

Zinkleimbinden 268
Zinkoxid 115
Zinkoxid-Kautschuk-Klebemasse 263
Zinkoxidschüttelmixtur DAC 117
Zinkpaste, weiche 117
Zinnkraut, Verwendung 122
ZL (Zentrallaboratorium Deutscher Apotheker) 442–443
ZOK, Definition 98
Zubereitungen, Verkaufspreisberechnung 439–440
Zucker s. Kohlenhydrate; Saccharose
Zuckeraustauschstoffe 347–348
Zugaben, Marketinginstrument 488
zu gleichen Anteilen (Mengenangabe) 429
Zulassung, Arzneimittel 91–93
Zuschläge
– Festzuschlag 180–182
– Großhandelszuschlag 179
– Höchstzuschlag 178, 181
– Mindermengenzuschlag 137
– nicht verschreibungspflichtige Arzneimittel 182
– Notdienstzuschlag 177, 182
– Rezepturzuschlag 439–440
– Solidaritätszuschlag 46
– Tierarzneimittel 179, 182
Zustellung, Arzneimittel 10
Zuzahlungen, gesetzliche 383–385
Zuzahlungsbefreiungen 383–385
Zuzahlungsrechner 384
Zwangsvollstreckung 358
Zweigapotheke 11
Zwiemilchernährung 341–342
Zwischenprüfung 36
Zykluscomputer 288
Zyklusthermometer 278–279
Zytostatika 101

Die Herausgeberinnen

Martina Busch
Birkenwaldstraße 44
70191 Stuttgart
E-Mail: mbusch@dav-medien.de

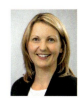

Martina Schiffter-Weinle
Birkenwaldstraße 44
70191 Stuttgart
E-Mail: mschiffter@dav-medien.de

Ausbildung zur PKA, danach Ausbildung zur PTA an der Völker-Schule in Osnabrück. Anschließend fünf Jahre als PTA in einer öffentlichen Apotheke tätig. 2008 Volontariat bei PTA*heute*, seit 2010 Redakteurin für PTA*heute*, PKA*aktiv* und das Sonderheft der PTA*heute* für PTA-Schulen.

Studium der Pharmazie an der Friedrich-Alexander-Universität Erlangen-Nürnberg, 2006 Approbation als Apothekerin. Von 2006 bis 2012 Tätigkeit als Apothekerin in Oxford, Großbritannien. Seit der Rückkehr nach Deutschland Redakteurin bei der PTA*heute*, im Mai 2017 Wechsel vom Print- in den Online-Bereich der PTA*heute*.

Die Autoren

Reinhild Berger
Goethestraße 7/1
70825 Korntal-Münchingen
E-Mail: reinhild_berger@t-online.de

Studium der Pharmazie an der Johann-Wolfgang-Goethe-Universität in Frankfurt am Main. Tätigkeit als Apothekerin in öffentlichen Apotheken. Von 1986 bis 2013 hauptberuflich im Deutschen Apotheker Verlag tätig. Stellvertretende Chefredakteurin der Deutschen Apotheker Zeitung (DAZ) bis 1999, Herausgeberin und Chefredakteurin der PTAheute von 1987 bis 2011. Seit 1987 Herausgeberin des PKA-Lehrbuchs „Knoellinger/Berger". Mitglied im Berufsausbildungsausschuss der LAK Baden-Württemberg von circa 1989 bis 2009. Autorin zahlreicher pharmazeutischer Fachbeiträge im Bereich Print, Video (Videopharm) und Online. Organisation der PTAheute-Kongresse von 1990 bis 2011. Seit 2013 im beruflichen Ruhestand.

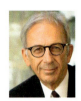

Peter Ditzel
Goethestraße 7/1
70825 Korntal-Münchingen
E-Mail: pditzel@dav-medien.de

Studium der Pharmazie an der Julius-Maximilians-Universität Würzburg, 1978 Approbation als Apotheker. Danach Tätigkeit in einer öffentlichen Apotheke. 1980 Eintritt in die Redaktion der Deutschen Apotheker Zeitung (DAZ) als Redakteur. 1983 bis 2012 Chefredakteur und Herausgeber der DAZ, seit 1985 auch Chefredakteur der Apotheker Zeitung (AZ) und seit 2000 auch Chefredakteur von DAZ.online. Seit 2012 Herausgeber der Deutschen Apotheker Zeitung. Peter Ditzel schreibt regelmäßig Beiträge für PKAaktiv.

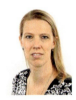

Annina Bergner
Friedrich-Koenig-Weg 6
97204 Höchberg
E-Mail: anninabergner@aol.com

Studium der Pharmazie an der Julius-Maximilians-Universität in Würzburg, Promotion am dortigen Lehrstuhl für Pharmazeutische Technologie. Nach langjähriger Tätigkeit als Apothekerin an der PTA-Schule in Würzburg und Referentin der Bayrischen Landesapothekerkammer zu zahlreichen Themen im Bereich Rezeptur arbeitet Annina Bergner heute freiberuflich als Fachjournalistin, unter anderem für PTAheute und PKAaktiv. In ihren Beiträgen beschäftigt sie sich dabei schwerpunktmäßig mit der Verbesserung der Qualität von Rezepturarzneimitteln in der Apotheke. 2015 erschien ihr Buch „Praxishilfe Rezeptur" beim Deutschen Apotheker Verlag.

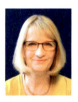

Isabel Ehrbeck-Lahrs
Erzweg 22
61118 Bad Vilbel
E-Mail: ehrbeck.lahrs@googlemail.com

Studium der Pharmazie an der Philipps-Universität Marburg. Tätigkeiten in öffentlichen Apotheken und in einer Krankenhausapotheke, Referendariat am Studienseminar für berufliche Schulen in Frankfurt am Main. Anschließende Lehrtätigkeit an der Julius-Leber-Schule in Frankfurt am Main, dort heute Fachbereichsleiterin. Mitglied des PKA-Berufsbildungsausschusses und des PKA-Prüfungsausschusses der Landesapothekerkammer Hessen. 2012 Mitglied der PKA-Rahmenlehrplankommission beim Kultusministerium Hessen.

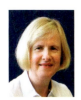

Jutta Heller
Schönbornstraße 58
63456 Hanau-Steinheim
E-Mail: juttaheller@web.de

Studium der Pharmazie an der Johann-Wolfgang-Goethe-Universität in Frankfurt am Main, 1985 Approbation als Apothekerin. Weiterbildung zur Fachapothekerin für Offizin-Pharmazie. Tätigkeit in einer öffentlichen Apotheke. Lehrtätigkeit an einer Berufsschule und einer Altenpflegeschule, 1998 bis 2000 Referendariat und Staatsexamen für das Lehramt an beruflichen Schulen, seit 2000 Unterrichtstätigkeit in allen Schulformen der berufsbildende Schule. Ausbildungsbeauftragte am Studienseminar für berufliche Schulen Wiesbaden und Frankfurt am Main. Mitarbeit in der Lehrplankommission des beruflichen Gymnasiums Fachrichtung Gesundheit. Mitglied des Berufsbildungsausschusses, des Prüfungsaufgaben-Erstellungsausschusses und des Prüfungsausschusses für PKA der Landesapothekerkammer Hessen.

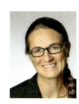

Vera Naumann
Fichtenstraße 18
72184 Rohrdorf
E-Mail: info@vera-naumann.de

Studium der Rhetorik und der Erwachsenenbildung an der Eberhard-Karls-Universität in Tübingen, Auslandsstudium in St. Louis, Missouri, USA, unter anderem Women's Studies. 25 Jahre selbständig als freiberufliche Kommunikationstrainerin und Unternehmensberaterin. Seit 2006 Lehrbeauftragte für Management Skills (Konfliktmanagement und interkulturelles Management) an der Universität Nürtingen. Autorentätigkeit unter anderem für PTA*heute* und PKA*aktiv*. Referentin bei Seminaren, Workshops und Vorträgen, insbesondere für kleinere und mittlere Unternehmen zu Kommunikation und Organisation im betrieblichen Alltag. Coaching von Fach- und Führungskräften. Entwicklung von Multiplikatorenkonzepten (Train the Trainer).

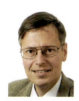

Thomas Müller-Bohn
Seeweg 5a
23701 Süsel
E-Mail: mueller-bohn@t-online.de

Studium der Pharmazie an der Phillips-Universität Marburg, Studium der Betriebswirtschaftslehre an der Universität Bielefeld und Promotion in Pharmazie an der Rheinischen Friedrich-Wilhelms Universität Bonn. Nach Tätigkeit in der öffentlichen Apotheke seit 1995 freier Wissenschaftsjournalist und seit 1997 auswärtiges Mitglied der Redaktion der Deutschen Apotheker Zeitung (DAZ). Autorentätigkeit unter anderem auch für PTA*heute* und PKA*aktiv*. Referent bei Vorträgen und Seminaren, insbesondere zu apothekenspezifischen Qualitätsmanagementsystemen und zur Pharmakoökonomie. Von 2001 bis 2007 Lehrbeauftragter für Pharmakoökonomie an der Universität Hamburg, seit 2003 Lehrbeauftragter für Pharmakoökonomie an der Christian-Albrechts-Universität Kiel. Autor und Mitautor mehrerer Bücher. 2016 erschien „Das Prinzip Apotheke" beim Hirzel Verlag.

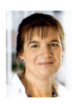

Beatrice Rall
Birkenwaldstraße 44
70191 Stuttgart
E-Mail: brall@dav-medien.de

Studium der Ernährungswissenschaft mit Schwerpunkt Pharmakologie und Toxikologie der Ernährung an der Universität Hohenheim. Anschließend Wechsel von der Ernährungswissenschaft zur Pharmazie. Promotion im Fach Pharmakologie an der Eberhard-Karls-Universität in Tübingen. Anschließend Redakteurin bei der Deutschen Apotheker Zeitung (DAZ). 2011 erschien ihr Buch „Ernährungsberatung in der Apotheke" beim Deutschen Apotheker Verlag.

Constanze Schäfer
Apothekerkammer Nordrhein
Poststraße 4
40213 Düsseldorf
E-Mail: c.schaefer@aknr.de

Studium der Pharmazie an der Johannes-Gutenberg-Universität in Mainz, 1993 Approbation als Apothekerin. 1995 bis 1997 Volontariat beim Govi-Verlag Eschborn. 2008 Promotion in Pharmaziegeschichte an der Heinrich-Heine Universität in Düsseldorf. 2010 Abschluss Master of Health Administration (MHA) an der Universität Bielefeld. 2012 Zertifikat „E-Learning-Moderation und -Gestalterin" an der Universität Hamburg. Seit 1999 Abteilungsleiterin für den Bereich Aus- und Fortbildung bei der Apothekerkammer Nordrhein in Düsseldorf. Autorin beim Deutschen Apotheker Verlag. Erschienene Werke sind unter anderem „Geriatrische Pharmazie" (als Mit-Hrsg., 2015), „Betäubungsmittel in Heimen und Hospizen" (2016), „Arzneimittel und Medizinprodukte in der Pflege, Version 2.0" (2017) und „TOP 60 Hilfsmittel und Medizinprodukte" (2017).

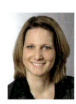

Juliane Seidel
Altenbergstraße 17
70180 Stuttgart
E-Mail: juliane.seidel@posteo.de

Studium der Rechtswissenschaften an der Eberhard-Karls-Universität in Tübingen, Rechtsreferendariat am Landgericht Stuttgart mit zweitem Staatsexamen (Ass. jur.) abgeschlossen. Redaktionsvolontariat und Redakteurin bei der Deutschen Apotheker Zeitung (DAZ) in Berlin. Seither freie Fachjournalistin und Autorentätigkeit unter anderem für PTA*heute*, UniDAZ und ChancePharmazie. Seit 2015 als Juristin in der Wirtschaftlichkeitsprüfung ärztlich verordneter Leistungen tätig.

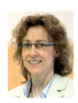

Christiane Weber
Peter-Rosegger-Straße 194
72762 Reutlingen
E-Mail: chr_weber@hotmail.com

Studium der Pharmazie an der Eberhard-Karls-Universität in Tübingen. Nach projektbezogener Mitarbeit im Bereich Regulatory Affairs eines Pharmaunternehmens seit 1997 in einer öffentlichen Apotheke in der Nähe von Stuttgart tätig. Parallel stieg Christiane Weber in den Fachjournalismus für Medizin und Pharmazie ein und schreibt regelmäßig unter anderem für PTA*heute*, PKA*aktiv* und die Deutsche Apotheker Zeitung (DAZ). Außerdem ist sie als Referentin auf pharmazeutischen Fortbildungsveranstaltungen wie beispielsweise der INTERPHARM tätig. Autorin des Buches „Rezepte für die Beratung" (2016), Mitautorin „Das große PTA*heute*-Handbuch" (2016), beide Deutscher Apotheker Verlag.

Spielend lernen statt pauken

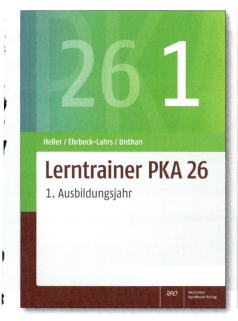

ISBN 978-3-7692-7017-4

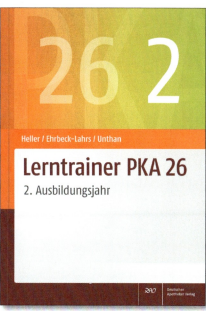

ISBN 978-3-7692-7018-1

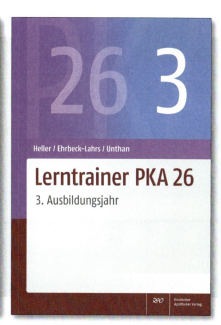

ISBN 978-3-7692-7019-8

Machen Sie sich schlau!
Die Lerntrainer sind in enger Zusammenarbeit mit dem Autorenteam des großen PKA-Lehrbuchs entstanden. Lerntrainer und Lehrbuch ergänzen sich perfekt im Unterricht wie bei der Prüfungsvorbereitung. Die Lerntrainer begleiten Sie mühelos durch die drei Ausbildungsjahre.

Zu allen Lernfeldern finden Sie passende Fragen, Zuordnungsaufgaben, Lückentexte sowie Abbildungen zum Beschriften. Die Autorinnen, selbst versierte Lehrerinnen an einer PKA-Schule, starten – wo immer möglich – von einer konkreten Fallbeschreibung aus dem Apothekenalltag und sorgen so für maximalen Praxisbezug.

Deutscher Apotheker Verlag

www.deutscher-apotheker-verlag.de